TRAITÉ

PRATIQUE ET CLINIQUE

D'HYDROTHÉRAPIE

PAR

E. DUVAL

MÉDECIN EN CHEF ET FONDATEUR DE L'INSTITUT HYDROTHÉRAPIQUE
DE L'ARC-DE-TRIOMPHE
EX-PRÉSIDENT DE LA SOCIÉTÉ DE THÉRAPEUTIQUE EXPÉRIMENTALE DE FRANCE
OFFICIER D'ACADÉMIE, ETC., ETC.

AVEC FIGURES

PRÉFACE PAR M. LE PROFESSEUR PETER

PARIS

J.-B. BAILLIÈRE ET FILS
ÉDITEURS
Rue Hautefeuille, 19

CHEZ L'AUTEUR
3, Rue du Dôme, 3
(AVENUE VICTOR HUGO)

1888

LA

MÉDECINE CONTEMPORAINE

Journal de l'HYDROTHÉRAPIE

Paraissant le 1er et le 15 de chaque mois

RÉDACTEUR EN CHEF : E. DUVAL

Ex-Président de la Société de thérapeutique expérimentale de France
Médecin en chef de l'Institut hydrothérapique de l'Arc-de-Triomphe, etc., etc.

Avec la collaboration de plusieurs professeurs de la Faculté de médecine et de médecins et chirurgiens des hôpitaux

29e ANNÉE

BUREAUX : 3, rue du Dôme, au coin de la rue Lauriston

UN AN, France..... 5 fr.
— Étranger... 6 fr.

TRAITÉ

PRATIQUE ET CLINIQUE

D'HYDROTHÉRAPIE

OUVRAGES DU MÊME AUTEUR

De la Chorée; sa définition, de ses différents traitements et spécialement de sa cure par l'hydrothérapie.

De l'Hydrothérapie appliquée au traitement de *l'épilepsie* et des *affections paralytiques.*

De la Constipation et de son traitement par l'hydrothérapie.

Du traitement **de la Fièvre typhoïde** par l'hydrothérapie.

La Fièvre typhoïde et ses divers traitements, et la doctrine Pasteur à l'Académie de médecine.

Des avantages de l'Hydrothérapie hivernale, avec observations à l'appui.

Mémoires sur l'Orthopédie (1er fascicule). — De la scoliose et autres déviations de la taille.

De l'intervention du médecin dans les applications hydrothérapiques.

TRAITÉ
PRATIQUE ET CLINIQUE
D'HYDROTHÉRAPIE

PAR

E. DUVAL

MÉDECIN EN CHEF ET FONDATEUR DE L'INSTITUT HYDROTHÉRAPIQUE
DE L'ARC-DE-TRIOMPHE
EX-PRÉSIDENT DE LA SOCIÉTÉ DE THÉRAPEUTIQUE EXPÉRIMENTALE DE FRANCE
OFFICIER D'ACADÉMIE, ETC., ETC.

AVEC FIGURES

PRÉFACE PAR M. LE PROFESSEUR PETER

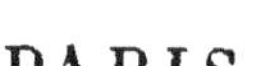

PARIS

J.-B. BAILLIERE ET FILS
ÉDITEURS
Rue Hautefeuille, 19

CHEZ L'AUTEUR
3, Rue du Dôme, 3
(AVENUE VICTOR-HUGO)

1888

A MONSIEUR FLOURENS

MINISTRE, SECRÉTAIRE D'ÉTAT DES AFFAIRES ÉTRANGÈRES

MONSIEUR LE MINISTRE

Les années que vous avez eu le bonheur de passer auprès de votre illustre père, qui fut, en même temps que médecin éminent, un des plus grands naturalistes dont la France s'honore et un des plus beaux caractères qu'on puisse offrir en exemple aux hommes de toutes es professions, vous ont permis, sans être médecin vous-même, d'apprécier les bienfaits d'une méthode thérapeutique due au génie inculte d'un observateur appartenant aux rangs les plus humbles de la société.

Ce livre renferme l'exposé des principes de cette méthode consacrés par une expérience personnelle de trente années. En me permettant de le placer sous l'égide de votre beau nom, vous acquérez de nouveaux droits à l'affectueux, respectueux et absolu dévouement

De votre ancien condisciple,

E. DUVAL.

PRÉFACE

M. Emile Duval dit quelque part dans son excellent livre : « Je ne sais pas comment agit l'hydrothérapie, il me suffit qu'elle agisse. » Il fait ainsi de l'hydrothérapie empirique, de l'hydrothérapie pratique, qui est la meilleure, puisqu'elle repose sur la seule observation.

M. E. Duval n'essaye donc pas de théoriser les faits qu'il observe, ni de dire que le merveilleux de cette médication, où il est passé maître, c'est d'y voir un fait physique se transformer en acte vital.

Le fait physique est le contact de l'eau sur la peau ; l'acte vital est ce qui se passe aussitôt après, dans l'organisme. Et d'abord, impression produite et sur les nerfs sensitifs propres de la peau et sur les nerfs sensitifs des vaisseaux de la peau ; puis, nécessairement, transmission simultanée de l'impression ainsi produite au cerveau et à la moelle par le premier ordre de nerfs, au grand sympathique par le second ordre de nerfs (nerfs vaso-moteurs). Et voilà la totalité du système nerveux mise en branle par le simple contact d'un liquide à une température différente de celle de notre revêtement cutané! l'organisme se défend contre la soustraction du calorique qui lui est faite, — il se sent stimulé par ce choc exercé sur lui, — c'est la *réaction*.

Après l'innervation, deux grandes fonctions sont immédiatement modifiées : la circulation et la respiration; la contracture des petits vaisseaux cutanés retentit de proche en proche sur le cœur, dont les contractions se font plus énergiques. L'émotion ressentie, physique et physiologique à la fois, provoque des inspirations plus profondes et plus rapides, l'air pénètre jusqu'aux dernières vésicules des poumons. — Excitation nerveuse, circulation plus active, hématose plus parfaite, l'organisme soumis à l'hydrothérapie en sort excité de toutes parts, mais de la bonne façon.

A mon avis, ce qui rend l'hydrothérapie supérieure à toutes les autres médications (j'allais dire « médicamentations »), c'est qu'elle n'introduit pas des médicaments (j'allais dire des « poisons ») dans l'organisme ; — celui-ci reste après ce qu'il était avant ; nulle molécule de son être n'a été altérée, ce qui est bien quelque chose.

Et voilà pourquoi j'en use si volontiers.

Tout médecin fera comme moi, qui aura lu les chapitres que M. E. Duval consacre aux effets de l'hydrothérapie dans l'anémie, la chlorose, les affections nerveuses (toutes maladies où l'hydrothérapie est surtout triomphante) ; les maladies organiques du cœur et la tuberculisation pulmonaire (où on ne la redoute que parce qu'on ne sait pas l'y utiliser); les affections de l'appareil digestif (où son action est si rapidement bienfaisante) ; la syphilis même (dont elle combat l'influence cachectisante).

Il résulte de tout cela que, employée seule, l'hydrothérapie suffit dans bien des cas morbides et que, ajoutée à d'autres médications, elle en est le plus puissant auxiliaire.

Qu'en peut-on dire de plus et de mieux ?

MICHEL PETER.

DE LA

CURE DES MALADIES

PAR L'EAU FROIDE

PROLOGUE

> L'eau convient parfaitement à toutes les constitutions, à tous les âges, à tous les temps, et son usage satisfait à toutes les indications, tant pour la conservation de la santé que pour la guérison des malades. (Fr. HOFFMANN.)

Ce livre n'est pas une dissertation transcendante de philosophie médicale, ni même un simple traité de pathologie générale ou spéciale, à propos d'hydrothérapie; l'exemple des hydrothérapeutes qui ont eu l'ambition de se lancer dans les hautes régions de la science, ou de ce qu'ils ont cru être la science, n'est pas pour nous encourager dans cette voie. Pour ne parler, d'abord, que de la plus bruyante d'entre ces prétentieuses tentatives, — et nous ajoutons la moins mal justifiée, — celle du professeur qui se croyait l'incarnation de l'hydrothérapie scientifique et rationnelle, qui ne croyait pas seulement avoir soulevé et résolu « *les plus importantes questions de philosophie médicale,* » mais qui prétendait encore avoir établi, outre une nouvelle médication, « UNE DOCTRINE MÉDICALE NOUVELLE », — c'est lui qui souligne deux fois ces mots, — cette téméraire tentative nous rappelle trop celle de l'infortuné fils de Dédale, pour ne pas nous préserver d'une pareille aventure. Comment, en effet, cet orgueilleux créateur d'une « *doctrine médicale nouvelle,* » ce résolveur transcendant des « *plus importants problèmes de la philosophie médicale,* » comment justifie-t-il ses gigantesques prétentions, dès les premiers mots de son œuvre? en lui donnant pour titre : « TRAITÉ THÉRAPEUTIQUE D'HYDROTHÉRAPIE », titre synonyme de celui-ci : TRAITÉ THÉRAPEUTIQUE DE THÉRAPEUTIQUE HYDRIATRIQUE ? On conviendra que c'est un étrange début pour un professeur de philosophie, ne fût-ce même que de philosophie médicale !

Quant à ceux de ses imitateurs qui bornent leur ambition « *à étudier avec un soin* PARTICULIER TOUTES *les modifications* NORMALES OU ANORMALES *que revêt l'organisation sous l'influence des méthodes variées (?) et à dégager de l'évolution des phénomènes morbides* SOUMIS A CES ÉPREUVES (?) un ensemble de préceptes sanctionnés par la pratique!!!.., » on ne peut que leur conseiller de méditer le célèbre vers : *Ce que l'on conçoit bien...* et d'étudier dans Voltaire, avec un soin *extrêmement particulier*, combien il y a d'espèces de galimatias.

Non, nous ne voulons ni fonder une doctrine médicale nouvelle, ni résoudre ou même aborder les plus hauts problèmes de la pathologie; si nous ne pouvons échapper à tous les écueils qui se dressent devant quiconque se hasarde à prendre une plume, nous éviterons du moins celui-là ; nous n'essaierons pas de nous élever jusqu'aux cimes que les aigles seuls peuvent gravir sans danger; nous resterons à fleur de terre, et si nous trébuchons, il est permis d'espérer que la chute ne sera pas grave. Nous ne nous croirons même pas obligé, à propos de chaud et de froid, de sec et d'humide, d'exposer, plus ou moins mal, les lois physiques auxquelles ces phénomènes sont soumis, au risque de coiffer piteusement le bonnet de cet honorable hydropathe qui, après une savante dissertation sur les lois du calorique, se croit obligé de plonger un thermomètre dans l'eau bouillante pour constater les variations de température qu'elle subit pendant son ébullition, et utiliser thérapeutiquement ces variations !!!!

Ce livre sera donc exclusivement pratique, autant du moins que cela se peut. Son unique ambition est de communiquer aux lecteurs qui voudront bien le lire les résultats d'une expérience de plus de vingt-cinq années, dans l'application d'une médication puissante, qui a déjà rendu d'immenses services, et qui en rendra de plus grands encore, quand tous les praticiens en connaîtront bien toutes les ressources, et qu'ils en prescriront et en feront eux-mêmes de plus fréquentes applications. Sans cesser de conserver à notre œuvre son caractère exclusivement pratique, nous nous croyons cependant obligé de résumer le plus sommairement qu'il nous sera possible l'histoire, — au moins l'histoire moderne, — d'une méthode curative qui occupe dans la thérapeutique une place déjà si large et qui est destinée pourtant à grandir encore ; ce devoir nous est imposé non moins par le respect de la vérité historique que par le sentiment de la justice distributive : *suum cuique*, telle sera notre devise, qui n'excluera pas l'indulgence, mais qui exclura la faiblesse, et, autant qu'il nous sera possible, l'erreur.

Quel titre devions-nous donner à un travail conçu dans ces idées? L'embarras n'était pas de trouver, mais de choisir. Parmi les nombreuses dénominations par lesquelles les écrivains, encore bien plus nombreux, ont désigné la méthode nouvelle, celle d'*hydrothérapie* a prévalu. Scouttetten l'a préférée comme étant, dit-il, « la seule qui exprime le fait qu'elle est appelée à désigner, puisque les deux termes qui la composent précisent nettement la pensée et signifient traitement par l'eau ». Il est pourtant à remarquer que, tout en la préférant, Scouttetten ne l'adopte qu'en sous-titre et qu'il intitule son remarquable ouvrage : *De l'eau sous le rapport hygiénique et médical*. C'est qu'il n'a pu échapper à Scouttetten que le traitement par l'eau n'exprime qu'incomplètement les actions qui constituent la nouvelle méthode curative, et que le moins qu'il faille ajouter à ces mots, c'est l'épithète *froide;* le froid joue, en effet, en hydrothérapie, un rôle supérieur à celui de l'eau. Aussi, certains écrivains ont-ils préféré *psychrothérapie*,

— traitement par le froid, — et d'autres, plus complets, le mot d'*hydropsychrothérapie*. On s'étonne qu'un esprit généralement aussi juste que Scouttetten ait trouvé ces mots « inexacts et ridicules et ne pouvant être accueillis que par des esprits faux ; » ils peuvent être moins euphoniques qu'*hydrothérapie*, mais ils sont certainement plus exacts, et n'ont évidemment rien de ridicule. Les mots hydrosudopathie, hydrosudothérapie ont pu être adoptés par quelques-uns, lorsque les sudations jouaient dans la méthode un plus grand rôle qu'aujourd'hui ; outre leur composition hybride, la réalité des choses doit, maintenant, les faire repousser. Le mot hydriatrie doit être rejeté comme beaucoup trop compréhensif, puisqu'il embrasse les applications hydriques dans toute leur extension, même celles des eaux minérales et marines. Moins bon que les uns, meilleur et plus euphonique que les autres, c'est l'oreille surtout qui a assuré les préférences générales au mot hydrothérapie ; peut-être aussi sa briéveté, qui permet de lui adjoindre des qualificatifs divers, n'a-t-elle pas été étrangère à ces préférences. C'est ainsi que tel écrivain a pu décorer son œuvre d'hydrothérapie *rationnelle*, tel autre d'hydrothérapie théorique, — (et quelle théorie !) — tel autre encore, d'hydrothérapie philosophique ! On a déjà vu que le plus prétentieux de tous les hydropathes avait sans doute cru faire un chef-d'œuvre en donnant à son livre ce titre de haute niaiserie : traité *thérapeutique d'hydrothérapie* ! Le seul titre que personne n'ait ambitionné est celui d'hydrothérapie empirique, probablement parce qu'il eût été le seul juste. Les auteurs les plus modestes, et aussi les meilleurs, ont tout simplement donné à leurs études un titre qui rappelle les caractères essentiels de la médication nouvelle : Scoutetten intitule son travail : *De l'Eau sous le rapport hygiénique et médical;* Wertheim, *De l'Eau froide appliquée au traitement des maladies;* le célèbre Currie, *Observations sur les effets médicaux de l'eau froide et de l'eau chaude,* etc., etc. Ayant d'excellents motifs pour ne pas élever nos prétentions au-dessus de celles de ces auteurs recommandables, nous donnerons à notre travail l'humble titre qui suit :

De la Cure des Maladies par l'Eau froide, et, afin d'indiquer que nous ne donnerons à la partie théorique ou doctrinale que l'étendue que l'on ne saurait lui refuser sans faire un travail tronqué, nous ajouterons en sous-titre : Traité d'hydrothérapie *pratique.*

Notre but ainsi expliqué, voici le plan que nous avons cru devoir suivre pour l'atteindre :

Dans un premier chapitre, nous tracerons l'historique de la nouvelle méthode ;

Dans un second chapitre, nous en étudierons les applications ;

Dans un troisième chapitre, nous parlerons des agents et procédés et de ces applications ;

Dans un quatrième chapitre, nous exposerons par ordre alphabétique les faits cliniques dans lesquels la nouvelle méthode a été pratiquée ;

Enfin, dans un cinquième et dernier chapitre, nous

essaierons de tirer des faits cliniques les déductions de pathologie et de thérapeutique générales qui nous paraissent en découler naturellement, et nous discuterons s'il y a ou non deux hydrothérapies, une empirique et une rationnelle ou scientifique.

CHAPITRE PREMIER

HISTORIQUE

> Il y a dans l'eau froide une vertu curative beaucoup plus efficace que ce que nous avons supposé jusqu'à présent ; c'est une action vraiment prodigieuse.
>
> (HUFELAND).

Celui qui voudrait écrire l'histoire complète de toutes les applications médicales de l'eau, n'entreprendrait qu'une tâche peu difficile : pour la remplir, il lui suffirait de copier, en le modifiant légèrement, le consciencieux et remarquable historique tracé par Scouttetten, et d'y ajouter un petit complément pour les travaux hydrothérapiques qui ont été publiés dans les trente dernières années. La lecture d'un pareil travail serait, assurément, intéressante pour quiconque aime à suivre le progrès, les transformations, les vicissitudes des idées à travers le temps, mais elle serait peu utile pour le praticien. Quant à ceux, — comme il en est, — qui ne copieraient le travail de Scouttetten qu'incomplètement, défectueusement, sans ordre ni logique, et, qui pis est, sournoisement, comme pour s'en attribuer le mérite, ils feraient une vilaine besogne, dépourvue à la fois d'intérêt et d'utilité. En quoi, par exemple, un penseur, un historien peuvent-ils s'intéresser plus que le clinicien à des lambeaux de copie inintelligente, tels que les suivants :

Vers la fin du VIe siècle, un génie puissant et audacieux apparaissait en Orient. Animé d'une foi vive, soutenu par une fermeté inébranlable, il osa entreprendre la réforme des croyances religieuses et des habitudes sociales de tout un peuple. Après vingt-trois ans de luttes, ce génie parvint à faire adopter un culte nouveau, qui proscrit l'usage du vin et des liqueurs fortes. Il fallait, pour demander un semblable sacrifice aux passions des hommes, avoir été souvent témoin des effets dangereux des boissons alcooliques, et avoir reconnu l'utilité de l'eau dans un pays sans cesse brûlé par les ardeurs du soleil. Le législateur des Arabes, comprenant sans doute la nécessité de maintenir la souplesse de la peau, de la fortifier contre les oscillations journalières de la température africaine, prescrit des ablutions fréquentes d'eau froide. « O croyants! s'écrie Mahomet, avant de commencer la prière, lavez-vous le visage et les mains jusqu'au coude. Essuyez-vous la tête et les pieds jusqu'aux talons. Purifiez-vous, après vous être rapprochés de vos épouses. »

Il faut arriver à la fin du VIe siècle pour être témoin d'une révolution qui va s'opérer dans les habitudes et les mœurs de tout un peuple.

Le *fameux* législateur des Arabes, Mahomet, en fondant sa religion nouvelle, *eut l'idée* de proscrire l'usage du vin et des liqueurs fortes et de recommander les ablutions répétées d'eau froide, dans le but de maintenir la souplesse de la peau et de fortifier *le corps* contre les oscillations (*sic*) d'un climat brûlant. Quelle a été, sur la santé et la vie des Musulmans, l'influence de ces préceptes, qu'ils ont si religieusement observés? Il ne serait pas sans intérêt de l'étudier. — Ce qui ressort de l'histoire, c'est que les médecins arabes n'eurent pas une large part à l'établissement de ces institutions hygiéniques. Ils n'attachèrent, au contraire, qu'une faible importance aux vertus curatives de l'eau, et si les prescriptions du Coran furent si bien observées, c'est grâce à l'ascendant du Prophète, aux croyances et à la superstition de ces peuples. — Quant aux écrits de Rhazès et d'Avicenne, ils n'ont fait faire aucun progrès à la médication

Les préceptes du Coran sont observés généralement avec fidélité ; aussi peut-on dire que jamais expérience hygiénique n'a été faite avec plus de persévérance et d'étendue. Il ne serait pas sans intérêt de savoir quelle en a été l'influence sur la santé des Musulmans.

Les médecins arabes, peu frappés, à ce qu'il paraît, des résultats salutaires des institutions hygiéniques du Prophète, n'ont donné qu'une très faible attention aux vertus curatives de l'eau.

Rhazès, le plus ancien des médecins arabes, parle rarement de l'utilité de l'eau ; il recommande cependant les bains froids comme moyen préservatif de la variole.

Avicenne, pompeusement appelé le prince des médecins, traite, dans plusieurs passages de sa volumineuse compilation, des vertus curatives de l'eau ; il s'occupe du rôle que ce liquide joue dans le sang ; plus loin il signale les mauvais effets des eaux marécageuses, qui, dit-il, engendrent le phlegme, les maladies de la rate, l'hydropisie. Dans le livre second, Avicenne indique les maladies hydrothérapique. Les ouvrages d'Avicenne sur les qualités de l'eau ne sont d'ailleurs qu'une volumineuse compilation des auteurs anciens.

dans lesquelles l'eau pure est utile ou nuisible ; il la conseille dans les fièvres ardentes, mais il la repousse quand le tempérament est froid et humide.

Durant tout le moyen âge, époque déplorable d'ignorance et de barbarie, on ne vit surgir aucun ouvrage remarquable. On peut à peine citer Pierre d'Abano, qui vivait au XIIIe siècle, dont le travail est mentionné dans un recueil curieux imprimé à Venise en 1553; Pierre Tussignago, Jean de Dondis, et Gentille da Foligno, célèbre commentateur d'Avicenne et professeur à Padoue en 1337. Un siècle plus tard, Savonarola, qui professait la médecine à Ferrare en 1436, écrivit un ouvrage remarquable pour l'époque, dans lequel il parle des bains d'eau simple, froide, tiède et chaude ; des bains de lait, d'huile, et des eaux thermales naturelles de l'Italie et de toute la terre.

Il indique très bien les effets de l'eau froide sur les hommes forts ou faibles et sur les enfants. Il signale les bons effets de l'eau froide chez les malades qui ont un flux cholérique, hémorrhagique, et chez les

Le moyen âge reste muet sur cette question (?); il est inutile de chercher dans son histoire, on n'y trouverait que les nombreuses preuves de l'ignorance et de la barbarie où cette époque était plongée.

femmes qui ont une perte abondante. Dans le livre intitulé: *De febribus*, il recommande l'emploi de l'eau froide pour calmer les fièvres ardentes.

Mengo Bianchelli (1441) conseille, mais avec une grande réserve, les bains froids pour les enfants, et, à l'imitation d'Hippocrate et d'Avicenne, il vante l'emploi de l'eau froide dans les douleurs articulaires.

Barzizi (1450) fait l'éloge des lotions froides immédiatement après les bains tièdes, comme étant très fortifiantes, et il ordonne des douches ascendantes contre les maladies de matrice.

Cardan (1501) prescrit des irrigations froides contre la goutte, tant qu'il n'existe pas d'enflure aux articulations.

Il est très remarquable que le célèbre médecin Fernel (né en 1497, mort en 1558) ne fasse pas mention de l'eau dans le traitement des maladies ; c'est à peine s'il en parle dans les considérations sur les causes qui provoquent quelquefois la sueur après avoir bu beaucoup d'eau froide ; ce qu'il dit des bains ne mérite pas être cité.

Le fougueux Paracelse (1498) dont nous avons déjà parlé,

On s'étonne, à juste titre, qu'au commencement du XVIe siècle, le célèbre Fernel dans son Traité des fièvres, ne dise, au sujet du traitement des maladies par l'eau, rien qui mérite d'être mentionné dans cette revue historique.

Vers la même époque, Paracelse, dans ses nombreux ouvra-

aimait beaucoup trop le vin pour avoir une grande considération pour l'eau pure ; aussi semble-t-il n'en parler qu'avec mépris; cependant il conseille, comme Celse, d'en faire boire, de force, aux hydrophobes, de les plonger dans un bain d'eau froide et de les y maintenir longtemps. Paracelse était un panégyriste zélé des bains d'eaux minérales artificielles, dont la composition répondait, en effet, aux théories chimiques qu'il avait adoptées.

Je ne ferai que citer Ryff, Gualther, compilateur du XIIIe siècle , qui , dit-on , a parlé des usages de l'eau dans un ouvrage que je n'ai pu me procurer.

Parmi les rares auteurs qui, à cette époque, parlèrent des usages de l'eau, il convient de ne pas omettre les noms de Bartholomæo Viotti, à Clivalo (1552), qui loue beaucoup l'eau froide sous forme de douches ; d'Ugulino di Monte Catino , qui recommande les affusions froides dans les débilités de tête ; d'Amatus Lusitanus, qui l'emploie dans les fièvres bilieuses, e choléra, les ulcères et les maux de sein des nourrices. C'est vers cette époque que ges,ne semble parler de l'eau froide que pour combattre l'emploi de cet agent thérapeutique. En revanche, il consacre de nombreuses pages aux bienfaits des eaux minérales artificielles.

fut publié le livre *De balneis*, qui renferme des extraits de tout ce qui avait été écrit jusqu'alors sur les bains.

Gunther d'Andernach, dans son Commentaire sur les bains, recommande d'arroser la peau avec de l'eau fraîche, dans le but de favoriser les sécrétions, de procurer le sommeil, et de combattre l'aridité du corps.

Mais de tous les auteurs du XVIe siècle, il n'en est aucun qui se soit montré plus partisan de l'eau froide que Mercurialis. Il la présente comme le premier remède contre la fièvre ardente. Plus loin il ajoute qu'il y a encore, dans ce cas, deux remèdes proposés par les médecins, ce sont les bains d'eau tiède et d'eau froide, et, enfin, les épithèmes réfrigérants, qu'on peut appliquer sur la poitrine, le dos et la tête.

Le *seul* auteur qui, à cette époque, se soit posé en panégyriste zélé de l'eau froide fut Mercurialis, qui, malgré de zélés efforts de propagande, ne réussit pas à sauver ses idées de l'oubli de ses contemporains.

Malgré l'exemple donné par Mercurialis, la plupart des médecins célèbres de l'époque ne firent point mention de l'utilité de l'eau dans les maladies.

Quoique Henricus ab Heres eut annoncé, en 1606, la guérison d'un lépreux par des affusions d'eau froide, ce fait

passa si bien inaperçu, que... etc.	
En 1638, on vit Louis Septala recommander les douches froides, contre les coups de soleil et la céphalalgie; il faisait boire de l'eau fraîche contre la diarrhée et les coliques.	En 1638, Louis Septala, *le premier* (1), fait intervenir dans la thérapeutique les douches froides, et il les recommande contre les coups de soleil et la céphalalgie.
(SCOUTTETEN, *De l'eau sous le rapport hygiénique et médical.*)	(BENI-BARDE, *Traité théorique et pratique d'hydrothérapie.*)

Inutile de continuer cet édifiant parallèle, déjà trop prolongé; tout aussi inutile d'en faire l'objet de la moindre remarque. Il suffit de l'avoir établi, pour que tout lecteur doué du plus élémentaire sentiment de justice, soit indigné de voir avec quel sans façon, et heureusement aussi quelle inintelligence, certains pirates littéraires, comme les appelait Balzac, s'emparent du travail des autres. Scouttetten ne réclamera pas du fond de sa tombe contre les emprunts forcés qu'on lui fait et les mutilations qu'on lui inflige; raison de plus pour que toute conscience droite qualifie comme ils le méritent de pareils procédés. Espérons que ce n'est pas d'après de semblables errements que l'œuvre de Scouttetten sera reprise si quelqu'un croit utile de la refaire. Quant à nous, nous ne croyons pas à cette utilité, même dans une œuvre qui n'aurait pas, comme la nôtre, un but essentiellement pratique, et voici pourquoi :

Scouttetten expose avec beaucoup d'ordre, de science et

(1) Le *premier* est du crû du plagiaire. Voyez, quelques lignes plus haut, Bartholomæo Viotti, qui loue l'application de l'eau froide sous forme de *douches !*

de clarté tout ce qui se rapporte aux applications médicales de l'eau en général ; mais, précisément, parce que son historique embrasse toutes les applications de l'eau, il n'est pas l'histoire de l'hydrothérapie proprement dite ; il n'est peut-être pas mal, au point de vue philosophico-médical, qu'un travail comme le sien ait été fait, mais on serait inexcusable de le faire une seconde fois.

Scouttetten divise en trois périodes les écrits qui se rattachent aux applications médicales de l'eau : la première s'étend de Moïse à Mahomet ; la seconde, de Mahomet (VIIe siècle) au XVIIIe siècle ; et la troisième, de Fr. Hoffmann à Priessnitz.

La première période n'embrasse que des faits étrangers à l'hydrothérapie proprement dite, et il en est encore de même de la seconde, si l'on fait abstraction des travaux de Floyer, que Scouttetten a rangés, on ne s'explique pas pourquoi, à la suite d'autres travaux qui n'ont avec ceux de Floyer qu'une faible analogie.

Tout en rendant justice à la belle étude de Scouttetten, ce n'est donc point son plan que doit adopter quiconque veut faire l'histoire des applications médicales de l'eau. Dans cette histoire, on doit diviser d'abord les travaux en deux grandes catégories :

1° Ceux qui sont étrangers à la véritable hydrothérapie ou hydrothérapie priessnitzenne ;

2° Ceux qui rentrent dans cette méthode.

Ces derniers doivent être divisés eux-mêmes en deux sous-catégories : **a.** — ceux qui sont antérieurs à Priessnitz et à la constitution de la méthode hydrothérapique ; **b.** — ceux qui sont contemporains du grand initiateur ou qui lui sont postérieurs, et qui, par conséquent, se sont produits pendant que l'hydrothérapie se constituait ou depuis qu'elle est constituée.

On a tenté d'établir dans ces derniers travaux une autre sous-division, suivant qu'ils auraient pour objet l'hydrothérapie *empirique* ou l'hydrothérapie *rationnelle* ou scientifique ; mais nous montrerons plus loin que cette division, imaginée par l'ambition vaniteuse et usurpatrice de Fleury, ne saurait se justifier par aucun motif raisonnable ni équitable.

Enfin, on a encore rangé les observations de toutes ces catégories en deux grandes sections, suivant que l'eau a été appliquée aux maladies dites médicales ou à celles dites chirurgicales, division peu importante et médiocrement juste, car l'hydrothérapie vraie est, à proprement parler, toujours *médicale*. Nous conserverons, cependant, les traces de cette division, que Scouttetten a cru devoir établir, et qui n'est pas absolument dénuée de toute utilité.

---

§ I. — HISTORIQUE DES APPLICATIONS MÉDICALES

Art. Ier. — HYDROTHÉRAPIE ANTÉRIEURE A PRIESSNITZ.

> L'eau froide rend les plus grands services dans le Causus.
>
> (Galien.)

Cette hydrothérapie, avons-nous dit, remonte à John Floyer (1), parce que, le premier, cet auteur appliqua, ou essaya d'appliquer, l'eau assez exclusivement et sur une échelle assez vaste pour faire de cet agent, non plus un auxiliaire, un accessoire d'une autre médication quelconque, mais, au contraire, une médication principale ou même exclusive, une véritable méthode thérapeutique. Les maladies contre lesquelles il préconisa l'eau froide furent tellement nombreuses, que l'illustre Haller crut devoir faire de Floyer une critique dans des termes que le grand physiologiste considérait évidemment comme très sanglants : « *Denique ipsam pestem* », dit-il, « *balneo frigido expugnare vult.* » Tout savant qu'il fût, le grand Haller ignorait sans doute que plusieurs médecins, avant Floyer, avaient déjà proposé de traiter la peste par l'eau, et que beaucoup d'autres, après lui, prétendirent la guérir par le même moyen ; il n'y avait donc pas même innovation, là où Haller voyait le comble de l'exagération.

(1) *An inquiry into the right use of the hot, cold and temperate baths in England.* London, 1697, in-8.

Floyer ne prêcha pas seulement d'exemple, il publia des écrits, soit pour propager, soit pour défendre sa méthode ; il fit, en 1702, une seconde édition de son ouvrage sous le nom de *Ancient Psychrolusy revived*, et réussit, par ses succès et par ses écrits, à produire assez de sensation pour faire un grand nombre de prosélytes, médecins et non médecins. Ceux-ci, en tête desquels John Hancock et Smith, publièrent divers écrits pour soutenir l'agitation créée par Floyer ; mais, malgré leurs efforts, cette agitation se calma, et l'eau retomba bientôt, en hygiène et en thérapeutique, au niveau du discrédit d'où John Floyer l'avait tirée.

Floyer était un homme de mérite et d'énergie ; mais un partisan bien plus célèbre et d'une bien autre autorité allait arriver au secours de l'eau, c'était Fr. Hoffmann, le médecin le plus illustre de l'Allemagne, on peut même dire de l'Europe, au commencement du XVIIIe siècle. Donner le titre de la dissertation qu'il consacra à l'étude ou plutôt à l'éloge de la nouvelle panacée montrera suffisamment l'idée qu'il s'en faisait : *De aqua, medicina universali* (1712), tel est ce titre, auquel répondait pleinement le corps de l'ouvrage. On comprend l'effet que dut produire sur les médecins, aussi bien que sur le public, l'éloge le plus enthousiaste de l'eau, fait par un professeur d'une renommée universelle, admis dans toutes les cours d'Allemagne. Cet effet fut immense : une foule d'écrits émanant de médecins, disciples, imitateurs ou émules d'Hoffmann parurent en Allemagne, à la suite de ceux du maître.

L'Italie suivit bientôt le mouvement, et un grand nombre de médecins, parmi lesquels les plus célèbres, publièrent divers écrits, les uns pour confirmer, les autres pour modifier, les autres encore pour restreindre plus ou moins les applications conseillées par Hoffmann, nous ne dirons pas pour les étendre, car le maître n'avait laissé à peu près aucune maladie en dehors de la médication hydrique, qui était bien réellement pour lui, ainsi qu'il l'avait annoncé dans sa dissertation, la *Médecine universelle*.

Sans occuper autant les esprits qu'en Italie, l'eau trouva en France des partisans ; quelques-uns même, tels que Hecquet et Pomme, firent beaucoup de bruit. L'Espagne elle-même ne resta pas tout à fait étrangère à l'agitation générale, et l'Angleterre, qui en avait été en quelque sorte l'instigatrice, par l'initiative de Floyer, et qui semblait, ensuite, s'en être désintéressée, reprit à la fin du siècle la tête du mouvement, par le caractère d'apparence plus scientifique des travaux qu'elle produisit.

Il n'entre point dans notre plan d'exposer toutes les méthodes et procédés préférés par tel ou tel des auteurs qui adoptèrent la thérapeutique hydrique, procédés qui variaient depuis les applications externes d'eau fraîche ou même tiède jusqu'à l'eau glacée et même à la neige non fondante ; depuis une dose de quelques verres d'eau à l'intérieur jusqu'à 16 litres par jour (Père Bernard), ou même 5 livres toutes les trois heures (Tonado) ! etc. Pas davantage nous n'entrerons dans l'examen et la critique des théories aventureuses, absurdes ou même insensées, à l'aide desquelles ces prétendus théoriciens expliquaient et justifiaient l'intervention de l'eau, depuis le célèbre Hoffmann jusqu'au presque aussi célèbre Giannini, et au *vaporeux* et fantasque Pomme. Et tel était pourtant l'état de la médecine, qu'en pratique, les fous comme Pomme agissaient parfois, peut-être souvent, plus utilement que les prétendus sages. Le fameux auteur du *Traité des vapeurs* DES DEUX SEXES (!) rapporte, en effet, en faveur de sa thérapeutique, une observation qui ferait frémir tout lecteur qui ne serait pas familiarisé avec l'histoire des bizarreries, des monstruosités mêmes de la thérapeutique, aussi bien médicale que chirurgicale.

A l'exemple de Scouttetten, nous reproduirons, pour la grande édification des amateurs de thérapeutique rationnelle, cette histoire dont l'un des mérites est de n'être point trop longue.

« Étant à Lyon, dit Pomme, pour Mme de Cligny, je fus prié de me rendre chez Mlle Roux, fille cadette d'un négociant de cette ville, chez laquelle je trouvai deux médecins assemblés (Pestalochy et Rame) et un chirurgien d'une réputation bien méritée (M. Pouteau); ces trois consultants étaient à délibérer sur l'opération de la néphrotomie, et Mlle Roux était le sujet sur lequel on allait opérer. Cette demoiselle, âgée de dix-huit ans, était hystérique sans qu'aucun de ces trois messieurs s'en fût jamais douté. Parmi le nombre des symptômes de sa maladie, un seul les avait déconcertés: c'était une douleur fixe, continuelle dans le rein droit, pour laquelle on employa d'abord plusieurs topiques adoucissants qui n'eurent aucun succès on saigna ensuite et on resaigna jusqu'à ce qu'on eut amené des mouvements convulsifs; la douleur se soutint avec la même force ; on soupçonna pour lors un embarras dans le rein, et l'on se décida en faveur du vésicatoire ; le mal augmenta considérablement après cette application ; on en fit une seconde ; celle-ci n'ayant rien opéré, on fit faire un séton sur l'endroit douloureux ; et dès ce moment la jeune fille fut livrée aux convulsions les plus terribles ; on suspendit alors toute autre tentative chirurgicale, pour se livrer aux antispasmodiques : la dose de ceux-ci ne fut pas ménagée, mais les convulsions redoublèrent, et le danger commençait à devenir très pressant.

« Mlle Roux fut plongée le même jour dans un bain froid, malgré les convulsions (nous étions au mois d'août) ; elle y fut attachée, l'eau du bain s'échauffa en peu de temps ; il fallut la réchauffer (1) plusieurs fois dans l'espace de douze heures qu'elle resta dans sa baignoire, ce qui m'assura que la raréfaction dominait chez elle sur la tension de la fibre. Cette première épreuve ne fut pas sans succès ; les douleurs diminuèrent et les convulsions cessèrent ; on y revint le lendemain ; l'eau du bain s'échauffa encore par la chaleur du corps ; les douleurs furent moins vives que la veille et la malade dormit ; le troisième jour, même remède et même succès ; au huitième, enfin, les douleurs disparurent entièrement, et la guérison fut assurée. La boisson fut abondante, les lavements d'eau froide ne furent pas épargnés, et au bout de trois semaines, Mlle Roux fut si radicalement guérie, qu'elle fit avec moi le voyage de Lyon au Languedoc, où elle fut trouver sa famille. »

Nous ne reproduirons pas, d'après Pomme, les *excellentes* et non moins étranges raisons par lesquelles trois sages praticiens, — dont un était une célébrité, — se persuadèrent *très rationnellement* qu'il fallait pratiquer la phrénotomie chez Mlle R..., et les raisons, *non moins excellentes,* qui démontrèrent péremptoirement à Pomme que la « *raréfaction* de la fibre dominait sur la *tension,* » et que l'hydrothérapie devait guérir la malade ; toutes ces raisons seraient curieuses dans une étude historique sur les aberrations de l'esprit humain, étude qui est hors de notre but, ainsi que nous l'avons déjà dit.

(1) N'est-ce pas refroidir qu'il faudrait ?

Retenons seulement de cette curieuse et remarquable cure, qu'elle avait été obtenue par un praticien qu'on n'était pas loin de considérer comme un maniaque, si ce n'est comme un fieffé charlatan, et que d'autres médecins avaient obtenu et obtinrent, après Pomme, d'aussi beaux résultats par l'hydrothérapie, dans des cas analogues, mais en se fondant sur des explications fort différentes ou opposées, et, bien entendu, non moins rationnelles que les siennes !

Pendant que Pomme se livrait à ses théories et explications fantastiques, et poursuivait le cours de ses succès hydrothérapeutiques réels, pendant que Giannini commençait une pratique analogue, quoique basée sur d'autres explications, Currie, guidé par l'exemple de Wright, exécutait des expériences et recueillait une série d'observations qui ont fixé, plus que tous les autres travaux, l'attention des hydrothérapeutes, et que nous devons, pour ce motif, rappeler avec quelques détails.

Wright, pour commencer par lui, avait vu se développer, sur un vaisseau en pleine mer, des cas de fièvre d'une grande malignité ; en soignant un premier malade, qui mourut, Wright fut pris, dit-il, de la contagion le 5 septembre 1777.

« 5, 6 et 7 septembre. — De temps en temps, dit-il, des frissons ; chaleur naturelle à la peau ; douleur sourde au front ; pouls petit et fréquent ; perte d'appétit, mais aucune sensation désagréable à l'estomac ; langue blanchâtre, pâteuse ; peu ou point de soif ; selles régulières ; urines pâles, et plutôt rares ; inquiétude pendant la nuit ; soubresauts et délire.

« 8. — Augmentation de tous les symptômes, avec douleur aux lombes et aux extrémités inférieures ; roideur des cuisses et des jambes.

« Je pris un léger vomitif le second jour de la maladie, et le jour suivant une décoction de tamarin, un peu d'opium, le soir, avec du vin antimoiné ; mais je n'en éprouvai ni sommeil ni transpiration. N'ayant aucun symptôme inflammatoire, je pris, en six heures, six gros de quinquina, et de temps en temps un verre de vin de Porto, mais sans aucun avantage apparent. Quand j'étais sur le tillac mes douleurs se calmaient sensiblement, et l'air le plus frais était pour moi le meilleur. Cette circonstance et l'inefficacité de tout autre moyen mis en œuvre, m'encouragèrent à pratiquer sur moi-même ce que j'avais souvent désiré d'essayer sur les autres, dans les cas de fièvre de même nature que la mienne.

« 9. — Ayant fait les dispositions nécessaires, je me déshabillai entièrement vers trois heures après midi, et je me plaçai sur le pont du vaisseau. Trois seaux d'eau salée me furent jetés sur le corps en une seule fois. La secousse fut grande, mais je fus immédiatement soulagé. Toutes les douleurs disparurent sur-le-champ et il s'établit une douce transpiration. Cependant, vers le soir, les symptômes fébriles menaçaient de reparaître ; j'eus recours au même moyen, qui fut encore suivi d'un bon effet. Je pris un peu de nourriture avec appétit, et, pour la première fois, j'eus une nuit entière de repos.

« 10. — Point de fièvre, mais sensation d'abattement aux cuisses et aux jambes ; je pris deux fois le bain froid.

« 11 — Disposition à tous les symptômes de la maladie ; mais, pour prévenir une récidive, je fis usage deux fois de l'affusion froide. »

A partir de ce moment, le docteur Wright se trouva définitivement guéri. Il traita de même et avec le même succès un jeune passager ; puis, arrivé à terre, il mit en usage le même traitement sur d'autres malades. Il publia quelques observations d'abord en 1786, puis des observations plus développées en 1797, auxquelles il ajouta le résumé de faits semblables recueillis par le professeur Grégory, qui appliquait aussi les affusions froides au traitement du typhus (ou f. typhoïde ?).

Le docteur Brandeth suivit la pratique de Grégory ; Mac-Lean, de même, et Robert Jackson, fit connaître les résultats favorables de ce traitement appliqué à la fièvre jaune, à la Jamaïque.

Nous nous bornons à mentionner tous ces faits et tous ces écrits pour arriver à ceux de Currie, et, ici, nous laissons la parole à Scouttetten, qui a analysé avec intelligence et fidélité l'œuvre du célèbre médecin de Liverpool (qui n'est pas en Ecosse, comme le croit le bon Schedel).

« Pendant la publication de ces différents travaux, dit Scouttetten (ceux des médecins que nous venons de mentionner), Currie continuait ses recherches : il en fit connaître quelques-unes en 1792, mais son ouvrage le plus important ne vit le jour qu'en 1798 (1). Voici comment il débuta dans la pratique des ablutions froides.

« Au mois de décembre 1798, une fièvre maligne et contagieuse s'étant développée dans une des ailes de l'hôpital de Liverpool, destiné aux femmes atteintes de maladies vénériennes, seize de ces malheureuses ayant été successivement frappées avant qu'on pût arrêter les progrès du mal, Currie en prit huit sous sa direction. Il essaya immédiatement les

(1) CURRIE (J.). *Medical reports on the effects of water, cold and warm, as a remedy in fever and other diseases, whether applied to the surface, of the body, or used internally.* Liverpool, 1798, — 2e édit. en 2 vol., 1804.

aspersions d'eau froide et salée sur deux d'entre elles : l'une au deuxième jour de sa maladie, l'autre au quatrième. Elles éprouvèrent des résultats heureux et semblables en tous points à ceux que le docteur Wright avait obtenus sur lui-même. Currie se décida alors à en soumettre cinq autres à ce traitement, en répétant les aspersions tous les jours. Ces cinq malades furent toutes très promptement guéries. On n'osa pas traiter de la même manière la huitième, parce qu'elle était très affaiblie par une salivation abondante produite par le mercure. On lui administra les remèdes ordinaires : le quinquina, le vin, l'opium, etc. Elle succomba le seizième jour de sa maladie.

« Depuis ce temps, Currie a constamment insisté sur les affusions d'eau froide et salée dans tous les cas de fièvre maligne et contagieuse, quand la prostration des forces n'était pas extrême. Il a conservé l'histoire détaillée de cent cinquante-trois malades qu'il a traités de cette manière, et pour lesquels il n'a presque pas employé de remèdes pharmaceutiques. De ces cent cinquante-trois malades, quatre-vingt-quatorze ont été traités à l'hôpital, depuis 1787 jusqu'à la fin de 1791 ; il en a vu vingt-sept dans sa pratique particulière ; les trente-deux autres appartenaient au 30e régiment d'infanterie, en garnison à Liverpool, en 1791.

« L'histoire de l'épidémie de ce régiment mérite d'être rapportée; car la conduite de Currie pourrait, le cas échéant, servir d'exemple aux médecins militaires.

« Le 30e régiment d'infanterie était cantonné dans la ville,
« mais faisait la parade et montait la garde dans le fort. Avant
« son arrivée, le corps-de-garde avait servi de prison pour les
« déserteurs. C'était une petite chambre, sale, infectée d'exha-

« laisons qui s'élevaient d'une cave, au-dessus de laquelle « elle était située, et qui était pleine d'eau pendant l'hiver. « A quelque distance du corps-de-garde était une espèce de « cellule sombre, étroite et mal aérée, dans laquelle on ren- « fermait ceux qui avaient manqué à la discipline. Au commen- « cement de juin 1792, quelques soldats ivres y ayant été « détenus pendant vingt-quatre heures, deux d'entre eux « prirent la fièvre des prisons, et cette fièvre se répandit dans « le régiment avec une grande rapidité. Dix des soldats qui « en furent atteints, entrèrent à l'hôpital de Liverpool ; mais « la contagion faisant des progrès et l'hôpital ne pouvant « admettre un plus grand nombre de malades de cette espèce, « on construisit un hôpital temporaire dans le fort même, et « je fus prié d'aider de mes conseils le chirurgien du régiment « pour le traitement des malades.

« Il s'en trouva d'abord quatorze dont la maladie datait « de quatre à quatorze jours. Tous avaient plus ou moins de « toux avec une expectoration muqueuse. Ceux qui avaient « passé le huitième jour avaient tous des pétéchies; plusieurs « des saignements de nez, et quelques-uns des crachats pleins « de sang. Tous étaient d'une grande faiblesse, particulière- « ment ceux qui, avant que la nature de la fièvre fût bien « connue, avaient été saignés. Le pouls battait de 100 à « 130 pulsations par minute. La chaleur, mesurée exactement « au thermomètre de Fahrenheit, allait de 101 à 103 degrés « (30 à 31 Réaumur) ; chez un malade elle s'élevait jusqu'à 105. « Quant à ceux dont la maladie était plus avancée, la chaleur « était presque naturelle, ou plutôt un peu au-dessous.

« Notre premier soin fut de bien aérer et nettoyer les « chambres, qui étaient très sales et avaient beaucoup d'odeur. « Ensuite, nous fîmes arroser, avec de l'eau froide et salée,

« tous les malades dont les forces n'étaient pas extrêmement « abattues, et dont la chaleur se soutenait au-dessus du « degré naturel. On n'osa pas hasarder ce traitement sur « ceux qui étaient déjà extrêmement affaiblis; on se contenta « de leur laver tout le corps au moyen d'une éponge avec du « vinaigre tiède, pratique qui, dans toutes les périodes de la « maladie, est salutaire et agréable aux malades.

« Nous cherchâmes ensuite à arrêter la contagion en puri« fiant bien le corps-de-garde par des lavages réitérés, en y « établissant des courants d'air, en brûlant ou en jetant dans « la mer tous les meubles qu'on pouvait soupçonner être « infectés. Tous ces moyens n'eurent aucun succès. La conta« gion fit de nouveaux progrès. Alors, on ferma le corps-de« garde, et on le remplaça par un hangar temporaire. Mais « comme, malgré cette précaution, nous avions encore tous « les jours de nouveaux malades, je priai le colonel du régi« ment de le faire mettre en entier sous les armes, afin qu'on « pût examiner tous les soldats, de rang en rang, homme par « homme. On y procéda dans la matinée du 13 juin. Il s'en « trouva dix-sept qui étaient déjà atteints des premiers symp« tômes de la fièvre. Il ne fut pas difficile de les distinguer; « leur physionomie pâle, leur contenance abattue, la couleur « rouge et terne de leurs yeux, annonçaient clairement les « préludes de la maladie. Ces dix-sept hommes furent soigneu« sement séparés de ceux qui se portaient bien, et soumis sur« le-champ aux aspersions d'eau froide, qu'on répéta une ou « deux fois. Elles réussirent à prévenir la maladie sur quinze « d'entre eux, qui, à un peu de faiblesse près, recouvrèrent « toute leur santé le jour même; la fièvre suivit régulière« ment son cours sur les deux autres. Le reste du régiment, « fut, à ma réquisition, rassemblé militairement tous les

« jours, et conduit sur les bords de la mer pour y prendre « un bain. Dès ce moment nous n'eûmes plus de nouveaux « malades : la contagion fut complètement arrêtée.

« Elle avait atteint cinquante-huit soldats en tout; les « aspersions d'eau froide en guérirent immédiatement vingt-« six. Les trente-deux autres eurent la fièvre complète. Il en « mourut deux, qui se trouvèrent trop affaiblis pour qu'on « osât les soumettre au même traitement. Ces deux hommes « venaient des Indes occidentales, où leur constitution avait « beaucoup souffert de la chaleur du climat... Les trente « autres guérirent très bien et très promptement par les asper-« sions. L'eau dont on se servit pour les faire était de l'eau « de mer, à la température de 10 à 12 degrés Réaumur; elle « contenait en solution environ une partie de sel marin sur « 32 ou 33. »

« Chez presque tous les malades, ajoute Scoutetten, la méthode obtint des succès si positifs et si extraordinaires, qu'elle fut bientôt adoptée par les médecins de Liverpeol et par ceux du comté de Lancastre; enfin, elle finit par devenir d'un emploi banal dans tout le pays.

« Currie ne se borne pas à parler de l'utilité de l'eau dans les fièvres; il examine l'action de ce liquide dans d'autres maladies, notamment dans les convulsions, la scarlatine, la rougeole, la petite vérole, etc. Dans ces différentes affections, il employait l'eau froide et l'eau chaude, selon l'occurrence, et il l'employait extérieurement ou intérieurement.

« Dans les fièvres continues, Currie attendait le moment du redoublement, ce qui a presque toujours lieu dans l'après-midi ou vers le soir, pour administrer les affusions froides. Afin de donner une idée de sa méthode, voici une des observations qu'il nous a transmises :

« Une garde-malade étant de service à l'hôpital, dans une « salle de fiévreux, fut atteinte par la contagion le 1er jan- « vier 1790. Sa maladie commença par de violents frissons « accompagnés de douleurs errantes, de tremblements suivis « d'une grande chaleur, de soif, de douleur de tête. Seize « heures après l'invasion de la maladie, un thermomètre « placé sous l'aisselle, monta à 103 degrés Fahrenheit (31 « degrés Réaumur); son pouls était fort et battait 112 pulsa- « tions par minute, sa langue était chargée, la soif ardente, « la peau sèche. On la dépouilla alors de tous ses vêtements « et on lui jeta sur le corps, à cinq heures du soir, cinq gallons « d'eau salée (environ 20 litres), dont la température était de « 3 degrés Réaumur. On l'essuya rapidement avec du linge « et on la remit au lit. Dès que l'agitation produite par le « bain fut passée, on lui tâta le pouls; il n'était plus qu'à 96, « et une demi-heure après à 80. La chaleur avait été ramenée « à 29 et demi Réaumur, immédiatement après le bain, et « elle ne s'était pas relevée. La malade n'avait plus mal à la « tête, et presque plus soif. Six heures après, elle était abso- « lument sans fièvre, mais encore très faible. On lui donna « de petites prises de racine de colombo; elle prit quelque « nourriture légère, mais fortifiante. On répéta le bain tous « les jours à la même heure et de la même manière, pendant « plusieurs jours de suite. La fièvre ne revint plus, et la « malade fut guérie sans aucun remède. »

« Cette observation, dit Scouttetten, fait connaître la manière d'opérer de Currie; elle était constamment la même; il ne la variait que sous le rapport des heures, qui répondaient nécessairement aux exacerbations. L'auteur ajoute:

« Lorsqu'on a recours aux aspersions d'eau froide, dès « le premier ou le second jour de la maladie, il est très or-

« dinaire de voir cesser la fièvre subitement par ce remède, « dont les effets sont alors exactement les mêmes que ceux « que je viens de décrire. » — Et plus loin :

« On ne saurait avoir trop promptement recours au bain « froid, dès que les frissons qui annoncent l'invasion de la « maladie sont bien passés. Je l'ai presque constamment « vu réussir le premier jour de la maladie, souvent le se- « cond jour, quelquefois le troisième, rarement le quatrième. « Cependant il ne laisse pas que d'être à cette époque et « même plus d'une grande utilité pour abréger le cours de « la maladie, et en diminuer l'intensité. »

« Currie recommande de se servir, dans certains cas, de frictions avec une éponge trempée dans l'eau tiède à l'exemple d'Hippocrate, de Celse et de Galien, qu'il cite ; il approuve et conseille l'eau froide en boisson, dans la période de chaleur ; mais il la défend pendant le frisson, et quand le corps est en sueur. A ce traitement il ajoutait fréquemment le laudanum et le vin de Porto. » (SCOUTTETTEN, *L'eau sous le rapport hygiénique et médical*, p. 135 et suiv.)

Après avoir ainsi reproduit ou analysé l'exposé que fait Currie de sa pratique, Scouttetten se demande quels principes guidaient le célèbre clinicien, dans les applications hydrothérapiques, et quels préceptes il a laissé, à ceux qui auraient voulu adopter sa pratique. Scouttetten trouve qu'il n'est pas facile de répondre à cette question, car, ajoute-t-il, Currie, à l'exemple de Wright, son modèle, a laissé des faits et pas de système. C'est donc exclusivement ou à peu près par l'exemple que Currie voulut propager sa méthode, quoique certaines opinions théoriques découlent naturellement des faits eux-mêmes. Ainsi, le soin que met Currie à constater l'état de la température avant l'application des affusions et son abaissement constant, après cette espèce de douches, semble bien indiquer que, pour lui, le principal élément à combattre dans la fièvre, c'était l'élévation de la chaleur; c'est cette opinion qui règne principalement au moment actuel, rééditée, étayée jusqu'à un certain point par une multiplicité de constatations thermométriques dont celles de Currie ne sont qu'un échantillon, mais échantillon important en ce qu'il est le premier, et qu'il a ouvert la voie.

Currie devait attacher aussi une certaine importance à la composition de l'eau, puisqu'il conseille pour les affusions l'eau de mer, et, à défaut d'eau de mer, l'eau salée. Cette préférence ne peut évidemment être basée que sur une opinion théorique touchant le mode d'action de l'eau.

Ce ne peut être non plus sans une raison théorique que Currie considérait une sueur générale comme une contre-indication des affusions froides, pratique contraire, d'ailleurs, à celle de l'hydrothérapie moderne, ainsi que l'a fait remarquer Schedel.

Quoi qu'il en soit, l'exemple, à défaut de théorie, était assez beau pour trouver des imitateurs : vingt-six fièvres thyphoïdes sur cinquante-huit (car, à la description de la maladie des soldats du 30e d'infanterie, c'était bien la fièvre typhoïde dont ils étaient atteints), arrêtées à leur début, jugulées, comme on disait il y a trente ans, et trente sur trente-deux guéries plus lentement, c'était là un résultat qui s'imposait à l'attention de tous. Non content de l'adhésion des médecins de Liverpool et de tout le comté de Lancastre, Currie fit appel au concours des médecins anglais et étrangers, et un certain nombre y répondirent en publiant les résultats de leurs essais; ces résultats n'étaient guère moins beaux que ceux de Currie.

Schedel les a résumés brièvement ; nous allons tâcher de les résumer plus brièvement encore.

Dimsdale, médecin de l'hôpital des fiévreux à Londres, soumit à l'usage des affusions un *grand nombre* d'individus atteints de typhus ; il n'en perdit que deux chez qui le traitement ne fut appliqué que vers le septième jour de la maladie. Dimsdale n'employa que l'eau simple.

Zbome, professeur de clinique à Edimbourg, traita dans un seul hiver, par les affusions froides, soixante-quatre malades atteints de typhus ; il n'en perdit pas un seul. Le pouls baissait quelquefois de trente pulsations, une heure après les affusions.

Le Dr *Reeve*, médecin de l'hôpital de Birmingham, et le Dr *Bree*, n'ont eu qu'à s'applaudir des affusions froides, même contre le typhus avec complications pulmonaires ; ils ne donnent pas de chiffres.

Depuis juillet jusqu'à octobre, le Dr *Marshall*, médecin militaire, pratiqua des affusions froides sur soixante-quatre typhoïques ; dans soixante cas, la maladie fut *coupée* dès la seconde ou la troisième douche ; une seule fois, il fallut aller jusqu'à la quatrième. Dans quatre cas où la maladie datait déjà de quelque temps, elle suivit son cours ; mais aucun malade ne périt.

M. *Magrath*, chirurgien de navire, appliqua le même traitement à plus de cent cas de typhus, et toujours avec succès.

Le Dr *Bran* appliqua les affusions à une foule de typhus contagieux ; il en obtint les meilleurs résultats.

Le Dr *Nagle* ne perdit en neuf mois que deux malades sur cent vingt atteints de fièvre jaune, à la Jamaïque, et traités par les affusions froides.

Le Dr *Dewar* ne perdit qu'un seul malade sur plus de deux cents atteints de typhus, dont plusieurs avec délire.

Gomez, médecin en chef de la flotte portugaise, dont les équipages étaient décimés par une fièvre grave *tenant le milieu entre la peste et la fièvre jaune,* arrêta subitement l'épidémie par le traitement de Currie.

Quelques-uns des praticiens qui précèdent avaient apporté aux applications d'eau froide quelques modifications qui se rapprochaient des procédés de l'hydrothérapie priessnitzienne. Nous croyons inutile d'insister sur ces détails.

C'est aussi avec quelques modifications que le Dr Horn appliqua les affusions froides, sur la plus vaste échelle, aux malades atteints par les épidémies de typhus qui régnèrent à Berlin en 1813 et 1814, et dans lesquelles on observa fréquemment des symptômes cérébraux ; il fit les mêmes observations que Currie à propos de la température, et obtint de très beaux succès. Horn avait sa théorie sur le typhus ; mais nous croyons inutile d'insister sur ce point.

Hufeland, qui jouissait dès ce temps d'une renommée bien supérieure à son mérite, mais non à son amour du progrès, voulut participer à celui de la méthode Currie, dont il était très partisan, et proposa, dans son journal, un prix à l'auteur qui répondrait le mieux aux questions suivantes : De l'usage extérieur de l'eau froide dans le cas de fièvre; déterminer, par une série d'expériences comparatives, et au moyen du thermomètre, le degré de la chaleur du corps, ainsi que le nombre des pulsations artérielles avant et après l'emploi de l'eau froide. L'attention de l'auteur devra se porter plus particulièrement sur les différences que l'on remarque dans les effets de l'eau, suivant qu'on l'emploie, soit en affusions, soit sous toute autre forme. Il faudra aussi rechercher ce qu'il convient d'attribuer à l'eau comme liquide, et ce qui appartient spécialement à sa température.

On voit que Currie, Horn, Hufeland et quelques autres avaient déjà posé et en partie résolu des questions dont se préoccupent encore beaucoup d'observateurs actuels, qui ne paraissent pas suffisamment convaincus qu'ils ne sont pas les premiers à soulever ces questions et à en reconnaître l'importance. Nous aurons occasion de revenir sur ce sujet.

Trois concurrents connus répondirent à l'appel de Hufeland, et celui dont le travail fut couronné, Frœlich, doyen de la Faculté de médecine de Vienne, se conformant à toutes les conditions du concours, les étendant même, loin de les restreindre, soumit au contrôle les expériences thermométriques de Currie, et les confirma de point en point; précisant même plus que Currie les rapports entre l'action thérapeutique de l'eau froide et la température anormale dans le typhus, il établit en principe que la température de l'eau doit être d'autant plus froide que la chaleur morbide est plus élevée, et il dressa une double échelle graduée, où, en face de chaque degré de température morbide, se trouve le degré correspondant de température que devait avoir l'eau des ablutions. Il serait inutile de reproduire ici ces échelles, ainsi que quelques autres détails indiqués par Frœlich. Nous dirons seulement que, pour ce médecin comme pour quelques autres, qui avaient déjà répété les expériences de Currie, la soustraction du calorique était la seule action curative des affusions froides, et que la présence du sel dans l'eau n'ajoutait rien à son efficacité.

En faisant abstraction des lignes consacrées à l'eau froide par Tissot, dans son *Avis au peuple,* par Grimaud, dans son *Cours complet des fièvres,* et par quelques autres auteurs moins en renom, les mémoires de Frœlich et de ses deux compétiteurs, Pistchaft et Reus, tous publiés par Hufeland dans son journal, en 1823, terminent cette série de travaux de la seconde période que nous avons admise, celle qui se termine aux quelques années qui précèdent l'intervention de Priessnitz. Pendant cette longue période d'environ 23 ou 33 siècles, qui comprend les deux premières de Scouttetten, c'est-à-dire depuis l'origine des notions médicales écrites jusqu'à Floyer (période de 2500 à 3500 ans, suivant qu'on part de Moïse ou d'Hippocrate), les applications médicales de l'eau se trouvent, plus ou moins brièvement mentionnées dans cent quarante écrits environ. Dans la seconde période, de Floyer à Currie (période d'eau tiède, seulement), près de *quatre cents* travaux s'occupent de l'eau *thérapeutique*, dont un assez grand nombre lui sont exclusivement consacrés. On pouvait croire qu'après le retentissement qu'avaient eu plusieurs de ces travaux, signés parfois des plus grands noms de la médecine, Hoffmann, Cyrillo, Giannini, et Currie, qui clôt dignement cette liste, la destinée de l'hydrothérapie, de celle du moins qu'avait pratiquée le célèbre médecin de Liverpool, serait à l'abri des caprices de l'esprit médical; il n'en fut rien pourtant, et les esprits très attentifs à l'histoire des idées n'en durent pas être énormément surpris. Il faut remarquer, en effet, que cette longue série de travaux dont l'eau a été l'objet, depuis Floyer jusqu'à Currie, ne constitue point une série continue d'études qui seraient ou la continuation, ou la rectification et le perfectionnement ou le complément les unes des autres; non, ce sont des sortes d'éruptions ayant peu ou point de liens avec les précédentes, et éclatant parfois, quand les lueurs de celles-ci sont plus ou moins affaiblies ou tout à fait éteintes. C'est ainsi que, lorsque Giannini éleva la voix en faveur de l'eau, le silence sur ce moyen thérapeutique s'était fait en Italie, depuis soixante ans; d'autres fois, pendant qu'il est prôné dans un pays, dans un autre, il est tombé dans l'oubli; même après les beaux succès de Currie, — trop beaux peut-être, — les observateurs pouvaient craindre que le même sort ne fût réservé à sa méthode; c'est précisément le sort qui lui est échu. Ceux qui avaient eu à la juger ne l'avaient pas d'ailleurs tous appréciée avec la faveur des médecins dont nous avons ci-dessus donné les noms; l'un d'eux même, Reuss, de Philadelphie, avait écrit à Currie pour lui annoncer que des observations subséquentes l'obligeraient à restreindre les éloges qu'il avait donnés à sa méthode, et le remarquable historien du typhus de Vienne de 1815, Hildenbrand, manifesta même son aversion pour cette méthode du médecin de Liverpool, mais par des motifs, il est vrai, qui ne sont pas précisément un aussi bon modèle de logique que son histoire du typhus est un modèle de description : « Je n'ai pas eu l'occasion jusqu'ici, dit-il, de me livrer à des expériences concluantes, relativement aux effets de l'eau froide employée en affusions dans le typhus. Il me répugnait de voir un homme inondé d'eau froide comme un chien, et j'aurais désiré que ce mode désagréable de traitement eût été soumis à des expériences plus probantes, celles qu'on possédait ne me paraissant pas assez concluantes. »

On conviendra que la considération de voir inonder un malade *comme un chien* est un argument peu médical, et que, si des expériences qui ont pour résultat de guérir cinquante-six typhoïques sur cinquante-huit (les deux autres n'ayant pas, du reste, été traités), ne sont pas concluantes, on ne voit pas trop ce qu'il fallait à Hildenbrand pour conclure. Ne croyait-il pas au diagnostic de Currie et de ses imitateurs, ou à l'exactitude, ou à la sincérité de leurs observations? C'est possible, mais il eût fallu le dire.

Quoi qu'il en fût, et quelque familiarisé qu'on soit avec les étranges vicissitudes des méthodes thérapeutiques, ce n'est pas sans un certain étonnement qu'on voit, pendant que les expériences de Currie sont mises au concours et confirmées en Allemagne, Bateman écrire, en Angleterre, en 1818, dans un ouvrage sur la fièvre contagieuse d'Angleterre (*An account on the contagious fever*, etc.), que la méthode de Currie est depuis longtemps abandonnée dans le pays qui la vit naître, dernier membre de phrase qui n'était pas, d'ailleurs, tout à fait vrai, puisque, on se le rappelle, la méthode était née en mer sur le vaisseau où le Dr Wright avait été passager et malade. Il faut remarquer aussi que, pendant que Bateman faisait cette déclaration, le Dr Armstrong publiait, en Angleterre aussi, et aussi en 1818, *Les recherches pratiques sur la scarlatine*, où il se loue beaucoup des résultats qu'il a obtenus par les ablutions froides, et que, plus tard, il publia un autre travail sur les effets de la même médication contre le typhus, les fièvres continues ordinaires et les maladies inflammatoires. L'assertion de Bateman n'est donc pas tout à fait exacte. Ce qu'il y a de sûr, c'est que, si la méthode était abandonnée ou à peu près en Angleterre, elle n'était pas moins discréditée en France, sinon même ignorée. L'illustre Pinel en dit à peine quelques mots dans la première édition de sa *Nosographie philosophique*, et pas beaucoup plus dans la seconde. L'article d'un médecin classique, Guersant, dans un ouvrage essentiellement classique, le *Dictionnaire de médecine* en vingt et un volumes (devenu à la seconde édition le dictionnaire en trente volumes), donne une étrange idée des opinions qui régnaient dans le corps médical officiel de Paris en matière de thérapeutique hydriatrique ; cet article est un document historique qu'il faut conserver :

« Avant de procéder à une affusion générale ou partielle, dit Guersant dans cet article, il est nécessaire de s'assurer d'abord d'une manière exacte de la température du corps. Il ne suffit pas toujours, pour l'apprécier, de palper la surface de la peau; il vaut encore mieux, pour plus de précision, déterminer le degré de chaleur à l'aide d'un thermomètre placé sous l'aisselle ou dans un pli des parois abdominales. Cette précaution est d'autant plus essentielle, que la température de l'eau avec laquelle on fait l'affusion et la durée de l'affusion doivent être graduées d'après la différence de la chaleur du corps. Plus la température du corps est élevée, plus l'eau de l'affusion doit être froide, et plus la durée de l'opération doit être longue. Lorsque la chaleur du corps est seulement à 28 degrés Réaumur, Frœlich conseille de se servir d'eau de 25 à 26 degrés; si le thermomètre marque 30 degrés, il emploie l'eau à 24 degrés pour l'affusion; la température de la peau est-elle de 31 degrés, il se sert de l'eau à 15 degrés seulement. La durée de l'affusion varie aussi de deux minutes jusqu'à 12 ou 15, suivant l'intensité de la chaleur de la peau, la force du pouls et le degré de réaction que présente le malade après les premières affusions. On doit se garder surtout de prolonger les affusions lorsque la réaction n'est pas prompte, car alors le moyen thérapeutique peut devenir dangereux. Le nombre des affusions par jour doit être déterminé d'après les mêmes lois. Il n'est quelquefois possible de donner qu'une seule affusion par jour, d'autres fois il faut recourir à trois ou quatre.

« La température du corps ayant été déterminée, on prépare dans de grands vases la quantité d'eau convenable, élevée au degré auquel doit être donnée l'affusion, et dans des proportions plus ou moins considérables, suivant qu'on croit devoir la prolonger plus ou moins. On place ensuite le malade nu dans une grande baignoire vide, si on a l'intention de donner l'affusion sur tout le corps ; on peut la remplir à moitié d'eau tiède, si l'on se propose d'affuser seulement les parties supérieures. Lorsque des raisons particulières engagent à provoquer une dérivation vers les parties inférieures, ou à s'opposer aux inconvénients d'une trop forte répulsion du sang vers les organes contenus dans les cavités, on peut, comme le pratique avec succès M. Récamier, faire placer le malade sur un siège dans la baignoire, les jambes étant plongées dans un vase plein d'eau chaude. Dans le cas où le malade est trop faible pour se tenir assis, on le couche sur un drap qu'on fait tenir par des aides, au-dessus de la baignoire. Le malade doit être également placé sur un drap, lorsqu'on se propose de diriger l'affusion sur le ventre ou sur les parties génitales. Si on a seulement l'intention d'affuser la tête, et de n'agir que sur cette partie, on se sert d'une grande pèlerine de toile cirée, qui s'applique immédiatement autour du cou et qui descend sur tout le corps ; on garnit le cou d'un linge roulé en cravate, et placé au-dessus de la pèlerine afin de garantir la poitrine de l'impression de l'eau froide. Ces précautions sont indispensables toutes les fois qu'il y a affection catarrhale pulmonaire ou pneumonie, et que cependant la gravité des symptômes cérébraux engage à ne pas reculer devant cette contre-indication.

« Les choses étant ainsi disposées convenablement et le malade n'étant pas en sueur, condition essentielle de laquelle il ne faut jamais se départir, on procède à l'affusion. On asperge d'abord la face du malade avec quelques gouttes d'eau froide, puis on la verse doucement, à l'aide d'un vase à large ouverture, comme un petit seau ou une casserole, de manière à ce qu'elle tombe en nappe dans une assez grande étendue, et à quelques pouces seulement de la surface du corps, pour ne pas causer de percussion douloureuse. Si l'affusion doit être générale, on commence d'abord par verser l'eau sur les parties postérieures du tronc, qui sont moins sensibles à l'impression du froid, puis ensuite sur les parties supérieures de la tête, et enfin sur les parties antérieures du corps qui sont beaucoup plus impressionnables. On met ordinairement un intervalle de quelques secondes entre chaque affusion : en les faisant de suite et sans interruption, on fatiguerait trop le malade. Cette précaution est même absolument indispensable quand on administre les affusions sur la tête, afin de laisser le temps de respirer à celui qu'on affuse ; mais il faut aussi éviter de mettre trop de distance entre chaque affusion, parce qu'on prolonge les angoisses et les fatigues sans aucun avantage. Après l'affusion faite, on essuie la surface du corps avec des serviettes chaudes ; on enveloppe le malade avec un drap chaud, et on le reporte dans son lit ; on lui sèche la tête avec des linges froids, pour ne pas rappeler trop promptement la chaleur vers les parties supérieures. Si le refroidissement du corps se prolonge au-delà de quelques minutes, et que la réaction tarde à se manifester, on applique des corps très chauds sur les extrémités inférieures, et même au besoin des sinapismes très actifs. »

Voilà à quoi se réduisait, à la fin du premier quart de ce siècle, la thérapeutique hydrique de la Faculté de Paris, car le dictionnaire dit en vingt et un volumes était rédigé par l'élite des médecins, et chaque article était discuté en comité de rédaction avant d'être imprimé ; celui de Guersant était une copie incomplète, défectueuse et dangereuse de la pratique de

Froelich, copie dont Scouttetten s'est donné la peine de faire une critique inutile. Malgré tous les graves défauts de sa manière d'opérer, Guersant ne s'en applaudit pas moins des effets qu'il a obtenus : « J'ai vu, dit-il, des malades presque délirants, tellement frappés eux-mêmes du soulagement qu'ils éprouvaient des affusions froides, qu'ils les demandaient, chaque jour, avec instance. Je suis loin de regarder ce moyen comme infaillible dans ces maladies, mais c'est, à mon avis, le moyen le plus puissant que nous ayons à leur opposer. »

Il faut dire pourtant qu'en même temps ou à peu près que l'article de Guersant, parut un travail de Tanchou (*Du froid et de son application dans les maladies*) dans lequel l'habile praticien exposait des idées beaucoup plus saines et beaucoup plus générales sur les applications de l'eau froide ; il la considère comme l'*antidote* naturel de l'inflammation, l'applique aux maladies internes et externes, brûlures, contusions, plaies contuses, érysipèle, phlegmon, péritonite; contre cette dernière inflammation il emploie la glace sur l'abdomen, et assure n'avoir jamais perdu de malades. Quoique renfermant des vues fort sages, la brochure de Tanchou ne fit que peu de sensation, et les idées de la généralité des praticiens restèrent à peu près telles que Guersant les avaient traduites. Elles étaient d'ailleurs à peu près telles dans toute l'Europe, et les grands efforts des Floyer, des Hoffmann, des Giannini, des Currie et de tant d'autres, l'immense retentissement de leurs travaux ou de leur pratique, n'avaient abouti qu'à ce piètre résultat, de laisser la médication hydrique livrée à tous les caprices de la mode, destinée, par conséquent, à jouir aujourd'hui d'une immense vogue pour retomber demain dans l'oubli.

Tel était l'état de l'hydrothérapie, — s'il est permis de

donner ce nom aux procédés hydriatriques employés jusque-là, — lorsque se révéla Priessnitz.

Abordons, maintenant, l'œuvre de ce grand initiateur.

ART. 2. — HYDROTHÉRAPIE CONTEMPORAINE OU DE PRIESSNITZ.

> Les bons effets des eaux minérales les plus célèbres sont dus à la quantité de l'eau simple dont elles se composent.
>
> (HOFFMANN.)

La naissance de l'hydrothérapie nouvelle ressemble à une légende : c'est pourtant une histoire, la plus positive et la plus intéressante peut-être de toutes celles dont se compose l'ensemble de la thérapeutique. Il est regrettable d'avoir à ajouter que cette histoire est peu édifiante pour notre profession ; je n'aggraverai pas ses torts en les dissimulant ou en cherchant à les justifier.

Donc, vers l'an 1826, le silence qui se faisait depuis assez longtemps déjà sur les applications médicales de l'eau n'était troublé que par quelques voix peu retentissantes et peu influentes ; toutes les chaires de Facultés de l'Europe, notamment, étaient muettes sur ce sujet. Un bruit venu d'un coin perdu des montagnes de la Silésie autrichienne vint troubler ce silence, exciter l'attention des malades, et réveiller l'apathie des médecins,

D'où venait ce bruit ?

Dans un infime village, composé d'une trentaine de feux,

se trouvait un paysan du nom de Vincent Priessnitz, qui, chargé d'éponges et accompagné d'un sien cousin, Gaspard Priessnitz, parcourait les villages voisins, et y opérait des cures merveilleuses, à l'aide de frictions avec des éponges imbibées d'eau froide. Qui était ce Vincent Priessnitz et qui lui avait appris à traiter des malades avec des affusions et des frictions à l'eau froide ?

Vincent Priessnitz était un petit cultivateur possesseur de quelques arpents de terre et propriétaire d'un cabaret d'une importance proportionnelle aux trente feux d'un village privé de routes. Fleury, qui n'a jamais vu Priessnitz, dit qu'il avait reçu *une assez bonne éducation ;* Scouttetten, qui l'a vu et qui a souvent causé avec lui, nous apprend qu'il savait *à peine lire et écrire !* C'est ainsi que Fleury a commencé à écrire l'histoire de l'hydrothérapie, et il a fini comme il avait commencé. Par compensation, il nous apprend que Priessnitz est né à mille huit cents pieds au-dessus du niveau de la mer, ce qui est évidemment d'un grand intérêt pour l'histoire de l'hydrothérapie !

Quant aux motifs qui ont conduit Priessnitz à appliquer sur une si large échelle une médication, jusque-là essayée contre un nombre restreint de maladies, on débite à ce propos deux sottises qu'on regrette de voir répétées par Scouttetten et que tous ses copistes, en dociles moutons, n'ont pas manqué de répéter après lui, même Schedel, qui ne manque cependant pas de sens critique.

« Priessnitz, dit Scouttetten, fut frappé à la tête d'un coup de pied de cheval qui le renversa, et le chariot qu'il conduisait, venant à lui passer sur le corps, lui brisa deux côtes ; les chirurgiens du pays pensèrent que le malade serait estropié toute sa vie. Priessnitz voulut en appeler de leur jugement et se décida à se traiter lui-même : il réussit parfaitement. »

Fleury a cru devoir faire une variante de cette histoire en disant qu'*un* chirurgien du pays, — il ne s'agit plus *des* chirurgiens, — fit des efforts prolongés pour remédier au déplacement *qui avait lieu entre les fragments*, et n'ayant pu y réussir, déclara que si le malade échappait au danger qui le menaçait, il resterait longtemps souffrant ou contrefait. » Alors « le jeune homme » (Priessnitz) « appuya sa poitrine contre l'*angle* d'une chaise, et, retenant sa respiration, fit reprendre aux deux côtes leur première direction ! »

Ainsi, de ce que Priessnitz a pu réduire une fracture de côtes qu'*un* chirurgien n'avait pu réduire (à supposer vrai ce fait peu vraisemblable), il en a dû conclure que l'eau froide devait guérir toutes les maladies ! *Risum teneatis*... ! Ajoutez que *le* ou *les* chirurgiens à qui on prête le plus étrange langage sur la gravité immédiate et les suites des fractures de côtes, auraient été plus ignorants que des gorilles, si, en effet, ils l'avaient tenu ; mais ajoutez aussi que ceux qui leur prêtent ce langage sans le critiquer se rendent solidaires de cette ignorance.

Voilà pour la première sottise ; voici comment Scouttetten expose la seconde :

« Dans les montagnes à demi-sauvages de la Silésie, où la médecine des écoles est à peine connue, les habitants se bornent encore, lorsqu'ils veulent calmer les maux qui les atteignent, à avoir recours aux moyens que leur offre la nature ; l'eau y joue nécessairement le rôle le plus important ; les sueurs provoquées viennent ensuite ; elles sont regardées comme très efficaces contre une foule d'affections. C'est la médecine instinctive telle qu'elle existait aux premiers âges du monde. »

S'il en est ainsi, on ne voit pas pourquoi la véritable hydrothérapie n'existe pas depuis ces mêmes âges, et pourquoi il a fallu attendre qu'un paysan silésien du XIXe siècle nous en fît la révélation !

A ces contes de touriste chroniqueur, le savant, mais un peu naïf Schedel, en a ajouté un troisième, le conte du berger nomade :

« D'après les renseignements que j'ai pris à Graefenberg, dit-il, auprès des personnes de la famille même de Priessnitz, il paraît que celui-ci sut mettre à profit les indications vagues que lui donna un berger nomade sur les vertus curatives de l'eau administrée avec accompagnement de paroles mystiques. »

Nous soupçonnons fort l'honnête Schedel d'avoir été mystifié par les membres de la famille de Priessnitz. Schedel constate lui-même, d'ailleurs, que les lotions, frictions, affusions d'eau froide et sudations étaient en usage chez les populations slaves, dans la médecine des animaux et dans celle des hommes ; on ne voit donc pas la nécessité pour Priessnitz de recevoir les indications d'un berger, nomade ou non. Il était beaucoup plus simple, pour le paysan profondément observateur, d'étudier ce qui se passait journellement sous ses yeux, et de donner une grande extension à des pratiques dont il avait maintes fois constaté les avantages, dans un cercle restreint. C'est très probablement ce qu'il a fait. Cette manière naturelle de voir les choses enlève un peu sa couleur légendaire à l'invention de l'hydrothérapie ; mais elle lui rend en proportion la couleur historique, et celle-ci nous paraît préférable à l'autre.

Quoi qu'il en soit donc, Priessnitz colportait ses éponges, ses frictions et ses affusions dans les environs de Graefenberg, et opérait des cures dont l'amour du merveilleux n'a moindrissait sans doute pas l'importance. Bientôt, le bruit de ses cures franchit les limites des montagnes de Silésie ; de nombreux malades *abandonnés*, — c'est Schedel qui le constate, — ou qui avaient plus de confiance dans le paysan que dans les médecins, vinrent, de divers points de l'Europe, réclamer ses soins et accroître le nombre et l'importance de ses succès.

Mais avec le succès arrivèrent les persécutions. Lorsque, dans ses excursions, il sortait des limites de la Silésie autrichienne pour entrer sur celles de Prusse, la police, sur les plaintes des médecins, se mettait aux trousses de Priessnitz, qui, heureusement pour lui, toujours averti par les populations sympathiques, trouvait les moyens de s'esquiver et de rentrer sur un sol protecteur. Mais la sécurité du sol autrichien lui-même devenait incertaine : dénoncé plusieurs fois pour exercice illégal de la médecine, Priessnitz s'était vu menacé d'interdiction ; seulement, comme les persécuteurs engendrèrent des protecteurs, et qu'il était assez difficile d'empêcher même le premier venu d'administrer une sorte de bains plus ou moins modifiés, il triompha de ces premières tracasseries. Pendant ce temps, ses succès se multipliaient ; ils s'opéraient sur des personnages importants, de façon qu'il n'était plus possible de les révoquer en doute et de les nier sans se faire rire au nez. Les médecins eurent alors une malheureuse inspiration : ce fut, ne pouvant plus nier les cures, de les attribuer à des médicaments que Priessnitz introduisait subrepticement dans l'eau et dans les éponges. Éponges et eau furent, sur la plainte des médecins, saisies et analysées, et il fut constaté par une commission présidée par le baron Turckheim, médecin et conseiller aulique, qu'à l'eau pure seule on devait attribuer les cures magnifiques opérées par

Priessnitz. A partir de ce moment, les médecins furent couverts de confusion et de ridicule, et le triomphe du paysan fut complet. L'autorisation de traiter les malades par l'eau lui fut accordée par le gouvernement. De nombreux écrits furent publiés en sa faveur par toutes sortes de personnes, étrangères ou non à la médecine ; des médecins et même de grandes célébrités médicales allèrent demander la santé à l'hydrothérapie, soit à Graefenberg, soit ailleurs ; de nombreux établissements ne tardèrent pas à s'élever dans diverses parties de l'Europe, mais surtout en Allemagne, la plupart dirigés par des médecins.

La reconnaissance des malades se manifesta par des témoignages comme on n'en avait jamais vu depuis que l'empereur Auguste avait fait élever une statue à son médecin Antonius Musa (lequel, par parenthèse, avait guéri son client à l'aide des bains froids).

Les chemins qui conduisaient de Graefenberg à la petite ville de Freywaldau, — où presque tous les malades étaient alors obligés de se loger, — étaient presque impraticables ; le prince de Nassau, en reconnaissance d'une guérison inespérée, fit construire à ses frais une route carrossable qui relie les deux localités, distantes d'environ deux tiers de lieue (2 milles). Le gouvernement autrichien a fait lui-même mettre en bon état la route auparavant très défectueuse d'Olmütz à Freywaldau.

A mi-côte, sur le côté de la montagne qui fait face à Freywaldau, des Hongrois reconnaissants ont fait élever un monument composé d'un lion de grandeur naturelle, en fer, supporté par un immense piédestal également en fer, sur lequel sont des inscriptions en langue hongroise, qui ont été traduites en anglais, et dont Scouttetten donne la traduction française suivante :

Sur le front du piédestal on lit :

Comme punition infligée à l'homme pour avoir eu la présomption de mépriser le breuvage qu'il a en commun avec les animaux sauvages, il est devenu malade, infirme, débile.

Priessnitz fit connaître les vertus primitives de l'eau froide, et il rendit ainsi une nouvelle vigueur à la race humaine.

Sur le côté se trouve cette autre inscription :

Priessnitz, comme bienfaiteur de l'humanité, mérite un honorable souvenir de reconnaissance de la nation hongroise : ceux qui ont élevé ce monument invitent leurs concitoyens des siècles futurs à se rendre aux sources vivifiantes de Graefenberg.

Vers le milieu de la route construite par le prince de Nassau, un autre malade reconnaissant, M. de Blaremberg, personnage distingué de Valachie, a fait élever une fontaine monumentale surmontée d'une pyramide en granit de vingt pieds de hauteur ; au sommet de la pyramide est placé un vase de forme antique sur lequel se trouvent les deux initiales en or de Vincent Priessnitz. Sur le socle, également en granit avec des ornements en marbre, on a gravé en lettres d'or et en français cette inscription :

AU GÉNIE DE L'EAU FROIDE

Au-dessous de l'inscription jaillit un filet d'eau limpide et brillante.

Plus haut sur la montagne et dans le bois qui la couronne, d'autres malades ont fait élever une pyramide en pierres, surmontée d'un vase en airain entouré d'un serpent qui semble vouloir y puiser de l'eau pour se désaltérer ; au-dessus de la source qui jaillit sans cesse de cette pyramide on lit :

Priessnitz-quelle (source de Priessnitz).

A l'inauguration de cette pyramide, qui eut lieu avec une grande solennité, paraît-il, en septembre 1842, concoururent et assistèrent des malades de toutes les nations.

Plusieurs autres monuments de moindre importance ont encore été élevés à Graefenberg, dit Scouttetten, par des malades heureux d'être délivrés de leurs maux. Quant aux cadeaux, objets d'art ou autres, dont Priessnitz a été honoré, et dont plusieurs ornent son immense salon, ils sont pour ainsi dire innombrables.

Ce ne sont pas seulement des témoignages de reconnaissance matériels qui ont été donnés à Priessnitz ; nous verrons un peu plus loin que de nombreux écrits ont été publiés pour célébrer ou propager les vertus de la nouvelle méthode ; mais voyons, auparavant, en quoi consiste cette méthode, qui avait produit de si merveilleux résultats.

Priessnitz ne s'en tint pas longtemps aux éponges mouillées et aux frictions, qui étaient, paraît-il, en honneur chez les populations rustiques au milieu desquelles il vivait et auxquelles même il appartenait; il multiplia bientôt les procédés d'application de l'eau. Nous ne décrirons pas ici en détail tous ces procédés, parce que nous aurons à les exposer plus loin pour notre propre compte, et que nous serions entraînés à des répétitions inutiles; mais nous en exposerons, d'après Scouttetten, le tableau général, qui suffira pour donner une idée de la manière d'opérer de Priessnitz.

« Les formes du traitement hydriatrique, dit Scouttetten, varient beaucoup ; l'eau en fait constamment la base, mais les applications en sont nuancées de façons très diverses (1). Les formes les plus ordinaires sont les demi-bains, les bains de

(1) On verra un peu plus loin comment le Dr Fleury écrit ce point d'histoire de l'hydrothérapie.

siège, les bains de pieds dont il y a trois espèces, les bains de la partie postérieure ou latérale de la tête, les lavements, les douches, dont la force et les dispositions se modifient, selon les exigences, depuis la douche en poussière aqueuse jusqu'aux jets de la grosseur de deux ou trois doigts (et même beaucoup plus; *voy.* Schedel, p. 88, où il est dit que le jet de la grosse douche avait la *grosseur de la jambe*); puis viennent la ceinture mouillée, le drap mouillé, servant à envelopper le malade; les frictions avec un autre drap, enfin le grand bain dans l'eau froide et courante.

« La température de l'eau varie depuis 5 ou 6 degrés Réaumur jusqu'à 15 et quelquefois 20; ce dernier chiffre est très rarement atteint; ce n'est que dans des cas très exceptionnels et quand le malade est très impressionnable ou extrêmement faible.

« L'eau est aussi administrée à l'intérieur; les malades en boivent de douze à trente verres par jour. Priessnitz s'élève contre les exagérations qui entraînent quelques personnes à en boire quarante et cinquante verres. A ces moyens il faut ajouter la privation des aliments excitants, l'exercice en plein air, et la sueur dans un certain nombre de maladies.

« Il n'est pas facile de donner une idée générale du traitement hydriatrique, car tout varie selon la nature de la maladie, l'âge du sujet, sa constitution, son irritabilité et les maladies antérieures qu'il a éprouvées. Malgré son apparente simplicité, jamais moyen thérapeutique ne fut d'une application plus difficile pour être juste, quand la maladie est grave, et n'a réclamé un tact médical plus exercé. Il ne faut donc pas s'étonner si des fautes ont été commises. Cependant, afin de présenter une description et de donner une idée de la vie de Graefenberg, je vais admettre qu'un malade, âgé de cinquante ans, est atteint d'un rhumatisme chronique à l'épaule gauche.

« A quatre heures du matin en été, à cinq heures en hiver, le malade est éveillé par le garçon de bain, qui, après l'avoir fait sortir du lit, l'y replace pour l'envelopper, comme un enfant au maillot, dans deux ou trois couvertures de laine, sur lesquelles il jette souvent encore un plumon. Le malade, ainsi enveloppé, reste immobile sur son lit. Après un temps qui varie depuis une demi-heure jusqu'à une heure et plus, la sueur commence à paraître ; elle se manifeste d'abord sur la poitrine et l'abdomen, puis elle s'empare successivement de tout le corps ; le domestique ouvre alors les fenêtres de la chambre, et il présente au malade, de quart d'heure en quart d'heure, un verre d'eau fraîche. La sueur devient de plus en plus abondante ; elle est quelquefois si considérable qu'elle pénètre les couvertures, les matelas et la paillasse. Le temps fixé pour la durée de la sueur étant écoulé, le domestique dégage les jambes enveloppées dans les couvertures ; il met aux pieds des sandales en jonc et il aide le malade à descendre au bain. C'est une grande cuve de 1^{m} 30 de profondeur et de largeur sur 2 mètres de longueur ; une eau de source y coule sans cesse. Le malade se dépouille tout à coup des couvertures qui l'enveloppent, il se mouille les mains et la poitrine avec l'eau froide et il se précipite immédiatement dans le bain, où il reste une ou deux minutes, en s'agitant et en se donnant beaucoup de mouvement. Lorsqu'il en sort, sa peau devient rouge ; l'eau, qui se vaporise, forme un nuage qui environne le corps, et bientôt il éprouve un bien-être inconnu jusqu'alors. Le malade s'essuie fortement, s'habille aussitôt et va se promener à grands pas sur la montagne.

« Toutes ces opérations conduisent à sept heures du matin, la promenade dure une heure ou une heure et demie ;

pendant ce temps le malade doit boire six ou huit verres d'une eau fraîche et pure, qui s'échappe des fontaines et des sources qu'il rencontre presque à chaque pas. A huit heures le déjeuner est servi ; il est de la plus grande simplicité : c'est un verre de lait froid et un morceau de pain bis; on peut recommencer si l'appétit le réclame, car il ne faut pas compter sur les accessoires. Après le déjeuner, promenade nouvelle; elle dure une heure. A onze heures le malade se déshabille complètement, et on lui jette sur le corps un drap mouillé, mais bien tordu. Le domestique frictionne avec force et rapidité la partie postérieure du corps pendant que le malade se frotte la partie antérieure ; cette opération dure de cinq à dix minutes. Un drap sec sert à essuyer le corps, qui devient tout rouge. Le malade s'habille, puis il sort ou se donne du mouvement dans sa chambre.

« A une heure la cloche annonce le dîner : presque tous les malades qui habitent Graefenberg et quelques-uns venus du Freywaldau se rendent dans la vaste salle à manger de l'établissement. . . . .

« Lorsque le dîner est terminé, le malade doit se promener de nouveau sans être jamais arrêté par le mauvais temps. Entre trois et quatre heures, il se rend à la douche. C'est ici qu'il faut reconnaître que Priessnitz n'a rien fait pour séduire l'imagination.

« Les douches, au nombre de cinq, sont au milieu d'un bois de sapins plantés sur la montagne, au-dessus et à un quart de lieue de Graefenberg. Ce sont des baraques en planches formant une espèce de chambre fermée, dans laquelle on se déshabille. Dans une pièce attenante tombe un filet d'eau d'un diamètre de deux ou trois doigts, amené par un conduit en bois, qu'alimentent de petits ruisseaux qui rampent sur le flanc de la montagne. Depuis la fin de l'année 1882, l'une d'elles, élevée aux frais des malades, offre une construction satisfaisante ; on y a même mis un poële pour l'hiver.

« L'une de ces baraques, celle qui est exclusivement destinée aux femmes, est ouverte par le haut ; c'est là, quelque temps qu'il fasse, été comme hiver, que les dames les plus délicates s'exposent, le corps complétement nu, à l'action de la douche.

« La première impression produite par la chute de l'eau est pénible, mais bientôt l'effet de la percussion et la réaction de l'organisme contre le froid rougissent la peau, rétablissent l'équilibre et font éprouver à beaucoup de personnes une sensation si agréable, qu'on est obligé de prendre des précautions pour qu'elles ne dépassent pas le temps prescrit, qui ordinairement est de quatre à cinq minutes. Après la douche, le malade s'essuie, s'habille, remet la ceinture abdominale, et retourne à grands pas dans son appartement. Il jouira de sa liberté jusqu'à sept heures et demie ; à ce moment la cloche sonne pour l'appeler au souper. Ce repas est la répétition exacte du déjeuner : un ou deux verres de lait froid et un morceau de pain bis en font tous les frais.

« La journée du lendemain ramène les obligations et les fatigues de la veille. On roule ainsi dans un cercle d'occupations qui absorbent tous les instants, et les malades, sans cesse occupés des soins à donner à leur personne, sont rarement atteints d'ennui.

« Le traitement qui vient d'être rapidement décrit, pour un cas supposé de rhumatisme chronique, ne sera plus exactement le même si le malade souffre du foie, des intestins, de la tête, ou si on doit combattre une syphilis invétérée, les scrofules, les dartres. Il peut varier à ce point qu'il ne soit pas nécessaire d'employer les bains froids, les douches, ou de recourir aux sueurs... » (SCOUTTETTEN, *loc. cit.*, p. 35 et suiv.)

Schedel expose dans le même sens, sinon dans les mêmes termes, l'ensemble du traitement de Priessnitz, qu'il examine ensuite en détail. Il est intéressant de voir comment, après ces deux historiens, le Dr Fleury raconte et apprécie les mêmes faits dont il n'a d'ailleurs jamais été témoin, et qu'il ne peut connaître que par les récits de Scouttetten, de Schedel et d'autres, récits qui ne diffèrent point sensiblement entre eux.

Après avoir énuméré : le *grand bain* ou *bain d'immersion*, le *bain partiel*, le *bain de siège*, les *bains de pieds*, les *bains locaux*, les *affusions*, *lotions*, *ablutions*, les *douches*, le *drap mouillé*, les *compresses*, la *ceinture*, le Dr Fleury continue ainsi :

« Les différents procédés d'application que nous venons d'énumérer ne sont pas indistinctement employés, et l'on comprend qu'*il est impossible d'indiquer toutes les modifications qu'on apporte dans leur succession, leur combinaison, leur nature* (?) *selon* l'âge, le sexe, la force, le tempérament du malade, le genre de son affection, les complications dont elle s'accompagne, etc.; la sagacité du *médecin* (il s'agit de Priessnitz) peut seule les approprier à la circonstance. Mais on est forcé cependant de reconnaître que les modifications ne portent guère que sur les compresses et les bains locaux, qu'elles ne se montrent que dans les affections aiguës, et que tous les malades atteints d'affections chroniques sont soumis, à Graefenberg et dans tous les établissements où l'on suit encore les errements de Priessnitz, à une formule qui est la même toujours et pour tous ; de façon qu'en décrivant, comme l'a fait Scouttetten, la journée d'un malade soumis au régime hydrothérapique à Graefenberg, on fait connaître le traitement tout entier, dans ce qu'il a de plus essentiel et de plus général. » (FLEURY, *Trait. thér. d'hydroth.*, 3e édit., p. 58.)

Voilà la logique ou la bonne foi d'un censeur qui se croyait né pour régenter tous ses confrères! Il accuse Priessnitz et *tous ceux* qui suivent ses errements (c'est-à-dire tous les hydrothérapeutes, lui excepté), de n'employer qu'une formule qui est la même *toujours et pour tous*, au moins dans les maladies chroniques: or, il savait bien qu'à Graefenberg, comme dans tous les établissements hydrothérapiques, on ne traite guère que des maladies chroniques, et il avait lu dans Scouttetten, où il a puisé les éléments de son historique, ce passage: « Le traitement qui vient d'être rapidement décrit ne sera plus exactement le même... Il variera à ce point que sur *plusieurs centaines d'individus* en traitement, *il n'y en aura pas deux* qui feront exactement la même chose! » Schedel soupçonne même, non sans raison, que ce luxe de variétés dans le traitement a plutôt pour mobile des raisons de savoir-faire que des motifs thérapeutiques, peut-être aussi des raisons d'amour-propre, car un pareil luxe de la part d'un homme qui n'a jamais pris et qui ne pouvait probablement prendre des notes, n'était possible qu'à la condition de posséder une prodigieuse mémoire, et celle de Priessnitz était telle, d'après ce qu'on a assuré à Scouttetten, que lorsque cinq cents malades étaient réunis en même temps (et il lui est arrivé d'en réunir beaucoup plus), il se rappelait exactement ce qu'il avait prescrit à chacun d'eux. De la part de Fleury le reproche d'employer *toujours* et *pour tous*, la même formule était d'autant moins sincère, qu'aucun hydropathe médecin n'a jamais varié moins que lui dans l'application des procédés hydrothérapiques.

Quant au reproche que les modifications, lorsqu'elles avaient lieu, ne portaient que sur des détails accessoires, il a lui-même jugé la valeur de ce reproche, en insistant, dix pages plus loin, sur l'importance, parfois extrême, des moindres modifications dans l'application des procédés hydrothérapiques :

« Quoique les insuccès et les revers aient été plus fréquents à Graefenberg qu'on ne l'a dit et qu'on ne le pense, il y a lieu de s'étonner qu'ils n'aient pas été beaucoup plus nombreux encore, surtout quand on sait de *quelle importance* est, en hydrothérapie, le *modus faciendi;* quand on sait ce qu'il faut au médecin d'intelligence, de tact, d'habitude, pour manier convenablement l'eau froide; quand on sait combien les effets du modificateur varient, suivant de *légères différences dans la forme* de la douche, la *durée* de l'application, et UNE FOULE *d'autres circonstances* dont il serait difficile de deviner l'influence *a priori*, mais dont l'expérience ne tarde pas à instruire le médecin observateur et éclairé. »

Et pourquoi Priessnitz n'appréciait-il pas, ne connaissait-il pas l'importance des modifications, même légères, apportées au *modus faciendi?* C'est, dit Fleury, — remarquez bien ce double argument, — c'est que « le traitement étant ramené à une formule » (invariable), « l'intervention de Priessnitz était inutile, » qu'il n'aurait pu d'ailleurs les suivre tous, qu'il s'abstenait alors d'appliquer ce traitement lui-même, et « son abstention lui donnait des idées fausses sur l'action, l'efficacité et l'innocuité des *divers modes d'application* qu'il *mettait en usage.* » (*Loc. cit.*, p. 68.)

Ainsi, d'une part, Priessnitz n'avait qu'*une formule toujours* et *pour tous* la même, et faute de surveiller lui-même l'application de cette formule *unique*, il se faisait des idées fausses des *divers modes d'application* de l'eau *qu'il mettait en usage!* Ne dirait-on pas que de pareilles divagations viennent d'un tout autre établissement que la Faculté de médecine? Assez sur cet étrange historien, et résumons en deux mots la pratique de Priessnitz : Des informations directes et sincères de Scouttetten, de Schedel, de Baldou, et de beaucoup d'autres, il résulte que Priessnitz, qui avait commencé l'hydrothérapie par les affusions avec des éponges, les frictions et les sudations, avait, soit par les motifs réellement médicaux, soit par savoir-faire, multiplié considérablement et, suivant nous, trop multiplié, les procédés d'application de l'eau; qu'il ne pût appliquer lui-même ses procédés à cinq cents malades à la fois et même à douze cents, cela est matériellement évident; mais, en cela, la position de Priessnitz n'était pas autre que celle où se trouverait le médecin le plus attentif et le plus instruit, qui aurait le même succès ou, si l'on veut, la même vogue.

Quant à celle-ci, elle était telle, qu'en Allemagne, l'hydrothérapie s'était imposée à l'immense majorité des médecins, plus de cinquante écrits avaient été publiés par des médecins, dont plusieurs très distingués, même par des professeurs, et un grand nombre d'autres par des personnes étrangères à la médecine. En 1840, soixante-dix établissements hydrothérapiques environ s'étaient déjà fondés, la plupart en Allemagne, un petit nombre en Belgique, en Hollande, en Angleterre, et même en Russie; beaucoup d'entre eux étaient dirigés par des médecins. La France presque seule avait été sourde à l'immense retentissement des cures de Graefenberg, et elle ne paraissait pas près de s'en émouvoir encore, lorsque deux médecins étrangers, MM. Engel et Wertheim, qui avaient visité et étudié Graefenberg, en juin 1839, pendant deux ans, présentèrent à l'Académie de médecine de Paris, sur la nouvelle méthode, un mémoire qui fut renvoyé à l'examen d'une commission composée de MM. Bouillaud, Velpeau et Roche. Au bout d'un an, ce dernier donna lecture d'un rapport qui peut passer pour un monument de légèreté, de présomption, d'ignorance, presque d'impertinence, et pour un modèle de la routine la plus encroûtée. Pour l'édification des innovateurs et la punition de la routine, il faut conserver ce document historique, œuvre de sottise, écrite pourtant par un homme d'esprit, car Roche en était un.

« L'emploi de l'eau comme moyen thérapeutique, dit-il, n'est pas, comme vous le savez, nouveau en médecine. Vous avez tous présents à l'esprit les noms d'Hippocrate, de Celse, de Galien, d'Avicenne, de Rondelet, de Floyer, de Hecquet, de Smith, de Frédéric Hoffmann, de Pomme, de Currie, de Giannini, qui l'ont préconisé dans une foule de maladies du ressort de la médecine proprement dite, et ceux de Guy de Chauliac, d'Ambroise Paré, de Gabriel Fallope, Felice Palazzo, de Laurent Joubert, de François Martel, de Lamorier, de Sancassani, de Marc-Antoine Cadani, de Théden, de Danter, de Lombart et de Percy, qui en ont vanté les bons effets contre les maladies chirurgicales, et principalement contre les plaies d'armes à feu. Vous savez aussi que deux contemporains, MM. Tanchou et Lacorbière, ont tout récemment publié des travaux recommandables sur ce sujet.

« On a eu recours à cet agent sous toutes les formes, à toutes températures, à toutes les doses : en boissons, lotions, applications topiques, irrigations, aspersions, affusions, bains, bains de vapeur, bains russes, bains de surprise, depuis la température ordinaire de la glace jusqu'à celle de l'ébullition, et depuis la dose de quelques verres jusqu'à celle de quarante dans une matinée.

« Il n'est pas de maladie, peut-être, contre laquelle on ne l'ait essayé. Les affections cérébrales, l'érysipèle, la goutte, le rhumatisme, la rougeole, la scarlatine, la petite vérole, la peste, la fièvre jaune, le choléra, le typhus, l'épistaxis, l'hémoptysie, l'hématémèse, la métrorrhargie, les gastralgies, les entéralgies et toutes les autres maladies nerveuses, la plupart des affections asthéniques, le cancer, les brûlures et, comme nous l'avons déjà dit, les plaies d'armes à feu ont, à différentes époques, été traitées par l'eau froide, tant à l'intérieur qu'à l'extérieur, avec des succès divers. Aujourd'hui même, on emploie encore cette méthode de traitement dans quelques-unes de ces maladies, et principalement dans les inflammations du cerveau et de ses membranes, les névroses, les hémorragies et les brûlures, et vous n'ignorez pas quel parti nos chirurgiens tirent de l'application topique de l'eau froide, dans les cas de fractures et de luxations compliquées, de dilacérations considérables des parties molles, et comment ils préviennent aussi les accidents inflammatoires qui accompagnent presque toujours ces grandes lésions et en augmentent singulièrement la gravité.

« Enfin, messieurs, les règles qui doivent présider à l'emploi de cette médication, les circonstances qui la repoussent, les conditions qui la favorisent, les chances diverses qu'elle peut offrir suivant le cas, les âges, les sexes et les tempéraments, tout cela a été tracé, signalé, prévu, calculé, d'après les lumières de la physiologie et les leçons de l'expérience.

« Que viennent donc nous enseigner MM. Engel et Wertheim? Viennent-ils ajouter quelques connaissances nouvelles à celles que nous possédons déjà sur cette matière? Nous apportent-ils des faits nouveaux ? Ont-ils introduit quelque heureuse modification dans la théorie ? Ont-ils trouvé des applications de leur méthode qui nous fussent inconnues? Ont-ils obtenu des succès réels, incontestables, qui la recommandent de nouveau à l'attention des médecins? En un mot, ont-ils fait faire un pas à la science, et en particulier à la thérapeutique ? Rien de tout cela... »

Le rapporteur se livre, ici, à une critique plus que caustique de la théorie médicale et thérapeutique des auteurs, laquelle laissait, en effet, beaucoup à désirer, et il termine ainsi cette critique :

« Vous ne comprenez peut-être pas parfaitement ces théories, messieurs, et cependant nous vous prierons de nous dispenser d'en continuer l'exposition. Aussi bien, vous ne comprendriez probablement pas davantage, car c'est partout le même esprit, le même langage, le même vague, les mêmes rêveries, la même habitude de marcher perpétuellement à vide. Il nous serait d'ailleurs impossible de prendre plus longtemps ces élucubrations au sérieux, et nous cesserions dès lors d'être académiques. Examinons donc l'hydrothérapie au point de vue pratique, et voyons si elle soutient mieux l'épreuve des faits que celle du raisonnement.

« Un mot auparavant sur son origine. »

Le rapporteur rappelle ici fort incomplètement l'histoire de Priessnitz, que nos lecteurs connaissent ; puis, il analyse ou plutôt apprécie sommairement quarante faits cités par MM. Engel et Wertheim, faits qu'il trouve peu concluants ou pour mieux dire dénués de toute valeur pathologique ou thérapeutique, puis il continue :

« Cependant, dira-t-on, on obtient tous les jours des guérisons par cette méthode, car c'est là l'argument banal des gens du monde, et même de quelques médecins ; ce sera certainement le dernier refuge de MM. Engel et Wertheim. Oui, sans doute, on obtient des guérisons ; si on ne guérissait personne, elle serait bientôt abandonnée. Mais imaginez la méthode de traitement la plus absurde, plus encore que l'hydrothérapie, *s'il est possible,* appliquez-la à toutes les maladies indistinctement, et au bout d'un certain temps, vous aurez des exemples de guérison en nombre plus que suffisant pour lui donner du crédit dans le monde, tant l'organisme a de puissance et de force pour résister aux causes de destruction. En pareil cas le public se montre toujours d'une crédulité qui tient du prodige. Plus la méthode est extraordinaire, plus elle choque le bon sens et la logique, plus elle est incompréhensible et merveilleuse, plus aussi elle excite d'enthousiasme et de fanatisme. L'homme est de glace aux vérités, il est de feu pour le mensonge, a dit le poëte. Le magnétisme n'a-t-il pas eu la prétention de tout guérir ? Les croyants ne lui ont pas manqué. L'homéopathie, avec ses infiniments petits, ne se proclame-t-elle pas la thérapeutique par excellence ? La foule y court. Pourquoi l'hydrothérapie se montrerait-elle plus modeste et moins ambitieuse ? Que lui manque-t-il ? Elle est sortie toute armée du cerveau d'un paysan ; elle a ses faits que vous connaissez, elle a ces théoriciens dans MM. Engel et Wertheim, elle a ses partisans et ses prôneurs : elle vient de l'Allemagne, comme les deux aînées, de l'Allemagne, nébuleuse patrie de toutes les mystifications philosophiques et médicales ; n'est-ce-pas assez pour la rendre fière, lui inspirer pleine confiance dans son avenir, et surtout pour la recommander à l'accueil bienveillant de la multitude, juge si compétent en pareille matière ?

« Mais vous, messieurs, vous ne voudrez pas l'admettre sur de pareils titres. Vous lui demanderez des faits bien observés, une expérimentation sévère, et des doctrines qui ne violent, s'il se peut, ni les lois de la physiologie, ni celles du sens commun. Vous direz, par exemple, aux médecins qui la mettent en pratique : On n'établit pas une doctrine générale avec quelques faits ; traitez donc une centaine de pneumonies bien constatées par l'hydrothérapie, traitez-en un égal nombre par les méthodes ordinaires, faites-en autant pour une maladie de chaque classe, comptez et comparez le nombre de guérisons obtenues de part et d'autre ; apportez-nous enfin vos résultats, et s'ils sont favorables à la nouvelle thérapeutique, nous l'accepterons avec empressement et bonheur. Nous nous réservons, toutefois, d'expérimenter après vous ; car, vous en conviendrez, ni vos faits ni vos doctrines ne sont propres à nous édifier sur votre manière d'observer et de raisonner, et vous ne possédez pas encore l'autorité scientifique qui impose ses convictions et ses croyances. Jusqu'à ce que toutes ces choses aient été faites, notre conscience nous fait un devoir de repousser l'hydrothérapie comme une erreur qui pourrait dévenir dangereuse, si le ridicule ne devait en faire bientôt justice.

« Pardon, messieurs, de vous avoir entretenu si longuement de ces pitoyables folies. Mais l'accueil plus que bienveillant que l'hydrothérapie a déjà reçu dans quelques journaux de médecine, le bruit qu'elle a fait dans les journaux politiques, l'importance qu'on s'efforce de lui donner, le puissant appui qu'elle trouve dans les rangs de *la haute diplomatie*, le titre de médecins dont sont revêtus les hommes qui vous la présentent, leur qualité d'étrangers, tout nous faisait un devoir de motiver le jugement que nous devions porter. Pour que vous puissiez vous-même vous prononcer en connaissance de cause, ne fallait-il pas d'ailleurs vous mettre sous les yeux les principales pièces du procès?

« Maintenant, messieurs, que répondrons-nous à M. le Ministre de l'Instruction publique? Nous proposons de lui répondre :

« L'hydrothérapie, considérée comme méthode générale de traitement, *est dangereuse ;* elle *ne repose sur aucun fait ayant la moindre valeur scientifique*, elle *s'appuie sur des théories chimériques ;* elle *est en opposition avec les lois les plus simples et les plus claires de la physiologie et de la pathologie* (1). L'Académie ne peut donc lui accorder son approbation ; elle protesterait au contraire contre les essais d'application générale qu'on voudrait en faire.

« Quant à l'emploi de l'eau froide, comme moyen thérapeutique dans certains cas bien déterminés, il n'est ni nouveau ni négligé en France; les écrits de MM. Engel et Wertheim ne nous apprennent rien à cet égard ; ils seraient plutôt de nature à jeter de la défaveur sur ce moyen, qui, sagement prescrit, et réservé pour les cas où il convient, rend tous les jours les plus grands services à la médecine et à la chirurgie. »

(*Bulletin de l'Académie de médecine*, séance du 18 août 1840, année 1840, tome V, p. 496.)

Pour complèter ce point d'histoire, ajoutons que ce rapport fut adopté, sans discussion, à l'unanimité d'une soixantaine d'académiciens présents, et après de nombreux applaudissements.

Un pareil rapport vaut-il aujourd'hui la peine d'être discuté?

(1) Un historien tout récent trouve que, dans ces termes, Roche laisse « PERCER LE DOUTE » sur la valeur de l'hydrothérapie et montre beaucoup de RÉSERVE ! (Béni-Barde, *Trait. d'hydroth.*) Il est probable que cet historien n'a pas eu beaucoup de temps à donner à l'étude du vocabulaire français.

nous ne le croyons pas. Bornons-nous donc à faire observer seulement :

1° Qu'en déclarant que l'hydrothérapie repose sur des *théories chimériques* le rapporteur déclamait au hasard, car en admettant que la théorie de MM. Wertheim et Engel fût chimérique, ces médecins ne représentaient que leur personnalité et non l'hydrothérapie, qui n'était alors représentée que par son inventeur ; or l'inventeur n'a jamais professé de théorie ; tout au plus a-t-on pu en induire une de sa manière de procéder ;

2° Qu'en déclarant l'hydrothérapie dangereuse, le rapporteur ne formulait encore qu'une allégation sans portée, car il ne rapportait aucun fait à l'appui de son accusation et n'en connaissait probablement aucun ;

3° Qu'en déclarant que l'hydrothérapie était en contradiction avec *toutes les lois de la physiologie*, et avec le sens commun, le rapporteur ne faisait que se livrer à une intempérance de langage ridicule ; car, d'abord, il ne connaissait ni toutes les lois, ni même une seule *loi* de la physiologie, et que, quant au sens commun, il ne peut avoir absolument rien à voir dans le mode d'action des applications hydrothérapiques ;

4° Qu'en niant que l'hydrothérapie pût invoquer aucun fait thérapeutique même d'apparence scientifique, il niait purement et simplement qu'il fît jour en plein midi ; car les faits de guérison tout à fait inespérée et vraiment merveilleuse étaient si nombreux et si éclatants, que les aveugles absolument incurables pouvaient seuls n'en être pas frappés ; mais, fidèle à sa légèreté impardonnable, le rapporteur n'avait pas fait la moindre recherche pour s'enquérir de ces faits ;

5° Qu'enfin, en affirmant, et en se mettant ainsi en contradiction avec lui-même, qu'il n'y avait rien de nouveau dans les pratiques de l'hydrothérapie nouvelle, et que l'eau était appliquée tous les jours, dans le cas où elle convient, par tous les médecins et les chirurgiens, il avançait une proposition qui aurait été un monstrueux mensonge, si ce n'avait été une inqualifiable étourderie.

Roche et ses deux co-commissaires ont vécu assez longtemps pour être convaincus d'une ignorance et d'une légèreté sans exemple ; mais un seul a reconnu ses torts, en conseillant l'hydrothérapie à un grand nombre de ses clients : c'est M. Bouillaud ; quant à Roche et à Velpeau, ils se sont obstinés dans leur aveuglement et sont morts dans l'impénitence finale. Avis aux esprits bornés ou entêtés.

Ces esprits ne se contentèrent pas de condamner injustement, aveuglément, ridiculement, une méthode dont ils n'avaient pas la moindre notion ; ils conseillèrent à l'autorité qui les avait consultés, de refuser à deux honorables médecins l'autorisation de fonder en France un établissement hydrothérapique, qu'ils auraient dû fonder sans autorisation.

MM. Engel et Wertheim ne se tinrent cependant pas pour battus ; ils eurent le courage d'en appeler de la sentence de l'Académie au seul juge souverain, à la clinique. Ils firent des instances auprès de l'administration pour pouvoir expérimenter l'hydrothérapie dans les hôpitaux, et, après de vives et opiniâtres oppositions, ils virent leur demande accueillie. Ils furent autorisés à faire, sous la surveillance et dans les services de MM. Gibert et Devergie, à l'hôpital Saint-Louis, des essais qui commencèrent dans la première moitié de 1841. M. Devergie, dont l'esprit, comme tout le monde le sait, n'est pas des plus sympathiques aux idées nouvelles, publia sur ces essais un rapport, dont il est indispensable de reproduire un extrait.

« Onze malades, dit le rapporteur ont été soumis à cette médication ; neuf étaient atteints de maladie de même forme, et deux de rhumatisme chronique.

« Nous avons dû expérimenter cette méthode sur le même genre d'affections, attendu la nécessité de comparer ses résultats sur des variétés différentes de cette maladie, soit sous le rapport de son ancienneté, soit sous celui des causes diverses qui avaient pu la produire.

« Tous les malades appartenaient à la classe des affections que l'on appelle *squameuses*. Elles comprenaient les variétés de *psoriasis* et de *lèpre*.

« Sur ces neuf malades, l'affection était récente dans trois cas, et ancienne dans les six autres.

« Les affections squammeuses de date ancienne remontaient, une à onze ans, deux à dix ans, une à cinq ans et demi, et une à deux ans ; c'est assez dire que tous ces malades avaient été soumis à de nombreux traitements de diverse nature, soit pour combattre la maladie récidivée à plusieurs reprises, soit pour faire disparaître la gale et les formes variées de maladies vénériennes que ces individus contractent le plus souvent. Je dois ajouter que plusieurs d'entre eux avaient été soumis à nos soins à l'hôpital avant d'entreprendre le traitement hydrothérapique, que leur affection avait été modifiée ou guérie, mais qu'elle avait reparu peu de temps après.

« Chez quelques-uns la santé générale avait subi quelque atteinte, soit de la part des médications actives qui avaient été mises en usage, soit par le séjour prolongé à l'hôpital.

« Les trois autres malades ont, au contraire, été mis au traitement hydrothérapique dès leur entrée à l'hôpital, afin qu'on n'eût pas à attribuer un insuccès aux médications antérieures à l'usage de cette thérapeutique.

« Ainsi j'ai soumis à cette méthode les formes les plus invétérées comme les formes les plus récentes des affections squammeuses; j'ai fait porter les essais sur des malades qui avaient été soumis aux médications variées que l'on emploie ordinairement pour combattre ces affections comme aussi sur des malades vierges de tout traitement.

« Quant aux résultats obtenus, ils peuvent être rattachés à deux points à la fois importants : 1° la santé générale des malades en traitement; 2° la maladie dont ils étaient atteints.

« La santé générale d'un seul malade a paru influencée d'une manière fâcheuse, sans que la maladie de la peau ait été amendée. Au bout de trois mois d'essais, j'ai dû faire cesser l'hydrothérapie, et j'ai été assez heureux pour guérir ce malade après un repos et un régime fortifiant de six semaines de durée et l'usage du goudron à l'extérieur. Ce malade est sorti en état parfait de santé, au mois de mars dernier, la maladie datait de cinq ans et demi. (Bissaun, trente-huit ans, entré en juillet 1841.)

« A l'exception de ce malade, ou il n'est survenu chez les autres qu'une légère diarrhée de peu de durée, ou, au contraire, la santé générale a été très notablement améliorée ; ils ont pour la plupart repris de l'embonpoint, un appétit excellent, et même chez l'un d'eux, qui était resté six mois dans un autre service de l'hôpital, qui était rentré dans le mien et y avait passé sept mois, dont la santé générale s'était notablement affaiblie, chez lequel, enfin, il s'était développé une ophthalmie scrofuleuse rebelle, l'influence de l'hydrothérapie a été fort remarquable, en ce sens qu'elle a amené le rétablissement complet de la santé.

« Nous citerons encore l'exemple d'un enfant de treize ans, très débile, chez lequel il se développa des accidents inflammatoires avec angine, peu de temps après son entrée à l'hôpital, et dont la convalescence se faisait avec peine. Il fut mis à l'hydrothérapie, et sortit de l'hôpital six semaines après dans un état parfait de santé.

« Ainsi, loin de regarder cette méthode comme perturbatrice de la santé générale, nous sommes porté à la considérer comme propre, dans certains cas, à opérer des modifications fort avantageuses sous ce rapport.

« Quant aux résultats obtenus, eu égard à la maladie de la peau en elle-même, nous déclarons d'abord que l'hydrothérapie ne l'a jamais aggravée; ensuite que trois malades seulement sont sortis guéris sous l'influence seule de cette médication; encore y a-t-il eu récidive chez l'un d'eux trois semaines après; c'était un des malades dont l'affection n'avait pas encore été traitée à l'hôpital; cette affection datait de dix ans. Un enfant fut complètement guéri en six semaines; un autre en quatre mois et demi.

« Chez les autres malades, j'ai dû suspendre l'hydrothérapie : ou elle n'opérait pas d'effet avantageux, ou elle modifiait la maladie sans la guérir. Néanmoins cette modification sans guérison nous a paru heureuse; car, dans la plupart des cas, j'ai pu opérer la guérison de l'affection à l'aide de moyens que je considère comme ayant dû être sans résultat avant l'emploi de la méthode hydrothérapique.

« Quant aux deux malades affectés de rhumatismes chroniques, ils sont sortis de l'hôpital avec une amélioration très notable dans leur position.

« Je ne terminerai pas ces données générales sans rappeler que la méthode hydrothérapique ne produit ses effets qu'après un laps de temps souvent très long; qu'ainsi plusieurs de nos malades ont été traités pendant sept à huit mois, et que, dans l'intérêt des malades comme dans celui de l'administration, elle ne doit être employée en général que là où il y a eu insuccès par d'autres moyens curatifs.

« En résumé :

« La méthode hydrothérapique ne me paraît pas capable d'influencer la santé générale d'une manière fâcheuse. Elle peut souvent l'améliorer très notablement.

« Appliquée au traitement des affections squammeuses de la peau, elle compte quelques succès, et lorsqu'elle ne fait pas disparaître la maladie, elle peut, dans certaines circonstances, modifier heureusement la peau.

« Les guérisons qu'elle opère auront-elles de la durée? C'est une question que l'expérience seule peut résoudre.

« L'hydrothérapie doit être considérée comme une médication de plus, comme une ressource nouvelle à employer dans le traitement des maladies cutanées, et nous désirons que loin d'arrêter les essais qui ont été entrepris, l'administration veuille bien les encourager, et étendre même les moyens qui ont déjà été mis à cet effet à la disposition des médecins de l'hôpital. »

M. Devergie termine en félicitant M. Wertheim de sa persévérance et de son zèle extrême à suivre les expériences de l'hôpital Saint-Louis, et au « nom du conseil général des hospices, *qui l'en a chargé*, il adresse à l'honorable médecin des remerciments pour les soins empressés qu'il a prodigués aux malades. » (*Gaz. méd. de Paris*, année 1843, p. 219 et suiv.)

Quoique rédigé avec la réserve, pour ne pas dire la sévérité qui était naturelle à Devergie, on avouera que ce rapport ne ressemblait guère à celui de M. Roche, et que Wertheim pouvait s'en faire honneur ; il s'en fit honneur en effet, et c'est ce qui lui valut une critique acerbe de Fleury dont Wertheim s'était séparé, car on n'ignore pas sans doute que Fleury, quoiqu'il se soit bien gardé de jamais l'écrire, s'était associé à Wertheim pour fonder l'établissement hydrothérapique de Bellevue, qui n'était pas le premier fondé en France, bien qu'il ait prétendu le contraire : celui de notre maître, le Dr Lubanski, l'avait précédé.

Quoi qu'il en soit, le rapport de Devergie ne resta pas longtemps seul ; huit ans plus tard, M. Gibert fit à l'Académie de médecine un rapport qui ressemblait encore moins que celui de M. Devergie à la diatribe de M. Roche. A cette époque plusieurs médecins pratiquaient l'hydrothérapie en France, et déjà quelques-uns y avaient fondé des établissements; la méthode nouvelle avait déjà produit des résultats remarquables; M. Gibert le constate hautement dans son rapport, qui n'est pas à la vérité un modèle de science sérieuse, mais qui a surtout deux grands torts aux yeux de Fleury : le premier, de dire que l'hydrothérapie a, dans certaines circonstances, une action *rajeunissante*, adjectif que le médecin de Bellevue qualifie d'une manière sanglante, quoiqu'il n'exprime qu'une idée vraie, que lui-même soutient ; le second tort, et celui-là est le plus grave, c'est d'avoir constaté que « le Dr Wertheim doit être considéré comme l'introducteur de l'hydrothérapie en France. » (*Bulletin de l'Académie de méd.*, année 1851.)

A partir du rapport de M. Gibert à l'Académie, il n'y a plus à suivre l'histoire médicale de l'hydrothérapie ; la docte compagnie, qui n'avait pas trouvé une objection à faire au rapport de M. Roche, en trouva moins encore à faire à celui de M. Gibert, et M. Roche lui-même écouta la lecture de son honorable collègue sans proférer un seul mot de critique ;

l'hydrothérapie était d'ailleurs d'une application universelle, et le Dr Hallmann, dans un rapport *officiel* au ministre de l'Instruction publique de Prusse, avait demandé la création d'un établissement public à Berlin, ainsi que M. Gibert le constate dans son rapport. Dès lors, la cause de l'hydrothérapie médicale n'était plus à plaider ; mais l'hydrothérapie elle-même était encore à étudier et à perfectionner ; ç'a été la tâche de ceux qui sont venus après Wertheim et Lubanski.

Nous pouvons passer, maintenant, à l'historique des applications chirurgicales.

---

§ II. — HISTORIQUE DES APPLICATIONS CHIRURGICALES

> Sydenham disait qu'il aurait renoncé à la médecine si on lui avait ôté l'opium; pour moi, j'aurais abandonné la chirurgie si l'on m'eût interdit l'eau.
>
> PERCY.)

L'origine des applications chirurgicales de l'eau remonte jusqu'à Hippocrate, tout comme celle des applications médicales. On y trouve même le conseil d'entourer les articulations enflammées d'une vessie contenant de l'eau tiède, tant il est vrai, comme le fait justement remarquer Scouttetten après d'autres, que les inventions modernes sont souvent renouvelées des Grecs, lesquels les avaient probablement renouvelées de plus anciens qu'eux.

Après Hippocrate, vinrent Celse, Galien, Aetius, répétiteurs incomplets du père de la médecine.

Les Arabes et le moyen âge laissèrent l'eau chirurgicale dans l'oubli; elle ne reparut qu'au XVIe siècle, mais *charmée* ou *conjurée* par des paroles magiques, alors en grand crédit. Il est honorable pour la chirurgie française de constater que le célèbre A. Paré, inspiré par la haute raison avec laquelle Hippocrate avait apprécié la maladie *sacrée* (épilepsie), sut rapporter à l'eau pure les vertus que des charlatans ou des crédules attribuaient aux *charmes :* « Je ne veux laisser dire, écrit Paré, qu'aucuns guarissent les playes avec eau pure, après avoir dit dessus certaines paroles, puis trempent en l'eau des linges en croix et les renouvellent souvent. Je dy que ce ne sont les paroles ni les croix, mais l'eau qui nétoye la playe, et par sa froideur garde l'inflammation et la fluxion qui pourraient venir à la partie offensée, à cause de la douleur. Cette guarison se peut faire lorsque la playe est en une partie charneuse, et en un corps jeune et de bonne habitude et aux playes simples. »

En Italie, plusieurs chirurgiens, Biondo ou Blondus, Fallopio, disciple de l'illustre Vesale, surtout Palazzo, et, en France, Martel, chirurgien de Henri III, apprécièrent l'eau comme A. Paré ; mais cette sage appréciation n'empêcha pas le remède de tomber à peu près dans un complet oubli.

Lamorier essaya de le réhabiliter dans une dissertation publiée à Montpellier en 1732, et n'y réussit que faiblement.

En Allemagne, plusieurs chirurgiens dont nous avons déjà cité les principaux, firent les mêmes tentatives sans beaucoup plus de succès; ce n'est qu'en 1785 qu'un meunier alsacien vint proposer à l'intendant de la province d'Alsace de panser avec de l'eau *charmée* des blessures graves reçues par des militaires pendant des expériences d'artillerie. Lombard, chirurgien en chef, et Percy, alors chirurgien de régiment, assistèrent aux pansements faits par autorisation de M. l'intendant. Ces essais ayant paru avantageux, douteux tout au moins, Lombard les reprit avec de l'eau non *charmée*, et obtint les résultats les plus avantageux ; il les exposa dans une publication précédée d'une remarquable lettre de Chaussier, où le célèbre anatomiste constate les avantages de l'eau froide, dans une foule d'états morbides, parmi lesquels l'inertie de la matrice. Malgré ce haut patronage, le travail de Lombard fit peu de sensation, resta même en grande partie si ignoré, que le Dr Kern, chirurgien de Londres, dans un ouvrage qui ne fut pas accueilli avec beaucoup plus de faveur que celui de Lombard, s'attribue la priorité du pansement des blessures par l'eau froide. Il est vrai que ce n'est pas toujours par ignorance que pèchent les médecins et les chirurgiens anglais, quand ils s'attribuent les travaux des autres; nous en avons même actuellement des exemples sous nos yeux.

Pendant que le mémoire de Kern passait à peu près inaperçu, Percy, qui, avec son ancien supérieur, Lombard, avait été témoin des expériences du meunier alsacien, et qui était devenu chirurgien en chef de l'armée française, appliquait les pansements à l'eau froide sur la plus vaste échelle et avec un tel succès, qu'il s'écriait, dans son enthousiasme : « Sydenham disait qu'il renoncerait à la médecine si on lui ôtait l'opium ; pour moi, j'aurais abandonné la chirurgie des armées si l'on m'eût interdit l'usage de l'eau. »

Et pourtant, malgré la grande renommée de Percy, sa grande situation, le succès de son livre, on vit encore une fois l'eau *chirurgicale* tomber presque dans l'oubli, comme l'eau *médicale,* après Hoffmann, Giannini et Currie ! Ce n'est qu'en 1830 que quelques chirurgiens, mais surtout Josse, d'Amiens, insistent de nouveau sur les applications chirurgicales de l'eau, adoptées peu de temps après par Breschet. Nous devons nous contenter de signaler ce retour aux pansements hydriques, qui ne peuvent, en résumé, occuper qu'une bien petite place dans l'histoire de l'hydrothérapie.

CHAPITRE DEUXIÈME

§ I. — DES AGENTS DE L'HYDROTHÉRAPIE

ART. Ier. — DU FROID.

> La médecine a semblé réussir, ou moins nuire, lorsque la simplicité de ses moyens ou des remèdes qui n'avaient que peu ou point d'action, ont laissé le champ libre à la nature, ou plutôt lorsqu'ils ne l'ont point troublée assez pour l'empêcher d'achever son travail. En effet, les boissons aqueuses simples comptent peut-être dans les campagnes autant de cures heureuses que les remèdes les plus vantés. (BORSIERI.)

A. — Action du froid en lui-même.

C'est à propos des applications hydrothérapiques froides que Fleury et ses copistes se sont livrés à des dissertations étranges, fastidieuses et, par-dessus tout, inutiles, à des expériences oiseuses pour expliquer les effets de l'hydrothérapie. La critique des fantaisies auxquelles on s'est livré à cet égard sera mieux à sa place dans le chapitre consacré à la discussion de la doctrine hydrothérapique; nous y renvoyons donc le lecteur.

B. — Actions diverses de l'eau.

1° *Action sédative ou pseudo-hydrothérapie.* — Le froid en hydrothérapie ne s'applique qu'associé à l'eau. Qu'à l'exemple de Fleury, on veuille faire tour à tour de l'hydrothérapie une médication *altérante, antipériodique, dépurative, excitatrice, hémostatique, hygiénique, prophylactique,* reconstitutive, résolutive, révulsive, spoliative, sudorifique, *tonique et sédative,* c'est une monomanie que nous aurons à juger plus tard ; ce qu'il y a de sûr, c'est que c'est une méthode *perturbatrice,* au moins quand il s'agit de l'hydrothérapie vraie, de celle de Priessnitz, celle qui consiste dans les applications externes que nous n'avons fait qu'indiquer précédemment et que nous aurons à étudier plus loin. Il n'en est pas de même de l'hydrothérapie, — si l'on doit lui donner ce nom, — appliquée avant celle du paysan de Silésie par quelques médecins et chirurgiens et plus spécialement par Currie, Lombard, Percy et leurs imitateurs; à cette fausse hydrothérapie, qui agit d'une manière toute différente de la vraie, on a donné le nom de *sédative* (de *sedare,* apaiser, calmer, etc.); ce nom que Fleury, qui se croyait un grand initiateur, mais qui n'était qu'un imitateur vulgaire, s'imaginait presque avoir créé, n'est pas plus convenable que tous les autres, qu'il n'a pas créés davantage, mais qu'il a purement et simplement ramassés dans tous les auteurs classiques de la matière médicale surannée. Sans doute l'application du froid et, par conséquent de l'eau froide, calme la douleur d'une brûlure, et même en empêche le retour, si l'application est convenablement faite et suffisamment prolongée ; dans ce cas, on peut à la rigueur l'appeler sédative. Mais en quoi serait-elle sédative si on l'appliquait pendant le tremblement du premier stade d'une fièvre pernicieuse ? en quoi serait-elle sédative, si l'application en était faite pendant la terrible agitation d'un accès de rage, etc. etc. ? c'est le cas de mettre beaucoup d'etc. Pour que le mot de sédative convînt à peu près aux applications dont il s'agit, il faudrait que sédatif fût synonyme de soustracteur ou d'absorbant de calorique, car lorsque ces applications sont faites, c'est dans le but de soustraire une certaine quantité de cet agent dans les maladies où il est en excès ou est censé devoir y être bientôt. Ce qui constitue essentiellement l'hydrothérapie vraie, la réaction contre l'impression du froid, manque donc ici, et, au lieu d'être instantanée ou presque instantanée, l'application hydrothérapique doit avoir une durée plus ou moins longue, comme, par exemple, plusieurs heures.

La conséquence nécessaire de la durée, c'est que l'eau qui sert à l'application ne saurait être à une température aussi basse que dans les vraies applications hydrothérapiques, au moins pendant tout le temps de l'application ; elle ne doit pas davantage être à un degré constant ou à peu près constant ; c'est ici qu'il faut varier la température et avec la nature du mal et avec la susceptibilité des malades. Frœlich avait dressé une double échelle qui indiquait quelle devait être la température de l'eau suivant celle des malades (1) ; mais c'est là une conception fantastique, dont le moindre défaut est de ne tenir aucun compte de la sensibilité de chaque malade,

(1) On peut avoir la curiosité de connaître ce tableau, très curieux, en effet, comme exemple des excentricités de l'esprit médical. Le voici :

Pour une température sous l'aisselle de :	La température de l'eau doit être de :
36°,6	32°,4
37°,2	29°,4
37°,7	23°,9
38°,3	18°,3
38°,8 à 39°,4	15°,5 ou 2
40°	15°,5
40°,5	12°,8
41°,1	4°,4
41°,6	4°,6 à 4°,4
43°,3 à 44°,4	1°,6

chose essentielle ici, puisque l'application du froid doit être prolongée.

Quelles sont les formes ou, si l'on aime mieux, les procédés qui doivent être préférés pour les applications dont il s'agit? Fleury, qui reconnaissait, — et comment aurait-il pu ne pas le reconnaître? — la nécessité des applications prolongées, et « l'importance *capitale* de la *forme* » de ces applications; qui dit que c'est pour avoir « transgressé les conditions les plus indispensables au succès » qu'on a échoué, conditions qui consistent surtout à « éloigner toutes les causes d'excitation, de stimulation, de réaction; » Fleury, qui reconnaît tout cela, prétend que « l'immersion dans la piscine est la forme la plus favorable, et qu'il faut y recourir *toutes les fois qu'elle n'entraîne pas des inconvénients fâcheux.* » Outre que nous ne connaissons guère des inconvénients qui ne soient pas fâcheux, il nous semble que cette remarque ressemble beaucoup à celles qui ont illustré le nom de M. de la Palisse: c'est absolument comme un certain docteur de notre connaissance qui pose en aphorisme qu'il n'y a pas d'inconvénients à changer une mauvaise nourrice contre une bonne. On comprend donc sans trop de peine qu'on doive s'abstenir de l'immersion quand elle doit avoir des inconvénients *fâcheux;* mais quand doit-elle avoir ces inconvénients? C'est ce que Fleury ne dit pas. Eh bien! nous dirons, nous, qu'elle doit les avoir presque dans tous les cas, surtout si l'on se conforme à cet autre précepte de Fleury de limiter les températures de l'eau entre 5 et 15 degrés cent. Nous aurons à répéter ce que nous avons dit bien des fois déjà dans notre journal: une température de 15 degrés est trop élevée et impropre aux applications de l'hydrothérapie vraie; mais, dans la presque totalité des cas, elle ne le serait pas assez pour obtenir des effets sédatifs généraux, et pour éviter des phénomènes de réaction, c'est-à-dire en réalité d'excitation, au sortir de la piscine; si, comme le conseille Fleury, le malade devait rester dans le bain « jusqu'à la disparition de la douleur, de la fièvre générale ou locale, en un mot, des principaux symptômes de la maladie, » on ne trouverait pas un malade sur mille qui pût impunément prolonger son séjour le temps voulu dans de l'eau, même à la limite extrême de 15 degrés, à plus forte raison à celle de 5 degrés. Ce qu'il y a d'étrange, c'est qu'en commettant une aussi grave erreur, Fleury signale lui-même le danger des immersions trop prolongées, en rappelant le fait raconté avec une grande bonne foi par A. Becquerel : Ayant fait plonger dans un bain froid une jeune femme en proie à une attaque hystérique, et ayant négligé de prescrire le temps pendant lequel on devait l'y laisser, il la trouva morte, après une heure d'immersion. Et, cependant, il est probable que, dans ce cas, la température de l'eau était supérieure à 15 degrés, surtout dans la dernière moitié de l'heure écoulée, car l'eau n'était pas courante, et elle s'est nécessairement échauffée plus ou moins au contact du corps de la malade.

Pour résumer en deux mots sur l'immersion comme application pseudo-thérapique ou sédative, nous dirons que, loin d'être la meilleure forme, c'est la plus mauvaise ; nous n'en concevons guère l'indication que dans des cas de vastes brûlures, comme, par exemple, celle dont fut victime la malheureuse et célèbre danseuse, Emma Livry, que ses médecins, parmi lesquels se trouvait pourtant Nélaton, laissèrent pendant plusieurs jours en proie à d'épouvantables tortures, qu'il eût été facile de lui éviter par une immersion appropriée suffisamment prolongée; peut-être même serait-on parvenu à lui sauver la vie, car on comprend qu'un supplice aussi long et aussi atroce que celui qu'elle a éprouvé ait contribué, même puissamment, à amener un résultat funeste.

Outre l'immersion qui, sauf les cas que, nous venons de spécifier, doit être exclue de l'hydrothérapie sédative, on emploie encore les bains partiels, les ablutions, les affusions, qui en diffèrent très peu, les irrigations continues, qui ne sont qu'une sorte de bain local, et les applications de corps froids, soit compresses ou draps mouillés, soit vessies ou poches de caoutchouc, qui appliquent le froid à sec. Toutes ces applications, qui, nous le répétons, ne font point partie de l'hydrothérapie vraie, exigent la surveillance la plus attentive de la part du médecin ou du chirurgien, sous peine de devenir des moyens très dangereux. Ces moyens étant, nous le répétons, à peu près complètement en dehors de notre sujet, nous ne croyons pas devoir entrer dans de plus grands détails sur la manière dont ils doivent être appliqués; nous nous bornerons à quelques remarques générales. Nous entrerons seulement dans quelques détails en parlant des maladies spéciales où les applications sédatives doivent être faites, telles que la fièvre typhoïde, la scarlatine, etc.

Le principe le plus général à formuler, c'est que l'application qu'on veut faire ne provoque aucune sensation de malaise, mais au contraire produise autant que possible un soulagement immédiat; c'est ce qui arrive toujours pour les brûlures limitées, et pour les maladies à douleurs locales très prononcées, telles que la goutte, le rhumatisme, l'érysipèle, l'eczéma aïgu, etc.

Le second principe, c'est qu'il faut obtenir ce soulagement avec de l'eau la moins froide possible, car plus sa température est basse, plus, on le sait, la réaction a de la tendance à se manifester.

Le troisième principe, c'est qu'on doit s'efforcer d'éviter cette réaction avec autant de soin qu'on doit la rechercher dans l'hydrothérapie vraie.

Pour éviter cette réaction, on sera quelquefois obligé de prolonger la réfrigération pendant des journées entières, comme on le fait dans les irrigations continues; d'autres fois, on se contentera d'applications intermittentes qu'on aura le plus grand soin de renouveler dès que les premiers indices de réaction se montreront.

Dans les maladies non fébriles comme la goutte, certains rhumatismes légers, les brûlures limitées, l'état local sera pour le médecin un guide suffisant ; dans les cas de maladies fébriles et surtout de maladies graves, comme le typhus, la fièvre typhoïde, la variole, etc., l'état général devra être interrogé avec le soin le plus scrupuleux ; toute la sagacité du médecin le plus expérimenté sera ici nécessaire pour que la réfrigération, au lieu d'être utile, ne devienne pas nuisible ; il pourra être utile, dans ces cas, de constater la température du corps à l'aide du thermomètre; mais il faudra se garder d'accorder à cette constatation une valeur exclusive ; l'état du pouls et de la peau, les symptômes, les sensations qu'éprouve le malade constituent un ensemble qui, plus que le thermomètre seul, éclaire et guide fidèlement le médecin.

La réaction est le principal danger des applications sédatives, mais il n'est pas le seul. Lorsque, pour amener la sédation, elles doivent se prolonger très longtemps, comme c'est le cas, dans les irrigations continues, elles peuvent, avant que le médecin ne soit tout à fait assuré contre le développement de phénomènes inflammatoires, produire sur les parties irriguées une sorte de macération, qui affaiblit les mouvements vitaux nécessaires au bon fonctionnement des organes ;

il peut se développer un état local qui semble tenir à la fois de l'anémie et du scorbut, qui peut altérer les tissus et même, dans des cas heureusement fort rares, déterminer la gangrène. En outre, le contact de l'eau même pure modifie à la longue certaines peaux au point d'en suspendre les sécrétions, même la sécrétion épidermique, et il en résulte alors des irritations, des ulcérations même dont on peut éprouver beaucoup de difficultés à obtenir la guérison.

Les conséquences pratiques à tirer de tous ces faits et des considérations qui les accompagnent, c'est que toutes les fois que des applications intermittentes pourront être pratiquées sans amener de réaction trop sensible, on devra les préférer aux applications continues.

Répétons encore une fois, avant de clore ces remarques, que toutes ces applications de pseudo-hydrothérapie doivent être surveillées avec le soin le plus scrupuleux, et exigent l'emploi de la plus grande sagacité médicale.

C. — Action perturbatrice ou hydrothérapie vraie.

La véritable hydrothérapie est donc l'hydrothérapie perturbatrice ou à réaction ; elle se pratique par des projections d'eau froide sur la peau, particulièrement à l'aide de douches ; c'est par cet élément de l'hydrothérapie que nous allons commencer.

1°. *Des Douches.* — Les douches ont une telle importance en hydrothérapie, que, tous les autres procédés viendraient à manquer, la douche parviendrait à les remplacer presque complètement, et que la médication y perdrait peu de chose surtout pour le traitement des maladies chroniques.

Il y a à considérer dans la douche :

La force de projection de l'eau ;

Sa température ;

La durée de son application ;

Sa composition chimique ;

L'étendue de la surface de peau qu'elle frappe, douches générales et locales ;

Sa direction;

La forme du jet ;

Son volume.

Projection. — La force de projection, il est à peine besoin de le dire, dépend de l'élévation des réservoirs qui alimentent les appareils hydrothérapiques ; nous n'entendons parler par là que de la force *maximum*, du *maxima*, comme dit le grammairien hydropathe d'Auteuil. A quelle limite doit s'arrêter ce maximum ? Fleury fait justement observer que, si une douche trop faible peut avoir l'inconvénient de rester inefficace, une douche trop forte est toujours dangereuse ; elle peut même être contusive ; mais quelle est l'élévation qui donne la force la plus convenable? C'est, dit Fleury, celle qui est donnée par un réservoir placé à 15 mètres du sol, et, comme pour les doucher, il faisait descendre les malades dans une fosse de 1 mètre en contre-bas du sol, le réservoir qu'il préfère serait, en définitive, placé à *seize* mètres d'élévation. Feu notre ex-confrère critique violemment certains établissements où l'on annonce avec pompe que les réservoirs des douches sont placés à *cinquante* mètres d'élévation ; nous approuvons pleinement sa critique, et nous ajoutons même qu'une douche en colonne dont le réservoir aurait 50 mètres de hauteur assommerait un malade, si elle tombait sur sa tête, et contondrait certainement sa peau, ou même la transpercerait, si le jet n'avait pas plus de quelques millimètres de diamètre. Mais nous devons dire aussi qu'une élévation de 15 mètres est déjà beaucoup trop considérable, et qu'une douche en colonne venant de cette hauteur serait contusive pour beaucoup de peaux, si ce n'est pour presque toutes ; il nous faut ajouter, — malheureusement pour sa véracité, —que jamais Fleury n'a donné une pareille élévation à ses réservoirs, et qu'en cette circonstance comme en beaucoup d'autres, il s'est abstenu de suivre ses propres préceptes; dans l'établissement de Bellevue, le réservoir était à 4 mètres environ au-dessus du sol, et dans le dernier établissement qu'il a fondé peu de temps avant sa mort, le réservoir n'était guère qu'à 7 mètres de haut environ, ce qui est bien juste suffisant, et ce qui donne même une douche trop faible pour quelques cas, — et pour tous les cas, suivant son opinion écrite. La hauteur qui nous paraît la plus convenable n'est ni celle de 15 ni celle de 4 mètres, mais bien celle intermédiaire de 10 à 12 mètres ; c'est celle que nous avons adoptée pour le réservoir de notre établissement. A cette hauteur, le jet donne toujours une percussion suffisante et même trop forte pour certaines peaux ou pour certains individus très sensibles. Mais il est toujours facile de modérer la force de projection en rétrécissant plus ou moins le calibre de la veine liquide à une certaine distance au-dessus de sa sortie de l'appareil; avec un peu de tact et d'habitude, on arrive bien vite à trouver le degré de force qui convient à chaque malade ; en rétrécissant ainsi le conduit par où l'eau passe, avant sa sortie de l'orifice de l'appareil, la force du courant s'amoindrit comme il s'amoindrit dans une rivière, quand il passe d'un endroit étroit dans un lit plus large. Il n'est donc nullement nécessaire, pour avoir divers degrés de force de projection d'avoir quatre, cinq, dix ou quinze réservoirs placés à différentes hauteurs, comme le prétendent certains baigneurs charlatans, qui, du reste, n'ont pas ces réservoirs.

Quant à l'élévation de 50 mètres, Fleury, pour en montrer les inconvénients cite l'exemple de notre savant et regrettable confrère, le Dr Alfred Becquerel, qui, après avoir obtenu à Bellevue la résorption d'un épanchement articulaire du genou, le vit revenir immédiatement à la suite d'une seule douche contusive prise à Paris, — où ses devoirs professionnels l'avaient obligé à rentrer, — dans un de ces établissements à chute de 50 mètres dans lesquels Becquerel avait cru pouvoir continuer son traitement.

Nous craignons bien que cette histoire, — qui pourrait certainement être vraie quant au résultat d'une douche de 50 mètres de chute, — ne soit un roman imaginé par Fleury : qu'on veuille bien songer qu'un réservoir placé à 50 mètres de hauteur serait au niveau d'une maison de dix-sept à dix-huit étages ; c'est à peu près une fois et demie la hauteur de l'arc de triomphe de l'Étoile! Il n'existe pas à Paris, et nous dirions volontiers, il n'y peut exister un pareil réservoir, ni même de charlatan assez inepte pour annoncer qu'il en possède un. Si réellement Fleury a pu croire à l'existence de ce réservoir, c'est que l'orgueil et un incontestable mérite peuvent s'allier à une naïveté ou à une irréflexion vraiment à peine croyables. Répétons, du reste, encore une fois, qu'une douche de 50 mètres, qu'on pourrait à la rigueur établir dans certaines chutes naturelles des pays montagneux, ne serait pas seulement contusive, elle serait assommante et même perforante.

A la hauteur que nous avons adoptée, la percussion associe seulement à l'action du froid un massage particulier plus parfait que celui que l'on pourrait pratiquer avec les mains, et qui facilite considérablement la réaction et les mouvements intimes des tissus cutanés et sous-cutanés, mouvements qui sont sans aucun doute un des principaux éléments de l'action curative de l'hydrothérapie. Presque tous les malades, y compris les femmes, supportent très bien cette sorte de massage, et en éprouvent un bien-être très sensible, quelques minutes après chaque séance hydrothérapique.

Température. — Si la douche est l'arme essentielle de l'hydrothérapie, la température est la qualité essentielle de l'arme. Fleury dit que la température la plus convenable est celle de 8 à 10 degrés. Cette dernière limite est trop élevée. Certes, on peut faire de l'hydrothérapie avec de l'eau à 10 degrés même à 12 et jusqu'à 14 ; mais à cette température, la réaction est faible et, par conséquent, de peu d'efficacité. Les températures les plus convenables sont celles de 4 à 7 ou 8 degrés ; au-dessous de 4 degrés, on fait encore de la très bonne hydrothérapie chez certains malades ; seulement, chez d'autres, chez beaucoup de femmes surtout, l'eau au-dessous de 4 degrés, notamment si la douche est un grand nombre de fois répétée, irrite la peau, peut même y déterminer des gerçures, qui, si on n'élevait pas la température, se termineraient inévitablement par des excoriations. Pour éviter ces inconvénients, on est obligé d'abréger outre mesure la durée des applications, et l'on ne provoque qu'une réaction insuffisante. Il ne faut pas oublier cependant, qu'à Graefenberg, l'eau, en hiver était presque constamment à zéro ; mais nous ne savons pas exactement si, chez les femmes surtout, les petits accidents que nous avons signalés du côté de la peau n'ont pas été observés.

Quant à l'impression désagréable que produit l'application de l'eau froide, on pourrait supposer qu'elle est beaucoup plus prononcée à 2 ou 3 degrés qu'à 7 ou 8 ; ce serait une erreur : une fois que la température est descendue à 7 degrés, la sensation est à peu près la même dans les degrés inférieurs ; au-dessus de 7 à 8 degrés au contraire, on sent une différence qui se continue, par degrés, jusqu'à la température tiède ou chaude. Nous dirons tout à l'heure si cette température elle-même peut être quelquefois convenable pour les applications hydrothérapiques.

Il résulte donc de là, dit Fleury, que « la meilleure eau pour le traitement hydrothérapique, est celle qui présente une température constante de 8 à 10 degrés » (lisez de 4 à 8); « mais une telle eau est rare, car elle ne peut être fournie que par des sources émanant directement, comme à Bellevue, à Schwalheim, à Mondorf, etc., de couches souterraines profondes. La température des sources superficielles produites par les infiltrations pluviales, comme celles des sources qui, dans les montagnes, parcourent de longs trajets à ciel ouvert, varient suivant les saisons, suivant les vicissitudes de la température atmosphérique. Quant aux eaux de rivière et de citerne, il ne saurait en être question ici ; elles sont entièrement impropres à l'alimentation d'un établissement hydrothérapique sérieux, et elles placent les établissements *urbains* dans un grand état d'infériorité, surtout pendant la saison d'été. Il en est de même pour les établissements qui sont alimentés par des eaux de mer ou de lac.

« Mais il ne suffit pas de posséder une eau à température constante ; il faut encore dans un établissement de quelque importance, la soustraire à l'action de la température atmosphérique, car, à moins de circonstances très exceptionnelles, les grands établissements sont obligés de faire arriver et d'emmaganiser leurs eaux dans des réservoirs considérables. »

Qui a écrit ces lignes ? C'est le défenseur de l'hydrothérapie prétendue rationnelle ; il y a peu de chose à ajouter, si ce n'est que les grands réservoirs dont il parle devraient être situés assez profondément en terre, pour être à l'abri des variations de température, ce qui a été exécuté, paraît-il, dans l'établissement que Fleury a créé à Mondorf. Mais si nous approuvons pleinement les paroles qu'il a écrites dans les deux paragraphes que nous venons de lui emprunter, que dire, hélas ! de ses actes ? Il parle des eaux de Bellevue, venant des couches profondes du sol, et dénigre énergiquement, — et avec raison d'ailleurs, — les eaux de rivière au point de vue hydrothérapique. Mais à quelle époque l'établissement de Bellevue a-t-il possédé des eaux de source à température basse et constante ? En 1855 ou 1856 seulement ; jusque-là, depuis son premier fonctionnement, en 1846, c'est-à-dire pendant neuf ou dix ans, il a été alimenté par une collection d'eaux pluviales, qui devenaient insuffisantes pendant l'été. Alors que faisait-on ? Deux charretiers, avec deux tonneaux partaient à une heure et demie ou deux heures du matin pour le pont de Sèvres et allaient remplir à la Seine leurs tonneaux, qu'ils venaient vider dans le réservoir de l'établissement, réservoir aérien, car il n'y avait même pas à Bellevue de réservoir souterrain. Voilà comment Fleury appliquait ses principes *inflexibles*. Et cette sentence non moins inflexible qu'il prononce contre les établissements *urbains*, comment l'a-t-il respectée ? En fondant, un an avant sa mort, un établissement *urbain !* Nous pourrions insister davantage ; nous nous en abstiendrons, car nous aurons encore le regret d'être obligé de signaler son défaut de véracité dans des circonstances plus graves, quoique celles-ci le soient déjà suffisamment.

En tous cas, si ce qu'il a fait laisse à désirer, ce qu'il dit est généralement fort bon; les conditions de température qu'il exige de l'eau sont les bonnes ; seulement, la condamnation qu'il prononce contre les eaux de la mer, des lacs et des rivières est trop absolue; ces eaux peuvent pécher par leur température, surtout en été, mais en les faisant séjourner assez longtemps dans un réservoir souterrain suffisamment profond, on peut leur donner la température constante la plus convenable aux applications hydrothérapiques, et, alors, elles valent les eaux de source, pour les applications externes, bien entendu, car pour l'usage interne, il est indispensable que l'eau de l'hydrothérapie ait toutes les qualités de la meilleure eau potable. Ces qualités, l'eau qui alimente notre établissement les possède : fournie par une source très profonde, elle est à une température sensiblement constante de 9 degrés, et a la composition des meilleures eaux potables ; malgré la constance de sa température, nous la faisons arriver d'abord dans un réservoir souterrain, où elle conserve sa fraîcheur, et nous ne la faisons monter dans le réservoir qui alimente les appareils hydrothérapiques qu'au moment où ceux-ci doivent fonctionner.

Quant aux inconvénients des établissements urbains, sous le rapport de l'air, nous reconnaissons que ces inconvénients sont généralement très réels; mais ils ne sauraient exister dans notre établissement; il en est mis à l'abri par sa situation élevée, par son entourage de végétation presque aussi abondante que celle d'une campagne boisée, et par la très grande fréquence, à Paris, des vents d'ouest et de sud-ouest qui passent sur l'avenue Victor-Hugo, après s'être chargés de l'oxygène que dégagent les bois de Meudon, de Saint-Cloud et de Ville d'Avray, et le bois de Boulogne; c'est un ensemble de conditions de salubrité qu'aucune localité ne saurait guère surpasser, si ce n'est peut-être quelques localités des pays de montagnes.

Revenons maintenant à la température.

Sous divers prétextes, mais tous également mauvais, certains baigneurs hydropathes, préconisent les douches tièdes ou chaudes, seules ou associées aux douches froides, soit pour accoutumer les malades à celles-ci, soit pour les faire alterner avec elles, une ou plusieurs fois. Quand elles n'alternent qu'une fois, elles prennent le nom de douches écossaises; quand elles alternent plusieurs fois, par conséquent pendant un temps plus ou moins long, mais indéterminé, on ne leur a pas, que nous sachions donné de nom déterminé. Une fois lancés dans cette voie, les baigneurs ne s'arrêtent plus, ils traitent des bains chauds et froids, des bains de rivière, des bains de mer, etc., comme s'ils avaient dans leurs établissements des rivières et même la mer; avec les douches écossaises, qui ont surtout leurs préférences, ils font des bains de jambes écossais, des bains de pieds écossais, des bains de siège écossais, des douches vaginales et rectales écossaises, et probablement aussi des lavements écossais! Qu'un baigneur s'occupe de toute cette balnéologie fantaisiste, cela s'explique; mais un hydrothérapeute sérieux doit la proscrire, car rien de tout cela n'est de l'hydrothérapie, rien de tout cela n'est utile, médicalement parlant; si cela est utile, ce n'est que pour jeter de la poudre aux yeux de quelques médecins qui, faute d'une étude suffisante de l'hydrothérapie, n'y voient déjà pas bien clair; c'est de la part des baigneurs un pur moyen de charlatanisme. Cette balnéologie a pourtant une autre utilité encore... pour les baigneurs, c'est de retenir plus longtemps les malades dans leurs établissements, car pendant qu'on s'amuse aux bains chauds ou mitigés, et qu'on se distrait aux douches écossaises, la véritable hydrothérapie n'agit pas, et la cure se prolonge d'autant. Ici, nous devons cependant faire une confession qui nous coûte quelque peu : il nous est arrivé souvent de recevoir des malades, qui nous étaient adressés par des confrères jouissant de toute notre estime, avec une consultation où se trouvait une prescription dans ce genre : « *Soumettre M. ou Mme X... à des douches écossaises* » ; ou bien : « Faire à M. ou Mme X... des applications hydrothérapiques en commençant par des douches avec de l'eau tiède ou dégourdie. » Nous n'avons pas cru pouvoir dans ces cas, — comme nous l'avons fait pour d'autres, que nous spécifierons plus loin, — refuser d'exécuter ces prescriptions de confrères estimés, de même que, dans quelques cas rares, nous avons cru devoir céder aux prières de malades pusillanimes, et faire précéder chez eux, d'une ou de quelques douches dégourdies, l'application des douches froides. Mais, nous devons le déclarer en toute conscience et aussi en toute humilité, si nous cédons aux idées de nos honorables confrères et aux exigences de certains malades, c'est avec la conviction profonde que c'est sans utilité thérapeutique aucune et par pure faiblesse : d'une part, en effet, nous avons la certitude que les douches écossaises ne servent à rien ou à peu près à rien, si ce n'est à amuser les malades, et quant à la nécessité d'une ou de plusieurs douches mitigées pour conjurer les dangers des douches froides données d'emblée ou pour y habituer les malades, nous pouvons affirmer, en nous fondant sur une expérience de plus de vingt-cinq ans :

1° Que les douches tièdes ne préparent nullement, — si ce n'est au point de vue des appréhensions purement morales, — les malades à l'application des douches froides, l'impression de ces dernières étant exactement la même, qu'on ait ou qu'on n'ait pas pris antérieurement des douches mitigées;

2° Que les dangers des douches froides sont absolument imaginaires, quand ces douches sont administrées par des hydrothérapeutes prudents et imbus de véritables principes hydrothérapiques. Dans une pratique de plus de vingt-cinq ans, jamais il ne nous est arrivé d'observer un exemple de ces dangers, et c'est tout au plus si nous avons rencontré deux cas dans lesquels nous n'avons pu faire supporter la douche, et pour des motifs que nous dirons plus loin, mais auxquels les douches mitigées n'auraient pu en rien remédier. Ainsi, pour en revenir à notre point de départ, toute cette balnéologie écossaise ou gasconnaise n'a d'autres raisons d'être, que des raisons de charlatanisme ou d'intérêt industriel, sans aucun rapport avec l'intérêt scientifique ou humanitaire.

Composition chimique. — L'ingénieux hydropathe qui a découvert que les paralytiques ne peuvent pas marcher, a découvert aussi que « l'eau n'est pas rare dans la nature, et qu'on la trouve dans les mers, les fleuves, les lacs et les rivières! » Il paraît qu'elle jaillit aussi quelquefois de la terre, « en certains points qui portent le nom de sources. » De par notre ingénieux hydropathe, nous voilà donc rassuré : l'eau ne manquera pas pour l'hydrothérapie. Mais toutes ces eaux de mers, de lacs, de fleuves et « points de terre que l'on appelle sources, » sont-elles également bonnes pour l'hydrothérapie? Oui, répond l'ingénieux hydropathe, « abstraction faite de leur composition chimique. » Ce que cela veut dire, nos lecteurs ne le verront peut-être pas très clairement; quant à nous, nous ne chercherons point à le deviner; cependant il se pourrait que cette énigme fût tout simplement la paraphrase à la mode de notre copiste, de cette phrase de Fleury : « Un établissement hydrothérapique emprunte *toute sa valeur à* la nature des eaux qui l'alimentent (1). »

La phrase de l'original est sans doute plus claire que celle du plagiaire, mais elle n'est pas plus juste ; seulement elle était vraie en ce sens que l'auteur voulait présenter l'eau de Schwalheim d'abord et, ensuite, celle de Mondorf comme supérieures à toutes les autres; pour ne pas trop montrer la corde, cependant, il avait associé à ces eaux l'eau de mer et « quelques eaux minérales », mais sans dire lesquelles. Il avait oublié, — on ne pense pas à tout, même quand on est rationaliste, — qu'il avait écrit dans une autre partie de son livre, rédigée sans doute du temps qu'il n'avait que l'eau de Bellevue : « La composition chimique de l'eau doit-elle être prise en considération? » et qu'il y avait répondu négativement. C'est alors seulement qu'il avait raison.

Que ceux qui veulent créer et prôner une hydrothérapie *marine*, une hydrothérapie bi-carbonatée sodique, une hydrothérapie sulfureuse, etc., etc., accordent aux eaux dont ils se servent des vertus particulières, on ne le comprend que trop ; quant à nous, nous devons déclarer à nos confrères que, dans une douche de deux, de quinze, de soixante secondes et même de deux minutes, les éléments chimiques d'une eau

(1) Fleury a même voulu accentuer cette opinion et la rendre sans doute plus savante, en écrivant, dans une autre partie de son livre, que « l'action physiologique des agents hydrothérapiques varie suivant....... *la disposition moléculaire de l'eau.* » Hélas ! le pauvre rationaliste ! il aurait été bien embarrassé d'expliquer sa phrase, car bien que sa vanité le portât à se donner comme profondément versé dans la connaissance de la physique et de la chimie, il était aussi ignorant dans l'une que dans l'autre de ces sciences.

minérale quelconque et de l'eau de mer ne peuvent exercer aucune action sur la peau, encore moins sur les tissus sous-jacents, et que les seules qualités de l'eau requises par l'hydrothérapie scientifique, c'est, ainsi que nous l'avons dit précédemment, pour l'usage extérieur, une température constante de 4 à 8 degrés et, pour l'usage interne, les qualités connues d'une bonne eau potable.

Eau électrisée. — Quoique l'état électrique d'un corps ne soit pas une propriété chimique, nous parlerons ici, ne sachant où en parler ailleurs, des douches avec de l'eau électrisée. Les bains électriques sont connus et employés depuis assez longtemps déjà, mais personne n'avait songé à électriser l'eau des applications hydrothérapiques, lorsque nous en eûmes la pensée, en 1865. Dès le mois de mars 1866, nous appelions sur cette application nouvelle l'attention des lecteurs de la *Médecine contemporaine*, et nous annoncions sommairement quelques résultats heureux que nous pensions avoir obtenus. Depuis lors, nous avons renouvelé plusieurs fois nos tentatives, mais les effets n'ayant point répondu à notre attente, nous y avons à peu près complètement renoncé. La publication de notre note n'empêcha pas M. Mathieu d'annexer, en 1871 ou 1872, à un appareil de douches filiformes, pour usage particulier, à domicile, une pile et des fils conducteurs propres à électriser l'eau ; le tout, bien entendu, sans nous citer et comme s'il était le promoteur de l'idée. Mais il y a mieux : tout récemment, en 1879, un médecin alsacien, qui a fondé en Alsace un établissement hydrothérapique, M. le Dr Sieffermann, a publié, dans le n° 6 de la *Gazette médicale de Strasbourg*, pour 1879, une *note sur la douche électrique et ses effets*, dans laquelle notre confrère s'attribue, sans plus de façon, la priorité de la douche électrique. Ce pouvait n'être qu'un péché d'ignorance; on n'est pas pendu pour ces péchés-là, et nous ne demandons qu'on pende personne, nous aurions trop peur qu'un beau ou un vilain jour, on ne nous menaçât nous-même de la corde. Mais du moins s'il nous arrivait d'avoir *involontairement* dépouillé quelqu'un, nous nous empresserions de faire tout ce qui dépendrait de nous pour réparer nos torts. Ces principes de morale élémentaire ne paraissent pas être ceux du Dr Sieffermann, ni même, ce qui est plus triste, ceux de nos confrères de la *Gazette médicale de Strasbourg*. En effet, une lettre rectificative que nous avons adressée à ce journal n'a pas été insérée, de sorte que ceux de ses lecteurs qui n'auraient pas d'autres informations que les siennes, pourraient toujours croire que le Dr Sieffermann, est réellement l'inventeur de l'hydrothérapie électrique. Quant à l'idée que notre confrère se forme de l'électricité en général, elle est non seulement fausse, mais elle prouve qu'il n'a jamais réfléchi sérieusement ni à l'électricité, ni à l'hydrothérapie, et qu'il ne connaît que très imparfaitement l'une et l'autre. Il croit, par exemple, que les indications des deux modificateurs sont « *à peu près les mêmes,* » ce qui est une hérésie telle, qu'on la concevrait à peine chez le plus jeune débutant dans la thérapeutique, à plus forte raison chez un médecin qui a déjà fondé et qui dirige un établissement hydrothérapique, et qui se croit autorisé à communiquer ses productions à une compagnie savante, car M. Sieffermann n'a pas craint d'afficher ses prétentions d'inventeur devant la *Société de médecine de Strasbourg*, où il ne s'est d'ailleurs trouvé personne pour les réduire à leur juste valeur, c'est-à-dire à néant. Espérons que, dans l'avenir, si de pareilles prétentions se reproduisent, la Société de médecine de Strasbourg, où l'on

7

doit aimer la justice, trouvera parmi ses membres au moins un confrère assez équitable pour réclamer en faveur du principe de morale : *suum cuique*.

Durée des applications hydrothérapiques. — Il est facile de fixer approximativement quelle doit être la durée d'une application hydrothérapique ; il est impossible de la fixer d'une manière absolue, car cela dépend des dispositions morbides et physiologiques du sujet soumis à l'application. Tout ce qu'il est permis de dire de général, c'est que l'application doit être faite de façon à ce que la première impression et action que produit l'eau froide, impression d'atténuation, de constriction, si l'on peut ainsi dire du système nerveux et de ses forces, action de refoulement du sang vers les organes intérieurs par la contraction des capillaires cutanées, que cette impression et cette action soient remplacées le plus facilement possible par l'impression et l'action contraires, c'est-à-dire par un sentiment d'expansion, de douce chaleur à la peau, de force, de bien-être ; le temps nécessaire pour que ce double mouvement s'opère est variable suivant les sujets, suivant la maladie dont ils sont atteints, et suivant l'état de faiblesse où elle les a jetés ; en général, ce temps est d'autant plus court que le malade est plus faible ; il ne varie guère davantage qu'entre deux ou trois secondes et quatre ou cinq minutes ; pour saisir le moment favorable, le médecin doit se servir de sa sagacité et observer attentivement son malade. Si nous avons repoussé ailleurs l'usage du thermomètre, l'immersion des mains dans l'eau de telle ou telle température, ce n'est pas, qu'on en soit bien convaincu, que nous soyons en principe opposé à tout ce qui peut apporter plus de précision dans notre science, encore plongée, malheureusement, dans le vague et les à peu près, sur tant de points importants ; seulement, ce que nous voulons avant tout, c'est d'exclure de la pathologie et surtout de la clinique le charlatanisme de la précision, car cette précision, appliquée à des choses qui n'en sont pas susceptibles est un charlatanisme qui ne vaut pas mieux que tous les autres. Ainsi, il est bien entendu que pour limiter la durée d'une application hydrothérapique, le médecin ne doit compter que sur son coup d'œil, sur son habitude de la méthode, sur les changements d'aspect que peut présenter la peau, surtout sur l'état de la respiration du malade. Fleury, qui avait précisément le charlatanisme de la précision, mais qui n'en avait que cela, reconnaît lui-même que le médecin n'a d'autre guide que ceux que nous venons d'énumérer : il a d'ailleurs posé à ce sujet un excellent précepte dont nous ne voulons pas lui enlever le mérite et que l'hydrothérapeute ne doit jamais perdre de vue : « *Une douche trop courte n'a jamais d'inconvénients ; une douche trop longue est toujours dangereuse.* » Les raisons de cet aphorisme se devinent sans peine : une douche trop courte ne peut avoir que le très faible inconvénient de rendre une réaction trop facile, par conséquent trop peu énergique, et, par suite, moins efficace qu'une réaction plus intense ; une douche trop longue peut rendre la réaction difficile, même impossible, dans certains cas, et, alors, on doit toujours craindre quelque congestion interne plus ou moins dangereuse, mortelle même, comme nous en avons cité des exemples. A cet égard, le médecin hydrothérapeute doit être plus en garde qu'on ne pourrait le supposer, au premier abord, et pour deux motifs.

Les malades qui ne se placent souvent sous la douche qu'avec appréhension, une fois qu'ils y sont demandent parfois à y rester et même insistent pour qu'on les y laisse un certain temps ; ils sont guidés en cela, tantôt parce qu'ils pensent que plus une douche est longue, plus elle est efficace, tantôt, mus par un motif moins scientifique, ils trouvent qu'une douche de quelques secondes est bien chèrement rémunérée par le prix qu'on leur demande dans les établissements hydrothérapiques dirigés par des médecins, et ils veulent prolonger l'application, afin *d'en avoir pour leur argent*. C'est là le danger de l'hydrothérapie des établissements de bains où les malades se font eux-mêmes à leur gré les applications hydrothérapiques ; ce serait aussi le danger des véritables établissements scientifiques qui laisseraient le soin de ces applications à des garçons de douche ou à des femmes, quelque bonnes instructions qu'ils aient reçues ; un garçon ou une femme de douches ne peut guère résister aux impérieuses exigences des malades. Cette raison seule justifierait l'intervention directe du médecin, toutes les fois qu'elle est possible.

Nous venons de parler dans ce qui précède de l'application des douches générales et de la piscine ; les douches spéciales peuvent avoir d'autres règles dont nous traiterons en parlant de chaque douche en particulier.

Etendue des applications hydrothérapiques. — Suivant que les applications se font sur toute la surface du corps ou sur quelqu'une de ses parties, on leur donne tout naturellement le nom d'applications générales et d'applications locales; nous disons *applications* et non *douches* comme on a le tort de le faire généralement, car l'immersion dans la piscine est une application générale, mais n'est pas une douche. Nous étudierons successivement ces deux catégories d'applications.

Applications générales. — Piscine. — La piscine hydrothérapique est un réservoir, un bassin, une cuve, comme on voudra, destinée aux immersions. Ce n'est pas sans motifs que nous parlons de piscine hydrothérapique, parce qu'à propos d'hydrothérapie, certains baigneurs qui se donnent pour hydrothérapeutes débitent les plus incroyables hâbleries ou commettent les plus grossières bévues ; ils parlent de natation, de courants, de rivières, voire de reproduction de vagues de la mer, tout cela dans une excavation de quelques mètres de surface, et dans une eau où, d'après les principes les mieux établis de l'hydrothérapie, on doit rester de quelques secondes à quelques minutes, deux, trois, cinq au plus ! Il est vrai que les baigneurs dont il s'agit semblent surtout préoccupés de justifier leurs titres de balnéologues ; mais alors, pourquoi prétendre à la pratique de l'hydrothérapie ? La vérité est que les immersions sont soumises, sous le rapport de la durée, aux mêmes règles que les autres applications hydrothérapiques générales, et que toutes ces conditions à réaliser par les piscines de pouvoir être remplies à volonté d'eau chaude, d'eau tiède et d'eau froide, d'être transformées en rivières, etc., tout cela ne serait que des erreurs hydrothérapiques si ce n'était des hâbleries charlatanesques. Qu'une piscine soit disposée de telle façon qu'elle permette à tous les malades une immersion facile, et que l'eau puisse y être à la température précédemment indiquée, et facilement et promptement renouvelée, c'est tout ce qu'on doit exiger d'elle ; ce sont les conditions que nous avons réalisées dans celle de notre établissement, ainsi que nous allons le montrer dans un instant.

Du drap mouillé. — Cette application hydrothérapique consiste à appliquer sur le corps un drap plus ou moins imbibé d'eau. On doit distinguer l'application suivant que le drap est en pleine imbibition, ou préalablement tordu.

Dans les deux cas, on pose le drap de façon à ce qu'il couvre la tête du malade et le corps tout entier.

Mais, quand le drap est aussi imbibé que possible, le malade le saisit en avant et se frictionne avec, aussi énergiquement que possible, la partie antérieure du corps, tandis qu'un baigneur exerce les mêmes frictions sur la partie postérieure avec le drap qu'il a aussi saisi. Ces frictions et la chaleur du corps échauffent le drap dans l'espace de deux à cinq minutes ; on l'enlève alors, et on le remplace par un autre drap sec en grosse toile avec lequel on exerce encore des frictions jusqu'à ce qu'une réaction soit bien établie. Lorsque le temps est froid ou l'atmosphère humide, on remplace le drap sec, par une couverture de laine ou une étoffe de flanelle, pour pratiquer les frictions. — Le drap mouillé ainsi appliqué est excitant et assez puissamment révulsif.

Quand on veut obtenir des effets sédatifs, on applique d'abord un drap tordu qu'on enlève presque aussitôt et qu'on remplace par un drap sec sans pratiquer de frictions ; on recommence, ensuite, les deux mêmes opérations jusqu'à ce que la température du corps soit notablement abaissée et la fréquence du pouls diminuée. On peut continuer ainsi ces substitutions pendant deux heures à deux heures et demie. Il y a même des hydropathes qui disent les avoir continuées pendant une demi-journée ; mais nous ne les avons jamais poussées aussi loin.

Chez les personnes sujettes aux congestions encéphaliques ou chez lesquelles on peut craindre cet accident, il faut éviter de couvrir la tête avec le drap, et il faut laisser circuler l'air autour d'elle ; on se contente, dans ces cas, d'humecter la tête avant de jeter le drap sur les épaules.

Sans vouloir poser ici, dès à présent, toutes les indications particulières de ces deux applications, indications qui ressortiront de nos observations cliniques, nous pouvons dire que la première s'emploie spécialement dans les névroses, les rhumatismes, les affections intestinales chroniques et les maladies chroniques en général, etc., et la seconde, dans les maladies inflammatoires aiguës, les fièvres continues, et que, dans ces diverses applications, notamment, dans le traitement de la fièvre typhoïde, elle donne d'excellents résultats.

Des compresses. — Nous n'avons pas besoin de décrire des compresses ; il nous suffira de dire qu'on les applique comme le drap mouillé tordu, mais seulement sur des régions limitées ; on les fait, par conséquent, plus ou moins étendues pour couvrir la région malade ou même un peu plus ; on les renouvelle souvent si l'on veut obtenir des effets sédatifs, et on les laisse plus ou moins longtemps en place, sans les renouveler, quand on a en vue une action révulsive ou stimulante ; il faut être averti que dans ces derniers cas, — les compresses étant alors appliquées pendant plusieurs jours, renouvelées seulement quand elles sont sèches, — il se manifeste assez souvent sous elles des éruptions que Priessnitz et même notre excellent maître Baldou considéraient comme un moyen d'expulsion du principe morbide, mais qui ne sont sans doute qu'un simple moyen de révulsion.

Quoi qu'il en soit, elles nous ont rendu et nous rendent encore les plus grands services dans le traitement de la dyspepsie, des vieilles douleurs chroniques lombaires et autres, dans les eczémas locaux, dans les engorgements du cou, etc. C'est à l'aide des compresses que nous avons pu débarrasser de douleurs très anciennes et gênantes, qui avaient résisté à de longs et nombreux traitements, y compris des cures thermales, le fils d'un ancien ministre à qui elles avaient rendu le travail impossible.

Dans les cas de dyspepsie, nous appliquons ces compresses sur le creux de l'estomac, surtout avant les repas, et nous les laissons en place, pendant.

De la ceinture hydrothérapique. — Cette ceinture à laquelle des hydropathes poétiques ont aussi donné le nom de *ceinture de Neptune*, s'emploie surtout dans les maladies des organes abdominaux; nous en retirons les meilleurs effets dans les constipations opiniâtres. Voici la construction à laquelle nous nous sommes arrêté pour en rendre l'emploi facile. Nous composons une sorte de plaque, formée de plusieurs doubles de toile, solidarisés par quelques lignes de couture qui se croisent, pour empêcher qu'elles ne se dérangent dans les mouvements; cette plaque doit avoir à peu près la même étendue que la partie antérieure de l'abdomen (en moyenne 30 centimètres de large, sur 25 à 28 de haut); elle offre à son bord supérieur deux ou trois boutons qui s'adaptent à une ceinture en toile de la largeur de 25 à 30 centimètres, faisant le tour du corps au niveau de l'abdomen, et fixant ainsi la plaque mouillée, de plusieurs doubles de toile; cette plaque est, en outre, entourée d'un mince tafetas gommé, afin qu'elle ne puisse pas mouiller la chemise et après elle les vêtements; ce tafetas empêche, en outre, le dessèchement de la plaque et rend la nécessité de son remplacement plus rare; ce remplacement est d'ailleurs très facile, grâce à la mobilité de la plaque, qui ne tient à la ceinture que par des boutons.

ART. 3. — DES APPAREILS QUI SERVENT AUX APPLICATIONS HYDROTHÉRAPIQUES ET DES ÉTABLISSEMENTS D'HYDROTHÉRAPIE.

Etablissements d'hydrothérapie. — Les sommités médicales de Vienne et même d'ailleurs, qui avaient commencé par nier les succès de Priessnitz, obligées plus tard de les reconnaître, s'étaient imaginé, comme on l'a vu, dans notre historique, de les attribuer à des médicaments que l'ingénieux paysan aurait subrepticement introduits dans l'eau qu'il donnait en boisson à ses malades; forcées de renoncer à cette explication par les analyses chimiques officiellement exécutées sous la surveillance de l'autorité, elles se rejetèrent sur l'influence de l'air pur des montagnes de Silésie et ne craignirent pas de prédire que l'hydrothérapie n'aurait plus les mêmes succès, pratiquée dans des conditions climatériques moins favorables. Sans partager, bien entendu, les opinions intéressées des académiciens des bords du Danube, Fleury s'en appropriait cependant une partie, quand il écrivait: « Il faut à l'hydrothérapie le concours d'un air salubre, pur, vif, sec, incessamment renouvelé par les vents; tel, en un mot, qu'on le rencontre sur les montagnes ou dans certaines localités, — vallées ou plaines, — vastes, bien aérées, à sol perméable aux eaux, à végétation abondante et robuste.

« Les établissements placés dans le sein ou très près des grandes villes seront toujours inférieurs à ceux qui s'élèvent au milieu d'une campagne bien choisie. »

Pour apprécier, une fois de plus, — et non pas la dernière, — combien le consciencieux rationaliste était fidèle à ses principes, il faut ajouter à ce qu'on vient de lire, que des deux derniers établissements qu'il a fondés, — car il avait la manie des fondations, — l'un était situé dans une campagne, fort belle il est vrai, mais dont le sol argileux était *absolument imperméable à l'eau*, à tel point que c'est avec les eaux pluviales recueillies dans des mares qu'il alimentait l'établissement, et l'autre était un établissement urbain !

Est-ce à dire que les principes qu'il avait posés dans les passages que nous venons de lui emprunter ne soient pas justes? nous sommes bien loin de le prétendre. Les lois de l'hygiène ne sont point chimériques, et nous avons la conviction profonde que l'influence des conditions climatériques où se trouvait Priessnitz, a été pour beaucoup dans les admirables cures qu'il a opérées ; mais ce qui pour nous est certain aussi, c'est que la plus grande, la beaucoup plus grande part dans ces cures appartient aux applications hydrothérapiques ; et, cela étant, ces cures peuvent se renouveler dans les établissements urbains, quand ces établissements sont d'ailleurs dans une situation que l'hygiène démontre être la plus favorable possible : c'est-à-dire sur un point élevé, sur un sol perméable, et particulièrement sur un terrain calcaire, par conséquent sec, presque constamment balayé par des vents qui ne passent pas sur la cité, mais, au contraire, sur des localités abondamment boisées ; dont les habitations ne sont pas accumulées les unes sur les autres, mais distancées de façon à permettre une très facile circulation de l'air ; c'est, précisément, dans cette situation, réunissant toutes les conditions d'une excellente hygiène, que nous avons placé notre établissement. Décrivons-en maintenant les installations intérieures.

La salle de douches. — La salle de douches est le champ de bataille de l'hydrothérapeute ; c'est là que sont réunies presque toutes ses armes. La figure suivante (fig. 1) représente celle de notre établissement. En procédant de gauche à droite, voici ce que nous y trouvons :

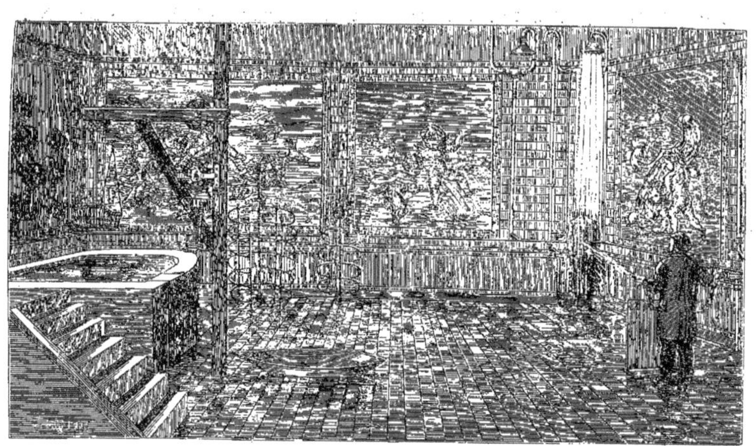

Fig. 1.

D'abord la piscine, longue de 2 mètres, large, de 1 et demi, et profonde de 1 mètre et demi aussi. Elle peut être facilement vidée et remplie, de façon à ce qu'en été surtout, l'eau y arrive à la température froide du réservoir souterrain où on la conserve. Dans certains établissements de bains, on a donné à la piscine des dimensions beaucoup plus étendues, de façon à ce qu'on pût s'y livrer, dit-on, à l'exercice de la natation. Nous n'avons pas à répéter ici que la piscine n'est destinée qu'aux immersions, parce que les immersions appartiennent seules à l'hydrothérapie ; le reste est de la balnéologie que les hydrothérapeutes doivent laisser aux baigneurs. Sans doute, quand les malades sont libres dans leurs mouvements, ils doivent s'agiter dans la piscine pendant les quelques secondes ou tout au plus faire même quelques brassées pendant les deux ou trois minutes au plus qu'ils doivent y rester; mais de ces mouvements à la véritable natation il y a un monde, car ce dernier exercice suppose un séjour dans la piscine, qui serait toujours dangereux, à moins que l'eau ne soit chaude, et, nous ne saurions trop le répéter, l'emploi de l'eau chaude doit être proscrit de la véritable hydrothérapie.

Au-devant de la piscine, on voit des marches que les malades montent pour se plonger dans l'eau, car la piscine est en élévation du sol. Quand la surface de l'eau est au niveau du sol, on est obligé de faire les marches en dedans de la piscine, ce qui a le petit inconvénient d'empêcher le malade de se plonger brusquement dans l'eau comme il doit le faire, dans toute bonne immersion. Pour se servir de cet escalier comme de celui de l'intérieur de la piscine, quand l'eau de celle-ci est au niveau du sol, il faut naturellement que le malade puisse marcher; si les mouvements lui sont impossibles, les immersions sont pour lui très difficiles; il faut que des infirmiers le plongent dans l'eau et l'en retirent, soit à l'aide d'un drap en forme de hamac, soit autrement; mais, de toute façon la manœuvre est pénible et difficultueuse pour celui qui la subit comme pour ceux qui l'opèrent; afin de parer à ces inconvénients, nous avons fait disposer au-dessus de

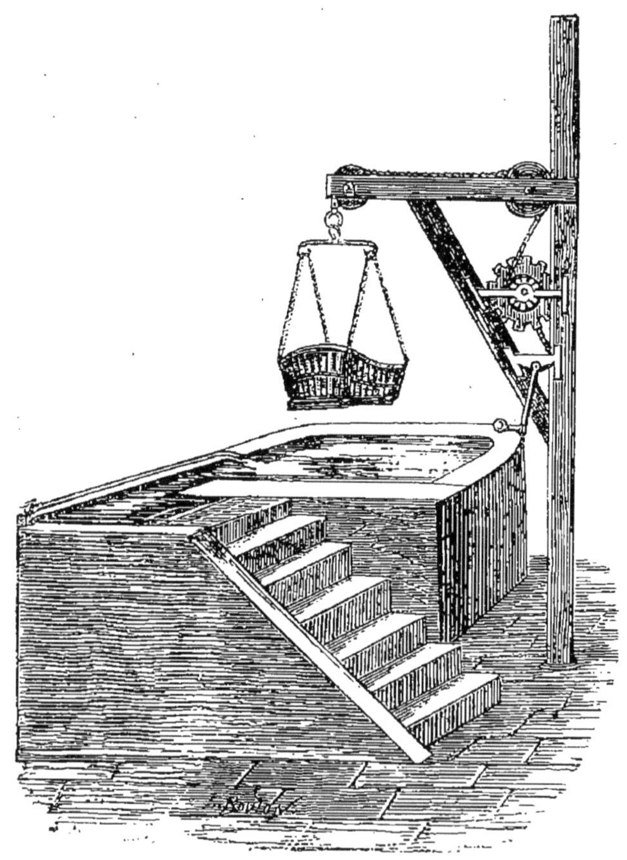

Fig. 2.

notre piscine (fig. 2) une sorte de nacelle qu'on monte et qu'on descend à l'aide d'un treuil annexé à une potence; on voit, d'un seul coup d'œil, la nacelle, la potence et le treuil au-dessus et à droite de la piscine. Cet appareil auxiliaire rend seul faciles, et par conséquent pratiques, les immersions, dont il est presque impossible de régler la durée sans son concours, et même d'en faire une très bonne application. Nous considérons donc cet auxiliaire comme indispensable.

Immédiatement à droite du poteau qui forme la pièce principale de la potence, et au fond, se voit le grand bain de cercle, formé de six grands cercles percés d'une infinité de petits trous, et en haut de la colonne creuse qui les alimente, une pomme d'arrosoir qui permet d'ajouter à volonté à la pluie horizontale des cercles une douche en pluie descendante.

A droite du grand bain de cercle, on en voit un plus petit, mais plus puissant, par cela même qu'il y a moins d'issues à l'eau et que la force de projection de celle-ci y est, par suite, moins divisée. Le petit bain de cercle ne comprend que quatre cercles moins développés que ceux du grand: deux correspondant aux jambes, un aux cuisses et un au bassin; un cinquième, plus court que les autres, correspond au cou d'un homme d'une taille moyenne; et, enfin, entre ce petit tiers de cercle et le plus élevé des quatre autres, est placée une pomme d'arrosoir que j'appelle stomacale qui lance une douche en pluie horizontale à la hauteur de l'épigastre d'un homme de taille ordinaire, plutôt plus bas que plus haut, car on peut toujours se baisser un peu pour se placer au niveau voulu, tandis qu'il serait plus difficile de s'élever. Il est bien entendu que tous les organes dont se compose l'appareil peuvent fonctionner ensemble ou séparément, à la volonté de l'opérateur. Cette indépendance d'action est souvent utilisée, comme on le verra dans les observations particulières : c'est ainsi qu'on applique la douche de l'un, des deux ou des trois cercles inférieurs, pour appeler ou rappeler l'écoulement menstruel; c'est, pour atteindre ce but, un moyen d'une grande puissance.

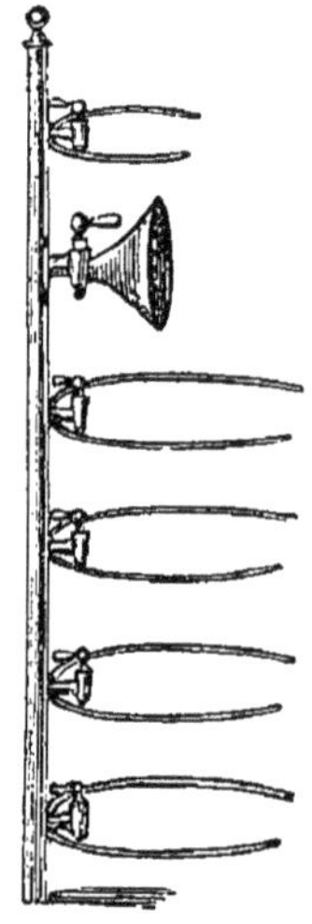

Fig. 3.

La figure 3 ci-contre, qui représente l'appareil en profil, en fera bien comprendre le mécanisme. Nous devons faire remarquer qu'à la place de la pomme d'arrosoir placée entre les deux cercles supérieurs on peut visser un cinquième cercle qui douche la poitrine ; l'action de ce cercle a une action révulsive puissante, notamment pour arrêter les métrorrhargies.

Au-devant des deux bains de cercles, — (ou plutôt des deux douches en cercles, car c'est bien mal à propos qu'on donne à ces douches le nom de bains), — et sur le premier plan, on voit comme une vaste cuvette très évasée qu'on désigne sous le nom de tob, et dans laquelle le malade peut s'asseoir pour recevoir des tiolons ou affusions, notamment les affusions d'eau dégourdie que nous administrons quelquefois aux malades trop pusillanimes et à ceux à qui ces applications préparatoires sont prescrites sur les consultations de quelques confrères dont nous respectons les opinions, ainsi que nous l'avons dit, alors même que nous ne les partageons pas.

Retournant au fond de la salle (fig. 1) et allant toujours de gauhe à droite, nous trouvons, située non loin du plafond, une première pomme d'arrosoir qui donne la douche en pluie verticale, et, plus à droite encore, une seconde pomme d'arrosoir qui donne aussi une douche en pluie de même direction, mais dont les trous sont d'un diamètre différent ; la dernière est représentée fonctionnant, et un malade est placé au-dessous pour la recevoir, sans caleçon, nous n'avons pas besoin de le dire, car nous ne voyons nullement l'utilité de mettre des caleçons à nos malades, comme certain baigneur hydropathe.

Entre ces deux douches en pluie, on voit un autre tuyau terminé par un embout droit ; c'est la douche en colonne ou jet vertical.

Quel doit être le calibre de ce jet ? On trouve sur cette question dans Schedel un renseignement qui nous a étrangement surpris : « Les douches à Gaerfenberg, dit-il, ont environ 18 pieds de chute, et leur grosseur varie d'un demi-pouce jusqu'à *quatre pouces* de diamètre.

Quoique Schedel ne dise pas avoir vu la douche, sa véracité est telle qu'il n'est guère possible de suspecter ce qu'il écrit, et cependant nous avouons que son renseignement nous confond. Une douche de 18 pieds, soit sensiblement 6 mètres, n'est sans doute pas bien considérable, et nous la trouvons même insuffisante dans bien des cas ; cependant, si l'on veut bien réfléchir ce qu'est une colonne de *quatre pouces* de diamètre, c'est-à-dire de tout près de 11 centimètres (exactement, 10 centimètres 83) tombant de 6 mètres de haut, on reconnaîtra qu'il y a dans un pareil choc presque de quoi assommer un bœuf. Il est vrai que Schedel ajoute « que l'eau y tombe » — (y tombe, où) — « un peu obliquement, et que presque jamais on ne la reçoit sur la tête ; » mais nous pensons que, même, avec ce correctif, une telle douche serait moins une application hydrothérapique qu'un assommoir, et pour dire toute notre pensée, comme l'honnête mais un peu naïf Schedel ne dit pas avoir vu appliquer cette douche de 11 centimètres de diamètre, nous doutons franchement qu'elle l'ait jamais été. Il n'est pas impossible que le rusé Priessnitz n'eût établi cette douche que pour frapper l'attention des visiteurs ou même des malades : on sait que l'ingénieux paysan ne dédaignait pas un brin de charlatanisme. Non seulement nous ne croyons pas que cette douche en colonne de 11 centimètres ait jamais été appliquée, mais nous sommes fort disposé à croire qu'il en est de même de celle de *cinq* centimètres de diamètre qu'annonce dans son livre le baigneur-hydropathe. Il a bien soin d'annoncer aussi que « l'action de cette douche est des plus puissantes sur *toute l'étendue* de l'économie (*sic*), et qu'on ne l'emploie que lorsqu'on a besoin d'une *forte percussion* ; » mais nous croyons, nous, qu'on ne l'emploie que lorsqu'on veut assommer ses malades, et, comme nous ne supposons pas que même un baigneur puisse avoir d'aussi criminels desseins, nous croyons qu'on ne l'emploie pas, et qu'elle figure parmi les appareils hydrothérapiques comme figurent dans la piscine du même auteur les prétendues vagues de la mer, pour jeter de la poudre aux yeux des badauds. Fleury fixe le diamètre de la douche verticale en colonne à deux centimètres et demi ; ce diamètre serait encore beaucoup trop considérable si le réservoir qui l'alimente était, comme le prescrit le rationaliste, à *quinze* mètres d'élévation ; tout au plus pouvait-il être convenable pour un réservoir de *quatre* mètres de haut, comme était celui de Bellevue, qui, dans les publications de Fleury, était censé avoir *quinze* mètres ; quant à nous, l'expérience nous a démontré qu'un diamètre de un centimètre à un centimètre et demi est celui qui convient le mieux pour une chute de 11 à 12 mètres, qui est celle de nos douches.

A cette hauteur, la douche en colonne verticale produit encore une action si puissante sur « toute *l'étendue de l'économie*, » pour parler comme notre élégant physiologiste-baigneur, que nous nous gardons bien de jamais l'appliquer sur la tête, — où il ne peut être utile de produire une « forte percussion, » — et que nous ne saurions trop recommander à nos confrères de s'en abstenir également. La douche en colonne est d'ailleurs d'un usage peu fréquent ; nous ne l'appliquons guère que dans les cas de lumbagos chroniques, anciens, rebelles, dans les vieilles douleurs rhumatismales des épaules, dans les fausses ankyloses, dans quelques hémorrhagies tenaces, dans quelques cas très rares d'anémie, dans la phtisie. La douche en jet mobile peut presque toujours la remplacer avec avantage, car, avec elle, le médecin frappe le point précis qu'il veut, et c'est là une des conditions pour produire l'effet désiré.

L'arme par excellence de l'hydrothérapeute est, en effet, la douche mobile soit en jet plein, soit en arrosoir ou en jet brisé avec le pouce qu'on met sur la lumière du conduit par où l'eau s'échappe. On peut donner ainsi à la douche mobile toutes les formes utiles, comme nous le dirons un peu plus loin. On voit, dans la figure, cette douche mise en action sur le sujet qui reçoit en même temps la douche verticale en pluie. On remarquera que le médecin qui applique la douche est placé de plain-pied dans la salle de douches, au même niveau que le sujet douché. Quelques brèves remarques à ce sujet.

Fleury, qui aimait un peu trop l'appareil théâtral, conseille au médecin de se placer sur une estrade haute de trois, quatre, ou même cinq marches, pour administrer les douches mobiles. Cette estrade ressemble assez à une tribune ou à une chaire, et celui qui l'occupe peut avoir plus ou moins l'air d'un professeur ; si c'est un avantage, c'est le seul. Cette position élevée au-dessus du malade a un inconvénient : c'est de rendre très difficile l'horizontalité du jet liquide, horizontalité assez souvent nécessaire, quand il faut que l'eau frappe perpendiculairement, par conséquent avec force, la partie douchée ; quand cette partie surtout est située plus ou moins inférieurement, il est impossible de la frapper autrement que d'une manière très oblique. De plus, si le malade se trouvait plus ou moins indisposé, le médecin ne peut lui apporter un secours immédiat, car l'entrée de la tribune n'est pas toujours dans la salle des douches. Le seul et bien léger avantage que présente la disposition conseillée par Fleury, — et c'était, disait-il, le seul motif qui la lui avait fait adopter, — c'est qu'elle met le médecin à l'abri des éclaboussures de l'eau ; mais le médecin obtient cet avantage très mince, en plaçant entre lui et le malade un écran mobile qu'on voit dans la gravure représentant notre salle de douches, placé au-devant du médecin qui applique la douche en jet et horizontalement. Nous représentons, ici, isolément (fig. 4), cet écran mobile ; il a même le léger avantage de permettre au médecin de se placer à la distance qu'il veut du malade et dans la direction qu'il juge la plus favorable. Il est à peine utile de dire que les plagiaires de Fleury ont aussi voulu se donner des airs de professeurs, en adoptant la chaire, et tout aussi inutile d'ajouter que ce n'est pas une raison pour nous de suivre leur exemple. Sur le bord supérieur de l'écran, on voit les deux extrémités des douches mobiles, chaude et froide.

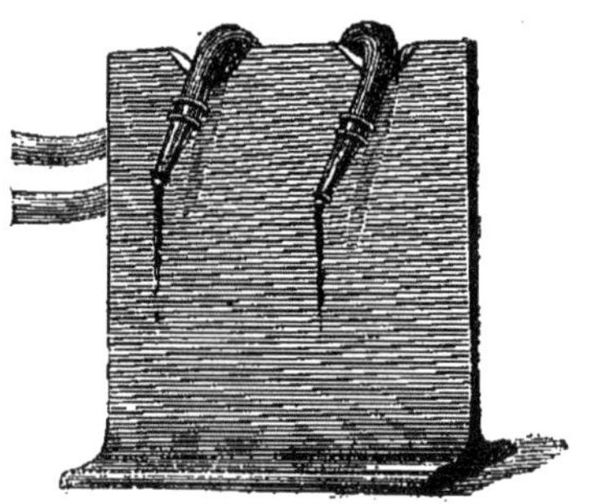

Fig. 4.

A droite du médecin, toujours sur la figure 1, représentant notre salle de douches, se voient, scellés dans le mur, deux conduits métalliques de quatre à cinq centimètres de diamètre, dont l'un correspond avec le réservoir d'eau froide, placé comme nous l'avons dit, à douze mètres d'élévation, et l'autre à un réservoir d'eau chaude, de même élévation. Ces deux tuyaux communiquent l'un avec l'autre à l'aide d'un troisième tuyau dont il suffit d'ouvrir le robinet plus ou moins largement pour que l'eau chaude entre plus ou moins abondamment dans la colonne d'eau froide et lui donne la température que le médecin désire. Ce petit tuyau de communication ne se voit pas bien sur la figure d'ensemble de la salle de douches, mais on le voit parfaitement sur la figure 5, ci-jointe.

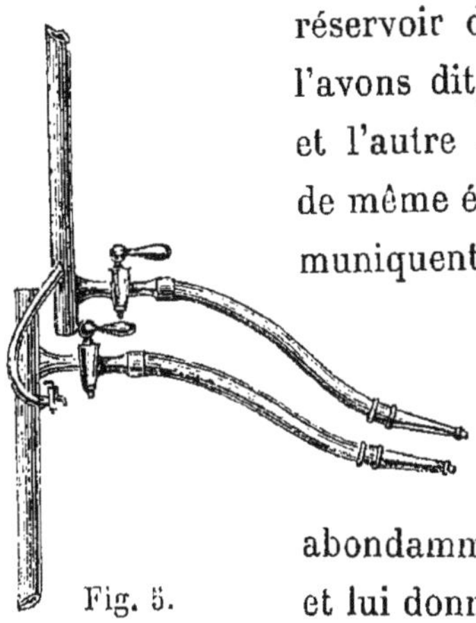

Fig. 5.

Les figures 6 et 7 représentent les embouts des douches en arrosoir. Dans la pomme représentée par la figure 6, les trous de l'arrosoir sont très petits, de moins d'un millimètre de diamètre ; dans la pomme représentée par la figure 7, au contraire, les trous sont plus larges, de un à deux millimètres de diamètre ; cet arrosoir frappe la peau avec beaucoup plus de force que le premier. La plaque métallique, ou écran, dans laquelle les trous sont percés doit être parfaitement plane pour que les jets d'eau de chaque trou arrivent en faisceau parallèle sur

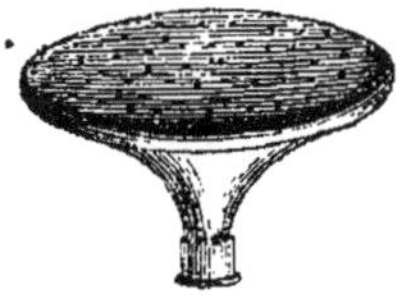

Fig. 6.

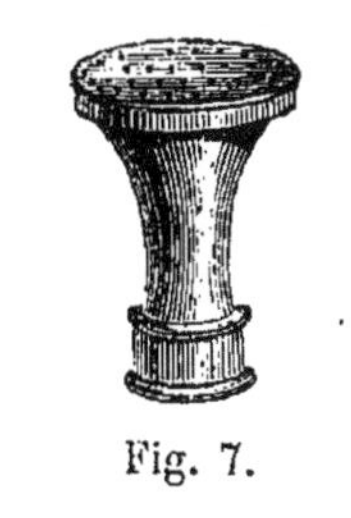

Fig. 7.

la surface douchée ; si cette plaque était tant soit peu convexe, les jets arriveraient sur la peau, divergents comme ceux d'une pomme d'arrosoir de jardin, et ce qui est un avantage pour l'horticulteur serait un grave inconvénient pour l'hydrothérapeute, qui ne pourrait frapper les points qu'il vise sans frapper tous les points environnants.

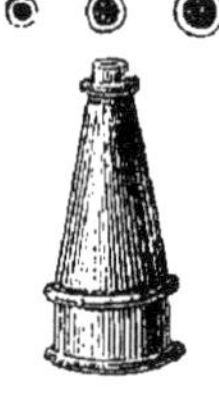
Fig. 8.

La figure 8 représente un embout ou ajutage de la douche en jet, comme les figures 6 et 7 représentent des ajutages de la douche mobile en arrosoir. Les petits trous qui sont au-dessus du dessin indiquent les divers calibres des ajutages : le plus gros a un centimètre et demi de diamètre, le moyen, un centimètre, et le plus petit, un demi-centimètre.

Quelques hydrothérapeutes ont ajouté à ces embouts ronds d'autres accessoires qui permettent de diviser la veine d'eau en lames de diverses formes auxquelles Fleury a donné le nom de douche en éventail, etc. Ces ajutages n'ont d'autre effet que de compliquer l'appareil instrumental de l'hydrothérapie ; on remplace avantageusement ces organes inutiles avec le doigt appuyé de diverses façons sur la lumière de l'ajutage, et avec un peu d'habitude, on peut donner ainsi au jet d'eau toutes les formes qu'on désire. C'est ce que nous appelons la douche en jet brisé, les brisures pouvant avoir d'ailleurs diverses formes.

Les ajutages mis à la douche verticale en colonne pour lui donner une forme à lame circulaire, simple ou double, ne sont pas moins inutiles que les précédents pour la douche mobile ; il n'y a jamais de motif réel pour faire tomber la douche verticale en lame circulaire plutôt qu'en pluie, et, si elle n'a pour but que d'affaiblir la percussion, celle-ci le remplit parfaitement, d'autant plus que, comme par la douche en pluie mobile, on a deux pommes dont les trous sont différents. Le luxe d'organes d'ajutage peut donc avoir quelque avantage de mise en scène, mais ses avantages thérapeutiques sont nuls.

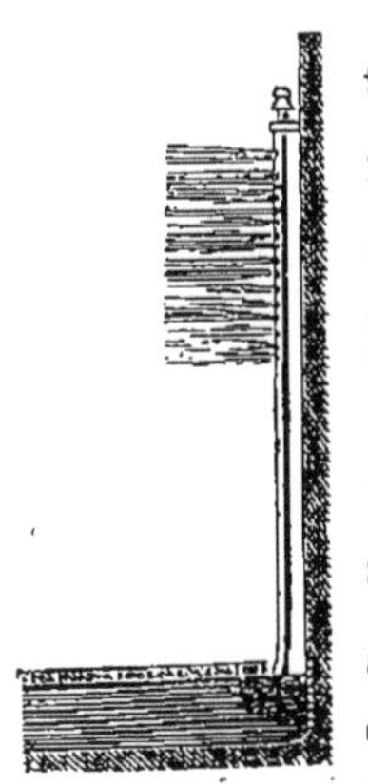
Fig. 9.

Un appareil qui a des avantages curatifs très réels, et même importants, est celui que nous représentons dans la figure 9 ; c'est une douche en fins jets paralèlles qui peuvent frapper perpendiculairement la colonne vertébrale dans sa région cervicale, dorsale ou lombaire, à volonté. Elle nous procure d'excellents résultats dans les affections de la moelle en général, et aussi dans les affections hypocondriaques rebelles, dans lesquelles, on le sait, les troubles cérébraux jouent toujours un si grand rôle, primitif ou consécutif.

Nous arrivons, maintenant aux appareils affectés au traitement des nombreuses maladies dont peuvent être atteints es organes situés dans le bassin ou à son alentour.

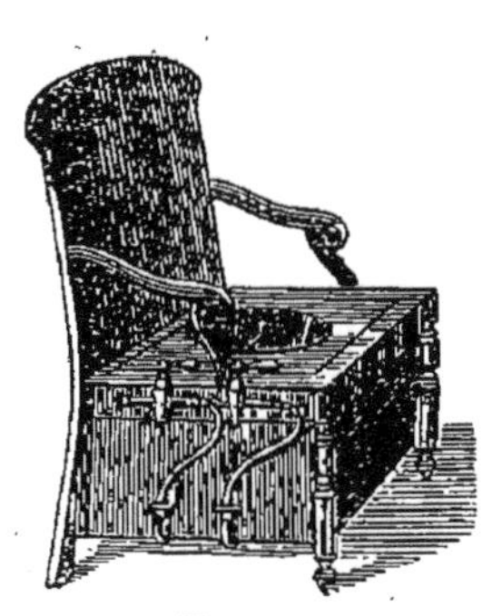
Fig. 10.

Le premier, que nous représente la figure 10, est le fauteuil à douche ascendante. Elle s'emploie principalement dans les constipations rebelles, surtout dans celle des hypocondriaques, souvent si opiniâtres.

La figure 11 est le bain de siège à douche vaginale, utérine, rectale et périnéale. Il offre aussi une douche en cercle à eau courante pour la partie inférieure du bassin et une douche en arrosoir pour les reins.

Les organes qui servent à l'administration de ces diverses douches se voient à première inspection de la figure.

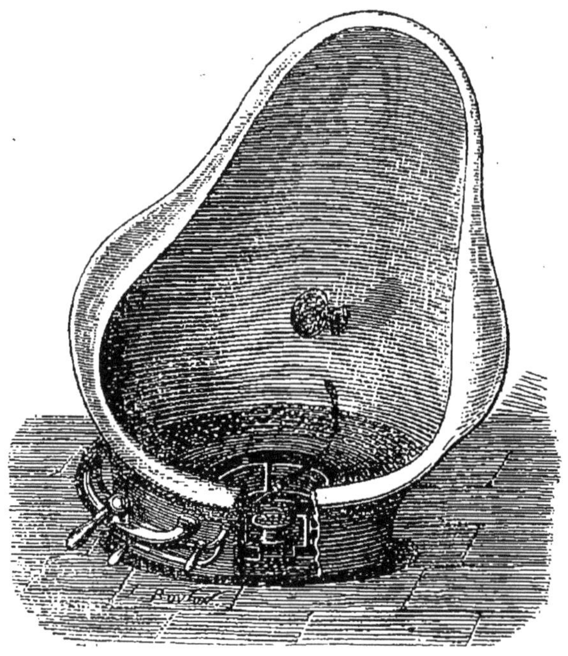

Fig. 11.

Au milieu et un peu en bas se voit un cercle ouvert en avant : c'est le siège où s'asseoit la malade.

Tout autour de l'appareil et en bas se voit un second cercle formé de petits trous : c'est le bain de cercle ou plutôt la douche dont tous les petits jets frappent la partie inférieure du siège.

Tout à fait en avant se voit une canule métallique sur laquelle est adaptée une canule en caoutchouc pour la douche vaginale.

Au centre de l'appareil et en bas se trouve indiquée la place de la douche rectale et périnéale.

Enfin, au milieu de la paroi postérieure de l'appareil est figurée la douche lombaire en pluie.

En dehors, sont figurés les conduits et les robinets qui permettent d'alimenter, à volonté, chacune des douches ou plusieurs à la fois, suivant les indications.

Le conduit de décharge pour l'écoulement des eaux se trouve au centre et en bas. Ce conduit est, naturellement, calculé de façon à permettre l'écoulement, même quand la plupart ou même tous les organes fonctionnent à eau courante.

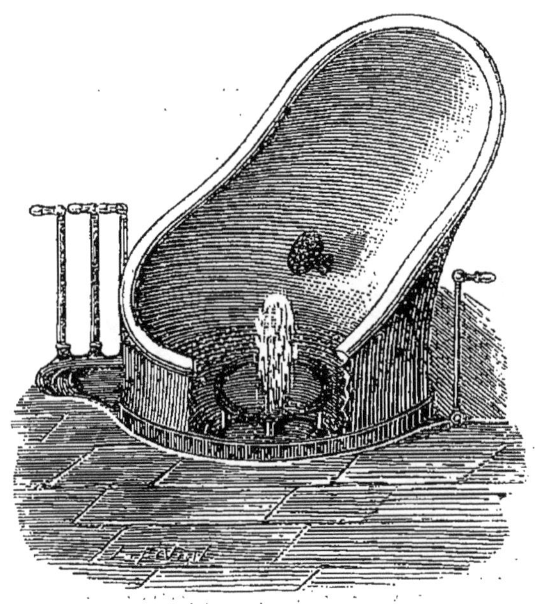

Fig. 12.

La figure 12 est, pour les hommes, la répétition de la figure 11 pour les femmes ; on comprend bien, en effet, que les bains de siège pouvant durer un grand nombre de minutes, on ne peut placer les appareils dans une salle commune aux deux sexes; il y a donc des appareils du côté des hommes et du côté des femmes.

Dans la figure 12, comme dans la précédente, on voit le petit cercle qui représente le siège où s'asseoit le malade, le grand cercle formé de petits trous qui forment la douche en cercles du bassin ; au centre et en bas, la douche périnéale qui est en action, et, enfin, en arrière et au milieu de l'appareil, la douche lombaire en pluie.

Sur les côtés se voient, à gauche, les clés qui servent à ouvrir ou à fermer les robinets d'alimentation de l'appareil, et à droite, celle du robinet de décharge.

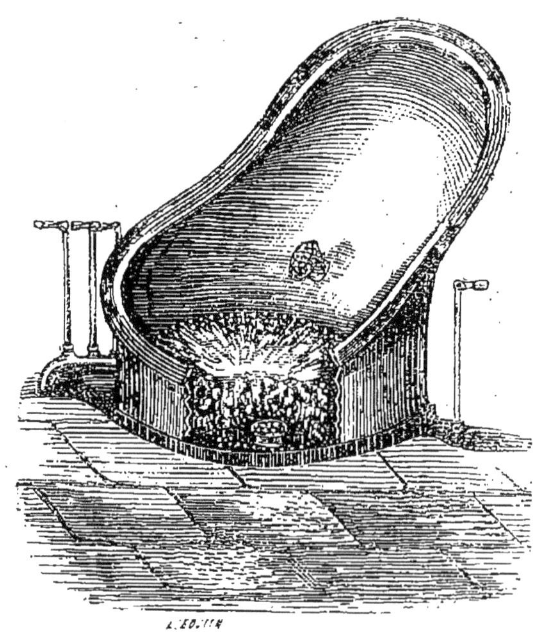

Fig. 13.

La figure 13 représente la douche de siège en action, à eau courante ; la douche est très puissante et, comme la figure en donne une idée, très abondante quand on donne une pleine ouverture au robinet d'alimentation.

Derrière la douche de siège se trouve toujours la douche du bassin en cercle, figurée par les petits trous habituels; et, enfin, au milieu et à la partie postérieure de l'appareil, la douche lombaire en pluie, comme dans les autres bains de siège.

Dans la quatorzième et dernière figure, on voit en action la douche en pluie lombaire.

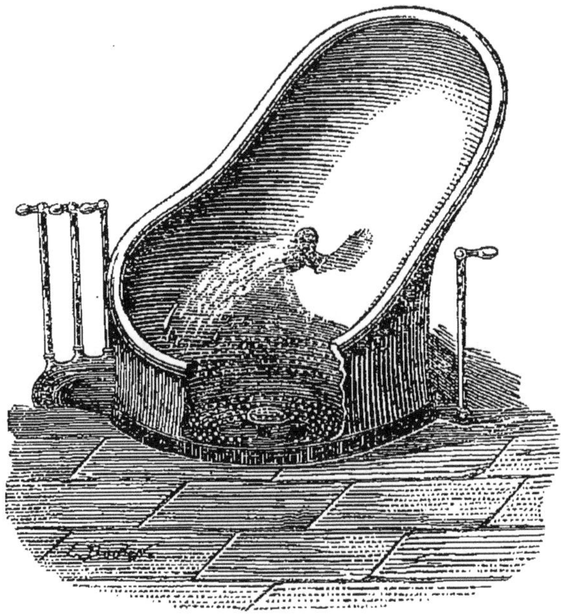

Fig. 14.

Au-dessous, se trouvent les petits trous du bain de cercle, du bassin, et, tout à fait en bas et au centre, l'orifice d'alimentation de la douche périnéale.

Le cercle de petits trous qui entourent cet orifice sert simplement à l'écoulement de l'eau qui se rend dans le tuyau de décharge.

De la pulvérisation de l'eau et des appareils pulvérisateurs. — Les bains d'eaux minérales ne peuvent naturellement être pris que là où l'eau minérale prescrite est en grande abondance, c'est-à-dire dans les stations mêmes d'eaux minérales. Mais tous les malades, pour des motifs divers, ne peuvent pas se rendre aux eaux. Pour rendre les bains minéraux possibles aux malades de cette catégorie, l'avocat Mathieu (de la Drôme) imagina, en 1859, un appareil qu'il désigna sous le nom d'*hydrofère*, et qui, par le moyen de la pulvérisation de l'eau, c'est-à-dire de sa réduction en véritable brouillard, permettait de donner un bain avec un ou deux litres, bain qui consistait à entourer le malade d'un brouillard minéral, dans une espèce d'armoire ou de guérite en verre. Nous n'avons pas à examiner ici jusqu'à quel point ce prétendu bain pouvait ou peut remplacer le bain ordinaire où le malade est plongé dans l'eau liquide (1); le bain à l'hydrofère pas plus que toutes les autres pulvérisations d'eau (inhalations diverses) n'appartient à la médication hydrothérapique, bien que Fleury et ses mauvais copistes les aient fait figurer dans leurs traités, uniquement sans doute pour en augmenter le poids (matériel). Nous ne ferons même pas une exception pour la *douche* filiforme, imaginée par notre regretté confrère, Sales-Girons, laquelle n'agit nullement comme douche, mais comme une sorte de scarification, quand elle est forte et prolongée, et comme rien, quand

(1) Nous disons *liquide*, sans vouloir prétendre, bien entendu, que l'eau *pulvérisée* par l'hydrofère ou tout autre pulvérisateur soit à l'état de gaz, pas plus que l'eau de nos brouillards, où l'eau est divisée en particules encore plus fines que dans la pulvérisation artificielle. Il faut laisser cette croyance inepte aux baigneurs d'Auteuil et autres lieux, qui *professent* (?) que l'eau est employée, en hydrothérapie, à l'état liquide, à l'état solide et à l'état gazeux!!!... *Risum teneatis*...

elle est faible ou courte. Nous donnons ces explications pour que le lecteur ne soit pas surpris de ne pas trouver ici des renseignements sur les diverses applications (en grande partie abandonnées aujourd'hui) de l'eau pulvérisée, et qu'il sache bien que nous ne faisons ici que de la véritable hydrothérapie.

---

§ II. DES MOYENS AUXILIAIRES DE L'HYDROTHÉRAPIE

Les applications hydrothérapiques n'ont d'action favorable qu'à la condition d'être faites dans des circonstances déterminées ; on a donné à ces circonstances le nom d'*auxiliaires* de l'hydrothérapie ; mais en réalité, elles font partie de la méthode au même titre que les applications d'eau froide elles-mêmes. On considère comme auxiliaires :

1° La chaleur,

2° La sudation,

3° L'exercice,

4° Le régime.

ART. 1er. — DE LA CHALEUR.

> La fièvre continue n'est pas autre chose qu'un paroxysme prolongé de fièvre intermittente. Dès lors les immersions froides sont le moyen le plus efficace qu'on puisse leur opposer.
>
> (GIANNINI, *Della natura della febre.*)

Sur l'auxiliaire chaleur, nous serons très bref, car nous avons bien peu de chose à ajouter à ce que nous avons dit à propos de la température de l'eau, dans les applications hydrothérapiques. « La devise de l'hydrothérapie rationnelle, disait l'inventeur de cette prétendue hydrothérapie, est EAU FROIDE,

AIR CHAUD, » et c'est lui qui souligne deux fois cette devise, pour en bien marquer l'importance. Mais, par cette devise obscure, et qui pourrait comprendre beaucoup de choses, il entend seulement que le local ou les locaux dans lesquels se tiennent les malades avant, pendant et après les applications hydrothérapiques, doivent être en tout temps à une douce température. « Ce n'est ni à Bellevue, ni à Schwalheim, ni à Mondorf, dit-il, que Valleix aurait entendu un malade déclarer que, pendant deux mois, il n'avait pu se réchauffer un seul instant. » Tout cela aboutit à cette règle, savoir que les cabinets de toilette, et les salles de douches de l'hydrothérapie *rationnelle* doivent être chauffées, pendant les saisons fraîches ou froides, à 16, 18 et 20 degrés centigrades. Nous nous expliquerons amplement à cet égard en traitant de l'état dans lequel doivent être les malades qui suivent le traitement hydrothérapique. Nous n'avons donc pas à y insister ici.

Il y a toutefois un mode d'application de la chaleur qui demande une étude spéciale, c'est celui qui fait l'objet de l'article qui va suivre.

ART. 2. — DE LA SUDATION.

La provocation des sueurs ou sudation précédant les applications hydrothérapiques, avait une telle importance pour Priessnitz, au début de sa pratique, que Scouttetten nous informe, dès les premières lignes de son étude officielle sur Graefenberg, que l'hydrothérapie consiste dans l'emploi méthodique de *l'eau froide*, du *régime* et des *sueurs*, mettant ainsi sur la même ligne chacun de ces trois moyens de la médication hydrothérapique. Cependant, quoique le troisième de ces moyens lui appartienne comme le premier, au moins considéré dans la généralisation de son emploi, Priessnitz n'en réduisit pas moins considérablement l'application, après quelques années d'exercice. Ainsi, Schedel, qui visita Graefenberg quelques années seulement après Scouttetten, nous apprend que « ce procédé, tant prôné et encore tant employé dans les établissements hydrothérapiques, paraît comparativement abandonné par son auteur à qui l'on reproche même son abandon. Actuellement, tel malade qu'autrefois il faisait transpirer deux fois par jour, est tout surpris de se voir défendre ce moyen, et, dans les cas où Priessnitz y a recours, c'est évidemment avec beaucoup moins d'exagération. Il se défend, il est vrai, du reproche qu'on lui adresse, en faisant observer qu'il avait jadis affaire à des paysans robustes, tandis que, maintenant les citadins affaiblis constituent la grande majorité de ses malades, et que même un grand nombre d'entre eux ne lui arrivent qu'après avoir été soumis à des transpirations pendant des mois entiers. Il est cependant plus probable que certaines conséquences fâcheuses bien avérées l'auront rendu plus circonspect; car jamais *aux* malades qui lui arrivent d'autres établissements, jamais il ne *leur* adresse » (*leur* est de trop mais passons cette faute au bon Schedel, qui était resté un peu allemand) « de question sur ce qui a été fait antérieurement. Toutefois, si sa remarque est fondée, et elle doit l'être en partie, il est évident que ses imitateurs empressés n'ont pas eu le bon sens de réfléchir à la distinction très pratique qu'il établit entre les paysans sur lesquels il a débuté et les citadins qui se placent maintenant entre ses mains. »

Et dans cette critique très modérée, quoique non encore exempte de tout préjugé professionnel, on reconnaît avec plaisir l'esprit d'équité et de modération de Schedel ; on voit que si Priessnitz a eu des exagérations et des défauts dans l'application de la sudation, ce qui, du reste, n'est pas absolument démontré, il s'en est du moins corrigé, ce que n'ont pas su faire les médecins qui l'ont imité. Il ne s'est pas corrigé, par exemple, non plus que beaucoup de ses imitateurs, du procédé employé pour provoquer les sueurs ; mais en cela il est excusable, car il est douteux qu'il ait jamais connu un autre procédé que celui qu'il avait inventé. On sait qu'à Graefenberg, on obtenait la sudation en enveloppant étroitement le malade dans une double et même une triple couverture de laine, et en recouvrant d'un édredon couvertures et malade ; d'autres fois, on enveloppait d'abord le malade dans un drap mouillé et tordu par-dessus lequel on plaçait les couvertures ; on a donné à ce procédé le nom juste d'emmaillottement. Dans l'un comme dans l'autre cas, on provoque avec plus ou moins de difficultés et surtout de temps une sueur abondante.

Le procédé de l'emmaillottement a de nombreux inconvénients, qui l'ont fait abandonner à peu près universellement; nous ne croyons donc pas devoir nous y appesantir davantage. Nous dirons seulement qu'il doit être conservé pour les cas où l'on juge les sudations utiles et où le malade ne peut se tenir debout ni assis.

Fleury a substitué au procédé de l'emmaillottement la sudation dans l'étuve sèche, et, en cela, il a rendu un réel service à la nouvelle méthode hydrothérapique. Un médecin qui se croit hydrothérapeute, mais qui n'est que baigneur, a cru devoir rappeler que Neurrantz a parlé, en 1648, de la sudation, dans un livre intitulé *De Purpura*, que Glauber, en

1652, F. Plater, en 1656, décrivent aussi des boîtes à sudation, que Badder a employé l'étuve à la lampe, ainsi que Boerhaave et Hempel, et, de nos jours, Dzondi et Hoppe, et il a passé sous silence l'intervention de Fleury, quoique aucun des auteurs qu'il cite n'ait eu la pensée de faire de la sudation hydrothérapique, pas plus qu'Hippocrate n'a employé la méthode de Priessnitz, quoique Hippocrate se soit servi de l'eau froide comme bien d'autres après lui. Mais quoi d'étonnant qu'un copiste qui ne sait pas même copier son modèle, sache encore moins l'apprécier? Qu'attendre d'ailleurs d'un baigneur qui se croit hydropathe, et qui commence par ces mots un article sur la sudation : « *Nous avons établi* par *des preuves nombreuses*, » — des preuves nombreuses, entendez-vous? — « que l'hydrothérapie est un des plus puissants sudorifiques que possède la thérapeutique » !

Ce qui veut dire une de ces deux choses, et pas une troisième :

ou

Que l'eau froide, « qui est la base de l'hydrothérapie, » même pour cet étrange hydropathe, est le plus puissant des sudorifiques,

ou

Que si, par hasard, c'est la chaleur qui est le plus puissant des sudorifiques, la chaleur est toute l'hydrothérapie, quoique l'eau froide en soit la base ! ! !

Mais revenons au bon sens.

Le procédé adopté par Fleury est aujourd'hui à peu près universellement suivi. Voici comment il en décrit lui-même l'application :

« Le malade, entièrement nu, est placé sur une chaise dite chaise à sudation, dont le siège est élevé de 65 centimètres au-dessus du sol ; les pieds reposent sur un escabeau adhérent à la chaise ; entre les pieds de devant est placée une planche destinée à préserver les mollets d'une grande chaleur ; mais cette planche, le siège et l'escabeau sont percés de trous d'un centimètre de diamètre, destinés à donner passage au calorique ; sur le siège est placé un drap plié en plusieurs doubles, de façon à ne déborder dans aucun sens ; il est destiné à préserver les fesses du malade.

« Le malade étant assis, la chaise est entourée d'arrière en avant par une grande couverture en laine que plusieurs arcs de bois ou en acajou, » — ce qui est *à peu près* la même chose, — « maintiennent écartée du malade, de sorte que celui-ci se trouve enfermé dans une atmosphère close, d'une étendue déterminée par les dimensions de la chaise et des arcs qui l'entourent.

« La couverture est fixée supérieurement autour du cou du malade par une forte épingle ; inférieurement les deux bouts sont ramenés en avant et fixés également par une épingle.

« Une seconde couverture est disposée de la même manière, et recouverte à son tour par un large manteau imperméable attaché autour du cou par des cordons.

« Une lampe à alcool munie de quatre becs est alors placée sur le sol, au milieu de l'espace circonscrit par les quatre pieds de la chaise, et l'opération commence. Le pouvoir calorique de la lampe peut être augmenté ou diminué à volonté, soit en élevant ou en abaissant les mèches, soit en éteignant un ou plusieurs becs avec un éteignoir qu'on laisse en place, afin que les mèches ne se rallument pas spontanément.

« Lorsque l'on veut mettre fin à l'opération, l'on enlève

le manteau imperméable, le premier ; la première couverture et les épingles de la deuxième ; le malade se lève en croisant sur sa poitrine la troisième couverture que l'infirmier soulève par derrière et fait passer par-dessus le dossier et les arcs de la chaise ; ainsi enveloppé, le malade se dirige vers la piscine ou la douche, suivant que l'opération doit être terminée par une immersion ou une douche générale en pluie, en jet ou en nappe. La durée de l'application froide ne doit guère dépasser deux minutes. »

Comparativement aux boîtes ou caisses qu'on avait employées autrefois pour administrer des sudations, la chaise que décrit Fleury est un progrès ; mais cette chaise à sudation, comme il l'appelle, peut être parfaitement remplacée par une chaise ordinaire en bois, en ayant soin, toutefois, de mettre entre les pieds de devant une serviette pour préserver les jambes d'une chaleur trop intense. Le malade, dans cet appareil, écarte le contact des couvertures avec son corps ou ses membres en tenant dans ses mains un cerceau d'un diamètre suffisant. Tout étant disposé comme il a été dit ci-dessus, soit à l'aide d'une chaise simple, soit à l'aide de la chaise de Fleury, il ne reste plus qu'à mettre l'appareil en fonction. Il y a quelques nuances à observer suivant le but que se propose le médecin, par la sudation. Ce but peut être simple :

1° On se propose seulement d'exciter et d'échauffer la peau, de façon à augmenter le contraste entre la température de l'enveloppe cutanée et celle de l'eau froide, et d'obtenir ainsi des effets perturbateurs plus prononcés ; c'est ce qu'on appelle la sudation simplement excitante ;

2° Dans cette sudation comme dans les autres, on obtient aussi, ainsi que nous l'avons dit ci-dessus, une très grande atténuation dans l'impression désagréable que produit le contact de l'eau froide, contrairement à ce que l'on pourrait croire *à priori*, et à ce que croient, en effet, beaucoup de personnes ; or, il est si loin d'en être ainsi que, lorsque la sudation et, par conséquent, le séjour dans l'étuve ont été poussés un peu loin, ce n'est pas avec appréhension et douleur qu'on reçoit l'application de l'eau froide, mais avec un véritable plaisir.

Quand on ne recherche dans la sudation que l'effet excitant et l'atténuation de l'impression désagréable de l'eau froide, le malade doit sortir de l'étuve dès que la sudation est bien établie, ce qui a lieu d'habitude au bout de vingt ou trente minutes, très rarement quarante au plus. La race nègre serait-elle plus réfractaire que la blanche à la sudation ? Voici pourquoi nous posons cette question : Chez un nègre de Cayenne qui nous avait été adressé par le professeur Béhier et que nous crûmes devoir soumettre à la sudation, nous ne pûmes pas obtenir la sueur même après deux heures d'étuve. Cette résistance appartenait-elle à l'individu ou à la race ? Comme nous n'avons pas appliqué la sudation à d'autres nègres, nous ne pouvons que rester dans le doute; mais nous ne serions nullement étonné qu'une race destinée à vivre sous le soleil des tropiques fût, en effet, très réfractaire à la sudation ; il est clair que si les naturels des tropiques suaient sous l'action du soleil comme nous y transpirerions nous-mêmes, ils seraient constamment dans un état d'affaiblissement incompatible avec l'état de santé et probablement avec une longue durée de la vie.

On a conseillé, lorsqu'on ne cherche que l'effet excitant, calorifiant de l'étuve et l'atténuation de la sensation pénible que produit l'eau froide, de faire marcher la calorification rapidement, et pour cela d'allumer les quatre ou même cinq becs de lampe. Le conseil est rationnel et bon à suivre ; seulement cet échauffement rapide doit être attentivement surveillé ; l'atmosphère de l'étuve portée rapidement à 50 ou 55 degrés centigrades, provoque d'habitude, quand on ne prend pas les précautions que nous indiquerons plus loin, une vive chaleur à la peau, une accélération considérable du pouls, et bientôt des battements incommodes des artères temporales, quelquefois, un gonflement des veines frontales ; bientôt, la température intérieure du corps augmente elle-même, la face se congestionne, la respiration se précipite, des bourdonnements d'oreilles se manifestent ; des nausées même peuvent survenir, et l'on a bientôt les symptômes menaçants d'une congestion cérébrale. Avant donc que ces symptômes soient arrivés même au degré que nous venons de décrire, il faut arrêter la sudation, qui doit être depuis assez longtemps nettement établie. Est-il nécessaire, pour préciser le moment de la suspension, de placer un thermomètre sous la langue comme le conseille Fleury, et d'arrêter la sudation au plus tard quand la température de la bouche a augmenté de 2 degrés centigrades ? Nous répondrons que non seulement cette constatation n'est nullement utile, mais, — nous avons regret de le dire, — qu'elle n'a jamais été faite sur le malade par celui qui la conseille ; les recherches sur lesquelles elle est basée, comme bien d'autres analogues faites ou citées par Fleury et ses imitateurs, et dont nous dirons quelques mots plus loin, sont un pur charlatanisme, qui a pour but de capter la confiance de confrères irréfléchis. L'observation attentive du facies du malade placé dans l'étuve, le toucher de la peau de son visage et surtout du cou ; au besoin, les pulsations des artères temporales, assez faciles à palper, l'apparition de la sueur, sont des indices très suffisants pour indiquer au médecin attentif le moment de suspendre l'opération ; ajoutons que ce moment précède toujours d'assez longtemps, de dix minutes au moins, celui où les symptômes que nous avons énumérés peuvent devenir menaçants. Mais, répétons-le, on peut toujours empêcher le développement de ces symptômes en employant les précautions que nous allons indiquer dans un instant.

Fleury a fait remarquer que Priessnitz n'a jamais appliqué la sudation comme calorifiante, excitante, revulsive, ainsi qu'il l'appelle aussi (1), et que même le procédé de Graefenberg ne comptait pas une seule application de cette espèce. Il n'y a aucun intérêt pour nous à discuter la véracité ou la fausseté de ces allégations.

Nous avons pour règle de donner au malade soumis à la sudation des gorgées d'eau froide toutes les cinq ou au plus dix minutes, même plus souvent, s'il se sent disposé à les prendre ; la température de l'eau ne doit pas être de plus de 10 degrés ; si elle a moins, cela n'en vaut que mieux. En même temps nous faisons toujours appliquer sur la tête des linges mouillés, constamment renouvelés, de façon à empêcher l'échauffement de la tête. Ces simples précautions nous ont toujours suffi pour empêcher le développement des phénomènes que nous avons signalés, notamment les menaces de congestion cérébrale. Il faut ajouter que cette absorption fréquente de petites quantités d'eau froide, loin de contrarier la sudation, la favorise, au contraire. Les précautions que

(1) Nous glisserons rapidement ici sur toutes ces dénominations de l'hydrothérapie dite rationnelle par son auteur et ses imitateurs. La légitimité de toutes ces appellations sera discutée et jugée au chapitre où nous étudierons la doctrine hydrothérapique.

nous indiquons sont donc avantageuses à tous les points de vue. Quelle quantité d'eau le malade doit-il boire pour ne pas dépasser la dose convenable ? C'est ce qu'il n'est pas facile de fixer d'une manière absolue. C'est évidemment la quantité de liquide exhalé qui détermine la soif du malade, et il est indiqué que cette soif doit être satisfaite ; mais si cependant cette soif était poussée à un point extrême, et que pour l'apaiser le patient bût des quantités d'eau considérables, n'en pourrait-il pas résulter des inconvénients plus ou moins graves ? On a accusé Graefenberg d'avoir causé nombre de dyspepsies par la grande quantité d'eau qu'on y buvait ; mais il faut remarquer d'abord qu'il ne s'agit pas, dans ces cas, d'eau prise pendant les sudations, mais bien dans le cours de la journée ; il est juste d'ajouter, à l'exemple de l'honnête Schedel, que les malades qui se livraient à une consommation exagérée d'eau ne le faisaient point par ordonnance de Priessnitz, mais, au contraire, en outrepassant ses prescriptions. Nous ne savons, du reste, si ces dyspepsies étaient réelles ou non ; nous n'avons guère sur ce point que des assertions, mais point de preuves positives.

En ce qui nous concerne, nous pouvons affirmer qu'en donnant l'eau comme nous venons de le conseiller, nous n'avons jamais eu l'occasion de constater la moindre action fâcheuse sur l'estomac, encore moins de véritables dyspepsies.

Il nous paraît, d'après cela, assez inutile de disserter, comme le fait Fleury, sur les dangers de l'ingestion de l'eau froide pendant que le corps est en sueur ? nous sommes loin de contester ces dangers, sur lesquels beaucoup de médecins, et surtout le savant Dr Guérard, ont insisté ; mais ce serait une confusion bien regrettable que de confondre les circonstances qu'avaient en vue les médecins dont il s'agit et celles dans lesquelles l'hydrothérapie place les malades : les bains froids ordinaires aussi sont fort dangereux pris lorsque le corps est en sueur ; cependant, il est bien avéré aujourd'hui que la douche prise après la sudation n'a jamais d'inconvénients.

Mais certains insistent et parlent aussi d'indigestions observées à Graefenberg ; nous ferons, à propos de ces indigestions, vraies ou fausses, la même réponse qu'à propos des dyspepsies.

Est-il nécessaire, comme le prescrit Fleury, d'ouvrir les fenêtres de la pièce où se donne la sudation, dès que la transpiration est bien établie, pour que le malade respire l'air frais? Cela dépend de la température à laquelle se trouve cette pièce : si la température y est de 20°, par exemple, ou au-dessus, il est possible que le malade se trouve bien de respirer un air plus frais ; mais, en cela, c'est sa convenance qu'on doit prendre pour guide ; on ne saurait formuler un précepte qui doive être suivi dans tous les cas, et Fleury, qui reproche si amèrement, et à tort, du reste, à Priessnitz d'appliquer des procédés invariables, aurait dû être le dernier à prescrire une telle règle.

Nous avons dit que les précautions que nous recommandons ont le grand avantage, lorsque la sudation a pour but principal ou exclusif la provocation d'une transpiration abondante, de permettre de prolonger l'opération pendant longtemps. Quelle doit être la limite maximum de sa durée ? nous la portons volontiers à quarante, cinquante minutes et même une heure, mais nous ne pensons pas qu'on doive jamais dépasser deux heures.

La sudation étant, ainsi, exempte de tout accident, peut-on la répéter pendant plusieurs semaines ou même plusieurs mois, renouvelée tous les jours ? « Les sudations trop fréquentes ou trop prolongées, dit Fleury en parlant de l'hydrothérapie *empirique* (celle de Priessnitz), amènent des pertes trop considérables, et jettent souvent les malades dans la faiblesse et l'amaigrissement. » Mais pourquoi à Graefenberg les sudations étaient-elles *trop* fréquentes et *trop* prolongées ? C'est ce que l'hydropathe rationnel ne dit pas, et l'on devait croire que, ne l'ayant pas dit à l'occasion de Priessnitz, il le dirait en exposant sa propre manière d'administrer les sudations ; mais il n'a pas été là moins muet qu'ailleurs. Baldou dont, par extraordinaire, Fleury invoque ici l'autorité, n'est pas beaucoup plus explicite : « L'expérience m'a démontré, dit-il, qu'une sudation d'une heure et même moins, continuée pendant quelque temps, occasionne une plus grande déperdition de forces que le bain froid qui suit ne peut en donner, quel que soit son degré de froid ou de durée ; d'où il suit que si ces applications sont longtemps continuées, chaque jour apporte un déficit dans les forces du malade, qui arrive ainsi à un résultat opposé à celui qu'on espérait, et même qu'il devait légitimement se croire en droit d'espérer, d'après ce qu'il avait éprouvé dans le commencement du traitement. » (BALDOU, *Instruction pratique sur l'hydrothérapie*, p. 608.)

On voit que cet honorable hydropathe, tout en en disant un peu plus que Fleury, n'en dit pas encore assez : *quelque temps* et *longtemps* sont des locutions trop élastiques pour fixer le praticien. Mais était-il possible de préciser davantage ? nous ne le pensons pas ; il n'y a donc pas, à notre avis, de reproches à faire à notre premier maître, Baldou, dont la pratique valait mieux que les écrits ; ce qu'on pourrait lui reprocher, c'est de n'avoir pas recommandé à ceux de ses confrères qui voudraient se livrer à la pratique de l'hydrothérapie de surveiller attentivement les malades soumis à la sudation, et de suspendre l'usage de ce moyen dès qu'on s'apercevait d'un affaiblissement quelconque de leurs forces, surtout si cet affaiblissement avait lieu sans que la maladie contre laquelle on dirige les sudations fût atténuée. L'hydrothérapie, d'ailleurs, a généralement pour effet de fortifier les malades, elle ne doit jamais les affaiblir. Nous ne pouvons, au surplus, que rappeler ici la remarque que nous aurons encore bien des fois l'occasion d'exprimer, c'est l'observation scrupuleuse du malade qui doit servir de guide au médecin, et non le thermomètre, le baromètre ou le calendrier. Et à ce propos nous dirons que, connaissant la prudence de notre premier et excellent maître, ce n'est pas sans étonnement que nous avons pu lire dans son ouvrage les lignes suivantes : « Les sudations longtemps continuées affaiblissent chaque jour les malades.... » Est-ce que M. Baldou aurait continué longtemps les sudations *après* qu'il se serait aperçu que le malade s'affaiblissait ? nous osons répondre du contraire. C'est donc, assurément, en se fondant sur l'induction ou sur l'observation de ce qu'il a vu chez les autres que notre excellent maître a pu écrire les lignes que nous venons de citer, qui prononcent en apparence, mais en apparence seulement, sa condamnation.

Lors de l'innovation de l'étuve sèche, des dissentiments se sont élevés sur la *nature* de la transpiration provoquée par le nouveau procédé et celle du procédé priessnitzien de l'emmaillottement ; les uns prétendaient que la chaleur et la transpiration, résultant de la concentration et du rayonnement du calorique du corps, étaient plus *naturelles* et avaient de meilleures conséquences curatives que celles qui étaient dues à un échauffement en partie artificiel. Cette discussion byzantine prouve une fois de plus que toutes les absurdités sont possibles en médecine ; ce n'est pas, hélas ! la première fois que nous sommes obligé de le faire remarquer. Rendons à Fleury cette justice qu'il a démontré avec une logique lumineuse la fausseté de la distinction établie par des esprits mystiques, et que, malgré son argumentation irréfutable, quelques hydropathes allemands et même quelques médecins français continuent encore à admettre.

Quelle que soit l'espèce de sudation, excitante, spoliatrice, dépurative..., elle est toujours, bien entendu, suivie d'une application d'eau froide ; il est essentiel que cette application se fasse immédiatement après la sortie de l'étuve; par conséquent, on ne doit soumettre à la sudation que les malades qui n'éprouvent aucune hésitation à recevoir l'application de l'eau froide et avec lesquels on n'est pas quelquefois obligé de parlementer une ou plusieurs minutes ; quand on veut ne pas éprouver de déceptions et d'accidents, il faut, en hydrothérapie comme en toute autre chose, savoir prendre les mesures qui assurent le succès.

Un baigneur hydropathe et écrivain à l'avenant paraît n'avoir pas cru que les mesures que nous recommandons fussent à sa portée, et, pour éviter les inconvénients imaginaires des sudations, il a inventé le moyen fantastique des douches chaudes, ou plutôt il en a accepté l'héritage de ce pauvre Landry, qui avait eu de meilleures inspirations, et qui n'a eu, du reste, celle-ci que lorsqu'il était déjà en proie au ramollissement cérébral qui l'a emporté. En sorte que celui qui s'attribue la piètre invention des applications d'eau chaude ne fait que se parer des plumes du paon et, qui plus est, d'un paon ramolli. Quoi qu'il en soit, le génie, — car le fait est possible, il est tel de ses admirateurs qui le prend pour un génie, — justifie ce moyen fantastique par des raisons qui ne le sont pas moins. Les voici :

Première raison. — « Les malades justiciables de l'hydrothérapie se trouvent généralement dans des conditions pathologiques qui repoussent les pratiques *débilitantes* en même temps qu'excitantes (*sic*) de l'emmaillottement, *etc. etc...* » Les etc. sont curieux, mais il faut se borner.

Seconde raison. — « Fleury a substitué à l'emmaillottement la sudation à l'aide de la chaleur artificielle ; mais il n'en usait qu'avec une extrême sobriété et a dû ses succès moins aux sudations qu'à l'emploi méthodique des effets — (il paraît que Fleury employait des effets !!) — toniques de l'hydrothérapie. »

Troisième raison. — « Toutefois, il est incontestable que les sudations ont rendu et rendent encore de véritables services ; mais en présence de leurs inconvénients — (imaginaires, au moins quant aux sudations à l'étuve), — il paraît raisonnable de chercher à leur substituer des moyens plus compatibles avec les dispositions morbides de la plupart des sujets qui y sont soumis.

Quatrième raison. — « La sudation à la lampe était déjà un progrès, d'autant mieux — (je vous recommande ce *d'autant* mieux) — que fort souvent *ce* praticien n'allait pas au delà d'un simple chauffage destiné à préparer la réaction et à atténuer les impressions de l'eau froide. »

Cinquième raison. — « Certains auteurs ont considéré la chaleur — (lisez sudation) — comme un moyen puissant de rétablir les fonctions de la peau ou de provoquer une révulsion cutanée ; mais la physiologie moderne — (oh ! oh ! la physiologie moderne! on voit que le génie monte sur les sommets!) — ne peut se contenter d'explications aussi vagues. — (Croire que les sudations peuvent rétablir les fonctions de la peau, c'est, paraît-il se livrer à des explications vagues! ô génie lumineux!) — Elle demande, la physiologie moderne, une étude plus minutieuse et une analyse plus exacte des phénomènes qu'on observe... etc. »

Sixième raison. — « Les circonstances ou la méthode spoliatrice est nécessaire sont relativement — (pas absolument) restreintes; par conséquent — (remarquez la logique de ce vigoureux dialecticien), — les sudations ne peuvent constituer la base du traitement hydrothérapique; elles sont utiles dans un certain nombre de maladies. »

Septième raison. — « Or, ainsi considérées, elles peuvent être remplacées *à priori* par un moyen quelconque de calorification. »

Huitième raison. — « Le premier et le plus simple est un exercice un peu forcé. »

Neuvième raison. — « Mais il faut ne pas oublier — (gardez-vous-en bien!) — qu'il est interdit à un certain nombre de malades de marcher, par exemple, aux paralytiques » ! ! — (Ainsi, c'est bien entendu, vous ne devez pas oublier qu'il est interdit aux paralytiques de marcher!)

Dixième raison. — « Si donc de tels sujets réagissent mal, il devient nécessaire de les traiter par un artifice! »

Vous ne connaissez pas le traitement par artifice! eh bien, le voici; le génie artificieux l'a trouvé même sans le chercher, car il lui est aussi échu par héritage; cet artifice précieux, c'est... l'eau chaude! L'eau chaude, qui s'emploie sur qui?... — sur les paralytiques... à qui il est interdit de marcher? —

Eh bien, vous n'y êtes pas : cet artifice s'emploi dans *certains* états morbides, à une *certaine* température, extrêmement variable et *impossible à préciser*, avec une *certaine* force de percussion, au moyen de *certains* appareils *spéciaux*, et en application générale, locale, manuelle, podale, périnéale, vaginale, rectale, hémorrhoïdale, ascendante, descendante, dormante, courante, etc., etc., — et c'est le génie qui met les etc. !!!

Et en combien de parties croyez-vous que se divisent toutes ces applications d'eau chaude, dans les opérations *les plus ordinaires?* Ni vous ni tous les sorciers du monde ne le devineraient certainement jamais ! Heureusement que le génie a la bonté de nous l'apprendre :

Donc les applications d'eau chaude se divisent, — nous n'inventons rien, — *en deux parties* :

« 1° L'APPLICATION DE L'EAU CHAUDE.

« 2° L'APPLICATION DE L'EAU FROIDE » !!!!

Nous répétons que nous n'ajoutons pas un iota, et il ne faut pas perdre de vue que cette division en deux parties des applications d'eau chaude, en application d'eau chaude et en application d'eau froide, ne concerne que les cas les plus ordinaires ; quant à ce qui concerne les cas les moins ordinaires, le génie ne dit pas en combien de parties ces applications se divisent, probablement en trois : l'application de l'eau chaude, l'application de l'eau froide, et l'application de l'eau qui n'est ni chaude ni froide ! !

Nous ne multiplierons pas les citations et nous ne prolongerons pas davantage celle-là ; mais nous ne pouvions moins faire, lorsque des médecins qui occupent une certaine position scientifique accordent de grands éloges à celui qui a écrit de telles inepties, que de reproduire au moins un échantillon de ces élucubrations, pour montrer que l'aphorisme de Boileau est toujours vrai :

Un sot trouve toujours un plus sot qui l'admire.

Serions-nous incomplet si nous terminions ici ce que nous avions à dire sur l'application du calorique en hydrothérapie? non, sans aucun doute; cependant, les charlatans même les moins habiles citent, à tort et à travers, des expériences qu'eux-mêmes ou d'autres ont faites, et qui n'ont d'ailleurs que peu ou point de rapports avec l'action de l'hydrothérapie, qui, en tous cas, n'en éclairent nullement la pratique. Mais ils grossissent ainsi leurs écrits, et le poids des volumes en impose toujours à un certain nombre d'innocents ou même de paresseux qui, sans être des sots, aiment à protéger des gens qui ont publié de gros volumes qu'ils n'ont pas lus, mais qu'on peut supposer qu'ils ont lus.

Fleury, qui n'était point un sot, il s'en faut bien, voulant prouver l'identité de la chaleur naturelle (emmaillottement) et de l'artificielle (étuve), et aussi la supériorité du procédé à l'aide duquel on produit cette dernière, voulant prouver aussi l'utilité du froid, s'est livré à une série d'expériences qui ont à peu près autant de rapports avec la pratique de l'hydrothérapie que la hauteur du mât avec l'âge du capitaine, dans le célèbre problème marin que tout le monde connaît; ces expériences n'en ont pas moins fait quelque impression sur certains cerveaux qui ont la faculté admirative très développée. Nous dirons ailleurs quelques mots sur ces expériences et sur quelques autres tout aussi concluantes.

ART. 3. — DE L'EXERCICE.

L'exercice et l'eau froide en boisson sont les meilleurs auxiliaires d'une bonne digestion, et de bonnes digestions sont le meilleur fondement de la santé et d'une longue vie,

(DE CASTELNAU, *l'Art de digérer.*)

« L'exercice à Graefenberg, dit Schedel, consiste en longues promenades, et en divers mouvements destinés à fortifier les membres supérieurs, tels que l'action de scier et de couper du bois. Aussi, tous les malades sont pourvus d'une scie, d'un chevalet et d'une hache. Les dames et les jeunes personnes doivent aussi se livrer aux mêmes exercices. »

Faut-il croire, en effet, que les marquises et les duchesses, qui étaient nombreuses à Graefenberg, et leurs filles, maniaient la scie et la hache ? nous avouons que nous en douterions volontiers, par cela même que c'est le bon Schedel qui nous le raconte, non pas, assurément, qu'il y ait jamais lieu de soupçonner sa véracité, mais il faut toujours se méfier un peu de sa crédulité et de son préjugé professionnel. Quoi qu'il en soit, Schedel pensait que peut-être le but que se proposait Priessnitz d'exercer et de fortifier les divers muscles, serait mieux atteint par les procédés gymnastiques ; mais, dit-il, Priessnitz les proscrivait « comme trop violents » ; or, si Priessnitz, qui ne se bornait pas toujours aux moyens doux, repoussait les exercices gymnastiques comme trop violents (1),

(1) Schedel aurait pu faire remarquer que Priessnitz se trompait en considérant tous les exercices gymnastiques sans distinction comme plus violents que celui de scier du bois. Plusieurs le sont évidemment beaucoup moins.

on doit bien penser que ce ne sont pas les médecins qui ont conseillé *d'épuiser* les forces des malades. Pour quels Zoulous l'inintelligent copiste de Fleury a-t-il donc écrit les étranges lignes qui suivent ?

« L'exercice exagéré amène toujours la fatigue et peut être nuisible à la santé. Les fonctions de l'innervation et de la circulation en ressentent longtemps la funeste influence ; et, bien que le système musculaire ait la propriété de se réparer assez rapidement, l'organisme éprouve une déperdition qui l'expose à un grand nombre de maladies!... » Il est bien vrai que Fleury avait la... naïveté d'écrire que « *l'exercice excessif* devient une cause de débilitation et d'épuisement, » mais du moins il n'avait pas commis la faute de développer cette Lapalissade. Qui donc, à moins que ce ne soit quelque baigneur du Hammam, — et encore? — peut faire la sottise de prescrire l'exercice musculaire jusqu'à épuisement ? Et comme les baigneurs du Hammam et leurs pareils ne lisent ni la prose de Fleury ni celle de son copiste, pour qui donc l'un écrit-il et l'autre le copie-t-il ?

Ce qu'il faut retenir de ces remarques, comme de la pratique de Priessnitz, c'est que l'exercice est le meilleur moyen de déterminer la réaction, indispensable après les applications hydrothérapiques ; c'est que la marche est le meilleur des exercices, mais que, lorsque le temps est contraire à la promenade, qu'on n'a pas un promenoir couvert, ou que, pour un motif quelconque, les malades ne peuvent ou ne veulent pas se livrer à la marche, les exercices gymnastiques ou tout travail corporel, fût-ce celui de scier du bois ou de bêcher la terre, peuvent remplacer la marche, sinon avec avantage, au moins sans trop d'inconvénients. Il est à peine utile d'ajouter que, si les exercices gymnastiques sont très bons pour les enfants et les jeunes gens, ils sont pour la plupart interdits aux personnes d'un certain âge, et que leur application est, par conséquent, bien plus bornée que celle des travaux manuels.

Art. 4. — DU RÉGIME DANS LE TRAITEMENT HYDROTHÉRAPIQUE

> En buvant de l'eau froide dans l'enfance et dans la jeunesse, on pose les fondements d'un estomac solide et qui digère tout; et, tous les matins avec de l'eau froide, on devrait non seulement se rincer la bouche mais aussi l'estomac.
>
> (Hufeland.)

Fleury avait dit : « Le traitement hydrothérapique excite singulièrement l'appétit. Les applications de l'eau froide stimulent les organes; l'exercice musculaire et les sudations augmentent le chiffre matériel, » —il paraît qu'il connaissait un chiffre moral — « des pertes quotidiennes que subit l'économie par combustion, les sécrétions, etc... »

Son intelligent plagiaire répète : « Sous l'influence du traitement hydrothérapique, *toutes* les fonctions de l'organisme sont stimulées; l'appétit et la soif sont stimulés; l'absorption est plus rapide et les mouvements de nutrition plus accélérés... ». Aux « fonctions » de l'original, l'ingénieux copiste substitue « *toutes* les fonctions », pour dissimuler son plagiat, peut-être aussi pour faire croire aux naïfs qu'il en sait plus que son modèle, et il paraît qu'il y réussit ! Aussi s'attache-t-il à son système : comme il copie la physiologie pathologique, comme il copie... tout, il copie l'histoire !

« Quelques médecins, dit notre copiste, fidèles à l'ancienne pratique de Priessnitz, pensent que les malades soumis au traitement hydrothérapique doivent s'imposer une grande frugalité. Que cette prescription soit faite aux personnes dont la maladie résulte d'une trop grande richesse de sang, nous le comprenons (1); mais nous ne pouvons admettre que des malades qui viennent demander à l'hydrothérapie une action reconstituante, soient condamnés indistinctement à une alimentation qui ne peut pas servir à la restauration de l'organisme. » — C'est vraiment très bien à l'éminent professeur de « la physiologie moderne » de ne pas comprendre cela; mais c'aurait été encore mieux de comprendre les historiens qu'il cite de travers, et de ne pas accuser, par suite de ce défaut de compréhension, Priessnitz et « les médecins qui suivent sa pratique » de faire mourir de faim leurs malades, quand c'est plutôt le contraire qui serait vrai. Voici ce que disent ceux qui n'ont copié personne, mais qui ont étudié la pratique de Priessnitz :

« Loin de prescrire la diète, dit Schedel, Priessnitz conseille aux malades qui sont en traitement à Graefenberg de *manger beaucoup*, et de prendre des aliments substantiels, pour remédier à la perte de forces que produit le travail hydrothérapique, et pour faciliter les efforts de la nature, qui cherche à repousser au dehors les humeurs peccantes. Aussi les malades *dévorent-ils* plutôt qu'ils ne mangent... »

Scouttetten, de son côté, avait écrit huit ans avant Schedel :

(1) Il paraît que cet ingénieux observateur *comprend* les maladies causées par une trop grande richesse de sang; mais lui, qui, comme on sait, professe la physiologie moderne (!), et ne peut se contenter d'explications vagues, aurait bien dû apprendre à ses lecteurs quelles sont ces maladies, et en quoi consiste cette trop grande richesse de sang?

« A Graefenberg, la vigueur de l'appétit ne connaît pas d'obstacle, et, *ce qu'on y mange est effrayant.* » — *Et voilà comme on écrit l'histoire*, quand on est un copiste de génie! Il est bien vrai pourtant que Scouttetten avait fait précéder les deux lignes que nous venons de transcrire des six lignes suivantes. « Le repas est très frugal : un plat de viande, des légumes, des fruits selon la saison, de l'eau en abondance, voilà tout le dîner. On varie les mets ; quant au nombre, il n'augmente que dans de rares occasions. Les aliments sont préparés avec une simplicité rustique, qui serait intolérable dans les conditions ordinaires de la vie ; mais à Graefenberg, la vigueur de l'appétit..., » etc. — Dans l'ardeur de la composition... non, de la copie, l'impatient copiste s'en sera tenu aux deux mots *très frugal,* sans s'apercevoir, — on a beau avoir du génie, on ne s'aperçoit pas de tout, — que par ces mots, d'ailleurs mal choisis, Scouttetten a voulu désigner le petit nombre de plats et non leur exiguïté. Quelquefois seulement, Priessnitz conseillait de manger moins, et, pour arriver plus facilement à faire observer cette prescription, il recommandait de commencer le dîner par boire en peu de temps quatre ou cinq verres d'eau froide.

On voit que ce n'est point par excès de parcimonie que péchait Priessnitz, et Schedel fait encore remarquer que les malades qui venaient à Graefenberg « reprochaient *tous* à leurs médecins de les avoir tenus plus ou moins à la diète, *même dans d'autres établissements hydrothérapiques* où ils avaient suivi le traitement. »

On ne péchait donc pas par abstinence chez Priessnitz ; n'y péchait-on pas par un excès contraire ? S'il s'agissait d'établissements situés dans nos grandes villes et même dans beaucoup de campagnes, nous n'hésiterions pas un instant à répondre affirmativement ; mais il est bien possible que dans l'atmosphère pure, vive et fraîche des montagnes, les malades digérassent une quantité d'aliments dont la digestion serait bien pénible et bien incomplète dans nos conditions urbaines ou même de plates campagnes. Encore est-il douteux que *tous* les malades mangeassent autant qu'on s'est plu à l'écrire : quand les repas se bornent à un petit nombre de mets substantiels et de préparation simple, il est rare que l'estomac ne se contente pas de ce qui lui est nécessaire, et, sous ce rapport, on ne saurait trop approuver la pratique de Priessnitz ; quand il y a abondance de mets, c'est moins l'estomac que le palais qui commande l'appétit, et, dans ces cas, nous n'hésitons pas à affirmer que les malades mangent trop, et que l'efficacité du traitement en est ralentie, sinon parfois empêchée ; c'était aussi l'avis de Fleury, qui, du reste, ne conformait pas toujours sa pratique à ses principes, faute, à la vérité, de le pouvoir toujours, comme il nous arrive de ne pas le pouvoir nous-même.

« Sous l'influence du traitement hydrothérapique, dit Fleury, les malades mangent en général beaucoup trop, soit d'une façon absolue, soit d'une façon relative, et le médecin doit à cet égard exercer une surveillance sévère.

« Il ne suffit pas, en effet, d'ingérer une quantité considérable d'aliments ; il faut digérer et assimiler ; or, d'une part, la faculté de digestion et d'assimilation n'est pas illimitée, et, d'autre part, elle n'est pas toujours en rapport avec les excitations de l'appétit, et se développe moins rapidement que ce dernier.

« Les sujets qui mangent trop, absolument ou relativement, sont exposés, sans aucun profit pour leur état général, à se donner une maladie de l'estomac, s'ils ne l'ont pas, ou à exaspérer celle dont ils souffrent; l'excès d'alimentation est une cause puissante de gastralgie, de dyspepsie, d'embarras gastrique, d'indigestion, de troubles nerveux de toute sorte; souvent j'ai été obligé d'en combattre les résultats chez des malades indociles par la diète, les purgatifs, les vomitifs; par des moyens qui enrayent le traitement hydrothérapique et en retardent les bons effets. »

Sauf peut-être une légère exagération, et une de ces redondances chères à Fleury dans les mots gastralgie, dyspepsie, embarras gastrique..., presque tout est vrai dans ce passage, et la conséquence à en tirer, c'est qu'il faut, comme il le dit encore, aux malades soumis au traitement hydrothérapique un bon régime analeptique, des aliments substantiels bien préparés, mais des mets peu nombreux. Toutefois, c'est en fait de régime surtout que le médecin doit interroger attentivement les besoins, les appétits et les susceptibilités morbides de chaque malade; il est évident qu'il ne prescrira pas exactement le même régime à un goutteux, à un dyspeptique, à un choréique... etc. On ne peut tracer dans un livre, en fait de régime, que des préceptes généraux; le praticien observateur doit toujours mettre plus ou moins du sien dans l'application. Maintenant, le médecin qui dirige un établissement prescrit ce qu'il veut; mais ce qu'il veut n'est pas toujours ce qu'il peut : par exemple, il peut croire, comme Priessnitz, et avec raison, que la meilleure boisson est, pour la plupart des malades au moins, l'eau pure et fraîche; mais quand les malades prennent leur repas dans la maison dont le médecin traitant est le chef, on comprend combien il lui est difficile d'insister auprès des malades qui aiment le vin, pour qu'ils s'en abstiennent : aussi les malades indociles dont parle Fleury ne sont-ils pas très rares, et l'on s'explique facilement, sans que nous ayons besoin de fournir d'autres explications, qu'on soit trop souvent obligé de respecter ou tout au moins de tolérer leurs goûts et leurs habitudes. Nous conseillons donc pour la pratique de l'hydrothérapie un régime qui se rapproche de celui de Priessnitz; mais nous conseillons ce que nous croyons utile, et non pas ce que nous faisons toujours, sans qu'il y ait de notre faute dans ce manquement à nos principes.

Il ne paraît pas qu'on se soit préoccupé à Graefenberg, où l'eau froide était en si grand honneur, de la température de l'alimentation solide. C'est un tort grave. « La température des aliments, dit Fleury, n'est pas indifférente ; c'est une question qui présente de l'intérêt. Le régime froid ne doit être ni érigé en règle générale ni complètement abandonné ; plusieurs fois, *il nous a paru* avoir des avantages. »

Il y a un peu de bon dans ces paroles ; mais il s'en faut de beaucoup que ce soit là tout ce qu'il y avait à dire. Si le régime froid n'a que *paru* avoir du bon plusieurs fois, c'est qu'assurément l'observateur a mal regardé ; nous sommes absolument certains, nous, que ce régime n'a pas seulement *paru* avoir mais a positivement eu des avantages dans *beaucoup* de cas, et qu'il devrait être érigé en règle générale, si les habitudes prises n'opposaient trop souvent à cette prescription un obstacle insurmontable. Nous sommes certains, par exemple, qu'il nous a procuré dans la chlorose, — où précisément Fleury le proscrit, — des guérisons beaucoup plus promptes que nous ne les aurions obtenues par le régime chaud, et même des guérisons que nous aurions eu beaucoup de peine à obtenir. Dans les affections gastriques il est également indiqué chez la plupart des malades et indispensable chez quelques-uns. Il faudra donc, suivant nous, prescrire ce régime toutes les fois qu'on le pourra, car les contre-indications viennent toujours des répugnances des malades et presque jamais de la nature des maladies. Cela, comme on voit, ne veut pas dire que ces répugnances ne devront jamais être respectées ; mais on devra toujours les combattre par des conseils, et, dans quelques cas, les vaincre absolument, peu à peu sinon brusquement, par exemple quand des maladies sérieuses, ordinairement curables par l'hydrothérapie, auront résisté trop longtemps, à un traitement hydrothérapique, d'ailleurs bien dirigé.

Nous n'aurions rien à ajouter à ce que nous avons dit précédemment de l'usage de l'eau froide, si on ne lisait dans l'ouvrage de Fleury les lignes suivantes :

« L'eau froide pour unique boisson peut être prescrite avec avantage aux individus pléthoriques, aux malades qui ont commis de grands excès de table, qui sont atteints d'une gastrite chronique, d'une affection du foie, aux goutteux, aux graveleux, etc. ; » — Voilà un *etc.* bien placé :

Devines si tu peux, et choisis si tu l'oses !

« mais elle est moins salutaire lorsqu'on l'applique aux sujets chlorotiques, anémiques, scrofuleux, névropathiques, etc. ; » — encore un *etc.* !

« Nous avons vu des personnes atteintes de gastralgie, d'entéralgie, dont les souffrances avaient été notablement exaspérées par le régime aqueux, et dont nous n'avons obtenu la guérison qu'en substituant à celui-ci l'usage modéré du vin et même de certaines liqueurs alcooliques, telles que l'anisette, le curaçao, usage qui peut parfaitement s'allier avec la médication hydrothérapique. »

Il y aurait bien des remarques à faire sur les lignes qui précèdent ; mais, pour ne pas interrompre la citation, réservons-les, et ajoutons à cette citation les lignes suivantes, qui la continuent :

« Nous devons ajouter, néanmoins, que les cas de ce genre sont très exceptionnels, et qu'une eau pure, fraîche, à dose modérée, est, en général, la meilleure de toutes les boissons.

« Ici, *comme partout et toujours*, il n'existe pas de règle générale ; c'est au médecin qu'il appartient de saisir les indications et de s'y conformer. Le vin, même à petites doses, est funeste aux goutteux, aux malades atteints de congestion chronique du foie, mais il peut être prescrit avec avantage dans certains cas de convalescence, d'anémie, de cachexie.

« Dans les établissements publics où l'usage devient si facilement abus, où il est impossible d'établir parmi des malades assis à une table commune des mesures d'exception, le vin ne doit être permis que sous forme de vin médicinal : vin de quinquina, vin de gentiane, etc.

« Il faut d'ailleurs se rappeler et apprendre aux malades que le vin n'est pas un reconstitutif ni même un véritable tonique, mais seulement un excitant, et un excitant plus souvent nuisible qu'utile.

« En l'absence de tout véritable reconstitutif pharmaceutique, la thérapeutique usuelle fait un véritable abus du vin ; à tout malade anémique, cachectique, affaibli, dyspeptique, scrofuleux, phtisique, etc. Elle prescrit le vin de Bordeaux, et elle croit avoir satisfait à toutes les indications. Le malade commence par ne boire qu'une petite quantité de vin, et il en éprouve une certaine quantité de force et de bien-être ; mais bientôt l'effet cesse de se produire, et une quantité plus considérable de vin est ingérée ; les doses sont ainsi progressivement augmentées ; mais, à un certain moment, l'effet désiré n'est plus obtenu, et le vin, loin de fortifier le malade, semble l'affaiblir de plus en plus.

« Que de fois n'ai-je pas vu le vin exaspérer les accidents qu'il était destiné à combattre, chez des sujets affectés de dyspepsie, de congestion chronique du foie, d'irritation gastrique, rénale, vésicale, spinale, etc., de nervosisme, de pertes séminales, de palpitations nerveuses, d'hypochondrie, etc., etc. ? Peut-on s'en étonner lorsqu'on connaît l'action physiologique des boissons alcooliques ? »

Dans ce mélange, nous allions dire dans ce gâchis d'assertions, de répétitions contradictoires, une poule pourrait bien avoir de la peine à retrouver ses petits, quoique tout cela constitue la médecine rationnelle, à la façon de notre rationaliste. Tâchons, cependant, d'y mettre un peu d'ordre et de réalisme, sinon de rationalisme.

Et d'abord, comment se fait-il qu'on ne puisse établir une règle *générale* sur le régime de l'eau, quand le vin, voire même l'anisette et le curaçao ne sont que *très exceptionnellement* utiles ? Il y a beaucoup de règles qui passent pour générales quoiqu'elles souffrent d'assez nombreuses exceptions, à plus forte raison quand ces exceptions sont très rares, comme c'est le cas pour celles dont parle Fleury ; mais notre pauvre rationaliste, tout rationaliste qu'il se prétendait, ne savait pas très bien ce que c'est qu'une règle générale.

C'est en vertu de son rationalisme très peu rationnel qu'il condamne l'eau et prescrit le vin dans le traitement de la chlorose, tandis que nous affirmons, de par notre *empirisme*, c'est-à-dire de par notre expérience, que le vin n'est jamais utile dans cette maladie, et que l'eau l'est à peu près toujours.

C'est toujours en vertu de son rationalisme tout particulier qu'ayant vu « (que de fois !) », le vin et les alcooliques exaspérer les accidents du *nervosisme*, de la *dyspepsie*, de *l'irritation gastrique*, *spinale*, *rénale*, des *palpitations nerveuses* de *l'hypochondrie*, il conseille néanmoins le vin, voire même l'anisette et le curaçao, contre la *gastralgie*, qui n'est qu'un nervosisme ou une irritation gastrique ; contre la *chlorose*, qui n'est le plus souvent que la même irritation, le même nervosisme ou un autre ! — Et voilà ce que c'est que d'être rationaliste ! Nous en verrons bien d'autres quand nous étudierons dans son ensemble, quoique sommairement, la doctrine de l'hydrothérapie *rationnelle*.

Quant à ce que dit notre rationaliste de proscrire le vin de la table de nos établissements, si ce n'est sous forme de vin médicinal, ce serait une puérilité pure et simple, si ce n'était en même temps une grosse... erreur. Les vins médicinaux ne sont pas faits pour être pris à table comme boisson, et, en fait, le véridique rationaliste *ne les a jamais prescrits ainsi*, dans les divers établissements qu'il a dirigés, *pas plus qu'il n'y a proscrit* le vin. Comme nous, comme bien d'autres, il a probablement recommandé à ses malades de s'en abstenir, mais là s'est bornée son action.

Est-il nécessaire, à propos du régime hydrothérapique, de parler de la diète lactée, des diverses eaux minérales, etc. ? en aucune façon. Il est bien entendu que lorsque le médecin croira avoir des raisons suffisantes pour prescrire un de ces moyens, il le fera comme il le ferait si le malade se trouvait dans les conditions ordinaires ; l'hydrothérapie n'est pas une contre-indication des purgatifs, quand ceux-ci sont jugés nécessaires.

Il est bien vrai que le rationaliste dont nous venons de parler a écrit que l'eau gazeuse de Schwalheim « *est un puissant adjuvant de l'hydrothérapie*... etc. » ; mais, outre qu'il existe en France plusieurs eaux minérales qui ne le cèdent en rien à celle de Schwalheim, on doit soupçonner que l'exaltation de celle-ci tenait surtout à ce que notre rationaliste en était le concessionnaire ; aussi, quand il a cessé de l'être, le *puissant adjuvant* a-t-il cessé d'être exalté.

Priessnitz ne proscrivait pas seulement du régime hydrothérapique le vin et les liqueurs alcooliques, il en proscrivait aussi les épices, la moutarde, le thé, le café, les acides, par conséquent le vinaigre, en un mot, tous les excitants ou ce qu'il considérait comme tel. Tous les hydropathes ou à peu près ont maintenu ces exclusions, quoique leurs inconvénients, ceux du café et du thé faibles, notamment, et aussi ceux du vinaigre en proportion très modérée, ne soient pas bien démontrés, au moins dans toutes les maladies, la scrofule par exemple. D'une manière générale, nous avons cependant suivi l'usage adopté, qui, s'il n'a pas des avantages bien prononcés, nous paraît du moins exempt d'inconvénients.

§. III. — QUESTIONS ANNEXES DU TRAITEMENT HYDROTHÉRAPIQUE

Art. Ier. — DANS QUEL ÉTAT LES SUJETS SOUMIS AUX APPLICATIONS HYDROTHÉRAPIQUES DOIVENT-ILS SE TROUVER ?

Il est bien entendu qu'il ne se peut agir ici que des conditions dans lesquelles le malade peut se placer, abstraction faite de sa maladie.

Qu'il soit à jeun ou du moins assez éloigné de l'heure de son dernier repas, c'est une condition qu'il est inutile de rappeler à quiconque a une notion élémentaire d'hygiène.

Une autre notion que l'on devinerait peut-être moins et qui est pourtant presque aussi essentielle, c'est que le sujet n'ait pas froid quand il arrive sous la douche ou à la piscine ; c'est cette condition presque seule qui justifie le chauffage des cabinets de toilette et des salles de douches. Priessnitz faisait marcher rapidement les malades avant de prendre la douche, mais, outre que tous les malades ne peuvent pas marcher, le mauvais temps joint au froid met souvent un obstacle à la marche ; de plus, il faut conserver ses forces pour l'exercice après l'application, parce que cet exercice est une partie essentielle du traitement, et par conséquent obligatoire. Quant à la raison pour laquelle il est nécessaire d'avoir chaud avant les applications hydrothérapiques, c'est que chez le sujet qui prendrait la douche ayant froid, la réaction serait souvent fort difficile, et parfois même impossible, quand le malade est très faible.

Outre ces règles générales, qui s'appliquent à tous les malades, il est une question qui concerne spécialement les femmes : doit-on commencer ou continuer les applications hydrothérapiques pendant l'époque menstruelle ? Des milliers de faits ont aujourd'hui répondu à la seconde de ces questions : jamais les applications hydrothérapiques n'ont causé d'accident, quand on a continué à les appliquer pendant la période menstruelle; nous ne croyons pas non plus qu'elles en aient causé quand on a commencé à les appliquer pendant cette période. Nous verrons même ultérieurement qu'elles constituent un moyen puissant pour régulariser la fonction cataméniale quand elle est troublée. Toutefois, quand le traitement hydrothérapique n'est pas encore en train, nous pensons qu'à moins qu'il n'y ait péril en la demeure, on fera bien d'attendre la fin des règles avant de faire la première application hydrothérapique, ne fût-ce que pour ne pas exciter les appréhensions qu'éprouvent beaucoup de malades dans ces circonstances.

Fleury, qui partage cette opinion et qui a beaucoup combattu pour la propager, fait une distinction entre les applications locales et les applications générales ; il professe que ces dernières seules sont inoffensives, et que les premières seules sont nuisibles.

ART. 2. — DES CONDITIONS ATMOSPHÉRIQUES LES PLUS FAVORABLES AUX APPLICATIONS HYDROTHÉRAPIQUES. — QUESTION DES SAISONS.

Il y a vingt-cinq ans, nous annoncions déjà à nos confrères que l'hydrothérapie pouvait être appliquée dans toutes les saisons, mais que ses effets les plus puissants étaient surtout obtenus en hiver, au moins chez les malades qui peuvent profiter de l'hiver ; nous dirons un peu plus loin ce qu'il en est des autres. Nous n'avons pas encore réussi à convertir le public à cette vérité, ce qui n'a rien de bien étonnant, puisque nous ne nous adressons pas à lui ; mais nous n'avons pas réussi non plus à y convertir tous nos confrères, car il en est encore un certain nombre qui croient que l'hydrothérapie n'a d'avantages qu'appliquée pendant la belle saison, tandis qu'elle serait inefficace et même entourée de dangers, appliquée pendant la saison rigoureuse. Tout récemment encore, nous avons été obligé de lutter contre cette idée préconçue. Qu'un pareil préjugé existe dans le public, qui n'est pas obligé de connaître la thérapeutique, pas plus la thérapeutique générale que la thérapeutique spéciale, et dont les préventions sont d'ailleurs favorisées par les appréhensions, — (non moins mal fondées du reste), — que lui inspirent les applications hydrothérapiques administrées pendant que règne une température rigoureuse, cela se conçoit sans peine. Mais que le même préjugé hante encore l'esprit de certains médecins, c'est plus difficile à comprendre. Ceux-ci, en effet, ont été instruits depuis longtemps des conditions dans lesquelles l'inventeur de l'hydrothérapie a obtenu ses admirables succès ; ils savent que les baraques où se donnaient les douches, situées à plus d'un quart de lieue des maisons d'habitation, se trouvaient dans les montagnes de la Silésie, dans un climat rigoureux; elles étaient construites en planches, étaient à peine closes, et celles où les hommes se déshabillaient et se rhabillaient n'étaient pas même couvertes. « Pourtant, nous apprend Scouttetten, dès cinq heures du matin et quelque temps qu'il fît, les femmes les plus délicates, appartenant pour la plupart à la haute société, se rendaient à pied, — il n'y avait pas d'autre procédé de déambulation, — au sommet de la montagne, s'exposaient, le corps complètement nu, à l'action de la douche, dont l'eau était de quelques degrés seulement au dessus de zéro. Aussitôt rhabillées, elles faisaient, dans les bois de pins qui couvrent la montagne, une promenade la plus rapide possible, et redescendaient au village. Le soir, elle recommençaient... etc. » Or, tout le monde sait que la neige n'est rien moins que rare à Graefenberg ; néanmoins, ceux de nos consciencieux et savants confrères qui sont allés étudier l'établissement et la pratique de Priessnitz, n'ont nullement remarqué que l'application de ces rudes procédés d'hydrothérapie ait jamais eu d'inconvénients sérieux ; si quelques accidents, les uns légers, les autres graves, ont été constatés à Graefenberg, par nos distingués prédécesseurs, ils ont toujours été dus à des applications hydrothérapiques exagérées ou intempestives, dont Priessnitz n'a pas toujours su s'abstenir, surtout dans les commencements de sa carrière, et alors que l'expérience n'avait encore pu corriger les inspirations, souvent si heureuses, mais parfois regrettables, de son pur empirisme. Quant aux succès de cette pratique hivernale si rude, ils ont été aussi nombreux, aussi magnifiques qu'éclatants ; Scouttetten, Schedel et d'autres savants confrères sont unanimes sur ce point.

Nous étions si convaincu nous même de l'excellence des applications hivernales que, dans les trois premières années de notre pratique, nous nous étions abstenu de faire du feu dans notre salle de douches et dans les cabinets de toilette de notre établissement ; jamais il n'en est résulté le moindre inconvénient ; nous avons obtenu, au contraire, pendant ces trois années, les cures les plus remarquables. Ce n'est donc pas par suite des inconvénients que nous lui aurions reconnus que nous avons renoncé à la pratique rigoureuse des premières années, c'est, il nous faut bien l'avouer, parce que, de quelque bonne volonté et quelque fermeté de caractère que l'on soit doué, on est parfois obligé de transiger avec les préjugés du public, et surtout avec ceux de nos confrères, dont quelques-uns, fort haut placés dans la profession, n'en partagent pas moins les erreurs du vulgaire, sous certains rapports, et peuvent détourner les malades de recourir à une médication qui pourrait leur rendre la santé.

Comment expliquer que les quelques savants confrères auxquels nous faisons allusion puissent partager les préjugés du vulgaire ? Nous l'avons dit plus d'une fois, nous croyons trouver cette explication dans cette regrettable vérité, que certains médecins, même des plus recommandables à tous égards, ont pris l'habitude de ne guère s'intéresser qu'à la thérapeutique qu'ils peuvent appliquer eux-mêmes ; que, par suite, ils ignorent les détails des thérapeutiques spéciales, et même souvent tiennent en suspicion les observations qui viennent des spécialistes.

Ceux qui ont échappé à cette fâcheuse disposition d'esprit savent que le préjugé que nous combattons en ce moment est contraire, à la fois, à la science et à l'intérêt des malades ; en effet, tous ceux qui ont étudié un peu sérieusement l'hydrothérapie sont convaincus que cette puissante médication agit principalement, dans l'immense majorité des cas, en provoquant une vive réaction sur l'enveloppe cutanée, en excitant ainsi des mouvements intimes dans les actes de nutrition et de dénutrition, en provoquant des actions reflexes compliquées, dont nous reparlerons au chapitre de la doctrine hydrothérapique. Or ces mouvements, ces actions, cette réaction sont d'autant plus prononcés qu'une différence plus grande existe entre la température extérieure et celle du corps, parce qu'alors il faut que celui-ci fasse un exercice plus énergique, ou, en d'autres termes, dépense plus d'activité pour ramener à la peau le calorique que l'application froide lui a instantanément enlevé.

Voilà pourquoi l'hydrothérapie hivernale est supérieure en beaux résultats à celle de l'été, et voilà pourquoi l'hydrothérapeute, s'il n'était guidé par d'autres considérations que celles de la science, ne chaufferait ni ses douches ni ses cabinets de toilette, à la condition, bien entendu, que ses malades arriveraient sous la douche en bonne température, de façon à ce que le médecin ait toujours la certitude que la réaction sera obtenue.

Nous avons dit, en commençant, que l'hydrothérapie d'hiver était plus puissante « chez les malades capables de profiter de l'hiver » ; cette remarque ressemble fort à une naïveté, et nous nous serions dispensé de la faire, si le monde ne renfermait des particuliers, même des auteurs de traités d'hydrothérapie capables d'écrire des..... préceptes comme les suivants : « Les personnes impotentes qui ne peuvent se livrer à aucun exercice et qui ont besoin de vivre au grand air devront *choisir de préférence* l'été. » Ainsi, un paralytique du mois d'octobre devra, sans doute, attendre le mois de juin ou de juillet pour commencer son traitement ! Quant à la nécessité de vivre au grand air, elle n'existe probablement que pendant l'application de l'hydrothérapie ; car, dans le cas contraire, il faudrait bien respirer aussi en hiver..... On est vraiment honteux d'avoir à relever de telles bourdes ; et si c'étaient les seules !

Mais, nous l'avons dit, ce n'est pas seulement l'inefficacité que le préjugé que nous combattons reproche à l'hydrothérapie hivernale; il l'accuse aussi d'offrir des dangers. Nous déclarons de la manière la plus absolue que ces dangers sont purement imaginaires. Qu'ils puissent exister, quand les applications hydrothérapiques sont confiées à des garçons de bains du Hammam, de la Samaritaine ou autres établissements analogues, nous ne le nions point, car nous en avons vu des exemples ; mais que ces accidents aient été observés après des applications hydrothérapiques administrées par de véritables hydrothérapeutes, nous le nions formellement. Nous espérons donc que cette crainte chimérique de l'hydrothérapie hivernale disparaîtra, sinon de l'esprit du public, au moins de celui des médecins.

ART. 3. — LE TRAITEMENT DOIT-IL ÊTRE CONTINU OU INTERMITTENT ?

Naguère encore, le nombre était grand des thérapeutistes qui pensaient que, dans le traitement des maladies chroniques, l'action d'un médicament longtemps continué finissait par s'user, et qu'il convenait d'en suspendre l'usage, pour le reprendre au besoin plus tard, soit en lui en substituant un autre, soit en s'abstenant de tout traitement, dans l'intervalle ;

nous croyons qu'aujourd'hui le nombre de praticiens qui suivent ce système est très réduit; il est cependant encore en honneur, si nous ne nous trompons, chez quelque syphiliographes. En tous cas, s'il est abandonné, ce n'est pas en hydrothérapie qu'on peut le réhabiliter. Il arrive bien que les bons effets d'une cure hydrothérapique, prématurément interrompue, se continuent ou persistent après l'interruption; mais le contraire arrive plus souvent encore, et ce qui peut arriver quelquefois aussi, c'est que l'avantage qu'on avait obtenu et qu'on a perdu ne soit reconquis qu'avec beaucoup plus de difficultés que la première fois. Il est donc de la plus grande prudence de ne suspendre la cure hydrothérapique que lorsqu'on en a obtenu tout ce qu'elle peut donner. Toutefois, si cette prudence, que nous ne saurions trop recommander, est une règle que tout malade soucieux de sa santé fera bien de suivre, il s'en faut que son observation soit une condition *sine quâ non* de guérison; nos lecteurs trouveront, dans les observations cliniques de cet ouvrage, plusieurs cas où la cure, ayant été interrompué, même avec notre approbation, a été reprise avec succès, et a été suivie d'un rétablissement complet et persistant.

ART. 4. — QUEL NOMBRE DE DOUCHES PEUT-ON DONNER EN 24 HEURES ?

C'est une question qui demandera peu de développements, car elle nous semble résolue par la force des choses. On a dit que, chez Priessnitz, beaucoup de malades ne faisaient en quelque sorte que passer de la promenade à la douche et de la douche à la promenade, avec les intervalles voulus pour les repas. Nous ne disons pas que, dans quelques rares circonstances, cette pratique ne puisse avoir des avantages; mais, outre qu'ils sont problématiques, on devine sans peine que l'application n'en est pas possible avec des habitudes auxquelles nous ne pouvons nous soustraire : que l'on calcule le temps que prennent nécessairement les repas, les digestions — (à supposer que les malades ne prennent que deux repas par jour, et n'aient pas l'habitude d'un petit déjeuner dès le matin); que l'on tienne compte aussi des occupations forcées du médecin, et l'on verra que celui-ci ne peut guère faire que deux applications hydrothérapiques par jour. Pour que les malades en fissent un plus grand nombre, il faudrait qu'elles leur fussent administrées par des infirmiers hors de la surveillance du médecin, ou qu'ils se les administrassent eux-mêmes, ce que nous considérons, dans les deux cas, comme presque également dangereux. Nous croyons que ces quelques mots suffisent pour que la question soit entendue.

Art. 5. — DE LA DURÉE DU TRAITEMENT HYDROTHÉRAPIQUE.

En voici une qui serait plus difficile à juger, au moins si l'on en décidait d'après les prescriptions de quelques confrères, heureusement assez rares. Nous ne parlons pas des malades; c'est presque toujours la première question qu'ils nous adressent, quand ils viennent pour nous consulter ou pour commencer une cure, sur l'ordonnance de leur médecin. Quand on leur répond que la cure pourra durer des mois, ils se récrient souvent et hésitent à entreprendre le traitement. Ils trouveraient très naturel que leur maladie, qui remonte toujours à plusieurs mois et le plus souvent à plusieurs années, disparût après quelques semaines, si ce n'est après quelques jours d'applications hydrothérapiques ; à des malades qui souffrent, qui n'ont pas toujours leur parfaite liberté d'esprit, ou qui n'ont plus leur faculté de réflexion entière, soit par suite des préoccupations dont ils peuvent être obsédés, soit par d'autres motifs, à ces malades, disons-nous, on peut et l'on doit passer bien des choses ; mais que dire à ces médecins, — qui ne manquent pas toujours d'instruction, tant s'en faut, — et qui vous envoient des malades avec une consultation rédigée à peu près en ces termes :

Essayer pendant huit jours l'usage des douches froides et revenir ensuite à la consultation.

Nous avons même vu des consultations où l'on conseillait un essai de *trois* ou *quatre* jours ! Quand nos confrères prescrivent de commencer le traitement hydrothérapique par des douches d'eau dégourdie, lors même qu'ils prescrivent des douches écossaises, nous nous rendons à leur opinion et nous exécutons leurs prescriptions, bien qu'elles soient contraires à notre manière de voir ; mais nous avouons que lorsqu'ils conseillent des essais d'hydrothérapie pendant *trois*, *quatre* et même *huit* jours, nous n'exécutons pas ces prescriptions-là ; nous les trouvons vraiment par trop absurdes.

Quels sont, en effet, les malades auxquels les médecins conseillent le plus souvent l'hydrothérapie ? Des malades atteints d'affections chroniques et qui, souvent, nous dirions volontiers presque toujours, ont déjà subi un ou plusieurs traitements, ayant duré ensemble pendant des mois, parfois pendant des années. Comment comprendre qu'il puisse entrer dans la tête d'un médecin que de telles maladies éprouveront un changement marqué après huit, quatre et même trois jours d'un traitement nouveau, ce traitement fût-il l'hydrothérapie? C'est, assurément, lui faire un grand honneur que d'admettre une telle possibilité; mais il est bien étrange que cet honneur lui soit fait par des hommes qui ont épuisé en vain, pendant des mois ou des années, toutes les ressources ordinaires de la thérapeutique sans songer à cette hydrothérapie, à laquelle ils accordent tout à coup un si merveilleux pouvoir; nous, qui avons pour devoir de ne la jamais perdre de vue, nous ne pouvons pas espérer ces cures quasi-instantanées, qui seraient en quelque sorte des miracles. On trouvera dans notre recueil d'observations cliniques des exemples de guérison qui peuvent passer pour être d'une rapidité fort inattendue et vraiment étonnante, mais jamais aussi merveilleuses que celles que sembleraient exiger les confrères dont nous critiquons les consultations. Nous tenons beaucoup à déclarer à ceux qui ont dans l'hydrothérapie une confiance raisonnable et éclairée, et qui veulent bien nous adresser leurs clients, qu'ils doivent bien prévenir ces derniers que l'hydrothérapie, tout en étant une médication très puissante, n'opère pas des miracles, et qu'elle ne peut faire disparaître en quelques jours ni même en quelques semaines des congestions du foie, de la rate, de l'utérus, etc., qui datent souvent de plusieurs années, et que, lorsqu'on a la ferme intention d'être guéri, il faut savoir s'armer de patience et de résolution; ce qu'on peut légitimement espérer, c'est de voir une amélioration se produire au bout de quelques semaines, dans beaucoup de maladies, telles que : anémies et chloroses, vertiges, gastralgies, rhumatismes chroniques; mais il faut être prévenu aussi que certains malades n'ont commencé à éprouver l'influence bienfaisante de la médication qu'après plusieurs mois d'application, et qu'ils n'en sont pas moins arrivés à une guérison radicale, complète, définitive, qui ne s'est jamais démentie. Ce sont ces exemples que les malades et même les confrères impatients doivent avoir devant les yeux, car ce sont les plus utiles à méditer, pour que la médication conduise à une issue favorable.

ART. 6. — DE L'INTERVENTION DIRECTE DU MÉDECIN DANS LES APPLICATIONS HYDROTHÉRAPIQUES.

Le médecin doit-il appliquer lui-même les douches et autres procédés hydrothérapiques, ou doit-il confier cette application à des doucheurs, qui, sauf de rares exceptions, ne sont que des infirmiers? S'il s'agissait d'une opération, même la plus simple qu'on puisse imaginer, l'ouverture d'un abcès, par exemple, la question pourrait paraître étrange ; il y a même beaucoup de médecins qui seraient disposés à dénoncer et à faire poursuivre, pour exercice illégal de la médecine, le rebouteur ou le maréchal-ferrant qui se permettrait d'ouvrir un panaris avec un bistouri ou une lancette. Il est bien vrai que l'administration d'une douche n'a pas la même importance ni les mêmes difficultés qu'une amputation de cuisse ou l'opération d'une hernie étranglée ; il s'en faut, toutefois, qu'elle soit exempte de danger, car, mal ou intempestivement administrée, elle peut causer de graves accidents, et même la mort ; il en existe plus d'un exemple.

La question est donc d'une assez grande importance ; c'est sans doute pour cela qu'un hydropathe-baigneur, auteur d'un gros livre de plus de mille énormes pages, se dispense de la traiter ; le peu qu'il en dit laisse seulement entrevoir, à travers une rédaction équivoque et prudhommesque, ou si l'on aime mieux jésuitique, que, pour lui, l'intervention directe du médecin peut être remplacée par son intervention indirecte : « L'hydrothérapie à domicile, dit-il, peut rendre de réels services, mais *ce n'est qu'à la condition* que ses applications soient faites *sous la direction* d'un médecin habitué à cette pratique. » — Ailleurs, il dit que les douches doivent être « *surveillées* et *dirigées* par un médecin » ; et enfin, dans un autre endroit, il semble être un peu plus clair et plus catégorique, car il s'exprime de la sorte : « Tout le monde peut acheter un télescope, mais l'astronome *seul* sait s'en servir. » Si le baigneur qui a écrit ces dix mots a le moindre bon sens, il doit savoir que la seule conclusion qu'on en puisse en tirer, est que le médecin doit *toujours* faire lui-même les applications hydrothérapiques, car personne n'admettra qu'un astronome confie, dans aucun cas, à un garçon de salle la manœuvre du télescope ! ! Malgré ce précepte, d'apparence absolue, le baigneur en question parle de « *doucheur* », ce qui indique que ce n'est pas, même ordinairement, le médecin lui-même qui administre la douche, à moins que le titre de doucheur ne soit appliqué au médecin, ce qui est peut-être le cas pour ce qui le concerne spécialement.

Mais il serait inutile d'insister plus longuement sur ce point. Ce que nous avons dit des diverses applications hydrothérapiques et des nuances qu'elles présentent prouve clairement qu'elles doivent être faites par le médecin. Pour les hommes, la question est depuis longtemps vidée ; mais, pour les femmes, à côté de la question médicale s'en présente une autre, qui est fort différente, et à propos de laquelle les transactions sont peut-être inévitables ; nous allons la traiter et la soumettre au lecteur avec notre franchise et notre indépendance habituelles.

Fleury, lui, ne transigeait pas ; il a écrit à ce sujet quelques pages qui sont, assurément, les plus remarquables de son livre ; nous allons en reproduire les principaux passages :

« ..... Et maintenant, n'est-il pas évident que l'application des procédés hydrothérapiques exige non seulement une direction médicale de tous les instants, mais encore l'intervention d'un médecin instruit, intelligent, attentif et *consciencieux ?*

« N'est-il pas évident que l'hydrothérapie restera souvent inefficace, qu'elle sera souvent compromise par des insuccès, des accidents, des revers, si, dans les établissements hydrothérapiques, si, dans les hôpitaux, l'administration des douches est abandonnée aux connaissances scientifiques, à l'intelligence, aux soins et à la conscience des infirmiers ?

« La question est résolue en ce qui concerne les malades du sexe masculin, mais la difficulté devient grande, dit Schedel, quand il s'agit d'une personne du sexe.

« Eh bien, cette difficulté m'a sérieusement préoccupé et j'ai fait maintes tentatives pour arriver à la meilleure des solutions. Beaucoup plus que les hommes les femmes sont portées à abuser des applications hydrothérapiques, à tomber dans les exagérations, les excentricités ; plus que ceux-là encore elles sont imbues de préjugés, d'opinions préconçues, de *systèmes médicaux* très arrêtés dans leur esprit. Abandonner le traitement à leur libre arbitre est donc chose complètement impossible ; mais beaucoup plus encore que les hommes elles sont impérieuses et indociles ; elles ne tiennent ordinairement aucun compte des conseils, des avertissements des baigneuses, elles se révoltent contre leur autorité, et combien de fois celles-ci ne sont-elles pas venues réclamer mon intervention pour avoir raison de malades qui, transgressant les recommandations que je leur avais faites moi-même, ouvraient de vive force les divers appareils et prétendaient se doucher à leur guise.

« N'ai-je pas été obligé de refuser mes soins à une dame appartenant aux classes les plus élevées de la société, parce que, sous prétexte de faiblesse de poitrine, elle ne voulait combattre une affection utérine que par des douches locales dirigées exclusivement sur le bassin, c'est-à-dire par les procédés les plus propres à congestionner les poumons et à exercer une influence fâcheuse sur les organes thoraciques ? Aucun raisonnement ne put vaincre une obstination appuyée sur des idées médicales aussi absurdes que profondément enracinées, et cette dame, ayant consulté ultérieurement Velpeau, ne craignit pas de transformer mon refus en une résistance de sa pudeur offensée !

« Pour obvier à tous ces inconvénients, à tous ces dangers, pour répondre à toutes ces indications, à toutes ces exigences impérieuses, suffira-t-il que le médecin se place, comme l'a vu faire Schedel, derrière une porte ou un paravent, et que, de cette cachette, il préside au traitement et en dirige les applications ? L'expédient est aussi insuffisant qu'il est peu convenable ; *il ne sera accepté par aucun médecin consciencieux, ayant quelque respect pour sa personne.*

« Il est des femmes dont l'état général est tellement grave que la nécessité d'une intervention médicale directe ne saurait faire l'objet d'un doute ; il en est d'autres pour lesquelles la nécessité n'est pas moins évidente, bien qu'il ne s'agisse que d'une affection locale. Est-ce une baigneuse qu'on chargera de doucher le foie, la rate, un muscle, une articulation profondément altérée par une tumeur blanche, rendue immobile par une ankylose ? Est-ce une baigneuse qui pourra administrer les douches pendant l'époque menstruelle? des douches destinées à prévenir ou à combattre une métrorrhagie? Or croit-on qu'il soit possible au médecin, dans un grand établissement, de doucher lui-même certaines malades et de s'abstenir quant à certaines autres? Croit-on qu'il pourrait faire comprendre et admettre les motifs qui le dirigeraient dans son choix? Il est des nécessités qu'on ne subit qu'autant qu'elles pèsent également sur tout le monde; pas une malade quelque gravement atteinte qu'elle fût, ne consentirait à se laisser doucher, si d'autres étaient autorisées à se soustraire à cette obligation. Une règle uniforme et strictement appliquée est le seul moyen de faire régner l'ordre dans cette république démocratique et sociale qu'on appelle une maison de santé.

« Il est moins pénible pour une femme de recevoir une douche des mains d'un médecin que de se soumettre à un examen au spéculum. Ai-je besoin de dire que la présence d'une baigneuse ou d'une parente, que mille détails impossibles à décrire, et que, par-dessus tout l'attitude d'un médecin qui a conscience de sa dignité et de la gravité de sa mission, donnent à la pudeur toutes les satisfactions conciliables avec les exigences de la maladie et de la médication.

« C'est en maintenant avec fermeté ces préceptes que j'ai pu vaincre les scrupules de la dévotion la plus exagérée, la sévérité des règlements monastiques, les appréhensions de la pruderie anglaise, les naturelles répugnances de la pudeur et de la sollicitude maternelle ou conjugale, les insinuations de la malveillance. Si quelques résistances invincibles se sont présentées, elles ont toutes été imposées à des femmes, peu autorisées à se retrancher dans l'austérité de leurs principes, par une domination d'autant plus tyrannique qu'elle était plus illicite et moins excusable.

« Je conseille à tous les médecins de renoncer à appliquer l'hydrothérapie aux femmes, plutôt que de transformer cette médication en une formule systématique et immuable, ou d'en livrer la direction aux préjugés et aux caprices des malades, à l'inintelligence et à l'inhabileté des mains mercenaires et vénales.

« Qu'ils abandonnent les profits de leur abstention à ces marchands du Temple qui exploitent leur industrie à l'enseigne de la morale et de la religion; Tartufes impudents qui se voilent la face et demandent *leur haire avec leur discipline*, lorsqu'il s'agit, non de doucher une femme nue, mais de traiter une malade ; Zoïles cupides et envieux, qui ne comprennent ni la chaste résignation de la véritable pudeur, ni l'austère dignité de la véritable science. »

Assez d'éloquence comme cela, — et c'est sans nulle ironie que nous parlons d'éloquence, car il y en a vraiment dans les passages que nous venons de citer, dans le dernier surtout. — Mais ce qui doit nous préoccuper, nous, médecins, — nous avons déjà eu l'occasion de le dire, — c'est moins l'éloquence que le véritable intérêt des malades, la *véritable science* dont parle justement notre auteur, la *véritable austérité*, et par-dessus tout encore la VÉRITABLE VÉRITÉ. Or qu'y a-t-il de vrai dans ces vertueuses tirades, dans ces insultes à tous les hydrothérapeutes?

Ce qu'il y a de vrai?

— RIEN.

Voyons et commençons par l'intérêt des malades, puisqu'aussi bien c'est pour eux que la médecine est ou du moins devrait être faite. Faut-il renoncer à l'hydrothérapie « plutôt que de transformer cette médication en une formule systématique et immuable ou d'*en livrer la direction aux préjugés* et aux caprices des malades, *à l'inintelligence et à l'inhabileté des mains mercenaires et vénales?* »

Nous n'hésitons pas à répondre affirmativement à cette multiple question.

Mais est-ce transformer la médication en une formule immuable que de faire administrer les douches aux femmes ou du moins à beaucoup de femmes par une doucheuse à laquelle on a donné des instructions précises et qui les applique sous la surveillance du médecin ? Celui-ci peut-il, sans avilir sa dignité, « *sans manquer au plus simple respect qu'il se doit à lui-même,* » surveiller l'administration d'une douche en se plaçant derrière une cloison ou un paravent ? Nous ignorons si jamais un médecin s'est placé derrière un paravent pour présider à l'administration d'une douche, mais nous en doutons fort, et il est facile, en exagérant les circonstances et en inventant des romans, peu intéressants d'ailleurs, de ridiculiser des situations convenables sous tous les rapports, et que soi-même, hélas ! on a rendues obligatoires. Quant à nous, nous sommes de ceux qui croient qu'il vaut mieux, *dans l'intérêt des malades*, faire administrer une douche par une doucheuse surveillée que de renoncer à l'hydrothérapie. Quant à la surveillance, ce n'est pas derrière un paravent que nous l'exerçons, mais de notre cabinet de consultation, séparé par une cloison de la salle de douches. Après avoir donné à notre doucheuse des instructions très précises, aussi bien pour les douches générales que pour les douches locales, nous en suivons, montre en main, l'application, et, à l'instant voulu, par un coup énergique frappé sur la porte de séparation des deux pièces, ou par un coup de sifflet, nous faisons suspendre la douche.

Est-ce là *livrer* l'hydrothérapie à des mains inintelligentes et inhabiles ? nous ne le pensons pas. Sans doute, nous préférerions encore administrer les douches nous-même, car nous partageons l'opinion de Fleury sur les avantages de l'intervention directe du médecin ; mais ce dont nous sommes non moins fermement convaincu, c'est que notre manière de procéder est infiniment préférable à l'abandon que conseille Fleury, abandon qu'il n'a pas fait lui-même, bien qu'il ait dû renoncer à l'observation de ses principes *absolus*, comme nous allons le dire dans un instant, et qu'il ne les ait pas toujours appliqués, même quand rien ne le forçait à les enfreindre : ainsi, Fleury a eu successivement deux seuls aides, les *seuls* élèves qu'il ait jamais eus, tous deux médecins fort distingués, et des plus honorables, les docteurs Landry et Tartivel ; or, quand il s'absentait de son établissement, pour ses affaires ou pour ses plaisirs, ils étaient naturellement chargés de le remplacer ; eh bien, ils administraient les douches aux malades du sexe fort, mais *jamais* à l'autre ; c'était toujours la doucheuse qui les administrait à celui-ci, sans surveillance aucune, par conséquent dans des conditions beaucoup plus défectueuses, assurément, que celles où se placent les hydrothérapeutes qui surveillent les applications à travers une cloison, — et non un paravent. Quant au motif qui a toujours empêché Fleury de laisser administrer les douches *féminines* par ses aides, médecins graves et instruits, il est sans intérêt de le rechercher. Chacun interprétera le fait comme il l'entendra.

Pour notre compte, si nous ne professons pas les principes *immuables* de notre austère prédécesseur, nous ne manquons du moins jamais d'avertir nos malades du sexe feminin, surtout lorsque leur maladie est grave, de l'avantage qu'elles auraient à se faire administrer les procédés hydrothérapiques par le médecin; mais nous n'insistons jamais outre mesure, et nous n'insistons pas, parce que, ainsi que nous l'avons dit plus haut, c'est Fleury qui a rendu obligatoire la réserve du médecin; quoique cela nous soit pénible, il faut dire pourquoi.

Il faut dire les raisons qui l'ont mis dans la nécessité de renoncer à ses principes *absolus*, quoiqu'il ait toujours continué d'affirmer publiquement et d'imprimer qu'il les observait *avec une scrupuleuse sévérité.* Hélas! il nous faut bien l'avouer, non sans un certain sentiment de confusion, ces raisons qui l'ont forcé de renoncer à l'application de ses principes et qui ont dû rendre très circonspects les confrères dont il flagelle d'une façon si sanglante la pratique, ces raisons sont uniquement la conséquence d'actes qui n'ont rien de *scientifique* ni même de *rationnel.*

Dans un des paragraphes que nous lui avons empruntés, il parle, si l'on veut bien se le rappeler, d'une dame de la société la plus élevée à qui il avait refusé de donner des soins, *parce qu'elle* voulait des douches jugées par lui intempestives, et *qui n'avait pas craint* de transformer auprès de M. Velpeau, « mon refus, dit-il, en une *résistance de sa pudeur offensée.* » Mais la vérité c'est que cette dame n'a pas été la seule cliente qui se soit plainte à son médecin ordinaire, car ce n'est pas, évidemment, pour la seule cliente du professeur Velpeau qu'il parle, *dans beaucoup d'autres passages de ses écrits* des « appréciations *très diverses* » dont ses fameux principes *immuables* ont été l'objet, appréciations « inspirées les unes par des scrupules fort respectables, les autres par l'*envie*, la *médisance*, la *calomnie* et beaucoup d'autres sentiments *non moins honteux*, qui, je le dis à regret, ont trouvé de l'écho auprès de certains hommes que *leur haute position scientifique*, A DÉFAUT DE LEUR HONNÊTETÉ, aurait dû rendre moins téméraires dans leurs jugements. » Et, ajoute-t-il avec beaucoup d'assurance, « nous y reviendrons. » Il y est revenu, en effet, et plus d'une fois : il parle ailleurs « du silence qu'à force de volonté, de *dignité*, de *moralité*, il a pu imposer à des insinuations malveillantes, » etc. etc., et autres allégations, toujours assez nébuleuses. Pour un écrivain qui ne manquait généralement pas de clarté, cette phraséologie est bien ambiguë, et sans forcer les vraisemblances, il ne serait pas absolument impossible d'y lire entre les lignes que la dame qui a fait des confidences à M. Velpeau, s'est probablement plainte à lui d'avoir été obligée à une autre résistance que celle dont parle l'auteur ; cette lecture interlinéaire serait d'autant plus plausible, que des plaintes analogues ont été portées à bien d'autres confrères, et que c'est par suite de semblables plaintes que les hommes d'une « *haute position scientifique*, mais DÉNUÉS D'HONNÊTETÉ, » et qui n'étaient autres que les Louis, les Chomel, les Cruveilhier, les Paul Dubois, les Rayer, les Roux, les Trousseau, etc. etc., n'ont jamais voulu envoyer une de leurs clientes ni à Bellevue, ni à Schwalheim, ni à Mondorff. Un incident fort déplorable vint, en 1860, justifier les répugnances de ces honorables et éminents confrères :

Quelques semaines après que Fleury eut écrit, dans son journal *le Progrès*, ces fières paroles :

« S'il nous a été donné, grâce à notre âge (1), à *notre position scientifique*, à *notre autorité professionnelle*, de maintenir nos principes AVEC UNE INEXORABLE FERMETÉ, nos jeunes confrères arriveront-ils au même résultat ? »

Après qu'il avait écrit, disons-nous, cette fière et solen-

(1) Il avait alors 48 ans.

nelle déclaration, empreinte, comme tous ses écrits, d'une immense dose de vanité, on pouvait lire ce qui suit dans *Le Droit, journal des Tribunaux*, du dimanche 30 septembre 1860, numéro 232 :

Deux jugements ont été en huit jours prononcés contre le Dr Fleury ; le premier, rendu par le tribunal correctionnel de Versailles, a condamné le docteur Fleury à un an d'emprisonnement ; le second, rendu par la juridiction civile, a prononcé, à la requête de Mme Fleury, la séparation de corps contre son mari et condamné celui-ci à lui restituer une dot de 120,000 francs.

Les premières poursuites ont été dirigées à la requête du ministère public, sur la plainte de l'épouse outragée et dans des circonstances qui ont déjà eu dans le monde un grand retentissement.

M. le docteur Fleury est fort connu ; il s'est acquis en médecine une certaine célébrité ; fondateur d'un journal de médecine, il s'était signalé par des polémiques ardentes, agressives. Le docteur était particulièrement connu pour avoir vulgarisé le traitement hydrothérapique. Il avait fondé à Bellevue un établissement important, fréquenté par des femmes appartenant au meilleur monde. On tolérait que M. Fleury administrât lui-même ses douches à ses malades, au nombre desquelles se trouvaient souvent de jeunes femmes et même de jeunes filles auxquelles l'hydrothérapie était prescrite pour combattre la débilité du tempérament. Plus d'une mère de famille se révoltait d'abord contre ses exigences, puis finissait par céder, subjuguée par l'autorité du médecin spécialiste.

Hélas ! les scrupules ou les appréhensions des mères de famille ne sont que trop justifiées aujourd'hui que la justice a dévoilé les mœurs rien moins qu'irréprochables de ce lubrique docteur, qui ne craignait pas d'exiger, au nom de la science, ce qu'un grand artiste, ce que Canova obtint autrefois d'une grande princesse italienne.

Des soupçons s'étaient élevés plus d'une fois sur les mœurs du docteur, mais ils tombaient naturellement quand on savait qu'il élevait près de lui une jeune fille de dix-sept ans, qu'il disait être le fruit d'un premier mariage, et qui, en tous cas, était certainement sa fille.

Puis, et comme pour donner plus de confiance, M. Louis-Désiré Fleury épousa, au mois de mai 1859, une jeune et charmante femme, Mathilde Fulda, née sur les rives de la Moskowa. Mlle Fulda avait vingt-cinq ans, le docteur en avait quarante-huit. Mlle Fulda apportait en dot 120,000 francs.

Il y avait un an à peine que le mariage venait d'être célébré, lorsque, dans la nuit du 9 au 10 juin, un commissaire de police se présenta dans l'établissement hydrothérapique du docteur. Ce magistrat, averti sans doute par des indiscrétions de domestiques, commença par poster un agent à un certain endroit de l'étage supérieur, endroit correspondant à une trappe mystérieuse, pratiquée de longue date et dans un but facile à deviner; il frappait à la porte de la chambre à coucher du docteur Fleury et en requérait l'ouverture au nom de la loi.

Celui-ci s'étonne, se plaint d'être dérangé à pareille heure. Le visiteur décline ses qualités. M. Fleury continue à parlementer, à faire valoir l'inviolabilité du domicile, se gardant bien d'ouvrir la porte; il avait d'excellentes raisons pour vouloir gagner du temps; il attendait qu'une certaine dame, qui n'était pas Mme Fleury, se fût enfuie, en prenant le chemin ordinaire, c'est-à-dire en remontant par la fameuse trappe pratiquée au-dessus d'une porte dans l'épaisseur du plancher; mais cette fois la dame rencontrait une résistance imprévue; elle avait beau faire, quoique le péril fût grand, elle ne put soulever la trappe. Les injonctions du commissaire de police devenaient plus pressantes; il parlait d'enfoncer la porte; il fallut bien ouvrir, et le magistrat constata l'adultère le plus flagrant qui ait jamais été constaté dans un procès-verbal.

La femme que le docteur Fleury recevait ainsi, non par la porte, mais par cette ingénieuse et criminelle trappe, était Mme Clémence Rouvière, femme de M. Doyère, professeur à l'École centrale des Arts et Manufactures. Mme Doyère avait quarante-deux ans.

L'intimité entre M. Fleury et Mme Doyère était bien antérieure au mariage, et, en se mariant, M. Fleury avait bien entendu que cette intimité continuerait, puisque c'est à cette époque que les deux coupables imaginèrent ce stratagème à l'usage des mélodrames.

Mme Fleury, bien qu'elle n'eût pas surpris tout d'abord le douloureux secret de ces relations, avait eu beaucoup à souffrir de la présence de Mme Doyère au domicile commun. Celle-ci, usant avec arrogance de l'ascendant qu'elle avait pris dans la maison et sur l'esprit du docteur, accablait Mme Fleury d'humiliations, si bien que, fatiguée de ces outrages de chaque jour, elle s'était retirée rue Taitbout, nº 73.

Une enquête eut lieu à la requête du ministère public. La dame Fleury a été entendue ; elle a révélé des faits que nous n'avons pas à faire connaître (1), mais qui ont mérité toutes les sévérités du ministère public, lors de la double poursuite en adultère et en entretien de concubine au domicile conjugal.

Cette affaire, a dit M. l'avocat général, est un triste exemple de la dissolution de nos mœurs. Un détail révoltera surtout les hommes, même les moins rigoristes, c'est que la dame Doyère, pour se rendre aux coupables rendez-vous qu'elle assignait, était obligée de traverser la chambre de la fille de M. Fleury, qui n'a que dix-sept ans: c'était dans cette chambre ou près de cette chambre que s'ouvrait la trappe mystérieuse; avec plus de sévérité, la justice eût pu voir là matière à une prévention plus grave, au délit d'excitation à la débauche.

A peine les poursuites étaient-elles commencées que le docteur Fleury jugea bon de prendre la fuite, emmenant avec lui sa complice.

L'affaire vint à l'audience du 8 août dernier.

Mme Fleury n'assistait pas à l'audience ; elle s'était fait représenter par Me Aubry, avoué.

M. Doyère a été entendu comme témoin. Il a déclaré qu'il ne pouvait que se joindre au ministère public pour demander que la justice chatiât l'outrage fait à son honneur (2). « Je ne poursuis pas ici une vengeance, a-t-il dit; je remplis un devoir pénible, amer, mais un devoir que ma dignité ne me permet pas d'oublier. Je n'aurais pas divulgué ces scandales, mais du moment qu'ils ont été

(1) Nous ne divulguerons pas non plus ces faits épouvantables ; ceux qui seraient curieux de les connaître les trouveront dans les journaux de l'époque qui se publiaient à Versailles, où le procès fut jugé.

(2) Il avait reçu les conseils de Me Grévy, aujourd'hui président de la République.

constatés par la justice, je m'incline, et je laisse à la loi son action. »

Voici le jugement que rendit alors le tribunal de Versailles :

« Attendu qu'il résulte de l'instruction et des débats que, dans le courant de 1859 et de 1860, Fleury a entretenu une concubine dans le domicile conjugal, ce qui constitue le délit prévu par l'article 339 du Code pénal ;

« Attendu qu'il résulte également de l'instruction et des débats la preuve que dans la nuit du 9 au 10 juin 1860, à Bellevue, dans la demeure de Fleury, la femme Doyère a été trouvée en flagrant délit d'adultère avec ledit sieur Fleury ;

« Attendu qu'il est établi, que, dans la nuit du 9 au 10 juin, Fleury s'est rendu complice du délit d'adultère commis par la femme Doyère ;

« Attendu, à l'égard de Fleury, qu'aux termes de l'article 365 du Code d'instruction criminelle, en cas de conviction de plusieurs délits, la peine la plus forte doit seule être prononcée ;

« Donne défaut contre Fleury et la femme Doyère ;

« Condamne Fleury à un an d'emprisonnement et 2,000 francs d'amende, et la femme Doyère à un an d'emprisonnement ;

« Statuant à l'égard de l'action civile :

« Condamne Fleury et la femme Doyère solidairement aux dépens pour tous dommages-intérêts. »

A la suite de ce jugement, Mme Fleury en obtint un autre en séparation de corps et en restitution de dot; celui-ci n'ayant aucun intérêt pour nous, il est inutile de le reproduire; le premier seul intéresse les hydrothérapeutes et la question qui est l'objet de cet article : *le médecin doit-il, dans tous les cas, faire lui-même les applications hydrothérapiques, quel que soit le sexe des malades qu'il traite ?* Si la question était seulement de savoir si l'intervention du médecin est toujours utile, cette question ne serait évidemment pas un instant douteuse ; mais il s'agit de savoir si elle est toujours *obligatoire*, et alors la réponse doit être beaucoup moins absolue surtout après le jugement qu'on vient de lire et les circonstances très aggravantes dans lesquelles il fut rendu. Comme le dit *Le Droit*, ce jugement eut un retentissement énorme, et son influence fut assez grande pour obliger tous les hydropathes qui suivaient les errements de Fleury à y renoncer, et Fleury lui-même, malgré son « autorité, son *austérité* (!) et sa grande position scientifique », à manquer à ses « *principes immuables* », quoiqu'il ait continué, depuis, à affirmer et à imprimer, contrairement à la vérité, qu'il n'y avait « jamais failli ».

Quant à nous, nous n'avions pas attendu la catastrophe qui lui arriva pour transiger avec les scrupules fort respectables de certains malades : pour peu que leur affection soit grave, ou que les applications qui leur conviennent soient difficiles ou exigent des précautions très particulières, nous ne manquons jamais de les prévenir que l'intervention directe du médecin serait utile pour assurer au traitement toutes les chances de succès ; mais, ce devoir accompli, si nous recontrons une résistance tant soit peu énergique, nous n'hésitons pas à faire administrer les procédés hydrothérapiques par une doucheuse, sous notre surveillance, comme nous l'avons expliqué ci-dessus. Naturellement, nous conseillons à nos confrères d'agir de même, et nous pensons que c'est ce qu'ils feront et ce qu'ils font déjà, sans compromettre en cela la dignité médicale, tout au contraire, et, — ce qui doit les préoccuper avant tout, — sans léser en quoi que ce soit les intérêts des malades qui se confient à leurs soins.

Quant à faire vêtir les malades d'une tunique en laine claire, comme le propose, en ce moment même, (mai 1886), un certain hydropathe, nous croyons que ce procédé ne mérite pas d'être discuté.

ART. 7. — DE L'HYDROTHÉRAPIE HYGIÉNIQUE.

> Rien ne fait autant de bien à la tête que l'eau froide ; il faut donc, lorsqu'on a cette partie faible, y recevoir chaque jour une forte douche ; l'usage de l'eau froide est avantageux aussi à ceux qui sont sujets aux maux d'yeux ou de gorge, aux rhumes, aux fluxions ; ils doivent se laver tous les jours non seulement la tête, mais la bouche avec beaucoup d'eau froide.
>
> (CELSE, *De medicina.*)

Le rôle thérapeutique de l'hydrothérapie est assez grand pour que nous ne cherchions pas à grandir démesurément, à l'exemple de Fleury, son rôle hygiénique. Nous ne prétendrons donc pas qu'elle puisse, en trois ou quatre mois, pas même en quelques années, transformer un enfant héréditairement extra-lymphatique en un sujet du plus beau tempérament sanguin ; nous ne prétendrons pas davantage que l'hydrothérapie puisse préserver de toutes les maladies épidémiques et contagieuses, et surtout nous n'en donnerons pas pour preuves que le choléra qui a sévi à Meudon en 1832, en 1849 et en 1855, n'a atteint aucun habitant de Bellevue qui, on le sait, est une portion de la commune de Meudon. Nous ne le prétendrons pas, d'abord parce qu'en 1832, Bellevue ne possédait pas d'établissement hydrothérapique, et qu'en 1849 et 1855, quoiqu'un établissement hydrothérapique y existât, ce n'étaient pas les habitants du hameau qui en usaient, mais seulement les habitants de l'établissement composés d'étrangers dans la proportion de 9 sur 10 peut-être ; c'est avec des exagérations de cette espèce que l'on compromet les meilleures causes, et celle de l'hydrothérapie hygiénique est assurément une des meilleures que l'on puisse avoir à défendre.

Si l'hydrothérapie, en effet, ne peut être un préservatif contre le choléra, contre la variole ou la syphilis, il est hors de doute qu'en fortifiant l'économie, en donnant une grande activité à la circulation capillaire (où s'exécutent tant d'actes intimes relatifs à la nutrition), et, par contre-coup à la circulation générale, l'hydrothérapie met cette économie dans de meilleures conditions de résistance contre toutes les causes morbides; car on sait bien que ces causes, qu'elles soient épidémiques ou sporadiques, atteignent plutôt les constitutions naturellement ou artificiellement débiles que celles qui sont naturellement ou artificiellement vigoureuses.

Ce n'est pas sans motfis que nous disons naturellement ou artificiellement, car il existe, dans les villes surtout, beaucoup de constitutions qui sont nées bonnes et que les excès ou seulement les mauvaises habitudes de la vie mondaine ont rendues mauvaises. Où Fleury a grandement raison, en effet, c'est quand il dit éloquemment que l'énorme fréquence, parmi les femmes du monde, de la chlorose, de l'anémie, des névroses, des névralgies, des gastralgies, en un mot, des maladies nerveuses de toutes sortes, des avortements, des déplacements et des engorgements de l'utérus, etc., est due en très grande partie à la violation des premiers principes d'une bonne hygiène.

Quelle est, en effet, la vie de ces femmes? Enfermées dans des appartements hermétiquement clos, encombrés de meubles, de rideaux, de portières, chauffés souvent par des calorifères qui y entretiennent une température trop élevée, sèche, viciée, énervante, elles font, en outre, du jour la nuit et de la nuit le jour, s'épuisant en veilles, en bals, en spectacles, où elles respirent, par surcroît, une atmosphère viciée par les respirations humaines, par la combustion des lampes et des bougies, par les émanations des essences à parfums, en un mot, par mille causes débilitantes. Et que font-elles pour neutraliser l'action de tant d'agents morbigènes ?

Elles condamnent leur système musculaire à une inertie presque complète ; elles ne prennent qu'une alimentation insuffisante et souvent mal choisie ; elles usent et abusent des bains *tièdes*, des lavements *tièdes*, des injections *tièdes*, des ablutions *tièdes*, des agents émollients, toutes habitudes éminemment débilitantes et très propres à favoriser l'action des causes morbides, bien loin de la contrarier. C'est donc encore avec raison que Fleury pouvait ajouter que la substitution de l'eau froide à l'eau tiède, l'usage des applications froides, auraient des avantages considérables, et apporteraient les plus heureux changements dans des habitudes et une situation qui compromettent non seulement la santé des femmes et quelquefois leur bonheur domestique, mais assez souvent la santé des hommes, comme on en verra des exemples dans les observations cliniques que nous rapporterons plus loin.

Ajouterons-nous avec notre rationaliste que l'usage des douches générales très courtes produira de très bons effets au triple point de vue de l'énergie musculaire, des facultés digestives et de l'activité des *fonctions génitales*, chez les hommes de soixante-cinq, de soixante-dix, de soixante-douze et de quatre-vingts ans ? En retranchant les trois derniers âges, quant à l'activité des fonctions génitales, nous serions de l'avis de notre confrère, mais en maintenant ces trois âges, nous croyons devoir lui laisser la responsabilité de la proposition. Ce qui est certain, c'est que les vieillards qui prennent l'habitude de se soumettre aux applications hydrothérapiques, même à celles qu'ils peuvent se faire eux-mêmes avec quelques bons appareils qu'on possède aujourd'hui, en retirent de très bons avantages.

Mais l'avantage de ces applications, qui est déjà grand pour les vieillards, est bien autrement considérable pour les enfants. Nous ne voulons pas prétendre, comme nous l'avons déclaré plus haut, qu'on puisse en quelques mois transformer un tempérament extra-lymphatique en un magnifique tempérament sanguin ; nous ne voudrions pas même assurer que cette transformation puisse s'opérer en un temps quelconque; mais ce que notre longue expérience nous permet d'assurer, c'est que les applications hydrothérapiques faites avec persévérance aux enfants, substituent la force à la débilité, et font d'êtres maladifs, impressionnables au froid et au chaud, des constitutions robustes, résistant sans peine à toutes les vicissitudes atmosphériques ; ces excellents résultats peuvent s'obtenir sans qu'un tempérament lymphatique soit radicalement transformé, du moins quant aux caractères apparents. Ce serait, en effet, une grave erreur de croire que les attributs extérieurs du lymphatisme même le plus exagéré, exagéré jusqu'à un haut degré de la scrofule, soient incompatibles avec une excellente santé et une longue vie ; la société renferme un nombre considérable d'exemples de personnes qui ont été, dans leur enfance, en proie à la scrofule la plus prononcée, et qui, ayant éprouvé des modifications physiologiques spontanées, lesquelles généralement s'opèrent à l'époque de la puberté, — deviennent non seulement d'une santé florissante, mais acquièrent physiquement une force comparable à celle des plus fortes constitutions sanguines. Cependant ces sujets conservent les stigmates de leur tempérament primitif, et, chose qui peut paraître extraordinaire, ils transmettent souvent à leur descendance les attributs de ce tempérament. Ainsi il ne faudrait pas croire que l'hydrothérapie doive transformer les apparences extérieures des tempéraments pour donner aux enfants débiles la force et la santé, ou pour les consolider chez ceux qui en jouissent déjà ; sans aucun doute, les modifications heureuses qu'elle imprime à l'économie ne s'opèrent pas sans qu'il en apparaisse quelque chose à l'extérieur, mais ce serait poursuivre un but le plus souvent chimérique, que de vouloir changer toutes les apparences du tempérament lymphatique en celles du tempérament sanguin. Ajoutons que ce changement est sans valeur. Fleury attache beaucoup d'importance au teint brun qu'avaient acquis à Bellevue des enfants soumis aux applications hydrothérapiques: « L'enfant, dit-il, en parlant de l'un d'entre eux, a aujourd'hui un tempérament sanguin acquis des plus prononcés : la couleur brune de la peau, la chaleur et l'éclat du teint, lui donnent l'aspect de ces enfants robustes de la campagne de Rome. » Nous admettons volontiers, et nous sommes convaincus même, que la force, la vivacité, l'animation de la physionomie acquises par les enfants dont parle Fleury étaient le résultat de l'hydrothérapie ; mais nous sommes convaincu aussi que ces résultats auraient pu être tout aussi positifs en l'absence du teint brun des enfants de la campagne de Rome ; ce teint, dont l'auteur n'a parlé sans doute que pour mettre un peu de poésie et de style dans sa rédaction, n'est pas le moins du monde un signe décisif de force ni de tempérament sanguin ; parmi ces enfants au beau teint brun de la campagne de Rome, les lymphatiques et même les scrofuleux sont loin d'être rares ; et chez des individus bien plus bruns encore, chez les nègres et autres races des pays tropicaux, la scrofule est d'une fréquence peut-être égale à celle de la même maladie chez nos races du Nord. La santé, la force, l'activité des enfants dont il s'agit étaient dues à l'hydrothérapie, et le teint brun était principalement, sinon exclusivement, le résultatde l'air de la campagne et du soleil. Voilà la véritable interprétation des faits.

Mais, d'après cette interprétation réelle même, il ne résulte pas moins qu'il est d'une grande importance de soumettre à des applications hydrothérapiques les enfants des grandes villes surtout, et il est fort étrange et en même temps fort triste de constater que près de quarante ans se soient écoulés depuis que cette vérité est établie, sans qu'aucune de nos maisons d'éducation ait encore installé des appareils si simples de douches générales, qui suffiraient parfaitement aux applications hygiéniques ; sur ce progrès encore comme sur beaucoup d'autres, hélas ! la France, — ce pays par excellence du progrès (?) — déjà devancée par l'Allemagne et l'Angleterre, le sera bientôt par toutes les nations de l'Europe ; trop heureuse la France, si la retardataire Espagne reste encore à la queue.

Au reste, comme le progrès public est toujours en retard sur le progrès privé, nous ne saurions trop recommander aux personnes adultes de prendre elles-mêmes l'habitude de se soumettre quotidiennement, s'il est possible, et, en tous cas, le plus souvent qu'elles pourront, à des applications hygiéniques avec de l'eau la plus froide que faire se pourra; on peut presque toujours disposer de quelques minutes avant le repas du matin ; ces quelques minutes, quinze à vingt au plus, sont suffisantes pour s'administrer soi-même, dans son appartement, une douche d'une minute, un peu plus, un peu moins, et d'exécuter ensuite, pour assurer la réaction, une marche de dix à quinze minutes. Cette habitude, si simple à prendre, aura pour les personnes qui s'y soumettront, pour les femmes surtout, les plus heureuses conséquences, dont l'une sera inévitablement l'extension de cet usage salutaire aux maisons d'éducation.

ART. 8 — L'HYDROTHÉRAPIE A DOMICILE.

> L'utilité des bains froids sur le corps sain consiste, après que la première impression peu agréable est passée, à donner un sentiment de bien-être qui se répand dans le système entier et développe une vivacité particulière. Outre que la peau est nettoyée de toutes les matières hétérogènes qui s'y attachent, elle est nouvellement animée, plus forte, et peut ensuite résister plus vigoureusement aux influences défavorables.
>
> (RITTER.)

L'impossibilité où se trouvent beaucoup de malades de quitter leurs affaires ou même d'interrompre, plusieurs heures chaque jour, leurs occupations pour se rendre dans un établissement hydrothérapique, a inspiré à beaucoup de médecins l'idée de rendre l'hydrothérapie applicable au domicile même de chaque malade. Comme beaucoup de nos confrères, le désir d'être utile à nos clients nous a inspiré la même pensée : les accidents dont nous avons été témoin nous ont obligé d'y renoncer. Ces accidents n'ont pas eu lieu seulement chez des malades qui ont pris la résolution de faire de l'hydrothérapie chez eux, sans guide et d'après leurs propres inspirations, mais aussi chez d'autres, qui avaient subi un traitement régulier qu'ils ont cru pouvoir continur à leur domicile.

Parmi les procédés hydrothérapiques qu'il paraît le plus possible de laisser appliquer aux malades par eux-mêmes, à leur domicile, on doit mettre bien près du premier rang, si ce n'est au premier, la sudation, soit dans l'étuve sèche, soit dans le drap mouillé. Eh bien, chez le comte de X..., membre du Jockey-Club, clubman distingué, voici ce que nous avons observé : Ce gentleman était obèse ; nous l'avions traité dans notre établissement et nous l'avions fait maigrir de 12 livres. Lorsqu'il rentra chez lui, trouvant que l'obésité ne diminuait pas assez vite à son gré, il s'administra, dans son appartement, des sudations répétées pendant un mois, à l'aide du drap mouillé; à la suite d'une dernière sudation, il fut pris d'accidents graves, et il succomba.

Un autre malade, une dame, cliente de notre regretté confrère Alfred Becquerel, qui vint lui-même, avec douleur, nous raconter le fait, s'était également soumise à des sudations, du consentement de son docteur ; après un mois environ de traitement, et au sortir d'une sudation en étuve sèche, elle fut prise d'un étouffement auquel elle succomba. Nous avons vu d'autres faits analogues. A la suite de ces funestes accidents, nous avons dû renoncer à notre première résolution, qui était d'autoriser certains malades intelligents et prudents à se faire chez eux des applications hydrothérapiques; aujourd'hui, nous les proscrivons d'une manière absolue; nous autorisons, en cela d'accord avec Fleury, les lotions, les affusions, les irrigations continues, les applications de glace sur la tête, etc., c'est-à-dire toutes applications qui sont, en réalité, étrangères à la véritable hydrothérapie.

Quant à conseiller, avec certain baigneur qui se donne pour hydrothérapeute, l'hydrothérapie à domicile, *pourvu qu'elle soit dirigée par un médecin*, nous nous en garderons bien, pour cette raison, entre autres, que nous n'aimons pas à parler pour ne rien dire. Comment conçoit-on, en effet, qu'un médecin aille diriger les applications hydrothérapiques au domicile d'un malade ? Il faudrait d'abord que le malade eût à son dimicile l'instrumentation nécessaire à ces applications ; il faudrait, en second lieu, que le médecin fût au courant de la pratique hydrothérapique, condition dans laquelle ne se trouve aucun médecin ordinaire ; il lui faudrait donc aller se mettre au courant chez un spécialiste ; quant à celui-ci, il est évident qu'il ne pourrait abandonner son établissement pour aller faire de l'hydrothérapie en ville. Nous savons bien qu'avec de l'argent on vient à bout presque de tout, et nous pensons qu'il est à la rigueur possible de faire de l'hydrothérapie chez quelque grand millionnaire, comme on en put faire chez Bonaparte, à Saint-Cloud d'abord, puis, au Tuileries ; mais nous ne pensons pas que ce soit pour des cas aussi exceptionnels qu'on doive écrire des livres.

En résumé, ceux qui parlent d'appliquer l'hydrothérapie *sous la direction* « d'un médecin *habitué à cette pratique* », écrivent une... inutilité équivalant exactement à celle-ci : « On peut appliquer l'hydrothérapie à domicile, pourvu qu'on se place dans des conditions impossibles à réaliser ! » Nous croyons être bien modéré en qualifiant d'inutilités de pareils préceptes.

Il est une hydrothérapie qu'il serait possible d'appliquer à domicile, si quelques médecins voulaient se donner la peine de se mettre au courant de la pratique hydrothérapique, ce serait celle qu'on appliquerait *au domicile du médecin*. En province surtout, presque chaque médecin a sa maison, la plupart ont même une écurie et une remise ; il leur serait facile de faire installer au-dessus d'une écurie, d'un bûcher, même au-dessus du bâtiment d'habitation, un réservoir et une pompe pour y monter l'eau d'un puits, et, dans la cour, une salle de douches en planches, même une piscine, et deux ou quatre cabines pouvant servir de cabinets de toilette pour les deux sexes. On ne pourrait, il est vrai, faire des applications dans ce petit établissement qu'à des malades pouvant bien marcher, à moins que le médecin ne voulût et ne pût recevoir quelques pensionnaires ; mais, même en bornant les applications à des externes, il pourrait encore rendre des services considérables. On a déjà signalé la possibilité dont nous parlons ; nous appelons de nouveau sur elle l'attention de nos honorables confrères de province, qui n'ont encore profité qu'en bien petit nombre, croyons-nous, du privilège que leur donne leur situation.

Depuis bien longtemps, dans l'espoir de propager l'hydrothérapie dans toutes ses applications hygiéniques utiles, nous avions, à la suite d'un grand nombre de demandes qui nous avaient été adressées, publié des instructions qui pouvaient permettre à toute personne intelligente de faire l'installation nécessaire aux applications hygiéniques ; car, quant aux applications thérapeutiques, il est bien entendu qu'elles ne peuvent être faites que par le médecin lui-même, et, en cas d'impossibilité, sous sa surveillance immédiate. Voici, en effet, ce que, dès 1866, nous écrivions dans *La Médecine contemporaine :*

Des personnes, sans être malades, ont une constitution faible. D'autres craignent les conséquences d'une prédisposition héréditaire, d'un vice diathésique. Partout où sont agglomérés beaucoup d'individus, pensions, asiles, casernes, etc., les causes de maladies, d'affaiblissement de la constitution, abondent; l'usage de l'hydrothérapie, qui active la circulation capillaire, régularise les grandes fonctions et augmente les forces, ne serait-elle pas un moyen efficace de conjurer les effets de ces mauvaises conditions ? Pour nous, la question n'est pas douteuse ; nous croyons donc faire œuvre utile en nous efforçant de vulgariser ce moyen.

Si l'emploi de l'eau froide dans le traitement des maladies exige le savoir que donnent l'étude et l'expérience, il n'en est pas de même de l'usage de l'eau destiné à garantir ou à fortifier l'économie. Celui qui se soumet alors aux applications hydrothérapiques, est suffisamment juge de ses sensations, de l'avantage ou des inconvénients immédiats que lui procurent telle ou telle application, telle ou telle température de l'eau, pour qu'avec un peu d'observation il arrive promptement à discerner les procédés qui lui conviennent le mieux, et pour adopter ainsi l'hydrothérapie hygiénique dont il pourra tirer les meilleurs fruits ; il arrivera d'autant mieux, du reste, à ce discernement désirable, qu'il aura reçu les instructions propres à guider son inexpérience au début de ses essais. Voici celles que notre expérience, déjà vieille de près de quinze ans, en 1866, et par conséquent vieille de plus de trente aujourd'hui, nous permet de formuler, et de recommander avec confiance à ceux qui croient devoir demander à l'hydrothérapie le maintien ou le renforcement de leur santé.

Nous commencerons par l'indication des ustensiles et appareils dont devront se munir les personnes qui se trouveront dans des conditions favorables pour cela.

1° Une baignoire ovale en zinc ou en cuivre de 1 mètre 20 cent. à 1 mètre 50 de longueur sur 80 centimètres à 1 mètre de largeur, avec bords arrondis et une profondeur proportionnée ;

2° Un réservoir en tôle ou en zinc ou même en bois, (une cuve, par exemple), placée à une hauteur assez élevée (6 à 7 mètres, 10 si on le peut), percé à sa base d'un trou destiné à recevoir un tuyau terminé en pomme d'arrosoir, tuyau et pomme que l'on fait fonctionner à l'aide d'une corde qui soulève une soupape fermant l'orifice du tuyau du réservoir.

On fait aujourd'hui (1886), des appareils portatifs où la pression exercée par une machine pneumatique peut remplacer la chute d'un réservoir élevé ; seulement ces appareils ont généralement l'inconvénient que la pression y diminue très rapidement, et de très forte qu'elle est au début de la douche, elle devint trop faible à la fin ; il faut donc se procurer un appareil où la pression reste sensiblement la même, soit automatiquement, soit par le concours d'un aide, quand on en peut disposer, qui pompe pour augmenter la pression, à mesure qu'elle se détend.

3° Quand le réservoir, au cas où celui-ci est adopté, n'est pas alimenté par la pression naturelle de l'eau, une pompe aspirante et foulante avec conduit suffit pour remplir le réservoir.

4° Enfin, dans le cas où le réservoir n'est pas alimenté par un écoulement naturel d'eau ou par un puits, il faut avoir une citerne où se trouve en réserve de l'eau en suffisante quantité pour alimenter le réservoir. Du reste, lors même que le réservoir peut être alimenté naturellement par de l'eau qui coule ou se trouve seulement en plein air, comme celle d'une rivière, d'un ruisseau, d'un lac ou d'un étang, la citerne est toujours nécessaire pour y faire séjourner et y refroidir l'eau, en été, parce que dans la saison chaude, l'exposition de l'eau, à l'air ambiant lui donne une température trop élevée pour que les applications hydrothérapiques faites avec cette eau produisent le bien qu'on en doit attendre.

L'ensemble de ces appareils coûtera moins d'un billet de mille francs ; le bien que leur usage peut produire est donc hors de proportion avec le sacrifice que peut faire une famille qui n'est pas absolument nécessiteuse ; quant aux établissements publics, c'est pour eux une dépense insignifiante.

Quant à la manière de faire usage de ces appareils, voici comment nous conseillons de procéder :

Avant d'appliquer les douches, on préludera par des ablutions qu'on pratiquera ainsi qu'il suit, pendant plusieurs jours de suite :

On versera dans la baignoire trois ou quatre seaux d'eau, laquelle sera d'abord à la température de 24 à 25°, puis, de 18°, puis de 14°. La personne étant, ensuite, assise dans la baignoire, on commencera par lui mouiller la tête, et on lui passera des éponges imbibées sur toute la partie antérieure du corps, puis sur toute la partie postérieure ; elle sera frottée en même temps avec énergie jusqu'au moment où elle sentira naître une certaine chaleur ; elle sortira alors de la baignoire, sera essorée avec une éponge humide, et on la frottera de nouveau avec une toile un peu grossière, et ensuite, si c'est en hiver, avec une couverture ou un tissu quelconque de laine, de façon à ce qu'il ne reste sur le corps aucune trace d'humidité. Cette opération terminée, la personne se rhabille, boit un quart ou un demi-verre d'eau fraîche, et se livre à un exercice quelconque, promenade ou gymnastique.

Ces ablutions, ainsi continuées pendant plusieurs jours, huit, dix, quinze, ou même plus, on les remplace par une douche en arrosoir qu'on prend en se plaçant simplement sous la pomme d'arrosoir dont nous avons parlé, ou mieux en se faisant promener sur tout le corps par un aide les jets multiples qui s'échappent de la pomme; cet arrosage, si l'on nous permet le mot, durera de dix à trente secondes pour commencer, et progressivement jusqu'à deux minutes, au maximum. L'eau sera la plus froide possible.

Pour les familles qui pourraient encore trouver ces instructions insuffisantes et qui en désireraient de plus étendues, nous nous tenons à leur disposition, et nous nous ferons même un plaisir d'instruire pratiquement les aides qu'elles voudraient nous adresser, afin qu'ils puissent faire les applications conformément aux règles que l'expérience nous a démontré être les meilleures; quand on croit une chose bonne, on ne saurait mettre trop de zèle à la répandre.

ART. 9 — DES CONTRE-INDICATIONS A L'HYDROTHÉRAPIE.

> L'eau froide est non seulement un préservatif contre la peste, mais on peut la regarder comme un remède universel.
>
> (GEOFFROY.)

Nous intitulons cet article : Des contre-indications; mais existe-t-il des contre-indications à l'emploi de l'hydrothérapie? Autrefois, de nombreux médecins auraient répondu affirmativement à cette question ; mais aujourd'hui, quoique le nombre de ces médecins soit beaucoup moindre, il est de notre devoir d'examiner leurs raisons. Nous les avons déjà réfutées implicitement en partie dans les pages qui précèdent ; nous n'avons qu'à compléter notre examen, en nous exposant peut-être à quelques légères répétitions.

Une des contre-indications qui étaient le plus souvent invoquées par les médecins, c'était l'état de faiblesse des malades : « Vous êtes trop faibles, leur disaient-ils, pour supporter les applications hydrothérapiques et, en tous cas, pour faire une réaction satisfaisante, si vous les supportiez. — C'est une des contre-indications implicitement réfutées et sur laquelle il sera inutile de s'étendre. Notre *Revue clinique* pullule d'exemples où des malades arrivés à l'extrême degré de faiblesse, par suite de maladies fort diverses, ont été soumis à l'hydrothérapie, dont ils ont supporté avec la plus grande facilité les applications, et chez qui la réaction n'a jamais manqué de se produire, réaction, il est vrai, faible parfois, mais en rapport avec l'espèce et l'énergie de l'application. Nul doute que, si l'on soumettait un sujet d'une extrême faiblesse à une immersion très froide et de longue durée, à une douche en colonne également très longue, on ne produisît des accidents plus ou moins graves et même mortels ; mais ces accidents seraient exclusivement dus à des applications hydrothérapiques intempestives, que l'hydrothérapeute tant soit peu expérimenté évitera toujours ; nous sommes déjà arrivé à près de trente ans de pratique, et nous sommes encore à observer un de ces accidents que beaucoup de nos confrères, aujourd'hui bien moins nombreux, redoutaient. Nous pouvons donc poser en principe absolu qu'une application thérapeutique très légère peut toujours être faite à un malade, quelque faible qu'il soit, et que la réaction proportionnée à la force de l'action s'opère sans exception aucune.

Il est une autre contre-indication qu'on a moins souvent, mais assez fréquemment encore, opposée à l'hydrothérapie; cette médication, a-t-on dit, est très puissante ; mais elle est dangereuse en raison de sa puissance même. Cette objection n'est en quelque sorte que la précédente retournée; elle suppose que l'hydrothérapie agit toujours d'une même façon, et toujours violente; les médecins qui ignorent que cette opinion est complètement erronée sont aujourd'hui assez rares ; il n'y a que le public qui soit encore à édifier à cet égard ; mais ce n'est point là notre affaire ; nous écrivons pour nos confrères; c'est à eux à désabuser, quand ils en trouvent l'occasion, les personnes étrangères à la science avec lesquelles ils peuvent se trouver en rapport.

Une contre-indication souvent invoquée, et encore maintenant, par un assez grand nombre de médecins, c'est la saison rigoureuse ; nous avons précédemment réfuté assez longuement l'erreur sur laquelle est basée cette contre-indication prétendue, sur laquelle nous avons même publié un mémoire particulier, pour que nous puissions nous dispenser de faire ici autre chose que de la mentionner. Nous développerons seulement un peu plus que nous ne l'avons fait une des raisons qui doivent faire préférer l'hydrothérapie d'hiver à l'hydrothérapie d'été.

Nous disons, dans le mémoire dont nous venons de parler, et dans l'article que nous avons précédemment consacré à l'examen de l'influence des saisons, qu'au début de notre pratique, nous nous dispensions, à l'exemple de Priessnitz, de chauffer notre salle de douches et nos cabinets de toilette, et que nous obtenions les plus beaux résultats des applications hydrothérapiques. Fleury recommande, au contraire, de chauffer salle et cabinets, de façon que les malades n'y éprouvent jamais l'impression du froid. D'un autre côté, il reconnaît, avec beaucoup de raison, que les efforts musculaires destinés à provoquer la réaction sont nécessaires, et que rien ne saurait les remplacer, — ce qui, dans une certaine limite, est un peu exagéré. — Dès lors, il recommande aux hydrothérapeutes de « défendre sévèrement aux malades de se chauffer après la douche ». C'est fort bien; mais le séjour après la douche dans des cabinets qui sont à la température de 18 à 20° ou même de 22, n'équivaut-il pas presque à un chauffage, ou, comme aurait dit feu le professeur Roux, à un chauffement, une chauffaison, etc. ? Nous signalons cette question à ceux de nos confrères qui ont fondé ou veulent fonder des établissements hydrothérapiques petits ou grands. Notre avis est que moins les cabinets de toilette seront chauffés, mieux s'en trouveront les malades, car moins ils y séjourneront, et plus ils chercheront le moyen de réagir dans un exercice musculaire.

Voici deux contre-indications plus sérieuses, mais surtout une; seulement ces contre-indications ne peuvent être prévues d'avance; elles dépendent uniquement d'idiosyncrasies dont les caractères n'ont rien d'apparent, du moins à l'observation que nous avons pu faire jusqu'à ce jour.

Presque tous les malades, lorsqu'ils reçoivent leur première douche, éprouvent une suffocation qui est quelquefois très intense et qui menace le malade d'asphyxie; mais, spontanément ou à l'aide de quelques énergiques frictions sur la poitrine, cette suffocation ne tarde pas à se dissiper, et généralement elle cesse de se produire au bout de quelques jours;

cette suffocation peut être occasionnée par une affection des poumons ou du cœur; aussi beaucoup de médecins voient-ils encore dans ces affections des contre-indications nouvelles à l'hydrothérapie. En ce qui concerne les maladies des poumons, la contre-indication n'est pas réelle, et, en ce qui concerne celles du cœur, elle ne l'est que pour les maladies dites organiques, et encore pas toujours; pour les autres, ainsi que nous le dirons ultérieurement, l'hydrothérapie est souvent une méthode curative, bien loin d'être une médication contre-indiquée. Mais la suffocation dépend le plus souvent d'une disposition nerveuse particulière que rien ne fait prévoir; seulement elle disparaît, comme nous l'avons dit, après quelques douches.

Il en est une autre, non moins idiosyncrasique, non moins impossible à prévoir, plus tenace, et, heureusement aussi, fort rare. Chez certains malades, la douche détermine une violente douleur de tête, que Fleury dit être indifféremment frontale ou occipitale, mais qui était exclusivement occipitale dans les quatre seuls cas où nous l'ayons observée pendant une pratique de près de trente ans, et encore l'observation du quatrième cas date-t-elle de quelques mois seulement. Un de nos amis, qui a pratiqué longtemps l'hydrothérapie, a aussi observé deux fois cette douleur de tête; elle était occipitale dans les deux cas. Fleury écrit qu'elle se présente *surtout* chez les sujets plongés depuis longtemps dans une profonde anémie, et « qu'elle doit être attribuée à l'excitation brusque imprimée à la circulation encéphalique et au choc que reçoit l'encéphale, habitué à une circulation lente et faible d'un sang appauvri; elle diminue, en effet, à mesure que le sang se reconstitue et que la circulation générale devient plus active ».

Le *surtout* de Fleury indiquerait qu'il a observé la douleur céphalique assez souvent pour établir des comparaisons ; son observation serait ainsi différente de la nôtre et de celle de notre confrère et ami. Elle n'est pas moins différente quant aux conditions dans lesquelles la douleur se manifeste : Fleury croit qu'on l'observe *surtout* chez les sujets plongés depuis longtemps dans une profonde anémie tandis, qu'un seul de nos quatre cas se présentait chez un anémique; il n'en était pas différemment dans les deux cas observés par notre ami; l'un d'eux a même eu pour sujet un homme d'environ quarante-cinq ans, d'une très forte constitution nervoso-sanguine, grand et vigoureusement organisé, et, circonstance curieuse, nullement malade. Cet homme avait un frère, assez fort aussi, quoique moins que lui-même, et qui avait été atteint de vertiges intenses, dont trois ou quatre, simulant un coup de sang, l'avaient fait tomber à terre sur le trottoir ; ce malade ayant été parfaitement guéri par l'hydrothérapie, son frère, non malade, mais craignant d'être aussi pris des mêmes vertiges, étant très sanguin, et de tomber dans les rues que ses fonctions l'obligeaient à parcourir tous les jours, résolut de faire de l'hydrothérapie purement hygiénique et prophylactique ; c'est dans ces conditions que la douleur occipitale se manifesta.

Fleury fait remarquer que cette douleur se dissipe à mesure que le sang se reconstitue ; s'il a bien vu, cela prouve que l'espèce de douleur n'est pas la même que celle que nous avons observée, notre ami et nous ; dans les six cas, en effet, la douleur, outre qu'elle se présentait sur des sujets peu ou point malades, a résisté à toutes les précautions qu'on a pu prendre pour la prévenir ; dans les six cas, elle a éclaté, on peut le dire, comme un coup de foudre, immédiatement après chaque application hydrothérapique, si légère fût-elle, et elle nous a forcés d'interrompre les applications et d'y renoncer. Cette douleur spéciale est donc une véritable contre-indication de l'hydrothérapie, tandis que celle observée par Fleury est, au contraire, une indication d'appliquer la méthode.

CHAPITRE TROISIÈME

FAITS CLINIQUES

Ars tota in observationibus.
(BAGLIVI.)

Nous ne placerons pas au frontispice de cette modeste revue des faits cliniques qui forment la base de notre livre cette fastueuse déclaration, que l'hydrothérapie *rationnelle* « soulève d'importantes questions de philosophie médicale, qu'*elle est une doctrine médicale nouvelle* » ; le vaniteux rationaliste, qui se croyait des ailes d'aigle pour planer dans les hautes régions de la philosophie médicale et même générale, est tombé à plat dans son poulailler, comme un simple coq d'Inde, ainsi que nous le démontrerons sans peine quand nous jetterons un coup d'œil sur sa prétendue doctrine « nouvelle et *philosophique* ».

Pas davantage, à l'exemple de certain baigneur, qui n'est pas non plus très éloigné de se croire philosophe, au moins un philosophe médical (!), nous ne commencerons cette revue de faits par une dissertation sur les maladies chroniques, où nous remonterions jusqu'à Hippocrate, voire jusqu'à Esculape ; — il est vrai que le baigneur est aussi en état de comprendre Esculape qu'Hippocrate, et Hippocrate que Confucius. A ce point de vue, il peut réellement parler d'eux tous avec une égale compétence !

Non, nous ne ferons, ici, ni de la philosophie de rationaliste ni de la philosophie de baigneur ; nous ne ferons pas même de dissertation générale sur les maladies chroniques, nous réservant de dire à propos de chacune de celles dont nous rapporterons des observations ce que notre expérience nous a appris de leur histoire, envisagée surtout au point de vue de la pratique hydrothérapique ; et, pour bien montrer d'avance combien nous renonçons à toute prétention, nous exposerons purement et simplement nos faits dans l'ordre alphabétique.

ART. 1. — DE L'AGÉNÉSIE.

On a désigné sous ce nom l'impossibilité de procréer dont on a fait, à tort, une des espèces ou variétés d'impuissance; il était inutile de créer un mot nouveau pour définir un état qu'un mot ancien et bien connu définissait à merveille, c'est celui de stérilité ; mais la stérilité n'est nullement l'impuissance. Nous n'avons jamais eu l'occasion de lui appliquer l'hydrothérapie, du moins chez l'homme, et nous ne pensons pas qu'elle lui soit applicable.

Chez la femme, c'est très différent. La stérilité ou plutôt l'impossibilité de procréer et de concevoir dépend quelquefois chez elle de certaines affections de l'utérus auxquelles l'hydrothérapie peut porter remède ; dans ces cas, elle rend possible la fécondation ; mais ce n'est pas encore là la véritable stérilité ; c'est une stérilité accidentelle ; la vraie stérilité est celle qui existe en dehors de toute maladie apparente, et qui dépend sans doute d'une absence ou d'une imperfection de la sécrétion de l'œuf humain. Quand cette absence ou cette imperfection ne tient pas à une altération générale de l'économie ou à une affection des organes génitaux, l'hydrothérapie n'aurait probablement pas plus d'influence que les mille remèdes ou pèlerinages préconisés pour rendre les femmes fécondes ; quant aux applications indiquées contre la stérilité, due à des affections déterminées, nous les indiquons en traitant de chacune de ces affections.

ART. 2. — DE L'ALBUMINURIE.

> En faisant usage des applications hydrothérapiques d'après votre méthode, j'ai obtenu, dans plus de vingt cas de maladie de Bright *aiguë*, la disparition rapide et la guérison complète, sans récidive, de l'affection; dans la forme *chronique*, j'ai obtenu une diminution plus ou moins considérable de la proportion d'albumine, une diminution ou une disparition de l'hydropisie, un rétablissement plus ou moins complet des forces; j'ai pu prolonger la vie et obtenir une très grande amélioration; mais je n'ai jamais vu de guérison complète.
>
> (BECQUEREL, *lettre à Fleury.*)

Ce que le savant médecin dont les paroles servent d'épigraphe à cet article n'avait jamais vu, il nous a été donné dans le cas que nous allons rapporter, cas curieux entre tous.

Ce fut sur l'avis de notre éminent et regretté confrère, le Dr Mandl, que nous appliquâmes pour la première fois l'hydrothérapie au traitement de l'albuminurie, dans des circonstances graves que notre célèbre confrère a lui-même exposées dans les termes que nous allons reproduire :

Au mois de janvier 1859, me fut adressé un jeune marin norwégien, âgé de vingt-deux ans, de constitution robuste, n'ayant jamais été affecté d'un maladie sérieuse, et qui venait séjourner pendant l'hiver à Paris. L'avant-veille, il avait passé la nuit au bal et avait éprouvé, le lendemain, une douleur assez vive au genou droit. A l'examen, je trouve le genou légèrement enflé, et il me paraît exister aussi une légère enflure à la joue droite. Mettant le tout sur le compte d'un refroidissement et de la fatigue, j'ordonne quelques bains de vapeur; cependant, je prie le malade de me tenir au courant de sa santé, car les causes supposées de l'affection ne me paraissent pas bien nettement établies. Dix à douze jours plus tard, M. C... me prie d'aller le voir. Je trouve le malade considérablement affaissé; un anasarque général s'est établi: le pouls est accéléré (112). La peau d'un blanc mat caractéristique, cède assez facilement à la pression et le creux produit disparaît lentement: l'urine, parcimonieuse est d'un brun foncé: l'appétit a disparu, la langue est sèche, la soif prononcée. Ces symptômes devaient nécessairement fixer mon attention sur la composition chimique de l'urine où la simple ébullition permettait de constater une quantité considérable d'albumine.

J'avais donc affaire à une albuminurie de forme aiguë, dont la description donnée par les auteurs s'accorde avec les symptômes mentionnés, à l'exception de l'état de la peau que l'on dit, au contraire, rénitente.

« J'engageai le malade à aller habiter la maison de santé de mon confrère E. Duval, où il ne peut être transporté qu'avec grande difficulté. L'énorme affaiblissement du malade, qui s'était effectué aussi rapidement, d'une part, et d'autre part, l'aversion que j'ai toujours professée pour la saignée, m'ont fait repousser tout d'abord tout traitement antiphlogistique proprement dit. Une perte de sang chez un sujet très faible me paraît d'autant plus dangereuse, que le caractère inflammatoire de la maladie de Bright n'est nullement démontré: et s'il était permis de s'appuyer sur les recherches chimiques, j'ajouterais que MM. Andral et Gavarret n'ont trouvé, même dans la forme aiguë de la maladie, aucune altération dans la proportion de la fibrine.

Je me tenais donc uniquement aux moyens habituellement employés ; je cherchais à exciter les fonctions de la peau par les bains de vapeur, à entretenir la liberté du ventre par des purgatifs salins, à employer les diurétiques, tels que la scille, la digitale, le nitre, etc.

Cependant, l'état du malade allait toujours en empirant ; les extrémités avaient plus que doublé de circonférence ; le scrotum avait le volume d'une tête d'enfant ; une ascite s'était déclarée, l'urine était toujours restée albumineuse et sanguinolente, j'ai pu y constater à l'aide du microscope des globules sanguins. C'est alors que M. Duval me proposa d'employer le traitement hydrothérapique ; mais les résultats ne répondirent point à notre attente, et nous dûmes bientôt abandonner ce traitement à cause de la faiblesse du malade, la difficulté de la marche et de la position assise. L'oppression, faible d'abord, (dans les premiers jours du mois de mars), va tous les jours en augmentant ; il est impossible au malade de quitter son lit ; il survient une dyspnée marquée, due à l'épanchement séreux dans la plèvre droite, et à des crachats sanguinolents. Désespérant alors de tous les moyens employés, j'ai recours à la teinture de cantharides, 6, 10, 15 puis 25 gouttes. Mais aucune amélioration ne se manifeste ; bien plus toute la plèvre droite est maintenant (avril) remplie par l'épanchement ; on constate depuis la base jusqu'au sommet une matité absolue et l'absence complète du bruit respiratoire ; à la base du poumon gauche, un peu de matité et quelques bulles humides ; le pouls est petit, accéléré, à 110 ou 120 ; la langue noire, fuligineuse, les urines rouges, albumineuses, la faiblesse extrême ; de temps en temps, il y a un léger dévoiement ; inappétence complète, soif. Rien au cœur, aucun trouble de la vue.

L'hydropisie générale était donc portée presque à son maximum : anasarque, ascite, hydrothorax, œdème des poumons, et le pronostic ne pouvait être que des plus fâcheux.

Dans une consultation tenue le 11 avril avec mon excellent confrère le Dr Béhier, nous discutions les moyens de soulager les derniers moments du malade et j'agitais la question de la thoracentèse. Mais la crainte de voir la terminaison funeste, probablement très prochaine, attribuée à cette opération, au fond purement palliative, nous fit repousser ce moyen, et nous convînmes d'employer seulement quelques tisanes nitrées.

« Quelques jours se passèrent ainsi sans changement aucun, lorsque l'idée me vint de faire usage d'une préparation de digitale recommandée par Nasse. Il s'agit du vinaigre de digitale préparé par digestion, pendant trois jours, de parties égales de feuilles de digitale et de vinaigre fort. Je l'ai fait administrer à la dose progressive de 10 à 15 gouttes dans une potion avec du sirop de térébenthine, et j'en ai obtenu le résultat le plus satisfaisant. En effet, au bout de quinze à vingt jours, toute trace d'hydropisie avait disparu ; l'eau épanchée, soit dans le tissu cellulaire, soit dans les cavités, avait été éliminée, les forces revinrent avec l'appétit, les crachats sanguinolents disparurent avec la dyspnée, l'urine devint pâle, mais elle resta toujours albumineuse. Quelques jours plus tard, le malade, en apparence parfaitement rétabli, pouvait quitter Paris et retourner dans son pays. J'en ai eu encore dernièrement des nouvelles, et sa santé paraît toujours satisfaisante. (L'HYDROTHÉRAPIE, *1er avril 1860*.)

L'éminent rédacteur de cette observation a oublié un détail qui la rend encore plus curieuse qu'elle ne le paraît au premier abord, quoique, telle qu'elle est présentée, elle le soit déjà beaucoup. Mais, avant de donner le détail, un mot d'abord de l'action de l'hydrothérapie, car en disant que les résultats obtenus ne répondirent point à notre attente, notre savant et éminent confrère n'a pas traduit tout à fait exactement les faits que nous observâmes; voici comment ils se sont passés:

Tous les jours, pendant huit jours, nous administrâmes à M. X... une douche verticale en pluie, de six secondes, suivie d'une douche mobile en arrosoir que je promenais sur tout le corps ; l'eau était à 12°. — Après chaque séance, le malade éprouvait un mieux sensible, mais ce mieux ne durait que quatre à cinq heures. Il était pourtant suffisant pour nous engager à continuer le traitement ; mais le transport du malade à la douche était des plus difficiles, ou mieux des plus douloureux ; on ne pouvait remuer M. X... sans lui faire pousser des cris de douleur déchirants, et c'est là ce qui me fit renoncer, à mon très grand regret, à continuer le traitement. En réalité, le fait était favorable à la méthode, et il est à signaler, car nous croyons bien qu'il est le premier où la nouvelle médication ait été employée dans un cas pareil. Nous allons en rappeler plus bas un autre qui a eu un résultat plus complet.

Quant au détail qui rend l'observation de M. X... plus curieuse, mais sans lui donner toutefois plus de valeur, voici en quoi il consiste :

Après la consultation avec le Dr Béhier et le rejet de la thoracentèse, le malade étant jugé perdu sans ressource, on télégraphia à sa famille l'issue fatale qu'aurait infailliblement sa maladie, et l'on commanda même un cercueil propre à permettre un long transport. La famille arriva en toute hâte à Paris, et, au lieu d'assister à une mise en bière, elle assista à une résurrection. Le ressuscité revint même à Paris, quatre ou cinq ans plus tard et vint nous remercier très cordialement, ainsi que le Dr Mandl. Inutile de dire que nous ne lui avons jamais fait part des préparatifs qu'avait occasionnés le fatal et heureusement faux pronostic qui avait été porté par nous et nos deux éminents confrères.

Quant au second fait que nous voulons rapporter, il a été publié dans la *Médecine contemporaine* du 1er février 1862 (1), par M. Capelle, interne du service de M. le Dr Beau, à la Charité.

(1) Rappelons que la *Médecine contemporaine* est la continuation de l'*Hydrothérapie*, publication qui en est aujourd'hui à sa 27me année.

Le nommé R..., tourneur en cuivre, agé de dix-neuf ans, entre, le 20 août 1861, à l'hôpital de la Charité, dans le service de M. Beau.

Cet homme, d'une santé habituellement bonne, a été pris, il y un mois, d'un mal de gorge subit, qui a duré un quinzaine de jours, a guéri sans traitement, et n'a du reste jamais été assez violent pour empêcher le malade de vaquer à ses occupations.

Le 10 août, après une journée de fatigue, le malade s'est couché, le corps couvert de sueur, et a dormi toute une nuit près d'une fenêtre ouverte.

Le lendemain, il s'aperçut que ses paupières étaient un peu gonflées, ses jambes un peu plus grosses que de coutume, et, en trois jours, l'enflure avait acquis les proportions qu'elle présente au moment où le malade vient à la consultation de l'hôpital.

A son entrée, le visage était pâle, bouffi ; les paupières épaissies ne s'entr'ouvrirent qu'avec difficulté ; l'anasarque a envahi les quatre membres, mais surtout les membres inférieurs ; les jambes et les cuisses sont d'un volume énorme ; les saillies ordinaires sont effacées, les mouvements des jarrets impossibles ; en quelque point que l'on presse, il reste après la pression un enfoncement qui met quelque temps à se combler.

L'infiltration occupe aussi le tronc ; mais c'est surtout dans les parties déclives de la paroi abdominale, au-dessus des arcades crurales et des crêtes iliaques, que l'œdème est le plus prononcé. Le scrotum et la verge offrent un gonflement considérable.

L'anasarque est donc généralisée ; on peut dire que l'infiltration a envahi tout ou presque tout le système cellulaire sous-cutané. Les cavités séreuses sont libres.

La peau, dans toute son étendue, est d'un blanc légèrement grisâtre, sans vascularisation. Elle est partout sèche au toucher sans aucune trace de moiteur à sa surface. La pression n'est en aucun point douloureuse.

Les urines, en quantité moyenne, sont plutôt un peu foncées que décolorées ; par la chaleur ou l'acide nitrique, elles donnent un tel précipité d'albumine, que tout le liquide se transforme en un coagulum blanchâtre. A part cela, rien de particulier à signaler ; l'appétit est bon, les digestions se font bien.

Le malade fut soumis aux préparations drastiques, et n'en obtint aucun effet favorable ; on n'insista point, du reste, sur cette médication, et, comme les accidents paraissaient liés à la suppression de la sueur, ce fut le rétablissement de la sueur que l'on voulut obtenir.

Les sudorifiques furent insuffisants; les bains de vapeur furent mal tolérés et ne rétablirent point la transpiration. On en vint alors à l'application du drap mouillé, et les emmaillotements furent renouvelés pendant huit jours de suite.

Après le premier, on ne put constater aucune modification sensible, mais le malade déclara qu'il se trouvait mieux. Pendant le deuxième, la peau devint plus chaude, et sa sécheresse fut remplacée par une légère moiteur qui se répandit sur toute sa surface ; enfin, dans la nuit qui suivit, des sueurs abondantes survinrent pendant le sommeil.

Dès ce moment, les fonctions de la peau furent rétablies, et les emmaillotements que l'on pratiqua encore n'eurent d'autre but que de les rendre plus actives. L'anasarque diminua progressivement; la boursouflure de la face disparut, les membres reprirent peu à peu leur forme habituelle, et, au bout de dix jours, il ne restait plus d'œdème qu'aux extrémités inférieures. A ce moment les urines étaient plus pâles qu'au début, mais elles précipitaient encore une abondante quantité d'albumine, sans cependant se prendre en masse comme précédemment.

Le 12 septembre il n'existait plus d'enflure ; la peau avait repris sa coloration, sa souplesse et sa moiteur normales, les urines étaient encore albumineuses, mais le précipité semblait y diminuer de jour en jour.

Enfin, après une convalescence sans autre accident qu'une pleurésie légère, qui, contractée par suite d'une exposition imprudente à un courant d'air, disparut rapidement et presque sans traitement, le malade put être envoyé à la maison de convalescence de Vincennes, dans les premiers jours d'octobre.

A ce moment les urines ne se troublaient plus que fort légèrement sous l'influence de la chaleur et de l'acide nitrique (*Médecine contemporaine*, février 1862).

Dans ce fait comme dans le précédent, et quoique le drap mouillé ne fût pas la meilleure des applications que l'on pût choisir, on voit qu'une amélioration a suivi chaque séance hydrothérapique, et, comme, ici, les applications ont pu être continuées, l'amélioration a continué aussi jusqu'à la guérison assez rapidement obtenue. Cette guérison n'aurait-elle pas eu lieu sans l'intervention de l'hydrothérapie ? Ce n'est pas ce que nous voulons prétendre ; on sait bien que ces albuminuries aiguës, accidentelles, n'ont pas la gravité de l'albuminurie chronique, de la maladie de Bright; ce que nous avons voulu établir par les deux faits précédents, et ce qui en ressort, effectivement, c'est l'utilité des applications froides, dans la forme de l'albuminurie aiguë même grave; car le cas de M. X... était, sans contredit, des plus graves que l'on puisse observer. Il restait donc seulement à savoir ce que la méthode pourrait contre la néphrite granuleuse. Becquerel, de regrettable mémoire, — et qui, on le sait, a été le premier médecin des hôpitaux rallié à l'hydrothérapie par une heureuse expérience faite sur lui-même, — Becquerel, qui avait fait installer des appareils dans son service, avait traité plusieurs albuminuries chroniques, et il a résumé ses résultats dans une lettre adressée à Fleury.

« Dans plus de vingt cas de maladie de Bright de forme aiguë, y disait-il, la disparition rapide et la guérison complète, sans récidive de l'affection ; dans la forme chronique, j'ai obtenu une diminution plus ou moins considérable dans la proportion de l'albumine, une diminution ou la disparition de l'hydropisie, un rétablissement plus ou moins complet des forces ; j'ai pu prolonger la vie et obtenir une très grande amélioration, mais je n'ai jamais vu de guérison complète. »

Si les résultats que signale Becquerel ont pu être obtenus

dans un service hospitalier, on pense bien qu'on n'en obtient pas de moins avantageux dans la clientèle civile où les conditions hygiéniques générales sont infiniment meilleures. Pour notre compte, nous avons traité plusieurs albuminuriques dont nous avons toujours eu la satisfaction d'améliorer l'état; nous croyons bien que l'un d'eux même a été complètement guéri; malheureusement, le nombre de nos occupations pendant que nous donnions nos soins à ces malades nous a empêché d'en recueillir les observations détaillées : nous ne pouvons donc que mentionner un résultat général.

Les applications que nous avons employées de préférence sont la douche en pluie fine de quelques secondes, et la douche en jet brisé promenée sur tout le corps de dix à quinze secondes également, dont on peut, quand l'amélioration se manifeste, doubler ou même tripler la durée ; eau à 10 ou 12°, en commençant, qu'on abaisse plus tard à 7 ou 8°.

ART. 3. — DE L'ALIÉNATION MENTALE

> L'effet d'un bain d'eau froide lancée d'une certaine hauteur est très grand sur le système nerveux et sur la circulation. On en obtient un résultat très notable dans les maladies mentales, notamment dans la manie et la mélancolie.
>
> (RITTER.)

Pendant longtemps les douches ont joué un assez grand rôle dans le traitement de l'aliénation mentale ; mais entre les douches des aliénistes et l'hydrothérapie, il n'y avait d'autre rapport que celui du nom : les aliénistes donnaient les douches comme moyen d'intimidation ; l'un des esprits les plus élevés parmi ceux qui ont traité de la pathologie mentale, mais des plus malheureusement inspirés en matière de thérapeutique, Leuret, avait même rangé ces douches intimidantes parmi les moyens dont l'ensemble constituait ce qu'il appelait le *traitement moral*, et ce qu'un de nos anciens confrères en journalisme appelait spirituellement le *traitement brutal*. Dans ce traitement, dit moral, les douches étaient toujours appliquées sur la tête d'une hauteur plus ou moins grande, et provoquaient des douleurs plus ou moins intenses, comme il convient à tout moyen de répression. Les aliénistes actuels paraissent avoir renoncé à ces moyens de contrainte, quoique certains d'entre eux croient encore ramener les aliénés aux idées saines par l'emploi de la force. Mais, tout en ayant renoncé aux douches repressives, nos honorables confrères ne les ont point encore remplacées par l'emploi des procédés hydrothérapiques tels que l'expérience contemporaine nous a enseigné à les appliquer. Nous savons seulement que quelques-uns de nos distingués confrères, MM. Blanche, A. Voisin, Ball, Mottet et Sémelaigne, prescrivent dans quelques cas l'hydrothérapie et en retirent de bons résultats.

M. A. Voisin prescrit l'application de l'eau froide dans les cas d'anémie cérébrale, et dans les cas où l'aliénation mentale est associée à des troubles du tube digestif et de ses annexes, foie, rate, pancréas, association fréquente dans la folie hypocondriaque. Il la prescrit aussi dans les congestions primitives et secondaires du cerveau ; il emploie dans ces cas des moyens qui ont beaucoup d'analogie avec l'hydrothérapie, tels que le bonnet de caoutchouc rempli de petits morceaux de glace à l'aide duquel il maintient la fraîcheur sur la tête pendant quatre, six et même vingt-quatre heures consécutives ; chez les malades qui restent couchés, il emploie le bonnet en étain.

Quant à l'éminent professeur Ball, il fait usage de l'hydrothérapie contre les accidents cérébraux causés par l'alcoolisme et le saturnisme ; mais il la proscrit dans le traitement de la paralysie générale, faute d'une expérience suffisante ; il n'entre d'ailleurs dans aucuns détails à ce sujet dans la première édition de son remarquable ouvrage, mais nous croyons qu'il sera en mesure d'en donner beaucoup plus, dans les éditions subséquentes que son beau travail ne peut manquer d'avoir.

Si les applications hydrothérapiques ne se sont pas encore généralisées dans le traitement de l'aliénation mentale, la faute n'en est pourtant pas aux hydrothérapeutes ; depuis longtemps, notre excellent maître, le docteur Baldou, avait fait nombre de fois ces applications, lorsque, en 1862, il en fit l'objet d'un mémoire qu'il lut à l'Académie de médecine. Dans ce travail étendu, après avoir rappelé que certains aliénistes ont employé, sans beaucoup de méthode, les uns l'eau chaude, les autres l'eau tiède, et les troisièmes l'eau froide, mais presque toujours dans le but d'intimidation, ainsi que nous l'avons dit, M. Baldou indique comment, suivant lui, doit s'appliquer l'hydrothérapie dans les cas d'aliénation mentale.

Il emploie d'abord ce qu'il appelle la *capeline humide*, que d'autres ont appelée la capeline hydrothérapique, et qui n'est autre chose qu'une serviette pliée en une sorte de capote, et qu'il maintenait constamment humide sur la tête.

M. Baldou emploie ensuite les douches, qu'il divise en douches calmantes ou sédatives, en douches légèrement toniques, et en en douches excitantes. Suivant notre maître, chacune de ces variétés de douches trouve de fréquentes indications dans les divers genres de folie. Il rapporte, dans son mémoire, deux observations importantes des applications qu'il recommande, et termine par les conclusions suivantes:

« 1° L'importance de l'application de l'hydrothérapie au traitement de l'aliénation mentale est fondée sur la connaissance des effets physiologiques des éléments ou agents qui composent cette méthode ;

« 2° Par les modifications dont l'hydrothérapie est susceptible entre les mains d'un médecin expérimenté, cette méthode offre à l'aliéniste des applications très variées et qui correspondent aux variations si nombreuses de l'aliénation ;

« 3° Ces variétés d'action de l'hydrothérapie sont encore susceptibles de l'augmenter par l'association de cette méthode avec les autres agents de la thérapeutique ;

« 4° L'application de l'hydrothérapie à la folie exige l'emploi raisonné et non systématique de chacun de ses éléments;

« 5° La manie, comme la lypémanie et la démence, offre des périodes ou des phases pyrétiques et apyrétiques d'excitation et de dépression ; on ne peut donc dire que tel traitement convient à la manie, ou à la démence, ou à la lypémanie, mais bien à telle ou telle phase de ces maladies;

« 6° Les aliénés s'habituent au froid en bains et en douches, aux enveloppements, à condition qu'on évite de les surprendre, en agissant avec brusquerie ; mais qu'au contraire, on les fasse arriver graduellement d'une température modérée aux températures les plus basses, des douches les plus faibles aux douches les plus énergiques ;

« 7° Il est pourtant des aliénés qu'il faut violenter pour les soumettre aux bains, aux douches, etc. Il faut, tout en usant de tous les ménagements possibles, passer outre, et, l'opération une fois terminée, les effets physiologiques et thérapeutiques ne s'en produisent pas moins ;

« 8° Je n'ai jamais cru devoir employer les douches et les bains comme moyen d'intimidation ; mais si je conclus de ma pratique que l'usage de l'intimidation doive être plus restreint que ne l'ont pensé quelques aliénistes, je suis loin de le proscrire absolument ;

« 9° Je ferai les mêmes réserves pour ce qui est des irrigations appelées douches ; je les ai d'ailleurs remplacées par la capeline humide ;

« 10° L'action éminemment antiphlogistique des enveloppements dans les draps mouillés dispensera dans le plus grand nombre des cas d'avoir recours à la saignée, reconnue dangereuse par la plupart des aliénistes ; combiné avec les bains tempérés de deux à quatre minutes, ce procédé remplacera toujours avec avantage les bains tempérés de longue durée ;

« 11° Enfin une conclusion dernière sera non une prédiction, mais une prévision, et je la formulerai sans crainte de me heurter aujourd'hui contre les incrédulités et les préventions qu'accueillirent mes prévisions en 1841 : l'hydrothérapie prendra dans la thérapeutique de l'aliénation mentale une place plus importante encore que celle qu'elle a su conquérir dans la thérapeutique des maladies chroniques en général. »

La prédiction formulée dans la dernière conclusion de M. Baldou ne s'est pas encore réalisée, quoiqu'elle date déjà de plus de quarante ans ; est-ce une raison d'assurer qu'elle ne se réalisera jamais ? nous ne voudrions pas le prétendre, en risquant à notre tour une prédiction. Ce qui nous paraît très probable, pour ne pas dire certain, c'est que si un professeur aliéniste tel que M. Ball, qui a déjà fait quelques applications heureuses de la méthode, en faisait assez d'autres pour qu'il se crût autorisé à la recommander dans ses savantes leçons, la propagation de cette méthode ne manquerait pas de se faire dans de larges proportions, et le traitement de l'aliénation en retirerait bientôt tous les fruits qu'elle peut porter.

Pas plus que nous ne chercherons à prédire le sort des prédictions de notre honoré maître, nous ne chercherons à apprécier les doctrines qu'il émet sur l'aliénation mentale; les questions que ces doctrines embrassent exigent des études qu'il ne nous a pas été donné de faire et auxquelles nous n'aurons pas la prétention de suppléer par des raisonnements *à priori*. Nous sommes disposé à croire que l'application de l'hydrothérapie au traitement de l'aliénation mentale prendra de l'extension, sans toutefois oser prédire que cette extension sera aussi considérable que le pense M. Baldou. Tout ce que nous pouvons dire, c'est que, dans les applications que la confiance de nos confrères aliénistes nous a mis à même de faire, nous avons eu des succès remarquables et bien faits pour nous encourager à persévérer dans nos essais. Ces succès, il est vrai, ont presque tous eu pour sujets des malades atteints d'une forme très spéciale d'aliénation, celle qui se lie à l'hypocondrie ou plutôt qui la produit, car nous croyons bien qu'elle est plus souvent cause qu'effet, et celle qui s'en rapproche beaucoup, et qui est caractérisée par le délire des persécutions. Mais on sait que ces deux formes ne sont pas les moins tenaces ; les succès obtenus contre elles peuvent donc en faire espérer contre d'autres formes. Quoi qu'il en soit, voici des faits ; à des juges plus compétents le soin d'en déterminer exactement la valeur.

Obs. 1. — M. X... nous fut adressé, le 14 juillet 1875, par notre excellent confrère et ami, M. le Dr Blanche. C'était un professeur de Dijon venu à Paris pour consulter des médecins spécialistes. M. Lasègue, qui le vit d'abord, conseilla l'application de douches et de bains chauds: à peine ces applications commencées, on y renonça, par suite, *paraît-il*, de la profonde répugnance du malade. M. Blanche, consulté en second lieu, conseilla le traitement hydrothérapique régulier et nous adressa M. X...

Voici quels renseignements nous reçûmes sur l'origine de sa maladie :

D'un tempérament sec et bilieux, M. X... quoique âgé de soixante-cinq ans, était en proie à un tel désir de se marier que cela touchait à la monomanie : il cherchait partout des femmes. Enfin, l'an passé (1874), il était parvenu à en découvrir une qui lui plaisait, et qui agréait ses avances : l'union allait être réalisée, quand tout à coup, sans motif apparent, les projets furent rompus.

M. X..., en proie à des scrupules bizarres, s'était imaginé que l'union était impossible; que la malveillance, armée contre son bonheur, y créait des obstacles insurmontables ; les voisins s'étaient ligués contre lui pour lui nuire et le tourmenter: le jour, il ne peut faire un pas sans les rencontrer ou sans en être suivi : il entend leurs propos moqueurs et voit leurs gestes méprisants. La nuit, ils l'empêchent de dormir. Loin de cacher leurs menées, ils les avouent avec cynisme, il assiste à leurs complots. Ah ! disent-ils, il veut se marier : pauvre insensé ! de quel espoir il se leurre ! il n'a pas prévu que nous saurions contre-carrer ses desseins.

C'est, bien entendu, M. X... qui tient ce langage : il se croit entouré d'ennemis plus puissants que lui, et dont les intrigues le paralysent. Ce sont eux *qui font tout manquer*. Dans son exaspération, il a souvent écrit au procureur de la République pour lui faire ses plaintes et se placer sous sa protection. Mais ce magistrat qui, les premières fois, s'était montré compatissant, avait fini par l'éconduire et le traiter en visionnaire. M. X... aurait pu espérer qu'en venant à Paris il allait, au moins durant son absence, recouvrer sa tranquillité. Il n'en est rien, dit-il. Ses ennemis ont éventé ses projets de voyage et ont suivi ses traces. Il les retrouve à Paris comme à Dijon, l'injuriant, le menaçant. Si on l'interroge, il reste dans le vague en les désignant ; il ne nomme personne en particulier. « Ils sont toujours avec lui ; ils lui parlent sans cesse; ils répètent même ses pensées. » M. X... voudrait bien que nous écrivions au procureur de la République à Paris. Notre témoignage aurait sans doute plus de poids que le sien.

C'est en vain que nous lui fîmes les observations les plus sensées sur l'erreur de ses conceptions. C'était un moyen de l'irriter. Nous étions comme les autres, nous ne voulions pas le comprendre. Nous nous vîmes obligé, pour gagner sa confiance, de nous ranger, en apparence, à son avis, approuvant son mariage, surtout avec une jeune fille, car il n'avait aucun goût pour une femme de son âge, et lui promettant, en outre, de réclamer en sa faveur l'intervention du préfet de police. Satisfait de son succès, il demanda lui-même, comme preuve de sa confiance en nous, à suivre le traitement hydrothérapique. Il fut convenu que nous l'attendrions le lendemain du jour où avait eu lieu notre conversation.

Mais la nuit porta conseil : par un mot, il nous informait, dès le matin, qu'il avait changé de résolution. Puis, à notre grande surprise, nous le vîmes arriver à dix heures avec sa malle. « J'avais pris le chemin de fer, nous dit-il, pour aller chez mon frère; mais, réfléchissant à la promesse que vous m'avez faite de me guérir, je me suis décidé à revenir, comptant sur vos bonnes paroles. »

A son arrivée même, nous lui administrâmes une douche en jet brisé d'une minute avec de l'eau à 18°; elle fut particulièrement dirigée sur la colonne vertébrale. Le soir nous renouvelons la même opération, qui est suivie, comme le matin, d'une promenade à l'ombre, pendant trente à quarante minutes.

Le lendemain, à la douche en jet, nous ajoutâmes une douche en cercles sur les reins, de 30 secondes, avec de l'eau à 8°. Comme le sommeil tardait à venir dans la soirée, nous lui fîmes administrer une lotion générale, et boire un demi-verre d'eau fraîche. La nuit fut passable.

Ce traitement, continué jusqu'à la fin du mois, procura un grand calme : sommeil régulier; n'entend plus de voix. Ses idées de mariage persistent. Dans l'établissement, il s'entretient volontiers avec les dames, et fait le tableau de la félicité que lui procurerait une union bien assortie. Il aurait le plus vif désir de rencontrer une veuve d'une trentaine d'années à qui il pourrait faire agréer ses projets.

Tout en recherchant les conversations féminines et s'entretenant des projets de mariage, il n'en continuait pas moins son traitement avec exactitude et même avec un certain plaisir, car il constatait lui-même que ses nuits étaient plus calmes et son appétit meilleur.

Il en arriva, à la fin d'août, à reconnaître qu'il avait été malade et que toutes les manœuvres dont il s'était senti menacé, les voix qu'il entendait étaient de pures illusions. Ayant maintenant pleine confiance dans la solidité de son esprit, il demanda à nous quitter plus tôt que nous ne l'aurions désiré, car nous aurions voulu lui faire suivre encore le traitement pendant un mois au moins ; nous ne pûmes le retenir.

Nous avons eu de ses nouvelles depuis la sortie de notre Institut et nous avons eu la satisfaction d'apprendre que, malgré l'interruption prématurée du traitement, M. X... n'a pas éprouvé de rechute. — Seulement, il rêve encore de mariage, ce qui est peut-être une faiblesse, mais non pas évidemment un dérangement d'esprit.

Nous serons sobre de réflexions sur ce fait ; mais tous nos lecteurs même non aliénistes savent bien que la forme de l'aliénation mentale caractérisée par le délire des persécutions est une des plus graves en même temps que des plus dangereuses pour l'entourage des malades ; le succès obtenu par l'hydrothérapie dans un pareil cas est donc des plus remarquables, et c'était bien aussi l'opinion de l'éminent aliéniste qui nous avait adressé M. X....

Obs. 2. — M. X..., qui est employé dans une grande administration industrielle, vient nous consulter, le 16 février 1874, envoyé par un ami à qui nous avions donné des soins couronnés de succès, et espérant que son ami en recevrait de semblables.

M. X... nous raconte qu'il éprouve un grand éloignement pour le monde ; qu'il mène une vie très solitaire ; que cependant il a un très vif désir de se créer un intérieur. On lui a procuré un mariage qui comblerait tous ses vœux ; malheureusement, sur le point de contracter, il hésite, il tremble ; son esprit se peuple de fantômes. Des scrupules surtout l'inquiètent ; il rêve déceptions et catastrophes ; il craint, notamment, d'être incapable de remplir les devoirs conjugaux ; ses ardeurs de certains moments se tournent en glace ; il n'éprouve plus de désir. Ses perplexités le jettent dans une inertie complète ; il ne satisfait qu'avec peine à ses obligations les plus impérieuses ; il ajourne ses visites à sa fiancée et néglige de lui écrire les motifs de ses retards. Ses récits, entrecoupés de profonds soupirs, provoquent des larmes abondantes.

Beaucoup de médecins ont été consultés par M. X..., mais il croit que les nombreuses médications qu'il a suivies lui ont été plus nuisibles qu'utiles. M. X... sollicite de nous un avis franc et catégorique ; quel qu'il soit, dit-il, il nous en saura gré : car il préférerait mourir que de continuer à vivre dans la situation où il se trouve.

Naturellement, nous n'épargnâmes aucun moyen de persuasion pour convaincre M. X... qu'il guérirait de ses appréhensions. La conviction eut de la peine à entrer dans son esprit, même à un degré suffisant pour l'engager à commencer un traitement hydrothérapique ; il s'y décida, cependant, après beaucoup de tergiversations, voulant un jour, ne voulant plus le lendemain. Il entra enfin dans notre Institut, le 16 février.

Dans la matinée du 17, nous administrâmes une lotion générale avec de l'eau abaissée graduellement de 24 à 18°. M. X... la supporte très bien. — Dans l'après-midi, nous donnons une douche en pluie de cinq secondes, suivie d'une douche en jet brisé de dix secondes dirigée spécialement sur la colonne vertébrale, avec de l'eau à 7°. On frictionne ensuite et l'on sèche le malade ; il boit un quart de verre d'eau froide et fait une promenade d'une heure.

Les jours suivants, on renouvelle, matin et soir, les deux douches et l'on en prolonge un peu la durée : celle de la première est, le 1er mars, d'une demi-minute, et celle de la seconde, d'une minute et demie. — Le changement dans l'état de M. X... n'est pas encore sensible.

Le 6 mars et les jours suivants, avant les douches, bain de siège à eau courante d'une minute.

Le 14, un mieux sensible se manifeste dans l'état physique, mais le moral reste sombre. Nous insistons pour que le malade fasse des promenades plus longues dans le bois de Boulogne ; il suit notre conseil, et se distrait à cueillir des bouquets de violettes, qu'il rapporte avec plaisir à l'établissement. Bientôt le mieux s'accentue et s'étend à l'état moral ; nous comptions déjà sur une convalescence prochaine.

Mais, le 9 avril, M. X... tomba tout à coup dans un abattement profond : il était tout à fait découragé. Sous quelle influence ce brusque revirement s'est-il opéré ? nous n'avons pu le découvrir. Il fut heureusement de courte durée : le malade eut le courage de continuer le traitement, et le 10, il était déjà un peu remonté.

Le 16, l'amélioration était remontée même au-dessus de ce qu'elle était le 8 ; le malade se trouve si bien et a tellement repris confiance en lui-même, que bientôt il nous quitte et se marie.

Il nous envoya sa carte au commencement de l'année, et, d'après les renseignements que nous avons reçus, il est déjà père et se trouve très heureux.

Cette observation pourrait donner lieu à d'intéressantes considérations sous le rapport pathologique : il arrive souvent, ainsi que nous le dirons à l'article impuissance, que l'impuissance réelle dépende d'une disposition de l'esprit, qui fait qu'un individu possédant tous les attributs de la force virile, sans en excepter des érections énergiques, se trouve cependant impuissant près d'une femme, même d'une femme aimée, au moment qu'on pourrait appeler le moment psychologique. Chez M. X... l'idée d'impuissance était dans l'esprit, mais elle n'avait jamais été prouvée par le fait, et quand il fut mis à même de mettre sa virilité à l'épreuve, il lui fut démontré que l'impuissance était imaginaire ; il est vrai qu'à ce moment l'imagination avait été modifiée par le traitement, et qu'on ne sait pas ce qui serait arrivé si M. X... avait tenté l'épreuve un ou deux mois plus tôt. Nous ne nous appesantirons pas davantage sur la question, et n'essayerons pas de tirer l'incertitude au clair ; ce qui nous importe ici, c'est de mettre en évidence l'efficacité de l'hydrothérapie contre un état mental, qui est évidemment une des formes à nuances si variées des dérangements d'esprit, état qui avait déjà été traité en vain par plusieurs médications et dont l'hydrothérapie a triomphé avec une promptitude que nous n'osions espérer.

Obs. 3. — M. X... nous fut adressé par notre honorable et distingué confrère, le Dr Levrat, auteur de différentes formules thérapeutiques très appréciées des praticiens.

Il nous fut amené par sa femme, le 22 septembre 1874, non sans avoir opposé une certaine résistance; à peine avait-il franchi la porte cochère de l'établissement, qu'il voulait à toute force s'en retourner. Nulle part, du reste, il ne se trouve bien ; il est en proie à d'incessantes terreurs, éprouve mille souffrances très vives ; il ne peut manger, il étouffe, il est incapable de tout travail; tout va lui manquer, sa ruine est imminente ; il sent sa fin prochaine ; il ne doute pas que chacun ne connaisse son triste état et ne le tienne en mépris; l'inquiétude lui rend son habitation pénible et le poursuit partout où il va ; parmi ses voisins, c'est à qui le rejettera. Dans la nuit, il est sujet à des hallucinations fréquentes ; tantôt, on vient le chercher pour le livrer au bourreau; des assistants se disent qu'il faut vite et vite aller requérir un prêtre. Il y a quinze jours, lors de son entrée, que dure ce terrible supplice.

M. X... est âgé de vingt-neuf ans, employé dans une maison de commission, et marié ; il est de petite taille, sec, de tempérament bilieux. Sa santé avait toujours été passable, lorsque, il y a un an, il assista à l'agonie de son patron ; l'événement fit une impression profonde sur son esprit, et il s'opéra une grande modification dans son état moral : de temps en temps, le spectre du mort lui apparaissait ; de temps en temps aussi, il éprouvait sur la poitrine une impression de froid glacial qui était accompagnée ou bientôt suivie d'une suffocation pénible. Le Dr Piron, consulté, prescrivit une purgation et des applications de sinapismes sur les membres inférieurs. Cette médication n'ayant nullement atténué les symptômes qui tourmentaient M. X..., on a recours aux soins de M. le Dr Piberet, puis à ceux de M. le Dr Labbé. Ce dernier, ayant cru, d'après quelques symptômes, que l'état de M. X... tenait à une dyspepsie, prescrit du colombo, de la rhubarbe, et des pilules de pepsine après chaque repas.

Cette médication fut suivie d'un tel soulagement, que M. X... se sentit disposé à entreprendre un voyage en Portugal, dans l'intérêt de sa maison de commerce. Mais là des phénomènes gastralgiques se déclarèrent de nouveau, et il s'y joignit bientôt des vomituritions; un médecin du pays prescrivit cinq gouttes de teinture de noix vomique après chaque repas.

N'éprouvant pas de mieux sensible, il repartit pour la France et, en passant, se reposa pendant une quinzaine à Tours; ce repos ne lui procura aucune amélioration. De retour à Paris, il consulta de nouveau le Dr Labbé, qui eut recours aux moyens précédemment indiqués ; malheureusement ils n'eurent pas, cette fois, un résultat aussi satisfaisant : dès le troisième jour, les jambes devinrent lourdes, le sommeil fut de nouveau troublé, et il se déclara de la dysurie. Dans la nuit du 15 septembre, M. X..., ayant fait la veille un repas assez copieux, crut sentir dans sa bouche un goût d'excréments ; pris de panique, il se croit voué à une mort très prochaine; déjà, depuis plusieurs jours, il n'osait presque plus sortir, et avait usé en vain de plusieurs potions calmantes qu'il avait fait venir d'une pharmacie voisine; il ne voulut plus sortir du tout.

C'est alors qu'on fit venir M. le Dr Levrat, qui prescrivit un nouveau purgatif et conseilla des distractions ; mais le mal moral ne cesse pas de progresser; M. X... énumère avec complaisance les nombreux symptômes qu'il éprouve : il étouffe, son cou rentre dans le corps comme si on l'y tirait; il se meurt, il ordonne qu'on aille chercher un prêtre, etc.

Toutes ces plaintes et narrations durent jusqu'à l'entrée du malade dans notre Institut, où, comme nous l'avons noté, il ne voulait pas rester.

Pour ne pas trop le surprendre et peut-être l'effrayer, nous lui administrons, le lendemain matin, une douche d'une demi-minute avec de l'eau à 24°, et nous la répétons l'après-midi. Nous continuons ces douches jusqu'au 1er novembre, mais en abaissant l'eau progressivement jusqu'à 12°, et en en prolongeant la durée jusqu'à une minute et demie; ces douches sont promenées sur tout le corps, en insistant spécialement sur la colonne vertébrale.

Le 6 novembre, on constate une très légère amélioration; on donne, à partir de ce jour, une douche en pluie, de dix secondes, avec de l'eau à 8°, précédant celle en jet brisé, qu'on promène comme précédemment.

Le 18 octobre, l'amélioration est très notable : l'appétit est assez développé, les nuits sont plus calmes, mais la morosité persiste.

Le 25, malgré l'amélioration de certains symptômes déjà notés, les mauvais rêves ont reparu. — Continuation des mêmes applications.

Le 8 novembre, l'amendement est très prononcé; rarement des rêves, appétit encore meilleur, digestions bonnes. — Persistance des mêmes applications, plus, douche puissante en cercle sur les reins et le bassin avec de l'eau à 5°.

Ces applications sont continuées jusqu'au 20 décembre; l'amélioration ayant progressé chaque jour, M. X..., à la date indiquée, se trouvant guéri, et son entourage ayant partagé son sentiment, il nous quitte dans le meilleur état de santé : son teint est rosé, il mange et digère bien; les forces sont revenues, et il en use sans fatigue; les rêves et les appréhensions ont disparu. M. X... nous promet de se faire chaque soir une lotion générale avec de l'eau la plus froide possible, avant de se mettre au lit.

Quand nous traiterons de la dyspepsie, nous essayerons d'éclaircir les relations qui peuvent exister entre certains troubles gastriques et ceux du système nerveux central ou périphérique. Ces relations paraissent ici assez intimes pour qu'un praticien distingué, M. le Dr Labbé, ait cru devoir combattre les phénomènes lypémaniaques en s'adressant à l'estomac, et sa médication, comme on l'a vu, a été suivie, en effet, d'un succès momentané ; mais les phénomènes cérébraux ont bientôt repris le dessus avec l'opiniâtreté qui leur est habituelle ; l'hydrothérapie seule en a triomphé d'une manière définitive.

Obs. 4. — Le 17 février 1876, nous recevions à notre Institut, adressée et recommandée par notre distingué confrère le Dr Calvo aîné, une malade dont l'état extérieur concordait peu avec l'état de souffrance qu'elle accusait. Agée de trente-huit ans, forte, vivement colorée, mariée depuis deux ans seulement à un consul, elle n'a point eu d'enfant, mais n'a cependant, d'autre part, rien à désirer : son mari l'adore et a pour elle tous les soins possibles. Cependant, sans qu'elle puisse trouver aucune cause à son état, elle est assaillie d'idées noires qui la paralysent et l'énervent. Elle ne peut se livrer à aucune occupation suivie ; souvent, elle ne cesse de pleurer pendant des nuits entières, ses forces semblent l'abandonner peu à peu, et sa marche devient chaque jour plus pénible ; elle est persuadée que cette faiblesse progressive va la conduire à une mort prochaine. Le monde lui procure encore cependant quelques distractions, mais passagères, et quand elle rentre chez elle, elle retombe dans l'inertie et le découragement. Elle répète avec amertume qu'à la voir, on la croirait bien portante, tandis qu'elle est, en réalité, la plus souffrante et la plus malheureuse des créatures. Son appétit est capricieux, ses disgestions sont laborieuses; il existe une constipation opiniâtre ; son sommeil est pénible, interrompu par des rêves.

Dans sa jeunesse, elle a été sujette aux migraines et à de fréquents maux de tête, qui sont devenus plus fréquents encore depuis son mariage.

Dès le matin de l'entrée de Mme X..., nous inaugurons le traitement par une ablution générale avec de l'eau à 24° ; nous la répétons dans l'après-midi, — après avoir préalablement, comme le matin, mouillé la tête, — et nous la faisons suivre d'une douche en jet brisé d'une minute, que nous dirigeons surtout sur la colonne vertébrale, avec de l'eau à 12°. — L'une et l'autre de ces applications sont parfaitement supportées.

Le lendemain, matin et soir, mêmes applications que celles de la veille au soir, avec de l'eau à 8°. — On les continue les jours suivants, en les faisant suivre d'une douche en cercle d'une minute sur les reins et le bassin.

Une amélioration sensible s'opère bientôt ; Mme X... prend goût à la société ; elle sort fréquemment pour aller dans le monde, et, dans son intérieur, se livre volontiers au travail et à la lecture ; la tristesse est moindre, les fonctions digestives se régularisent, le sommeil est meilleur.

A partir du 8 mai, elle ne veut plus prendre qu'une douche par jour ; cependant, à force de la presser, nous obtenons qu'elle y ajoute, le soir, un bain de siège à eau dormante à 9°, pendant vingt minutes.

Le 14 mai, Mme X... se trouve tout à fait bien ; l'hydrothérapie a conquis sa confiance, et elle ne demande pas mieux que de prolonger son traitement jusqu'à la fin du mois. Elle nous quitte alors en bénissant à la fois l'hydrothérapie, le médecin qui la lui a appliquée et son aimable Dr Calvo qui la lui a conseillée.

Il y a souvent, en médecine, des choses difficiles à expliquer ; la maladie de Mme X... en est certainement une : Une femme nouvellement mariée, qui se trouve dans de rares conditions de bonheur, et qui, au milieu de ces conditions exceptionnelles, devient sombre, misanthrope, dyspeptique, voilà, assurément, qui prouve surtout la fragilité de l'esprit humain ! nous ne chercherons pas à sonder les causes souvent mystérieuses de ses aberrations ; notre seul rôle ici est de rechercher et de constater les ressources que l'hydrothérapie peut offrir contre ces aberrations ; nous devons, quant à présent du moins, borner là notre ambition.

Obs. 5 — Un de nos excellents confrères du faubourg Saint-Germain, M. le Dr Cintrat, nous envoya, le 11 novembre 1873, un de ses clients, négociant du faubourg Saint-Denis, chez qui s'opérait depuis longtemps la plus fâcheuse transformation ; d'actif, vigilant, aimant, gai qu'il était, il devenait, progressivement, sombre, indifférent aux affaires, à sa femme et à ses enfants ; il ne se plaisait que dans la solitude, se renfermait en lui-même, et quand on lui demandait ce qu'il avait, ce qui le préocupait, sa réponse invariable était : Rien, rien. Cependant des changements physiques accompagnaient la transformation morale : son appétit était considérablement diminué, son sommeil léger, peu prolongé.

Sa femme, très inquiète d'un pareil état, avait consulté plusieurs médecins ; mais leurs prescriptions n'avaient même pas été exécutées. Le Dr Cintrat, consulté à son tour, conseilla l'hydrothérapie et nous envoya M. X... Ce fut Mme X..., dame fort intelligente, qui vint nous trouver d'abord et nous donner des renseignements sur la triste situation de son mari. Après nous avoir détaillé ce que nous avons exposé ci-dessus, elle nous raconta que son mari était devenu complètement méconnaissable, qu'il était réduit à une maigreur squelettique, et, de plus, que, depuis quelques jours, il refusait tous les aliments. Il n'avait plus du tout de sommeil. Nous assurâmes à Mme X.. de faire notre possible pour améliorer l'état de son mari, qui entra dans l'établissement, comme nous venons de le dire.

Dès le 12 novembre, nous commençâmes le traitement par une ablution générale avec de l'eau à 26° ; la résistance du malade à l'application hydrothérapique fut assez vive ce jour-là comme les trois jours suivants ; nous nous bornâmes à une seule application, toujours la même et avec de l'eau à la même température.

Le 16, nous risquons, avec quelque hésitation, une lotion avec de l'eau à 18° ; contre notre attente, cette application est supportée sans mot dire.

Profitant de cette bonne volonté, nous administrons, le 17, une douche en jet brisé de trente secondes, que nous promenons sur tout le corps et spécialement sur la colonne vertébrale, avec de l'eau à 12°. Cette nouvelle application est encore bien supportée.

Le malade ne se plaignant pas, nous continuons jusqu'au 30 à donner quotidiennement la douche en jet brisé, d'abord de trente secondes, puis d'une minute, avec de l'eau à 7°.

A cette date, un grand changement s'était déjà opéré ; M. X... s'intéresse à ce qui l'entoure, il prend part à la conversation ; il dit que son cerveau se dégage et qu'il ne désespère pas de redevenir ce qu'il était avant d'être obsédé par des idées sombres. L'espoir lui donne la patience de supporter son traitement sans hésiter ni se plaindre.

Le 1er décembre, nous faisons précéder la douche en jet d'une autre en pluie de trente secondes. La nouvelle application est encore bien supportée.

Pendant le cours du mois, l'appétit se rétablit presque à l'état normal : l'embonpoint revient un peu, ainsi que les sentiments de famille : M. X... ne pense pas seulement à sa femme et à ses enfants, il s'occupe aussi de ses amis, même de ses affaires.

Dans le courant de janvier, il se trouve si bien, qu'il voudrait reprendre toutes ses habitudes ; mais comme, par moment, on peut voir que des idées sombres lui traversent encore l'esprit, nous insistons de toutes nos forces pour qu'il ne nous quitte que lorsque nous lui en donnerons le conseil. Ce conseil a bien tardé, car l'état de M. X... n'est revenu que bien lentement à son type complètement physiologique. M. X... ne nous quitta que le 12 juin 1874, après un séjour et un traitement de sept mois.

Depuis, nous avons revu M. X... ; il est d'un embonpoint remarquable ; aucune récidive n'a eu lieu.

Nous avons appris qu'avant la manifestation des premiers symptômes qui ont été remarqués par l'entourage de M. X..., il avait éprouvé des pertes d'argent, qui ne compromettaient nullement sa situation, mais qui, paraît-il, ne laissaient pas que d'être assez considérables ; il serait donc possible que là gît la cause de sa maladie, ce qui n'aurait rien que d'assez ordinaire.

Quoique fort remarquable, le succès de l'hydrothérapie a été, dans ce cas, beaucoup plus long à obtenir que dans les quatre cas précédents ; en fera-t-on un reproche à la méthode ? Si quelqu'un le fait, ce ne sera certainement pas quelqu'un d'habitué à l'observation des maladies comme celle dont souffrait M. X... Et, à ce propos, nous devons faire une remarque qui est, pour les malades, d'une importance capitale, et dont il faut que les médecins soient bien pénétrés.

On a vu qu'à la fin de décembre M. X... se trouvait déjà très bien et qu'il désirait vivement reprendre ses habitudes ; grâce au concours éclairé de notre excellent confrère Cintrat, grâce aussi à l'influence de l'intelligente Mme X..., nous avons pu garder *cinq mois* encore son mari. Que serait-il advenu, s'il nous avait quitté prématurément au premier moment où il en avait énergiquement manifesté le désir? Il serait advenu probablement une récidive ; il serait advenu aussi que, par suite de cette récidive, on aurait accusé d'impuissance ou tout au moins d'action curative éphémère l'hydrothérapie ; on aurait mis sur le compte de la méthode ce qui n'est que le fait de ceux qui n'avaient pas su en profiter. Dans combien de cas analogues l'hydrothérapie n'a-t-elle pas été injustement accusée, et même dans les cas, en apparence plus concluants, où elle est restée pendant des mois sans action et où elle n'a commencé à agir qu'au moment où déjà, depuis plus ou moins longtemps, on désespérait d'elle ! C'est là une circonstance que nous recommandons instamment à nos confrères de ne pas perdre de vue, non seulement dans l'intérêt de la médication hydrothérapique, mais aussi dans l'intérêt de leurs clients.

OBS. 6. — Notre vénéré maître et ami le Dr Ricord nous adressait, le 8 avril 1876, M. X..., dont l'histoire est intéressante à plus d'un titre, et qu'il ne nous est du reste permis de raconter qu'avec une certaine réserve, et en couvrant d'un léger voile certains détails, bien qu'il s'agisse d'un étranger dont les parents, les amis ou les simples connaissances ne jetteront probablement jamais les yeux sur notre ouvrage ni sur la *Médecine contemporaine* à laquelle nous empruntons cette observation.

M. X..., âgé de 35 ans, marié et père de plusieurs enfants, sujet russe, s'occupait, comme courtier, d'affaires de bourse. Il avait compromis dans une spéculation malheureuse, non seulement sa fortune, mais celle d'un de ses frères. Celui-ci, soit pour tâcher de faire annuler les conventions de la spéculation, soit pour d'autres motifs que nous n'avons pas cherché à approfondir, taxe son frère de folie et, à l'aide des formalités qu'il put accomplir sans prévenir la famille, le fait enfermer dans un établissement spécial. Il reste là un an soumis à une surveillance sévère, et sans qu'il lui ait jamais été permis, sous prétexte vrai ou faux de violences et de fureurs, de voir ni sa femme ni ses enfants. Après plusieurs mois cependant, comme il dépérissait, et qu'il était, en apparence au moins, plus calme, on améliora son régime et on se relâcha dans la sévérité de la surveillance. Il complota alors avec lui-même un projet d'évasion, et un beau jour, ayant visé un arbre rapproché du mur, il résolut d'y monter, et, de là, s'élancer sur le mur, puis le franchir. Malheureusement cette manœuvre périlleuse ne réussit pas ; il fit une chute et se cassa la cuisse.

On le pansa plus ou moins intelligemment, mais bientôt des complications graves surgirent ; on dut craindre un événement fatal prochain, et, dans cette situation perplexe, on crut devoir faire appeler sa femme. Celle-ci accourut aussitôt, mais, arrivée près de son mari, elle refusa énergiquement de le quitter, et exigea de le soigner et de le ramener chez elle. Après maintes résistances, on ne crut pas pouvoir vaincre son obstination, et l'on se décida à céder à son désir. Le malade fut transporté à son domicile, où des soins assidus le rendirent lentement à la santé; sa fracture dans le même temps fut consolidée.

Dès qu'il fut en état de marcher, les événements s'étant passés en province, on lui conseilla le voyage de Paris. Comme il lui restait un grand affaiblissement, des crises nerveuses et quelques idées bizarres, il consulta à Paris divers médecins, et notamment, en dernier lieu, M. le professeur Ricord, qui, outre divers médicaments, conseilla l'hydrothérapie.

A son arrivée à notre institut, M. X... a encore grand'peine à marcher. Il est grand, lymphatique, et a la physionomie fatiguée et notablement sombre. Il est assez maigre; il se plaint que ses digestions sont pénibles, que son sommeil est mauvais ; il a peu d'appétit ; il existe de la constipation ; il éprouve parfois des crises nerveuses consistant en une excitation générale, qui semblent vouloir se traduire par des convulsions, lesquelles cependant n'ont jamais lieu ; il est triste, mais néanmoins, malgré ses grands ennuis et sa morosité, il est d'une humeur accommodante et d'un caractère facile à vivre ; sa conversation ne décèle aucune idée délirante ; elle se borne du reste à fort peu de mots ; il assure qu'il n'a jamais été autrement qu'il n'est aujourd'hui sous le rapport des idées, sauf le chagrin que lui ont causé ses pertes.

Dès son entrée à l'établissement, nous lui administrons une douche en pluie d'une demi-minute, et une douche en jet d'une minute, promenée spécialement sur la colonne vertébrale et se terminant sur les pieds, avec de l'eau à 7°. — Les mêmes applications sont continuées les jours suivants.

Le 12, on constate une légère amélioration ; la nuit a surtout été meilleure. — On continue toujours le même traitement.

Une amélioration marquée s'opère progressivement jusqu'au 26 ; les forces se sont développées, l'appétit renaît ; la régularité des garde-robes laisse encore à désirer ; nous nous abstenons cependant du bain de siège, car, les fonctions intestinales étant naturellement normales, nous espérons qu'elles se rétabliront à mesure que s'opérera l'amélioration générale. — Les prescriptions pharmaceutiques faites par M. le professeur Ricord sont d'ailleurs rigoureusement exécutées.

Vers la fin du mois, l'amélioration, qui a progressivement continué, est considérable ; seules les nuits sont encore agitées ; le malade parle plus volontiers, tantôt d'une manière tranquille, de choses indifférentes, tantôt d'une façon animée, quand il s'agit de choses qui le touchent ; c'est avec une vive émotion surtout qu'il parle des mesures qu'on a prises à son égard et des supplices qu'on lui aurait infligés pendant sa séquestration ; il avoue que des idées de vengeance fermentent dans son esprit, mais que sa raison et sa volonté les surmontent. Malgré cette grande amélioration, le même traitement est continué.

Dans les premiers jours de mai, ces idées de représailles, qui peuvent du reste n'être point du tout délirantes et n'avoir rien que de très naturel, semblent avoir abandonné M. X..., qui dit ne plus se préoccuper que du rétablissement de sa santé.

A la fin de mai, ce rétablissement paraît complet ; les forces sont revenues, la marche est ferme et facile ; le sommeil est calme et réparateur ; l'appétit est bon, ainsi que la digestion stomacale et intestinale ; le facies est excellent. Le malade se sent rendu à lui-même et en éprouve une vive satisfaction, et se félicite, ainsi que sa femme, des conseils qu'il a reçus de l'illustre professeur. Il nous quitte le 8 juin, offrant tous les attributs de la santé physique et morale.

Que de réflexions peut inspirer l'observation qui précède ! Quoique les pauvres malades du cerveau, nous ne l'ignorons point, se plaignent bien souvent à tort des traitements qui leur sont infligés pendant leur séquestration, aussi bien que de la séquestration elle-même, ce qu'on nous racontait de l'irritabilité de M. X..., de ses violences, de ses impulsions fâcheuses, de la stricte surveillance dans laquelle il fallait le tenir, tout cela ne laissait pas que de nous inquiéter, notre Institut ne réalisant nullement les conditions nécessaires pour maintenir contre sa volonté un pensionnaire qu'on prive de sa liberté ; nous hésitions donc fortement à entreprendre la cure de M. X... dans notre établissement, lorsque notre premier entretien avec lui dissipa en très grande partie nos appréhensions ; il nous parut possible que les épreuves à travers lesquelles il était passé avaient pu causer son irritabilité, et nous pensions que nos bons procédés pourraient le calmer ; nous nous décidâmes donc à le recevoir ; on a vu quels avaient été nos rapports ; nous eûmes la satisfaction de constater que nous ne nous étions point trompé. Et, à ce propos, qu'une autre remarque nous soit permise.

Nous comprenons parfaitement qu'un malade dont la raison.

la volonté, l'intelligence en général sont plus ou moins troublées, soit difficile à conserver dans sa famille. Pourtant, les malades de cette catégorie peuvent n'être point encore de véritables aliénés, et il est vraiment bien cruel pour eux, peut-être même dangereux, d'être placés dans un établissement spécial, qui, outre la fâcheuse notoriété qu'il a d'habitude, et le vernis défavorable qu'il donne à ceux qui en ont été les hôtes, met les moins malades en rapport plus ou moins immédiat avec ceux qui le sont le plus, qui sont exposés à entendre les cris et les mouvements désordonnés de ces derniers, les procédés violents dont on peut être obligé d'user envers eux. Ces fâcheuses conditions ne sont-elles pas de nature à les précipiter dans la folie confirmée, et tout au moins à entraver les effets du traitement ? Nous soumettons ces remarques à toute l'attention de ceux de nos honorables confrères qui pourraient être consultés sur le parti à prendre envers des malades de la catégorie à laquelle nous faisons allusion, malades qui, comme M. X... et ceux des observations qu'on a lues précédemment, n'ont point encore éprouvé des troubles de l'intelligence assez prononcés pour constituer une véritable aliénation mentale, et qui pourraient trouver dans un établissement hydrothérapique des secours capables de les préserver d'une perte complète de la raison.

Telles sont les réflexions que les observations précédentes, et particulièrement la dernière, nous ont inspirées ; nous les croyons dignes des sérieuses méditations de tous les hommes et surtout des médecins qui s'intéressent avec cœur au sort de leurs semblables.

Maintenant, rappelons, pour terminer, ce que nous avons dit en commençant, à savoir, que nos exemples d'aliénation mentale seraient surtout des cas où l'aliénation est plus ou moins intimement liée à l'hypochondrie ; mais l'hypochondrie n'est-elle pas elle-même une des formes des troubles de la raison ? C'est une question que nous examinerons avec tout le soin qu'elle mérite après avoir rapporté les nombreuses observations d'hypochondriaques qui ont dû à l'hydrothérapie la disparition de leurs fausses perceptions et le retour à la santé.

ART. 4. — DE L'AMYOTROPHIE RHUMATISMALE ET GOUTTEUSE

> Les affusions froides sont un moyen héroïque dans les fièvres typhoïdes graves... les débilités musculaires (lisez : atrophies), l'étisie, etc., pourvu qu'elles soient convenablement administrées par une main habile et exercée.
>
> (GUERSANT.)

La *Médecine contemporaine* du 15 juillet 1883 a publié un travail fort intéressant du Dr J. Cornillon sur les *amyotrophies* goutteuses, simulant l'atrophie musculaire progressive, à propos d'une observation fort intéressante de ces atrophies développées à la suite d'accès que l'auteur suppose être des accès de goutte. Nous avons substitué à son titre celui d'atrophies *rhumatismales* et goutteuses, non seulement parce que ces atrophies peuvent se développer à la suite d'arthrites rhumatismales franches, tout comme à la suite d'arthrites goutteuses non moins franches, mais parce que nous professons que, dans des cas assez nombreux, les distinctions que l'on voudrait établir entre le rhumatisme et la goutte sont illusoires, et prouvent, par leur peu de fondement même, que le rhumatisme et la goutte sont deux formes d'une maladie unique au fond. Comme nous avons déclaré que nous ne tenterions pas d'écrire ici un traité de pathologie, nous n'insisterons pas sur ce point, et nous nous contenterons de signaler que l'atrophie dont parle M. Cornillon avait peu attiré l'attention des médecins avant la très intéressante thèse de M. le Dr Vallat, et qu'aujourd'hui même l'amyotrophie goutteuse, ou plutôt rhumatismo-goutteuse, est peu connue de la généralité des praticiens.

Ce qui n'est guère plus connu encore, c'est l'heureuse influence de l'hydrothérapie sur ces amyotrophies et sur les arthrites elles-mêmes qui leur donnent naissance. M. Cornillon, par oubli ou par autre cause, n'a pas signalé cette heureuse influence dans sa très intéressante note; nous croyons devoir la lui signaler ici, comme nous la lui avons déjà signalée dans la *Médecine contemporaine* du 31 juillet 1883.

Une autre remarque qui a également échappé à notre honorable confrère, et que nous devons mentionner aussi, car elle a une grande importance à la fois pathologique et thérapeutique, c'est la suivante :

Il semblerait résulter de l'intéressante note de M. Cornillon que les paralysies et les amyotrophies de nature goutteuse ou rhumatismale sont exclusivement celles qui sont consécutives aux arthrites; nous croyons bien que l'apparence est ici d'accord avec la réalité, et que telle est, en effet, l'opinion de notre distingué confrère ; or, si elle est telle, nous n'hésitons pas à déclarer qu'elle constitue une erreur :

Un assez grand nombre d'atrophies et surtout de paralysies musculaires, de nature goutteuse ou rhumatismale, se développent primitivement ou dans des points très éloignés des articulations affectées, sans connexions avec elles, et avec lesquelles elles n'ont de commun que la disposition générale de l'économie (diathèse, si l'on veut), sous l'influence de laquelle arthrites et paralysies ou amyotrophies se trouvent également.

Nous venons de dire qu'un grand nombre d'atrophies et *surtout* de paralysies se développent indépendamment des arthrites; *surtout* indique que les paralysies dont nous nous occupons, — lesquelles précèdent à peu près toujours les atrophies, — guérissent très souvent avant que l'atrophie ne commence, et notamment quand les paralysies sont soumises de bonne heure au traitement hydrothérapique.

Une conséquence qui résulte de cette indépendance des deux affections articulaire et musculaire, c'est que l'explication du mode de formation de l'atrophie, par l'action de l'arthrite sur la moelle et de l'action réflexe de celle-ci sur le tissu musculaire, ne saurait être fondée : les affections musculaires se développent simultanément ou successivement, tantôt l'une succédant à l'autre, tantôt l'autre succédant à l'une, mais ne dépendant nullement l'une de l'autre et dépendant, au contraire, toutes deux de la disposition, de l'altération générale, inconnue dans les phénomènes intimes, qu'on a désignée par le nom de diathèse.

Voilà, croyons-nous, la véritable interprétation, la véritable théorie, si l'on veut, du fait ou des faits qui ont été l'occasion de l'intéressante note publiée par M. Cornillon, et, si nous ne nous trompons, cette explication augmente notablement l'intérêt du travail de notre savant confrère, tant au point de vue théorique qu'au point de vue pratique.

Quant aux applications que comporte le traitement des amyotrophies et des paralysies goutteuses et rhumatismales, ce sont les mêmes que celles qu'on applique au rhumatisme et à la goutte ; elles seront indiquées à l'article consacré à ces deux formes de la diathèse rhumatismo-goutteuse.

Dans une revue rapide et très bien faite des atrophies musculaires, récemment publiée par M. Ch. Leroux, dans le *Journal des connaissances médicales*, l'auteur signale une foule de variétés ou d'espèces, comme on voudra, d'atrophies musculaires, amyotrophies d'origine médullaire aiguës ou chroniques, d'origine bulbaire, cérébrale, d'origine nerveuse périphérique, d'atrophies par lésion des os, par maladies infectieuses, intoxications, dyscrasies et cachexies ; ces dernières, ou au moins une partie d'entre elles, ne seraient-elles pas précisément celles dont nous venons de parler? et n'en serait-il pas de même de beaucoup de celles que M. Leroux considère comme des atrophies par lésion musculaire primitive? Des observations cliniques minutieusement recueillies pourraient seules nous fixer à cet égard. Quoi qu'il en soit, la savante revue de M. Leroux, où il analyse surtout, brièvement, — en suivant à peu près le plan d'un travail de M. Parisot, — les intéressants travaux de MM. Charcot, Vulpian, Brown-Séquard, Friedreich, Bouchard, Joffroy, Déjerine, etc. etc., cette revue est faite seulement au point de vue anatomo-physiologique (en embrassant dans la partie anatomique l'hystologie); la thérapeutique n'y est pas abordée, à plus forte raison la thérapeutique spéciale dont nous nous occupons dans cet ouvrage ; ce serait donc sortir de notre cadre que d'y insister plus longuement.

Art. 5. — DE L'ANÉMIE.

> Le premier effet du froid est le refoulement du sang et des liquides de la périphérie vers le centre ; le second effet, c'est la réaction, c'est-à-dire le retour du sang du centre à la périphérie : alors le pouls devient large et plein, la peau se colore et s'échauffe, les capillaires s'injectent, les forces se développent.
>
> (Tanchou.)

Comme nous n'avons ni la prétention d'écrire ici un traité de pathologie, et que même, si nous l'écrivions, nous n'entreprendrions pas de réformer le vocabulaire, nous ne chercherons pas à démontrer que le mot d'anémie est étymologiquement mal choisi, puisqu'il signifie privation de sang et que jamais personne n'a existé complètement privé de sang. Renonçant donc au rôle de réformateur, nous prendrons l'anémie dans son sens usuel, et encore n'éviterons-nous pas ainsi tous les embarras : beaucoup de classifications de l'anémie, en effet, ont été proposées, et il faut bien, bon gré mal gré, en adopter une, pour s'entendre et surtout pour être entendu; la plus simple d'entre elles, surtout au point de vue pratique, qui doit principalement nous occuper, est celle qui distingue l'anémie en idiopathique et symptomatique, c'est-à-dire, tout le monde le comprend, en anémie qui ne dépend d'aucune autre maladie, et anémie qui est sous la dépendance d'une autre affection, curable ou incurable ; mais cette division, si simple en apparence, en théorie, est bien loin de l'être autant en pratique. En veut-on la preuve? Un classificateur, qui se croit quasi-infaillible, définit ainsi qu'il suit l'anémie idiopathique : « J'appelle idiopathique l'anémie qui n'est liée à aucune lésion organique, à aucun état morbide primitif; celle qui se montre sous l'influence de la misère, d'une alimentation insuffisante ou malsaine, de la privation de la lumière, d'un air vicié, d'une vie trop sédentaire, etc. » Les *etc.* sont toujours la grande ressource de ceux qui ne voient pas très clair dans leurs idées. Quoi qu'il en soit, voici l'exemple type que le classificateur rapporte à l'appui de sa définition ; nous l'abrégerons un peu, mais nous n'en retrancherons rien qui puisse intéresser la classification :

Obs. 1. — « Une demoiselle de 28 ans, d'un tempérament lymphatique, fut difficilement et douloureusement réglée à 15 ans et normalement à 18 ; de cet âge à celui de 22, santé bonne sans être robuste ; appétit toujours modéré ; par goût, alimentation composée de viandes blanches, de lait et de végétaux ; forces peu développées, face pâle ; en résumé, santé bonne, mais constitution délicate.

« Après hiver passé à Paris dans les agitations et fatigues des soirées, santé moins bonne : appétit presque nul, digestions laborieuses, souvent douloureuses ; lassitudes ; obligation de se coucher plusieurs heures dans la journée. Cet état maladif faisant continuellement des progrès, on consulte des praticiens éminents, qui prescrivent le séjour à la campagne, l'exercice, le quinquina, le fer, les eaux de Seltz et de Bussang, un régime analeptique. Plusieurs de ces moyens ne peuvent être supportés, les autres n'empêchent pas la maladie de faire des progrès, et, au bout de quatre ans, Mlle X... est devenue d'une maigreur extrême : sa peau est sèche ; anorexie complète, *accidents* gastralgiques presque continuels, constipation, tristesse, faiblesse extrême, qui oblige la malade à rester couchée une partie de la journée, autant pour éviter le bruit et la lumière, qui lui sont pénibles, que pour soulager sa faiblesse.

« Les règles sont devenues extrêmement abondantes et constituent chaque mois de véritables hémorrhagies. »

A la suite d'une consultation, l'hydrothérapie fut prescrite, et, au bout de six mois, rendit la santé à la malade.

Maintenant, nous le demandons, non pas aux grands pathologistes, classificateurs ou non, mais nous le demandons aux modestes praticiens de bon sens, à quel titre donner à la maladie de Mlle X... le nom d'anémie idiopathique plutôt que celui de dyspepsie, de gastralgie, d'épuisement nerveux? Qui pourrait prouver qu'il n'existe *aucun lien*, comme le veut le classificateur, entre cette anémie et une lésion organique — (outre que toutes les *lésions* sont organiques) ; — que cette anémie n'est liée à aucun état morbide primitif? Est-ce l'anémie qui a précédé la dyspepsie et la gastralgie, ou celles-ci qui ont précédé celle-là? Quant à nous, nous serions plutôt pour la seconde alternative. Mais la vérité pratique, c'est que presque toujours on voit ces troubles variés marcher de front, et se tenir solidairement, sans qu'il soit toujours facile ni même possible de déterminer quel est celui qui a précédé les autres; on donne à la maladie le nom d'anémie, parce que les signes de cette affection sont les plus frappants ; mais si l'on voulait réellement désigner d'un mot l'ensemble des lésions ou mieux, des troubles auxquels le malade est en proie, on devrait recourir à un de ces mots barbares fabriqués par feu le professeur Piorry, et encore n'arriverait-on jamais à trouver une combinaison de syllabes satisfaisante. Un phénomène fort inusité a été signalé dans l'observation que nous venons de résumer, c'est l'abondance des règles à l'époque où la maladie était la plus grave et semblait progresser toujours; cette circonstance aurait même été pour nous une raison déterminante de désigner la maladie de Mlle X... plutôt sous le nom de dyspepsie, ou d'*anorexie*, que sous celui d'anémie. Ce qu'il y a de certain, c'est que l'anémie est, plus rarement que tout autre état encore, véritablement idiopathique, c'est-à-dire indépendante et surtout isolée de tout autre état morbide;

celui-ci est même assez souvent prédominant, et c'est lui principalement qui doit servir de base aux divisions que l'on doit établir entre les anémies ; la première et la plus essentielle est celle qui est fondée sur la curabilité ou l'incurabilité de la maladie dominante, primitive ; on comprend bien que des anémies causées par une dégénérescence cancéreuse, par une albuminerie, par une diathèse, par une cachexie paludéenne ou syphilitique, n'auront pas toutes la même gravité, et ne comporteront pas absolument le même traitement ; nous disons cela toutefois au point de vue du pronostic, parce que le pronostic est presque toujours ce que l'on demande le plus au médecin, et qu'il lui importe de répondre le plus juste possible ; quant au traitement, nous avons surtout en vue le traitement général, car nous dirons dans un instant que l'hydrothérapie est à peu près désintéressée dans la question.

Chomel avait déjà fait remarquer un peu naïvement, et un sot copiste répète après lui, que, dans l'anémie, il n'y a pas absence complète de sang. Mais y a-t-il même diminution ? Malgré les progrès qui ont été réalisés récemment dans l'analyse de ce liquide, nous ne sachons pas qu'on ait encore pu en déterminer rigoureusement le volume ; on sait que dans l'anémie chlorotique, le paradoxal docteur Beau prétendait qu'il y avait polyémie, c'est-à-dire augmentation de la masse du sang ; que seulement le liquide était plus aqueux. La première proposition n'était qu'une fantaisie ; la seconde était un fait admis de tous. Seulement tous ne sont pas d'accord sur la nature (pour nous servir d'un mot dont on abuse plus qu'on ne le comprend) de l'*aquosité*, c'est-à-dire sur la composition du liquide altéré : dans la chlorose, il y a surtout, sinon exclusivement, diminution de la proportion des globules ; cette diminution existe aussi, généralement, en moindre proportion dans les autres anémies; mais l'altération ne se borne pas là; la fibrine et l'albumine (sauf dans l'albuminurie) sont aussi en proportion moindre, et il en est de même de certains sels, sans qu'on ait sur ce point des données bien précises.

Mais ces données n'intéressent pas pratiquement l'hydrothérapeutiste, non plus, avons-nous dit, que le diagnostic rigoureux de l'espèce ou de la variété d'anémie, si ce n'est au point de vue du pronostic. Si, en effet, l'hydrothérapie n'a pas et ne peut avoir la prétention de guérir toutes les anémies, notamment l'anémie cancéreuse, elle a très légitimement celle de les soulager toutes, ou à peu près toutes; c'est ce que démontreront les quelques observations que nous allons mettre sous les yeux de nos lecteurs, observations prises parmi un grand nombre de celles qui ont été publiées dans la *Médecine contemporaine, journal de l'hydrothérapie.*

Obs. 2. — M. X..., officier de marine, de taille élevée et de corpulence moyenne, nous fut adressé, le 15 février 1878, par notre éminent confrère M. le Dr Siredey, médecin de l'hôpital de Lariboisière. Son teint coloré annonçait plutôt une santé florissante qu'un état maladif; mais ce n'est là qu'une apparence: il est très faible, peut à peine faire quelques pas, tant il est vite essoufflé; on constate un bruit de souffle très prononcé à la région du cœur et sur le trajet des carotides; son pouls est à peine perceptible; son appétit est à peu près nul; son sommeil est fréquemment troublé par des rêves et des cauchemars. Les rapports conjugaux sont impossibles. Comparant son brillant état de santé passé à sa situation présente, il dit tristement: « Je suis maintenant moins que rien; un enfant ferait de moi ce qu'il voudrait, ma mémoire s'en va complètement. »

L'altération de sa santé est, dit-il, de date ancienne; seulement, en raison de sa bonne mine, on a été longtemps sans soupçonner sa maladie, et lui, ne voulant point passer pour un malade imaginaire, a continué pendant plusieurs années son service à bord, quand il aurait dû se reposer et se soigner : enfin la tristesse et aussi l'apathie qui en a été la conséquence ont pris le dessus, et il s'est décidé à demander un congé. Son navire était en Cochinchine, et c'est au climat de ce pays qu'il attribue sa maladie.

M. X... étant d'une impressionnabilité extrême, nous le soumettons, dès son entrée, à des lotions générales avec de l'eau à 22°, et nous les réitérons les deux jours suivants avec de l'eau à 15°, puis à 12°.

Le quatrième jour, on administre une douche en jet brisé sur tout le corps, pendant trente secondes, avec de l'eau qu'on fait descendre progressivement jusqu'à 7° cent.

Le 26, après dix jours de traitement, aucune amélioration n'est encore obtenue : les rapports conujgaux sont toujours impossibles, ce qui attriste singulièrement le malade et l'inquiète pour l'avenir.

Le 2 mars, à la douche en jet nous associons le bain de siège à eau courante, de vingt secondes, suivi d'une douche en pluie de quinze secondes.

Le 12 mars, on constate une amélioration sensible, mais il existe toujours une grande faiblesse. — Le malade, qui a toujours refusé de faire plus d'une séance hydrothérapique par jour, consent enfin à en faire deux. A partir de ce moment, le mieux s'accentue ; bientôt, notamment, il se retrouve auprès de sa femme le même homme qu'autrefois, et, quoique non complètement guéri, il demande à nous quitter au commencement d'avril, pour aller achever sa cure dans des propriétés qu'il possède en Normandie, nous promettant de venir nous revoir pendant l'exposition. Mais, pour des motifs que nous ignorons, il n'a point tenu sa promesse.

Quoique la cure de M. X... soit restée incomplète, on trouvera sans doute bien belle l'amélioration déterminée, dans un cas aussi grave, par deux mois à peine de traitement hydrothérapique ; nous ne pouvons douter que s'il avait eu la patience de persévérer pendant deux mois encore, peut-être un, la guérison n'eût été achevée ; tel qu'il est, le fait reste thérapeutiquement des plus remarquables. Pathologiquement, il pourrait donner lieu à quelques remarques; nous les renvoyons à la fin de l'article.

Obs. 3. — Au commencement de février 1875, M. X..., âgé de 46 ans, agent principal d'une grande Société financière, nous fut adressé par notre distingué confrère le Dr Baret.

M. X..., très scrupuleux dans l'accomplissement de ses fonctions, se tenait constamment dans ses bureaux, recevait beaucoup de monde, voyait tout par lui-même, et se donnait à peine le temps de prendre ses repas et de sortir un peu pour aller respirer l'air. Il menait déjà depuis trois ans cette vie de labeur excessif, quand il vit ses digestions devenir pénibles et ses forces s'affaiblir. Il continua néanmoins le même travail, mais au bout de la quatrième année, il était tellement faible, qu'il pouvait à peine marcher. Après avoir résisté assez longtemps aux sages conseils de son médecin, il se décida à les suivre et vint nous trouver.

Son teint était alors jaune-bistre, ses yeux cernés, ses digestions longues et pénibles; il sentait encore souvent le lendemain son repas de la veille, ce qui arrivait précisément le jour où nous le reçûmes; il existe de la constipation; la marche est presque impossible, le sommeil agité; palpitations fréquentes; bruit de souffle à la région précordiale et sur le trajet des carotides; pouls faible.

Il faut noter qu'avant d'occuper la place de directeur de la Compagnie dont nous avons parlé, M. X... avait toujours joui d'une bonne santé.

Dès le jour de son entrée, M. X... reçut une douche en jet brisé sur tout le corps, pendant quinze secondes, avec de l'eau à 8°, en commençant par les pieds, remontant et redescendant pour finir par les pieds, comme on a commencé.

Le 12, nous ajoutons à la douche en jet celle en pluie, en dix secondes, après avoir préalablement mouillé la tête.

Le 22, un mieux léger se manifeste.

Le 8 mars, nous ajoutons aux applications précédentes le bain de siège à eau dormante, de vingt minutes, immédiatement avant le repas.

Le 20 mars, un mieux très prononcé s'est déclaré : sommeil bon, digestion plus facile, etc.

Le 30 avril, M. X... est métamorphosé ; il est très gai et se trouve en pleine santé.

Nous avons prescrit et il a constamment fait usage d'une nourriture froide et d'eau fraîche pour boisson.

Nous avons eu l'occasion de le revoir plusieurs fois, et nous avons pu constater que sa guérison se maintenait.

Nous renvoyons aussi à la fin de l'article les remarques dont pourront être l'objet ce fait, que notre distingué confrère le Dr Barret trouvait des plus honorables pour l'hydrothérapie, car les agents pharmaceutiques n'auraient certainement pas produit une aussi remarquable cure.

Obs. 4. — En 1876, M. X... avait, depuis plusieurs années, fondé une maison de commerce au Japon. La maison avait prospéré, mais l'action du travail ou plutôt l'influence du climat amena à la longue un affaiblissement des forces qui, s'aggravant progressivement malgré des traitements dirigés par un médecin qui paraissait instruit, engagea celui-ci à conseiller au malade le retour en France, au moins provisoirement. M. X... se rendit, en effet, au conseil médical, et suivit en France un traitement dont le résultat, après une durée de quatre mois, permit à M. X... de retourner se remettre à la tête de sa maison. Sa guérison, malheureusement, ne se soutint pas et, après de nombreuses alternatives d'améliorations et de rechutes, son état devint tellement grave, que son médecin lui conseilla de nouveau de retourner en France, mais, cette fois, définitivement, ce que fit M. X...

Lors de son arrivée, en 1876, nous traitions Mme X..., cliente du Dr Calvo aîné, et femme d'un consul qui, en raison de ses fonctions, s'était trouvé en rapport au Japon avec M. X..., le négociant. Comme Mme X... se trouvait très bien de l'hydrothérapie, son mari conseilla à M. X... d'en essayer. C'est ainsi que nous le reçûmes dans notre établissement, le 21 février 1876.

Il avait alors 38 ans, il était d'une taille élevée et avait conservé de l'embonpoint ; mais ses chairs étaient flasques, son teint pâle, ses yeux abattus, la cornée décolorée ; la peau était plutôt froide que fraîche ; autour de ses ongles se voyait un cercle jaunâtre ; un bruit de souffle prononcé existait à la région précordiale et sur le trajet des carotides; le pouls était très faible ; la marche était chancelante, des douleurs rhumatismales se faisaient sentir en divers points, ainsi que des coliques hépatiques et néphrétiques ; le malade rendait des graviers ; il avait peu d'appétit ; les digestions étaient difficiles, et il existait une constipation opiniâtre.

Dès le jour de l'entrée de M. X..., et en raison de son état de faiblesse et d'appréhension, nous préludons au traitement par des ablutions sur tout le corps, pendant une demi-minute, avec de l'eau à 24°, et nous les faisons suivre de frictions avec un linge sec, suivies d'une promenade. — Le lendemain, on répète la même opération.

Le 23, douche en pluie de 25 secondes avec de l'eau à 8°, le malade, épongé et séché, boit un demi-verre d'eau froide.

On continue ainsi jusqu'au 3 mars.

Le 4, à la douche en pluie on ajoute la douche en jet de 30 secondes avec de l'eau à 6°, et l'on continue les mêmes applications les jours suivants.

Le 14, en plus des applications précédentes, nous administrons une douche stomacale de 15 secondes.

Le 20, on constate un mieux prononcé, les forces et le sommeil reviennent, la digestion est moins difficile, etc.

Le 25, mieux continu, mais il se produit ce jour-là une expulsion abondante de graviers qui assombrit considérablement les idées du malade ; nous l'engageons à aller voir le Dr Calvo, qui, heureusement, le rassure.

Jusqu'au mois de mai, rien n'est changé au traitement du malade. Se trouvant beaucoup mieux, il nous quitte pour aller passer quelque temps dans sa famille. Peu après son retour, nous l'engageons à aller faire une saison à Vittel, et nous le recommandons au Dr Bouloumié, médecin des eaux minérales de cette station.

Quoique se sentant complètement guéri, M. X... veut faire encore un mois d'hydrothérapie avant de repartir pour le Japon, où le rappellent des intérêts qu'il y a laissés.

Nous réservons pour faire les remarques générales quelques réflexions sur ce fait, dont nos lecteurs apprécient certainement déjà le haut intérêt pratique.

Obs. 5. — Un de nos médecins auristes de Paris les plus distingués, M. le Dr Prat, nous adressait, le 10 mars 1872, Mme X..., alors âgée de 32 ans, qui était tombée malade dans les circonstances suivantes :

Au moment de l'investissement de Paris, en 1870, elle avait fui avec son fils, en proie aux plus grandes et aux plus graves agitations ; elle croyait ne revoir jamais ni la capitale ni sa famille ; elle croyait tout perdu et était préoccupée des intérêts de tous presque comme des siens ; elle dormait peu, ayant constamment le cerveau obsédé par des idées sinistres. Des voyages qu'elle fit pour se distraire n'apportèrent aucune amélioration à sa tristesse; aux troubles du sommeil s'ajoutèrent, au contraire, ceux de la digestion, et bientôt un affaiblissement qui, croissant de plus en plus, la conduisit au point de ne plus pouvoir presque marcher, ni se livrer à aucune occupation, même à la lecture. C'est dans cet état qu'elle revint à Paris à la fin de 1871. Ayant alors consulté le Dr Prat, cet honorable praticien lui conseilla l'hydrothérapie dont il avait eu plusieurs fois l'occasion d'observer les bons effets dans des cas semblables.

Quand Mme X... vint nous trouver, elle était d'une pâleur extrême ; sa respiration était gênée, haletante ; un bruit de souffle prononcé existait sur la région du cœur et sur le trajet des carotides ; l'appétit était à peu près nul, les selles rares, la marche difficile ; il y avait de fréquentes syncopes ; ayant perdu son mari peu d'années auparavant, elle avait concentré toutes ses affections sur un fils unique ; comme elle avait une belle fortune, elle n'avait pas eu de craintes pour sa position personnelle, et toutes ses agitations étaient dues à nos désastres, prédisposée qu'elle était aux idées tristes par la perte de son mari.

Dès le jour même de son entrée, nous pratiquâmes des ablutions de trois minutes, matin et soir, avec de l'eau à 20°, la tête ayant été préalablement mouillée ; après les ablutions, frictions sèches et quart de verre d'eau fraîche à l'intérieur ; courte promenade avec le bras d'une aide ; nourriture légère, froide ; eau pour boisson.

Les ablutions ayant été bien supportées, nous donnons, le lendemain, une douche en pluie de dix secondes avec de l'eau à 12°, laquelle fut répétée tous les jours, matin et soir, jusqu'au 16 inclusivement.

Le 17, nous donnons en plus un léger laxatif.

Le 19, addition de la douche en jet en descendant de la colonne vertébrale jusqu'aux pieds et remontant alternativement, d'une durée de 40 secondes, avec de l'eau à 8°.

Le 30, il y a un mieux très sensible ; le visage se colore un peu et la physionomie s'anime, l'appétit se réveille, etc.

Ce progrès continue sous l'influence du même traitement, et Mme X... nous quitte le 10 mai tout à fait rétablie. Nous avons eu de ses nouvelles depuis ; sa santé est parfaite.

Obs. 6. — M. le Dr Simon, un de nos praticiens distingués de Paris, nous adressa, le 12 octobre 1876, M. X..., âgé de 25 ans, qui nous donna sur sa maladie les renseignements suivants :

Dès l'âge de 19 à 20 ans, il s'était habitué à ne sortir presque jamais, consacrant tout son temps à des travaux de cabinet, souvent obligatoires ; se trouvant, d'ailleurs, heureux dans son intérieur, il y restait même quand il était libre de son temps. Soit par suite de cet excès de sédentarité, soit aussi par le concours d'autres causes, M. X... devint très faible, au point que la marche lui était très difficile et que ses fonctions digestives s'altérèrent. Sa famille fit alors appeler le Dr Simon, qui, après avoir épuisé, sans beaucoup de succès, les ferrugineux, les vins toniques, les promenades, etc., crut devoir recourir à l'hydrothérapie et nous adressa M. X..., ainsi que nous l'avons dit.

Dès le jour de son entrée, nous commençâmes le traitement par une douche en pluie de dix secondes, avec de l'eau à 9°, suivie d'une friction sèche. — Le soir, même douche et même friction. — Alimentation froide, et eau pour boisson.

Jusqu'à la fin du mois, nous ne changeons rien au traitement.

Le 1er novembre, un peu de mieux se déclare. Nous prolongeons la douche en pluie jusqu'à vingt secondes, et nous y ajoutons la douche en jet brisé sur tout le corps, en finissant par les pieds, d'une demi-minute.

Le 25, on constate une amélioration des plus marquées : la tête est dégagée, l'appétit se fait sentir, les forces reviennent, et, en même temps, la gaieté ; M. X... prend goût aux plaisirs.

Le même traitement est continué jusqu'au 11 janvier 1877, où M. X... nous quitte, tout transformé et heureux de vivre de la vie de tout le monde.

Nous l'avons revu depuis, et il se porte toujours bien.

Obs. 7. — Le 5 septembre 1879, un de nos praticiens les plus distingués de la capitale, M. le Dr Mignot-Danton, nous adressait Mme X..., âgée de 35 ans, mariée et mère de plusieurs enfants, et qui avait toujours eu une santé assez délicate ; elle était grande, mais fluette, sujette à des migraines ; dans sa jeunesse, elle ne pouvait faire la moindre course un peu vite ou monter les escaliers sans être aussitôt essoufflée et obligée de s'arrêter ; parfois, il lui arrivait de tomber comme anéantie ; outre ses migraines, elle avait des céphalalgies habituelles ; son appétit était médiocre, ses digestions laborieuses, ses selles rares et plus ou moins difficiles, elle était capricieuse et d'une humeur presque toujours sombre.

Ni l'âge ni le mariage n'avaient modifié cet état. Pour le modifier, on avait employé le quinquina et le fer sous diverses formes, ainsi que d'autres toniques ; on avait même fait quelques essais insuffisants d'hydrothérapie.

Lors de l'entrée de Mme X..., nous constatons, outre tous les phénomènes précédents, un fort bruit de souffle à la région précordiale et sur le trajet des carotides.

Le jour même de son entrée, nous inaugurons le traitement par une douche en pluie de 5 secondes, suivie, le soir, d'une douche en jet brisé sur tout le corps, d'une demi-minute, avec de l'eau à 8° ; l'une et l'autre sont très bien supportées.

Nous continuons régulièrement les mêmes applications pendant six semaines, en ajoutant seulement, au dixième jour, une douche en arrosoir de 15 secondes sur le creux épigastrique, et, au 25e jour, un bain de siège à eau dormante d'un quart d'heure avec de l'eau à 12°.

Comme régime alimentaire, alimentation froide et eau froide pour boisson.

Le même traitement fut continué à peu près sans modifications pendant deux mois, après lesquels Mme X... nous quitte, en santé à peu près parfaite et n'étant plus reconnaissable. Nous lui recommandons néanmoins instamment de se faire administrer pendant deux mois encore des applications comme celles qu'elle a reçues à l'établissement, et de suivre exactement le même régime alimentaire, ce qu'elle nous promet. Elle était si enchantée du résultat obtenu, que nous avons lieu de croire qu'elle a tenu sa promesse; nous lui avions recommandé en tous cas de venir nous voir si elle éprouvait une rechute, même légère; nous ne l'avons pas revue.

Obs. 8. — Notre excellent confrère le Dr Delbet nous adressait, le 10 mai 1880, Mlle X..., âgée de 28 ans, et dont l'histoire nous paraît offrir un vif intérêt.

Sans fortune, elle avait été passablement éprouvée dans sa première jeunesse. Sa sœur ayant épousé un riche étranger, elle la suivit aux colonies pour vaquer avec elle aux soins du ménage; plus tard elle remplit l'office de bonne d'enfants. La monotonie de son existence, le regret du pays, la chaleur du climat déterminèrent d'abord de la langueur, accompagnée bientôt de nostalgie. Elle se résigna néanmoins pendant quelque temps au joug de la nécessité, trouvant quelques consolations dans des lectures assidues. Mais son état empira; elle mangeait à peine, maigrissait, et se trouvait mal pour la moindre cause. Sa famille, heureusement, revint à Paris; le Dr Delbet fut consulté et conseilla l'hydrothérapie.

Quand nous la vîmes, sa pâleur était extrême, son visage d'un aspect de cire; elle était souvent comme anéantie; bruit de souffle au cœur et à la région des carotides; sommeil pénible, troublé par des cauchemars; parfois, vue trouble, tête pesante, appétit nul, digestion laborieuse, constipation.

Notre distingué confrère s'inquiétait tellement de la débilité de Mlle X..., qu'il désira assister aux premières applications hydrothérapiques pour voir comment elle les supporterait. Nous commençâmes par des lotions générales avec de l'eau dégourdie, à 20°, la tête étant préalablement mouillée avec de l'eau froide. Cette légère et modérée application détermina une syncope très courte.

Le lendemain, à la suite de la même application, le même accident se reproduisit, mais plus fugace encore ; nous fîmes néanmoins suivre la lotion d'une douche en pluie de 10 secondes, avec de l'eau à 12° ; elle fut bien supportée.

Du 14 au 18, même douche en pluie de 10 secondes, suivie d'une douche en jet brisé de 8 à 10 secondes, avec de l'eau à 8° ; elles sont très bien supportées, sans qu'il se manifeste apparence de syncope.

Le 19 et jours suivants, addition aux applications précédentes d'une douche stomacale de 10 secondes, eau toujours à 8°.

A partir du 28, un mieux prononcé se déclare.

Le 5 juin l'amélioration est considérable, une très légère syncope a cependant eu lieu, mais sans laisser aucune trace après sa disparition : le sommeil et l'appétit reviennent, ainsi que les forces, les bruits de souffle ont à peu près disparu. Pleine de confiance, Mlle X..., se considère comme guérie, et demande à nous quitter nous ne pouvons naturellement nous y opposer, et nous lui recommandons instamment de suivre avec la plus grande ponctualité la prescription suivante : pratiquer matin et soir une lotion générale avec de l'eau aussi froide que possible, alimentation froide et eau froide pour boisson.

Cette observation pourrait donner lieu à plusieurs remarques intéressantes ; nous nous bornerons à une, qui ne concerne que Mlle X... et les malades, malheureusement assez nombreux, qui se trouvent dans les mêmes conditions qu'elle.

Bien des malades et même, ce qui est moins concevable, quelques médecins, s'étonnent de la longueur habituelle du traitement hydrothérapique, quand il s'agit presque toujours de la guérison de maladies qui remontent à plusieurs années, et contre lesquelles ont généralement échoué toutes les ressources de la matière médicale. On devrait croire, d'après cela, que lorsque des malades sont assez heureux, — comme l'a été Mlle X..., — pour voir leur grave état s'améliorer d'une manière presque inespérée dans un temps relativement très court, ils seraient heureux de s'imposer l'obligation de ne point interrompre, avant guérison complète, et au risque d'en compromettre les résultats définitifs, une médication à laquelle ils doivent déjà le bienfait d'un véritable retour à la vie : car était-ce vivre que d'exister dans les conditions où se trouvait Mlle X...? Eh bien! ce qu'on pourrait juger inévitable n'arrive pas toujours : bien des malades impatients s'empressent de quitter l'hydrothérapie dès qu'elle leur a procuré une amélioration sensible ; heureuse encore, la pauvre méthode, si, en cas de rechute, ils ne l'accusent pas d'impuissance ou même de maléfice!

Obs. 9. — Une dame nous fut adressée, le 7 janvier 1875, par un de nos plus distingués confrères des hôpitaux, le regrettable Dr Archambault. Cette dame, mère de plusieurs enfants, habite les colonies; d'une constitution délicate, elle a toujours eu une vie très sédentaire, ayant pour la marche une antipathie qui, dans les derniers temps, est devenue une véritable horreur ; son visage, malgré son extrême faiblesse, est cependant coloré, mais de cette coloration qui n'exclut pas le lymphatisme, pas même la scrofule; elle était d'une susceptibilité nerveuse excessive et sujette aux syncopes ; elle avait à peine de l'appétit ; ses digestions étaient difficiles et il existait une constipation habituelle.

Dès le matin du jour de son entrée, nous débutâmes par une lotion sur tout le corps avec de l'eau à 24° ; cette lotion, très bien supportée, fut suivie d'une douche en arrosoir de quinze à vingt secondes, et celle-ci d'une friction sèche, d'un quart de verre d'eau froide à l'intérieur, et d'une promenade d'un quart d'heure avec l'aide d'un bras, sous la galerie du gymnase. Alimentation froide, eau pour boisson.

Dans l'après-midi, douche générale en jet brisé, d'une demi-minute.

Les jours suivants, mêmes douches précédées d'une douche en pluie, eau à 7°.

Le 14, on constate une amélioration très marquée.

A partir du 19, on associe aux applications précédentes une douche en arrosoir de quinze secondes, sur le creux de l'estomac, avec de l'eau à 4°.

Le 2 février, addition aux moyens précédents, bain de siège de quinze minutes, à l'eau dormante de 14° d'abord, puis de 8° et enfin de 6°.

Dès le 10, la constipation a cessé, tous les autres symptômes se sont successivement améliorés, et le 20, c'est-à-dire en moins de six semaines, Mme X..., complètement rétablie, nous quitte, enchantée d'avoir fait le sacrifice d'un long et pénible voyage pour recouvrer sa santé.

Le lecteur a sans doute remarqué que malgré ses habitudes *coloniales* et sa susceptibilité nerveuse, Mme X... avait promptement supporté, sans broncher, les douches à 8 et même à 4° à l'époque la plus rigoureuse de l'année. Nul doute que cela n'ait été pour beaucoup dans la promptitude, vraiment merveilleuse, pour un état aussi grave, de son rétablissement.

Obs. 10. — Notre excellent, savant et très regrettable confrère le professeur Axenfeld nous adressait, le 8 novembre 1864, Mlle X..., âgée de 19 ans, d'un tempérament lymphatique prononcé, réglée pour la première fois à l'âge de 15 ans, bien régulièrement pendant six mois ensuite, très irrégulièrement pendant les dix-huit mois suivants, et plus du tout depuis ; seulement, l'écoulement sanguin avait été remplacé par des pertes irrégulières blanches ; Mlle X... devint bientôt pâle, faible, triste ; on ne s'alarma pas d'abord, mais, le mal paraissant s'aggraver, on fit venir un médecin, qui attribua les accidents à l'assiduité dans les études, la percussion et l'auscultation n'ayant rien fait découvrir d'anormal du côté des poumons. La malade étant alors en pension, on la fit rentrer dans sa famille, où l'on prescrivit sans succès un traitement tonique et reconstitutif. M. Axenfeld fut appelé en consultation et fut d'avis de soumettre Mlle X... à l'hydrothérapie.

Dès son entrée et le lendemain, nous fîmes des lotions générales matin et soir avec de l'eau à 20°.

Le surlendemain, 10 novembre, l'eau fut abaissée à 12°, et, loin de s'en plaindre, Mlle X... s'en trouve bien aussitôt après la réaction, et elle manifeste hautement sa satisfaction.

Le 12, les lotions sont remplacées par la douche en pluie de dix à quinze secondes avec de l'eau à 8°; ce traitement est continué matin et soir jusqu'au 20. Ce jour-là, ayant appris que la dernière quasi-apparition des règles avait eu lieu le 28 du mois précédent, nous ajoutons aux applications précédentes une douche en cercle sur les reins avec de l'eau à 7°.

Dès le 24, un mieux se manifeste par une certaine coloration et animation du visage, par une pointe d'appétit, par une apparence générale plus allègre.

Le 28, le mieux s'accentue par une apparition de véritable flux menstruel; pendant sa durée, de quatre jours, les douches ne sont pas discontinuées; quand les règles sont passées, on supprime seulement la douche en cercle.

Pendant tout le mois de décembre, le rétablissement progresse à vue d'œil : ni céphalalgie, ni syncopes, ni spleen. Mlle X... se trouve si bien, que, le 27, elle rentre chez ses parents, émerveillés d'une cure sur laquelle ils n'osaient compter.

En 1880, c'est-à-dire cinq ans après notre traitement, Mlle X... était mariée, mère de plusieurs enfants, et se portait à merveille.

Obs. 11. — Mme X... nous fut adressée, le 8 janvier 1868, par notre excellent confrère et ami le Dr Audiffret.

Cette jeune dame, âgée de vingt-quatre ans, était devenue orpheline de bonne heure, avait été mise en pension et n'en était sortie que pour se marier. Malgré la monotonie de son existence, sa santé s'était maintenue satisfaisante; les règles s'étaient établies à quinze ans et s'étaient toujours montrées très régulièrement depuis.

Après son mariage sa vie avait changé du tout au tout : à la vie monotone et claustrée avait succédé une vie de plaisirs et de fatigues des plus exagérées ; soirées, bals et théâtres se succédaient presque sans interruption ; une première grossesse avait pourtant suivi son cours sans aucun accident, et s'était terminée par des couches heureuses.

Comme Mme X... avait pris une nourrice, aussitôt relevée, elle reprit sa vie agitée, mais, au bout d'un an, des langueurs digestives commencèrent à se manifester, accompagnées promptement d'une fatigue inaccoutumée ; à cela s'ajouta bientôt une insomnie habituelle, des mouvements fébriles irréguliers mais fréquents, de la faiblesse et, enfin, un amaigrissement dont la marche progressive arriva jusqu'à réduire Mme X... à un état presque squelettique. Il fallut alors se décider à renoncer au genre de vie habituel et se résigner à invoquer les secours de l'art. Le recours était, par malheur, un peu tardif, et plusieurs moyens, parmi lesquels les préparations toniques et ferrugineuses, furent employés avec quelque avantage, mais sans succès complet et définitif; loin de là, Mme X... retomba dans un état plus grave que jamais. C'est alors que notre excellent confrère crut devoir prescrire l'hydrothérapie.

Nous ne décrirons pas l'état où se trouvait Mme X... quand elle entra dans notre établissement ; on n'a qu'à exagérer tous les symptômes que nous avons décrits, et l'on s'en fera une idée exacte.

Le jour de son entrée, nous lui administrons une ablution générale avec de l'eau à 26°, et nous recommençons la même opération les trois jours suivants avec de l eau à 18°.

Le 13, nous donnons une douche en pluie de dix secondes que nous faisons suivre d'une douche en jet sur tout le corps, d'une demi-minute, avec de l'eau à 4°.

Le 23, les mêmes douches ayant été continuées, le Dr Audiffret vient voir sa malade et est grandement surpris de l'amélioration déjà réalisée, d'autant plus que, la saison étant très rigoureuse, il doutait que la malade, vu son extrême faiblesse, eût pu supporter et suivre avec exactitude la médication.

Celle-ci est pourtant continuée un mois encore, et Mme X..., heureuse, nous quitte parfaitement guérie, nous promettant d'être maintenant moins ardente aux distractions, et de suivre une hygiène régulière, promesse qu'elle a tenue. Aussi, ayant eu l'occasion de la voir depuis, nous avons pu constater, longtemps après son départ de notre établissement, que la guérison persistait.

Malgré l'étonnement extrême témoigné par notre excellent confrère Audiffret, le cas de Mme X... était loin d'être exceptionnel; mais, bien que nous ayons nombre de fois appelé l'attention des praticiens sur l'efficacité de l'hydrothérapie dans la saison rigoureuse et sur la facilité qu'ont à la supporter même les malades les plus faibles, ceux de nos confrères qui n'ont pas encore été témoins des faits, sont toujours surpris en les voyant. C'est tout ce que nous dirons de cette observation qui, tout importante qu'elle est, ressemble pourtant à beaucoup d'autres.

OBS. 12. — L'observation de la malade dont nous allons parler n'est pas moins intéressante que celle de la précédente, mais comme elle la répète en grande partie, nous serons bref en ce qui la concerne.

Mme la comtesse de X... avait échappé à une fièvre typhoïde des plus graves. Elle était déjà hors de danger depuis deux mois, que la convalescence ne faisait aucun progrès et que la malade était dans un état de prostration le plus profond qu'on puisse imaginer. Pour la fortifier, son médecin, notre excellent confrère le Dr Erhmann, lui conseilla l'air de la campagne, et elle s'installa au bois de Boulogne. Aucun changement avantageux ne s'étant produit, M. le Dr Erhmann nous l'adressa le 29 mai 1877. Quoiqu'elle fût très voisine de l'établissement, elle dut se faire conduire en voiture, encore était-elle à chaque instant menacée de syncope au plus léger cahot.

Nous ne pouvons mieux caractériser son état qu'en disant qu'elle représentait un véritable squelette vivant. Elle était pourtant bien portante avant sa fièvre typhoïde ; elle était âgée de vingt-six ans, et avait deux beaux enfants très bien portants.

Malgré une faiblesse qui lui permettait à peine de se tenir sur ses jambes, nous commençâmes le traitement dès son arrivée. Seulement, au lieu de deux douches par jour, nous n'en donnons d'abord qu'une tous les deux jours, pour condescendre aux appréhensions extrêmes de notre confrère ; mais ces douches furent si allégrement supportées, que lui-même nous engagea à appliquer le traitement régulier. Nous l'appliquâmes, en effet, avec la plus grande régularité comme chez la malade de l'observation précédente, et, au bout de deux mois, Mme la comtesse de X... put nous quitter, parfaitement rétablie, et marchant mieux, disait-elle elle-même, qu'elle n'avait jamais fait.

ART. 6. — DE L'ANESTHÉSIE

> Si l'on faisait un plus grand usage de l'eau, on serait moins exposé aux tremblements, à la paralysie, etc.
>
> (SMITH.)

Les paralysies partielles du sentiment sont encore bien incomplètement connues, surtout celles qui paraissent n'avoir aucune relation avec l'hystérie ; celles qui occupent à peu près toute la peau sont moins connues encore, probablement parce qu'elles sont beaucoup plus rares. Notre éminent confrère le professeur Charcot a publié depuis quelques années de très beaux travaux, qui ont jeté beaucoup de lumière sur ces maladies.

L'observation suivante, dont le sujet nous fut adressé, le 2 novembre 1878, par ce célèbre professeur, prouve que ces paralysies ou anesthésies générales peuvent être traitées par l'hydrothérapie à peu près avec le même succès que les autres.

Obs. 1. — M. de X..., de Bordeaux, âgé de 32 ans, officier en activité de service dans l'armée française, éprouvait depuis deux ans une faiblesse générale; il était en outre insensible à toute espèce de toucher; souvent, il lui semblait que ses jambes allaient se dérober; sa tête était lourde, sa mémoire s'affaiblissait de jour en jour; il était nonchalant, ne pouvait rien faire.

Le moral participait à la dépression physique : M. de X... était sombre et fuyait la société; il était dans un état de constipation habituelle qui, par extraordinaire, coïncidait avec un appétit dévorant. Le pouls était normal.

Le malade avait mené longtemps une vie de plaisir, usant largement des femmes et du vin.

Dès le jour de son entrée dans notre établissement, nous administrâmes à M. X..., le matin, une lotion générale avec de l'eau à 15°. Cette lotion ayant été bien supportée, nous administrons, le soir, une douche en jet brisé promenée sur tout le corps, en la prolongeant un peu plus sur les membres inférieurs; durée totale, trente à trente-cinq secondes: eau à 9°.

Le lendemain, matin et soir, mêmes douches d'une durée d'une minute; en outre, à onze heures, avant le déjeuner de midi, nous faisons prendre un bain de siège à eau dormante, de quinze minutes, avec de l'eau à 18° qui s'abaisse progressivement à 9.

Ce traitement est continué jusqu'au 20; à cette date nous faisons précéder la douche en jet brisé de la douche en pluie, de quinze secondes, et nous faisons boire de temps en temps, dans le cours de la journée, des gorgées d'eau froide pour la valeur de quatre verres environ.

Le 5 décembre, M. X... commença à se sentir un peu plus fort; la constipation disparaît; le malade éprouve, tous les deux jours, le besoin d'aller à la garde-robe. Le même traitement est continué.

Le 24 décembre, la tête n'est plus lourde, la constipation disparaît, l'appétit se modère, M. X... n'éprouve encore aucune sensation bien dessinée au toucher, il lui semble seulement que, de temps à autre, quand on lui passe la main sur la peau, il éprouve comme un soupçon de sensation. — On continue le même traitement.

Le 22 janvier, M. de X..., étant obligé de retourner chez lui pour affaires de famille, nous quitte, dans un état d'amélioration considérable : sa faiblesse avait presque complètement disparu, et la constipation, tout à fait ; sur tous les points de la peau, il éprouvait au toucher, non pas une sensation très nette, mais une impression obtuse, qui semblait indiquer que la sensibilité ne tarderait pas à revenir.

Nous ne pouvons, certes, pas donner comme un cas de succès complet cette observation ; mais on nous accordera bien que, dans une affection aussi générale, aussi ancienne, une amélioration si considérable obtenue en si peu de temps pouvait faire naître l'espoir d'une guérison complète, dans un temps assez prochain. Avant de partir, M. de X... nous avait bien promis de revenir nous voir ou tout au moins de nous donner de ses nouvelles, si l'amélioration ne se continuait pas, à plus forte raison, si elle rétrogradait. Nous n'avons reçu de lui aucune nouvelle. Nous devrions pouvoir en conclure que l'issue définitive a été une guérison complète; mais un si grand nombre de malades tombent dans l'indifférence et même dans l'ingratitude, quand une fois ils ne sont plus sous les yeux de ceux qui leur ont rendu la santé, que nous sommes obligé de rester dans le doute sur l'issue définitive de la maladie de M. de X..., et que nous devonsnous contenter de la constatation de ce que nous avons vu de nos propres yeux; le résultat est d'ailleurs assez satisfaisant pour que l'hydrothérapie puisse s'en honorer.

ART. 7. — DE L'ANKYLOSE.

> Les douches froides appliquées au traitement de l'ankylose, c'est-à-dire la raideur qui subsiste ordinairement dans les articulations après la guérison des plaies qui affectent ces parties, sont d'une grande utilité.
>
> (THEDEN.)

Quoique le titre de cet article soit *De l'ankylose*, c'est de la pseudo-ankylose seulement que nous devons traiter. On comprend, en effet, que, la véritable ankylose consistant dans la soudure des os d'une articulation par la substance osseuse elle-même, il n'y a pas de remède possible, à moins qu'on ne se décide à adopter le barbare procédé de Louvrier, à rompre les os de vive force, pour tâcher d'obtenir au niveau de la cassure une articulation artificielle. Malgré cette incurabilité de l'ankylose vraie, nous en avons cependant conservé le nom pour titre de l'article ; nous avons eu pour premier motif de nous conformer à l'usage ; mais nous en avons eu un second plus sérieux: c'est que l'immobilité absolue d'une articulation n'est pas toujours, il s'en faut bien, le signe pathognomonique de l'ankylose vraie, et que, dans la fausse ankylose avec immobilité absolue, l'hydrothérapie peut rétablir et a rétabli nombre de fois les parties en leur état de mobilité.

Ces fausses ankyloses peuvent, en effet, malgré leur immobilité absolue, n'être causées que par des engorgements du tissu cellulo-fibreux, des ligaments, par une adhésion des cartilages à l'aide d'une substance intermédiaire encore plus ou moins molle, par de petites jetées osseuses même d'un os à un autre, jetées osseuses de nouvelle formation qui n'ont ni la dureté ni la stabilité de l'os normal, et qui par suite peuvent être très avantageusement modifiées par la médication hydrothérapique ; elle peut ou les faire résoudre ou en déterminer l'absorption partielle, ce qui peut permettre le retour de quelques mouvements, en cas de résorption partielle. Or ces mouvements, si bornés qu'ils soient d'abord, sont bien préférables à l'immobilité complète, surtout quand l'ankylose a pour siège le genou, car ils rendent toujours la marche un peu moins difficile, et ils manquent rarement de s'étendre, quand les sujets ne sont pas trop âgés, ce qui est le cas le plus fréquent. D'un autre côté, si l'on est assez heureux pour obtenir une résolution complète, — et nous l'avons été quelquefois, — les mouvements peuvent se rétablir comme à l'état normal.

De semblables résultats avaient déjà été obtenus avant nous par Fleury, nous nous plaisons d'autant plus à le reconnaître, que l'incurabilité de l'ankylose, même fausse, avec abolition complète des mouvements, avait été admise par les chirurgiens les plus distingués ; l'hydrothérapie peut d'autant mieux s'honorer de ces résultats que, parmi les chirurgiens qui ont admis l'incurabilité dont nous parlons, se trouve l'éminent spécialiste Bonnet (de Lyon).

« La plupart des chirurgiens, dit-il, reconnaissent que l'art est souvent impuissant à guérir l'ankylose incomplète, et cela en raison directe de la durée de son existence. On ne peut espérer quelques résultats satisfaisants que lorsque les surfaces articulaires ont conservé à peu près leur forme normale, qu'elles sont recouvertes d'une couche de tissu fibreux de nouvelle formation, lisse et permettant un glissement facile, et que les adhérences intérieures ou extérieures à l'articulation dépendent uniquement d'un tissu cellulaire ou fibreux, jouissant d'une certaine extensibilité ; encore est-il à remarquer que l'on ne peut obtenir, même dans ces cas favorables, que des résultats incomplets. »

Ce fâcheux pronostic d'un praticien, très expérimenté assurément malgré quelques graves erreurs pratiques (1), est d'autant plus remarquable et doit être pris d'autant plus en considération que, parmi les moyens les plus recommandés et les plus usités contre l'ankylose, se trouvent au premier rang les bains de vapeur, les bains d'eaux thermales et les *douches* de ces mêmes eaux, nouvelle preuve de la différence qui existe entre la balnéologie et l'hydrothérapie.

Les mouvements imprimés à l'articulation ankylosée, soit par les mains du chirurgien, soit à l'aide d'appareils *ad hoc*, avaient donné au professeur Malgaigne des résultats supérieurs à ceux de la thérapeutique que nous venons de signaler, même secondée par les applications émollientes qui sont également très recommandées ; cependant le moyen recommandé et appliqué par le célèbre professeur de médecine opératoire restait souvent impuissant, et le professeur lui-même, renonçant à l'espoir de triompher de certaines ankyloses, a quelquefois conseillé l'hydrothérapie aux malades qui en étaient atteints, et s'en est bien trouvé.

Quant aux procédés hydrothérapiques qu'il convient d'employer contre les ankyloses, ce sont les plus énergiques pour exciter la circulation capillaire, ceux qu'on emploie aussi contre l'arthrite rhumatismale chronique, qui est si souvent la cause de la soudure des os, car l'ankylose, comme le disait fort bien le professeur Sanson aîné, « n'est point à propre-

(1) Entre autres, celle qui lui a fait inventer et préconiser la *gouttière dite de Bonnet*, dans laquelle il plaçait dans une immobilité absolue, pendant des semaines et des mois, de pauvres petits enfants dont le mouvement est la vie. — (Voyez mon *Traité des déviations du rachis*.)

ment parler une maladie ; elle n'est qu'un effet ou qu'une suite d'autres affections, et elle peut succéder à toutes celles qui détruisent quelqu'une des conditions sans lesquelles une articulation ne peut se mouvoir. »

Les douches en pluie et en jet plein, dirigé principalement sur l'articulation affectée, de quinze à quarante-cinq secondes, avec de l'eau la plus froide possible, applications précédées de sudations énergiques pendant vingt, trente et même quarante minutes, tels sont les procédés hydrothérapiques à employer contre l'ankylose ; il sera bon de faire alterner de temps en temps les douches, après la sudation, avec une immersion dans la piscine de une demi-minute à une minute et demie, suivant la facilité plus ou moins grande du malade à réagir ; plus la réaction est facile, plus on pourra prolonger l'immersion ; elle pourra durer dans certains cas avec avantage jusqu'à deux minutes.

Pendant la durée des applications hydrothérapiques, tout autre traitement pharmaceutique et *balnéologique* sera inutile ; les douches thermales, c'est-à-dire chaudes ne pourront même que contrarier l'action des douches froides, et devront par conséquent être proscrites.

Il est sans doute inutile d'ajouter que le malade devra boire de fréquentes gorgées d'eau froide, comme il a été dit ci-dessus, à l'article consacré à la sudation.

Les mouvements conseillés par le professeur Malgaigne devront, au contraire, être exercés ; ils ne peuvent que favoriser l'action des douches, pourvu qu'ils ne soient jamais portés au point de provoquer l'inflammation de la partie malade.

ART. 8. — DE L'APOPLEXIE.

Les fomentations d'eau froide de source sur la tête rasée conviennent surtout dans les accès de l' « apoplexia sanguinea. »

(SCHAEFER.)

Nous ne voulons parler ici que de l'apoplexie qui est le résultat d'une hémorragie cérébrale, et l'on pense bien que nous n'allons pas conseiller les applications hydrothérapiques pour guérir une hémorragie cérébrale récente ; mais l'apoplexie hémorragique n'a pas qu'une période, et si l'hydrothérapie ne peut être qu'inutile dans la première de ces périodes, elle peut être fort avantageuse dans les autres : par exemple, lorsque les symptômes indiquent que la cicatrisation du foyer apoplectique est en bonne voie et surtout avancée, l'hydrothérapie peut contribuer beaucoup à la résolution de l'infiltration séreuse ou sanguine qui entoure le foyer apoplectique, et qui contribue à la persistance de la paralysie. Quand la paralysie a duré longtemps ou même qu'elle dure encore à un degré plus ou moins faible, les muscles qu'animaient les nerfs placés sous la dépendance de la portion cérébrale déchirée éprouvent, comme on sait, une diminution plus ou moins considérable de leur contractilité, et parfois aussi un commencement de dégénérescence graisseuse. L'hydrothérapie contribue puissamment au rétablissement de la contractilité et à l'arrêt de la dégénérescence ; elle peut même faire rétrograder celle-ci et rétablir l'intégrité des fibres musculaires, pourvu que la transformation graisseuse ne soit pas très avancée, ce qui est le cas le plus ordinaire.

Ce n'est pas seulement pour remédier aux désordres

causés par l'hémorragie cérébrale et pour hâter la cicatrisation des foyers et surtout la résolution de l'engorgement qui les entoure que l'hydrothérapie est utile, c'est aussi pour prévenir l'hémorragie elle-même ; nous ne croyons pas que les prodromes de l'apoplexie soient aussi fréquents et aussi caractéristiques que beaucoup d'auteurs l'ont écrit ; cependant, on ne saurait guère méconnaître que certains individus dont la complexion est décrite partout sont particulièrement exposés aux épanchements de sang cérébraux ; chez ces individus, l'action de l'hydrothérapie parvient, moyennant un peu de persévérance, à empêcher les épanchements dans l'encéphale et même les congestions vers la tête. C'est pour les sujets dont il s'agit ici que l'hydrothérapie hygiénique et prophylactique sera particulièrement précieuse, appliquée d'après les règles que nous avons posées ci-dessus : on insistera, pour ces cas spéciaux, sur les pieds, à la fin de l'administration de la douche mobile en jet plein.

ART. 9. — DE L'ARTHRITE.

> L'eau froide, produisant une réaction salutaire, donne aux parties la souplesse et le ton qu'elles ont perdus ; après plusieurs applications successives, le gonflement, l'immobilité, enfin tous les phénomènes qui caractérisent les tumeurs blanches ont été enlevés. (JCHON.)

Sous ses formes variées, l'arthrite est une des maladies sur lesquelles l'hydrothérapie a le plus d'action, appliquée par les divers procédés qui la constituent. Nous étudierons donc l'arthrite sous la forme aiguë, sub-aiguë et chronique, sans préjudice de ce que nous aurons à dire à l'article goutte et rhumatisme, maladies dont l'arthrite dépend si souvent.

A. — *Arthrite aiguë.* — Une observation des plus intéressantes d'arthrite aiguë a été publiée par le Dr Chautard, dans le journal *le Progrès* de 1858. Nous allons mettre le lecteur à même de juger jusqu'à quel point l'hydrothérapie a triomphé du mal dans ce cas, qui ne manquait certes pas de gravité.

Obs. 1. — Le 27 août 1857, le nommé Gerbran, convalescent d'une dysenterie, se sent pris tout à coup, sans cause connue, d'une douleur vive dans le genou droit; quelques heures après, une douleur de même nature se développe dans le genou gauche.

Ces douleurs deviennent tellement vives, que jour et nuit le malade jette des cris continuels et violents; les cataplasmes émollients chauds, seul remède qu'on ait tenté d'employer, n'ont pu être supportés; après leur application, les douleurs augmentaient encore d'intensité.

Le 1er septembre, c'est-à-dire trois jours après le début de cette maladie, je suis appelé et je constate l'état suivant:

Gerbran est alité et fait entendre continuellement des cris de douleur; sa physionomie, exprime l'angoisse et la souffrance; le pouls est petit, à 140; peau sèche et chaude; respiration accélérée; langue un peu rouge, sans enduit, appétit nul, soif vive, urines rares, rougeâtres, insomnie.

Les deux genoux sont tuméfiés, excessivement douloureux au toucher; la peau qui les recouvre est plus chaude que celle du reste du corps et présente une teinte légèrement rosée. La mesure du genou droit, dans sa plus grande circonférence, est 40 centimètres; celle du genou gauche de 39 centimètres; en pressant sur chaque rotule, on sent qu'une assez grande quantité de liquide est épanché dans chaque articulation.

Dans un cas semblable, le plus grand nombre de médecins ont recours aux émissions de sang, aux embrocations émollientes et narcotiques; d'autres emploient le sulfate de quinine et les hyposthénisants; d'autres encore font usage des purgatifs, des sudorifiques, etc.

Les résultats de ces diverses médications, faites soit isolément, soit combinées, sont plus ou moins douteux, souvent désastreux; sans compter encore que généralement ils sont impuissants pour calmer promptement et complètement les douleurs.

Reste donc l'hydrothérapie rationnelle.

Je dois le dire, dans les cas de cette nature, toutes les fois que j'ai employé cette médication, elle m'a toujours donné pour résultat le calme d'abord, la guérison ensuite, et c'est ce que je promis à la mère de Gerbran, qui consentit à l'emploi de ce traitement.

En conséquence je fis disposer sur un lit de sangles un matelas qui recouvrait seulement les deux tiers du lit; la portion excédante du matelas fut employée de manière à faire l'office de traversin. Le malade, couché sur ce lit ainsi disposé, avait encore la tête et la partie supérieure du tronc soutenues par les oreillers; les membres inférieurs se trouvaient au-dessus de la partie libre du lit de sangles. Une poignée de paille, recouverte d'une serviette, servit de coussin pour soutenir les jarrets; les jambes et les pieds furent enveloppés d'une couverture, et tenus un peu élevés, au moyen d'un oreiller.

Je fis ensuite suspendre aux solives du plafond, au moyen de cordages, et directement au-dessus des genoux du malade, un grand et large vase en bois dont le fond percé de deux trous, distants l'un de l'autre de 30 centimètres environ; à chacun de ces trous était ajusté un ruban de toile, dont les bouts inférieurs, divisés en trois chefs, pouvaient s'étaler sur chaque genou à la manière d'un trépied.

Enfin, pour servir de récipient, je fis mettre sous le lit de sangles un grand baquet vis-à-vis des genoux.

Cet appareil ainsi disposé, on maintint constamment dans le vase supérieur de l'eau à la température de 12 à 18°, selon la sensation éprouvée par le malade; cette eau s'échappait lentement par les deux autres ouvertures, coulait le long des rubans, venait mouiller toute la surface des genoux, que j'avais eu soin de faire envelopper de compresses de toile usée, puis se rendait dans le récipient. Pour le reste du traitement, diète, eau fraîche pour boisson, à prendre par demi-verrées, toutes les heures environ.

La première impression de l'eau froide a paru instantanément agréable au malade : « Cela me fait du bien, » me dit-il. Deux heures après, les douleurs étaient calmées.

Le lendemain, 2 septembre, les genoux sont notablement diminués de volume et presque plus sensibles au toucher ; la nuit a été bonne ; douze heures de sommeil à peine interrompu ; le pouls est à 120, la physionomie paraît joyeuse.

Les jours suivants, le mieux continue; l'appétit devient impérieux; je donne quelques aliments, quoique le pouls soit toujours à 120.

Le 10, il n'y a plus d'épanchement dans les articulations du genou; ils mesurent, dans leur plus grande circonférence, 34 centimètres; par conséquent, il y a 5 ou 6 centimètres de diminution. Il n'existe plus de sensibilité au toucher, et l'on commence à faire fléchir en partie, et sans douleur, la jambe sur la cuisse. Le malade a de l'appétit et mange quelques potages tous les jours. Cependant, le pouls est invariablement à 120.

Le 12, malgré mon avis et sans que j'en aie connaissance, la mère, croyant son fils guéri, veut cesser l'emploi de l'eau froide; mais huit à dix heures après l'interruption du traitement, les genoux redeviennent chauds, des douleurs de plus en plus aiguës se font sentir pendant la nuit et arrivent à un tel degré de violence, que la mère est obligée de se lever à une heure du matin pour remettre son malade sous l'appareil. Immédiatement, le calme renaît. Les genoux avaient alors 32 centimètres dans leur plus grande circonférence, la résolution de l'engorgement des tissus blancs paraissait complète; les extrémités osseuses du fémur et du tibia présentaient seules encore du gonflement.

Dans les premiers jours d'octobre, le pouls commence à baisser de 120 à 110, puis à 100; à partir de ce moment, je fis interrompre les applications d'eau froide pendant la nuit.

Le 10, le pouls est à 80, la chaleur de la peau est normale; Gorbran commence à se tenir levé pendant quelques heures. Tous les jours, pendant un quart d'heure, on laisse tomber de l'eau à 12° sur les deux genoux, sous forme de douche.

Le 1er novembre, les genoux sont revenus à leur volume ordinaire; leur plus grande circonférence est de 29 centimètres. Gerbran peut marcher pendant quelques instants sans douleur et sans trop de fatigue.

Le 1er décembre, la guérison est complète.

Nous n'avons pas eu des occasions très fréquentes de traiter des arthrites aiguës parce que, ainsi que nous l'avons dit ailleurs, c'est surtout pour le traitement des maladies chroniques qu'on s'adresse à l'hydrothérapie ou plutôt que nos honorables confrères y font adresser leurs clients, car il est peu fréquent que les malades y recourent d'eux-mêmes; et quand ils y recourent, c'est à l'hydrothérapie des baigneurs, qui ne peut que compromettre la méthode. Cependant, nous avons traité quelques arthrites aiguës, et nous avons obtenu les mêmes résultats que notre honorable confrère Chautard, quelquefois même un peu plus rapides.

Nous en avons obtenu un autre que probablement M. Chautard a constaté aussi quoiqu'il n'en fasse pas mention : c'est que les guérisons dues à l'hydrothérapie n'ont jamais laissé après elles, — du moins dans les cas qu'il nous a été donné d'observer, — ces exsudats, restes des épanchements séro-albumineux, qui s'organisent si souvent et causent des adhérences articulaires, et qui donnent lieu à de fausses ankyloses ou bien se forment en corps libres dans les articulations, où ils jouent parfois le rôle bien connu et dangereux de corps étrangers.

Enfin il est une autre complication fréquente et encore plus sérieuse que nous n'avons pas observée chez nos malades, et que M. Chautard ne paraît pas avoir non plus observée chez le sien, c'est l'inflammation du cœur ou de son enveloppe.

Est-ce à la rapidité de la guérison, est-ce à l'influence anti-inflammatoire de l'eau que cette absence de complications est due ? Nos observations ne sont pas assez nombreuses pour que nous osions répondre d'une manière catégorique à cette importante question ; cependant, en ce qui concerne les complications du côté du cœur, nous serions fort disposé à y répondre affirmativement, car ces complications sont assez fréquentes pour que nous eussions dû probablement en observer quelqu'une, si la médication hydrothérapique n'avait pas eu d'influence préservatrice.

Quant au procédé purement sédatif employé par M. Chautard, c'est bien celui qui convient pour enrayer une phlegmasie aiguë ; il aurait pu toutefois se dispenser d'élever jusqu'au plafond le réservoir qui fournissait l'eau de l'irrigation ; la chute n'est pas nécessaire dans ces cas ; il suffit que le niveau en soit au-dessus de celui de la partie irriguée, ne fût-ce que de quelques pieds ; deux ou trois suffiraient. On pourrait même obtenir les mêmes résultats par l'application de compresses froides constamment renouvelées ; mais ce procédé demanderait un soin extrême de la part de la personne chargée du renouvellement. Le procédé indiqué ci-dessus est donc préférable.

B. — Arthrite sub-aiguë. — Par suite d'un traitement insuffisant ou sans cause connue, l'arthrite aiguë peut passer et passe assez fréquemment à l'état sub-aigu, forme plus difficile à combattre et plus dangereuse, localement, par ses conséquences. Il peut arriver aussi, surtout chez les constitutions faibles et les tempéraments lymphatiques, que cette forme sub-aiguë s'établisse d'emblée. L'hydrothérapie est ici encore plus indiquée que dans la première forme, car les moyens dits antiphlogistiques, outre qu'ils réussissent rarement ou même qu'ils ne réussissent pas, ont plus d'inconvénients que dans l'arthrite aiguë, et ne sauraient être renouvelés souvent sans nuire considérablement à la constitution du malade. On peut donc dire sans exagération que l'hydrothérapie est non seulement la médication qui convient, mais la seule à laquelle on puisse recourir.

Bonnet (de Lyon) avait déjà remarqué qu'une sorte d'hydrothérapie, — et non pas la meilleure sorte, — les bains froids précédés de sueurs lui avaient réussi pour faire disparaître des hydarthroses affectant à la fois un grand nombre d'articulations, et il avait même, à la suite de ces succès, posé en principe général que, parmi les meilleurs moyens pour déterminer la résorption des liquides épanchés dans les articulations et y faire disparaître les douleurs et la gêne des mouvements qui accompagnent l'hydropisie, il faut compter les sudations provoquées par des fumigations sèches ou humides et les douches froides. Il est même bien étonnant qu'avec le crédit dont jouissait Bonnet (de Lyon), le moyen qu'il préconisait ne se soit pas généralisé; on en a adopté sous son influence de bien moins bons que celui-là, et même de tout à fait mauvais. Ce moyen s'est du reste perfectionné depuis Bonnet, et ne doit pas être employé tel qu'il l'indique. Avant de l'indiquer à notre tour, répétons que l'arthrite subaiguë mérite encore plus que l'arthrite aiguë, s'il est possible, toute l'attention du praticien.

Plus que l'arthrite aiguë, en effet, l'arthrite sub-aiguë a des conséquences locales sérieuses : elle produit non seulement des hydarthroses, complication peu grave quand le liquide épanché est de la synovie ou plutôt de la sérosité pure ; mais cet épanchement de liquide est souvent accompagné d'exsudats albumineux qui prennent facilement le caractère speudo-membraneux, qui ne tardent pas à augmenter la douleur, généralement modérée, dont s'accompagne l'arthrite sub-aiguë, et, plus tard, gênent les mouvements de l'article au point d'en rendre le fonctionnement difficile: mais le mal souvent ne s'arrête pas là: les produits de la sécrétion morbide se transforment en tissus cellulo-fibreux, fibreux même, lesquels établissent, soit des adhérences entre les surfaces articulaires, soit, autour d'elles, des liens qui les unissent étroitement et empêchent leurs mouvements; parfois même dans ces liens fibreux peut se déposer une substance osseuse adventive, qui finit par donner à l'article cette immobilité absolue ou quasi-absolue dont nous avons parlé à propos de l'ankylose. On voit donc l'importance qu'il y a à arrêter le plus tôt possible dans sa marche l'arthrite sub-aiguë. L'hydrothérapie, fort heureusement, nous en fournit dans le plus grand nombre de cas les moyens, à la condition d'être administrée avec le plus grand discernement.

Les sudations, les douches locales et générales devront être appliquées et variées suivant les cas.

Ainsi, quand on aura affaire à un sujet lymphatique, faible, on devra user largement des douches générales et locales, courtes et énergiques, de façon à exciter vivement le système capillaire sanguin périphérique et activer ainsi la circulation générale et les mouvements de nutrition et de dénutrition, ce qui est un moyen puissant de tonification en même temps que de régularisation de la circulation, et par conséquent de dégorgement des parties où cette circulation peut être localement embarrassée, soit par congestion passive, soit par inflammation véritable.

Les douches locales seconderont activement l'action de celles qui précèdent, mais elles exigeront des soins particuliers : ainsi, dans le dernier cas que nous avons supposé, celui où la maladie, quoique sub-aiguë, est véritablement inflammatoire, il peut arriver que l'articulation soit très sensible aux agents extérieurs, facile à irriter par les chocs ou les pressions ; on devra alors n'appliquer qu'une douche locale en pluie fine, de sorte que le choc soit presque nul ; on pourra même, en cas de sensibilité extrême, n'employer que des compresses mouillées, constamment renouvelées, jusqu'à ce que l'excitabilité soit éteinte.

Quand cette excitabilité sera très faible ou même n'existera pas, ce qui arrive dans un certain nombre de cas de sub-inflammation, on emploiera une douche locale un peu plus énergique, soit en pluie moins fine, soit en jet brisé. L'habitude de la médication éclairera bien vite sur toutes ces particularités un praticien attentif.

Les sudations, toutes les fois qu'il n'y aura pas d'excitabilité trop prononcée, sera un utile auxiliaire des douches. La durée de chaque sudation devra être proportionnée non seulement à l'irritabilité locale, mais aussi à l'état général du sujet, et d'autant moins longue que celui-ci sèra plus faible.

Lorsque l'état local sera complètement ou à peu près complètement calmé, on pourra avec avantage associer aux applications précédentes une immersion dans la piscine. — Il est sans doute inutile d'ajouter, après ce que nous avons dit dans nos généralités, que toutes les applications que nous venons d'indiquer devront être faites avec de l'eau froide de 8 à 9° au moins, celles qui seraient faites avec de l'eau chaude ne servant qu'à retarder l'action curative des autres, et devant être par conséquent proscrites, si ce n'est lorsqu'elles ont pour but, dans les premiers jours du traitement, de réconforter la pusillanimité de certains malades.

C. — *Arthrite chronique.* — C'est la forme la plus rebelle aux moyens dont dispose la thérapeutique usuelle, c'est aussi celle dans laquelle l'hydrothérapie rend les services les plus signalés.

Pas plus que nous n'avons décrit en détail les maladies dont nous nous sommes occupé jusqu'à présent, nous ne décrirons tous les symptômes et toutes les lésions de l'arthrite chronique. Tous nos lecteurs savent que cette grave affection, soit qu'elle s'établisse d'emblée avec ses caractères propres, soit qu'elle succède à l'arthrite aiguë ou sub-aiguë, peut donner lieu à l'ankylose et à la tumeur blanche, à toutes les funestes conséquences que cette dernière peut entraîner. Nous nous sommes déjà occupé de l'ankylose; il ne nous reste donc qu'à dire quelques mots de l'arthrite proprement dite et de la tumeur blanche, sa plus grave conséquence.

L'action curative de l'hydrothérapie contre cette terrible affection a déjà été appréciée par un grand nombre de chirurgiens, depuis Lombard et Percy jusqu'à Bonnet (de Lyon); mais ces chirurgiens ne pratiquaient qu'une hydrothérapie encore très défectueuse, et aujourd'hui, nous devons obtenir des résultats plus fréquents et plus beaux qu'ils n'ont pu le faire eux-mêmes ; les faits suivants en fourniront une preuve éclatante.

Obs. 2. — Au mois de mai 1867, nous reçûmes en consultation d'abord, puis dans notre Institut, M. L..., âgé de dix-neuf ans, d'un tempérament très lymphatique, mais pourtant non scrofuleux, et qui, malgré la faiblesse de sa constitution, n'avait jamais fait de maladie sérieuse jusqu'à l'âge de dix-sept ans. A cette époque, il fit, paraît-il, une chute sur le genou, qui laissa l'articulation douloureuse et un peu tuméfiée. Ces phénomènes n'étaient pas encore dissipés, que M. L...fit une seconde chute plus violente que la première. Celle-ci fut suivie d'une douleur intense, d'une augmentation de gonflement et d'une impossibilité absolue de marcher;

il fut obligé de garder le lit. Un médecin fut appelé, qui prescrivit et fit appliquer, le plus souvent sous ses yeux, un traitement antiphlogistique énergique et varié, qui n'eut qu'un bien faible succès immédiat, et ce ne fut qu'après deux mois passés que M. L... put se lever et marcher péniblement à l'aide de béquilles; le genou restait gonflé et douloureux et rendait impossible le support du poids du corps par la jambe; le malade se trouvait dans de bonnes conditions hygiéniques; cependant la localité qu'il habitait, dans un petit village, ayant été jugée un peu humide, il alla séjourner chez un parent, dans un village situé sur un point élevé, et dans des conditions sous tous les rapports les plus salubres; là furent appliqués pendant plusieurs mois les moyens dits toniques et reconstitutifs sous des formes variées, tisane de houblon et de gentiane, vins de quinquina, ferrugineux divers, fumigations aromatiques, le tout sans beaucoup de succès; à la belle saison, le malade fut conduit dans une station sulfureuse, où il suivit une cure qui n'eut pas beaucoup plus de succès. On se décida alors à le conduire dans une grande ville et à le confier à une célébrité chirurgicale, qui dirigea contre la maladie un ensemble formidable de moyens : bains généraux et douches locales de vapeur, bains sulfureux, appareil contentif qui maintient le membre dans l'immobilité, vésicatoires, moxas, cautères; toute cette artillerie médico-chirurgicale n'arriva à d'autres résultats qu'à l'augmentation du gonflement, à la persistance si ce n'est même à l'accroissement des douleurs, et à la formation de deux petits abcès sous les deux cautères qui ne s'étaient point cicatrisés quand on avait voulu les supprimer. Le malade s'en retourna chez lui pas mal désespéré, resta quelque temps sans rien faire dans son petit village jugé trop humide, et, au bout de quelques mois, se décida, ou plutôt on décida pour lui, de faire encore appel à l'intervention d'un médecin. Celui-ci déclara que, pour le moment au moins, l'action des moyens pharmaceutiques et de la balnéologie ordinaire et thermale était épuisée, et qu'il fallait aller à Paris tenter l'influence de l'hydrothérapie. Le Dr Broca, alors jeune chirurgien, lui conseilla de venir nous consulter, et à la suite de notre consultation il entra dans notre Institut.

M. L... était alors dans un fort triste état : teint d'une pâleur extrême, jaunâtre, amaigrissement considérable, genou très gonflé d'une circonférence plus que le double de celui du côté opposé; le moindre mouvement y provoque des douleurs intolérables et qui parfois arrachent des cris au malade, malgré sa grande résignation; les attouchements y sont aussi très douloureux; quand le malade se tient debout, le poids du membre augmente aussi les douleurs, celles-ci rendent la marche impossible même à l'aide de béquilles: ces auxiliaires ne permettent que de faire quelques pas, et encore au prix de vives souffrances; souvent aussi des douleurs spontanées aiguës se manifestent, même et quoique plus rarement, dans le lit, et elles troublent parfois le sommeil; la peau qui entoure l'articulation et dix centimètres au-dessus et au-dessous est blafarde dans certains points, violacée dans certains autres, portant partout des traces de vésicatoires et des cicatrices de moxas et de cautères, outre deux petites fistules peu profondes en dedans et un peu au-dessus de la ligne articulaire, résultant de deux cautères non cicatrisés ; un peu au-dessus de ces deux petits ulcères existe un point très circonscrit où la peau est d'un rouge assez vif, et dans laquelle on sent une fluctuation de deux centimètres d'étendue. Il n'existe pas de mouvement fébrile habituel bien sensible; seulement, de temps en temps, il s'en développe un léger qui dure de une à trois heures, et se termine ordinairement par une légère sueur. M. L... n'a cependant jamais eu de fièvres intermittentes. Le malade mange peu, mais les digestions sont assez bonnes.

Le médecin qui a envoyé M. L... à Paris l'y a dirigé dans la pensée que l'amputation sera nécessaire, et ne voulant pas en prendre la responsabilité dans une petite localité de province; c'était aussi l'opinion de M. le Dr Broca, dans le cas où l'hydrothérapie n'aurait pas plus de succès que les nombreux moyens employés depuis deux ans passés.

Dès l'entrée de M. L..., nous commençons par l'application de compresses froides constamment renouvelées sur le genou et dix centimètres au-dessus et au-dessous ; un pansement simple, à plat, est fait au-dessus des compresses ; le malade étant couché, on immobilise le membre en le calant de chaque côté avec des sachets, sans l'envelopper entièrement, mais en passant au-dessus de lui plusieurs bandes fixées au drap de lit inférieur.

Au bout de quinze jours de ce traitement, les douleurs sont déjà moindres; les quelques mouvements involontaires que fait le malade ne provoquent que des douleurs beaucoup moins vives. — On continue les mêmes applications.

Un mois plus tard, les douleurs sont encore beaucoup moindres; le petit point fluctuant s'est perforé et a donné lieu à l'issue d'une petite quantité de pus séreux; les deux fistules résultant de la non-cicatrisation des deux cautères sont un peu diminuées de profondeur, les bords de leurs orifices sont rosés et paraissent disposés à se cicatriser. Le malade peut être porté dans la salle de douches, où on lui administre sur le genou une pluie très fine et de faible projection; cette douche est donnée le matin; le reste du jour, on continue l'application de compresses froides.

Un mois plus tard, c'est-à-dire au milieu d'août, l'état de M. L... s'est encore amélioré; les douleurs ont de nouveau diminué, au point qu'on renonce à l'immobilisation forcée par les sachets et les liens, et qu'on recommande seulement au malade de garder le repos le plus complet possible; la pression des doigts est dans de certaines limites possible sans provoquer de douleurs; celles-ci ne troublent presque plus le sommeil; les petites plaies des deux cautères sont en bonne voie de cicatrisation, ainsi que celle résultant de l'ouverture du petit abcès; l'appétit est un peu meilleur. On porte deux fois par jour le malade sous la douche, et on lui administre la petite douche en pluie fine et à projection modérée.

A la fin de septembre, M. L... a pu se tenir debout à l'aide de ces auxiliaires une centaine de mètres; il a pu, notamment se rendre dans la salle de douches pour y recevoir la douche en pluie fine, mais un peu plus forte de projection; les trois petites plaies sont cicatrisées, mais le volume du genou n'a pas sensiblement changé; les douleurs à la pression sont beaucoup moindres; l'appétit est à peu près aussi bon qu'avant le début de la maladie; le teint du malade s'est beaucoup modifié; la maigreur est moindre. — On continue le même traitement.

Pour la première fois, dans la première quinzaine d'octobre, M. L..., qui a pu se transporter dans la salle de douches sans trop de difficultés, y reçoit une douche générale en pluie de trente secondes avec de l'eau à 9°, après la petite douche locale. Le malade a pu marcher ensuite à l'aide de béquilles, suffisamment pour faire la réaction. Il n'existe plus de douleurs spontanées, et même presque pas dans les mouvements modérés ; il n'en existe pas à la pression, à moins que celle-ci ne soit un peu forte ; le volume du genou est notablement diminué. — L'état général du malade continue à se modifier favorablement ; son appétit est toujours bon, son embonpoint augmente peu à peu, et son teint devient meilleur. — On continue le même traitement.

A la fin de décembre, l'amélioration est telle, que le malade, pouvant faire sans douleurs d'assez longues courses à l'aide de ses béquilles, demande à nous quitter, au moins provisoirement, pour aller passer le jour de l'an dans son pays ; sur les instances que nous faisons pour le retenir, il consent à rester, d'autant plus que deux de ses parents viendront passer les fêtes à Paris, auprès de lui.

Le genou n'est plus douloureux du tout, même à une pression assez forte ; M. L... mange bien, digère de même et dort toute sa nuit. Les petites plaies sont solidement cicatrisées ; le volume du genou est encore diminué ; quelques légers mouvements y sont possibles ; nous en faisons exécuter devant nous et recommandons au malade d'en exécuter un grand nombre de fois par jour, mais en évitant avec soin de les exagérer, et de s'arrêter aussitôt qu'une douleur un peu vive se fait sentir. — Depuis des semaines nous donnons la douche locale en jet brisé assez fort sur le genou malade ainsi qu'au-dessus et au-dessous sur tout le membre affecté, et nous la faisons suivre d'une douche en pluie d'une minute, le tout avec de l'eau à 6 ou 7°. Après chaque séance, le malade se livre à une promenade assez rapide pour faire une bonne réaction.

Au mois de février la santé générale de M. L... est absolument parfaite ; il dort, mange et digère aussi bien que possible, son teint est devenu tout à fait clair, avec légère coloration des joues. La marche avec des béquilles est facile ; il peut même, sans trop de difficultés, faire de petites promenades à l'aide d'une canne ; il peut exécuter quelques mouvements de flexion et d'extension dans l'articulation du genou, et s'appuyer sur le membre pendant quelques minutes ; la peau qui le recouvre n'offre plus que quelques taches rouges-violacées çà et là, partout ailleurs, elle est d'une couleur normale ; le genou a encore une circonférence de huit centimètres de plus que le genou sain.

Nous aurions voulu garder quelques mois encore M. L..., afin de réduire, si possible, le genou malade dans le même état que l'autre, surtout sous le rapport des mouvements; mais, extrêmement désireux de retourner dans son pays, notamment pour s'y montrer dans son état de guérison presque complète après avoir été condamné à l'amputation, il prend congé de nous au commencement de mars. — Nous avons eu des nouvelles plus d'un an après son départ; son état n'avait fait que s'améliorer ; il pouvait faire de longues marches à l'aide d'une canne, sans éprouver de douleur, mais le genou malade n'était pas encore revenu au volume de l'autre, et les mouvements n'y étaient ni aussi libres ni aussi étendus.

Si l'hydrothérapie a le droit de tirer grand honneur de l'observation dont on vient de lire le résumé, que nous avons dû faire très succinct, parce que nous savons que les observations très détaillées, quoique formant la base de la médecine, n'ont pas hélas! le privilège d'exciter beaucoup la curiosité du lecteur ; si donc l'hydrothérapie peut tirer grand honneur de cette observation, nous croyons que la thérapeutique en doit tirer grand profit.

Que le premier médecin de M. L... ait eu recours à ce qu'on appelle les toniques ou reconstitutifs généraux, quinquina, fer, iode, etc.; qu'il ait eu recours aussi aux antiphlogistiques, et révulsifs locaux, sangsues, vésicatoires, tout cela se comprend et ne saurait être critiqué ; que ceux qui ont été appelés ensuite aient ajouté à ces moyens les bains et les douches d'eau thermale sulfureuse, sans préjudice d'insister de nouveau sur les toniques pharmaceutiques, cela se comprend encore; mais qu'une célébrité chirurgicale ait cru pouvoir, après l'emploi infructueux de tous ces moyens, couvrir le genou d'un pauvre lymphatique de moxas et de cautères, voilà qui pourra paraître étrange aux esprits judicieux et aux natures consciencieuses. Est-ce que cette célébrité chirurgicale a réellement pu espérer, que les cautères et les moxas, même associés aux bains de vapeur, produiraient des effets meilleurs que tous les moyens déjà employés? alors la célébrité était bien peu digne de sa renommée; a-t-elle au contraire, agi sans espérer d'être plus heureuse que les confrères qui avaient avant elle traité M. L...? alors, nous renonçons à qualifier ses agissements. Nous devons malheureusement ajouter que ces agissements ne sont pas le monopole de la célébrité dont il s'agit dans cette observation, et qu'il nous a été donné d'en constater bien d'autres, qui n'étaient pas plus dignes d'éloge.

Quant à nous, nous avons appliqué l'hydrothérapie après d'aussi éclatants insuccès, non seulement parce que nous avions et pouvions avoir l'espoir fondé d'être plus heureux que nos confrères, mais encore parce que, même en cas d'insuccès, nous avions la certitude de ne point infliger au malade des douleurs inutiles, et de ne pas ajouter à son mal, déjà grand, un mal qui n'était point à dédaigner: des ulcères résultant des moxas et des cautères, ulcères qui menaçaient de ne point se cicatriser, et de compliquer d'une manière fatale la grave maladie dont M. L... était atteint. — Que nos confrères veuillent bien se pénétrer de ces tristes remarques, et ils éviteront d'enfreindre ce premier principe de toute thérapeutique vraiment digne du médecin hippocratique: tâcher de faire du bien, mais éviter à tout prix de faire du mal.

Nous ne terminerons pas ces considérations sans faire remarquer que le traitement hydrothérapique a duré, dans le précédent cas, plus d'un an ; qu'il aurait dû être prolongé plusieurs mois encore pour arriver au meilleur résultat que l'hydrothérapie pouvait espérer d'obtenir ; ce n'aurait donc pas été le cas, ici, de faire ces essais hydrothérapiques de *quelques* jours, prescrits par certains médecins ; mais nous ne pensons pas que les médecins qui jugent sainement les choses trouvent que la longueur du temps consacré à son traitement par M. L.... soit en disproportion avec le résultat obtenu.

ART. 10. — DE L'ASTHME.

> Lorsque cette maladie accompagne une affection organique du cœur, l'hydriatrie peut y apporter du soulagement. Aussi, ne doit-on pas s'étonner des effets qu'on dit en avoir retirés dans l'asthme essentiel.
>
> (SCHEDEL.)

Dans une remarquable leçon que M. le professeur Hardy a donnée à la Charité sur l'asthme, et que la *Médecine contemporaine* a publiée dans ses numéros du 15 et du 31 octobre 1884, on lit la phrase suivante :

« Enfin, l'hydrothérapie, dans la bonne saison, chez les malades qui ne toussent pas, a guéri quelquefois des asthmatiques ou tout au moins diminué leurs accès. »

Comme l'éminent professeur ne s'est pas expliqué sur ce qu'il entend par *bonne saison*, en fait de traitement hydrothérapique, nous pouvons supposer qu'il entend la saison rigoureuse ; s'il en est ainsi, nous n'avons qu'à renvoyer le lecteur à ce que nous avons dit précédemment sur la saison la plus propre aux applications hydrothérapiques (voy. ci-dessus, p. 159).

Quant à l'efficacité du traitement hydrothérapique pour soulager les asthmatiques et quelquefois pour les guérir, il y a longtemps qu'elle a été signalée, que nous l'avons signalée nous-même, et nous ne pouvons que nous applaudir que l'expérience de M. le professeur Hardy l'ait rallié à la cure par l'eau froide. Voici, entre autres, un fait qui prouve que son assentiment est justifié :

Notre distingué et regretté confrère et ami, le Dr Cuveilhier, nous adressait, le 26 novembre 1872, M. X..., âgé de trente ans, lymphatique et nerveux, d'un caractère craintif et indolent. Il a peu usé des plaisirs dans sa jeunesse, la vie galante n'ayant jamais eu beaucoup de charmes pour lui. Dans les sociétés choisies où il aimait à se rendre, il avait rencontré une jeune fille dont il s'était épris éperdument. Malheureusement, de l'un comme de l'autre côté, les familles s'opposèrent au mariage.

Il en conçut un chagrin profond, et c'est dans ces conditions que les premières crises d'asthme se montrèrent ; elles furent d'abord peu intenses, et ne se montrèrent que tous les quinze jours, toutes les trois semaines ou même tous les mois; mais elles se répétèrent peu à peu plus fréquemment, et dans ces derniers temps, elles avaient fini par se manifester presque quotidiennement. Cette aggravation le décide à se rendre aux instances de sa famille et à recourir aux soins médicaux, malgré sa répugnance.

M. le Dr Cuveilhier, consulté, employa sans succès plusieurs médications et, de guerre lasse, conseilla l'hydrothérapie.

A son entrée le malade nous donna sur le développement et les progrès de sa maladie de nombreux détails que nous venons de reproduire ; il nous raconta spécialement que les crises d'étouffement le prenaient presque tous les jours; la dernière avait eu lieu la veille. En ce moment, il était calme.

A son arrivée, nous lui administrâmes une douche en pluie de quelques secondes avec de l'eau à 8°, qu'il supporta très bien.

Le lendemain, nous ajoutons à la douche en pluie une douche en jet d'une minute, que nous promenons sur tout le corps, en insistant un peu sur les membres inférieurs.

Le 28, il se manifeste une crise très violente; M. X... est obligé de se lever et de passer la nuit à la fenêtre malgré la rigueur de la saison ; il craint de suffoquer, tant est considérable la gêne de la respiration. — Nous continuons néanmoins le lendemain l'application des mêmes douches.

Dans la matinée du 29, la crise s'apaise un peu; le malade déjeune légèrement ; dans la journée il boit d'heure en heure un demi-verre d'eau froide. Grand soulagement vers le soir.

Du 30 au 5 décembre, pas de changement dans le traitement. Deux longues crises, le 3 et le 4, mais moins intenses que la précédente. Le 6, sans préjudice des deux douches matin et soir, transpiration à l'étuve sèche le matin et, au sortir de l'étuve, immersion dans la piscine de vingt secondes; frictions sèches à la suite; demi-verre d'eau en boisson et promenade d'une demi-heure.

Le 8 décembre, crise de quatre heures ; une autre le 13, mais très courte. Il ne s'en produit pas de nouvelle jusqu'au 24; le malade déclare que depuis bien longtemps, il n'a pas eu d'interruption aussi longue. Il se croit déjà guéri et veut nous quitter ; nous l'engageons fortement à continuer le traitement au moins jusqu'à la mi-février, ce à quoi il consent.

Jusqu'à cette date il n'a pas éprouvé de nouvelles attaques ; il se considère comme bien guéri, et cette fois nous ne pouvons plus résister au désir qu'il a de rentrer dans sa famille. Nous lui recommandons instamment de continuer matin et soir des lotions froides, ce qu'il nous promet énergiquement de faire.

Nous avons eu de ses nouvelles au mois de mars 1884, c'est-à-dire plus de treize mois après sa guérison ; aucune crise sérieuse ne s'était reproduite ; il y avait eu seulement quelques atteintes fort légères.

Pour préciser la véritable signification que ce fait doit

avoir, nous devons ajouter que l'asthme de M. X... était exempt de complications, qu'il n'existait ni maladie du cœur ni maladie des poumons, pas même d'emphysème tant soit peu prononcé ; c'était donc ce qu'on peut encore appeler avec nos prédécesseurs un asthme purement nerveux. Cet asthme est sans doute devenu beaucoup plus rare avec les maladies du cœur et des poumons que les progrès du siècle en pathologie ont fait découvrir ; mais nous ne croyons pas qu'il puisse être rayé du cadre nosologique. C'est contre lui que l'hydrothérapie aura souvent les résultats que nous avons constatés chez M. X... Nous disons souvent, non toujours, car nous ne dissimulons pas qu'il existe des cas où l'on n'a pas été aussi heureux que chez M. X... ; nous avons connaissance entre autres d'un jeune asthmatique mulhousien de 22 ans, très bien constitué, sujet à des crises d'asthme des plus violentes, presque quotidiennes, et qui fut traité à l'établissement de Plessis-Lalande par Fleury, pendant près d'un an et demi, sans qu'on eût pu venir à bout de le guérir ou même de le soulager notablement. Pourtant chez lui l'asthme était exempt de toute complication du cœur et des poumons, même d'emphysème ; il faut seulement noter cette circonstance bien remarquable que deux membres de sa famille, sa mère et sa sœur, qui se trouvaient également à l'établissement, étaient sujets à des crises nerveuses d'un autre genre, mais non moins tenaces que celles du jeune asthmatique. Il y avait donc là une famille profondément névropathique, et, malgré la puissance de l'hydrothérapie contre toutes les névroses en général, il n'est pas étonnant qu'elle ait échoué sur un cas où l'état nerveux était porté à un aussi haut degré.

Elle échoue aussi très souvent, on le comprend bien, dans tous les cas où l'asthme se complique d'une maladie des poumons et du cœur. Toutefois, il faut ici distinguer : si la maladie du cœur est une affection organique, telles que rétrécissement des orifices, insuffisance des valvules, etc.; l'hydrothérapie, non plus qu'aucune autre médication, ne saurait évidemment modifier ces lésions ; il ne faudrait pourtant pas croire que, même dans ces cas, elle soit toujours contre-indiquée; elle exerce, au contraire, très souvent une action favorable sur quelques-uns des phénomènes de la maladie, sur l'anémie et les hydropisies, par exemple; elle est donc dans ces cas un palliatif qu'on ne saurait dédaigner. Quant aux cas où l'affection du cœur est elle-même de nature nerveuse, comme il arrive de beaucoup de palpitations, même avec léger commencement d'hypertrophie, l'hydrothérapie en triomphe souvent, comme nous aurons soin de le dire quand nous parlerons des maladies du cœur.

On pourrait faire mêmes remarques à propos des maladies des poumons. Quand ces maladies sont légères, comme l'emphysème commençant, les applications froides peuvent avoir la plus heureuse influence, et, dans les autres affections, elles sont souvent un palliatif utile et, en tous cas, sans aucun danger, quand elles sont faites avec prudence.

Il est un autre espèce d'asthme, qu'on a donné comme purement nerveux, que les Allemands ont étudié les premiers dans le commencement de ce siècle, et qu'ils ont désigné par les noms d'asthme, de bronchite, de fièvre... *de foin*; quoique ce soit bien la dyspnée qui, dans cette maladie, prédomine, comme il existe à peu près toujours une certaine irritation ou même sub-inflammation des bronches, nous nous en occuperons quand nous parlerons du catarrhe bronchique.

Nous ne croyons pas devoir rappeler ici toutes les circonstances qui démontrent le caractère nerveux de l'asthme n'ayant nullement l'ambition, comme nous l'avons dit plusieurs fois, d'écrire un traité de pathologie, pas même de faire une étude complète de chacune des maladies que nous avons observées, et le plus souvent guéries, dans le cours de notre pratique. Cette étude a été faite avec soin par le professeur Hardy, dans la savante leçon à laquelle nous avons fait allusion et, que nous avons publiée dans la *Médecine contemporaine*. Parmi les circonstances qui prouvent bien la nature nerveuse de la maladie, le savant professeur cite celle-ci, qui est assurément des plus remarquables, que les asthmatiques, qui respirent très bien à Versailles, suffoquent à Paris et à Saint-Germain. A Paris, on pourrait croire que c'est une question d'altitude, Versailles étant beaucoup plus élevé que Paris; mais pour Saint-Germain l'explication n'est plus admissible, car cette ville est dans une position au moins aussi élevée que Versailles; cette circonstance, si elle ne prouve pas que l'altitude est tout à fait étrangère au développement des accès, démontre du moins que bien des causes différentes peuvent les influencer, et c'est aussi ce que prouvent bien d'autres particularités. En voici deux des plus curieuses, dont la première est loin d'être rare: un ancien professeur d'accouchements de la Faculté de Paris, bien connu, M. Moreau, avait pour ami un confrère qui exerçait aux environs de Paris, et qui était atteint d'un asthme très modéré ne donnant lieu qu'à des accès assez rares et peu intenses; quand il lui arrivait de venir à Paris pour voir les amis qu'il y avait laissés ou quelques clients, à mesure que sa voiture s'approchait de l'enceinte de la ville, il sentait sa respiration devenir plus pénible, et, presque aussitôt la barrière traversée, un accès se déclarait et durait tout le temps de son séjour en ville; quand il s'en retournait, l'inverse arrivait:

A peine sorti de la barrière, la suffocation commençait à diminuer, et elle cessait complètement à quelques kilomètres. C'est même pour ce motif qu'il avait quitté Paris, où il avait exercé d'abord, pour aller prendre une clientèle dans les environs. Cette particularité se présente non rarement, d'une manière moins tranchée, et l'on est disposé à l'expliquer par la *lourdeur*, c'est-à-dire par les émanations diverses dont l'air de la ville est mélangé. Mais ce qui paraît plus extraordinaire, et par conséquent moins explicable, c'est que l'inverse arrive quelquefois : Nous avons connu personnellement un monsieur très médiocrement dyspnéique plutôt qu'asthmatique, qui respirait difficilement à quatre ou cinq kilomètres de distance, et ne tardait pas à être pris d'un véritable accès d'asthme.

Si l'on voulait chercher une explication à cette bizarrerie, on en trouverait probablement une, car c'est surtout en matière d'application que la parole de l'évangile est vraie : cherchez et vous, trouverez ; nous verrons plus loin, à l'article bronchite, une autre particularité fort bizarre, à la quelle Fleury a trouvé une explication qu'il croyait excellente; mais ce qui est plus difficile à trouver que les explications, ce sont les démonstrations, et comme nous ne sommes pas en mesure d'en offrir aux gens difficiles, en ce qui concerne l'influence de l'air de Versailles, de Saint-Germain, de Paris et des environs, nous nous bornons à constater les faits, et à en déduire seulement cette conséquence, peu satisfaisante pour la science, et qui n'est pas nouvelle, c'est que les affections nerveuses offrent parfois, on peut même dire souvent, des bizarreries qui déroutent les esprits les plus sagaces, mais sévères, tandis qu'elles égarent facilement dans le champ des hypothèses et des explications les plus fantastiques les imaginations trop ardentes et faciles à se payer d'illusions.

Ce qui peut jusqu'à un certain point consoler les praticiens de leur ignorance, c'est l'action favorable qu'ils peuvent exercer sur des phénomènes dont ils n'ont pas encore trouvé la clef; en ce qui concerne l'asthme, cette action, ainsi que nous l'avons dit, est considérable au moyen de l'hydrothérapie, et voici les procédés qu'il convient de suivre pour l'exercer le plus avantageusement possible.

Au début du traitement, on administrera matin et soir, une douche en pluie de quelques secondes, huit à dix pour la première fois, suivie d'une douche en jet brisé promenée sur tout le corps, en insistant sur les membres inférieurs, d'une durée de vingt-cinq à trente secondes avec de l'eau à 8 ou 9°. — Ces douches seront répétées plusieurs jours de suite; si l'amélioration ne se prononce pas assez vite au gré du praticien, il y ajoutera une sudation à l'étuve sèche, suivie d'une immersion dans la piscine d'une demi-minute pour la première, de deux minutes pour les suivantes, en augmentant progressivement de quelques secondes chaque jour.

Les applications hydrothérapiques n'empêchent nullement l'emploi des autres moyens, tels que fumigations et cigarettes de datura seul ou associé au nitrate de potasse, cautérisation ammoniacale du pharynx, iodure et bromure de potassium, infusion de café vert, solutions arsénicales diverses, injections sous-cutanées de chlorhydrate de morphine, etc., etc. On voit que les moyens ne manquent pas; quant au dernier, qui est particulièrement mis en usage aujourd'hui par M. le Dr Huchard, nous l'avons vu employer depuis plus de vingt ans par un de nos amis avec des succès divers; elles soulageaient *ordinairement* les malades, mais pour un temps plus ou moins long seulement; ce temps était le plus souvent de quelques heures à un quart ou au plus d'une demi-journée;

mais comme notre ami avait l'habitude de pratiquer lui-même les injections vers 10 heures du soir, le soulagement obtenu était très précieux, car il permettait aux malades de reposer quelques bonnes heures et parfois toute la nuit ; or, comme très souvent c'est pendant la nuit que les accès tourmentent le plus les malades, un sommeil, même de quelques heures, est pour eux un très grand bienfait.

Pour notre compte, nous avons rarement mis en pratique un ou plusieurs des moyens dont nous venons de faire l'énumération incomplète, par la raison que nous avons déjà plusieurs fois mentionnée, c'est que les asthmatiques, comme tous les autres malades atteints d'affections chroniques, ne nous sont presque jamais envoyés que lorsqu'ils ont épuisé tout l'arsenal thérapeutique, et que l'hydrothérapie est la dernière ressource à laquelle on songe. C'est donc à l'aide de cette dernière et seule ressource que nous avons été assez heureux pour guérir beaucoup d'asthmatiques, et pour les soulager à peu près tous.

ART. 11. — DE L'ATAXIE LOCOMOTRICE

> Les expériences faites sur la manie, l'épilepsie, prouvent assez que l'on parvient par les douches froides à changer les fonctions du système nerveux, et à faire disparaître l'état maladif.
>
> (RICHTER.)

Quoique nous n'ayons pas, comme nous avons eu soin de le dire, la prétention de résoudre par l'hydrothérapie les plus hautes questions de pathologie et de physiologie médicales, nous ne renonçons pas cependant à l'application de l'aphorisme : *Naturam morborum ostendit curatio*, et nous l'appliquerons à la solution de la question étiologique de l'ataxie locomotrice. On sait que le Dr Erb (de Leipsig), a prétendu que l'ataxie locomotrice était engendrée, 90 fois sur 100, par la syphilis. Dans une savante leçon clinique donnée à l'hôpital de la Charité, M. Landouzy a réduit cette opinion à néant, tout en proposant, sans raisons suffisantes, de substituer le nom de *tabes dorsalis*, à celui qu'a proposé Duchenne (de Boulogne), et qui est assez bon pour qu'on puisse se dispenser de le changer. Ce que M. Landouzy a fait en se basant sur des considérations pathologiques intéressantes et justes, nous pourrions le faire en nous basant sur l'aphorisme célèbre que nous avons rappelé. Certes, l'hydrothérapie, tout le monde le sait, et l'illustre professeur Ricord mieux que personne, l'hydrothérapie peut être d'un grand secours pour remédier à certains accidents de la diathèse syphilitique, l'anémie particulièrement, mais nous ne prétendons pas que les applications d'eau froide puissent guérir la syphilis elle-même, soit primitive soit constitutionnelle. Or, comme l'hydrothérapie parvient quelquefois à guérir l'ataxie locomotrice et presque toujours à la soulager, surtout les douleurs fulgurantes qui torturent souvent les malheureux ataxiques, nous croyons pouvoir et devoir en conclure, que la syphilis n'est pour rien dans le mal dont ils souffrent, et auquel il est d'ailleurs de mode, depuis une vingtaine d'années, de faire jouer un rôle démesurément exagéré.

Quant aux heureux effets de l'hydrothérapie dans cette maladie, nous avons pu les constater nombre de fois, et notamment sur un ataxique chez lequel l'hydrothérapie produisit une guérison d'une rapidité vraiment merveilleuse, et qui nous avait été adressé par notre aimé et illustre maître Ricord, qui, bien que spécialiste, ne voit pas la syphilis partout, et avait eu raison de ne point la voir chez le malade qu'il nous adressa ; en revanche, il constata, avec une vive satisfaction, les beaux effets de la cure par l'eau froide.

Nous avons lu, il y a plus de dix ans, dans le numéro du 15 juillet de la *Revue d'hydrologie minérale*, de Nancy, la relation d'une cure obtenue par le Dr Marchal, directeur de l'établissement hydrothérapique de Mondorf, et que nous croyons, devoir faire figurer dans notre revue de faits cliniques.

M. M..., âgé de quarante-sept ans, habitait depuis assez longtemps Bitche où, chaque année, il était sujet à des accès fébriles qui semblaient avoir été occasionnés par une grande fatigue. Le tremblement se joignit à la faiblesse et à la suractivité nerveuse qui s'étaient déclarées avant le siège. Ayant travaillé dans une salle froide pendant tout l'hiver, il se réchauffait à peine. Des furoncles envahirent tout le corps. Une bronchite capillaire succéda à cette éruption ; alors se manifestèrent des phénomènes nerveux insolites. En 1871, M. M..., se promenant au bras d'un ami, ressentit des fourmillements et une sorte d'engourdissement dans les pieds et les mollets, puis dans l'un et l'autre membres. De neuf heures du soir à sept heures du matin, douleurs lancinantes remontant jusque dans la région lombaire. Au 28 août, les mains furent prises; impossibilité d'écrire.

Graduellement, la situation se complique : marche vacillante, festonnante ; jambes comme folles; M. M... s'accrochait aux meubles, s'appuyait aux murs et finissait par tomber. Dans le lit, l'extension était douloureuse ; refroidissement des extrémités. Rien de particulier d'ailleurs dans les autres appareils, sauf une insomnie que soulageait le sulfate de quinine.

Après avoir vainement employé bromure de potassium, belladone, pilules de Méglin, le Dr Régnier prescrivit l'hydrothérapie, et le malade entra, le 4 septembre dans l'établissement de M. Marchal.

Station impossible ; assis, le malade ne peut exécuter des mouvements d'ensemble ; ceux d'extension sont particulièrement pénibles. Néanmoins, point de paraplégie proprement dite. Chaque muscle conserve sa contractilité ; il y a seulement désharmonie.

La nuit, douleurs fulgurantes dans les membres inférieurs ; les mollets semblent comprimés dans un étau ; fourmillement et engourdissement des mains et des pieds. Anesthésie généralisée ; pincement à peine perçu aux jambes, à la plante des pieds. Constriction de la poitrine et de l'abdomen. Légère constipation, dysurie.

Traitement : douches quotidiennes en pluie et en jet sur tout le corps.

Dès le 7 septembre, le malade se tient debout en s'appuyant sur le bord de son lit.

Le 8, il va à la douche et revient, soutenu par l'épaule du garçon ; tremblement nerveux.

Le 10, au lieu d'être assis, M. M... reçoit la douche debout, appuyé sur une barre.

Le 14, il marche appuyé d'une canne et du bras de sa femme.

Le 18, il se passe de support ; retour de la chaleur aux pieds. Aucune constriction à l'abdomen ni à la poitrine.

Le 19 et le 20, il descend l'escalier et fait une courte promenade dans le parc ; jambes écartées en marchant ; elles sont projetées à gauche, à droite, au delà du but. L'œil sert à la direction, sans auxiliaire ; M. M... chancelle. En route, il ne sait ni s'arrêter tout à coup ni tourner brusquement.

Le 23, élancements douloureux dans les pieds et les mollets. Station facile. Le malade s'habille seul.

Le 6 octobre, promenade de 3 kilomètres, sans fatigue, à l'aide d'une canne.

Le 14 octobre, amélioration considérable. Il ne reste aux mains qu'un peu d'engourdissement qui ne l'empêche pas d'écrire.

Le 18 octobre, cessation du traitement. La guérison est complète.

En mars suivant, M. M... continuait à jouir d'une santé florissante.

Malgré le beau résultat obtenu dans le cas qui précède, nous pensons que, dans des cas analogues, si les effets heureux tardaient à se montrer on pourrait avec avantage appliquer, sur les parties où les douleurs se font particulièrement sentir, des compresses froides constamment renouvelées à mesure qu'elles s'échauffent; ces applications font cesser les douleurs assez promptement; on devrait aussi, en cas de résistance de la maladie, insister un peu avec la douche en jet sur les membres inférieurs.

Un de nos honorables confrères, M. le Dr Delmas (de Bordeaux), qui vient de publier un intéressant petit traité d'hydrothérapie, a aussi obtenu plusieurs cas de succès dans le traitement de l'ataxie locomotrice, et quoique les applications qu'il fait ne soient pas exactement les mêmes que les nôtres, nous devons signaler l'utile travail qu'il a publié sur ce sujet en 1865, et qui a pour base six observations dont quelques-uns des sujets ont été traités avec plus ou moins d'avantages par les procédés hydrothérapiques. L'une de ces observations nous paraît particulièrement intéressante sous un rapport que nous avons déjà signalé à l'attention de nos lecteurs, dans l'article arthrite; nous allons la relater ici :

« M. X..., quarante-six ans, tempérament nerveux, constitution sèche, a eu une syphilis constitutionnelle à dix-huit ans.

« Il y a dix ans, douleurs fulgurantes erratiques aux membres inférieurs, surtout aux pieds et aux genoux, comme chez tous les malades.

« Six ans après, apparition du défaut de coordination des mouvements dans les membres inférieurs; la jambe gauche du malade semble obéir plus difficilement que la droite.

« Trait caractéristique à retenir : Dès le début de l'apparition de ce défaut de coordination dans les membres inférieurs, alors même qu'il était à peine accusé, le malade fit la remarque qu'il ne pouvait fermer les yeux ou se trouver dans l'obscurité, qu'aussitôt il ne se mît à vaciller très fortement sur ses jambes, et ne fût prêt à tomber, s'il n'avait sous la main un point d'appui fixe. A la même époque, affaiblissement de la fonction génitale, légère paresse de la vessie, qui disparaît peu après. Pas d'analgésie cutanée nulle part; augmentation des douleurs fulgurantes. Constipé jusqu'alors, M. X.... remarqua qu'il fut beaucoup mieux réglé, à dater de l'apparition du défaut de coordination des membres inférieurs.

« M. le docteur Gendron, de Chinon, est consulté, et croit trouver en examinant la colonne vertébrale, une légère saillie de la première vertèbre lombaire. Cependant, il n'y avait pas la plus légère douleur spontanée ou à la pression en aucun point du rachis.

« On diagnostique une affection de la moelle, et l'on prescrit l'emploi des vésicatoires volants répétés, et quelques applications de sangsues. La maladie fait toujours des progrès. M. X... est envoyé à Barèges. — Pas de résultat.

« A son retour, il va consulter M. Nélaton, qui diagnostique une myélite, conseille l'emploi des cautères, et, plus tard, les raies de feu le long de la portion lombaire du rachis. Deux cautères sont appliqués, et l'on pratique dans l'espace de quatre mois quatorze raies de feu de 20 centimètres de long, en moyenne. L'emploi de ce dernier moyen amène un surexcitation extrême, qui a disparu aujourd'hui. Aucun effet thérapeutique ne fut obtenu.

« Il y a un an seulement, affaiblissement de la vue persistant encore aujourd'hui.

« M. X... va consulter M. Blot, de Tours, qui diagnostique une ataxie locomotrice, conseille, avant de s'occuper des yeux, dont la lésion ne lui paraît qu'un simple symptôme, d'user de l'hydrothérapie. Il nous adresse le malade le 11 avril 1864.

« En présence du diagnostic porté par M. Nélaton et par M. Gendron, notre attention se fixa particulièrement sur l'altération des mouvements des membres inférieurs.

« Les douleurs fulgurantes sont caractéristiques, la marche est difficile, et, en étudiant les mouvements qu'exécutent les jambes, il est impossible de ne pas constater qu'il y a manque absolu dans la coordination. La contraction musculaire est énergique, intacte, et, pour preuve, le malade, sans s'appuyer, fléchit complètement le tronc sur les cuisses et celles-ci sur les jambes, se redresse vivement et répète ce mouvement plusieurs fois de suite sans la moindre hésitation. Étant assis, il est impossible de fléchir ses jambes sur ses cuisses s'il s'y oppose, et l'on perçoit manifestement que la contraction des muscles antérieurs de la cuisse, pendant cet effort, est énergique. Lorsqu'il a les yeux fermés, il vacille, un instant et tomberait aussitôt s'il n'était retenu. Comme tous les ataxiques, il marche d'un pas d'autant plus assuré, qu'il est plus rapide, et il n'éprouve pas de fatigue après une longue marche. Enfin, comment admettre une affection de la moelle datant de quatre ans, et dans laquelle il n'y a pas la moindre altération du côté de la sensibilité générale, du rectum et de la vessie !

« Et puis, lorsqu'on a eu l'occasion d'observer quelques cas d'ataxie locomotrice, on retrouve chez tous une démarche caractéristique qui leur est propre, toute différente de celle habituelle aux malades atteints d'affection de la moelle, de paraplégie proprement dite. »

Sur les six observations que rapporte notre honorable confrère, le sujet de l'observation précédente est un des deux chez lesquels l'hydrothérapie n'a pas été appliquée pour des motifs que M. Delmas ne dit pas. Il est regrettable de n'avoir pu constater ce que l'hydrothérapie aurait produit dans un cas aussi singulièrement diagnostiqué par un *prince* (?) de la science, et si malheureusement traité par lui; cela ne nous empêchera pas de présenter et sur le diagnostic et sur le traitement quelques remarques dont M. Delmas s'abstient.

D'abord, quant au diagnostic, comment expliquer qu'en présence de symptômes aussi caractéristiques que ceux que M. Delmas décrit, et *aussi faciles à constater*, le diagnostic de M. Nélaton ait pu être aussi radicalement erroné? L'explication nous semble trop facile : quand on est aussi occupé que l'était Nélaton, on n'a pas le temps d'examiner les malades sérieusement, et, par conséquent, les prescriptions qu'on formule ne peuvent pas être plus sérieuses ; il est tellement vrai que l'économie de temps est ce qui préoccupe le plus certains praticiens, que le même éminent chirurgien, qui avait commis l'erreur de diagnostic rectifiée par les Drs Blot (de Tours) et Delmas (de Bordeaux), plaçait ses opérés de la province dans une maison située dans une rue basse et mal ventilée, au lieu de les placer dans une situation admirablement placée sous le rapport hygiénique, par ce seul motif que les visites, dans cette dernière situation, lui auraient demandé *sept à huit minutes* de trajet de plus pour aller, autant pour revenir, ce qui causait une perte d'environ quinze minutes par jour. C'est à lui-même que nous l'avons entendu dire, par conséquent il n'y a pas d'indiscrétion à le répéter.

Quant au traitement, notre honorable confrère Delmas ne le critique que parce qu'il a été fondé sur une erreur de diagnostic. Nous, nous le critiquerions, alors même que le diagnostic aurait été juste.

Que dans une affection très grave du rachis ou d'un autre organe, et d'un diagnostic certain, tel que le mal de Pott, par exemple, on se décide à pratiquer des cautérisations énergiques, nous le concevons, et c'est ce que nous conseillons nous-mêmes, d'après notre père (1); mais que, dans une inflammation — de la moelle même dont le diagnostic serait fondé, — ce qui n'est pas toujours facile comme nous le dirons à l'article maladies de la moelle, — on se décide d'emblée à faire *quatorze* cautérisations ou même moins avec le cautère actuel, et à appliquer des moxas et des cautères, et cela sans avoir essayé des moyens inoffensifs pour le moins, tels que l'hydrothérapie, qui a une action si puissante sur cette maladie, nous

(1) Voir notre *Traité des déviations de l'épine et du mal de Pott*. Paris, 1885, chez J.-B. Baillière et Fils.

ne saurions l'admettre, et nous l'admettons si peu que nous craindrions de rechercher les mobiles par lesquels une telle pratique pourrait être expliquée.

Dans plusieurs des cas d'ataxie observés par notre distingué confrère Delmas, le nitrate d'argent et l'iodure de potassium, si préconisés par quelques-uns, avaient été employés sans succès; nous avons eu l'occasion de faire les mêmes observations sur les ataxiques que notre éminent et regretté confrère, le Dr Duchenne (de Boulogne) et d'autres praticiens distingués nous ont confiés.

ART. 12. — DE LA BRONCHITE CHRONIQUE ET DU CATARRHE BRONCHIQUE

Quoique certains hydrothérapeutes aient, paraît-il, traité avec succès par l'hydrothérapie des bronchites aiguës, nous n'avons pas eu l'occasion d'appliquer la nouvelle méthode au traitement de cette affection, et, pour ce motif, nous n'en dirons rien, ne voulant parler dans cet ouvrage, autant que possible, que de ce que nous connaissons pour l'avoir vu.

Mais si nous n'avons pas traité de bronchites aiguës, nous en avons, en revanche, traité beaucoup de chroniques, et presque toujours avec un succès plus ou moins complet. Dans plusieurs cas, la maladie datait d'assez longtemps pour inspirer des craintes sérieuses aux médecins ordinaires des malades, craintes qui, on le sait, ne sont que trop justifiées (1). Le malade dont nous allons présenter l'histoire très

(1) On verra, du reste, plus tard, à l'article phthisie, que ces craintes, même justifiées, ne doivent pas faire repousser l'hydrothérapie.

succincte est à la fois un exemple des appréhensions que peut en effet inspirer la bronchite chronique et de l'efficacité de la nouvelle méthode ; il nous avait été adressé par notre savant et très regretté confrère, le Dr Woillez, qui était un appréciateur très éclairé de l'hydrothérapie, et qui ne manquait jamais de nous confier ceux de ses clients chez lesquels il la jugeait applicable.

M. X... avait contracté, en avril 1879, une bronchite qui avait revêtu un caractère insidieux et dont le malade, malgré plusieurs traitements, n'avait pu se débarrasser complètement. Depuis l'époque indiquée, une toux se manifestait plusieurs fois dans la journée sous formes de quintes suivies, à la fin seulement, de quelques crachats blanchâtres. De temps en temps, les quintes étaient accompagnées, vers le soir surtout, de légers mouvements de fièvre; parfois aussi, la moindre marche provoquait des transpirations abondantes. Notre éminent confrère n'avait constaté dans les poumons aucun signe qui indiquât la présence de productions tuberculeuses ; néanmoins, cette persistance de la toux, en partie sèche, en partie humide, l'inquiétait ; il avait combattu cet état morbide par tous les moyens employés d'habitude contre ce qu'il présentait d'ostensible, et aussi par ceux que l'on dirige contre ce que les symptômes apparents pourraient faire craindre de latent. Tous ces moyens ayant également échoué, M. Woillez crut devoir recourir à l'hydrothérapie, et nous adressa M. X... le 28 avril 1880.

M. X... est grand, blême; il nous dit avoir maigri beaucoup; il ne peut marcher vite sans être essoufflé ; il a parfois un peu de fièvre le soir ; son appétit est capricieux et ordinairement peu développé ; ses nuits sont souvent agitées ; à l'auscultation, nous ne trouvons qu'un peu de râle sous-crépitant répandu un peu partout, pas plus aux deux sommets des poumons qu'aux deux bases, quelquefois les crachats, toujours assez rares, sont un peu jaunâtres, ils sont blanchâtres d'habitude.

Dès le jour de l'entrée de M. X... à notre Institut, le 28 avril au matin, nous donnons une douche en pluie de quinze secondes suivie d'une douche en jet brisé sur tout le corps et plus spécialement sur les membres inférieurs : — eau à 8°. — Les douches sont bien supportées; on les renouvelle dans l'après-midi. Dans la journée, M. X... boit plusieurs verres d'eau froide.

Le 15 mai, sans rien changer aux douches indiquées ci-dessus, une amélioration sensible se déclare. — Nous continuons les mêmes applications.

Le 28 mai, M. X... était véritablement transformé, son visage s'était presque complètement rempli, de creux qu'il était, il avait une expression de gaieté prononcée ; son appétit était régulier, ses nuits bonnes ; la toux avait considérablement diminué. Nous aurions désiré de garder le malade jusqu'à la disparition complète de ce symptôme, mais M. X... étant obligé de voyager pour son commerce, et l'époque où nous nous trouvions étant celle où les voyages sont les plus nécessaires, il nous quitte, en nous promettant de se faire au moins des ablutions froides toutes les fois que cela lui serait possible.

M. Woillez nous informa, du reste, depuis la sortie de M. X... que la bronchite était réduite à peu près à rien, et il nous déclara qu'il considérait ce succès comme un des beaux triomphes de l'hydrothérapie.

L'éloge de Woillez n'est pas à faire ; on sait qu'il était un des représentants les plus remarquables de cette sévère école d'observation dont Chomel et Louis étaient les chefs, et dont les Barth, les Grisolle, les Valleix, les Rilliet et Barthez étaient les dignes continuateurs ; l'approbation fortement exprimée d'un observateur aussi réservé, aussi sévère que Woillez, est donc un grand honneur en même temps qu'une grande recommandation pour l'hydrothérapie ; nous croyons pouvoir ajouter qu'elle était méritée. Nous pourrions le démontrer par plusieurs autres observations analogues à celles qu'on vient de lire ; mais il faut nous borner, et nous voulons entrer dans quelques développements sur une maladie fort curieuse des organes de la respiration, qui démontrera une fois de plus le rôle important que joue dans ces affections l'élément nerveux, en même temps que l'influence sur cet élément de l'hydrothérapie scientifique.

A l'article asthme, nous avons fait allusion à une maladie fort singulière, signalée d'abord par les observateurs allemands et anglais, dont s'occupent peu ou point nos auteurs, et que ceux qui l'ont décrite les premiers ont désignée sous le nom de *catarrhe d'été*, *coryza d'été* ou *de foin*, *asthme d'été* ou *de foin*, *fièvre de foin*. Nous aurions pu décrire presque aussi bien cette maladie à l'article asthme qu'à celui de catarrhe ; cependant, comme l'asthme désigne ordinairement une maladie permanente tandis que l'asthme de foin, — malgré son caractère franchement asthmatique, d'ailleurs, — ne s'observe qu'à une certaine époque de l'année, nous en avons réservé la description pour l'article *catarrhe*, la question de la place où la description se trouve n'ayant, du reste, nulle importance, surtout dans notre ouvrage où ne s'élève aucune prétention de classification.

Fleury, qui a publié de cette maladie une bonne observation sur laquelle nous aurons cependant quelques réserves à faire, et qui en était lui-même le sujet, a rejeté toutes les dénominations que nous avons rappelées ci-dessus, et considérant la complexité des symptômes et l'absence ordinaire de fièvre, a donné à l'asthme dont il s'agit le nom de *maladie de foin* purement et simplement. Cette dénomination est, en effet, préférable à celles des médecins allemands et anglais, cependant, même à cet égard, nous présenterons une remarque qui nous paraît nécessaire. Voyons d'abord l'observation de Fleury.

« M. X..., était d'un tempérament sanguin, d'une constitution robuste, né d'une mère goutteuse, a éprouvé des accès de goutte dès l'âge de vingt-cinq ans. En 1838, il eut un accès d'asthme, et, depuis cette époque, les accidents du côté de la poitrine se sont reproduits avec des circonstances très remarquables.

« L'asthme est périodique ; il se montre tous les ans à la même époque, aux approches des chaleurs, c'est-à-dire dans les premiers jours du mois de juin ; il dure cinq ou six semaines, disparaît alors complètement pour ne plus reparaître que l'année suivante. Jamais il n'a été possible d'ailleurs d'établir un rapport bien constaté entre l'asthme et la goutte.

« Pendant la période néfaste, les accès sont souvent d'une violence extrême, presque quotidiens, et se reproduisent même quelquefois quatre, cinq ou six fois dans un seul jour : le malade passe presque toutes les nuits appuyé sur le balcon de la fenêtre de sa chambre à coucher, qu'il est obligé d'ouvrir largement.

« De 1838 à 1846, M. X..., qui est médecin, épuise toutes les ressources de la thérapeutique, sans éprouver le moindre soulagement : saignées générales, vomitifs, purgatifs, belladone, jusquiame, datura stramonium, éther, musc, castoréum, cautérisation pharyngienne, etc.

« En 1845, les accidents acquièrent une intensité extrême : pendant trois semaines, M. X... reste plongé dans un état de suffocation presque continuelle, qui fait naître dans son esprit des idées de suicide, et qui résiste à tous les moyens que dirige contre elle M. le docteur Monneret.

« En 1846, le mois de juin ramène les mêmes accès : le malade, redoutant le retour des souffrances de l'année précédente, et ne sachant plus à quel moyen recourir, prend la résolution d'essayer l'hydrothérapie.

« Quelques douches suffisent pour diminuer d'abord l'intensité des accès, et ensuite pour les faire cesser complètement.

« Depuis vingt ans, M. X..., au mois de mai de chaque année, suit le traitement hydrothérapique pendant un mois ou six semaines, et n'éprouve que trois ou quatre accès d'asthme très courts et très peu intenses. »

Les faits que cette observation relate se sont passés de 1838 à 1859. En 1860, l'auteur continue ainsi qu'il suit l'observation.

« En 1860, un malade habitué à payer son tribut annuel, passe les mois de juin et de juillet au bord du lac de Genève, et constate avec une agréable surprise qu'il n'a éprouvé aucune atteinte de sa terrible *maladie de foin*. Dans les premiers jours du mois d'août, se croyant pour cette année à l'abri de tout accident, il il fait une excursion à Champéry. Mais il avait compté sans les différences qu'introduit l'altitude dans la croissance et la maturité du foin. A Champéry, il tombe en pleine fenaison, et il est saisi, à peine arrivé, d'un des plus violents accès qu'il ait jamais éprouvés ; il crut périr asphyxié pendant la nuit.

« Au point du jour, il reprit le chemin de Genève ; à mesure qu'il descendait la montagne, les accidents allaient en diminuant; à Villeneuve, ils étaient réduits à une légère dyspnée ; sur le bateau à vapeur le dernier vestige disparut au bout de cinq minutes.

« En 1861, ce même malade habite la campagne, au centre de prairies fort étendues, il n'est soumis à aucun traitement préventif ; le 8 juin, la maladie éclate et persiste pendant cinq semaines avec une violence inouïe. A bout de ressources et de forces, le malade a l'idée de se faire transporter dans sa cave et un grand soulagement se manifeste au bout de quelques minutes ; une table, une chaise, un lit furent descendus dans cette cave, et le malade s'y installa de nuit et de jour : il n'en sortit que le 17 juillet, la fenaison étant terminée.

« Depuis 1861, ce même malade reste dans le même milieu, mais tous les ans, il se soumet, dès le mois de mars au traitement hydrothérapique, et il n'éprouve pendant la période fatale que de très légers accidents : quelques éternuements, un peu de coryza, etc.

Avant de dire comment l'auteur explique les phénomènes qu'il vient de décrire, il n'est peut-être pas inutile d'informer le lecteur que les malades dont il est question dans les deux parties de l'observation n'en font qu'un, et que les faits se sont passés d'abord à Bellevue près de Paris, ensuite pendant deux mois à Genève ; puis, pendant deux ans, à Schwalheim, situé, en effet, au centre d'un ensemble de vastes prairies ; puis à Mondorf, où il y a peu de prairies, et enfin à Villiers-sur-Marne (hameau de Plessis-Lalande). Nous devons ajouter que, pendant les quatre ans qu'il a habité cette dernière localité, le malade n'a éprouvé aucun accès d'asthme ; il pouvait être considéré comme guéri.

Voici maintenant comment il explique les phénomènes :

« Ces faits, — l'auteur parle des faits qui se sont passés à Genève et au centre des prairies de Schwalheim, — ont une valeur facile à saisir. Champéry met l'influence du foin hors de doute et, si l'on tient compte des expériences de Pasteur, l'on peut fort bien concevoir que cette influence se fasse sentir à divers degrés dans les villes qu'entourent les prairies, tandis qu'à Genève, par exemple, elle n'existe pas.

« Notons en passant que les sujets qui sont atteints par la maladie au sein d'une ville, éprouvent toujours une exacerbation immédiate et considérable lorsqu'ils se rendent à la campagne.

« Comment expliquer l'action bienfaisante créée par le séjour dans la cave ? par la température du milieu ambiant ? je ne le crois pas ; par la différence de la pression atmosphérique ? elle n'est pas assez considérable. C'est donc que les molécules herbacées s'élèvent dans l'air et ne pénètrent pas dans l'atmosphère de la cave. »

On voit combien l'auteur est facile aux conclusions : il se pose trois questions dont une, celle de la différence de pression, était pour le moins inutile à poser, car elle est ridicule, et la première, celle de la différence de température, étant résolue négativement, c'est *donc* la troisième qui démontre la cause de la *maladie de foin* : ce sont les molécules herbacées qui *s'élèvent* dans l'air et ne *descendent* pas à la cave qui détermineront l'étrange affection. Mais, d'abord, sur quoi l'auteur s'appuie-t-il pour admettre la migration de ces molécules? Il parle des expériences de M. Pasteur; mais de quelles expériences? il en a fait beaucoup, M. Pasteur, et parmi elles nous n'en connaissons aucune qui démontre les migrations des molécules herbacées vers les régions supérieures de l'atmosphère à l'exclusion des régions inférieures; en fait de molécules de foin, il n'y a guère que celles qui sont odorantes dont le transport par l'air ou à travers l'air soit bien démontré, et celles-là se sentent très bien dans les caves, du moins dans les caves ordinaires des habitations, qui n'ont qu'une faible profondeur de huit à quinze ou seize marches au plus. Si donc le fait est rigoureusement exact, l'explication ne vaut évidemment rien, et il faudrait en chercher une autre; mais le fait est-il *rigoureusement* exact? Nous avouons franchement que nous conservons quelque doute à cet égard; nous admettons bien que la cave a exercé une certaine influence sur les étouffements du malade; mais l'influence a-t-elle été aussi complète qu'il le dit? nous sommes obligé de garder quelque réserve sur ce point, et cela parce que sur quelques autres l'auteur a un peu forcé les couleurs pour faire son tableau : ainsi il n'y a jamais eu entre ses accès et la fenaison l'exacte relation qu'il décrit; il éprouvait quelquefois des accès bien avant qu'on ne fauchât les foins, et, plus souvent encore, il en éprouvait de très violents quand les foins étaient rentrés depuis longtemps, au mois de juillet et à la fin d'août, par exemple. La remarque, du reste, ne s'applique pas qu'à lui : nous sommes persuadé que les auteurs allemands ont forcé les couleurs également, afin de présenter un tableau plus frappant de la maladie. Nous avons aussi vu, pour notre compte, trois cas de catarrhe asthmatique qu'on aurait pu appeler *catarrhe* ou *asthme de foin*, car les accès de ces trois asthmes se montraient, en effet, vers la fenaison, ou mieux un peu plus tard, vers les mois de juillet et d'août ; mais il n'y avait jamais une coïncidence rigoureuse entre les deux ordres de phénomènes, comme cela *doit avoir* et *a* lieu entre deux faits unis par un lien de cause à effet. Ce qui est vrai, c'est qu'il y a un catarrhe de forme asthmatique qui est une maladie saisonnière, et Fleury a lui-même eu recours à cette épithète, comme s'il avait prévu que la maladie de *foin* ne serait pas admise sans restriction. C'est déjà un fait assez curieux qu'une affection aussi nettement caractérisée, et qui ne paraît liée à aucune vicissitude atmosphérique bien définie, arrive à une époque de l'année comprise dans des limites qui ne dépassent guère trois mois.

Pour en revenir à l'influence de la cave, et en l'admettant comme rigoureusement exacte, un fait particulier ne suffirait nullement pour justifier l'élévation de cette influence au rang d'influence générale ; l'influence, en apparence contradictoire, de l'air de Paris, qui provoque des accès chez les uns et les empêche chez les autres, suffirait pour le démontrer : il serait donc possible que cette influence de la cave, favorable à l'un, fût fatale à un autre ; c'est une question d'expériences multiples et non d'expérience unique.

La forme de catarrhe chronique qui précède est sans doute fort curieuse, mais ce n'est pas une des plus importantes, car elle est en somme fort rare ; il en est d'autres qui, au contraire, courent les rues, et à l'étude desquelles le médecin praticien doit accorder une bien plus grande attention ; le praticien-hydrothérapeute doit leur en accorder encore davantage, car contre ces catarrhes les moyens pharmaceutiques n'ont le plus souvent aucune action ou n'ont tout au plus qu'une action palliative, tandis que l'hydrothérapie en triomphe souvent et plus souvent encore peut-être en empêche l'invasion. Nous allons rapporter quelques faits qui le démontrent.

Au mois d'octobre 1865, M. le professeur Trousseau nous adressait M. X..., atteint depuis longtemps d'un catarrhe pulmonaire qui présentait les particularités suivantes.

M. X... est âgé de cinquante et quelques années ; il est grand, fortement constitué, et n'a jamais fait de maladie grave; mais depuis nombre d'années il a été sujet à des rhumes qui n'étaient pas bien sérieux au point de vue de la réaction générale, et ne l'obligeaient point à garder le lit, mais qui se prolongeaient pendant plusieurs semaines et se renouvelaient souvent, de sorte que M. X... était presque toujours plus ou moins enrhumé. Contre ces maladies, ou plutôt ces indispositions passagères, M. X... ne consulta point et ne fit usage que des pâtes et des sirops qui ont cours dans la médecine populaire. Mais peu à peu les rhumes se rapprochèrent tellement que ce ne fut plus qu'une indisposition permanente, mais seulement pendant la première moitié de la journée. C'est depuis environ quatre ans que cette transformation a eu lieu ; M. X... se lève à six ou sept heures du matin ; à peine levé, des accès ou quintes de toux commencent et continuent jusque vers onze heures ou midi, au moment du déjeuner ; chaque quinte dure une, deux ou trois minutes et se termine par l'expulsion d'un plus ou moins large crachat muco-purulent où domine tantôt le simple mucus blanchâtre et demi-transparent, tantôt le muco-pus jaunâtre, opaque, épais. Ce crachat une fois rendu, M. X... reste calme pendant deux, trois, quatre minutes, plus ou moins, puis une nouvelle quinte se manifeste, et ainsi de suite; en général, les intervalles des quintes sont d'autant plus longs que la journée s'avance davantage ; après le déjeuner, les crises deviennent beaucoup plus rares ; dans tout un après-midi jusqu'au coucher, il n'y en a quelquefois que cinq ou six, tandis que dans la première moitié du jour il y en a trente, quarante et même plus. Quand l'heure du déjeuner arrive, M. X... se trouve très fatigué, il éprouve une douleur assez vive dans toute la base de la poitrine suivant la direction des attaches du diaphragme, et aussi dans tout l'abdomen ; malgré cette fatigue et ces douleurs, M. X... déjeune assez bien, il dîne encore mieux vers six heures, et ses digestions se font bien ; néanmoins, il a peu de forces pour le développement apparent de son système musculaire ; chaque jour, après son déjeuner, il fait une promenade d'un quart à une demi-heure ; s'il la prolongeait davantage, comme cela lui arrive quelquefois, il se sentirait très fatigué ; le teint de M. X... est blême et terne, et donnerait à penser que la maladie dont il souffre est bien plus grave qu'elle n'est en réalité ; on pourrait croire à une cachexie causée par quelque affection organique. Le sommeil est assez bon, les quintes n'ayant que très rarement lieu la nuit ; mais elles auraient lieu tous les matins, même dans le lit, si M. X... tardait à se lever plus tard qu'aux heures que nous lui avons indiquées.

M. X..., ne demeurant pas à une trop grande distance de notre Institut, préfère suivre le traitement comme externe. Dès le 6 octobre au matin, nous lui administrons une lotion générale de cinq minutes avec de l'eau à 25°, après laquelle, il se livre à une promenade d'un quart d'heure à vingt minutes. Pendant la lotion et la promenade M. X... a eu ses quintes habituelles, qui se sont prolongées toute la matinée. — Nous renouvelons la même lotion dans l'après-midi, et ainsi de suite pendant cinq jours, en abaissant chaque jour la température de l'eau jusqu'à 12°. Pendant tout ce temps, les quintes ont eu lieu comme d'habitude, mais la lotion ne les a nullement provoquées : tantôt, elles commençaient pendant la lotion, tantôt plus ou moins longtemps après, presque jamais elles ne commençaient pendant la lotion du soir, preuve bien évidente que ce n'est pas l'application hydrothérapique qui les provoquait.

Le 20 octobre, nous administrons à M. X... une douche en pluie et une douche en jet brisé sur la poitrine, de dix secondes, avec de l'eau à 8°; ces deux douches simultanées produisent un peu de suffocation, mais sont cependant assez bien supportées: nous les renouvelons dans l'après-midi; et de même jusqu'à la fin du mois.

Le premier novembre, M. X... prend un bain de cercles limité à la poitrine, de deux minutes, suivi d'une douche en pluie de quinze secondes avec de l'eau à 8°; le bain de cercles provoque un peu de suffocation, qui ne dure que quelques secondes; les deux applications sont renouvelées dans l'après-midi; aucune crise n'a eu lieu au moment des applications ni immédiatement après. Ces applications sont continuées jusqu'au 15; elles sont toujours suivies d'une promenade de vingt à trente minutes, pendant laquelle une bonne réaction s'opère, et donne à M. X... une bonne chaleur.

A partir du 15, la durée du bain de cercles est prolongée à une minute et demie, la douche en pluie à 30 secondes, avec de l'eau à 7°; toutes deux sont très bien supportées; une bonne réaction est toujours faite. On continue sans modification pendant le reste du mois. Dans la seconde quinzaine, M. X... a cru s'apercevoir que les crises de la matinée ont été un peu moins fréquentes. Mais un changement bien positif s'est opéré dans l'appétit; M. X... mange évidemment davantage : il se trouve aussi plus fort, et il fait sa promenade d'un pas plus alerte, son teint est moins blafard.

A partir du 1er décembre, nous remplaçons les douches de l'après-midi par une sudation très modérée, suivie d'une immersion de trente secondes dans la piscine, c'est-à-dire que l'immersion a lieu aussitôt que la transpiration commence à se montrer; eau des douches et de la piscine, à 7°. — Dans la première quinzaine de décembre, les quintes sont évidemment moins nombreuses, elles sont aussi moins longues et l'expectoration à laquelle elles donnent lieu moins abondante: la matière de l'expectoration est aussi plus muqueuse et par conséquent moins muco-purulente. Les forces de M. X... se sont encore très notablement développées, ses promenades ne le fatiguent nullement, quoiqu'il les fasse beaucoup plus longues.

Nous ne fatiguerons pas le lecteur en répétant les nombreuses améliorations successives constatées chez M. X... Nous croyons mieux faire en arrivant tout de suite au résultat final.

Disons d'abord que M. X..., enchanté des résultats acquis, a eu la constance de continuer le traitement jusqu'à la fin de juillet 1866, époque où il avait projeté d'aller passer une quinzaine aux bords de la Méditerranée, chez des parents. Le traitement avait donc duré dix mois : mais voici quel était, lorsqu'il nous quitta, l'état de M. X...

De temps en temps seulement, tous les trois, quatre ou cinq jours, il avait presque immédiatement après son réveil, non pas une vraie quinte, mais quelques mouvements de toux qui se terminaient par l'expulsion de deux ou trois crachats muqueux, rarement un peu muco-purulents ; ces petits mouvements se répétaient deux, trois ou quatre fois dans la première heure qui suivait le lever et ne reparaissaient plus dans la journée ou que très rarement, une ou deux fois par semaine et quelquefois par quinzaine. L'état général de M. X... était d'ailleurs excellent : il mangeait normalement et digérait de même : il avait récupéré toutes ses forces et faisait sans fatigue des courses aussi longues qu'on peut les faire d'habitude à son âge : son sommeil était bon, son teint dénotait un parfait état de santé ; il se sentait lui-même absolument transformé ; il aurait cependant continué son traitement pendant deux mois encore, s'il n'avait eu un voyage projeté, mais moins, disait-il, pour améliorer son état que par reconnaissance pour l'hydrothérapie.

Cette reconnaissance se comprend sans peine, quand on songe que la maladie de M. X..., si elle n'était pas très grave au point de vue du danger qu'elle pouvait avoir pour la vie, était d'une incommodité telle, qu'elle aurait rendu toute occupation sérieuse impossible, si une telle occupation avait été nécessaire à M. X... ; elle était d'ailleurs fort pénible ; les matinées étaient réellement insupportables, et les après-midi, de même que les soirées, étaient elles-mêmes assez désagréables pour interdire au patient la fréquentation du monde ; d'ailleurs, même au point de vue général, l'état de M. X..., bien que sa vie ne fût point menacée, était loin de pouvoir passer pour un état de santé : il s'affaiblissait fort lentement, il est vrai, mais d'une manière continue, et il n'était point déraisonnable de prévoir que, cet affaiblissement progressant encore, l'exercice déjà assez limité auquel il pouvait se livrer ne se restreignît encore et ne le réduisît à une quasi-immobilité. C'est cette triste perspective qui a été dissipée par l'hydrothérapie, et cela est amplement suffisant pour expliquer la gratitude de M. X...

Les cas analogues à celui de M. X... sont-ils rares ? bien loin de là : le nombre de ceux que nous avons eu à traiter est considérable, et nous les avons toujours traités avec plus ou moins de succès ; nous n'en multiplierons pas les exemples pour ne pas donner à cet article un développement trop considérable ; pourtant nous ne terminerons pas sans signaler une autre forme de catarrhe fort semblable à celle du cas précédent, mais qui en diffère surtout par cette particularité que la sécrétion bronchique est presque nulle, et que les quintes de toux se terminent sans qu'il y ait expulsion de crachats ou seulement avec expulsion d'un petit crachat muqueux ou gélatineux, comme dans certains cas d'asthme purement nerveux. Ces cas ne sont pas cependant des cas d'asthme, car il n'y a pendant l'accès ni cyanose de la face ni menace d'asphyxie ; de plus, les quintes de toux ne prennent presque jamais la nuit ; il s'agit donc bien de catarrhe, mais seulement de catarrhe sec ou presque sec, contrairement à celui dont M. X... était affecté. Le dernier exemple que nous en avons observé était chez une dame de près de soixante ans, que nous avons traitée il y a cinq ans, et que nous avons, sinon guérie radicalement, du moins soulagée au point de lui rendre agréable la fréquentation du monde, dont elle s'était volontairement et presque complètement exclue. Chez elle, le catarrhe différait de celui de M. X... non seulement parce qu'il ne donnait lieu presque à aucune sécrétion, mais encore parce qu'il sévissait pendant toute la durée du jour, au lieu de se montrer presque exclusivement dans la matinée ; seulement, il avait des intervalles de répit un peu plus longs que ceux qui existaient chez M. X... dans ses crises du matin. Il y avait une autre différence considérable entre les deux formes, c'est que le catarrhe de Mme X..., malgré la fréquence des quintes et leur apparition pendant tout le jour, n'avait nullement altéré sa santé, et qu'elle mangeait, digérait et dormait comme dans l'état parfait de santé. Nous sommes disposé à attribuer cette différence à ce que, dans un cas, il existait une sécrétion considérable, tandis qu'il n'en existait point dans l'autre.

Quoi qu'il en soit, voilà deux formes sous certains rapports très opposées, et contre lesquelles l'hydrothérapie a eu à peu près un égal succès ; la clinique nous offre bien d'autres nuances ; mais nous pensons que ce que nous venons de dire suffira pour inspirer et même, dans une certaine mesure, pour guider la conduite du praticien.

Nous ne terminerons cependant point cet article sans dire que c'est surtout chez les personnes qui sont disposées aux rhumes et aux catarrhes que l'hydrothérapie prophylactique trouve une de ses plus utiles applications : il existe un grand nombre de personnes qui passent rarement un hiver ou même un printemps sans contracter un ou plusieurs rhumes qui les tiennent indisposées pendant toute la saison ; aucun moyen ne peut être comparé à l'hydrothérapie pour s'opposer aux effets de cette fâcheuse disposition, et même nous ne pensons pas qu'il en existe d'autres ; nous avons pu constater un assez grand nombre de fois cette influence bienfaisante pour pouvoir recommander en toute confiance cette application de l'hydrothérapie à nos confrères. L'hydrothérapie à domicile, telle que nous l'avons décrite précédemment, sans avoir précisément les mêmes effets que celle qui possède tous ses agents bien installés, rendra cependant de réels services.

ART. 13. — DE LA MALADIE BRONZÉE OU MALADIE D'ADDISON.

Cet article ne sera qu'un titre, par la raison qu'aucun exemple n'existant dans la science, où l'hydrothérapie ait été appliquée au traitement de cette maladie singulière, exemple dans lequel le diagnostic ait été porté avec certitude, il est impossible de préjuger l'action que la méthode de Priessnitz aurait dans ce cas. Si les médecins qui considèrent la maladie comme une névrose étaient dans le vrai, on pourrait, on devrait même espérer que l'hydrothérapie aurait sur la maladie d'Addison la même action que sur les autres névroses ; mais comme son anatomie pathologique n'est guère plus avancée que sa thérapeutique, tout esprit sérieux doit rester dans la réserve, aussi bien sur le traitement que sur les autres questions que l'histoire de la maladie peut soulever.

Art. 14. — DE LA BRULURE.

> Quand on pense aux douleurs atroces qu'endurent les malheureux qui sont brûlés, aux accidents souvent mortels qui s'ensuivent, et au temps qu'il faut pour les guérir, on verra que l'application de l'eau froide que je propose est une véritable découverte, un véritable service rendu à l'humanité.
>
> (Tanchou.)

« L'immersion dans l'eau fraîche, dit Magnin de Grammont, fait cesser instantanément les douleurs de la brûlure ; mais elles reparaissent immédiatement autant de fois qu'on se plonge dans l'eau et qu'on en ressort, avant cinq heures d'immersion ; mais après ce laps de temps, on peut impunément s'exposer au contact de l'air, si l'on a eu soin de maintenir le bain à la température la plus convenable, qui est celle de + 13 à 15 degrés R. »

Ces propositions exigent à peine quelques légères additions pour faire connaître le traitement par excellence, on peut vraiment dire le traitement héroïque de la brûlure. Mais avant de compléter le passage de Grammont, nous devons exprimer notre profond étonnement de voir des chirurgiens, de nos jours encore, chercher à employer d'autres traitements que l'eau froide, plus de cinquante ans après que Grammont avait écrit ce que nous venons de citer, et que d'autres, même avant Grammont, avaient déjà publié des propositions analogues. Nous avons déjà dit précédemment et nous devons rappeler ici, qu'il y a quelques années encore des chirurgiens dont faisait partie Nélaton avaient laissé mourir dans les tortures la célèbre danseuse de l'Opéra, Emma Livry, sans paraître se douter que l'immersion dans l'eau à une température convenable aurait au moins calmé ses atroces souffrances, si elle ne l'avait pas guérie, ce qui n'est pas démontré.

Maintenant donnons quelques rapides développements aux propositions de Grammont. Cet honorable praticien parle de la disparition et de la réapparition de la douleur lorsqu'on plonge la partie brûlée dans l'eau et qu'on la retire alternativement ; ce qu'il dit à ce sujet est vrai, mais il est bien entendu qu'il indique là une simple expérience que le praticien ne doit pas se permettre, car sa seule mission est de soulager le malade et de le guérir le plus promptement possible. Grammont fixe à cinq heures le temps nécessaire pour que les douleurs de la brûlure disparaissent d'une manière définitive ; ce temps est, en effet, celui qui convient à la plupart des brûlures ordinaires, qui appartiennent aux trois premiers degrés de Dupuytren ; cependant il est trop long pour celles du premier degré, c'est-à-dire pour la simple rubéfaction ; il est fort inutile de tenir un membre ou portion de membre dans l'eau pendant cinq heures, parce qu'on aura laissé tomber sur la peau un peu d'eau chaude, bouillante même, ou parce qu'on aura appliqué pendant un instant, rapide comme l'éclair, sa main ou une partie quelconque du corps sur un objet trop chaud ; une heure, parfois même une demi-heure d'immersion suffit, dans ces cas, pour faire disparaître la douleur d'une manière définitive. Mais, par contre, il peut arriver que cinq heures ne suffisent pas pour éteindre les souffrances, et pour empêcher des complications consécutives plus ou moins graves, et cela arrive effectivement toutes les fois que le derme est en partie ou en totalité détruit, c'est-à-dire dans toute son épaisseur, à plus forte raison quand la destruction s'étend aux tissus sous-jacents ; il est impossible de dire d'avance, dans ces cas-là, combien de temps l'immersion devra être prolongée pour empêcher la douleur et aussi pour prévenir le développement d'une inflammation qui peut devenir funeste ; cela dépend en partie de la susceptibilité nerveuse de chaque personne ; avec un peu de sagacité et quelques tâtonnements, le praticien ne tardera pas à être fixé.

Le degré de température de l'eau où se fera l'immersion exigera aussi une observation attentive ; le précepte le plus général qu'on puisse donner à cet égard, c'est que la température devra être telle, que la partie brûlée qu'on y plonge ne ressente plus de douleur après quelques minutes d'immersion, deux, trois, quatre, dix ou vingt, suivant la gravité de la brûlure. Mais il se présente ici une seconde considération dont il faut tenir compte : les points atteints par la brûlure ne sont presque jamais disposés de telle façon qu'ils puissent être plongés seuls dans l'eau ; les points environnants y plongent toujours plus ou moins ; quand l'eau est très froide et que l'immersion se prolonge, son contact peut devenir très douloureux pour les parties saines ; une fois qu'on a obtenu la disparition des douleurs sur la partie atteinte, il faudra donc se garder d'abaisser davantage la température, mais, au contraire, la maintenir au même degré. Il est à peine utile de dire qu'il faut l'y ramener, lorsque la température monte au-dessus de ce degré, ce qui ne manque jamais d'arriver lorsque l'immersion de la partie lésée se prolonge au delà de quinze à vingt minutes. Avec ces données, on instituera le seul traitement de la brûlure que comportent aujourd'hui les progrès de la thérapeutique.

Art. 15. — DE LA CACHEXIE

Ce n'est pas un article que comporte la cachexie, mais une simple mention, pour qu'on n'ait pas l'air d'avoir commis un oubli; il n'existe pas, en effet, une cachexie, mais autant de cachexies qu'il existe de maladies, qui peuvent produire dans l'organisme ces profondes altérations chroniques dont le terme est presque toujours la mort. L'hydrothérapie est souvent impuissante, comme les autres moyens de la thérapeutique, à triompher de ces graves états; elle en triomphe cependant quelquefois, et lorsqu'elle ne peut en triompher complètement, elle constitue à peu près toujours un palliatif suffisant pour que le praticien ne puisse pas négliger d'y avoir recours. C'est ce que démontreront de nombreux faits, quand nous étudierons chaque cachexie en particulier.

Art. 16. — DE LA CÉPHALALGIE ET DE LA CÉPHALÉE

> Dans les maux de tête chroniques, il est utile de se frotter la tête et les tempes tous les matins avec un linge trempé dans l'eau froide.
>
> (Boerhaave.)

On a dit avec raison qu'il n'y a pas de synonymes en français, et nous croyons qu'on peut ajouter qu'il n'y en a dans aucune langue : il nous paraît sûr du moins qu'il ne devrait pas y en avoir dans une langue bien faite ; ce qui est sûr aussi, c'est que les deux mots qui servent de titre à cet article n'ont pas un sens identique : la céphalalgie s'entend particulièrement d'un mal de tête passager, symptomatique d'une maladie presque toujours patente et facile à diagnostiquer, tandis que la céphalée désigne plus particulièrement un mal de tête persistant, opiniâtre, et dont la cause, souvent obscure, est parfois impossible à déterminer ; elle constitue même alors toute la maladie, et en la combattant, on traite tout ce que la séméiotique la plus attentive permet de découvrir. Quand la céphalée est portée à un haut degré d'intensité, elle absorbe l'intelligence et peut même en altérer l'intégrité.

L'hydrothérapie diminue parfois la céphalalgie, mais elle a plus d'action encore sur la céphalée, action d'autant plus précieuse, que les autres moyens dont la thérapeutique dispose sont trop souvent impuissants non seulement à la dissiper, mais même à l'atténuer. Les faits suivants mettront hors de doute l'efficacité de l'hydrothérapie dans le traitement de la céphalée.

Obs. 1. — M. X..., âgé de trente-quatre ans, nous fut adressé par notre éminent confrère le professeur Charcot.

D'un tempérament légèrement lymphatique, M. X... appartient à une famille dont tous les membres jouissent d'une santé parfaite, et lui-même a toujours été bien portant sans même avoir eu dans son enfance aucune des maladies auxquelles le jeune âge est sujet. Au collège, il a abusé des manœuvres solitaires, et, ses classes terminées, il a non moins, si ce n'est plus, abusé des rapports sexuels ; c'est aux excès vénériens qu'à tort ou à raison il attribue sa céphalée.

A l'âge de vingt-deux ans, il a contracté une affection syphilitique qui a été traitée suivant les règles généralement adoptées, et qui n'a laissé à la suite aucun reliquat.

C'est à trente-un ans seulement qu'il a commencé à éprouver les maux de tête qui l'ont tourmenté et préoccupé plus tard, mais auxquels il n'avait d'abord accordé aucune attention ; ils étaient, à leur début, légers et passagers, mais bientôt ils devinrent plus intenses et à peu près permanents ; ils engagèrent alors M. X... à consulter, et il lui fut prescrit beaucoup de moyens, parmi lesquels l'iodure de potassium, la strychnine, l'arsenic, l'émétique, les purgatifs, les révulsifs, etc. Après plusieurs mois de traitement, M. le professeur Charcot, devant l'impuissance des moyens prescrits et scrupuleusement appliqués, conseilla l'hydrothérapie.

A son entrée, on constata l'état suivant :

Le visage de M. X... offre le cachet d'une mélancolie prononcée; une céphalée assez intense et occupant toute la tête se fait sentir d'une manière permanente ; elle rend la démarche pénible, car elle augmente chaque fois que les pieds portent fortement et brusquement sur le sol; elle est aussi mal assurée, par la crainte qu'éprouve M. X... d'avoir quelque vertige ; les vertiges sont en effet assez fréquents et donnent la crainte d'une chute, si le malade ne trouve pas un appui sous la main. L'appétit de M. X... est capricieux, ses digestions un peu laborieuses, ses garde-robes rares, son sommeil lourd.

Dès le jour de son entrée, après lui avoir, à plusieurs reprises, fait humecter la tête avec de l'eau fraîche, nous administrons à M. X..., dans la matinée, une douche en pluie de quelques secondes, portant spécialement sur le dos, et suivie aussitôt d'une douche en jet brisé descendant des lombes sur les membres inférieurs jusqu'aux pieds, eau à 10° ; mêmes applications dans l'après-midi : — entre les deux applications du matin et du soir on prescrit, dans la journée, deux verres de Pullna.

Jusqu'au 24 janvier, on continue le même traitement avec cette seule modification que la température de l'eau est abaissée à 8°.

A cette époque, la tête reste toujours à peu près aussi douloureuse, mais un mieux sensible existe déjà dans l'état général, le sommeil est moins lourd, la marche un peu plus assurée, et l'appétit meilleur. — Entre les douches déjà indiquées, nous en intercalons une en cercle, d'une minute, sur le bassin avec de l'eau à 6°.

Le 10 février, l'amélioration est beaucoup plus prononcée : la tête est presque entièrement libre, le sommeil presque normal, ainsi que l'appétit ; depuis quelques jours, une évacuation alvine a lieu tous les jours, sans lavement ni purgatif; la marche est presque assurée, la céphalée moindre, sans complication de vertiges, les facultés mentales sont plus libres, et permettent sans fatigue des lectures assez prolongées. — Le même traitement est continué.

Le 8 mars, M. X..., considérant sa convalescence comme assurée, demande à nous quitter; nous aurions désiré le garder un mois encore; mais, convaincu qu'il est définitivement guéri, il veut rentrer à son domicile. Il ne lui reste, en effet, qu'une réminiscence en quelque sorte de son oppression mentale; il a à peine quelques traces de céphalée, les vertiges ont disparu, les nuits sont excellentes, la marche est facile, M. X... mange et digère comme à l'état normal, il prend part à la conversation et aux distractions de la maison. Nous sommes donc obligé de nous rendre à ses désirs.

Nous lui recommandons de faire chaque jour au moins une lotion froide de quelques minutes sur le front et les tempes, de se livrer chaque jour à une promenade modérée, d'user d'une alimentation légère et froide (comme il l'a fait dans l'établissement), de se contenter, autant que possible, d'eau fraiche pour boisson, de faire usage de temps en temps de quelque purgatif (eau de Pullna ou autre), et d'être réservé dans les rapports sexuels. Nous avons lieu d'espérer qu'à l'aide de ces précautions, M. X... aura évité une rechute, mais nous n'avons eu aucune nouvelle de lui depuis son départ.

Nous nous abstiendrons de remarques particulières sur ce fait intéressant; nous les renvoyons à la fin de l'article :

Obs. 2. — Notre distingué confrère, le Dr Waren-Bey, de New-York, nous adressait, le 7 mars 1880, M. X..., âgé de trente-trois ans, marié, et père de quatre enfants. D'une bonne santé habituelle, M. X... commença à éprouver, il y a trois ans, un peu de pesanteur de tête, qui ne persistait pas longtemps et n'excita point les préoccupations du malade; mais peu à peu cette pesanteur se compliqua de douleurs qui devinrent telles, qu'après quelques mois, il semblait à M. X... que sa tête était comprimée dans un cercle de fer; le travail, qui était devenu peu à peu difficile, devint tout à fait impossible, et M. X... se décida alors à consulter le Dr Waren-Bey. Après avoir prescrit en vain plusieurs médications, notre honorable confrère conseilla l'hydrothérapie et nous adressa le malade.

Celui-ci nous raconta que, dans les années et surtout les mois qui avaient précédé l'invasion de son mal, il s'était livré à un travail excessif, ce qui ne l'avait pas empêché d'abuser notablement des plaisirs sexuels. Aujourd'hui, tous les symptômes que nous avons notés ci-dessus existent, et la céphalée persiste souvent la nuit et trouble le sommeil. Il existe de la constipation.

Dès le 7 mars, nous commençons le traitement par une lotion générale avec de l'eau à 24° ; puis, nous arrivons progressivement à donner des douches comme dans l'observation précédente, de quinze à trente secondes, avec de l'eau à 7° ; nous avons toujours soin de mouiller préalablement la tête, et nous prescrivons de la tenir mouillée dans la journée le plus souvent possible.

Nous associons aux applications hydrothérapiques un cruchon d'eau de Pullna tous les deux, trois ou quatre jours. Alimentation froide, eau pour boisson.

Le 22 mars, on constate que la céphalée est déjà un peu moindre, la tête un peu plus libre ; le sommeil est un peu meilleur, la mémoire, qui était presque complètement perdue, revient en partie.

Le 8 avril, un changement plus considérable est noté : le teint, qui était très pâle, se colore, et la physionomie, qui était sans expression, s'anime ; la tête devient de plus en plus libre, et la mémoire de plus en plus meilleure, des garde-robes ont eu lieu naturellement dans les derniers jours.

Le 7 mai, M. X... sent à peine de la douleur de tête ; il peut travailler un peu ; il dort, mange et digère bien, et se trouve en assez bon état pour demander à nous quitter.

Nous lui recommandons instamment de pas reprendre de travail sérieux avant trois mois au moins, et de continuer pendant ce temps tous les matins, et, quand ce sera possible tous les après-midi des lotions générales avec de l'eau fraîche et de fréquentes humectations fraîches sur la tête.

Nous avons reçu de ses nouvelles par un de ses amis, plusieurs mois après son départ. Il continuait à se bien porter et avait repris son travail.

Il y aurait quelques remarques à faire sur ce cas intéressant; nous les renvoyons à la fin de l'article, comme celles qui auraient pu être faites sur le premier cas.

Obs. 8. — C'est encore notre distingué confrère, le docteur Waren-Bey, qui nous adressa le 12 novembre 1882, M. X..., âgé de quarante-cinq ans, avec une consultation prescrivant l'hydrothérapie.

M. X..., après avoir beaucoup travaillé, jouissait d'une assez belle fortune, lorsqu'il y a deux ans, à la suite de violents chagrins domestiques, il fut pris d'une effroyable céphalalgie, mais qui ne dura que deux jours.

A quelque temps de là, ayant encore éprouvé de vives contrariétés, la céphalalgie revint, un peu moins atroce, mais de plus de durée; en outre, elle se reproduisit de temps en temps, puis s'établit d'une manière permanente. Enfin, il y a six mois, à la douleur persistante se joignit un affaiblissement de la mémoire et de la faculté de travail, léger d'abord, mais qui augmentait avec le temps, et progresse encore maintenant, suivant le malade, qui dit que sa mémoire se perd de plus en plus; à ces phénomènes se joignit alors de la tristesse, de l'indifférence pour toutes les distractions, le goût de la solitude; tout l'ennuyait. Il habitait New-York, et il vint à Paris pour consulter le Dr Waren-Bey, qui lui conseilla l'hydrothérapie.

A son entrée dans notre Institut, M. X..., qui est d'une taille moyenne, d'un embonpoint ordinaire, est d'une grande pâleur; il éprouve une céphalalgie non pas violente, mais continue, qui parfois persiste dans la nuit et empêche alors le sommeil, qui est agité quand il semble disposé à venir : la démarche de M. X... est lente et un peu hésitante, bien qu'il n'existe pas de vertiges bien prononcés : l'appétit de M. X... est généralement faible, sauf dans de rares moments où il est vif, mais pour un, deux ou trois jours seulement; les digestions sont lentes, sans être douloureuses; il y a de la constipation; les urines sont rares, le pouls est lent, peu développé; la transpiration est difficile; la physionomie est apathique; elle exprime bien l'état du moral.

Dès le 12 novembre, nous soumettons M. X... à une lotion générale avec de l'eau à 24°, le matin, et, le soir, à une même lotion, avec de l'eau à 10°.

Le lendemain et les jours suivants jusqu'au 20, nous administrons, le matin et dans l'après-midi, une douche en jet brisé, en commençant et en finissant par les pieds, après avoir préalablement mouillé la tête; durée de la douche, trente à trente-cinq secondes, eau à 8°.

Le 20, nous faisons suivre la douche en jet brisé d'un bain de cercles énergique borné au bassin et aux membres inférieurs, eau à 6°.

Le 25, un mieux général est constaté, mais encore peu prononcé. — Les mêmes applications sont continuées.

Le 15 décembre, nous faisons précéder les douches ci-dessus indiquées d'une douche en pluie sur tout le corps, de huit à dix secondes, en préservant la tête.

Le 5 janvier, la tête est plus libre, la marche plus facile, l'appétit meilleur et plus régulier; le besoin de garde-robes non provoquées s'est fait sentir: depuis huit jours, il n'y a pas eu de céphalalgie; la mémoire revient un peu, mais est encore paresseuse. — Le même traitement est continué. — L'alimentation est froide, d'abord légère et maintenant très substantielle.

Le 12 février, l'amélioration est considérable sous tous les rapports, et, si ce n'était une légère céphalalgie très éphémère, revenant de loin en loin, et la mémoire qui, pour fonctionner exige quelques efforts, on pourrait considérer M. X... comme guéri. Nous avons la ferme conviction qu'avec quelques semaines de plus, les dernières traces de la maladie auraient disparu; mais le désir très vif de M. X... de revoir son pays l'oblige à nous quitter pour allre s'embarquer au Havre.

Nous ne ferons pas plus de remarques sur ce fait que sur les précédents, et nous passons immédiatement à un autre.

Obs. 4. — M. X..., curé dans le département de l'Orne, nous

fut adressé, le 4 août 1877, par deux de nos honorables confrères, les docteurs Decugis et Lecomte. Dans la lettre qu'ils avaient remise à leur client, les deux savants praticiens nous prévenaient que nous aurions affaire à une *affection tenace*. M. X... nous donne les renseignements suivants sur l'invasion et le développement de sa maladie :

M. X..., âgé de quarante-cinq ans, avait toujours joui d'une bonne santé, lorsqu'un dimanche, au milieu de la messe, il fut frappé tout à coup, comme par un coup de foudre : il se sentit étourdi par des bourdonnements intenses et incessants ; il lui semblait que sa tête allait éclater, qu'il allait trépasser ; au bout de quelques instants de ces pénibles sensations, il s'évanouit ; on le porta à la sacristie, où, après quelque quinze ou vingt minutes, il revint à lui ; on était alors au commencement de mars. A partir de ce moment, sa santé éprouva les troubles les plus graves.

Une céphalée intense s'établit ; il n'a de repos ni jour ni nuit ; bientôt ses digestions deviennent pénibles, l'appétit diminue ; plus tard encore, il survient des vomissements ; M. X... peut supporter à peine de légers potages ; la céphalée s'accompagne de bourdonnements d'oreilles intenses qui le fatiguent énormément.

Plusieurs médications ont été opposées à ce triste état ; applications de sangsues, purgatifs, chloral, plusieurs autres sédatifs ont été successivement employés. D'après nos honorables confrères, plusieurs fois, à la suite de ces médications, des rémissions se sont produites, mais toujours promptement suivies de rechutes, dont la dernière n'a plus été suivie d'aucun répit, mais, au contraire, d'une aggravation continue. On essaya alors des lotions froides sur tout le corps, matin et soir ; le résultat fut bon, mais insuffisant, ce qui a engagé nos deux honorables confrères de l'Orne à conseiller l'hydrothérapie complète et à nous adresser M. X...

Malgré ses longues souffrances, il est encore d'un embonpoint assez prononcé ; son visage est congestionné, mais d'un aspect jaunâtre, cachectique ; les paupières sont tombantes, la marche est lente et pénible ; dès qu'il a pris le plus léger aliment, il étouffe et se plaint de vives douleurs à l'épigastre ; constipation opiniâtre ; le sommeil est agité par d'affreux cauchemars ; il a la conviction que son intelligence se perd et qu'il marche à une issue funeste.

Dès le lendemain de son arrivée, nous lui administrons matin et soir une douche en jet brisé sur tout le corps, de vingt-cinq secondes, en insistant sur les membres inférieurs, avec de l'eau à 14°; lavements d'eau froide. — Alimentation froide ; nous lui conseillons, malgré les troubles de la digestion, de prendre du bouillon en quantité un peu plus grande, et d'y ajouter un peu de viande.

Il se conforme à cette dernière prescription ; mais ayant, à plusieurs reprises, vomi tout ce qu'il prenait, nous dûmes régler son régime ainsi qu'il suit : Après la douche du matin, tasse de lait froid avec une très légère quantité de pain ; au second déjeuner, bouillon avec un peu de jambon d'York ; au dîner, bouillon froid et un peu de viande froide ; pour boisson, de l'eau fraîche ; pendant tous les repas, des compresses froides sont maintenues sur l'estomac.

Au bout de huit jours, on constate une très légère amélioration, mais la constipation persiste sans modification.

Le 13, addition d'une douche en pluie et d'une autre en cercles sur les membres inférieurs ; avant le lavement, bain de siège d'eau froide de quinze, puis de trente minutes, et addition de 35 grammes de sel de cuisine à l'eau du lavement.

Le 22, l'amélioration a progressé d'une manière très dessinée; il y a plusieurs heures de sommeil ; depuis cinq jours, aucun vomissement n'a eu lieu ; il y a eu des évacuations alvines naturelles ; la céphalée et les bourdonnements ont considérablement diminué.

Le traitement est continué jusqu'au 20 septembre, et à cette date, M. X... étant infiniment mieux et délivré de toutes ses appréhensions, nous quitte, malgré les instances que nous faisons pour le retenir.

Nous ne pouvons, en effet, considérer ce fait comme un exemple de cure radicale ; nous aurions désiré la compléter, et nous avons lieu de penser que nous y aurions réussi, d'après l'amélioration considérable, obtenue dans un temps relativement si court ; mais les malades ont leurs exigences et aussi parfois leurs obligations ; nous avons donc été dans la nécessité de laisser notre observation incomplète ; mais nous n'en pensons pas moins que telle, qu'elle est, tous les praticiens y verront un bel exemple de l'action puissamment curative de l'hydrothérapie.

Obs. 5. — Le 3 décembre 1873, notre distingué confrère et ami, le Dr Prat (1), nous adressait Mme X..., qui se plaignait depuis deux ans d'une très forte céphalée, qu'elle qualifiait du nom de migraine, et qui lui laissait à peine quelques instants de repos. Le matin en se levant, dans la journée ou le soir, tout à coup, sa tête s'alourdissait devenait douloureuse, et la douleur se manifestait parfois sous la forme d'élancements qui lui arrachaient des cris.

Les soins ne manquèrent point à Mme X... ; M. le Dr Isambert, si prématurément enlevé à la science, fut appelé auprès de la malade, et prescrivit sans aucun succès diverses médications, qui furent suivies pendant plus de six mois ; M. le Dr Prat fut consulté et prescrivit, sans obtenir de meilleurs résultats, quelques médicaments, qui ne furent continués que quelques semaines. N'espérant pas mieux faire que son savant confrère, M. Prat n'insista pas sur les moyens pharmaceutiques et eut recours sans plus tarder à l'hydrothérapie.

A son entrée dans notre Institut, Mme X..., âgée de trente-quatre ans, mariée, sans enfants, a un certain embonpoint ; son teint est coloré, et ne laisserait pas supposer que Mme X... soit habituellement en proie à de vives souffrances ; elles ne sont pourtant que trop réelles, et se sont, au dire de la malade, développées ainsi qu'il suit :

Très bien portante jusqu'à la guerre de 1870, elle fut exposée à cette triste époque à de terribles frayeurs et à de grandes privations. Privée de son mari et sans nouvelles de lui, elle vivait seule dans des transes continuelles, et était obsédée par les pensées les plus sombres.

(1) Hélas! depuis que cette observation a été envoyée à l'impression, nous avons eu la douleur de perdre ce distingué confrère, cet excellent cœur. (Voir la *Médec. contemporaine* du 1er juillet 1886.)

Revenue à elle-même après les deux sièges, elle se remit un peu ; au mois d'octobre 1871, des maux de tête commencèrent à se faire sentir ; elle ne s'en préoccupa guère d'abord ; mais les douleurs persistant et même s'aggravant, elle fit appeler le savant Dr Isambert, puis le Dr Prat, comme il a été dit ci-dessus. Nous aurions dû ajouter que, quelque temps avant d'avoir recours à M. Prat, Mme X... avait consulté des somnambules, qui avaient conseillé de lotionner la tête matin et soir avec une infusion de plantes dont les espèces sont restées inconnues.

A son entrée, nous constatons, outre les phénomènes précités, une constipation opiniâtre ; cependant, elle conservait encore de l'appétit, et les règles n'avaient pas été troublées dans la régularité de leur apparition.

Dès le matin de son arrivée, après avoir préalablement mouillé la tête, nous faisons une lotion sur tout le corps avec de l'eau à 24° ; dans l'après-midi, même ablution avec de l'eau à 16°, suivie d'une douche en jet de trente secondes, avec de l'eau à 10°, promenée spécialement sur les membres inférieurs.

Depuis le lendemain jusqu'au 12, remplacement de la lotion par la douche en jet, d'une demi-minute, suivie d'une douche en cercles sur le bassin et les membres inférieurs, également d'une demi-minute, le tout avec de l'eau à 6°.

Le 13, on note une diminution notable de la céphalée ; très bon appétit, mais persistance de la constipation. — Mêmes applications.

Le 24, addition aux applications précédentes d'un bain de siège à eau dormante, de quinze minutes, et les jours suivants de trente minutes avec de l'eau à 8°.

Le 29, garde-robe naturelle, copieuse, sans effort, coïncidant avec une détente très prononcée de la céphalalgie. — Continuation du même traitement.

Le 18 janvier, six jours s'étaient écoulés sans céphalalgie ; les fonctions antérieurement troublées s'étaient bien exécutées. Mme X... se sent tout autre, et songe déjà à nous quitter ; nous la retenons cependant, et continuons toutes les applications indiquées ci-dessus.

Le 16 février, l'amélioration ayant progressé rapidement, Mme X... est délivrée de tout phénomène morbide; elle nous dit être dans un véritable enchantement et exprime dans les termes les plus chaleureux sa reconnaissance envers l'hydrothérapie.

Nous avons eu l'occasion de la revoir longtemps après sa cure; elle jouissait de la santé qu'elle avait avant 1870; c'est tout au plus si, de temps à autre, elle éprouvait une légère céphalalgie qui ne la dérangeait dans aucune de ses occupations.

Si notre dessein n'était pas de nous borner presque exclusivement à ce qui concerne la thérapeutique hydrothérapique, pour nous servir d'un langage adopté mais pléonastique, les observations dont nous venons de faire le résumé très succinct pourraient donner lieu à des considérations pathologiques bien intéressantes; nous nous contenterons d'en effleurer quelques-unes.

En fait d'étiologie, les faits qui précèdent montrent que les circonstances qui agissent vivement sur le cerveau sont la cause ordinaire de la céphalée : travail excessif, plaisirs vénériens exagérés, préoccupations morales tristes, telles ont été les causes, dans les faits qui précèdent; une seule fois, dans l'observation 4, le mal n'a pu être attribué à aucune cause connue, et, de plus, il a éclaté tout à coup, comme une attaque d'apoplexie, tandis que, dans les autres cas, il s'est développé graduellement, on pourrait dire presque rationnellement, à mesure que l'action de la cause continuait à se faire sentir.

Où est le siège de cette violente douleur qu'éprouvaient tous nos malades? nous ne pensons pas qu'elle soit dans le cerveau, car on sait bien que les lésions de cet organe sont indolores; et pourtant les préoccupations morales, les veilles, les excès de travail sont bien ou provoquent bien des phénomènes qui se passent dans le cerveau ; de plus, les troubles dont la céphalée s'est accompagnée chez tous nos malades sont bien des troubles cérébraux, et nous tenons même d'un de nos plus distingués aliénistes, M. le Dr Aug. Voisin, que ces troubles, à la suite de céphalées très intenses, peuvent aller jusqu'à la perte complète de l'intelligence ; nous savons bien aussi que, chez certains individus, les sensations que provoquent les rapports sexuels retentissent douloureusement à la fois et sur les nerfs qui sont le siège des douleurs céphaliques, et sur les parties mêmes du cerveau, où se passent les phénomènes de la sensibilité, de la volition et de l'intelligence. Tissot, dans son mauvais livre, disait que le fluide nerveux qui s'échappait pendant le paroxysme du coït était l'huile essentielle du cerveau ; ce n'est qu'une métaphore, mais une métaphore qui traduit bien une réalité, réalité qui a été exprimée à un autre point de vue, mais cette fois avec vérité : *post coïtum animal triste ;* nous avons connu des hommes chez qui le paroxysme voluptueux était suivi instantanément à la partie supérieure de la nuque d'une douleur violente, comme celle que nous avons signalée et que provoquent, dans des cas extrêmement rares, les douches froides. Il y a donc une intime relation entre les douleurs de la céphalée et l'état des centres nerveux ; nous en citerons un bien triste exemple à propos de la migraine, qui, elle aussi, s'accompagne ou même se caractérise par une céphalée si intense.

L'hydrothérapie, qui triomphe des céphalées aussi opiniâtres que celles auxquelles étaient en proie les malades dont nous venons d'exposer la succincte histoire, n'a donc pas seulement le mérite de les délivrer de douleurs qui empoisonnent l'existence ; il est très possible, sinon probable, qu'elle les préserve d'accidents beaucoup plus graves, où la raison peut sombrer et même la vie.

ART. 17. — DES AFFECTIONS DU CERVEAU

> L'emploi de l'eau froide dissipe l'inflammation des méninges, les mouvements convulsifs des phrénétiques et des maniaques, et est très utile contre l'encéphalite.
>
> (LOMBARD. — FLOYER.)

On a vu dans l'article précédent que la céphalée avait souvent, sinon toujours, pour conséquence le trouble plus ou moins considérable des fonctions du cerveau ; nous avons parlé de l'aliénation mentale, qui est l'altération la plus lamentable des fonctions cérébrales ; nous aurons à nous occuper de la congestion du cerveau ; était-ce donc la peine de consacrer un article distinct aux affections du cerveau ? nous comprenons très bien ce que peut avoir de fondé une pareille question ; voici notre réponse :

Dans les traités de pathologie, tout est, en général, fort clair, et nous dirons même assez simple : congestion, inflammation, ramollissement, hémorragie, tout cela a son cadre, son tableau de symptômes, c'est parfait. En clinique, c'est un peu différent : les observations qui forment la base de ce livre en sont l'humiliante preuve, humiliante seulement pour les pathologistes (rares d'ailleurs), qui croient que la pathologie est une science comme la géométrie ou la mécanique, et pour les rationalistes de nom, qui prétendent tout expliquer avec autant de facilité qu'un batteleur escamote une muscade. En clinique, nous n'expliquons pas tout; nous constatons que presque toujours des phénomènes d'origine et d'ordres différents se mêlent, s'enchevêtrent, de façon qu'on ne peut guère savoir parfois quel est celui qui a ouvert la scène ni celui qui la domine, ni même s'il y en a un qui domine les autres; ce qui est vrai des troubles fonctionnels en général, est encore plus vrai, en quelque sorte, de ceux du cerveau et du système cérébro-spinal, qui se lient à plus forte raison entre eux, malgré les localisations, aujourd'hui bien certaines, des diverses facultés cérébro-spinales.

De là vient qu'il est parfois impossible, dans l'état actuel de la science, de dire si tel malade est atteint d'une inflammation, d'une congestion, d'un ramollissement du cerveau, ou d'un trouble des fonctions de cet organe sans caractère anatomique, *sine materiâ*, comme disaient nos prédécesseurs; tout ce qu'on peut dire, — et quelquefois bien juste, — c'est qu'il est atteint d'une maladie du cerveau. Tel est le motif pour lequel nous avons écrit un article portant le titre placé en tête de ces lignes. Le fait dont nous allons présenter le résumé est un de ceux très nombreux qui justifient ces explications.

M. le comte de X... nous fut adressé, le 20 novembre 1875, par notre éminent et regretté confrère, le professeur Chauffard, prématurément enlevé à la science et à ses amis, parmi lesquels il a laissé un vide irréparable.

M. de X... était âgé de trente-six ans, mais il avait toutes les apparences d'une vieillesse prématurée : ses jambes étaient tremblantes et le supportaient avec peine, toute la surface cutanée avait une sensibilité légèrement obtuse, mais sans être nulle part anesthésiée. Toutes les facultés sont plus ou moins diminuées et la mémoire surtout est très notablement affaiblie; M. de X... dit qu'il sent lui-même sa déchéance physique et morale; dans la conversation, ses répliques sont lentes, comme s'il avait quelque peine à saisir les paroles de son interlocuteur et à formuler ses réponses ; néanmoins, dans ses réponses lentes et en apparence pénibles, les appréciations qu'il fait des hommes et des choses sont justes, quand on se place à son point de vue ; elles se tiennent toutes par un lien très logique. M. de X... donne avec lenteur mais avec précision les renseignements qui suivent sur ses antécédents et sur le développement des symptômes qu'il éprouve et qu'il s'exagère d'ailleurs plus qu'il ne les atténue.

Il avait, comme beaucoup de ses camarades, eu quelques liaisons passagères de jeunesse, mais n'avait jamais fait d'excès, et depuis son mariage, il s'était borné, en fait de rapports sexuels, à l'accomplissement de ses devoirs conjugaux ; plusieurs fois, il avait été obligé de garder la chambre pour quelques douleurs rhumatismales, mais il n'avait pas fait de maladie sérieuse avant l'accident auquel il attribue tous ses maux.

Le comte de X... habite le plus souvent la campagne, et sa plus grande et habituelle distraction est la chasse. Il y a deux ans, dans une chasse à courre, il fit une chute de cheval qui le laissa à terre sans connaissance ; il fut relevé et transporté assez loin avant qu'il ne reprît ses sens ; quant il fut revenu à lui, il ne sentit aucune douleur vive dans un point en particulier ; il n'éprouvait qu'une sorte de fatigue générale, une commotion qui se dissipa peu à peu, et il se remit assez promptement.

Toutefois, c'est à partir de cette chute que se manifestèrent les premiers indices des phénomènes que nous avons notés ci-dessus, et qui se sont progressivement développés au point où ils existent aujourd'hui.

Outre les troubles du système nerveux indiqués ci-dessus, il existe encore une diminution sensible de l'appétit, les digestions sont pénibles, il y a une constipation opiniâtre ; la physionomie est sans expression, le regard atone, le teint bistré, le pouls faible, le sommeil seul est encore passablement bon.

Comment localiser la maladie dont M. de X... était atteint ? Il paraissait assez logique de l'attribuer, comme il le faisait lui-même, à sa chute de cheval ; mais quels en avaient été les résultats? Le premier avait été évidemment une commotion ; mais la commotion était depuis longtemps dissipée; cet accident ne dure pas longtemps ; qu'était-il resté à la suite de la commotion? Évidemment, point de déchirure, à moins qu'on n'admette une destruction de fibres cérébrales, en l'absence d'un point local paralysé ou anesthésié, ce qui est infiniment improbable, sinon impossible ; par conséquent, pas d'épanchement sanguin non plus, c'est la même question, en d'autres termes ; ce n'était point un ramollissement sans douleurs, car M. de X... avait peu de céphalalgie. Était-ce une simple congestion, qui aurait duré près de deux ans, sans déterminer de symptômes locaux bien délimités? La chose n'est peut-être pas impossible ; mais c'est tout ce que nous pouvons dire. Ce qui paraît certain, c'est qu'on avait affaire chez M. de X... à une affection du cerveau ; c'est dans ces termes vagues que l'éminent professeur Chauffard nous adressa M. X..., pensant que l'hydrothérapie, en rétablissant si elle est troublée, en régularisant la circulation capillaire générale, pourrait aussi remettre en l'état normal celle du cerveau et lui rendre ainsi son fonctionnement naturel.

Quoi qu'il en soit, dès le jour de l'entrée dans notre institut de M. de X..., nous commençons le traitement par une ablution de tout le corps avec de l'eau à 25°.

Le lendemain, 21, après avoir préalablement mouillé la tête, nous administrâmes une faible et courte douche en arrosoir, en commençant par les pieds et remontant le long des membres inférieurs et le tronc jusqu'à la partie supérieure de celui-ci, avec de l'eau à 10°.

Cette douche ayant été bien supportée, nous la renouvelons tous les jours matin et soir, jusqu'au 29.

Le 30, on y ajoute une douche en pluie de douze à quinze secondes.

Le 6 décembre, on constate déjà une amélioration sensible; les idées deviennent un peu plus nettes; il y a moins de prostration et de découragement. — Le même traitement est continué.

Le 14, outre le progrès de l'amélioration générale, la digestion est meilleure, ainsi que l'appétit ; les garde-robes se sont établies spontanément, assez faciles. M. de X..., qui recherchait la solitude, se mêle volontiers à la société.

A la fin du mois, la marche de M. de X..., sans être tout à fait assurée, est cependant un peu plus ferme ; il se sent lui-même plus fort et un peu plus agile ; sa mémoire se rétablit et ses idées deviennent plus nettes. — En continuant les mêmes applications, on a abaissé progressivement la température de l'eau à 8, 7 et puis 6° ; toutes ces diminutions successives sont parfaitement tolérées.

Le 12 janvier, la transformation est considérable ; M. de X... a retrouvé presque intégralement l'usage de ses jambes, la mémoire est presque entièrement revenue ; les idées sont claires et promptes; M. de X... parle à peu près comme tout le monde, c'est-à-dire sans hésitation et sans chercher ses mots.

Le 28, M. de X... se trouvant dans un état de santé qui le satisfait, ainsi que son éminent consultant, demande à nous quitter. — Nous avons eu l'occasion de le revoir six mois après sa sortie de notre établissement ; il continuait à jouir de la meilleure santé et à bénir l'hydrothérapie.

Ce fait parle assez de lui-même, croyons-nous, et après ce que nous avons dit ci-dessus, nous croyons que des remarques particulières sont inutiles.

ART. 18. — DE LA CHLOROSE

> Il est constaté que, par l'usage des bains froids, les individus d'un tempérament très lymphatique acquièrent en peu de temps un tempérament sanguin, c'est-à-dire une turgescence et une coloration vive de la peau avec une activité plus grande dans l'appareil artériel, et enfin un changement complet de constitution.
>
> (FOURNIER.)

Le consciencieux mais non toujours perspicace Schedel s'est posé à lui-même une question qui aujourd'hui paraîtra bien étrange à tous les médecins qui ont tant soit peu étudié l'hydrothérapie : « L'hydrothérapie, dit-il, doit-elle être employée dans la chlorose à l'exclusion de tout autre moyen ? Je suis très porté à en douter, d'après ce que j'ai observé à Græfenberg, où la fille aînée de Priessnitz, atteinte de cette affection, paraît loin d'être bien rétablie. Cette maladie, du reste, menace toute la famille, composée de sept ou huit filles, qui sont loin d'offrir cette carnation rose, le teint frais qui indiquent la santé. Priessnitz lui-même me paraît, pour ainsi dire, affecté de chlorose ; son teint blême habituel est quelquefois d'une pâleur remarquable, et je crois qu'il se trouverait fort bien, ainsi que plusieurs de ses enfants, de passer quelques mois auprès d'une de ces sources d'eau ferrugineuse qu'on trouve en Bohême. Il s'agit, en effet, d'une famille qui vit toujours dans l'eau, et dont l'aspect général semble démontrer irrésistiblement les inconvénients de l'hydrothérapie. Priessnitz lui-même pourrait bien en subir les conséquences, à moins que, ce qui est fort probable, le bon sens naturel dont il est doué à un si haut point, ne le détermine à prendre des mesures efficaces pour prévenir ce danger. Il ne suit pas de traitement hydrothérapique, il est vrai, et se contente de se baigner tous les matins dans de l'eau froide, quelque temps qu'il fasse. M'informant un jour de sa santé, en lui disant que je lui avais trouvé très mauvaise mine le jour précédent, il me répondit qu'en effet il était mal à l'aise, mais que plusieurs bains froids l'avaient remis. Cependant, pour être juste, il convient de dire que les règles de l'hygiène, et particulièrement celles qui conviennent aux jeunes personnes chlorotiques, comme l'est sa fille aînée, ne sont nullement suivies, et que la malade reste constamment assise et ne prend aucun exercice salutaire. »

Avant d'aller plus loin, et de voir comment, en définitive, Schedel apprécie l'influence de l'hydrothérapie sur la chlorose, il est plusieurs remarques qu'il convient de faire sur les propositions qu'on vient de lire, et qui en changent singulièrement la portée.

Et, d'abord, qui donc a prétendu que l'hydrothérapie doive « être employée seule dans la chlorose »? Par le fait, elle l'est assez souvent, mais c'est presque toujours quand l'action des moyens classiques a été épuisée en vain. Mais personne, que nous sachions, n'a jamais défendu de les employer concurremment avec l'hydrothérapie, quand ils ne l'ont pas été déjà.

Que signifie cette autre assertion de Schedel que la famille de Priessnitz « vivait toujours dans l'eau » ? Nous avouons ne pouvoir pas le deviner. L'aînée des filles de Priessnitz, qui était chlorotique, dit Schedel, ne sortait pour ainsi dire pas de la maison, et peut-être en était-il de même des autres ; or, la maison de Priessnitz n'était pas dans l'eau, elle était même assez loin, comme nous l'avons vu, de l'établissement de douches; on ne saurait donc comprendre en quoi et comment cette famille vivait dans l'eau : est-ce parce qu'elle ne prenait que de l'eau pour boisson? d'abord personne, pas même Schedel, ne nous a appris cela, et puis, il faut bien savoir que l'usage de l'eau en boisson n'engendre nullement la chlorose. Il nous paraît clair que l'honnête Schedel, malgré son incontestable bonne foi, ici comme dans quelques autres points, a obéi, à son insu, au préjugé professionnel qui lui a fait voir les choses à travers un prisme trompeur.

A-t-il mieux vu ou plutôt mieux interprété la pâleur du teint de Priessnitz et, paraît-il, de toute sa famille? Il est permis d'en douter. La pâleur n'est pas toujours un signe d'anémie ni de mauvaise santé, pas plus que les couleurs roses du visage ne sont toujours un signe de force et de richesse du sang; Schedel n'était pas encore mort, qu'on avait déjà démontré l'existence de la chlorose rouge. Sur ce point encore, donc, son jugement, généralement bon, a failli.

Maintenant, repousse-t-il l'emploi de l'hydrothérapie dans le traitement de la chlorose? Non, mais voici comment il en apprécie l'action :

« L'hydrothérapie, dit-il, peut guérir la chlorose peu avancée, mais l'hygiène doit lui venir puissamment en aide... » Il décrit, à la suite de cette phrase et d'une manière fort incomplète, les applications qu'il convient de faire dans le traitement de la chlorose, puis il ajoute :

« C'est en suivant ce traitement, que j'ai vu des jeunes personnes quitter Græfenberg complètement rétablies, avec de belles couleurs brunes et n'offrant plus d'apparences chlorotiques... Mais lorsque la maladie est plus ancienne, lorsque les membres inférieurs sont devenus le siège d'un œdème plus ou moins prononcé, et que la constitution est plus profondément détériorée, doit-on se borner à l'hydrothérapie? »

Nous ne répéterons pas, à propos de cette dernière phrase, que le bon Schedel se bat ici contre des moulins à vent, mais nous ferons remarquer que, dans l'hypothèse où il se place, les préparations et « les eaux minérales de même espèce » ne réussissent pas, mieux et même beaucoup moins que l'hydrothérapie, comme le démontrent les faits que nous allons exposer, et nous ajouterons, en outre, que son hypothèse est fort exagérée ; Schedel a vécu assez longtemps pour lire le traité de thérapeutique de Trousseau et Pidoux ; il a pu y voir combien souvent les ferrugineux échouent, ce que reconnaît Fleury, et ce qui ne l'empêche pas de déclarer avec sa logique accoutumée que le fer « est le spécifique de la chlorose ! » Mais nous avons dit que l'hypothèse de Schedel était très exagérée : la chlorose, en effet, est une maladie nerveuse, — chose dont Schedel ne paraissait pas se douter, et dont beaucoup de médecins ne sont pas encore convaincus, — est une maladie nerveuse souvent fort rebelle, qui peut affaiblir beaucoup les malades et rendre la vie très désagréable ; mais il est rare qu'elle « *détériore profondément* la constitution », et lorsqu'on arrive à vaincre l'excitation nerveuse et, par suite, à rendre au sang ses éléments normaux, jamais ou presque jamais l'économie ne conserve ces altérations des tisssus et des liquides que laissent très souvent après elles les grandes diathèses. Schedel n'avait pas évidemment des idées justes en pathologie, et c'est pour cela qu'il a mal compris l'influence de l'hydrothérapie sur la chlorose.

Que la chlorose ait habituellement pour un des principaux caractères une altération du sang consistant surtout en une diminution des globules, nul ne le conteste ; mais cette diminution ne suit pas exactement l'intensité de la chlorose; il n'y a pas, en un mot, rapport exact ni même à peu près exact, surtout quand la maladie existe depuis longtemps, entre cette lésion anatomo-chimique et les symptômes fonctionnels; de plus, ceux-ci précèdent toujours à un degré quelconque l'altération du sang, et ils consistent en troubles nerveux: goûts plus ou moins excentriques, dépravés; susceptibilité nerveuse extrême; parfois tristesses et gaietés sans motifs, comme dans l'hystérie; insomnies; aversions et sympathies non justifiées, etc., etc. Comment, dès lors, ne pas voir avec notre regrettable et regretté ami, le Dr Becquerel, dans cet ensemble de phénomènes, l'expression d'une névrose générale, dont les causes, comme le disait ce savant médecin, sont très diverses, parfois connues, mais plus souvent inconnues. Becquerel était bien loin de s'accorder avec Schedel, car, même dans les mauvaises conditions de l'hôpital où il avait fait installer des appareils hydrothérapiques, dix-neuf cas de chloroses, *toutes très intenses*, anciennes, rebelles pour la plupart à l'emploi du fer, ont guéri en moins de quarante-cinq jours par un traitement hydrothérapique bien approprié. » Il y a loin de ces cures, sans échec, constatées par un médecin de premier savoir, aux appréciations de Schedel.

Au reste, ces cures elles-mêmes ne sont pas un des moindres arguments en faveur de la nature nerveuse de la maladie, car l'expérience a depuis longtemps prouvé que c'est surtout contre les affections nerveuses que l'hydrothérapie possède sa plus grande puissance.

Voyons, maintenant, comment notre observation clinique justifie ces considérations générales :

Obs. 1. — Mlle X..., âgée de vingt-deux ans, entra à l'établissement de l'Arc-de-Triomphe, le 15 mars 1876.

Élevée en enfant gâtée, elle était sortie de pension à l'âge de quinze ans, et avait toujours fait, depuis, à peu près toutes ses volontés. Ayant fait à dix-sept ans son entrée dans le monde, elle en suivit les distractions et les plaisirs avec beaucoup d'ardeur, étant presque toujours en visite, en soirée, au spectacle, se couchant rarement avant une ou deux heures du matin, et ne se levant qu'à onze. Son appétit ayant presque toujours été peu développé et capricieux, elle se nourrissait presque exclusivement de gâteaux et de friandises ; elle marchait peu, allant presque toujours en voiture et n'exerçait bien ses jambes que dans les soirées dansantes ; elle avait été réglée vers seize ans, mais peu abondamment, et il y avait plusieurs mois qu'elle ne voyait plus qu'en blanc, quand elle entra dans notre établissement. Elle avait eu d'ailleurs toutes les maladies de l'enfance, mais aucune n'avait eu de gravité.

A son entrée dans l'établissement, elle avait tous les symptômes les plus prononcés de la chlorose, parmi lesquels nous signalerons un bruit de souffle intense sur le trajet des carotides et à la région précordiale ; il s'y joignait de la constipation, de l'anorexie et une grande difficulté de digestion.

Dès le jour de son entrée, nous administrâmes à Mlle X... une lotion générale avec de l'eau dégourdie. Le lendemain matin, elle reçut une douche générale mobile en arrosoir, de quinze secondes avec de l'eau à 7° cent. environ ; vers quatre heures, elle reçut la douche en pluie verticale, de quinze secondes, et la douche mobile en jet d'une demi-minute.

La malade étant animée du vif désir de guérir, suit son traitement avec une rigoureuse exactitude ; elle se livre à un exercice énergique après les applications, que l'on continue les mêmes pendant un mois, en en augmentant un peu la durée. La malade prend une nourriture froide et de l'eau pour boisson. Elle nous quitte le 5 avril, parfaitement guérie.

Cette observation ne différant pas de beaucoup d'autres, nous renverrons à la fin de ces articles pour éviter les répétitions, les remarques auxquelles elle pourrait donner lieu.

Obs. 2. — Un de nos sympathiques confrères, M. le Dr Good, nous adressait, le 11 mars 1879, Mlle X..., atteinte d'une chloro-anémie des plus prononcées. C'est une jeune personne de vingt-deux ans, grande, élancée, d'un tempérament lymphatique des plus caractérisés; elle est d'une maigreur presque squelettique, d'un teint verdâtre, franchement chlorotique; elle n'a de goût que pour les aliments vinaigrés et les crudités, mangeant d'ailleurs peu et digérant difficilement; quelquefois seulement, et par caprices, elle mange à peu près comme une personne bien portante de son âge; sur le trajet des carotides on perçoit un bruit de souffle continu, intense; sa tête est lourde, lui tourne souvent, elle a des vertiges presque continuels; les règles ont cessé de paraître depuis plusieurs mois, et Mlle X... a des goûts fantasques; elle s'ennuie partout; cet état s'est développé peu à peu, et l'origine en remonte à plusieurs années; des médications diverses et des essais de nombreuses distractions n'ont pu l'améliorer.

Le 11 mars même, nous administrons à Mlle X..., après lui avoir préalablement mouillé la tête, une douche en pluie sur tout le corps, de cinq secondes avec de l'eau à 8°; on la renouvelle le soir. On continue ainsi jusqu'au 20 mars.

A partir de cette époque, on fait suivre la douche en pluie d'une autre en jet brisé sur tout le corps, en terminant par les pieds; après chaque douche, la malade boit un quart de verre d'eau fraîche et se livre à l'exercice réglementaire en hydrothérapie, cela va sans dire.

Le 1er juin, la malade nous quitte complètement guérie et même transformée, car elle a même pris de l'embonpoint. — Son alimentation a été froide et elle n'a pris que de l'eau pour boisson.

Pénétré des difficultés que présente la recherche des causes, nous laisserons aux rationalistes le mérite de découvrir celle de la maladie de Mlle X..., et nous renverrons à la fin de l'article, comme pour le fait précédent, les remarques auxquelles son observation pouvait donner lieu.

Obs. 3. — Mlle X... âgée de vingt ans, fille d'un des premiers avocats de Paris, nous est adressée, le 21 décembre 1883, par un de nos plus distingués confrères, le Dr Millard, médecin de l'hôpital Beaujon. Comme la jeune personne de l'observation 1re, Mlle X... a été élevée en enfant fortement gâtée, allant fréquemment aux soirées et aux bals, se couchant très tard, mangeant peu et néanmoins digérant mal, étant habituellement constipée ; elle a toujours été mal réglée. Aujourd'hui, elle est très faible, marche à peine, a un teint pâle, verdâtre, et éprouve une sorte d'anéantissement ; sur le trajet des carotides existe un fort bruit de souffle.

Vu sa pusillanimité, nous lui fîmes administrer, les premiers jours, des douches écossaises ; puis, nous la soumîmes à la douche en jet brisé sur tout le corps, après avoir fait préalablement mouiller la tête ; la durée de la douche a été d'abord de huit à dix secondes, puis de vingt à vingt-cinq, avec de l'eau à 16°, au début, et 7 à 8°, plus tard. — Exercice réglementaire, alimentation froide, eau fraîche pour boisson. — Mlle X... nous quitte au bout de deux mois, parfaitement guérie.

Obs. 4. — En janvier 1859, nous vîmes en consultation avec notre confrère et ami, le Dr Reymond, Mlle A. V..., demoiselle de compagnie de la baronne B...

Cette jeune personne, d'une constitution assez forte, quoique un peu lymphatique, ayant joui d'une assez bonne santé dans sa première jeunesse, était dans un tel état de faiblesse, que la moindre émotion provoquait des syncopes ; elle était très amaigrie, son teint était jaune verdâtre, ses yeux étaient caves et cernés, elle éprouvait de fréquentes et fortes palpitations ; un bruit de souffle intense existait le long des carotides ; elle était sujette à de fréquentes migraines ; les règles depuis longtemps ne faisaient qu'apparaître, l'appétit était presque nul et les digestions si difficiles, qu'à peine le bouillon pouvait-il être supporté ; il existait une constipation opiniâtre.

Tous ces accidents, dont l'origine remontait à dix mois, avaient été combattus en vain par le Dr Reymond, à l'aide des moyens habituels, notamment par les ferrugineux et les toniques. C'est alors que notre excellent confrère songea à l'hydrothérapie ; seulement il se demandait si la saison n'était pas un obstacle à la médication hydrothérapique. Nous dissipâmes ses appréhensions, et Mlle X... fut admise dans notre établissement le 23 janvier 1875.

Nous commençâmes sans tarder le traitement, et Mlle X... allait beaucoup mieux, lorsque Mme la baronne B..., partant pour une campagne près de Limoges, l'emmena avec elle, comme d'habitude ; on pensa que l'influence d'une aération vivifiante, jointe à celle des remèdes, achèverait la cure. Il n'en fut malheureusement rien, et Mlle X... revint à Paris, après la belle saison, dans un état de santé pire qu'au moment de son départ.

Elle revint alors nous trouver et nous instituâmes le traitement suivant :

Mlle X... était tellement faible, qu'il fallait la descendre de sa chambre et l'y remonter. Nous lui faisons administrer des lotions générales pendant une minute avec de l'eau à 24°, suivies de frictions sèches avec un linge rude ; immédiatement après la friction, un quart de verre d'eau fraîche à l'intérieur ; dans la journée, plusieurs petites doses de bouillon froid, représentant, ensemble, à peu près un bon bol et demi.— Le soir, à neuf heures, même opération que le matin, avec de l'eau à 20° seulement.

Le deuxième jour, continuation des affusions, le matin à huit heures, dans le milieu du jour, et le soir, avec de l'eau à 16°.

Le troisième, jour, Mlle X... éprouve un peu de bien-être ; aux applications déjà décrites, on ajoute une douche générale en pluie fine avec de l'eau à 12°, d'une durée de trente secondes.

Le quatrième jour, on fait des affusions avec de l'eau à 10°, et l'on remplace celles du matin par l'application suivante : la malade, assise dans une petite baignoire à bords peu élevés s'arrose elle-même toute la partie antérieure en exprimant une éponge trempée dans un seau d'eau froide placé à côté d'elle ; une fille de service pratique sur la partie postérieure la même opération, qui dure environ deux minutes. Après chaque séance, quart de verre d'eau fraîche à l'intérieur, promenade avec soutien sous le bras. — Bouillon froid comme ci-dessus.

Le cinquième jour, la malade a eu une évacuation alvine, qui se renouvelle le lendemain ; la malade se sent de mieux en mieux et mange un peu.

Le dix-septième jour, nous accordons un demi-verre de vin pur par chaque repas, et nous appliquons les douches comme chez les malades des observations précédentes.

L'amélioration se prononce de plus en plus, et à la fin du mois Mlle X... est assez bien pour reprendre son service auprès de sa maîtresse. Elle a fait usage d'une nourriture froide. Les derniers jours seulement, elle a pris à dose modérée, celle de tout le monde, et l'a digérée.

S'il a jamais existé une chlorose grave, c'est, assurément, celle dont l'histoire sommaire précède, l'hydrothérapie en a néanmoins triomphé après que tous les moyens ordinaires, maniés par un praticien expérimenté, avaient échoué ; cette cure est d'autant plus remarquable, qu'interrompue au milieu de son cours, elle a pu, malgré le retour de symptômes très sévères, reprendre ses progrès, presque comme s'il n'y avait pas eu discontinuité d'action de la médication, qui avait déjà produit de si heureux effets. On n'est pas toujours aussi heureux, et il ne faut pas prendre ce cas pour modèle. Le mieux, à beaucoup près, nous n'avons besoin de le dire à aucun clinicien expérimenté, est de poursuivre un succès quand on le tient, comme il faut achever le gain d'une bataille quand on a obtenu les premiers avantages.

On voit que parmi les très nombreuses observations de chlorotiques que nous possédons, nous n'avons pas choisi nos exemples parmi les cas les plus légers, et que, s'il est vrai que qui peut le plus peut le moins, toutes les chloroses peuvent être plus ou moins facilement guéries par l'hydrothérapie, conclusion qui s'éloigne étrangement de celle que Schedel avait cru pouvoir tirer du coup d'œil, très superficiel assurément, qu'il avait jeté sur ce qui se passait à Græfenberg.

Quant aux procédés que nous avons suivis pour appliquer

l'hydrothérapie au traitement de la chlorose, nos lecteurs ne manqueront pas de faire les remarques suivantes :

Quoique toutes les malades dont on vient de lire l'histoire très sommaire fussent toutes arrivées à un degré extrême d'affaiblissement, nulle difficulté ne s'est opposée à l'application du traitement, et aucun inconvénient surtout n'en a été le résultat. Si quelquefois nous avons employé, au début, de l'eau dégourdie, et une fois (chez la dernière malade) des douches écossaises, c'est pour nous rendre au désir d'un de nos confrères et amis, ou pour ménager la pusillanimité de jeunes filles nerveuses; nous sommes arrivé promptement, du reste, aux applications régulières de la méthode, résultat d'autant plus remarquable que quelques-uns des traitements ont été faits pendant la saison la plus rigoureuse.

On ne manquera pas non plus sans doute de remarquer combien le rationaliste Fleury se trompait, en proscrivant l'emploi de l'eau pure comme boisson dans la chlorose, puisque toutes nos malades ont bu de l'eau ; nous avons donné du vin à une seule, et, à la fin de son traitement, uniquement pour satisfaire ses habitudes et son goût ; l'eau à l'intérieur n'a pas empêché les guérisons de marcher très rapidement et nous osons même croire qu'elle y a contribué.

Enfin, nos lecteurs remarqueront que chez toutes nos malades, le système nerveux avait été excité et surtout troublé par des causes diverses, avant le développement de la chlorose, raison plausible pour attribuer la maladie, comme nous l'avons fait avec notre ami Becquerel, à une névrose générale ; ce qui explique l'efficacité de l'hydrothérapie. Il faut nous borner, et sur ce dernier mot, nous terminons cet article.

ART. 19. — DU CHOLÉRA

> On peut attendre les meilleurs résultats de l'eau froide comme préservatif lorsque des maladies contagieuses règnent. Aux Antilles, le meilleur remède contre la fièvre jaune consiste surtout, pour les troupes de terre et de mer, à les faire baigner dans l'eau froide tous les jours.
>
> LONDE.

Comme on le pense bien, nous n'avons nulle intention de nous livrer ici à une étude approfondie sur la terrible épidémie qui, cette année encore (1884), a donné lieu à un si grand débordement de paroles, sans autre profit que la démonstration des illusions (?) du docteur Koch, qui croyait avoir découvert que le choléra est dû à un bacille en forme de virgule, et la propagation de cette erreur, funeste à tout le monde, excepté à quelques membres d'une commission d'Orient dite sanitaire et de quelques comités prétendus d'hygiène. Non, ce n'est pas ici le lieu de traiter du choléra ; notre intention est seulement de réfuter une erreur inconcevable d'un médecin qui ne manquait pourtant pas de mérite, M. le Dr Marchal (de Calvi), ex-professeur au Val-de-Grâce. Cet honorable confrère, fort savant en diverses branches de la médecine, mais fort ignorant en hydrothérapie, avait prétendu, dans le journal la *France* dont il était rédacteur, qu'il fallait se défier de l'hydrothérapie, parce qu'il arrivait qu'on ne pouvait pas toujours réchauffer les malades après les avoir douchés. Nous n'avons autre chose à faire qu'à reproduire ce que nous écrivions dans la *Médecine contemporaine* du 1er novembre 1865 :

« Nous nous proposions de répondre à notre honorable collègue de la presse, quand notre excellent ami, le Dr Wertheim, prenant l'initiative, nous adressa la lettre que nous publions ci-dessous. Voici ce que nous disions :

« M. Marchal (de Calvi), dans une deuxième lettre sur le choléra (la *France*, 23 octobre 1865), prétend que l'on doit se défier des douches hydrothérapiques. Cet avis n'est pas le nôtre, et si M. le Dr Tourette n'avait pas été atteint par le fléau, à son arrivée à Toulon, il se serait chargé de démontrer que, loin d'être un danger en de telles circonstances, la méthode hydrothérapique mérite d'être plutôt considérée comme un préservatif, dans de certaines limites, et comme un auxiliaire curatif.

« Nous ne sachons pas que pendant les épidémies redoutables qui ont sévi en 1849 et en 1855, aucun malade soit mort du choléra par suite d'un traitement hydrothérapique bien dirigé ; nous insistons sur cette dernière condition, car si M. Marchal (de Calvi) a sérieusement étudié l'hydrothérapie, il nous accordera bien que la manière dont on applique aujourd'hui les irrigations froides à domicile ne réalise pas l'idéal de la nouvelle et puissante méthode ; cette manière est plutôt une fantaisie, et si elle compte des accidents, il en faut rapporter la responsabilité, non à l'hydrothérapie, mais aux ignorants qui en appliquent mal les principes, tout en essayant de faire croire le contraire au public ou même aux médecins trop peu réfléchis, comme M. Marchal.

« Avant de parler ou d'écrire, on devait au moins se renseigner. Quant à nous, nous sommes encore à attendre cette « personne glacée », à laquelle M. Marchal fait allusion, et qu'on n'aurait pu réchauffer. Cependant notre action s'exerce chaque jour sur plus de vingt malades. »

Voilà ce que, pour notre compte, nous répondions à notre savant mais léger confrère ; voici maintenant la lettre de M. le Dr Wertheim dont nous partageons les idées :

Monsieur et très honore confrère,

On vient de me donner connaissance d'un article du journal la *France*, concernant le choléra, signé Dr Marchal (de Calvi). C'est la mode d'amuser le public avec l'épidémie régnante. Les grands et les petits journaux sont remplis d'antidotes et de nouveaux remèdes ; et MM. les pharmaciens n'ont garde de s'en plaindre. C'est lucratif, et, de plus, agréable pour eux, car, au lieu d'avoir à déchiffrer des ordonnances, pour la plupart illisibles, ils ont dans ces feuilles des recettes nettement imprimées, et peuvent du même coup connaître l'opinion politique de leurs clients.

Heureusement l'épidémie semble arriver à sa décroissance ; mais, avant son départ définitif, permettez-moi de vous signaler une grave erreur de la part du docteur Marchal (de Calvi). Ce praticien distingué, plein d'aménité et de prévenance pour ses amis et collègues du corps médical militaire, recommande leur *modus faciendi* dans le traitement du choléra, mais, en même temps, il s'élève contre l'emploi de l'hydrothérapie : « Redoutez, s'écrie-t-il, les douches hydrothérapiques, à moins d'être bien sûr de la réaction. J'ai eu grand'peine à réchauffer une frêle jeune femme que l'hydrothérapie avait glacée. » Je suis à même de pouvoir rassurer notre savant confrère et, avec lui, les lecteurs de la *France*. Si l'hydrothérapie avait glacé une frêle et jeune femme, c'est que l'hydrothérapie était aussi mal appliquée que mal indiquée. L'hydrothérapie ne doit jamais enlever qu'un excès de calorique, et si elle s'amuse à glacer un malade, c'est que ce malade a été soumis sans discernement ou trop longtemps à l'action de l'eau froide, et qu'on a négligé d'augmenter préalablement la chaleur naturelle du corps. Je tiens pour avéré, tant par mon expérience personnelle que par celle de mes confrères spéciaux, que l'hydrothérapie est peut-être le seul véritable préservatif non seulement contre le choléra, mais, en général, contre toutes les maladies épidémiques. *Ab uno disce omnes*. En 1854, lors de l'invasion du fléau asiatique, je me trouvais à la tête de l'établissement hydrothérapique du Château-d'Issy. La commune n'était pas plus épargnée que les localités environnantes. Plus de cinquante malades étaient en traitement dans ma maison. Aucun ne ressentit, un seul instant, l'influence épidémique, pendant que je soignais plusieurs cas de choléra assez graves sur des personnes qui n'avaient fait qu'accompagner des malades. Je recommande donc, en toute sincérité, à ceux qui ont l'habitude de l'hydrothérapie à titre de traitement ou d'hygiène, d'agir comme par le passé. Elles se trouveront certainement beaucoup mieux de suivre ce conseil que de prendre tous les jours, d'après l'invitation de notre savant confrère, comme préservatif du choléra, une petite dose d'iodure de potassium, qui ne peut pas manquer de leur procurer au moins un rhume de cerveau bien désagréable. *Dixi, salvavi animam meam.*

Dr WERTHEIM.

Nous pourrions ajouter encore beaucoup de développements à cette lettre ; nous le croyons inutile.

ART. 20. — DE LA CHORÉE

> Le bain froid est non seulement un stimulant, mais aussi un calmant pour le système nerveux, et il est constaté qu'après un bain froid le corps transpire et devient considérablement plus léger.
>
> SANCTORIUS SANCTORINUS.

Pour ne parler que de la véritable hydrothérapie et ne point remonter aux calendes grecques, nous devons constater que dès son origine l'hydrothérapie a été appliquée avec grand succès au traitement de la chorée. Priessnitz avait obtenu des cures très remarquables à l'aide de la nouvelle méthode, et Schedel, pendant son séjour à Græfenberg a été lui-même témoin d'une de ces cures.

« C'était, dit-il, chez une jeune Anglaise, âgée de seize ans, qui se trouvait à Freiwaldau avec sa famille. Elle était malade depuis deux ans; les progrès de la maladie avaient été très lents. Le côté gauche était le plus affecté, et, parfois, l'agitation générale était très forte. La malade était alors en traitement depuis six semaines, et la chorée avait entièrement cessé. On continuait l'enveloppement dans le drap mouillé chaque matin, puis le bain froid, et dans la journée, deux frictions avec le drap mouillé ; elle buvait huit verres d'eau froide par jour et faisait beaucoup d'exercice en plein air. »

Ces chorées guéries par Priessnitz appartenaient-elles à une catégorie, à une espèce particulière? Priessnitz ne pouvait le dire, puisqu'il n'entendait rien au diagnostic ; mais Schedel, qui s'y entendait autant qu'aucun autre de ses confrères, Schedel n'en dit rien non plus. Il n'en est pas de même de Fleury, dont les prétentions rationalistes ne veulent rien laisser d'inexpliqué. « Si le trouble fonctionnel, dit-il, est idiopathique, essentiel, nerveux, l'hydrothérapie est toute-puissante, la guérison presque certaine ; si le trouble fonctionnel est sympathique, symptomatique, secondaire, tout dépend de la nature de la lésion. » Mais à quels signes reconnaît-on sûrement que les troubles sont idiopathiques,essentiels,etc., pour nous servir des ambitieuses redondances du vaniteux écrivain? *Devines si tu peux, et choisis si tu l'oses !* Nous n'essaierons ni l'un ni l'autre. Pas davantage, nous n'essaierons de définir avec son intelligent copiste la *nature* intime de la chorée, et nous nous garderons bien de répéter avec lui cette grosse niaiserie, que la chorée est une maladie dans laquelle « la *musculation* cessse d'être soumise à la volonté » ! car ce qu'on doit désirer avant tout quand on écrit ou qu'on parle, c'est d'être compris des autres et de se comprendre soi-même, et celui qui a trouvé cet étrange assemblage de mots n'a certainement fait ni l'un ni l'autre ; tout au plus a-t-il une idée confuse de ce qu'il a voulu, mais de ce qu'il n'a pas su dire. N'ayant pas la prétention, comme nous l'avons dit plusieurs fois, de traiter à fond aucune question de pathologie ou de physiologie, d'anatomie ou de physiologie pathologique pure, nous n'essaierons pas davantage de déterminer, avec un zélé physiologiste expérimentateur si, dans la chorée, ce sont certaines fibres de la base de l'encéphale qui sont lésées et de quelle espèce de lésions elles sont atteintes; malgré les expériences intéressantes sans doute, dont ces questions ont été l'objet, il s'en faut que la lumière soit entièrement faite sur elles, et jusqu'à ce qu'elles ne renferment plus d'obscurités, toutes les savantes dissertations qu'on pourrait faire sur elles n'ont qu'un bien faible intérêt pour le clinicien. Ce qui en a davantage, ce sont les recherches qui semblent établir des liens intimes entre la chorée et le rhumatisme. On sait que ce sont les observations déjà anciennes de M. le professeur G. Sée qui paraissent avoir établi ces liens, lesquels ont été confirmés en quelque sorte par les observations de M. Roger, qui a cru constater qu'il y avait des relations entre la chorée et les affections cardiaques; or, comme les affections cardiaques, chacun le sait, dépendent le plus souvent de la diathèse rhumatismale, les liens constatés par M. Roger sont, en définitive, sous un autre aspect, les mêmes qu'a signalés M. Sée. Les uns et les autres, du reste, ne changent rien au traitement de la chorée par l'hydrothérapie, car on verra que cette méthode est la meilleure qu'on puisse opposer au rhumatisme, au rhumatisme chronique surtout.

A l'occasion de ce traitement, nous devons ici une mention particulière à un travail récent très consciencieux de M. le Dr Cadet de Gassicourt, faisant partie du *Traité clinique des maladies de l'enfance,* de cet honorable médecin de l'hôpital Trousseau. Précisément, parce que le travail du savant auteur est consciencieux, nous devons d'autant plus rectifier l'appréciation, à notre avis défectueuse, qu'il a faite de la médication hydrothérapique appliquée au traitement de la chorée.

Commençons par constater que, d'une manière générale, notre distingué confrère professe des doctrines ou du moins une doctrine thérapeutique fort contestable en fait de chorée: il prétend qu'un assez grand nombre de médicaments, fer, quinquina, arséniate de soude, émétique, etc., etc., ont une grande influence sur les accès ; qu'ils les rendent moins et quelquefois beaucoup moins violents et plus courts ; mais qu'aucun de ces moyens cependant ne guérit la chorée, n'abrège sa durée totale, qui est toujours — traitée par l'émétique, par exemple — de quinze à dix-neuf jours en moyenne.

Eh bien, nous ne saurions admettre qu'une médication quelconque, qui calme d'une manière tranchée les symptômes d'une maladie, n'ait pas d'influence sur la maladie elle-même, car il nous paraîtrait peu rationnel de prétendre que les symptômes, d'une part, et la maladie, de l'autre, fassent deux; et, si elles ne sont pas deux, comment agirait-on sur toutes les parties sans agir sur le tout ! Il y aurait, toutefois, une objection à notre thèse, irréfutable d'une manière générale, ce serait d'appeler atténuation des symptômes la paralysie, la suspension complète ou incomplète d'une ou de plusieurs fonctions, celle de la sensibilité entre autres. Par exemple, M. Cadet-Gassicourt admet que l'émétique a une influence très favorable sur les accès — si accès il y a, ce que nous ne croyons pas devoir admettre, — de la chorée; mais il ajoute que ce médicament n'agit ainsi que lorsqu'il provoque des phénomènes toxiques, et il le donne, en effet, à des doses que peu de médecins oseront risquer (90 centigrammes chez des enfants de huit à douze ans), et ces médecins s'étonneront même, très probablement, que M. Cadet-Gassicourt ait pu échapper, ou du moins ses jeunes malades, à des accidents de la dernière gravité.

Pour nous, une atténuation produite par une intoxication et qui ne se prolonge pas, ne saurait être considérée comme une amélioration, pas même comme une véritable rémission d'un *accès* (1) ; c'est une maladie plus grave qui en masque une moins grave, et voilà tout.

Quant à la durée de la chorée qui, traitée ou non traitée, est toujours, suivant M. Cadet-Gassicourt, de quinze à dix-neuf jours, c'est là une chorée que nous ne connaissons pas, et tous les praticiens penseront sans doute avec nous qu'une médication qui réduirait cette maladie à une durée moyenne de quinze ou même de dix-neuf jours, loin d'être une méthode inefficace, serait, au contraire, une médication des plus précieuses, sinon même héroïque. On a vu que, dans l'exemple cité par Schedel, la maladie datait de deux ans. et que le savant écrivain a considéré comme un magnifique succès une cure obtenue en plusieurs semaines. Schedel avait grand'raison et nous dirons plus loin, à ce propos, à quels inconvénients on s'expose quand on apprécie les choses différemment.

(1) Il y a, dans la chorée, des moments où les mouvements sont plus désordonnés que dans d'autres ; il y a même des moments de calme complet. Mais il n'y a pas ce qu'on peut appeler des *accès*.

Nous pourrions multiplier beaucoup ces considérations ; nous préférons arriver, sans plus tarder, à l'hydrothérapie, car, en fait de médicaments proprement dits, nous sommes bien à peu près de l'avis de notre honorable confrère, et nous pensons qu'il y a peu de chose à en attendre. Mais ce que nous ne saurions approuver, c'est son appréciation de l'hydrothérapie, quoique cette appréciation puisse être parfaitement juste, quand on applique cette médication comme il le conseille, et quoiqu'on ne puisse en attendre, dans ce cas même, le résultat qu'il attribue — généreusement, croyons-nous — à l'émétique.

« L'hydrothérapie, dit-il, doit être appliquée avec prudence en commençant par de l'eau mitigée *de vingt à trente-cinq degrés!* » Ce n'est point là de l'hydrothérapie prudente, c'est de l'hydrothérapie illusoire ; il est vrai que M. Cadet-Gassicourt conseille de *commencer* par là, sans dire comment il faut continuer et finir ; en sorte qu'on ne sait si la suite est aussi défectueuse que le commencement. Il ne dit pas davantage quelles applications hydrothérapiques il faut préférer, ni même si l'on doit ou si l'on peut les appliquer toutes indifféremment. Tout cela prouve que M. Cadet-Gassicourt croit — avec un grand nombre de médecins encore malheureusement — que l'hydrothérapie est un moyen banal, qu'on peut appliquer *par à peu près,* et qui n'exige aucune des connaissances, aucun des soins qui sont indispensables pour le maniement de n'importe quelle autre médication sérieuse.

Dans la chorée, la médication vraiment efficace est l'hydrothérapie, associée, quand la débilité des malades en donne l'indication, aux reconstituants.

Les applications dominantes sont la douche en pluie et la

piscine avec de l'eau aussi froide que possible ; si, chez les sujets trop pusillanimes, on peut commencer quelque fois par deux, trois ou quatre douches à 24, 20, 18 et 15 degrés, on ne doit jamais faire usage de ces applications inutiles que pour habituer les malades aux applications utiles, pour les aguerrir, en un mot.

M. Cadet-Gassicourt parle de douches et de bains sulfureux, dans les cas de complications rhumatismales ; mais ces douches comme ces bains sont pour le moins inutiles, même dans les cas de cette complication, infiniment plus rare d'ailleurs, qu'on ne l'a pensé depuis trente ans, d'après des coïncidences qui trompent facilement des observateurs trop pressés de généraliser.

Dans les cas où cette complication est supposée ou constatée, et même dans d'autres, on peut appliquer avec avantage l'enveloppement par le drap mouillé, mais avec des précautions que M. Cadet-Gassicourt semble ignorer et qui sont indispensables : l'enveloppement doit être prolongé jusqu'à la réaction, la sudation de vingt à trente minutes, en ayant soin de donner à boire au malade de fréquentes gorgées d'eau froide, et en maintenant sur la tête des compresses d'eau froide constamment renouvelées.

Voilà, très en résumé, comment l'hydrothérapie doit être appliquée au traitement de la chorée *de toutes les formes et de toutes les intensités*. Ainsi appliquée, elle constitue sans contredit, la meilleure médication de cette maladie ; mais, malgré son incontestable supériorité sur toutes les autres, nous ne promettons à aucun praticien qu'elle puisse réduire la durée de la maladie à quinze ou même à dix-neuf jours, et nous ne saurions nous expliquer par quelle série de faits M. Cadet-Gassicourt a pu être abusé, pour tomber dans une aussi grave erreur. Nous devons même revenir, à ce propos et insister sur ce que nous avons dit ci-dessus à l'occasion du fait de guérison constaté par Schedel : ce serait une chose bien fâcheuse que d'accréditer parmi le public, et surtout parmi les médecins, l'opinion que la chorée doit guérir naturellement dans un délai de quinze ou même de vingt jours, quand, en réalité, elle dure, abandonnée à elle-même, des mois et même des années ; cette fausse opinion aurait cette triste conséquence que, lorsque les malades n'ont pas obtenu une guérison ou tout au moins une grande amélioration, après quelques semaines de traitement hydrothérapique, ils désespèrent de l'action de ce traitement et l'abandonnent tandis que, s'ils avaient eu plus de persévérance, ils seraient arrivés au résultat désiré. Ce défaut de persévérance est d'autant plus inexplicable parfois, que les malades chez qui on l'observe ont suivi souvent des médications pharmaceutiques pendant un grand nombre de mois, sans être fatigués de cette longue et inutile attente d'une amélioration qui n'est pas arrivée ; l'hydrothérapie semble avoir seule ce triste privilège de leur faire perdre patience bien plus promptement que tout autre moyen. Nous avons déjà prévenu nos confrères de cette singulière exigence qu'on semble avoir pour la seule médication hydrothérapique ; puissent-ils, dans l'intérêt de leurs clients, tenir compte de nos avertissements.

Après ces quelques explications que nous n'avons pas cru pouvoir nous dispenser de donner, nous allons citer quelques observations qui prouveront comment les faits justifient les opinions que nous venons d'exposer.

OBS. 1. — Le premier fait que nous rapporterons a été observé et publié par le Dr Bergeron, médecin de l'hôpital Sainte-Eugénie.

G... (Léon), âgé de treize ans, entre à l'hôpital Sainte-Eugénie, le 28 novembre 1860, service de M. le Dr Bergeron.

Cet enfant, qui a déjà été dans le même service, il y a quelque temps pour une fièvre typhoïde, est allé passer six semaines à la maison de convalescence de la Roche-Guyon.

Pendant son séjour dans cette maison, l'enfant ne présenta rien de particulier. Il revint dans un état de santé aussi satisfaisant que possible.

Le lendemain de son retour, c'est-à-dire le 27 novembre, sa patronne remarqua, dit-elle, quelques mouvements convulsifs dans les membres.

Le 28, à neuf heures et demie du matin, les accidents augmentèrent. L'enfant portait brusquement sa main droite à son menton, le frappait avec violence, et répétait sans cesse, *na !* Il avait parfaitement conscience de tout ce qui se passait autour de lui. A une heure et demie, il fut pris du délire ; il tenait des propos incohérents. A quatre heures, moment auquel on nous l'amène, à l'hôpital, sa chorée persiste avec la même intensité ; il est furieux, ne peut rester en repos sur sa chaise. Il veut chasser quelqu'un ; il lui enjoint de s'éloigner au plus vite. Sa figure est congestionnée, couverte de sueur. Du reste, apyrexie complète. Il répond avec intelligence, mais par saccades, aux questions que nous lui posons.

Cet état d'excitation, très marqué à l'arrivée du malade dans la salle, diminue un peu au bout d'une demi-heure, sans cependant cesser d'être aussi caractéristique.

Mes collègues, auxquels je montre ce malade, sont de mon avis quant au diagnostic et au traitement. Je lui administre donc immédiatement une douche en pluie.

L'enfant, en entrant dans la salle de bains, un peu obscure en ce moment, éprouve un mouvement de frayeur ; il ne veut pas avancer. Quelques instants plus tard, le bruit qui s'échappe du robinet lui cause un certain émoi. Il ne se soumet qu'avec beaucoup de peine à recevoir la douche. Sa respiration est haletante ; il croit qu'on va lui faire du mal, dit-il. Néanmoins on parvient à lui administrer la douche en pluie d'une minute et demie.

Aussitôt après, les mouvements désordonnés que présentait

l'enfant cessent complètement, sauf encore un peu de chorée des muscles du larynx qui persiste. Mais, revenu à la salle, tout disparaît, et il ne se manifeste aucun mouvement choréique. Le malade parle très franchement, mais ne peut expliquer l'origine des accidents qu'il a éprouvés. Il demande à manger. Le soir, il s'endort et ne présente pendant le sommeil aucun mouvement choréique.

Le 29, l'enfant est très calme, mais prononce encore, quoique à de très rares intervalles, *na*. On remarque à peine quelques mouvements choréiques dans les membres. — A dix heures du matin, douche en pluie d'une minute et demie.

Le malade se trouve très bien toute la journée ; seulement, le soir, à cinq heures, il éprouve un peu de difficulté à boire ou plutôt à avaler.

Le 30, encore quelques mouvements très légers et très rares dans la tête. On n'en observe pas dans les membres. — Douche en pluie d'une minute et demie.

Le 1er décembre, même état ; on suspend les douches.

Le 2, l'enfant reste levé toute la journée, et est très calme. Bain tiède.

Le 3, les mouvement ont entièrement cessé.

Le 5, la guérison se maintient.

Le 6, l'enfant étant complètement guéri, nous lui donnons son exeat, en lui recommandant de revenir de suite à l'hôpital, s'il lui survenait encore des mouvements. (*Médecine contemporaine*, 15 janvier 1865.)

L'honorable clinicien fait suivre cette observation des remarques suivantes :

« Cette observation, quelque courte qu'elle soit, m'a paru intéressante à plusieurs points de vue ; d'abord à cause de l'explosion brusque et sans cause appréciable des accidents, de leur peu de durée, de la guérison presque subite au moyen de l'hydrothérapie ; ensuite par cette forme bizarre de chorée où le malade se frappe violemment le menton, ce qui se rapporterait assez bien à ce que Tulpius désigne sous le nom de *malleatio*. »

Tout en constatant, à notre tour, combien est curieuse l'observation de notre distingué confrère, nous nous garderons cependant d'y voir un des beaux exemples de l'action de l'hydrothérapie ; nous craindrions que des confrères un peu difficiles ne nous fissent remarquer que nous sommes orfèvre : il serait possible, en effet, que des accidents aussi inusités que ceux qu'a éprouvés l'enfant G..., qui se sont présentés brusquement et avec une forme aiguë, qui se sont accompagnés de délire, il serait possible que ces accidents eussent disparu spontanément ou à l'aide d'une médication quelconque ; mais ce qu'il est permis de constater c'est que l'hydrothérapie n'a nullement nui à la prompte disparition de ces accidents, et qu'elle paraît l'avoir favorisée. De toute façon, on doit savoir gré à M. Bergeron d'avoir publié ce fait, et de nous avoir appris que son traitement avait eu l'assentiment de ses collègues de l'hôpital ; c'est une bonne fortune dont l'hydrothérapie doit s'applaudir.

Les mêmes réserves ne doivent pas être faites sur le fait suivant dont l'observation nous fut communiquée par notre éminent confrère et ami, le Dr Moreau (de Tours), médecin du quartier des aliénées de la Salpêtrière ; l'observation a été recueillie par M. Peulevé, interne de service.

Obs. 2. — La nommée J. F..., âgée de vingt et un ans, couturière, entre à la Salpêtrière le 14 septembre 1864.

Interrogée au point de vue de l'hérédité, elle raconte que sa famille est exempte de diathèse. Père très bien portant. La mère est morte « d'un asthme ».

Quant à la malade elle-même, elle est d'une constitution moyenne, d'un tempérament nerveux, très excitable. Sa jeunesse se passa sans maladies. A quatorze ans, ses règles parurent, mais se firent remarquer par leur irrégularité, tant dans leur apparition que dans leur abondance.

Il y a trois ans, à la suite d'une peur violente qu'elle ressentit à la vue d'une chaudière qui éclata près d'elle, elle tomba en poussant un cri, fut prise de quelques convulsions sur la nature desquelles il est impossible de s'édifier, mais qui durèrent peu et ne se renouvelèrent pas depuis.

L'an dernier, elle devint enceinte et accoucha, le 4 mai de cette année, à l'hôpital Necker. Tout se passa de la façon la plus satisfaisante. Elle éprouva seulement, après ses relevailles, quelques douleurs vagues dans les hanches. On ne peut savoir exactement si ce sont des douleurs articulaires.

Enfin, deux ou trois mois après ses couches, il y a maintenant six semaines, son caractère changea en peu de temps; elle devint colère, irascible, bizarre dans ses idées, qui ne tardèrent pas même à se porter vers le suicide ; l'appétit, néanmoins, était conservé, les fonctions s'exécutaient bien.

Vers cette époque, elle s'aperçut qu'à de rares intervalles et sans cause connue, son bras gauche éprouvait quelques mouvements involontaires; sa profession de couturière lui valut alors de fréquentes piqûres ; peu à peu ces mouvements cloniques devinrent plus fréquents, s'étendirent même quelque peu à la jambe du côté gauche. Rien à droite.

Au milieu de ce début de maladie, elle fut vivement impressionnée par l'apparition d'un individu qui pénétra chez elle en sautant par la fenêtre. Cet incident donna comme un coup de fouet à l'affection qui débutait. En effet, très peu de jours après, les mouvements cloniques étaient devenus incessants, d'abord dans tout le côté gauche, puis avaient envahi la jambe et le bras droits, la face, les yeux, qui roulaient dans leurs orbites ; les mâchoires s'ouvraient et se fermaient, se déviaient convulsivement à droite; à droite, la langue fut mordue plusieurs fois ; les joues étaient dilacérées. En même temps, les bras fléchissaient, s'étendaient, rendant l'acte de la préhension tout à fait impossible surtout du côté gauche. Impossible à la malade de se tenir debout ; les jambes fuyaient subitement sous elle ; tous ces mouvements persistaient même dans le décubitus, plus étendus toutefois dans les bras que dans les jambes et du côté gauche que du côté droit.

Pendant la nuit, repos complet, au moindre réveil, réapparition de tous ces phènomènes.

Au milieu de tous ces troubles, aucune altération de la sensibilité, et, fait singulier, tous les troubles intellectuels ont disparu avec l'apparition du summum des phénomènes pathologiques.

C'est dans cet état qu'elle entre à l'hôpital Saint-Antoine, où elle fut traitée par les bains sulfureux et toniques. Elle en sortit au bout de quatorze jours, améliorée, pour rentrer deux jours après, le 14 septembre à la Salpêtrière, dans l'état suivant : chorée très prononcée de tout le côté gauche, quelques rares mouvements du côté droit. Si l'on fait étendre les bras de la malade, elle ne peut les tenir dans cette position ; le droit seul y reste imparfaitement. Elle se tient difficilement debout et a recours à un poteau. Malgré le soutien de ce dernier, elle tombe à terre, si on la fait tenir à cloche-pied sur la jambe gauche. La face est animée de nombreuses convulsions; la parole est très embarrassée, la langue n'obéit qu'imparfaitement à la volonté.

A l'auscultation du cœur on entend un souffle de chlorotique ; en même temps les bruits sont irréguliers, parfois saccadés, parfois ralentis ; le pouls suit toutes ces variations. En un mot, il y a une véritable chorée du cœur. Pas de troubles intellectuels, sinon une précipitation très marquée dans le langage.

Le 16 septembre, la malade est mise au traitement des douches vertébrales, comme les fait administrer depuis longtemps M. Moreau (de Tours). Le jet est dirigé d'abord sur les parties les plus agitées (côté gauche du corps, membres supérieurs et inférieurs), et enfin, on le promène jusqu'à rubéfaction de la peau sur toute la colonne vertébrale.

Le 17, même traitement.

Dès le 18, amélioration manifeste : plus de mouvements du côté droit ; plus de convulsions de la face ; seuls le bras et la jambe gauches sont agités.

Le 22, le malade n'a aucun mouvement anormal, quand on l'examine sans qu'elle s'en aperçoive. Ses mouvements volontaires sont seulement un peu plus précipités que dans son état normal. Si l'on attire son attention, l'émotion ramène quelques mouvements rares dans les bras

Le 24, la malade n'éprouve plus un seul mouvement involontaire. L'émotion elle-même ne les ramène pas.

Le traitement est continué.

Le 5 octobre, la malade est parfaitement portante et n'a rien éprouvé depuis le 24. Elle s'occupe de ses travaux de profession, s'est mise à coudre. Elle a un caractère fort doux.

L'auteur fait suivre l'observation des remarques suivantes :

« Cette observation est remarquable à plus d'un titre. Nous nous contenterons d'appuyer sur les points suivants :

« 1° Le début de la maladie, qui s'est fait lentement et sans cause connue ;

« 2° La rapidité avec laquelle elle a atteint son summum, sous l'influence d'une émotion vive ;

« 3° Le haut degré d'intensité auquel elle est arrivée, tant sous le rapport de la généralisation progressive des symptômes que sous le rapport de leur violence ;

« 4° Et comme pour faire opposition à la proposition précédente, la rapidité avec laquelle elle a cédé sous l'influence de l'hydrothérapie méthodiquement administrée. » (*Méd. contemp.*, n° cité.)

Nous n'ajouterons rien pour le moment aux remarques du savant auteur de l'observation, qui n'était pas seulement un éminent aliéniste, mais un médecin encyclopédiste distingué ; nous allons soumettre d'abord à nos lecteurs quelques autres observations.

Obs. 3. — Mlle X..., âgée de quatorze ans, est affectée d'une déviation latérale de la colonne vertébrale pour laquelle elle a subi un traitement dans l'établissement orthopédique de mon père. Petite, grosse, d'un tempérament bilioso-sanguin, jouissant d'habitude d'une bonne santé, elle fut atteinte assez brusquement au mois de septembre 1858, d'une chorée généralisée ; en outre, les règles étaient irrégulières et peu abondantes. — On employa contre la chorée des émissions sanguines, des opiacés, les préparations arsénicales préconisées par le docteur Boudin, la gymnastique, etc., etc. ; tout fut employé sans pouvoir faire cesser le désordre des mouvements volontaires. C'est alors que, sur l'avis de notre distingué et regretté ami, Londe, qui conseilla l'hydrothérapie, notre père nous confia la jeune malade, le 16 septembre 1858.

Les mouvements convulsifs agitaient chez elle tous les membres, mais plus spécialement le côté gauche ; la figure était également très agitée ; la bouche s'ouvrait et se fermait alternativement; les muscles de la face se contractent en désordre ; ceux des paupières également, de sorte que les yeux faisaient des clignotements perpétuels, et que la physionomie grimaçait de la façon la plus variée ; la prononciation était confuse, parfois inintelligible, par suite des mouvements désordonnés des lèvres ; le front lui-même se plissait et se déplissait de la façon la plus pittoresque ; la station n'était possible qu'avec le soutien d'un bras solide ; la préhension était très difficile, et pour peu que les objets fussent un peu lourds, impossible. L'appétit était très capricieux, les garde-robes rares ; le caractère était très versatile, facilement irritable.

Chez les malades irritables et capricieux, nous préludons ordinairement par un bain à l'eau dégourdie ; mais Mlle X..., se montrant intrépide, nous lui administrons d'emblée une douche générale en pluie avec de l'eau à 8°, et nous la faisons immédiatement après plonger dans la piscine où elle s'agite fortement pendant deux minutes ; à sa sortie de la piscine, on la frictionne avec soin avec un linge bien sec et un peu rude, elle boit un plein verre d'eau fraîche et se promène rapidement pendant une demi-heure, bien entendu avec l'aide d'un bras.

Le soir et les jours suivants, les mêmes applications sont renouvelées en portant progressivement jusqu'à deux minutes la durée de la douche en pluie.

Le 22, on constate déjà une modification sensible dans les membres inférieurs ; la démarche est un peu plus ferme ; il n'y a pas de changement appréciable dans les parties supérieures du corps. — Outre le verre d'eau que Mlle X... prend après les applications hydrothérapiques, nous lui en faisons boire quatre verres en diverses fractions, dans le cours de la journée ; elle est soumise à des exercices gymnastiques. Alimentation froide.

Le 26, on constate que la diminution des mouvements désordonnés s'est étendue aux membres supérieurs et aux muscles de la face ; la parole est un peu moins confuse ; elle peut tenir un verre sans en renverser le contenu, et la démarche est assez facile pour qu'on ne s'aperçoive qu'avec beaucoup d'attention de l'irrégularité de ses mouvements.

Le 10 octobre, l'amélioration a fait assez de progrès pour que la malade puisse être considérée comme guérie ; elle nous quitte, en effet, de ce jour-là et depuis, la cure n'a fait que se consolider.

Obs. 4. — M. X... est déjà à quinze ans un compositeur distingué. Il nous fut adressé pour une chorée, le 5 août 1863, par notre éminent et regretté confrère, le Dr Duchenne, de Boulogne, qui lui avait conseillé l'hydrothérapie dont il était le grand et très intelligent appréciateur.

M. X... est grand, maigre, chloro-anémique ; les membres, la tête, les yeux, la face sont le siège de mouvements involontaires qui rendent impossible l'exercice du piano sur lequel M. X... possède un grand talent, et qui lui est indispensable pour ses compositions. Le désordre des mouvements n'est pas cependant poussé à l'extrême, mais il remonte déjà à six mois, et divers traitements, qui ont été essayés, le dernier par notre éminent confrère, n'ont pu remédier à ce désordre, pas même l'atténuer. L'origine de la maladie est généralement attribuée à un excès de travail, en partie aussi à quelques pratiques solitaires que M. X... avoue timidement, et peut-être aussi à une syphilis qu'il a contractée il y a quelques mois avec une dame qui n'a pas craint, malgré son jeune âge, de l'initier à la pratique des fonctions génitales, syphilis dont il n'est pas encore entièrement débarrassé. M. X... est né de parents étrangers d'une très bonne santé, il est le huitième enfant d'une famille dont les membres sont tous vivants et bien portants

Dès le 5 août au matin, nous pratiquons une lotion générale à 20° ; le soir, on donne une douche générale en pluie de trente secondes, avec de l'eau à 10°, suivie d'une friction sèche et d'une promenade de vingt-cinq à trente minutes.

Le 6, on fait précéder la douche, qu'on fait durer deux minutes, d'une sudation à l'étuve ; on continue ainsi jusqu'au 9 inclusivement.

Le 10 et les jours suivants, on donne alternativement, après la sudation, un jour la douche et l'autre une immersion dans la piscine où le malade s'agite énergiquement pendant deux minutes.

Le 12, on constate une amélioration très sensible ; la figure n'est presque plus grimaçante et les mouvements des membres supérieurs sont tellement améliorés que M. X... a pu reprendre hier son piano. Sur ses instances, nous sommes, malgré nous, obligé de le laisser partir pour le bord de la mer, où il nous promet de prendre des bains très courts pour tâcher de compléter la cure, et, tout au moins, pour ne pas compromettre les résultats acquis.

Nos appréhensions, heureusement, ne se justifièrent pas ; nous revîmes M. X.... au bout de quatre ou cinq mois, et nous pûmes nous assurer que la guérison s'était corroborée, au moins en ce qui concerne la chorée. Nous n'eûmes pas le loisir de lui demander s'il en avait été de même de la syphilis, mais c'est probable, car nous avions eu le soin de l'adresser à notre illustre syphiliographe Ricord.

Nous ne ferons pas de longues remarques sur ces deux faits, bien qu'ils soient deux bien beaux exemples, le dernier surtout, de la puissance de l'hydrothérapie sur une maladie contre laquelle tant de moyens échouent d'habitude; nous voulons seulement expliquer, en quelques mots, pourquoi nous avons agi un peu différemment dans ces deux cas, afin qu'on ne puisse pas attribuer au hasard ou à un simple caprice notre choix des procédés hydrothérapiques.

Dans le premier cas, bien que nous eussions affaire à une jeune fille, et même à une jeune fille affectée d'une déviation de l'épine, nous avions devant nous un tempérament bilioso-sanguin, une constitution solide, — car on se tromperait bien si l'on attribuait à un rachitisme, et surtout à un rachitisme actuellement persistant, toutes les déviations de l'épine ; (1) — aussi avons-nous appliqué immédiatement chez cette malade les moyens perturbateurs, certain que nous trouverions naturellement chez elle tous les éléments de réaction qui sont en très grande partie la raison des succès hydrothérapiques. Dans le second cas, au contraire, bien qu'il s'agît d'un garçon, nous avions affaire à un organisme un peu épuisé par diverses causes, à une chorée compliquée de chloro-anémie, comme cela arrive assez souvent ; nous avons donc cru devoir dilater les pores de la peau et favoriser ainsi l'action constrictive, tonique et perturbatrice des douches.

Les beaux résultats obtenus dans les deux cas sont-ils suffisants pour justifier l'idée que nous nous sommes faite dans ces cas du mode d'action de la méthode hydrothérapique? Il ne nous appartient pas de l'affirmer ; nous nous contentons de soumettre cette idée à l'appréciation de nos lecteurs.

Pas davantage nous n'émettrons la prétention d'obtenir dans tous les cas des succès pareils. Nous ferons, au contraire, et très franchement, l'aveu que nous avons traité quelques malades sans arriver à d'aussi complets succès ; mais nous ajouterons aussi qu'il n'a pas été démontré pour nous que la faute en fût entièrement à l'hydrothérapie ; les malades pouvaient s'attribuer une grande part de l'insuccès, peut-être la part tout entière.

(1) Voir notre étude sur les déviations de l'épine, scoliose, mal de Pott, etc., broch. in-8°, Paris, 1885, chez l'auteur, rue du Dôme, 3, et chez J.-B. Baillière rue Hautefeuille, 19.

Par exemple, notre éminent confrère et ami, le docteur Duchenne (de Boulogne), nous avait envoyé un choréique dont la maladie datait de douze ans; l'intensité des mouvements était telle, chez lui, que toutes les parties de son corps faisaient constamment les évolutions les plus excentriques; comme chez beaucoup d'autres, une quantité de médications avaient été appliquées sans succès. Au bout de six semaines de traitement hydrothérapique, la marche était notablement plus facile, et l'appétit, qui était presque perdu, commençait à devenir meilleur; mais la guérison ne marchait pas assez vite au gré du malade; il s'ennuyait, et il nous quitta après avoir obtenu cette amélioration. Est-ce là un insuccès pour l'hydrothérapie? nous pensons que tout esprit impartial répondra négativement.

N'est-ce pas encore le cas d'une jeune fille de 22 ans, qui nous avait été confiée par un honorable et regretté confrère, le docteur Morpain. Chez elle, la maladie datait de 18 mois; divers traitements avaient aussi été tentés sans succès. Au bout de deux mois, l'hydrothérapie avait déjà obtenu une amélioration des plus notables, mais la jeune fille en avait rêvé une plus rapide encore et plus considérable; déçue dans son espoir, elle nous quitta sans vouloir attendre sa guérison, ou tout au moins une amélioration beaucoup plus prononcée, que tout nous permettait de prévoir.

Comme nous l'avons dit plusieurs fois, l'hydrothérapeute a cette fâcheuse chance de traiter des malades qui souffrent presque toujours depuis des mois, parfois depuis des années, chez qui de nombreuses médications prescrites par des médecins très expérimentés ont échoué, et qui trouveraient très naturel d'être guéris en une ou deux semaines, si ce n'est en moins encore. Les observations précédentes prouvent que cela arrive quelquefois, mais il faudrait être sujet à d'étranges illusions pour compter que cela arrivera toujours.

Maintenant, il nous faut ajouter encore que lorsque l'hydrothérapie, faute de temps ou par une autre cause, n'a pas été assez heureuse pour triompher complètement d'une chorée, — ou de toute autre maladie chronique d'ailleurs, — il n'en faudrait pas conclure que son influence ait été nulle. Il peut arriver et il arrive que des moyens qui avaient échoué avant l'emploi de la nouvelle méthode, comme par exemple la gymnastique et les bains sulfureux, conseillés avec raison contre certaines chorées par M. le professeur G. Sée, réussissent quand l'hydrothérapie a mieux disposé les malades ; nous l'avons constaté plus d'une fois. L'hydrothérapie n'exclut pas du reste l'emploi même simultané des autres médications, et n'en peut en rien contrecarrer l'influence. C'est une ressource de plus dont on aurait par conséquent le plus grand tort de se priver.

ART. 21. — CŒUR (DES MALADIES DU)

> Les affections chroniques du cœur, d'accès, d'anxiété, se trouvent améliorées par l'usage de douches d'eau à basse température sur la poitrine. MICHAELIS.
>
> Dans une grande oppression par suite d'anévrismes, on se sert avec succès de boisson froide. SCARPA.

Même après les remarquables observations publiées par Fleury, après celles qui ont été publiées par le Dr Violette, prises dans la clinique nosocomiale de notre savant et regrettable ami Becquerel, après nos propres observations, il existe des confrères qui croient que les maladies du cœur constituent une contre-indication à l'hydrothérapie; un médecin qui se dit hydrothérapeute et qui croit avoir écrit en cette qualité est moins absolu; il pense que l'hydrothérapie est seulement *nuisible dans toutes les maladies du cœur qui ne sont pas purement nerveuses.*

Nous avons réfuté ces erreurs plusieurs fois, notamment dans le numéro de la *Médecine contemporaine* du 1er mars 1860. Nous devons donc répéter ici que l'hydrothérapie est la médication la plus puissante contre les affections nerveuses du cœur, mais qu'elle rend souvent d'utiles services dans les affections organiques, et qu'elle ne les aggrave jamais quand elle est pratiquée avec prudence. C'est ce que nous disions déjà, à propos des observations du Dr Becquerel, dans le numéro du 1er février 1860 de la *Médecine contemporaine:*

« Quelques hydrothérapeutes n'hésitèrent pas à employer le traitement par l'eau froide dans les affections organiques du cœur, et en obtinrent des résultats qu'on peut jusqu'à un certain point qualifier de succès, c'est-à-dire que si l'on n'est pas parvenu à détruire la lésion anatomique, on obtient souvent la disparition de phénomènes morbides qui causent aux malades de vives souffrances et qui hâtent l'issue fatale du mal principal. Voici des faits qui démontrent la vérité de cette proposition; nous empruntons les quatre premiers au compte rendu de la clinique de Becquerel, publié par le Dr Violette, et que nous avons reproduit dans les numéros des 15 décembre 1859 et 15 janvier 1860 de la *Médecine contemporaine;* nous les résumons seulement un peu pour abréger.

Obs. 1. — Laurent Antoine, âgé de soixante ans, tanneur, entré à l'hôpital de la Pitié, le 2 novembre 1858. Malgré les conditions très pénibles de son état, qu'il exerce depuis quarante ans, il ne se souvient pas d'avoir fait, avant la maladie actuelle, d'autre maladie sérieuse qu'une fluxion de poitrine qu'il eut en 1829, et dont il fut parfaitement guéri.

Pendant l'été de 1854, il fut pris pour la première fois d'une affection rhumatismale aiguë avec gonflement du genou droit et de l'épaule du même côté. Il ressentit en même temps une douleur vive à la région précordiale, des battements du cœur très forts, et une dyspnée assez considérable. Il entra à l'hôpital, et en sortit guéri au bout de quinze jours. Il y revint deux mois après, et en ressortit encore guéri, après dix-huit jours; il avait pris de la digitale dont il continua l'usage après sa sortie, tout en faisant son travail.

Au mois de mai 1857, il entra dans le service de M. Becquerel avec les mêmes symptômes considérablement aggravés; il ressort au bout de huit jours dans un état un peu amélioré et continue toujours chez lui l'emploi de la digitale.

Un gonflement des jambes paraît s'être montré six mois après le début de l'affection rhumatismale; il disparaît ou se reproduit suivant l'attitude dans laquelle se trouve le malade, et selon l'emploi qui est fait ou non de la digitale, du moins au dire du malade.

Le 3 novembre, on constate l'état suivant : face décolorée, lèvres d'un rouge vineux; dyspnée assez grande, vingt-quatre inspirations par minute; pouls très irrégulier et si petit qu'on ne peut le compter avec exactitude; il y a de quatre-vingt-douze à cent pulsations par minute; elles sont inégales et intermittentes.

On ne remarque aucune voussure appréciable à la région précordiale, et la matité ne présente rien d'anormal; on sent une impulsion assez forte en dehors, à gauche et vers la pointe.

Les battements du cœur sont très irréguliers et tumultueux; le bruit de souffle, s'il existe, est très faible et ne se propage point dans les carotides.

La respiration n'offre rien d'anormal; les urines sont naturelles, et les autres organes ne présentent rien de particulier à noter.

Traitement. — Un cautère sur la région du cœur. La digitale est continuée

10 *novembre.* — Le malade est soumis à l'action des douches

froides pour la première fois. L'application de la douche, faite directement sur le cœur, ne doit durer que cinq secondes. Au moment de son administration, le malade éprouve un saisissement violent et un accès de suffocation ; mais, immédiatement après, il ressent un bien-être dont il n'avait pas joui depuis longtemps. Il n'éprouvait qu'un peu de faiblesse, de lassitude ; la marche lui est devenue facile, et il monte l'escalier sans éprouver de la dyspnée et des battements de cœur aussi considérables. Il n'avait pas tardé non plus à se réchauffer assez vite, surtout en se frictionnant avec un linge sec.

11 *novembre*. — Le malade s'est trouvé si bien de sa première douche, qu'il a demandé l'autorisation d'en prendre matin et soir pendant la journée du 11 novembre. La dyspnée, les palpitations et les battements ont notablement diminué d'intensité. L'appétit est un peu augmenté, mais les phénomènes d'auscultation et de percussion n'ont pas varié ; en un mot, les signes physiques sont restés les mêmes.

12 *novembre*. — Les douches sont toujours continuées, en augmentant leur durée de cinq secondes par jour.

Le malade est très satisfait de ce nouveau mode de traitement; il n'accuse plus qu'un peu de faiblesse dans les jambes. Il marche assez longtemps sans être essoufflé.

Mais il ne tarde pas, au bout de quelques jours, à se croire en état de reprendre ses travaux, et malgré tous nos efforts pour le retenir, il quitte l'hôpital en nous promettant de venir nous voir, s'il retombe malade. Il y a plus d'un an qu'il en est sorti, et nous ne l'avons pas revu.

Nous ne ferons, pour le moment, d'autres remarques sur ce fait que celles qui concernent l'impatience de beaucoup de malades, qui les porte à reprendre les habitudes de la santé, alors qu'ils sont encore bien loin de la guérison. Quand il s'agit de malades qui se trouvent dans des établissements particuliers, on peut croire quelquefois que des motifs d'économie entrent pour quelque chose dans leurs déterminations; mais la même raison ne saurait exister pour les malades placés dans des établissements où le traitement est gratuit; il est vrai que ces derniers ont souvent à pourvoir aux besoins d'une famille qui souffre quand un membre important est absent; dans ces cas, les pauvres malades sont d'autant plus à plaindre que le travail auquel ils vont être obligés de se livrer n'aura pas seulement pour inconvénient d'interrompre un traitement qui aurait pu les conduire à la guérison, mais très probablement d'aggraver leur mal. Nouvelle et trop inutile preuve, hélas! que tout n'est pas pour le mieux dans le meilleur des mondes possibles.

Obs. 2. — Vigneron (Marie), infirmière, est entrée le 3 novembre 1858, à l'hôpital de la Pitié, salle Sainte-Geneviève, n° 16.

A vingt-deux ans, elle eut une fièvre typhoïde dont la convalescence fut très longue, sa santé ne se rétablit jamais complètement.

Depuis trois ans, elle éprouve constamment de l'essoufflement et des palpitations qui l'empêchent de se livrer à un travail de longue haleine. Au côté gauche, elle ressent une douleur poignante qui, sans être continue, s'accroît de plus en plus depuis deux ans.

Depuis un an, ses règles sont de moins en moins abondantes.

Il y a trois ans et demi, elle eut une pleurésie qui ne dura que quelques jours. Mais c'est depuis cette époque qu'elle dut cesser tout travail, en raison des accidents dont nous avons parlé.

Le 4 novembre, on constate l'état suivant : elle est couchée la tête et les épaules un peu élevées ; les joues sont légèrement rouges, les lèvres violettes. Elle n'a jamais eu les jambes infiltrées. La langue est humide, décolorée, recouverte d'un enduit blanchâtre. L'appétit est complètement perdu, et la soif est assez considérable. Il n'y a ni nausées ni vomissements ; les digestions se font facilement.

Le pouls est assez faible, petit et intermittent.

On observe une légère voussure de la région précordiale ; la matité est un peu plus étendue que dans l'état normal. Il y a une légère impulsion et un frémissement cataire.

L'auscultation révèle un bruit rapeux à la base, il se propage à la pointe; on n'entend aucun bruit de souffle dans les artères.

La malade tousse habituellement, et le moindre effort ou la moindre fatigue détermine des quintes de toux.

Il y a un malaise général, des faiblesses et des défaillances de temps en temps, et presque toujours des palpitations et de l'essoufflement.

Traitement. — On soumet le malade aux douches hydrothérapiques de cinq secondes de durée, en augmentant tous les jours de cinq secondes.

5 *novembre.* — La malade s'est très bien trouvée de sa première douche, qu'elle a parfaitement supportée. L'effet produit a été immédiatement observé. La respiration se fait plus facilement; les palpitations diminuent notablement, et la malade peut remonter les trois étages de la salle sans être parfois trop essoufflée; elle mange mieux, et toute la journée elle ressent un premier bien-être.

6 *novembre.* — La seconde douche est aussi bien supportée que la précédente. La marche et le mouvement sont plus faciles; la dyspnée est moins considérable, et la malade dit qu'elle sent moins battre son cœur.

13 *novembre.* — Pendant les jours qui ont précédé, la malade n'a pas observé que son état se soit amélioré plus que dans les deux premiers jours; il ne s'est pas aggravé non plus. C'est le même amendement des phénomènes généraux qui a continué. La lésion organique est toujours restée la même; le bruit de souffle s'entend toujours avec la même intensité, mais à l'instant même de la prise de la douche, il y a pendant quelques temps une absence complète de sa perception.

La douche a duré aujourd'hui quarante-cinq secondes, et en raison de l'intensité du froid, la malade nous demande de cesser quelque temps son traitement.

2 *décembre.* — Depuis le jour où nous avons cessé les douches, c'est-à-dire depuis le 13 novembre, la malade a vu tous les phénomènes généraux se montrer de nouveau avec la même intensité qu'auparavant, et ils ont persisté jusqu'à ce jour. C'est alors qu'on represcrit les douches, en commençant par cinq secondes comme les premiers jours.

16 *décembre.* — Dès la première douche, la malade a reconquis son premier soulagement, qui a continué jusqu'à il y a sept jours. Le froid empêche encore qu'on ne continue plus longtemps le traitement. Malgré cela, le mieux continue, l'appétit est toujours de plus en plus augmenté. La malade se sent plus forte et veut, dès aujourd'hui, reprendre ses travaux d'infirmière, qu'elle continue pendant plusieurs mois, sans éprouver aucune aggravation des symptômes que nous avions observés.

Elle quitte définitivement le service de l'hôpital.

Il y aurait quelques remarques intéressantes à présenter sur ce fait; nous les renvoyons après la relation des deux observations suivantes.

Obs. 3. — Froissard, âgé de vingt-huit ans, homme de peine est entré le 17 novembre 1858, à l'hôpital de la Pitié, salle Saint-Raphaël, numéro 28.

Son père était atteint depuis longtemps de rhumatisme, lorsqu'il est mort à l'âge de soixante-deux ans; sa mère est morte à l'âge de cinquante-trois ans d'une affection de matrice. Il lui reste deux sœurs, qui sont toutes deux atteintes de maladies de cœur.

A l'âge de onze ans, le malade fut, pour la première fois, atteint d'un rhumatisme articulaire dont la durée a été de six semaines. Il lui est resté des palpitations, de la dyspnée, de l'essoufflement, des étourdissements, des défaillances, et un point de côté qui reviennent de temps à autre.

A dix-neuf ans, il eut un récidive de rhumatisme articulaire dont la durée fut beaucoup plus longue que la première fois. Le malade fut trois mois sans pouvoir marcher ; le gonflement, la douleur et la roideur de l'articulation n'ont disparu que vers le cinquième mois; les palpitations et l'essoufflement ont augmenté d'intensité.

Quelques mois après, il entre au service militaire, et au bout d'un an et demi, il est pris de crachements de sang, qui se renouvellent toutes les fois qu'il est obligé de faire des marches forcées. Il est resté ainsi pendant quatre ans dans l'armée sans jamais voir de l'amélioration dans sa santé.

Depuis cette époque, il est souvent contraint de suspendre ses occupations à cause de l'extrême fatigue que lui cause sa pénible profession.

Dans les différents traitements qu'il a suivis, on lui a fait prendre de la teinture et de la poudre de digitale, de l'assa fœtida, qui n'ont jamais amené de l'amélioration. Les saignées seules lui ont procuré quelque soulagement mais de peu de durée.

Il n'a jamais eu d'œdème des membres inférieurs.

Etat actuel le 17 novembre. — La face est décolorée; les lèvres sont légèrement violacées. Le malade est dans le décubitus dorsal, la tête un peu élevée. Le pouls est petit, inégal, sans intermittence sensible. Il existe une voussure à la région précordiale : l'impulsion est assez forte vers la pointe. A l'auscultation, on perçoit un bruit de souffle rapeux, depuis la base jusqu'à la pointe du cœur.

L'appétit est complètement perdu et la soif est augmentée.

Il règne toujours de l'essoufflement, une dyspnée assez intense, des palpitations et de la suffocation. Le malade ressent des étourdissements et des tintements d'oreilles; il éprouve des éblouissements et des défaillances assez fréquentes. Il est sous l'influence d'une lassitude générale.

La toux est fréquente, les crachats sont rosés et divisés par des stries de sang.

Le sommeil est presque toujours troublé par des réveils en sursaut, des secousses brusques et violentes. De temps en temps, les membres sont comme endoloris.

Traitement. — Un cautère sur la région du cœur.

2 *décembre.* — Les accidents ont toujours persisté sans la moindre amélioration. Le malade est soumis au traitement hydrothérapique. On lui prescrit une douche de cinq secondes qu'on augmente tous les jours de la même quantité.

4 *décembre.* — Le malade ne paraît pas se bien trouver de l'administration des douches. L'oppression et l'essoufflement semblent avoir augmenté. Quoi qu'il en soit, le traitement est continué, et le malade doit prendre aujourd'hui une douche de quinze secondes.

9 *décembre.* — Aujourd'hui les phénomènes se sont considérablement amendés : le malade n'expectore plus de crachats rosés

ni striés de sang. Il se trouve beaucoup mieux et le soulagement qu'il éprouve lui rappelle celui que lui procurait la saignée : mais il observe aussi que ce soulagement a une plus longue durée : on continue donc les douches.

12 *décembre*. — Le mieux se continue, bien que l'on puisse constater toujours les symptômes de la lésion organique. Les palpitations, les défaillances, les éblouissements, etc., ont notablement diminué d'intensité et de fréquence.

Le malade ne peut demeurer plus longtemps dans l'hôpital : les besoins de sa famille le rappellent, et il sort le 14 décembre très satisfait.

Ici, la nécessité que nous avions supposée dans le fait précédent a été constatée d'une manière explicite; on ne peut que le regretter, et dans l'intérêt du pauvre malade et pour le jugement qu'on doit porter sur l'hydrothérapie. A un peu plus loin les autres remarques.

Obs. 4. — Liotoz, Eugénie, âgée de vingt-neuf ans, blanchisseuse, est entrée, le 5 octobre 1858, à l'hôpital de la Pitié, salle Sainte-Geneviève, numéro 2.

Son père existe encore ; il est d'une bonne santé. Sa mère est morte à quarante-trois ans, d'une hydropisie.

La malade a été d'une très bonne santé jusqu'à l'âge de vingt-quatre ans. Elle s'est mariée à l'âge de dix-neuf ans et n'a eu aucun enfant. Après six mois de mariage, elle fit une fausse couche de trois mois de date.

La maladie paraît avoir commencé à l'âge de vingt-quatre ans, par un point de côté de huit jours de durée. Depuis cette époque, il y a eu dyspnée et des palpitations, qui ont toujours été en augmentant avec des alternatives. Depuis six mois seulement l'infiltration a commencé. Les règles ne sont nullement troublées, elles durent seulement moins longtemps. Il y a deux ans que la malade a tout à fait cessé de travailler.

État actuel. — Décubitus la tête élevée et la malade est comme assise dans son lit. La face est décolorée et ne présente pas de coloration jaunâtre. Il existe une infiltration des jambes assez considérable, mais beaucoup moins forte qu'il y a trois mois. Les mains sont légèrement œdématiées.

Il n'y a aucun accident du côté du système nerveux.

La langue est humide, décolorée. L'appétit est conservé et la soif n'est que légèrement augmentée. Il existe deux ou trois selles de matières dures chaque jour.

Le pouls est très faible et très petit et cependant régulier; il est un peu plus fort à gauche et difficile à compter; au cœur, il y a cent huit pulsations; au bras, il y a impossibilité complète de le compter.

Il n'y a pas de voussure de la région précordiale, pas de matité anormale. A la base, au-dessus du sein, on perçoit un frémissement cataire qui va en augmentant jusqu'à la pointe. L'impulsion est très faible. Les battements du cœur sont très clairs à la base. Il existe un souffle très dur, bien net, qui commence avant le premier temps et se prolonge pendant toute sa durée; son maximum ne s'entend bien qu'à la pointe, un peu à gauche.

Il existe un peu de ronflement dans les deux carotides (bruit anémique).

L'étendue des battements du cœur est un peu augmentée.

En arrière, des deux côtés, le son est assez bon, sauf un peu d'obscurité à la base, à droite.

Il existe une ascite bien caractérisée.

Le foie est augmenté notablement de volume.

Il n'y a rien du côté de la rate ni des urines.

Trois ponctions ont déjà été faites.

Traitement. — On lui prescrit une macération à froid de digitale.

Feuilles sèches de digitale	4 grammes.
Macérées dans eau pendant 24 heures. . . .	150 —
Éther nitrique	50 gouttes.
Sirop des cinq racines	30 grammes.

A prendre par cuillerées à bouche à raison de quatre par jour.

9 *octobre*. — Le gonflement a commencé à diminuer d'une façon sensible. Le traitement est continué, malgré les nausées et les vomissements causés par la digitale.

12 *octobre*. — L'oppression est beaucoup diminuée. L'œdème des membres inférieurs a presque totalement disparu. Le ventre est

moins gonflé. Le traitement est toujours continué, malgré l'embarras gastrique qu'il détermine.

14 octobre. — Les vomissements persistent sous l'influence de la digitale. Il y a toujours un peu d'ascite.

16 octobre. — L'ascite est toujours le phénomène prédominant. Le foie est tuméfié au point de faire croire à une cirrhose au premier degré. On entend un bruit de claquement qui semble se passer dans le péricarde ; il accompagne le bruit de souffle du premier temps.

17 octobre. — On fait une ponction d'où il sort environ trois litres de liquide dont la densité est de 1016, et les matières solides y sont pour 48. L'ascite s'est reproduite immédiatement. Le foie dépasse les dernières côtes de la largeur de la main. Il y a de la cirrhose au premier degré. On applique un vésicatoire volant sur la région du foie, et l'on prescrit l'eau de Vichy.

26 octobre. — L'ascite est revenue ; le foie est tuméfié ; il y a une congestion de cet organe. On applique deux cautères sur la région du foie.

28 octobre. — La malade est soumise à l'hydrothérapie. On lui prescrit une douche de cinq secondes.

30 octobre. — Le premier jour, la malade a été prise d'un violent accès de suffocation. La réaction n'a pu s'effectuer que longtemps après l'administration de la douche. Elle n'a pu goûter de sommeil pendant la nuit, et durant le jour, elle a éprouvé des malaises, des frissons et de la fièvre.

Le second jour, on a recommencé l'administration des douches, mais le résultat n'a pas été plus satisfaisant ; la malade a été prise de vomissements et des mêmes accidents que la veille. Le traitement hydrothérapique est suspendu.

5 novembre. — L'enflure des jambes fait toujours des progrès de même que l'ascite. L'infiltration a gagné les extrémités supérieures, et les phénomènes généraux, tels que l'oppression, la dyspnée, les battements du cœur, etc., paraissent s'aggraver de plus en plus. La malade est soumise aux bains de vapeur.

15 novembre. — Les bains de vapeur, qui avaient paru procurer un soulagement à la malade dès les premiers jours, n'ont pas continué leurs bons effets. Les vomissements ont reparu de même que les crachements de sang. C'est alors que l'on supprime aussi les bains de vapeur.

La malade, fatiguée de tous les traitements, sur l'invitation de sa famille, quitte l'hôpital sans avoir obtenu aucune amélioration dans sa position.

Avant de présenter nos propres remarques sur les faits importants que nous venons de relater, citons d'abord celles qu'a formulées l'auteur lui-même.

« De ces quatre observations, dit-il, nous pouvons tirer des conclusions très favorables au traitement hydrothérapique :

« 1° Nous voyons, en effet, nos trois premiers malades éprouver une amélioration très grande sous l'influence de ce traitement. Tous les accidents généraux qui contribuent si puissamment à conduire les malades à une fin fatale, sont immédiatement arrêtés par les douches d'eau froide. Et si nous n'obtenons rien en faveur de la lésion organique, ne devons-nous pas déjà nous trouver bien heureux des soulagements que nous apportons aux malades, soulagements bien précieux, puisqu'ils leur permettent de reprendre momentanément leurs travaux ? Nous devons ajouter aussi que ce traitement n'amène aucun trouble dans les organes qui ne sont point affectés.

« Si la quatrième malade n'a pas obtenu les mêmes succès de ce traitement, il faut bien observer qu'il ne s'agissait pas ici d'une simple affection organique du cœur. Des complications aussi graves que la maladie elle-même étaient bien suffisantes pour entraver l'efficacité du traitement.

« 2° Il est bon aussi de remarquer dans quelle saison l'hydrothérapie a été appliquée. C'est dans les mois de novembre et décembre, habituellement les plus rigoureux de l'année, et, malgré cela, nous voyons les malades arriver promptement à la réaction, et n'être nullement pris de ces phlegmasies de la poitrine que semblerait tant faire redouter le traitement par l'eau froide. »

Ces belles observations, faites dans les mauvaises conditions qu'on peut réaliser dans un hôpital, même lorsqu'on est animé d'intentions aussi bonnes que celles de l'excellent et savant docteur Becquerel, répondent éloquemment à cette fameuse loi, formulée par un baigneur qui se croit de force à trancher du législateur, que l'hydrothérapie qui peut être utile dans les affections nerveuses du cœur, « *est toujours nuisible dans ses affections organiques* ».

Au reste, les décrets de cet étrange législateur sont aujourd'hui appréciés à leur juste valeur, même par les plus éminents cliniciens qui ne font pas de l'hydrothérapie une spécialité. Après Bouillaud, dont la compétence en fait de maladies du cœur n'a pas besoin de garants, et qui envoyait souvent ses malades même atteints de maladies organiques dans les établissements hydrothérapiques, nous pouvons citer ici les paroles d'un auteur non moins compétent, M. le professeur Peter :

« L'hydrothérapie, dit cet éminent clinicien, est surtout efficace dans les trois premières phases des maladies valvulaires : dans la première phase ou phase physique, alors que, par suite d'un commencement de perte d'élasticité vasculaire, il y a tendance aux congestions ; dans la seconde phase où, par suite d'un commencement de perte de la contractilité vasculaire, il y a des troubles de l'hématose et de la tendance aux hydropisies ; comme dans la troisième phase, où il y a des troubles de l'hématopoèse par lésions viscérales multiples. Mais *même dans la phase déjà cachectique*, où il y a des hydropisies, on verra sous l'influence de l'hydrothérapie, l'anasarque diminuer et dans certains cas disparaître.

« Mais autant l'eau froide, utilisée comme je l'ai dit, peut avoir de bons résultats, autant *l'eau chaude* peut en avoir de mauvais. »

On voit par ce qu'il dit de l'eau chaude que le savant professeur ne pratique pas l'hydrothérapie en baigneur comme le singulier législateur cité ci-dessus. Mais revenons aux faits de Becquerel.

Il ne s'agissait pas, chez les quatre malades traités par Becquerel, non plus que dans les paroles que nous venons de citer du professeur Peter, d'affections nerveuses, bien loin de là, et cependant l'hydrothérapie a produit un bien évident, un bien plus prompt même qu'on n'aurait pu l'espérer, et que Becquerel avait, nous devons le dire, eu tort de ne pas espérer, car rien ne prouve que ce bien n'aurait pas été obtenu, même chez la quatrième malade, qui se trouvait dans un état si grave, si l'on avait pu persévérer davantage dans l'emploi de la médication. N'est-ce pas, en effet, exiger beaucoup que d'attendre une modification dans l'état d'un malade, après un, deux, trois ou même quatre jours de douches? Qu'on attende des effets immédiats d'un médicament qu'on livre à l'absorption et qui va porter immédiatement et directement son action sur les centres nerveux ou sur un appareil particulier, cela se comprend à merveille; mais les attendre de l'hydrothérapie, qui ne peut agir que par son action sur la circulation capillaire et par son impression physique sur les expansions nerveuses périphériques, cela n'est évidemment guère possible, et l'on doit vraiment être émerveillé des effets presque immédiats que Becquerel a obtenus. Parmi ces effets, il en est un pourtant que nous devons signaler d'une manière spéciale et qui nous paraît bien curieux : On a pu remarquer que, dans l'observation 2, le bruit de souffle cessait d'être perçu au sortir de la douche et pendant quelques moments encore après ; cependant ce bruit tenait sans contredit à une lésion organique, et il n'est pas admissible que cette lésion pût disparaître pendant la douche pour se reproduire quelques minutes après. Comment donc expliquer cette disparition momentanée du souffle? nous ne l'essaierons pas; mais ce que nous dirons, c'est que cette cessation du bruit de souffle a lieu très souvent au sortir de la douche dans les affections organiques, et presque toujours, sinon toujours dans les affections nerveuses anémiques ou organiques commençantes. C'est une observation qui a échappé jusqu'à ce jour, croyons-nous, aux observateurs, qui nous a été signalée par un de nos confrères et amis, que nous avons constatée, après, nous-même, et qui nous paraît très digne de l'attention des physiologistes. (1)

On a vu que, dans un cas, Becquerel avait suspendu pour quelques jours l'hydrothérapie à cause de la trop grande rigueur de la température, et que, dans un autre cas, la réaction n'avait pu être obtenue ; si ces particularités s'étaient passées dans un établissement particulier ou à domicile, le médecin mériterait certainement un blâme ; mais on conçoit très bien que, dans un hôpital, toutes les conditions qu'exige l'application scientifique de l'hydrothérapie ne puissent pas être remplies ; on ne peut donc que le regretter et espérer que dans les établissements hospitaliers, on fera mieux, dans un avenir plus ou moins prochain.

Quant aux procédés hydrothérapiques employés, le rédacteur des observations ne donne pas assez de détails ; on peut cependant conjecturer du peu qu'il en dit, qu'ils n'étaient pas

(1) M. Peter. *Trait. clin. et prat. des mal. du cœur et de la crosse de l'aorte*, p. 576.

tout à fait ceux que l'expérience permet de recommander; quoique Becquerel dût à l'hydrothérapie la guérison d'une arthrite sérieuse dont il avait été affecté, peut-être n'était-il pas encore assez familier avec tous les principes de l'hydrothérapie scientifique; la thérapeutique ne doit pas moins lui savoir un très grand gré d'avoir donné dans les hôpitaux un exemple qui ne nous paraît avoir été suffisamment suivi.

Dans les faits publiés par Becquerel, l'hydrothérapie a apporté un soulagement aux malades atteints d'une maladie du cœur; montrons qu'il les a quelquefois radicalement guéris.

Obs. 5. — A la fin de 1861, M. le professeur Bouillaud, consulté par un malade qui souffrait depuis des années déjà d'une affection du cœur, lui conseilla l'hydrothérapie et l'adressa à un de nos amis qui en recueillit et rédigea l'observation dans les termes suivants :

« M. X..., âgé de vingt-sept ans, frère d'un de nos plus grands peintres d'animaux, et peintre fort distingué lui-même, éprouvait depuis environ trois ans, des palpitations, des essoufflements, parfois de légers étourdissements auxquels il avait d'abord attaché peu d'importance, mais qui, depuis six mois, s'aggravaient peu à peu et s'accompagnaient actuellement d'une faiblesse des bras qui lui rendait pénible le mouvement de la palette et de la brosse (pinceau). Se voyant menacé de ne pouvoir continuer l'exercice de son art, il suivit pendant quelque temps des médications qui lui étaient prescrites par son médecin, et dont la poudre de digitale formait la base; n'ayant obtenu aucun soulagement de ces traitements, il alla, sur l'invitation de son médecin lui-même, consulter le professeur Bouillaud, qui, ainsi que nous l'avons dit, ne lui conseilla rien autre chose que l'hydrothérapie.

« M. X... est de petite taille, mais bien proportionné, et sans avoir une constitution très robuste, il a toujours été d'une assez bonne santé, et il n'a pas fait de maladie sérieuse avant celle dont il est actuellement atteint. Il a seulement parfois éprouvé des douleurs dans divers points du corps, notamment dans quelques articulations, mais qui n'ont jamais été très aiguës, n'ont jamais exigé le repos au lit, et ne l'ont point arrêté dans ses occupations.

« Au moment où nous le voyons, nous constatons que M. X... est assez pâle, non cependant d'une pâleur anémique. Ses lèvres ne sont ni violettes ni décolorées ; il est venu en voiture jusqu'à la porte de l'établissement et n'est point essoufflé, mais il le serait beaucoup, dit-il, et éprouverait de vives palpitations, s'il avait marché seulement pendant dix minutes, et même beaucoup moins, surtout s'il marchait un peu vite ; ses forces, dit-il, sont notablement diminuées, il lui est surtout pénible de tenir longtemps les bras élevés, même à la hauteur nécessaire pour peindre ; aussi, est-il gêné dans l'exercice de son art ; il est obligé de se reposer de temps en temps pour reprendre haleine.

« A l'examen de la région précordiale, on ne constate pas de voussure, mais à la percussion, on trouve une matité plus étendue qu'à l'état normal, environ 7 centimètres et demi de haut en bas sur 6 horizontalement ; la pointe du cœur bat entre la septième et la huitième côte, et même tout à fait en bas de cet espace intercostal il y a une assez forte impulsion ; on entend un bruit de souffle non rude mais assez fort, qui naît et meurt avec le premier battement du cœur ; les battements sont, à ce qu'il paraît, quelquefois intermittents ; ils se montrent réguliers pendant notre examen ; le pouls est fort ; il n'existe pas de bruit de souffle dans les régions carotidiennes.

« Le sommeil est assez bon, troublé cependant quelquefois par des rêves pénibles ; de temps à autre, il se manifeste des maux de tête qui ne sont pas très violents, mais qui troublent cependant M. X... dans ses travaux et l'obligent quelquefois à les interrompre.

« L'appétit est à peu près normal, et la digestion se fait bien.

« Pour le premier jour, nous nous contentons d'administrer à M. X... une douche en pluie, de dix secondes, avec de l'eau à 10° ; aussitôt après sa sortie de la douche, nous l'auscultons et constatons que le bruit de souffle a disparu ; il reparaît après que M. X... a fini de se rhabiller. M. X... suivant le traitement comme externe et demeurant très loin de l'établissement (rue de l'Ouest) nous lui conseillons de descendre à pied à peu près jusqu'au rond-point des Champs-Élysées, et de ne monter en voiture qu'après cette promenade.

« Le lendemain, nous renouvelons la douche en pluie que nous faisons suivre d'une douche en jet de trente secondes, promenée sur tout le corps en insistant un peu sur la région précordiale et plus encore sur les pieds, avec de l'eau à 8°; l'étouffement produit par la pluie est modéré; il cesse malgré l'application de la douche en jet. La réaction s'est bien opérée hier; la chaleur était déjà rétablie avant que le malade eût parcouru la moitié du chemin qu'il a fait à pied. — Nous constatons, comme hier, la disparition du bruit du souffle après la douche. — L'éloignement de M. X... l'oblige à ne faire qu'une séance par jour.

« Nous continuons le même traitement jusqu'au 20 janvier. A cette époque, on constate déjà un changement notable : les palpitations sont moins intenses, l'étouffement est moindre, la faiblesse des bras également ; l'action de peindre est moins pénible ; le bruit de souffle a un peu diminué d'intensité ainsi que la force de l'impulsion. — Nous faisons précéder les deux applications déjà indiquées d'une douche thoracique en cercles d'une minute, et nous continuons ce traitement jusqu'à la fin de février, sans modification.

« A ce moment, l'amélioration est très grande : les palpitations sont beaucoup moindres ; les étouffements ont presque entièrement disparu ; les forces sont plus considérables ; avec quelques moments de repos de temps en temps, M. X... peint toute la journée sans trop de fatigue. A la percussion et à la palpitation, la matité est moins étendue et l'impulsion plus faible ; à l'auscultation, le bruit de souffle est très notablement diminué. Après la séance d'hydrothérapie, M. X... descend presque sans fatigue et sans essoufflement, de l'arc de triomphe à la place de la Concorde. Le sommeil est bon et n'est pas troublé par le moindre rêve ; les maux de tête ont disparu. — Le même traitement est continué pendant tout le mois de mars.

« Dans les derniers beaux jours de ce mois, M. X... est venu à pied de la rue de l'Ouest à l'arc de triomphe ; il n'a pas marché trop vite, ne se sent point trop fatigué, et se trouve dans un bon état pour entrer sous la douche aussitôt après son arrivée. Nous constatons à la fin du mois l'état suivant :

« Les maux de tête et les étouffements n'existent plus ; les palpitations se font à peine sentir, si ce n'est quand le malade monte un peu rapidement les escaliers de son troisième étage ou qu'il marche trop vite ; les forces sont à peu près revenues et M. X... peut peindre ou dessiner toute la journée sans trop de fatigue. A la percussion et à la palpation, matité encore réduite, et impulsion très faible ; plus de traces de bruit de souffle. — M. X... se trouvant assez bien pour se livrer à la pratique de son état sans trop de fatigue, demande à nous quitter, si toutefois c'est notre agrément, car il est tellement reconnaissant à l'hydrothérapie qu'il nous déclare ne vouloir absolument rien faire que ce que nous lui conseillerons. Nos conseils étaient faciles à prévoir : malgré l'énorme amélioration qu'il avait éprouvée, M. X... n'était pas encore radicalement guéri, puisqu'il existait encore à la région du cœur une certaine impulsion et une matité anormale. Nous le gardâmes donc encore, non pas quelques jours, mais trois mois, c'est-à-dire jusqu'à la fin de juin.

« Il n'y avait plus à ce moment d'anormal que peut-être un peu d'extension de la matité précordiale, — et nous disons peut-être, parce qu'on sait bien que le plus ou moins d'étendue de la lame de poumon qui passe au-devant du cœur peut donner plus ou moins d'étendue à la matité due à l'organe cardiaque. Pas d'impulsion, du reste, ni aucun autre phénomène anormal. M. X... a voulu aller il y a quelques jours remercier M. Bouillaud et le prier de constater son état, l'éminent professeur s'est montré émerveillé du résultat obtenu.

« Ajoutons que cet état s'est toujours maintenu. Depuis 1862 jusqu'en 1880, M. X... a exposé presque tous les ans au Salon, il y a obtenu des médailles et la décoration, en un mot, tous les succès. Il y a seulement dix-huit mois qu'il est mort (nous écrivons à la fin de 1884) de maladie aiguë, ayant joui jusque-là d'une santé parfaite, et d'une assez grande fortune, glorieusement acquise par son travail. »

La première réflexion que fera le lecteur à propos de ce fait remarquable sera sans doute sur la longueur du traitement; mais il voudra bien remarquer qu'il ne s'agissait pas ici d'un soulagement apporté à M. X..., mais bien de la guérison d'une maladie qui avait pour le moins quatre ans de date; il y en a dont la cure a exigé un temps bien plus long, sans que personne ait lieu de s'en plaindre. Maintenant quelle était cette maladie? Je ne pense pas que personne hésite à y reconnaître une de ces hypertrophies encore contestées par quelques-uns, indépendantes de toute lésion appréciable des orifices, une hypertrophie par conséquent que, dans le langage de l'école, on pourrait appeler idiopathique ou essentielle. Quelle en était la cause? Nous n'aurons pas la prétention de la spécifier; mais ce sur quoi nous croyons utile d'insister, c'est qu'il ne s'agissait point là d'une affection purement nerveuse, qu'il y avait bien augmentation de volume, donc, maladie *organique*, dans le sens propre de ce mot, et que, par conséquent, il y aurait erreur à dire, avec certain baigneur, que l'hydrothérapie est toujours nuisible, dans les maladies organiques du cœur: les observations publiées par Becquerel prouvent qu'elle peut les amender, celle que nous venons de rapporter prouve qu'elle peut les guérir.

On a vu que chez M. X... comme chez un malade de Becquerel, comme chez presque tous les malades, avons-nous dit, le bruit de souffle disparaissait pendant l'administration de la douche; nous nous contentons de signaler une fois de plus ce singulier phénomène à l'attention des physiologistes.

Nous aurions terminé ce que nous avions à dire sur la clinique hydrothérapique des maladies du cœur, si nous ne voulions mentionner une note fort curieuse récemment (janvier 1885) communiquée à l'Académie des sciences par M. le professeur G. Sée. Dans cette note, intitulée l'*hypertrophie cardiaque résultant de la croissance*, le savant professeur annonce qu'il a observé de nombreux cas d'hypertrophie cardiaque chez des jeunes gens de dix-sept à vingt ans qui venaient lui demander un certificat d'aptitude au service militaire, et qu'il a eu l'occasion d'examiner en grand nombre. Nous n'avions pas à apprécier ici les rapprochements ingénieux que l'auteur cherche à établir entre cette hypertrophie, contestée par M. le professeur Peter (*Traité clin. et prat. des mal. du cœur*, p. 278), et le développement physiologique du cœur, tel qu'il résulte des récentes recherches de Beneke; notre rôle doit se borner à dire quelques mots des médications à l'aide desquelles le célèbre clinicien croit qu'on peut combattre avantageusement cette singulière hypertrophie. Ces médications consisteraient dans l'emploi de ce qu'il appelle les médicaments cardiaques : « Parmi les médicaments cardiaques, dit-il, j'emploie la digitale d'une manière passagère, la convallamarine d'une façon régulière, et toujours l'iodure de potassium, qui est un des plus puissants agents cardiaques et respiratoires... Je ne connais aucune méthode balnéatoire, *pas même l'hydrothérapie*, qui puisse entrer en parallèle avec les agents cardiaques proprements dits. »

Nous n'avons jamais eu l'occasion d'essayer l'hydrothérapie dans l'hypertrophie cardiaque spéciale dont parle M. le professeur G. Sée, en admettant qu'elle soit bien réelle; mais, comme nous supposons qu'il croit avec nous à l'aphorisme que « qui peut le plus, peut le moins », nous n'hésitons pas à affirmer *à priori*, que l'hydrothérapie, — qui, par parenthèses, nous le répétons pour la centième fois, n'est pas une méthode balnéaire ni même *balnéatoire*, — guérirait l'hypertrophie beaucoup mieux que les agents cardiaques, même *proprement dits*. Nous n'ignorons pas que, sur ce point, nous trouverons notre savant ami incrédule; mais nous n'hésitons pas à dire qu'en cela, il ne s'est pas montré juste appréciateur de l'hydrothérapie, et il nous faut, en quelques mots, dire pourquoi.

« L'hydrothérapie, appliquée au traitement des maladies du cœur, dit-il, peut être considérée comme nulle. » Notre savant ami a sans doute voulu dire que l'*action curative* de l'hydrothérapie est nulle, car pour l'hydrothérapie elle-même il est évident qu'elle existe, qu'elle n'est donc pas nulle, puisque lui-même reconnaît qu'elle peut causer des accidents mortels; or, si quelque chose est nul, ce n'est certainement pas ce qui peut déterminer la mort. Et pourquoi cette action curative est-elle nulle? « *Parce que*, ajoute l'habile clinicien, *il n'existe dans la science qu'une observation de Hirtz, une autre de Winternitz, sans valeur, et deux de Fleury, dont l'une est intitulée: congestion du cœur, ce qui est incompréhensible.* » Que le diagnostic de Fleury soit contestable, ce n'est pas ce que nous voulons discuter ici ; mais qu'il soit incompréhensible, nous ne saurions vraiment voir en quoi ; ce n'était pas le défaut de Fleury d'écrire d'une manière inintelligible ; peu de médecins ont, au contraire, plus et même autant de clarté que lui : congestion n'est pas plus obscur que hyperhémie que tout le monde emploie en pathologie cardiaque comme en toute autre, que l'éminent collègue de M. le professeur Sée M. Péter emploie lui-même dans son remarquable *Traité des maladies du cœur*. Nous faisons ici un traité clinique, comme nous l'avons dit bien des fois, non un traité de pathologie, et nous ne discuterons pas si le mot de congestion est bien appliqué dans l'observation de Fleury à laquelle le professeur Sée fait allusion : mais ce que nous soutenons comme absolument incontestable, c'est qu'il s'agit, dans cette observation, d'une maladie du cœur des mieux caractérisées; *il n'y a pas un seul clinicien* qui ne le reconnaisse aux seuls symptômes suivants :

« ...Après un nombre considérable (6 à 20) de battements parfaitement réguliers et normaux, il se produit une *angoisse* très pénible, provoquée, tantôt par une intermittence de 2 à 3 battements, tantôt par 3 ou 4 battements tumultueux, irréguliers, précipités. Ces accidents sont rendus plus fréquents et plus intenses par la marche, le mouvement, la réplétion de l'estomac, la moindre émotion morale, *l'air confiné, la chaleur;* le malade a été obligé de renoncer complètement au monde, en raison de l'impossibilité où il se trouve de séjourner plus de quelques minutes dans une chambre close et chauffée. »

Que le nom de congestion ou celui d'hyperhémie convînt pour désigner cette maladie ; que les accidents qui la caractérisaient ne fussent pas plutôt sous la dépendance de l'élément nerveux du cœur, nous ne voulons pas le discuter ; mais ce qui nous paraît *de toute évidence*, c'est qu'il s'agissait là d'une maladie du cœur et d'une maladie sérieuse par les conséquences qu'elle entraînait, aussi bien que par son ancienneté de deux ans, et *par un traitement de quinze mois scrupuleusement suivi et resté sans efficacité aucune.* Eh bien, cette maladie *sérieuse* du cœur, l'hydrothérapie en a eu raison.

Encore un mot.

L'éminent professeur cherche à renforcer sa grande autorité par l'autorité non moins grande de son savant collègue Peter, qui a, dit-il, « vu succomber des aortiques sous la douche et qui arrive ensuite à la nécessité d'*apprivoiser* (?) » — le point d'interrogation est de M. Sée, — « la peau du malade contre les lotions avec l'éponge universelle. »

Sans doute, M. Peter reconnaît la nécessité de prendre des précautions pour appliquer la méthode hydrothérapique, mais on ne fera jamais prendre pour un adversaire ni même pour un tiède partisan de cette méthode, le clinicien qui a résumé son appréciation en ces mots : « *L'hydrothérapie est une puissante médication qu'il faut savoir employer dans les maladies valvulaires du cœur* » (*Trait. des malad. du cœur*, p. 574); — et à plus forte raison, dirons-nous, dans les maladies non valvulaires. Non seulement, l'hydrothérapie est une *puissante médication*, mais nous n'hésitons pas à affirmer qu'elle l'est *plus que tous les autres agents employés contre les maladies du cœur*. On a vu, dans les observations de Becquerel — dont M. Sée n'a pas cru devoir tenir compte et qui, pour lui n'existent pas, — quels tristes résultats ont eu ces agents; chez notre célèbre peintre X..., s'ils n'avaient pas produit des accidents graves, ils n'avaient eu du moins aucune influence favorable sur la maladie, que l'hydrothérapie a guéri radicalement. Pourtant ces agents cardiaques avaient été employés par Bouillaud, qui se connaissait bien un peu en maladies du cœur; peut-être, il est vrai, l'illustre professeur n'avait-il pas compris dans le nombre de ces agents la *convallamarine ;* mais notre éminent confrère, le professeur Sée, a-t-il réellement prescrit assez souvent cette nouveauté pharmaceutique pour être autorisé à lui accorder une grande confiance? Qu'il prescrive contre l'hyperthrophie des adolescents non les méthodes *balnéatoires*, mais la *véritable hydrothérapie*, et il se convaincra, sans tarder, qu'à côté d'elle, la convallamarine fait une assez triste figure, thérapeutiquement parlant.

Art. 22. — DE LA CONGESTION

> Il n'est point de meilleur remède que l'eau froide dans les affections chroniques qui viennent toutes des obstructions des viscères.
>
> Geoffroy.

Il nous serait facile d'écrire sous ce titre ou même sous le titre, au pluriel, de *Congestions sanguines* — y a-t-il d'autres congestions que les sanguines? — vingt énormes pages de considérations oiseuses ou surannées, comme Fleury a jugé à propos de le faire. Tout ce que renferme d'intéressant cette longue dissertation, c'est ce passage de la *Physiologie médicale de la circulation du sang*, de M. le professeur Marey :

« Les découvertes des physiologistes, relativement aux nerfs vaso-moteurs, ne permettent plus de conserver en médecine les idées d'activité vitale, de vitalité augmentée dans une partie qui se congestionne... Deux forces dont l'existence est bien démontrée, la *pression du sang* et la *contractilité vasculaire* suffisent pour expliquer tous les états possibles de la circulation dans chaque point de la congestion. La congestion s'explique naturellement par le relâchement des vaisseaux de la partie malade... Il n'est rien dans les symptômes de la congestion, qui ne s'explique d'une manière très simple et très satisfaisante par la diminution de la force contractile des vaisseaux... Dans bien des cas, les congestions semblent être l'effet de l'anémie ou du moins coïncident avec elle. »

Maintenant si l'on se demande pourquoi l'hydrothérapeute a cité ce passage intéressant de l'ingénieux physiologiste, on est bien embarrassé pour le deviner ; il arrive à la fin d'une série d'assertions, de propositions, de citations hétérogènes, contradictoires, avec lesquelles celle de M. Marey n'a aucun lien, et que l'auteur place là au hasard, comme pour faire masse, sans même dire ce qu'il en pense ; il dit seulement que le livre de M. Marey est un beau livre, ce qui évidemment n'est pas une découverte, et n'indique point quelles sont ses idées sur les congestions, encore moins que ces idées, s'il en a de nettes, soient bonnes. Ces idées ne se manifestent même pas après cette citation de M. Cahen, pas plus préparée, pas plus justifiée que la première, et qui tombe là à peu près comme un crapaud dans un potage ; il est vrai que le potage n'en est pas gâté, car il ne valait pas plus avant qu'il ne vaut après la citation : « Un grand nombre de maladies diverses, dit Cahen ont pour caractère commun d'être constituées par une congestion. » Voilà sans doute qui nous dira pourquoi votre fille est muette !

Mais est-il est bien vrai que, conformément au passage de l'éminent physiologiste Marey, que Fleury cite sans trop de rime ni de raison, est-il bien vrai que « la *pression du sang* et la *contractilité vasculaire* suffisent pour expliquer *tous les états possibles* de la circulation dans *chaque point* de la congestion, et qu'il *n'est rien*, dans les symptômes de la congestion qui ne s'explique d'une manière très simple et très satisfaisante, par la diminution de la force contractile des vaisseaux... », etc. ?

Nous craignons bien qu'en écrivant ces lignes, le savant Dr Marey n'ait été un peu trop exclusivement physiologiste et physicien ; le médecin ne peut pas être aussi exclusif ; il faut qu'il soit aussi, et parfois avant tout, clinicien. Le clinicien ne doit pas seulement voir les symptômes et surtout les symptômes exclusivement physiques comme ceux que la pression et la contractilité vasculaire semblent pouvoir expliquer, il doit voir tous les phénomènes de la maladie ;

or, parmi ces phénomènes, il en est, — et d'importants, — dans lesquels la pression du sang et même la contractilité jouent un bien petit rôle. Prenons les faits :

Nous avons longtemps donné des soins à la femme d'un ancien agent de change qui, entre autres phénomènes pathologiques, était sujette aux congestions suivantes : à de certains moments, parfois à la suite d'une émotion, d'autres fois, après les repas, plus souvent, sans aucune circonstance concomittante déterminée, la partie supérieure des joues, le front, le nez devenaient rouges, se tuméfiaient avec ou sans douleur, restaient ainsi, une heure, deux heures, un quart de jour ou une journée tout entière (rarement) ; puis, tout cela se dissipait, quelquefois aussi rapidement que c'était venu, c'est-à-dire en dix ou vingt minutes, un peu plus, un peu moins ; ces singulières congestions, qui revenaient dans certaines périodes, presque tous les jours et même parfois, plusieurs fois par jour, n'ont pas duré quelques jours ni quelques mois, mais des années ; comme nous l'avons dit, elles ne s'accompagnaient pas toujours de douleurs, mais à peu près inévitablement de bouffées de chaleur.

Voyez cet œil : il est injecté, rouge de sang foncé ; la conjonctive est tuméfiée et la paupière bien davantage ; du reste, peu ou point de douleur ; l'autre œil est naturel, ou bien ils sont pris tous les deux ; elle dure deux, trois, quatre heures et plus, et se dissipe comme c'était venu ; cela se renouvelle une, deux, vingt fois et plus dans le courant d'un mois, d'une saison, etc.

Voyez aussi cette congestion cutanée, diffuse ou par plaques, sans gonflement ou avec un gonflement noueux comme dans certains érythèmes; tantôt elle est indolore ou peu douloureuse, tantôt elle est le siège de démangeaisons insupportables ou de sensations de brûlures plus insupportables encore; dans quelques cas même, il semble que des fers rouges soient appliqués sur la peau; il y a bien d'autres formes de douleur encore.

Dans tous ces phénomènes, il est bien évident que la pression du sang ne peut jouer aucun rôle. La contractilité vasculaire en joue-t-elle un plus grand? c'est possible, mais il faut bien reconnaître qu'elle-même est sous la dépendance d'une autre cause qui la domine; car il n'est pas admissible qu'une propriété aussi générale que la contractilité puisse varier d'une heure à l'autre et même d'une minute à l'autre, sous une influence physique, — et sans qu'aucun autre changement physique puisse être constaté.

Certes, nous sommes fort disposé à réduire autant que possible l'action de ce qu'on a appelé la force vitale, et nous serions même fort disposé à applaudir au physiologiste qui nous en délivrerait et qui rapporterait tous les phénomènes physiologiques et pathologiques à l'action, nous ne disons pas même de causes physiques, — car le mot cause implique déjà des idées vitalistes, — mais à des conditions physiques déterminées; ce physiologiste ne s'est pas encore montré; Magendie, qui prétendait être ce messie, était à plus de cent coudées au-dessous du rôle qu'il s'attribuait, et Claude Bernard lui-même, qui en a approché davantage, s'est mis plus d'une fois en contradiction avec lui-même, et une dernière et solennelle fois, en reniant par sa fin toute une vie de libre-penseur et de *déterministe*, puisqu'il ne voulait pas être *organiciste*, distinction où le *subtilisme* jouait un plus grand rôle que la physique.

Mais, pour en revenir à la congestion, — sanguine, bien entendu, car Fleury seul donnait à entendre qu'il en connaissait d'autres, — elle consiste dans une hyperhémie ou accumulation anormale de sang dans un organe ou partie d'organe ; seulement les pathologistes distinguent cette accumulation de sang en inflammatoire et non inflammatoire, ou, suivant d'autres pathologistes, en active et passive, deux mots qui ne sont pas du tout comme ils semblent le croire, synonymes des premiers. Malgré cette définition générale, il y a peu de choses générales à dire sur la congestion surtout pour un thérapeutiste. Seulement, l'hydrothérapeute peut affirmer avec satisfaction que, de tous les moyens de combattre les congestions chroniques, dont il s'agit principalement ici, l'hydrothérapie occupe le premier rang ; et, sans prétendre entrer dans des explications trop subtiles sur son mode d'action, nous ne croyons pas nous tromper beaucoup en admettant que ce mode d'action consiste dans la régularisation de la circulation capillaire, dont le trouble, — par défaut de contractilité vasculaire ou autrement, — constitue la congestion.

ART. 23. — DE LA CONSTIPATION

> Le froid est un remède excellent contre la tympanite et la constipation. On fait boire de l'eau fraîche, on fait des cataplasmes fréquents d'eau froide sur l'abdomen et on applique des lavements froids.
>
> P. FRANCK.

La constipation est un symptôme ou si l'on veut une conséquence de beaucoup de maladies, et, dans ces cas, elle guérit habituellement avec ces maladies elles-mêmes ; nous disons habituellement, non toujours, car il peut arriver qu'elle persiste quand elles ont disparu, et il est presque toujours bon aussi de la combattre spécialement en même temps que ces maladies, car en vertu de la solidarité, de l'influence réciproque des phénomènes morbides, solidarité égale à celle des phénomènes physiologiques, la constipation peut retarder beaucoup, sinon empêcher la cure des affections dont elle a pu exclusivement dépendre à l'origine.

Mais si la constipation mérite d'être traitée à part, lorsqu'elle est symptomatique d'une autre affection, à plus forte raison doit-elle l'être lorsqu'elle ne dépend, du moins en apparence, que d'elle-même, lorsqu'elle est, en un mot, ou semble être idiopathique, pour employer le langage classique. Or, c'est un cas qui est loin d'être rare, et, à ce sujet, qu'une remarque nous soit permise, qui nous paraît bien curieuse, sinon très importante peut-être, et bien digne des méditations du physiologiste.

Que la constipation soit l'apanage de la dyspepsie, de la gastralgie, de l'anémie, de la chlorose, etc., etc. ; en mot, de toutes les maladies qui détruisent ou diminuent d'une manière plus ou moins considérable l'appétit, cela paraît naturel, et c'est bien, en effet, ce qui arrive ; les aliments étant pris en très petite quantité, on comprend qu'il ne reste pas, d'une part, assez de détritus inassimilables, et qu'il ne se fasse pas, d'autre part, suffisamment de sécrétion intestinale excrémentielle pour former des fèces assez volumineuses, qui provoquent les mouvements péristaltiques de l'intestin ; d'où le défaut de contractions, d'abord par insuffisance de l'excitant naturel, et, ensuite par cette insuffisance compliquée d'une certaine paresse résultant de l'habitude d'une inaction plus ou moins grande.

Mais en opposition avec ces faits, qui semblent très naturels et facilement explicables, il s'en place d'autres qui semblent étrangers.

Tel est celui d'un jeune professeur péruvien de vingt-cinq à trente ans auquel nous avons donné des soins pendant longtemps et chez lequel, malgré sa longue persévérance, nous n'obtînmes même qu'un résultat incomplet. Ce jeune homme, des plus distingués, déjà père de deux enfants dont un de six ans, et mari d'une toute jeune femme de vingt ans, enceinte d'un troisième (on se marie jeune au Pérou), ce jeune homme était affecté d'une des constipations les plus opiniâtres qu'il soit possible d'observer; ce n'est qu'avec les plus grandes difficultés et au prix de beaucoup de douleurs que tous les deux, trois, quatre, cinq jours et quelquefois plus, il parvenait et encore à l'aide de lavements, à aller à la garde-robe, et à expulser une petite quantité de fèces, noirâtres, dures, ayant la forme de petits marrons ou de crottes de chèvre un peu grosses; il était très maigre et avait l'aspect type des individus constipés à un haut degré : teint jaune bistre, un peu terreux, peau où ne semble plus circuler le sang, humeur triste, sombre même des hypocondriaques, céphalalgie presque continuelle, inaptitude au travail, ce qui lui était très pénible, car il s'adonnait aux travaux littéraires qu'il aimait beaucoup. Mais le phénomène extraordinairement remarquable qu'on observait chez lui, c'était un appétit vorace, coïncidant avec cette constipation portée au plus haut degré. Nous avons souvent cherché l'explication de ce fait, qui paraît, au premier abord, presque impossible, et nous pensons qu'elle se trouve dans cette circonstance que les fèces étaient pour ainsi dire réduites à leur partie solide : On sait que dans l'état normal et chez les individus de taille moyenne, les fèces excrétées ont un poids de 175 grammes environ dont 40 grammes, seulement, sont formés de matières solides; si donc on en séparait toutes les matières liquides, c'est à cette proportion que les fèces seraient réduites. Est-ce ainsi qu'étaient les choses chez notre professeur et chez ses confrères en constipation? Nous avouons que nous n'avons pas fait les recherches nécessaires pour nous en assurer. Mais la logique indique qu'il en doit être ainsi, car nous ne pensons pas qu'il se trouve personne pour admettre qu'aucun organisme, homme ou autre animal, puisse pendant longtemps absorber plus de matières qu'il n'en excrète surtout quand il n'augmente pas de poids. Quoi qu'il en soit le fait nous a paru au moins curieux, et nous avons cru devoir le signaler.

Nous n'avons pas à décrire en détails les symptômes de la constipation, pas plus que ceux de toutes les autres maladies que nous passons ici en revue. On sait que, bien que non mortel par lui-même, cet état, symptôme ou maladie, empoisonne l'existence, est un grand obstacle aux travaux intellectuels, et que la médication qui en triompherait rendrait le plus grand service à l'humanité; or, ce service, on peut presque toujours l'attendre de l'hydrothérapie, même seule, ce qui n'empêche pas qu'on ne puisse et parfois qu'on ne doive l'associer aux autres moyens thérapeutiques dont l'utilité est démontrée, mais qui, dans une énorme quantité de cas, restent impuissants quand ils sont employés seuls. Rapportons maintenant quelques faits qui justifient toutes ces propositions.

Obs. 1. — Le 28 novembre 1858, on amène à notre consultation une jeune fille de vingt ans, munie d'une lettre d'introduction de notre vénéré maître, M. le Dr Legroux, médecin de l'Hôtel-Dieu, dont le fils, médecin des hôpitaux, continue aujourd'hui les traditions de son digne père.

Mlle X... est grande, d'une physionomie distinguée, d'une extrême paleur dénotant une anémie profonde, qui est venue, parait-il, à la suite d'une constipation opiniâtre, qui elle-même se serait développée, au dire de la malade, dans les conditions suivantes :

Jusqu'à l'âge de seize ans, Mlle X... s'était toujours bien portée, ayant même échappé aux maladies de l'enfance. En pension, elle et ses condisciples se portaient des défis à qui s'abstiendrait le plus longtemps d'aller à la garde-robe ; ces défis créèrent une sorte d'habitude par suite de laquelle ces demoiselles restaient deux ou plusieurs jours sans mettre les pieds dans les cabinets. Au bout de quelques mois de ces fâcheux défis, l'appétit de Mlle X... diminua, et les douleurs qu'elle éprouvait souvent dans le ventre par suite de la violente contention qu'elle s'imposait s'établirent presque en permanence ; bientôt, la plupart des aliments lui inspirèrent de la répugnance ; elle n'avait de goût que pour les friandises et les choses vinaigrées ; elle maigrit, ses forces diminuèrent, et elle en arriva à ne pouvoir presque plus se tenir debout. Naturellement, elle ne pouvait plus marcher ni même se livrer aux occupations les moins fatigantes.

M. Legroux, consulté, employa contre ce triste état plusieurs médications, lavements, purgatifs divers, douche ascendante même, mais de peu de force et de température peu froide ; tout cela fut inutile; l'état de Mlle X... empira même. C'est alors que M. Legroux conseilla l'hydrothérapie méthodique et nous fit adresser la malade.

Lorsqu'elle nous arriva, la constipation durait depuis quinze jours consécutifs, il existait une violente céphalalgie, aucun aliment ne pouvait plus être ingéré, le ventre était dur, ballonné, douloureux.

Aussitôt son entrée dans l'établissement, nous débutâmes par une ablution sur tout le corps avec de l'eau à 12° ; dans l'après-midi, douche ascendante suivie d'une douche en pluie de 15 secondes ; dans la journée, la malade boit en diverses fois la valeur d'un litre d'eau fraiche. Avant et après chaque séance, promenade de 20 à 30 minutes.

Au bout de quelques jours, le traitement est ainsi modifié : le matin, douche en pluie de 15 secondes avec de l'eau à 7° ; à 11 heures, bain de siège à eau dormante, de 25 minutes, avec de l'eau à 8°, après avoir préalablement mouillé la tête. — Dans l'après-midi, même douche en pluie que le matin, et, de plus, douche en jet d'une demi-minute promenée sur les membres et le bassin.

Le 2 décembre, une immersion dans la piscine n'amène pas de résultat ; un lavement avec addition de deux cuillerées à soupe de chlorure de sodium donné avant le bain de siège reste également sans effet.

Le 3, le 4 et le 5, on renouvelle les mêmes moyens, qui ne donnent pas plus de succès.

Enfin, le 6, presque aussitôt après le bain de siège, une garde-robe très naturelle est obtenue.

Jusqu'au 12, on continue les mêmes applications hydrothérapiques et les lavements froids, mais sans addition de sel marin. L'appétit s'est un peu développé.

Le 14, une selle naturelle et assez abondante a lieu. — Continuation des mêmes moyens, moins les lavements, qui sont supprimés.

Le 18, malgré la suppression des lavements, nouvelle garde-robe naturelle ; l'appétit s'est prononcé davantage, la digestion est meilleure, le ventre n'est plus ni dur ni ballonné, il est beaucoup moins douloureux ; sommeil assez prolongé, réparateur ; les forces reviennent, la marche est plus facile, à peine fatigante.

Pendant les jours suivants, les lavements étant toujours supprimés, les gardes-robes ont lieu spontanément et presque régulièrement tous les jours, ou tous les deux jours.

Nous continuons néanmoins le traitement jusqu'en février, c'est-à-dire pendant deux mois et demi, époque à laquelle les fonctions digestives étaient rétablies à l'état normal depuis plus de deux semaines. — Mlle X... nous quitte alors, après une véritable résurrection, suivant l'expression de plusieurs personnes de son entourage.

Nous avons eu d'assez fréquentes occasions de la revoir ; elle s'est mariée, est devenue mère de plusieurs enfants et se porte à merveille.

Quelque remarquable que soit ce fait, nous renvoyons à la fin de l'article les brèves remarques que nous voulons présenter à son occasion ; nous en rapporterons auparavant un autre qui ne fait guère moins d'honneur à l'hydrothérapie.

Obs. 2. — Le 9 mars 1866, nous recevions de notre honorable confrère le Dr Ed. Lambert, médecin cantonnal à Gœtzenbruck (Moselle), une lettre dans laquelle il nous entretenait d'un client auquel il tenait beaucoup et qui, à la suite de divers accidents et incidents, avait été pris, en mai 1865, d'un violent rhumatisme intestinal avec constipation opiniâtre, entre autres symptômes. Après divers traitements infructueux, il s'était rendu, à la fin de la saison, aux eaux de Niederbronn, où il avait reçu des douches froides, qui, dit-il, lui avaient fait grand bien. Mais, après son retour, s'étant rendu à Paris, il y fit pas mal d'excès et fut atteint d'un rhumatisme cérébral qui mit ses jours en danger. Revenu dans son pays, à peu près guéri, il reçut une pluie d'orage pendant une promenade à cheval, but en route pour se remettre quelques verres de bière, et, rentré chez lui, éprouva une seconde invasion du rhumatisme intestinal, qui laissa encore après lui une constipation dont les médicaments purgatifs ne purent triompher, et un affaiblissement contre lequel les toniques furent également impuissants. Se fondant sur le bien que son client avait ressenti des douches froides à Niederbronn, notre honorable confrère nous demandait si nous ne pensions pas que l'hydrothérapie scientifique pourrait remédier au triste état dans lequel se trouvait M. X..., auquel cas il nous l'enverrait; sur notre réponse affirmative, M. X... nous arriva en effet, le 18 mars, et nous le trouvâmes dans une situation bien plus fâcheuse encore que nous ne nous l'étions imaginé.

Son teint était jaune bistre, son regard un peu hébété, il se plaint de *n'avoir plus d'idées;* il a cependant des craintes chimériques, il croit qu'il va *devenir fou;* il a de l'insomnie, la soif est ardente et l'appétit faible, sa langue est chargée d'un enduit d'apparence sale; le ventre est météorisé, sensible à la pression, il existe une constipation qui depuis des semaines résiste aux purgatifs; les lavements ne donnent lieu qu'à des évacuations insuffisantes.

Dès le 18 mars, nous débutons par une douche en arrosoir, d'une minute, promenée sur tout le corps, et spécialement sur l'abdomen. Cette douche est renouvelée dans l'après-midi; précédée d'un bain de siège de cinq minutes dans de l'eau à 12°. Il éprouve à la suite de ces applications un frisson assez long, mais qui est suivi d'une nuit un peu meilleure que d'habitude.

Même traitement le lendemain et le surlendemain, mais sans résultat, quant aux évacuations alvines.

Le malade est si faible, qu'il ne peut descendre à la douche; le quatrième jour après son arrivée, on est obligé de l'y porter. Un lavement avec deux cuillerées à bouche de chlorure de sodium et 80 centigrammes de scammonée amène à peine quelques matières intestinales. Il se manifeste quelques envies de vomir; nuits agitées par des rêves pénibles.

Le 24, le traitement est ainsi modifié: le matin, ablution générale, eau à 8°; à 11 heures, bain de siège de 15 minutes avec même eau; renouvellement du même bain à cinq heures, toujours la tête préalablement mouillée; vers neuf heures du soir, ablution comme le matin. Après chaque séance et dans la journée, plusieurs verres ou demi-verres d'eau, très légèrement coupée, par exception, d'un peu de vin, la boisson purement aqueuse répugnant beaucoup à M. X... Pour aliments, bouillon, potages et chocolat froids. — Outre les applications hydrothérapiques, on donne chaque matin un lavement frais, précédé d'une prise de 80 centigr. de scammonée.

Dans la nuit du 28 au 29, une crise étrange se produit: le malade en proie à une violente agitation fébrile, se démoralise tout à fait; sa perte lui paraît inévitable; il va mourir, mais une évacuation abondante a lieu pendant ces phénomènes, et fait tout à coup succéder la confiance au découragement; après l'évacuation, un appétit que le malade considère comme de bon augure se fait sentir.

Le 30, dans la matinée, douche en arrosoir de 40 secondes, dirigée principalement sur le bassin et les membres inférieurs. A cinq heures, bain de siège de cinq minutes; le soir, douche en pluie, puis en cercles puissants sur le bassin.

A partir de ce moment, la convalescence se dessine nettement:

le ventre est libre, l'appétit suffisant, le sommeil exempt de cauchemars et réparateur; la morosité se dissipe; M. X... a sur toutes choses des idées plus saines.

Le 16 avril, il nous quitte se considérant et pouvant être considéré par tout le monde comme parfaitement guéri.

Nous avons à plusieurs reprises, reçu de ses nouvelles, sa guérison persistait, et il déclarait lui-même ne s'être jamais mieux porté.

Les moyens que nous avons appliqués dans les deux cas qui précèdent indiquent suffisamment comment on doit, suivant nous, user des procédés hydrothérapiques pour nous dispenser d'y insister beaucoup. On a vu que, malgré l'emploi qu'on avait fait inutilement des purgatifs, nous en avions repris l'usage; c'est que, ainsi que nous l'avons indiqué précédemment, l'hydrothérapie n'exclut pas les moyens dont dispose la thérapeutique ordinaire, et que même elle en favorise le succès, quand seuls ils seraient demeurés impuissants.

Pourquoi, chez M. X..., avons-nous insisté sur la direction de la douche en jet sur les membres inférieurs? Pourquoi avons-nous employé la douche en cercles puissants frappant exclusivement le bassin? C'est que, chez M. X..., la constipation se compliquait à un haut degré de phénomènes cérébraux, et que les applications dont il s'agit sont de puissants moyens de décongestionner, de dégager, si l'on veut, les organes encéphaliques; il ne faudrait donc pas croire que l'emploi de tel ou tel procédé hydrothérapique soit affaire de hasard ou de caprice, c'est affaire d'expérience, sinon purement rationnelle, du moins de celle que le judicieux Laënnec appelait *empirisme rationnel*, sans se laisser arrêter par l'apparence de contradiction qui existe entre les deux mots; la contradiction n'existe que pour les esprits superficiels, et il suffit qu'un esprit aussi rigoureux que l'illustre auteur de l'auscultation les ait associés, pour que les plus difficiles se sentent rassurés sur *l'irrationalisme* de l'association.

Dans les deux cas qui précèdent comme dans tous ceux qu'il nous a été donné d'observer et que nous observerons ultérieurement, nous avons laissé et laisserons les malades céder aux besoins de garde-robes, quand ces besoins se présentent. On sait que notre célèbre maître Trousseau prétendit qu'une volonté énergique pouvait, à elle seule, vaincre les constipations les plus rebelles : « Chaque jour, disait-il, principalement après les repas, il faut se présenter à la garde-robe et faire des efforts puissants ; et, si ces efforts ont été infructueux, attendre au lendemain, quand bien même le besoin se serait fait sentir auparavant. Si le deuxième jour, après de nouvelles tentatives, il n'y a pas d'évacuation, on prendra immédiatement un lavement, non pas avec de l'eau froide, mais avec de l'eau d'abord dégourdie, et plus tard avec de l'eau froide. Le jour qui suivra, les mêmes tentatives seront renouvelées et remises au lendemain si elles ont encore été infructueuses, et cette fois un lavement frais sera pris, si l'on n'a pas obtenu d'évacuation. La répétition de l'acte invariablement à la même heure, finit par amener le sentiment du besoin au moment où l'on veut aller à la selle, et il est rare qu'après huit ou dix jours de ces patientes et méthodiques manœuvres, on n'obtienne pas une exonération quotidienne. »

Nous commençons par déclarer que les « méthodiques » manœuvres dont parle Trousseau sont un très bon moyen à employer pour rétablir la régularité des évacuations alvines quand elles ne sont que médiocrement troublées ; nous croyons même qu'elles sont bonnes à pratiquer, dans l'état physiologique, pour régulariser une fonction qui, suivant une locution vulgairement et fréquemment employée, gagne toujours à être *réglée comme un papier de musique;* mais nous croyons bien que Trousseau, n'avait jamais vu des constipations comme celles qu'il nous a été donné de traiter : nous ne croyons pas, par exemple, que chez une malade qui n'est pas allée à la garde-robe depuis quinze jours, dont le ventre est météorisé, douloureux, chez qui existe une céphalalgie intense, etc., le célèbre professeur eût conseillé de remettre au lendemain un besoin qui se serait fait sentir ; dans des cas pareils, on est trop heureux de saisir la première occasion qui se présente, non seulement de soulager les malades des souffrances cruelles qu'ils endurent, mais aussi de rompre une habitude funeste ; car si les manœuvres dont parle Trousseau peuvent contribuer puissamment à établir la périodicité de la fonction, périodicité si utile au maintien de la santé, il ne faut pas oublier qu'une habitude contraire peut s'établir pour une résistance aux sollicitations naturelles, habitude souvent bien difficile à modifier. On se rappelle que notre jeune malade de la première observation attribuait en grande partie sinon exclusivement sa maladie à ces sottes gageures enfantines, à qui resterait le plus longtemps sans aller à la garde-robe ; et nous sommes fort disposé à croire que notre jeune malade avait raison ; c'était aussi l'opinion de notre cher et savant maître Legroux, qui nous l'avait adressée.

En résumé, nous croyons que le précepte donné par Trousseau est excellent, mais qu'il n'échappe pas à l'application d'un autre précepte plus général, qu'il faut toujours user des meilleures choses, mais n'en abuser jamais.

ART. 24. — DES CONTRACTURES

> Les contractures des membres, permanentes ou intermittentes, trouvent dans l'hydrothérapie une médication héroïque.
>
> L. FLEURY.

Certains hydrothérapeutes ou prétendus tels ont cru nécessaire de parler des contractures à propos d'hydrothérapie, mais ils paraissent en avoir parlé plutôt pour remplir un cadre qu'ils s'étaient tracé d'avance que pour dire quelque chose d'utile sur la question à laquelle ils ne connaissaient pas grand'chose, ou que, du moins, ils n'ont pas su envisager en véritables pathologistes. Fleury, par exemple, que nous venons de citer rapporte avec la prolixité qui lui est particulière, une prétendue observation de contracture qui n'occupe pas moins de six immenses pages de son livre, en caractères serrés, et qui se résume, en définitive, dans les faits suivants :

Après avoir éprouvé pendant de longs mois, divers phénomènes nerveux, notamment des vertiges très fréquents, M. X..., remis de ces phénomènes, éprouva un beau matin du mois de mai, en s'habillant, une déviation de sa tête à droite, « par *une sorte* de léger mouvement spasmodique », qui a continué depuis.

« Cette déviation ne se produit pas, lorsque M. X..., fait des efforts pour se maintenir dans une immobilité absolue; mais dès qu'il veut opérer le moindre mouvement, soit des bras, soit des jambes, soit du tronc, pour s'habiller, marcher, saisir un objet avec ses mains, etc., immédiatement la rotation à droite se manifeste.

« M. X... ne peut s'habiller, marcher, boire, entrer dans un salon, saluer, jouer au billard, mêler les cartes, bourrer sa pipe, etc., rien faire, en un mot, des mille et un détails des choses de la vie ordinaire, sans éprouver cette déviation irrésistible.

« Impossible de regarder les objets directement, (l'auteur veut sans doute dire *en face*). Il les reluque, comme on dit, c'est-à-dire qu'il les regarde dans une direction plus ou moins oblique.

« M. X... peut, cependant, lire et parler sans que sa tête se dévie, mais c'est à la condition qu'il se maintiendra dans une immobilité complète, par un effort incessant de sa volonté. »

Après beaucoup d'autres détails que nous croyons inutile de reproduire, Fleury porte le diagnostic suivant, qui, dit-il, était évident. « *Contraction spasmodique intermittente du muscle sterno-cléido-mastoïdien gauche.* »

Au bout de six mois de traitement hydrothérapique, le malade quitte l'établissement de Bellevue ; « il ne restait plus de cette névrose choréiforme qu'un léger et imperceptible mouvement de déviation de la tête à droite. M. X... trouve son état si satisfaisant, en comparaison de celui où il était à son arrivée, qu'il s'en contente, emportant d'ailleurs l'espoir que le temps et les seules ressources de la nature suffiront à l'achèvement d'une guérison pour laquelle l'hydrothérapie a laissé si peu de chose à faire. »

Fleury trouve cette observation extrêmement curieuse ; elle l'est en effet beaucoup, sinon extrêmement ; mais ce qu'elle n'est pas, c'est un exemple de contracture, car lui-même la qualifie de *contraction spasmodique évidente*, de *névrose choréiforme* et même choréiforme légère, puisque la volonté avait encore prise sur elle, et qu'elle est impuissante sur les mouvements choréiques ; or ni les contractions spasmodiques ni les mouvements choréiques ne sont des contractures, ce sont des convulsions, de l'avis de tous les pathologistes, et il nous paraît inutile de changer leur nom. Les contractures sont des contractions permanentes et que la volonté ne peut nullement faire cesser, même momentanément.

D'autres, exagérant les erreurs de Fleury, rangent parmi

les contractures le lumbago et le torticolis rhumatismaux, et sans doute toutes les autres immobilités musculaires, complètes ou incomplètes, causées par la douleur qu'occasionnent les mouvements; ce sont des immobilités virtuelles, car le courage d'nn stoïcien en triompherait, mais ce ne sont point des contractions réelles, encore moins des contractures. L'hydrothérapie en triomphe parce qu'elle triomphe des rhumatismes et des névroses, mais ce ne serait que par une aberration pathologique qu'on en concluerait à l'action curative de la nouvelle méthode sur les contractures, qui, lorsqu'elles sont anciennes, ne sont justiciables que de l'orthopédie et de ses auxiliaires. Quand elles sont récentes, au contraire, l'hydrothérapie peut avoir sur elles une véritable action curative; nous en avons observé quelques exemples; quand elles sont anciennes, l'hydrothérapie, surtout chez les individus faibles, peut encore favoriser l'action des moyens orthopédiques, mais là se borne son pouvoir.

ART. 25. — DES CONVULSIONS.

> L'effet d'un bain d'eau froide lancée d'une certaine hauteur est très grand sur le système nerveux et la circulation. On en obtient un résultat très notable dans les maladies mentales, notamment dans la manie et la mélancolie, dans l'épilepsie et dans les convulsions.
>
> RITTER.

Nous ne croyons pas qu'il existe de médication aussi efficace que l'hydrothérapie contre les convulsions et surtout contre les convulsions chroniques, mais nous ne pourrions entrer dans les détails de cette efficacité qu'en parlant des diverses affections particulières dont nous aurons à nous occuper plus tard et en tombant, par conséquent, à peu près inévitablement dans des répétitions que nous voulons éviter.

Nous pouvons cependant, et peut-être nous devons rappeler d'une manière générale que Currie avait affirmé l'utilité des affusions froides et des immersions dans les affections convulsives de toute nature ; il établit en principe que ce moyen est d'autant plus efficace qu'on y a recours pendant la durée de l'attaque.

Currie ne parle cependant que des convulsions chez les adultes. Il rapporte un certain nombre de cas où ces applications ont beaucoup affaibli les attaques quand elles n'ont pas réussi à les détruire ; il note que ces attaques existaient chez des hommes robustes, nullement accoutumés à ces attaques ; il ne s'agissait donc point d'hystériques, ni probablement d'épileptiques ; les sujets se trouvaient, dit-il, dans un danger réel.

« Chez les enfants, dit Schedel, ce moyen (affusions et immersions) n'a jamais été employé, et avec raison, car il est souvent fort difficile de leur administrer un simple bain. L'enveloppement dans de grandes serviettes mouillées, l'application sur la tête de compresses calmantes, l'usage intérieur de l'eau froide pourraient être employés dans les cas où quelques symptômes convulsifs, et un état de chaleur à la peau pourraient faire craindre l'apparition d'accidents redoutables ; que l'affection soit purement nerveuse, ou qu'elle soit réellement le précurseur d'une phlegmasie ou d'une congestion cérébrale, la sédation que ce moyen opère sera utile. »

Schedel parle ensuite de l'emploi des moyens pharmaceutiques, (opium, etc.) dans les convulsions, puis il continue.

Je ne voudrais pas laisser croire que je préfère, dans les névropathies, un traitement basé sur les narcotiques ou les antispasmodiques, à celui de l'hydrothérapie raisonnable; je pense, au contraire, que cette dernière méthode mérite la préférence, et que la même personne dont le hoquet aurait été calmé par un demi-grain d'opium, ferait très mal de continuer l'usage de ce narcotique, tandis que l'hydrothérapie pourrait lui être très profitable. Je suis également convaincu que, même dans les cas où cette méthode n'aura pas produit le résultat qu'on en attendait, les effets des agents thérapeutiques seraient puissamment secondés par l'usage simultané des procédés de l'hydrothérapie.

«Dans les convulsions causées par la présence de vers intestinaux ne serait-il pas contraire aux règles du simple bon sens de s'en tenir à l'hydrothérapie, qui néanmoins pourrait rendre des services dès que les moyens administrés auraient chassé ces parasites.»

Art. 26. — DES DERMATOSES

> L'hydrothérapie doit être considérée comme une médication de plus, comme une ressource nouvelle à employer dans le traitement des maladies cutanées.
>
> DEVERGIE.

Priessnitz, qui avait aussi ses théories médicales, (qui donc s'en prive?), et qui appliquait l'hydrothérapie aux maladies chroniques de la peau, d'après la doctrine des crises et des humeurs peccantes, disait avoir obtenu de beaux succès contre ces maladies. Le seul fait que Schedel ait observé à Græfenberg ne confirme pas les prétentions de Priessnitz. De son côté, notre excellent maître Baldou cite plusieurs cas de guérison de dermatoses par l'hydrothérapie, et les expériences suivies à l'hôpital Saint-Louis par Devergie et Guibert et que nous avons analysées dans notre partie historique (voir ci-dessus, p. 68), ne contredisent pas trop les observations de Baldou.

Pour notre compte, nous n'avons été que très rarement consulté pour des dermatoses, et nous n'avons eu qu'une seule fois l'occasion de leur appliquer le traitement hydrothérapique, et avec un plein succès.

C'était chez un de nos très distingués confrères, M. le Dr X... médecin d'une des grandes ambassades de Paris et ancien élève de notre illustre et excellent maître et ami Ricord. Notre distingué confrère était affecté d'un eczéma chronique et ancien sur la face dorsale des deux pieds. Nous soumîmes M. X... à des sudations à l'étuve sèche, suivies d'applications de compresses fraîches constamment renouvelées sur les surfaces malades. Au bout de trois mois, notre confrère fut délivré de sa dermatose, qui ne laissait pas que de l'incommoder beaucoup et même de le gêner pour l'exercice de sa profession, car il était des plus occupés.

ART. 27. — DU DIABÈTE OU GLUCOSURIE

On se sert avec avantage de l'eau froide dans le diabète. Une jeune fille souffrant du diabète urinait chaque jour 130 livres de liquide ; elle fut guérie par les bains froids.

MICHELOTTI.

L'intelligent plagiaire de Fleury, qui n'a pas toujours su plagier, comme on l'a vu plus d'une fois, mais qui, lorsqu'il ne plagie pas, divague ordinairement bien davantage encore, commence ainsi un article sur le traitement du diabète par l'hydrothérapie : « Il peut se faire que, sous l'influence d'un régime bien ordonné, la glucosurie disparaisse; dans ce cas, on n'a pas besoin de recourir aux médications usitées et notamment à l'hydrothérapie! » — Ce qui, en bon ou à peu près bon français, ne peut signifier qu'une de ces deux choses: quand le diabète a été guéri par l'influence d'un régime bien ordonné, *il doit être traité par les médications inusitées ou n'être pas traité du tout.* Le fait est que Lapalisse lui-même se serait demandé à quoi bon traiter une maladie qui est déjà guérie? Preuve que, dans notre siècle de lumières, Lapalisse peut encore être dépassé. Il faut reconnaître, du reste, que Fleury ne pouvait guère être plagié ici: il se borne à dire qu'il a guéri plusieurs malades atteints de glucosurie, mais que les limites dans lesquelles il est obligé de se renfermer (1200 énormes pages grand in-8°) ne lui permettent pas d'en publier les observations.

Quant à nous, qui avons le malheur d'être assez consciencieux pour ne plagier personne, pas assez... naïf pour renouveler Lapalisse, et qui savons prendre la peine de résumer nos faits, quand nous ne pouvons en publier la relation *in extenso*, nous avons aussi traité des diabétiques et nous avons eu le bonheur d'en guérir quelques-uns, lorsqu'ils se sont présentés encore à temps pour être soumis au traitement hydrothérapique.

Obs. 1. — Un des premiers que nous ayons traités et guéris est M. le comte Jules de X..., qui nous arriva, le 2 février 1875, précédé d'un jour par la charmante et intéressante lettre suivante de notre très distingué confrère, le Dr Pierre, d'Autun.

« Mon cher confrère,

« Je vous adresse un de mes bons amis, M. le comte X..., atteint du diabète, depuis peu probablement; il vous racontera qu'il endure des souffrances affreuses, et tous les matins, s'il ne change pas, il vous fera appeler pour vous dire : « Voilà ma dernière heure « arrivée, touchez mon pouls, écoutez les battements de mon cœur, « il n'y a plus rien, c'est fini... » Quand d'une manière ferme et convaincue vous l'assurerez qu'il se trompe, il paraîtra étonné et vous dira qu'il n'y comprend rien. Alors il se lèvera quand vous le lui aurez ordonné, et il déjeunera comme tout le monde.

« Nous avons ici, chaque matin, la même scène sans que nous ayons pu corriger notre cher malade. Son frère, Paul de X..., qui complètera ces renseignements, est obligé de s'absenter pour quelques semaines, et je vous adresse M. Jules, dans l'espoir que vous serez plus heureux que nous. Comme vous le verrez, c'est un homme excellent, et je compte sur vous pour lui rendre sa gracieuseté ordinaire.

« M. de X... a commencé à boire de l'eau de Vichy, il n'a pas eu le temps de manger du pain de gluten que nous n'avions pas. J'espère que vous pourrez faire faire à notre cher malade quelques pratiques hydrothérapiques comme adjuvant de son traitement.

« Puisse-t-il, sous l'influence de vos bons soins, nous revenir bientôt, débarrassé de ses tristes idées, et très amélioré quant à son diabète.

« Je profite de la circonstance, mon cher confrère, pour vous envoyer mes meilleurs compliments...

« S. PIERRE. »

« Autun, 31 janvier 1875 »

A peine avions-nous été prévenu par cette lettre, que M. le comte de X... nous arrivait, le 2 février à six heures du matin avec M. son frère. A mon lever, je croyais les trouver couchés, mais le voyage, au lieu d'avoir fatigué le malade et de l'avoir invité au sommeil, avait, au contraire, disait-il, exaspéré ses souffrances et augmenté l'insomnie à laquelle il était sujet depuis le début de sa maladie. Il était d'ailleurs sombre et morose; il exhalait des plaintes amères,se prétendant dénué de forces, ne pouvant mettre un pied devant l'autre, étant dans un état irrémédiable; on l'avait, ajoutait-il, contraint à un déplacement inutile, car tout ce qu'on tenterait et rien, ce serait la même chose. Sa dernière heure était venue; c'en était bien fini de lui, puisque son cœur ne battait plus.

Son frère, dans un moment où nous pûmes nous entretenir, nous informa que l'affection de M. X... était déjà ancienne, mais que les accidents avaient pris, depuis six semaines, des proportions insolites. On ne pouvait le quitter d'un pas, tant ses alarmes étaient navrantes. Vingt fois par jour, il se disait sur le point de mourir, et très souvent il sollicitait la présence d'un prêtre, dont les consolations, du reste, ne le rassuraient guère.

L'extérieur de M. le comte de X... était loin de se trouver en rapport avec l'exagération de ses angoisses; il était de taille élevée, robuste, et, quoique ayant notablement maigri, paraît-il, il n'avait pas les apparences d'une santé trop détériorée. Cependant il ne tarissait pas dans la peinture de ses douleurs : tantôt il sent dans les reins d'affreux tiraillements comme des brûlures atroces; d'autres fois, il étouffe, ou bien les pulsations du cœur s'arrêtent; sa tête est tellement pesante, qu'il ne peut la tourner; les nuits sont surtout pénibles, lui ne sortant de l'insomnie que pour tomber dans des rêves affreux. Dans la journée, notamment après le déjeuner, il est ordinairement plus calme; il déjeune, en effet, car l'appétit est à peu près intégralement conservé. Il n'y a rien d'anormal à la percussion et à l'auscultation des poumons et du cœur. Les urines contiennent une quantité considérable de sucre.

M. le Dr Pierre avait épuisé sur le malade les médications usitées, moins le pain de gluten, comme on l'a vu par sa lettre, parce que, les accidents ayant pris des proportions beaucoup plus prononcées depuis six semaines, on n'avait pu se procurer encore ce pain à Autun.

Nous crûmes devoir appliquer le traitement hydrothérapique dès le matin même de l'arrivée de M. de X..., et je lui proposai de lui administrer immédiatement une douche : ce qu'il n'accepta qu'après des hésitations extrêmes ; mais, arrivé dans la salle des douches, il voulut s'en retourner aussitôt, prétextant un grande faiblesse ; enfin, moitié par persuasion, moitié par autorité médicale, nous parvînmes à lui administrer une douche en jet brisé, d'une demi-minute, promenée sur tout le corps et spécialement le long de la colonne vertébrale, avec de l'eau à 8° ; à la suite de la douche, promenade d'une demi-heure. On renouvelle la douche dans l'après-midi.

Le 5, aucun changement ne s'est encore opéré ; nous doublons la durée des douches, et nous y ajoutons une douche en cercles puissants sur les reins, et un jet énergique terminal sur la plante des pieds.

Les jours suivants, les bons moments augmentent un peu de durée ; mais, le 11, survient un paroxysme des plus intenses ; c'est presque de l'agitation maniaque ; M. de X... se désespère à hauts cris ; son frère nous envoie chercher pour l'aider à le calmer ; sur les instances du malade lui-même nous prescrivons une pilule de 4 centigrammes d'extrait aqueux d'opium.

A cette crise passagère succède une amélioration marquée, et qui, au dire du frère, fait des progrès chaque jour, malgré les dénégations du malade, toujours disposé à voir les choses en noir ; ainsi il y a moins de nuits sans sommeil. — Les urines sont plus légères et renferment moins de sucre.

Le 20, la progression du mieux s'accentue. — Les mêmes applications sont continuées.

Le 25, les progrès ont été tels, que M. le comte de X... se considère lui-même comme à peu près guéri; c'est aussi le sentiment de son frère : toutes les nuits sont presque calmes, plus de ces douleurs violentes qu'il disait sentir dans les reins; à peine du sucre dans les urines. — Le frère, rappelé dans son pays par des devoirs, juge qu'il peut laisser seul entre nos mains M. de X..., qui n'y fait pas opposition, et part le 1er mars. Nous continuons le même traitement.

Le 15 mars, il n'existe plus de traces de sucre ; le malade, se sentant de plus en plus guéri, quitte l'établissement pour aller habiter dans la ville. Mais, pour consolider sa guérison, il continue son traitement comme externe, jusqu'à la fin d'avril. Il nous fait alors ses adieux, se proposant de quitter Paris, et nous exprime sa profonde satisfaction d'être délivré des cruelles obsessions qui l'assiégeaient ; il en exprime aussi sa vive gratitude envers son frère, qui ne l'a pas quitté pendant ses longues et cruelles épreuves : « Je ne sais pas, dit-il, ce que j'aurais fait, si j'avais été livré à moi-même. »

Quoique l'action de l'hydrothérapie nous paraisse avoir joué à beaucoup près le principal rôle dans cette cure vraiment merveilleuse, nous ne devons pas omettre que le malade a pris de l'eau de Vichy et mangé du pain de gluten pendant toute la durée du traitement, conformément aux prescriptions de notre distingué confrère d'Autun. Ces deux agents ont-ils contribué à la guérison? C'est bien possible ; mais on sait bien que lorsqu'ils sont employés seuls, ils pallient quelquefois la maladie, mais qu'ils n'en triomphent à peu près jamais complètement, surtout quand il s'agit de cas aussi graves et aussi compliqués que l'était celui de M. le comte de X...

Dans le fait suivant, l'action de l'hydrothérapie a été non moins remarquable, si même elle ne l'a été davantage.

Le malade qui est le sujet de l'observation nous fut adressé, le

12 novembre 1874, par notre très distingué confrère M. le Dr Siredey, médecin de Lariboisière. Le savant praticien avait fait suivre au malade divers traitements, et, comme il le voyait s'affaiblir de jour en jour malgré les soins qu'on lui donnait, il lui conseilla l'hydrothérapie.

M. X... est un vieillard de soixante-sept ans, de taille élevée, de constitution primitivement robuste, mais aujourd'hui minée par la maladie ; il n'a plus de forces, il a beaucoup maigri, sa peau s'est ridée, est devenue flasque et blafarde ; ses jambes le supportant difficilement, il garde le plus souvent le lit ou se repose dans un fauteuil ; son sommeil est agité par des rêves sinistres, sa tête est lourde, douloureuse, ses idées embarrassées ; il se plaint d'éprouver des pesanteurs dans les lombes et d'incessantes suffocations ; l'appétit est presque nul, la soif vive, les selles rares. Les urines, au contraire, sont abondantes ; elles contiennent une proportion considérable de sucre. M. X... se consume dans un ennui mortel.

Dès le matin de son entrée dans notre Institut, nous pratiquons une ablution générale avec de l'eau à 20° ; l'ablution étant bien supportée, nous la faisons suivre d'une douche en jet brisé promenée sur tout le corps pendant une demi-minute, avec de l'eau à 12°.

Jusqu'au 5 décembre, nous continuons les mêmes applications quotidiennes matin et soir, en abaissant la température de l'eau à 7°, et en plus des douches en pluie d'une vingtaine de secondes, et au lieu du jet brisé, le jet plein promené spécialement le long de la colonne vertébrale et les membres inférieurs, en terminant et insistant sur les pieds.

Le 24, l'amélioration est sensible. M. X... a un peu d'appétit, la faiblesse est moindre ; le sommeil plus calme, l'appétit revient, la proportion de sucre dans les urines a notablement diminué.

Le 25, on ajoute aux applications précédentes une douche en cercles puissants, d'une demi-minute autour des reins.

Le 2 janvier, l'amélioration continue à faire des progrès. M. X... peut faire une course modérée sans se fatiguer ; il mange à peu près comme à l'état normal ; son état de mélancolie et d'ennui s'est dissipé ; il est gai, et se sent, dit-il, rajeuni ; il n'y a presque plus de sucre dans les urines.

Nous continuons jusqu'au commencement de mars les mêmes applications, quoique, dès la fin de janvier, M. X... se trouvât tout à fait guéri. A cette époque-là, en effet, il n'y avait plus traces de sucre dans les urines ; M. X... était parfaitement gai, et remplissait toutes ses fonctions aussi bien qu'on peut l'espérer à son âge. Il reste un mois encore, uniquement pour consolider sa guérison. Mieux que cela, il nous promet de revenir au bout d'un an faire un mois d'hydrothérapie prophylactique, promesse qu'il a tenue, quoique la persistance de sa bonne santé eût pu l'en dispenser.

Dans ce cas, comme dans le précédent, l'action de l'hydrothérapie a été, ce nous semble, évidente et non pas une action temporaire, mais une action dont les effets persistaient encore au bout d'un an, sans aucun amoindrissement. Ces beaux résultats ne doivent-ils pas faire espérer que, lorsque l'hydrothérapie sera mieux appréciée de la généralité des médecins, le diabète cessera d'être une maladie incurable comme elle l'est encore dans la presque universalité des cas?

Le premier des faits que nous venons de rapporter avait été publié dans la *Médecine contemporaine* du 15 juillet 1875, et le second, dans le n° du 1er avril 1878 du même journal, lorsque le Dr Sieffermann communiqua à la *Société de médecine de Strasbourg*, à la fin de 1880 ou au commencement de 1881, une note intitulée: *Note sur trois cas de diabète guéris par l'hydrothérapie.* Dans la séance où cette note fut lue, le professeur Bœckel ayant demandé si dans les ouvrages spéciaux, on relatait de pareils cas, l'auteur de la *note* répondit qu'on en indiquait, *mais sans fournir de détails.* On comprend que lorsque nous lûmes cette réponse dans la *Gazette médicale de Strasbourg*, qui publie les procès-verbaux de la société, nous dûmes réclamer nos droits de priorité : ce que nous fîmes avec modération, ce dont on peut s'assurer en parcourant le nº du 1er février 1881 de la *Médecine contemporaine* où notre réclamation est reproduite avec la relation textuelle, d'ailleurs, des trois cas recueillis par M. Sieffermann. Malgré notre modération et notre loyale manière de procéder, la réclamation n'eut pas la chance de plaire à M. Sieffermann, qui ne paraît pas très désireux de voir rectifier ses erreurs et mettre chaque chose en sa place. C'est fâcheux pour lui; mais cela ne nous a pas empêché de dire et ne nous empêchera pas de répéter que les trois faits qu'il a publiés offrent un intérêt pratique réel, même venant après ceux que nous avons non pas *indiqués* nous-même, mais publiés *en fournissant des détails*, et même plus de détails que n'en a donnés M. Sieffermann, surtout sur les applications hydrothérapiques qu'il a préférées pour traiter ses malades.

ART. 28. — DE LA DIARRHÉE ET DE LA DYSENTERIE CHRONIQUES.

> Dans les coliques rhumatismales accompagnées de fréquentes selles aqueuses, comme aussi dans le ténesme, dans la diarrhée et dans le choléra-morbus, la boisson de l'eau fraîche est très salutaire.
>
> BRANDIS.

Comme la constipation, la diarrhée n'est qu'un symptôme; mais comme la constipation aussi, elle est souvent, surtout à l'état chronique, un symptôme tellement prédominant, qu'elle occupe et doit occuper seule toute l'attention du médecin clinicien, d'autant plus, que les cas ne sont pas rares où l'on serait fort embarrassé de dire à quelle *maladie* on doit la rattacher. Pour le dire en passant et une fois pour toutes, il faut bien reconnaître que ces symptômes, qu'on pourrait peut-être appeler symptômes-maladies, se rencontrent à chaque pas dans la pratique; c'est sans doute là ce qui a engagé J.-P. Frank à prendre ce point de vue pour base de son remarquable traité de médecine pratique, traité plus commode et souvent plus utile au médecin praticien que des traités beaucoup plus savants sous le rapport de la pathologie et de la philosophie médicale.

Quoi qu'il en soit, la diarrhée chronique a été considérée par quelques médecins comme une contre-indication à l'emploi de l'hydrothérapie; mais ces médecins ne connaissaient que peu ou point la nouvelle méthode; l'expérience a aujourd'hui démontré et depuis longtemps déjà, que, non seulement la diarrhée chronique ne contre-indique point l'usage des applications hydrothérapiques, mais que celles-ci constituent la médication la plus efficace de cette affection, quelle qu'en soit d'ailleurs la cause, contractions rhumatismales de la tunique musculeuse, inflammation, ramollissement, ulcérations de la muqueuse, etc. Les observations que nous avons recueillies, qui démontrent cette efficacité, sont aussi nombreuses que concluantes; nous nous contenterons de citer les deux suivantes:

Obs. 1. — Si dix ans de traitements infructueux suffisent pour faire considérer une maladie comme réfractaire à la thérapeutique classique, celle dont M. X... était affecté aurait bien pu passer pour incurable; pourtant l'hydrothérapie en a triomphé dans un délai de trois mois, temps long absolument parlant, mais relativement court, bien certainement, pour une maladie aussi rebelle et remontant à une époque aussi éloignée.

M. X..., âgé de vingt-six ans, d'une constitution chétive, et qui a subi toutes les maladies de l'enfance, nous était adressé, le 20 janvier 1868, par un de nos jeunes et distingués confrères, le Dr Morpain, qu'une mort prématurée, hélas ! a arrêté dans une carrière qui promettait d'être brillante. Notre regrettable confrère n'était pas, à l'époque où nous avons recueilli cette observation, sans nourrir quelques préventions contre l'hydrothérapie ; il en était bien revenu depuis, car, dans son trop rapide passage parmi nous, il nous a fourni l'occasion d'opérer sur ses clients une foule de cures des plus remarquables.

M. X..., à son arrivée, était amaigri, pâle, mais ayant pourtant dans certains points du visage cette coloration rosée qui n'est pas rare chez les lymphatiques anémiques.

Vers l'âge de seize ans, il fut pris sans cause connue de vomissements et de diarrhée, qui ne le quittèrent presque plus, la diarrhée du moins ; à peine était-elle arrêtée, qu'elle reparaissait après quelques semaines ; dans certaines périodes, il avait jusqu'à vingt selles dans les vingt-quatre heures, et se levait parfois huit ou dix fois pendant la nuit. Les digestions étaient toujours pénibles, laborieuses ; l'appétit était irrégulier, assez bon de temps à autre ; mais le malade hésitait toujours à manger et ne savait quels aliments prendre, craignant toujours que leur ingestion n'augmentât le dévoiement. Il éprouvait de fréquentes transpirations, qui, à raison de leur odeur nauséabonde, quand elles étaient fréquentes, l'attristaient beaucoup, parce qu'elles l'empêchaient de se présenter nulle part ; à peine osait-il fréquenter les endroits où se réunit le public. Employé principal dans une grande maison de banque, il prit en vain plusieurs congés pour se remettre ; quelques améliorations, qui parurent dues à des séjours à la campagne, ne persistèrent pas.

Depuis quatre ans, les phénomènes morbides avaient pris un caractère inquiétant : les transpirations, toujours fétides, devenaient de plus en plus abondantes ; les déjections étaient souvent sanguinolentes ; le moindre exercice occasionnait de la fatigue et des palpitations ; enfin le moral se prenait, et M. X... désespérait de guérir, ce qui le jetait dans les idées les plus sombres. — Inutile de dire que notre très distingué confrère Morpain avait mis en usage pour combattre le mal, tout ce que la thérapeutique ordinaire met à la disposition d'un praticien habile ; ce ne fut qu'après un long insuccès qu'il se décida à conseiller l'hydrothérapie.

M. X... ayant été obligé de s'absenter, malgré son triste état, nous commençâmes le traitement le 8 mars seulement par une ablution générale avec de l'eau à 20°. Elle fut bien supportée.

Le lendemain matin, nous remplaçâmes cette ablution par une douche en jet brisé promenée sur tout le corps, pendant une minute avec de l'eau à 15°. — Dans l'après-midi, douche en pluie, de quinze secondes, suivie d'un bain de siège à eau courante, d'une demi-minute. — Après chaque séance, un demi-verre d'eau fraîche, et exercice d'une demi-heure. — Dans l'intervalle, compresses d'eau froide sur l'abdomen, souvent renouvelées.

Pendant quinze jours, ce traitement est continué sans modification.

Le 24, immédiatement avant la douche en jet brisé, douche en pluie, de six secondes ; dans l'après-midi, on double la durée du bain de siège, en abaissant l'eau à 9°.

L'appétit et la digestion commencent, dès lors à se régulariser ; les selles n'ont plus lieu que deux ou trois fois par jour. L'état général participe à l'amendement, transpirations beaucoup moins abondantes, expression de la physionomie meilleure.

Le 30, a eu lieu, pour la première fois, une selle absolument normale. Une éruption papuleuse a eu lieu sur le ventre, presque plus de transpiration ; elle est à peu près inodore.

Jusqu'au 15 mai, le traitement est continué, et l'amélioration persiste, sauf quelques oscillations, marquées par la mollesse des garde-robes, et le retour de faibles transpirations légèrement odorantes. L'appétit est excellent ; le malade mange indifféremment de tous les aliments.

Malgré cet état fort satisfaisant, à partir du 20 mai, le malade est soumis chaque matin, avant la douche en pluie, à une sudation à l'étuve sèche, d'une durée de trente minutes.

Le septième jour après cette modification du traitement, l'odeur des transpirations a disparu. La convalescence est bien dessinée ; elle se corrobore les jours suivants, et M. X... nous quitte en bonne santé le 5 juin. — Nous l'avons revu depuis; la guérison s'est maintenue.

Pendant toute la durée du traitement, M. X... a bu dans la journée six à sept verres d'eau froide.

Nous n'insisterons pas sur les remarques que pourrait susciter cette belle cure; elles se présenteront naturellement à l'esprit de nos lecteurs; nous y reviendrons, du reste, après l'observation suivante :

Obs. 2. — M. X... citoyen américain de l'Etat de New-York, quoique ayant acquis dans les affaires une grande fortune, n'en prit pas moins la part la plus active, personnellement, à la terrible guerre de Sécession. Outre l'influence qu'exercèrent sur sa santé les fatigues, les privations et toutes les vicissitudes de la vie des camps, il eut encore dans un combat un bras et les deux jambes fracturés, et reçut une blessure intestinale grave.

Après sa rentrée, il reçut des soins assidus, sa santé générale se remit à peu près, ses fractures se consolidèrent, sa plaie intestinale intérieure et extérieure (abdominale), se cicatrise; néanmoins, de ce dernier côté tous les accidents ne disparurent point; M. X... ressentait à l'endroit de la blessure des douleurs assez vives. Le plus souvent, la digestion s'opérait mal, et quelquefois les aliments étaient rendus presque tels qu'ils avaient été pris ; les évacuations alvines étaient fréquentes, presque liquides, et quelquefois involontaires. Fort et robuste avant ses accidents, M. X... maigrissait à vue d'œil, et, à la fin, effrayé de son état, il n'osait plus sortir.

Comme on peut bien le supposer d'après son état de fortune, les soins ni les médications ne manquèrent point à M. X... ; cependant, après deux années de traitement sans résultat favorable, il résolut de venir consulter à Paris. Il s'adressa à notre distingué confrère et ami, le Dr Kolb. Une consultation de chirurgiens éminents eut lieu, une exploration du rectum fut pratiquée, qui ne fit rien découvrir de particulier; divers médicaments et notamment des opiacés furent prescrits sans succès. M. Kolb, ayant obtenu quelques bons effets d'applications froides partielles qu'il avait faites, se décida à prescrire un traitement hydrothérapique complet, et nous adressa M. X..., qui entra dans notre Institut le 22 février 1872.

Dès le jour de son entrée, nous administrâmes à M. X... deux fois par jour, le matin et dans l'après-midi, un bain de siège à eau courante de 5 minutes, avec de l'eau à 7°, suivi d'une douche en pluie d'une demi-minute, promenade, ensuite alimentation froide.

Le 6 mars, addition à la douche de l'après-midi d'une immersion de 15 secondes dans la piscine. Gorgées d'eau froide réitérées, dans la journée, deux quarts de lavement froid, qu'on garde de une à deux minutes.

Le 18 mars, le malade, n'étant pas allé la veille à la garde-robe, se sent plus fort. — Continuation du même traitement.

A partir de ce moment, les sollicitations aux évacuations alvines deviennent moins fréquentes et moins impérieuses, le malade peut prévoir les déjections. Le 7 avril cependant, il s'est encore aperçu qu'il était mouillé sans en avoir été averti. — Mais les jours suivants sont excellents, et la crainte même de se mouiller, qui préoccupait toujours M. X..., disparait. Il était enchanté et fort disposé à consolider sa guérison, malheureusement des intérêts urgents de famille le rappellent en Amérique, et il nous quitte le 16 avril, non sans nous promettre avec énergie de suivre les prescriptions hydrothérapiques que nous avions faites.

Voici ce que nous apprîmes de lui, dans un second voyage qu'il fit à Paris, au mois de novembre de la même année :

La traversée de France à New-York avait été heureuse, mais, à peine arrivé en Amérique, la diarrhée l'avait repris, moins fréquente et moins impérieuse qu'autrefois, mais encore fort incommode. L'application de nos prescriptions à son domicile eut un bon résultat, non complet, toutefois. La traversée pour revenir en France se fit sans accidents : « On dirait, disait M. X..., que l'air de la mer m'est favorable. »

Quoi qu'il en soit, dans la visite qu'il nous fit, nous lui conseillâmes de suivre un nouveau traitement hydrothérapique, comme il en avait, du reste, la ferme intention. Il le suivit, en effet, pendant trois mois, après lesquels il se sentit si parfaitement guéri, qu'il allait dîner en ville. La petite fistule qui persistait au niveau de la plaie addominale était parfaitement cicatrisée.

Nous avons vu M. X... nombre d'années depuis qu'il a quitté notre établissement : il n'y a plus de diarrhée depuis longtemps et les digestions s'exécutent très normalement.

Nous ne pensons pas qu'après des cures aussi remarquables aucun médecin impartial puisse encore prétendre que la diarrhée chronique constitue une contre-indication à l'hydrothérapie, et qu'il reconnaîtra, au contraire, que la nouvelle méthode constitue la meilleure médication curative de cette grave maladie.

On a vu que dans la première des deux observations précédentes la diarrhée était compliquée de dysenterie, et que la guérison de la complication a marché de pair avec la maladie primitive.

C'est qu'en effet l'hydrothérapie n'est guère moins efficace contre la dysenterie chronique que contre la diarrhée; nous en avons observé deux exemples des plus remarquables, que nous nous contenterons de mentionner pour ne pas donner trop d'extension à cet article. On sait, du reste, que l'hydrothérapie jouissait à Græfenberg d'une grande renommée contre la dysenterie, et Schedel nous a appris que Priessnitz faisait usage, contre l'affection, de bains de siège froids, précédés de sudations, surtout dans les cas graves. Ce sont aussi, à quelques légères modifications près les procédés hydrothérapiques que l'expérience nous a fait adopter.

Quant à la dysenterie aiguë, nous n'avons pas eu l'occasion de la traiter par la nouvelle méthode; on sait que cette affection est assez rare à Paris, et que, le cas échéant, on ne la traite guère qu'à domicile ou dans les établissements hospitaliers. Les médecins militaires, qui ont assez souvent l'occasion de l'observer hors de France, ne paraissent pas avoir pensé à lui appliquer les procédés hydrothérapiques. Nous croyons pourtant qu'ils en auraient obtenu de bons effets, et nous croyons pouvoir leur en conseiller l'essai, sans manquer aux règles de prudence qui doivent toujours diriger ceux de nos confrères auxquels sont confiées la santé et la vie de nos soldats.

ART. 29. — DES DOULEURS

> Le bain froid (1) est non seulement un stimulant, mais aussi un calmant pour le système nerveux. Et il est constaté qu'après un bain froid le corps transpire et devient considérablement plus léger.
>
> SANCTORIUS SANCTORINUS

C'est peut-être une chose bien risquée que d'écrire aujourd'hui un article intitulé : des Douleurs, quand il n'est plus permis de douter que la douleur ne soit un simple symptôme d'une foule de lésions différentes. Malgré cette remarque dont nous reconnaissons volontiers la justesse, nous avons cru

(1) On sait que dans le langage de beaucoup de médecins nos prédécesseurs et même de quelques contemporains, le nom de *bain froid* désignait toutes sortes d'applicatoins d'eau froide, affusions, douches, etc. C'est ainsi qu'actuellement encore, nous désignons par *bains de cercles* de véritables douches en cercles.

devoir inscrire un pareil titre en tête d'un article, et nous croyons être certain que si les pathologistes nous le reprochent, les cliniciens nous le pardonneront. Ils nous le pardonneront parce que, ainsi que nous l'avons dit plus d'une fois, si la pathologie est une chose, — et nous nous empressons d'ajouter une belle chose, — la clinique en est une autre : dans la première, tout ou presque tout est clair et positif ; dans la seconde, et malgré les progrès du diagnostic contemporain, on rencontre à chaque pas des obscurités et des incertitudes devant lesquelles les esprits sages sont obligés de s'arrêter indécis. Cela est surtout vrai des douleurs. Certes, nous sommes bien convaincu, en théorie, que toute douleur tient à une lésion, même à une lésion quelconque où une partie du système nerveux est intéressée directement ou indirectement ; mais nous sommes convaincu aussi qu'en pratique cette lésion ne saurait toujours être rigoureusement précisée, non plus que la cause à laquelle elle est due. Nous avons une autre conviction qui résulte de notre expérience, c'est que l'hydrothérapie appliquée contre ces douleurs dont on ne peut déterminer d'une manière certaine ni la lésion ni la cause, parvient parfois à les modérer, quelquefois à les faire disparaître complètement ; c'est encore là, croyons-nous, un motif pour lequel les cliniciens nous pardonneront notre titre.

Le chapitre tout entier des névroses justifie notre manière de voir ; mais il est des cas qu'il serait difficile de faire rentrer dans les névroses ou même dans les névralgies telles qu'on les entend classiquement, et qui ne tombent pas moins sous l'aplication des remarques qui précèdent ; c'est un exemple, seulement, de ces cas que nous voulons citer.

M. X..., âgé de vingt-huit ans, né en Bohême, d'un tempérament lymphatique, employé dans une grande maison de banque de Paris, souffre depuis longtemps d'une douleur localisée dans la région antérieure de la crête iliaque droite. Tolérable d'abord et passagère, cette douleur a pris, à partir du mois de novembre dernier (1874), un caractère alarmant. S'inquiétant peu cependant de cette douleur, M. X... n'en continuait pas moins à assister à des dîners d'amis, et même de danser dans les soirées où il était invité. Néanmoins, devenue bientôt fixe, la douleur l'obligea à consulter un médecin. Il s'en ouvrit à un ami, qui lui conseilla de s'adresser au docteur Cusco.

Se fondant sur ce que M. X... avait eu des blennorrhées, M. Cusco crut devoir attribuer la douleur à une cause syphilitique, et prescrivit un traitement en conséquence : vésicatoires volants sur les points douloureux, emplâtre de Vigo, iodure de potassium à l'intérieur.

Loin de céder, la douleur s'accrut, les vésicatoires provoquèrent de l'irritation, et l'iodure de potassium fatiguait beaucoup l'estomac.

M. X..., attristé alors de son état, consulta le docteur Koln, son compatriote. Celui-ci, après l'avoir attentivement observé pendant un certain temps, émit l'opinion suivante : il constata d'abord que le point où siégeait la douleur se trouvait à environ deux centimètres au-dessus de l'épine iliaque antérieure : sur ce point, on sentait une sorte de crépitation et comme une solution de continuité. « De tels signes, dit le docteur Koln, dénotent en général une fracture. Mon avis est que, pour éclairer la question, il serait utile d'avoir l'opinion d'un de nos premiers chirurgiens. On conduisit M. X..., chez M. le docteur Péan. Comme son confrère Koln, l'éminent chirurgien diagnostique une fracture de l'épine iliaque antérieure et supérieure; en considération de l'altération des fonctions digestives qu'avait éprouvée M. X..., de l'état de sa constitution, il prescrivit l'hydrothérapie et conseilla de nous adresser M. X...

Notre honorable confrère Koln nous amena, en effet, son client, et, sans nous renseigner d'abord sur les consultations qui avaient déjà eu lieu, nous engagea à examiner M. X... avec lui. De notre examen, nous conclûmes aussi à l'existence d'une fracture, d'autant plus qu'ayant minutieusement interrogé M. X..., nous apprîmes qu'en Bohême, il avait, dans une partie de chasse, fait une chute de cheval, à la suite de laquelle il avait perdu connaissance pendant quelques instants, et qui avait exigé le repos au lit et une application de sangsues sur la région où existe actuellement, et où il y avait alors une contusion. C'est après notre examen que notre honorable confrère Koln nous fit connaître le diagnostic porté par le célèbre chirurgien, ce qui, naturellement, ne put que nous confirmer dans notre manière de voir. Il ne faut pas manquer de constater qu'après sa chute la souffrance de M. X... ne se faisait sentir qu'à certains moments, et qu'elle ne l'arrêta pas de tout l'hiver jusqu'à l'époque où on lui conseilla de consulter le docteur Cusco.

Dès le jour de son arrivée, le 20 mars 1875, nous commençâmes le traitement par une lotion générale matin et soir, avec de l'eau à 28°; nous répétâmes les lotions les jours suivants, en faisant descendre la température de l'eau progressivement jusqu'à 8°.

Le 25, on constate déjà une légère amélioration générale, l'estomac, qui ne pouvait presque rien supporter, a digéré hier une côtelette le matin, et un bifteck le soir.

Le 28, on donne une douche en arrosoir de quinze secondes. — La douleur de la hanche persistant, nous décidons, M. Koln et moi, de reprendre l'iodure de potassium à petites doses, mais il fut suivi aussitôt du retour des douleurs de l'estomac, et nous dûmes y renoncer.

Le 2 avril et les jours suivants, nous faisons suivre la douche en pluie, de dix secondes, d'une douche en arrosoir de quinze secondes, dirigée surtout sur le bassin.

Le 10, M. X... se plaint d'une douleur à la clavicule. A l'examen, nous trouvons sur cet os une tuméfaction diffuse ; avec l'apparition de cette douleur et de cette tuméfaction a coïncidé la diminution de celle de la crête iliaque, qui n'est presque plus sensible à la pression. — A partir du 10, nous ajoutons aux douches précédentes une douche en cercles sur le bassin, et une en jet sur la clavicule.

Le 23, les deux douleurs ont notablement diminué ; cependant on éprouve encore à la hanche une sensation de crépitation et une inégalité de niveau qui donne l'idée d'une solution de continuité. Quant à l'état général, il continue à s'améliorer très notablement; le malade mange avec appétit et digère ; il marche presque sans douleur, mais, ennuyé de la persistance de la tuméfaction, — (quoiqu'elle soit diminuée), — et de ce petit bruit crépitant, il demande une nouvelle consultation. M. le Dr Verneuil est appelé, et après un examen approfondi, il se prononce pour une ostéite, et conseille, en même temps que l'hydrothérapie, des vésicatoires et l'iodure de potassium ; mais sur le renseignement qu'on lui donne que ces moyens avaient déjà été employés, et n'avaient pu être tolérés, il conseille de s'en fier à l'hydrothérapie seule, et, quand la saison sera venue, d'aller aux bains de mer, si la maladie persiste.

D'après cette nouvelle consultation, nous continuâmes les applications hydrothérapiques ci-dessus indiquées, sans négliger les ferrugineux et les toniques végétaux amers. — Ce traitement est continué jusqu'au 27 juin.

A cette époque, l'état général de M. X... s'était complètement modifié: l'appétit et la digestion étaient excellents, ainsi que le sommeil; la toux qui existait a disparu; la marche était facile; à la crête iliaque, il n'y avait plus de sensation de crépitation, ni gonflement, ni sentiment de solution de continuité; mais il existait encore un peu de gonflement sur la clavicule. — M. X... nous quitte, non pour se rendre aux bains de mer, comme cela avait été convenu, mais pour aller respirer l'air natal, tout en allant faire une cure à Marienbad, en passant.

Qu'une affection qui a exigé qu'on fît appel à trois célébrités chirurgicales, sans compter le médecin ordinaire du malade, fût d'un diagnostic difficile, cela est évident de soi; inutile d'y insister. Mais, après cette triple consultation et notre propre examen en commun avec M. Koln, examen nombre de fois réitéré, le diagnostic est-il du moins devenu certain?

Nous n'oserions l'affirmer; en effet, des objections importantes s'élèvent contre chacune des opinions émises sur la nature du mal.

D'abord, en ce qui concerne le premier diagnostic, celui qui considérait la douleur de M. X... comme de nature syphilitique, bien des circonstances doivent la faire repousser: le malade ne paraissait avoir jamais eu d'autre symptôme syphilitique que des blennorrhées (ou plutôt des blennorrhagies aiguës), qui avaient guéri facilement sans aucune complications; il faudrait donc que, par une exception peut-être sans exemple, la syphilis eût eu pour premier et unique symptôme une affection osseuse, et une affection d'un siège bien étrange; la douleur n'offrait pas, d'ailleurs, les caractères des douleurs ostéocopes syphilitiques, et l'iodure de potassium non seulement ne l'a pas soulagée, mais il n'a pu même être supporté.

L'idée d'une fracture, qui paraît conforme aux constatations d'un examen direct, nous séduisit d'abord, et nous ne pouvions qu'être encouragé à y persister après qu'un chirurgien aussi éminent et d'une aussi vaste expérience que le Dr Péan eut admis ce diagnostic; pourtant il soulevait bien des difficultés: comment une fracture, survenue chez un jeune lymphatique, il est vrai, mais cependant bien portant au moment de sa chute, serait-elle restée sans consolidation pendant près d'un an (la chute qui seule avait pu causer la fracture ayant eu lieu dans le cours de l'année 1874), non seulement sans consolidation, mais même sans commencement de consolidation, avec conservation de la crépitation, et cependant sans provoquer d'inflammation sérieuse, sans suppuration, en permettant au malade, pendant des mois, de continuer son train de vie, de faire des dîners, d'aller aux soirées, et même d'y danser? Non, après plus mûres réflexions, nous croyons qu'il nous faut renoncer à l'idée d'une fracture.

Reste l'idée d'une ostéite de notre savant maître et ami, le Dr Verneuil. Certes, quand on connaît la marche lente, souvent peu douloureuse, de l'ostéite, surtout au début, il est facile d'admettre que cette inflammation a pu prendre naissance après la chute violente de M. X..., et continuer lentement sa marche jusqu'au moment où la vivacité de la douleur a obligé M. X... à demander l'intervention médicale. Mais voici une complication qui jette sur la question de l'ostéite une certaine obscurité. Au moment où cette ostéite supposée paraissait subir déjà l'heureuse influence du traitement, voilà qu'une autre douleur d'un caractère semblable se manifeste à une grande distance de la première, à la clavicule. Était-ce aussi une ostéite? c'est peut-être possible, quoique son développement, sans cause connue, cette fois, ait été bien prompt.

Les douleurs, avec ou sans gonflement, qui se développent aussi promptement sur des parties distantes et sans connexion avec celles où siègent d'autres douleurs et surtout coïncidant avec une diminution de celles-ci, ces douleurs sont généralement qualifiées de rhumatismales. Est-ce le nom qu'il faut donner à celles dont souffrait M. X...? Nous avouons ne point oser trancher la question ; ce qu'il faut dire, cest que, si ces douleurs sont l'expression d'un rhumatisme, c'est d'un rhumatisme aussi inusité que le seraient les douleurs ostéocopes, si le diagnostic de M. Cusco avait été fondé.

De tout cela, ce qu'il ressort de clair et de certain, c'est que M. X... a souffert de douleurs qui avaient fini par l'arrêter dans ses occupations ; c'est qu'il a été impossible de rapporter avec certitude ces douleurs à une cause déterminée, et que l'hydrothérapie en a triomphé. La conséquence, c'est que la même méthode devra être appliquée aux douleurs qui se présenteront dans les mêmes conditions, et ces conditions, dans la pratique de la médecine, sont loin d'être rares.

Art. 30. — DE LA DYSPEPSIE ET DES MALADIES CHRONIQUES

> Ceux qui digèrent lentement doivent, avant de se coucher, boire deux ou trois verres d'eau froide; il ne faut boire que de l'eau, quand on se sent menacé d'une maladie.
>
> Celse, *De medicina.*

La dyspepsie est depuis vingt-cinq ou trente ans la maladie à la mode, comme l'avait été la gastro-entérite dans les vingt-cinq années précédentes. Cette mode est-elle comme toutes les autres une création de pur caprice, ou bien a-t-elle sa raison d'être en pathologie et en thérapeutique? Nous ne saurions avoir la prétention de traiter à fond cette grande question dans un simple article de thérapeutique spéciale ; mais nous devons dire, en quelques mots, pourquoi nous faisons un article sur la dyspepsie et pourquoi nous y annexons quelques considérations sur les maladies chroniques.

Il est hors de doute qu'en s'en tenant à la signification étymologique du mot dyspepsie (digestion difficile, pénible, douloureuse), l'état que ce mot désigne est très fréquent, rend l'existence très désagréable, empoisonnée même, quand la dyspepsie est intense; il est donc aussi hors de doute que cet état est, dans l'immense majorité des cas au moins, indépendant d'une inflammation de l'estomac, inflammation, du reste, qui pour nous ne saurait désigner une affection toujours identique à elle-même ; car une inflammation typhoïdique, par exemple, diffère essentiellement de celle qui serait causée par une substance corrosive, etc ; enfin il est hors de doute, — et c'est là une circonstance capitale au point de vue où nous allons nous placer, — que cet état dyspeptique est rarement isolé, et quand Broussais, (dont la doctrine a été retournée à l'envers par Beau), prétendait que, dans les maladies chroniques, tout dépendait de la gastrite, il exprimait un lambeau de cette vérité que, dans toutes les maladies chroniques, la dyspepsie, — non la gastrite, — jouait un rôle important; seulement, il s'agit de savoir à quel moment ce rôle commence. Pour Broussais la gastrite (lisez dispepsie) ouvrait toujours la série, tandis que la vérité pathologique nous apprend que la dyspepsie ne se montre que lorsqu'un ou plusieurs autres états morbides se sont manifestés, et que, d'autres fois, entre plusieurs états qui sévissent concurremment, il est fort difficile de déterminer quel a été le premier en scène, et même s'il y a eu un premier; ainsi, dans beaucoup de cas d'anémie, de chlorose, de nervosisme quelconque, d'épuisement divers, il est à peu près impossible de préciser l'organe par où le mal a débuté, tant est incontestable cette autre vérité, qui n'est rien moins que nouvelle, que toutes les fonctions de l'économie sont solidaires, et que l'une d'elles, quand elle est d'une certaine importance, ne saurait être troublée un peu sérieusement sans que bientôt le trouble s'étende à toute la machine. Aussi, le clinicien, et surtout l'hydrothérapeute, qui ne voit presque jamais les maladies chroniques à leur début, n'observe-t-il que très rarement ces maladies simples, bien dessinées, dont on lit les descriptions dans les traités de pathologie; quand il traite une dyspepsie, une anémie, une impuissance génitale, tous ces états sont bien réels, mais ils sont presque toujours, nous pourrions même dire toujours solidairement associés à d'autres états qui jouent un rôle plus ou moins important, qu'on traite en même temps que celui qu'on croit devoir prendre pour chef de file, si nous osons ainsi dire, et quand on guérit l'un, on guérit généralement tous les autres.

Ce symptôme dominant, ce chef de file, si l'on nous passe le mot, est souvent la dyspepsie, ce qui est bien naturel, puisque c'est dans l'estomac principalement que se prépare la sève nutritive animale.

Il est donc rationnel, malgré la solidarité que nous avons signalée, d'accorder un article à la dyspepsie et même à des états morbides d'une importance moindre, d'autant plus naturel, au point de vue thérapeutique, que ces états prédominants exigent parfois quelques modifications dans les applications hydrothérapiques qu'on doit faire pour en obtenir la guérison.

C'est sous le bénéfice de ces explications que nous allons parler très sommairement, de la dyspepsie, comme nous avons parlé ou parlerons, dans la suite, des autres affections justiciables de l'hydrothérapie.

Et d'abord, devons-nous conserver le nom de dyspepsie? Des morts distingués, mais non *illustres*, comme d'aucuns veulent les faire accepter, Lasègue, Gubler, etc, pensaient et prédisaient que ce mot devait disparaître prochainement de la nomenclature médicale, et un échotier pathologique était disposé hier encore, à approuver cette prédiction, sous prétexte que la dyspepsie, « sous des masques divers, tendait à *tyranniser* (sic) *toute la médecine*.» Sauf la rhétorique, l'accusation aurait peut-être été applicable à la doctrine de Beau. Mais depuis

Beau divers travaux, ceux de Durand-Fardel, clinicien assez exact, mais esprit terre-à-terre, de Leven, fantaisiste médiocrement amusant, du professeur Sée, esprit original et ingénieux, ont pour longtemps assuré une place du premier rang au mot de dyspepsie comme à la chose qu'il désigne. Ce ne sont pas les divagations philosophico-nébulo-pathologiques des Leube, des Rossbach et autres brouillardistes qui feront déchoir la dyspepsie de son rang, comme ils en ont la prétention. Cette prétention, ils paraissent la fonder sur cette belle découverte que la dyspepsie n'est pas une maladie indépendante, mais un syndrôme — (ce qui est bien plus scientifique que symptôme !) — d'affections très diverses de l'estomac. Si ces ingénieux investigateurs veulent aller faire une petite promenade en Egypte, ils y feront une découverte qui ne le cédera certainement pas à la précédente : ils y découvriront les pyramides, qui ne sont guère plus connues que la dyspepsie-syndrôme ; de ces découvertes, nous nous soucions peu ici ; nous aimons mieux étudier l'origine des pyramides, les noms et les intentions de ceux qui les ont édifiées, le but auquel elles étaient destinées, plutôt que de chercher à les renverser.

Cette recherche a été l'objet du travail de M. le professeur Sée. Tout en conservant le mot de dyspepsie, qu'il a mis au pluriel, au titre de son livre, il s'est proposé, après avoir admis un grand nombre de dyspepsies, de déterminer l'origine, la cause, la symptomatologie, le diagnostic, le traitement de chacune d'elles. A-t-il réussi dans sa difficile et honorable entreprise ? il faudrait un bien long examen de son livre, une bien longue discussion pour résoudre la question ; la place que nous pourrons donner à la dyspepsie dans ce travail ne nous permet pas de le tenter. Nous nous contenterons de donner un très court aperçu de la doctrine de l'éminent professeur.

Après avoir affirmé qu'on a jusqu'ici manqué de précision en n'étudiant que la dyspepsie « gastrique », qu'on a même commis une hérésie pathologique en confondant la dyspepsie avec la gastrite, — confusion qu'on ne nous paraît guère avoir faite au moins dans les travaux récents, — l'auteur continue ainsi :

« Toutes ces erreurs, ces obscurités, ces imperfections, tiennent à une seule raison : on a oublié que les digestions sont avant tout des opérations chimiques, et qu'il ne saurait par conséquent y avoir que des dyspepsies du même ordre, quel que soit l'organe où le suc digestif est en défaut.

« Les autres propriétés des organes digestifs, à savoir, la motricité, l'innervation, ne sont que des moyens auxiliaires de la digestion, et quand même elles subiraient la plus grave atteinte, il ne saurait en résulter une véritable dispepsie. La même réflexion s'applique à la faculté d'absorption, qui est, pour ainsi dire, le corollairede l'opérationdigestive, mais n'en fait pas partie intégrante.

« Les organes digestifs ne valent que par leur sécrétion, et celle-ci ne doit son pouvoir qu'aux ferments digestifs destinés à transformer les quatre grandes classes d'aliments, les matières albuminoïdes, les graisses, les fécules et les sucres.

« Ainsi, la salive, par le ferment appelé ptyaline, dédouble les fécules en dextrine et en sucre.

« Le suc gastrique, par sa pepsine acidifiée, dissout, dissocie les aliments albuminoïdes, et les métamorphose en une substance appelée *peptone*, qui seule se prête à l'absorption, à l'assimilation.

« Le suc intestinal remplit les mêmes fonctions, mais à un

moindre degré; il convertit en outre tous les sucres en glycose assimilable.

« La bile émulsionne les graisses et en facilite la pénétration à travers les villosités de l'intestin.

« Enfin le suc pancréatique a un triple pouvoir; comme l'estomac et l'intestin, il digère les albuminoïdes, mais dans un milieu alcalin ; comme la bile, il transforme les graisses, et, de même que la salive, il agit sur les matières féculentes. Le pancréas est là pour achever l'œuvre des autres organes; c'est une succursale à tous.

« Il existe donc entre les divers membres de la *corporation* digestive une véritable solidarité, qui, loin de se démentir dans les graves circonstances, assure au contraire alors plus que jamais l'intégrité de la grande fonction de nutrition.

« Chacun d'eux peut subir ainsi de graves avaries, sans que la vie soit compromise ; les altérations du suc gastrique sont mieux connues, mais on ne saurait nier l'influence désastreuse des lésions du foie, ou du pancréas, ou de l'intestin sur la fonction de leurs sécrétions respectives.

« Le suc gastrique se compose surtout de pepsine et d'acide clorhydrique, unis en proportions définies ; si la pepsine est moins énergique ou moins libre, si le suc gastrique est mêlé à des produits sécrétés en excès, comme les mucus, si l'action du liquide digestif est entravée par un trop plein de produits alimentaires transformés en peptones, comme on l'observe à la suite des abus de régime, si au contraire l'inanition frappe de déchéance les tissus sécrétoires, si enfin une ou plusieurs des conditions nouvelles, anormales, viennent à se produire, il y a dypepsie gastrique d'ordre chimique; *il n'y en a pas d'autres.*

« Ainsi, dans tous les cas, pour constituer une dyspepsie

gastrique ou intestinale, le trouble chimique est la condition *sine qua non*, c'est la lésion primordiale, inéluctable, qui peut grouper autour d'elle et la douleur, et la tympanite, et même les vomissements; ce sont là des phénomènes accidentels, *épisodiques*, de la dyspepsie ; elle peut encore provoquer des troubles nerveux, des vertiges, de la tristesse, des palpitations, la dénutrition; ce sont là des effets *secondaires*, des suites de la mauvaise digestion ; ils ne sont pas inhérents à la dyspepsie.

« Ainsi constituée, la dyspepsie n'exclut nullement la participation des éléments histologiques, mais celle-ci n'est ni nécessaire ni directe; la dyspepsie peut se passer de lésions anatomiques, et, lorsqu'elles existent, elles n'agissent qu'en compromettant l'intégrité de la sécrétion ou la constitution du suc gastrique ; ainsi, à la suite des altérations dégénératives ou atrophiantes des glandes à pepsine, la pepsine peut diminuer de quantité ou s'altérer ; dans l'inflammation catarrhale de la muqueuse, il se produit une quantité excessive de mucus, qui, par son immixtion au suc gastrique, peut en altérer les propriétés digestives ; dans tous ces processus morbides, la lésion n'est que le *substratum* anatomique de la dyspepsie, qui n'en est pas moins uniquement de l'ordre chimique; en un mot, il n'y a pas de catarrhe muqueux sans dyspepsie ; il y a des dyspepsies sans catarrhe.

« Pour être logique, la doctrine anatomique de la dyspepsie devrait comprendre non seulement toutes les altérations dyspeptogènes, mais toutes les lésions, toutes les dégénérations quelconques de l'estomac : c'est ce qu'on a tenté d'établir récemment, en admettant pour les ulcères, les cancers, et pour tout ce qui concerne l'estomac malade, la descendance directe de la gastrite, qui est elle-même, dit-on, la seule, la vraie dyspepsie ; c'est une manière de simplifier la pathologie ; on la supprime. Comme ce n'est pas mon dessein, je circonscris le sujet, ainsi que l'exige la rigueur scientifique, et je résume la définition : les dyspepsies gastro-intestinales sont des opérations chimiques défectueuses. »

Par cette citation un peu longue, nous avons tenu à faire connaître exactement la doctrine du savant auteur du traité *des Dyspepsies gastro-intestinales*, d'abord parce que cette doctrine tire une grande importance de la haute position médicale de l'auteur, et ensuite parce que, la dyspepsie étant une des maladies que l'hydrothérapie est le plus souvent appelée à combattre et qu'elle combat avec le plus d'avantage, nous devons, tout en ne sortant point du cadre modeste que nous nous sommes tracé, exposer à nos lecteurs de quelle façon la dyspepsie doit être envisagée par les praticiens ; car on ne doit jamais perdre de vue que c'est le traitement des malades qui doit rester le point dominant de notre étude.

La citation que nous avons faite du remarquable traité de notre savantconfrère, et qui en constitue toute l'introduction, renferme, dans un rapide résumé, toute sa doctrine. Nous n'avons pas besoin d'en répéter les termes pour que nos lecteurs en comprennent bien le sens. Il doit être évident pour eux comme pour nous que la doctrine de M. le professeur Sée est purement chimico-physiologique ; ce n'est même qu'une sorte de transport dans le domaine de la pathologie des connaissances physiologiques généralement admises aujourd'hui sur l'importante fonction de la digestion. Ce simple transport de la physiologie dans la pathologie et même dans la thérapeutique est-il légitime ? Il le serait à trois conditions :

La première, c'est que toutes les espèces de dyspepsies dépendant d'un trouble chimique d'un des liquides qui concourent à la digestion serait cliniquement facile à distinguer des autres ;

La seconde, c'est qu'il *n'existerait pas d'autres* dyspepsies, comme le dit très bien notre éminent confrère, que celles qui résultent d'une action chimique *défectueuse ;*

La troisième enfin, c'est qu'en donnant ou rendant aux organes gastro-intestinaux les principes chimiques altérés ou diminués de quantité, la dyspepsie disparaît nécessairement aussitôt.

Eh bien, aucune de ces trois conditions n'est réalisée, d'après l'opinion même de l'éminent professeur.

Il établit lui-même que le diagnostic de chaque état qui est censé dû au trouble chimique de la sécrétion gastrique, hépatique, pancréatique —(nous ne savons pourquoi il ne parle pas du trouble salivaire), — est non seulement difficile, mais à peu près impossible ; il ne rapporte, par conséquent, aucune série d'observations chimiques où ce diagnostic ait été établi.

En second lieu, s'il est bien vrai qu'il n'y ait pas d'autres dyspepsies que celles « d'ordre chimique », il est non moins vrai qu'il existe toute une catégorie, — non pas restreinte, mais très vaste, — de *pseudo-dyspepsies* : pseudo-dyspepsies, quant à la théorie pathologo-chimique, mais dyspepsies non *pseudo* du tout, pour les cliniciens, et surtout pour les malades, qui éprouvent toutes les souffrances que provoquent les dyspepsies vraies.

Quant à l'action des principes chimiques — (d'une chimie bien particulière, toutefois, et sur laquelle il y aurait beaucoup à dire) — dont la restitution devrait faire cesser instantanément la défectuosité d'une opération chimique, voici ce que pense le savant auteur des dyspepsies gastro-intestinales de ces moyens rationnels, et, par conséquent, seuls efficaces, comme il le dit dans un certain endroit :

« Les moyens de favoriser la digestion sont multiples ; les uns constituant les éléments même du suc gastrique ; tels sont : les ferments digestifs, d'origine gastrique, qui ont pour fonction de remplacer la pepsine *qu'on suppose être en défaut*, — (on voit qu'ici la dyspepsie d'ordre chimique n'est plus qu'une *supposition*) ; — ce sont les pepsines gastriques, à côté desquelles viennent se placer les trois ferments *sacramentels, bons à tout faire, à tout digérer*, qu'on retire du pancréas sous le nom de *pancréatine*, de *trypsine*. Une mention honorable doit en outre être accordée à la pepsine végétale, récemment mise en expérience sous les noms de caricaïne, papaïne, etc, *qui désire* figurer à côté des autres ferments !

« Voici maintenant des nutriments, c'est-à-dire des produits déjà transformés en peptones par des pepsines artificielles ; ces peptones sont appelées à remplacer l'aliment albuminoïde qui ne peut plus être absorbé ou digéré ; introduisez les peptones par n'importe quelle voie, le malade est nourri, sans avoir pris la peine de mâcher ni de digérer ; c'est de la besogne toute faite ! »

On voit qu'il n'est guère possible de se moquer plus gaiement des moyens qu'on qualifie ailleurs de moyens rationnels et, *par conséquent, seuls efficaces*. Ajoutons que nous approuvons pleinement M. Sée de ce persiflage d'une série de produits charlatanesques que le Dr L. Corvisart a d'abord mis à la mode, que des savants aussi sérieux que Longet ont contribué à faire accréditer, pour des raisons qui n'avaient primitivement, croyons-nous, rien de scientifique, et qui depuis ont cessé d'exister, ce qui fait que les produits plus ou moins chimiques ne sont plus préconisés aujourd'hui que par le charlatanisme le plus pur.

Mais nous ne voulons pas borner notre approbation à ce spirituel persiflage du savant professeur ; si sa classification chimico-physiologique des dyspepsies est jusqu'à présent purement théorique, et, croyons-nous aussi, hypothétique, nous croyons que la tentative est louable, car toutes les fois qu'on pourra substituer des théories chimiques ou physiques à des explications plus ou moins vagues de physiologie dite vitaliste, ce sera un grand progrès réalisé ; seulement, ce temps n'est pas encore venu pour la dyspepsie, non plus, hélas ! que pour beaucoup d'autres maladies. M. Sée constate l'existence d'une solidarité entre ce qu'il appelle plus ou moins heureusement les divers membres de la *corporation* digestive ; mais cette solidarité, que nous avons déjà signalée plusieurs fois, existe entre bien d'autres *membres* que ceux de la *corporation* dont il s'agit; elle existe entre tous les organes, toutes les parties, ou, si l'on veut, tous les *membres* de l'économie, et, notamment, entre toutes les parties du système nerveux et les organes ou parties d'organes qui concourent à la digestion. M. Sée croit que les troubles même chimiques de la digestion peuvent influer, par action réflexe sur le système nerveux, de façon à déterminer une hypocondrie ; nous le croyons aussi ; mais nous croyons de même que les actions peuvent être renversées et que l'hypocondrie engendre la dyspepsie même chimique, c'est-à-dire, en d'autres termes, modifie, dénature la sécrétion des principes chimiques de la digestion. Dans beaucoup de cas, il serait peut-être fort difficile d'établir la filiation des phénomènes, de dire par où les troubles ont commencé ; mais il est des cas où cela est fort clair, et où il faudrait de singulières préoccupations pour le méconnnaître Prenons des cas bien simples : Une personne en parfait état de santé fait avec plaisir un très bon repas ; une demi-heure ou un quart d'heure après,un peu plus,un peu moins, elle est en excellentes dispositions ; il est infiniment probable, il est même certain que toutes sécrétions gastriques se sont normalement effectuées ; elle apprend une mauvaise nouvelle, et, instantanément, sa digestion se trouble au point, parfois, que tous les aliments qu'elle a pris sont rejetés. Nous avons vu cet effet produit chez un homme très fort et très bien portant, parce qu'après un repas quelqu'un avait parlé devant lui de punaises. Tout le monde a constaté qu'après une traversée laborieuse en mer, et chez un individu parfaitement remis du mal de l'escarpolette, le souvenir des effets de la navigation suffirait pour les renouveler. Dans tous ces faits, l'action initiale du système nerveux est évidente. Mais, pour être moins frappante, elle n'est pas moins certaine dans des cas en apparence plus obscurs. Ainsi, une personne éprouve une émotion triste, même une sensation douloureuse, non pas très aiguë, comme celle qu'occasionne une nouvelle grave, qui surprend tout à coup, mais une émotion modérée ; cette émotion ne produit qu'un trouble très léger presque nul même ; mais elle se renouvelle plusieurs jours, plusieurs semaines, plusieurs mois de suite, et le trouble léger, se renouvelant aussi, finit par devenir permanent ; il réagit à son tour sur le moral, et bientôt, grâce à cette réaction réciproque, on est embarrassé pour décider où est la cause et où est l'effet, d'autant plus embarrassé que le moral et la fonction digestive ne restent pas longtemps seuls atteints, et que la circulation, la nutrition, d'autres fonctions encore viennent faire leur partie dans ce triste concert de souffrances. Ainsi se confirme et se démontre non seulement la solidarité des divers membres de la *corporation* digestive, suivant l'expression du professeur Sée, mais la solidarité de tous les membres de l'organisme humain, solidarité depuis longtemps reconnue par tous les grands physiologistes, et surtout par tous les grands cliniciens qui ont illustré la médecine.

Cette solidarité serait-elle une raison pour n'étudier, ne décrire et ne traiter aucune maladie d'organe en particulier, et ne parler que des troubles généraux qui ébranlent tout l'organisme? Nous ne le pensons pas. Il faut bien reconnaître que, malgré la généralisation de ces troubles, certains d'entre eux ou précèdent les autres et peuvent être considérés comme originaires et générateurs, ou sont prédominants, de façon à faire supposer qu'eux vaincus, les autres disparaîtront concurremment ; c'est pourquoi nous croyons utile d'admettre une dyspepsie, comme nous avons admis une diarrhée, comme nous admettrons une métrite, une sub-métrite, si l'on veut, une leucorrhée, etc.; et que nous lui appliquerons le traitement spécial que notre expérience nous a fait juger le meilleur.

Notre savant confrère, le professeur Sée, qui admet *sept* grandes *méthodes* pour constituer le traitement des dyspepsies, ne fait entrer l'hydrothérapie dans aucune de ces méthodes ; il la relègue au traitement dit externe, et en fait une médication auxiliaire ; cela ne l'a pas empêché de présenter sur l'hydrothérapie des considérations remarquables, et qui, moyennant quelques rectifications, seraient de tous points excellentes. Il est intéressant de voir comment le savant professeur envisage l'action et, par conséquent, les indications de l'hydrothérapie dans les dyspepsies.

« L'hydrothérapie, dit-il, est appelée à remplir des indications très variables suivant la nature des troubles dyspeptiques que nous nous proposons de combattre.

« A ce point de vue, je crois devoir les rappeler ici ; nous distinguons deux grandes classes de dyspepsies :

« 1° Les *dyspepsies proprement dites,* liées à un trouble sécrétoire ; celles, en un mot, où l'acte chimique de la digestion s'opère d'une façon défectueuse ;

« 2° Les *pseudo-dyspepsies*, qui dépendent d'un trouble de l'innervation motrice et qui se produisent chez les individus dont les fonctions digestives ne sont pas chimiquement troublées. Chez ceux-ci, le récipient, si j'ose m'exprimer ainsi, fonctionne mal et peut entraver secondairement les réactions chimiques qui se manifestent au contact des aliments et des sucs digestifs.

« Dans ces cas, c'est surtout un trouble mécanique qu'il s'agit de combattre ; ou bien les tuniques musculaires de l'estomac et de l'intestin présentent une contractilité excessive et agissent d'une façon violente et tumultueuse à un moment plus ou moins avancé de la digestion. Les aliments indigérés sont ainsi rejetés au dehors par la bouche et par l'intestin, et il n'y a plus d'absorption possible.

« Ce genre d'accidents rentre dans l'indigestion stomacale ou intestinale plutôt que dans la dyspepsie. Ce sont des *indigestions à répétition*, qui servent parfois de prélude à la dyspepsie proprement dite, catarrhale ou sécrétoire. Il n'en est pas moins vrai que le trouble de l'innervation motrice, point de départ de ces accidents intestinaux, sera combattu avantageusement par l'emploi rationnel et judicieux de l'hydrothérapie.

« Nous avons ensuite les pseudo-dyspepsies liées à une atonie gastro-intestinale, à un défaut de contractilité musculaire. Cette atonie peut affecter non seulement les muscles lisses qui entrent dans la formation des plans musculaires de l'estomac, mais encore les muscles de la paroi abdominale antérieure. Ces dernières forment une véritable sangle qui bride et soutient la masse intestinale, en régularisant les contractions péristaltiques de l'estomac et de l'intestin. Nous avons vu que, lorsqu'on ouvre la cavité abdominale d'un chien, l'estomac et l'intestin se distendent outre mesure et qu'il en résulte une gêne notable de la digestion. N'avons-nous pas par cette expérience même l'explication de la tympanite, si fréquente chez les hystériques, chez les hypocondriaques, et de la pseudo-dyspepsie qui l'accompagne ?

« Cette tympanite ne tient pas, comme on l'a dit et comme d'aucuns le croient encore, à une production excessive de gaz dans l'estomac ou à une excrétion gazeuse du sang, mais à un défaut de tonicité des plans musculaires du tube digestif et surtout de la paroi abdominale antérieure.

« Chez l'animal éventré expérimentalement, dont la plaie intestinale est unie par des points de suture à la plaie abdominale, si l'on détermine des contractions des muscles de la paroi à l'aide de la faradisation, on voit les phénomènes mécaniques de la digestion rentrer dans l'ordre. Il y a donc urgence à combattre par les moyens appropriés cette atonie des muscles abdominaux, ainsi que des tuniques gastro-intestinales chez les névropathes de toute catégorie, et à s'attaquer à la racine même de la pseudo-dyspepsie engendrée par ces troubles de l'innervation motrice.

« En tête des moyens propres à atteindre ce but, doit se placer l'*hydrothérapie*. Les agents thermiques en général et le froid en particulier sont, en effet, de puissants agents modificateurs de l'innervation motrice. Songez, pour vous en convaincre, à ce qui se produit sous l'influence d'une réfrigération prononcée et brusque dans le bain froid, par exemple. Les fibres lisses des tissus se contractent, comme l'atteste cet état de la peau connu sous le nom de « chair de poule ».

Les muscles des membres et du tronc sont agités de contractions cloniques qui se manifestent par des tremblements, par le claquement des dents, et chez les sujets impressionnables par un frisson violent, quelquefois même par des convulsions générales. Les muscles lisses des organes profonds sont également contracturés, comme le prouvent les évacuations alvines, véritables débâcles diarrhéiques provoquées par un refroidissement un peu intense, ainsi que le vomissement, d'ailleurs plus rare en pareil cas.

« Enfin Mossler a démontré d'une façon directe, sur des chiens éventrés, que le froid fait contracter les fibres lisses de la rate en diminuant le volume de cet organe.

« Quelles applications pratiques devons-nous déduire de ces effets physiologiques du froid ?

« *a*. Quand nous aurons à combattre cette contractilité excessive des plans musculaires de l'estomac et de l'intestin qui se manifeste par des mouvements désordonnés de ces organes aboutissant à l'expulsion anticipée des ingesta, c'est naturellement à l'action hyposthénisante du froid que nous nous adresserons.

« Il faudra pour cela recourir à des applications froides d'une certaine durée sur l'abdomen, applications qui auront lieu dans l'intervalle des digestions, lorsque l'estomac et la portion digérante de l'intestin seront à l'état de vacuité. Ces applications locales se feront sous forme de compresses imbibées d'eau froide et recouvertes d'une enveloppe imperméable, ou mieux encore sous forme d'une vessie de caoutchouc, contenant de l'eau à une température suffisamment basse et disposée de telle sorte que son contenu forme une nappe liquide d'une grande étendue, mais d'une faible épaisseur, pour ne pas exercer une pression gênante sur l'abdomen.

« Ces applications locales du froid peuvent être combinées avec des douches sédatives dirigées sur la colonne vertébrale dans le but de diminuer l'excitabilité morbide de l'axe spinal.

« *b*. Dans le cas de *pseudo-dyspepsies par atonie* des plans musculaires de l'estomac, de l'intestin et des parois abdominales, c'est aux effets excitants du froid que nous nous adresserons. Pour stimuler la contractilité languissante des muscles abdominaux, nous aurons recours aux douches en pluie ou en éventail, dirigées sur le ventre, et mieux encore de la douche écossaise (1). »

« Pour agir directement sur les muscles lisses de l'intestin, on fera prendre à ces pseudo-dyspeptiques des lavements froids à jeun. Cette pratique, lorsqu'elle ne se heurte pas contre des préjugés enracinés ou des répugnances invincibles, donne en général d'excellents résultats. Non seulement, en effet, le clystère froid agit directement sur l'intestin, dont il stimule la contractilité affaiblie, mais il combat du même coup la constipation, qui favorise elle-même le météorisme et par conséquent l'atonie des tuniques musculaires distendues outre mesure. Or, comme j'ai eu déjà l'occasion de le dire, les pseudo-dyspeptiques flatulents tournent dans un véritable cercle vicieux : la flatulence reconnaît pour cause première l'atonie des fibres lisses du tube digestif et des muscles striés de la paroi abdominale. Cette flatulence, favorisée par la

(1) Nous ignorons comment il faut comprendre cette phrase, qui, par un *lapsus* sans doute, est grammaticalement incorrecte, et, par suite, inintelligible. Nous voyons seulement qu'il s'agit de douche écossaise à employer, *probablement*, dans une forme de dyspepsie. Nous avons déjà dit, d'accord en cela avec Fleury, que la douche écossaise est *pour le moins* inutile en hydrothérapie et doit être proscrite dans tous les cas.

constipation, maintient le tube digestif dans un état permanent de distension exagérée qui compromet la contractilité des éléments musculaires ainsi tiraillés. Le lavement froid, en évacuant à la fois le contenu solide et les gaz de l'intestin, supprime ces deux influences adjuvantes de l'atonie des plans musculaires.

« Enfin on pourra également stimuler l'innervation motrice des muscles abdominaux et du tube digestif en prescrivant des douches excitantes dirigées de bas en haut sur les portions lombaires et dorsales de la colonne vertébrale, où résident les centres moteurs des viscères abdominaux.

« *c.* — Nous arrivons maintenant aux *dyspepsies proprement dites*, à celles qui dépendent d'un trouble chimique de la digestion. Sans entrer dans le détail des différentes formes de cette dyspepsie, qui peuvent reconnaître pour cause des troubles fonctionnels variés : circulation défectueuse de la muqueuse gastro-intestinale, sécrétion insuffisante des divers appareils glandulaires, défaut d'acidité du suc gastrique, production exagérée de mucus, etc., nous nous bornerons à étudier le rôle de l'hydrothérapie comme *modificateur de la circulation et de la nutrition générale* dans le traitement de la *dyspepsie sécrétoire*.

« La dyspepsie, je le répète, est un syndrome pathologique plutôt qu'une affection bien définie. Prenons, par exemple, un sujet qui est sous le coup d'une anémie par déperdition consécutive à une maladie grave. Nous sommes amenés à dire que cet homme est dyspeptique parce que son appétit est languissant, sa digestion pénible, accompagnée de sensations anormales qui vont jusqu'à la douleur.

« Pour expliquer le développement de ces différents accidents, on est convenu de dire que les sécrétions, chez ce malade, reflètent l'état du sang, dont la composition est défectueuse. On a même précisé l'altération des sucs digestifs admise en pareille circonstance : on a soutenu que, chez les anémiques, les fébricitants, les convalescents, à la suite d'une maladie débilitante, le suc gastrique est rendu inactif par défaut d'acide chlorhydrique. Quelle action l'hydrothérapie peut-elle exercer sur de semblables troubles?

« Nous possédons dans l'eau froide convenablement appliquée sur la peau un moyen puissant de régulariser le jeu du cœur, en augmentant la somme de son travail utile; mais par l'action qu'ils exercent sur les vaisseaux cutanés, les excitants thermiques et le froid en particulier, sont de puissants modificateurs de la circulation. Ils activent d'une façon directe la circulation périphérique, et cette stimulation retentit naturellement sur la circulation profonde.

« Nous avons vu d'ailleurs que les excitations périphériques agissent à distance, par voie réflexe et par l'intermédiaire du pneumo-gastrique, pour exciter les terminaisons des nerfs splanchniques, faire contracter les vaisseaux qui sont sous la dépendance de ces nerfs. Mais cette suractivité circulatoire entraîne une exagération plus active du sang, qui traverse plus souvent les capillaires, où il est mis en rapport avec l'air extérieur par l'intermédiaire d'une membrane très mince, c'est-à-dire dans les poumons et aussi dans les téguments. Voilà donc un sang chargé d'oxygène qui circule avec une activité insolite dans les organes superficiels et profonds ; il en résultera naturellement une stimulation des échanges nutritifs et par suite un accroissement des besoins de l'organisme : c'est, à mon sens, de la sorte qu'un bain froid, une douche, excitent l'appétit, au même titre qu'une promenade au grand air par un temps frais, l'exercice musculaire, les inhalations d'oxygène, etc... Or on sait qu'un repas se digère mieux, en général, lorsqu'il est pris par gourmandise.

« Là ne s'arrête pas l'action de l'eau froide ; son effet stimulant sur les circulations profondes, retentit sur les sécrétions gastrique, intestinale, biliaire, pancréatique, qui deviennent plus abondantes d'abord et qui reprennent leur composition normale à mesure que le sang lui-même se régénère. C'est là tout le secret de l'action favorable de l'eau froide dans les dyspepsies proprement dites, dans les dyspepsies sécrétoires liées à une altération du sang.

« C'est, à mon avis, le meilleur adjuvant du traitement diététique et médicamenteux, propre plus que tout autre à stimuler l'appétit en activant la nutrition générale, à modifier les sécrétions en activant la circulation et notamment les circulations profondes. Notez que cette suractivité circulatoire peut être constatée *de visu* sur un animal dont on ouvre la cavité abdominale et qu'on soumet à l'action d'une douche froide ; elle est suffisamment attestée d'ailleurs par les hémorragies intestinales que l'on provoque à l'aide de bains froids employés comme moyen antipyrétique.

« De même, des recherches nombreuses et précises démontrent qu'à la suite d'une douche, d'un bain froid, l'élimination de l'acide carbonique, de l'urée, de l'acide urique, des phosphates, etc., en un mot de tous les déchets des combustions organiques, subit un accroissement passager, ce qui prouve que les échanges nutritifs présentent, sous cette influence, une activité insolite. Nous avons là un moyen bien autrement inoffensif et physiologique, pour arriver à l'hématose que les inhalations d'oxygène, qui, dans un cas d'anémie profonde, auront sur le sang la même action qu'un repas copieux composé d'aliments indigestes exercerait sur un estomac incapable de digérer.

« Il n'y a d'autre contre-indication que l'amaigrissement résultant de l'ancienneté et de la gravité de la maladie, et encore cette prohibition n'est-elle ni absolue ni définitive. »

Pour ne parler que de cette dernière proposition, complétons-la en ajoutant que non seulement la contre-indication qui résulterait de l'ancienneté et de la gravité n'est ni absolue ni définitive, mais qu'elle n'est nullement réelle ; les observations que nous avons publiées depuis longtemps dans notre journal *la Médecine contemporaine*, et dont nous reproduirons plus loin quelques-unes, prouvent que les dyspeptiques arrivés au dernier degré du marasme et parfois de l'hypocondrie, ont pu être guéris par l'hydrothérapie, sans que celle-ci ait provoqué, à aucun moment du traitement, le moindre accident qui ait pu faire naître l'idée d'une contre-indication.

Maintenant, nous devons faire remarquer combien est favorable, ingénieuse, et en très grande partie vraie, l'explication que donne le savant professeur du mode d'action qui, d'après lui-même, n'est pas moins favorable dans les dyspepsies vraies ou chimiques que dans ce qu'il appelle les pseudo-dyspepsies ; une chose pourra étonner le lecteur, c'est qu'après avoir reconnu et même proclamé et *expliqué* l'action curative quasi-souveraine de l'hydrothérapie sur toutes les catégories de dyspepsies et pseudo-dyspepsies, l'éminent auteur fasse de cette puissante méthode un auxiliaire du traitement médicamenteux. Quant à nous, nous croyons faire beaucoup d'honneur à ce dernier en en faisant un adjuvant du traitement hydrothérapique, l'expérience nous ayant appris, comme à Fleury et à d'autres hydrothérapeutes sérieux, que l'hydrothérapie a réussi souvent, alors qu'une foule de traitements médicamenteux avaient échoué, et avait réussi sans l'aide d'aucun de ces derniers. Ajoutons que l'hydrothérapie a réussi dans toutes les formes de dyspepsies sans considération de théorie chimique; car, pour nous comme pour Cullen et beaucoup d'autres pathologistes après lui, il y a dyspepsie toutes les fois qu'il y a digestion difficile, quelle que soit d'ailleurs la cause connue ou inconnue de la difficulté; la seule distinction *actuelle* qu'on doive faire dans ce que certains médecins, non tous, ont appelé dyspepsie, c'est celle de la vraie dyspepsie et de la *gastralgie*, sur laquelle M. le professeur Sée propose une théorie particulière; nous dirons plus tard quelques mots de cette dernière affection, dont, pour le noter en passant, l'hydrothérapie triomphe comme de la dyspepsie elle-même.

Cette efficacité de l'hydrothérapie nous donnera l'occasion de compléter les explications remarquables de M. le professeur Sée, que nous nous dispensons de développer ici, pour éviter les répétitions.

Quant aux applications hydrothérapiques qu'il convient d'adopter dans le traitement des dyspepsies, elles découleront tout naturellement des observations cliniques que nous allons maintenant placer sous les yeux de nos lecteurs.

Obs. 1. — Mme X..., âgée de vingt-huit ans, était une grande et belle personne, d'une physionomie encore fort agréable, quoique assombrie par des préoccupations tristes ; traitée assez longtemps sans un succès suffisant par les docteurs Campbell et Kolb, ces honorables et distingués confrères lui prescrivirent l'hydrothérapie et nous l'adressèrent, le 18 décembre 1874.

Sa maladie, qu'elle attribuait à de grandes contrariétés et à des peines de cœur, remontait à plus de deux ans. C'est, en effet, au mois d'octobre 1872 que ses digestions auraient commencé à devenir laborieuses et douloureuses ; les efforts qu'elle s'imposait pour dissimuler sa tristesse auraient contribué beaucoup, à son sens, au progrès des accidents. Peu à peu, malgré les remèdes qu'elle prenait, Mme X... sentit ses forces s'affaiblir et bientôt naître du découragement.

Mariée depuis cinq ans, elle n'a point eu d'enfant ; les règles se sont toujours montrées régulièrement, sauf pendant les trois derniers mois, où elles n'ont paru qu'une fois et n'ont presque fait que paraître.

Au début, l'appétit s'est d'abord montré capricieux, la malade mangeant de loin en loin comme d'habitude, puis répugnant pendant plusieurs jours à toute nourriture, se plaignant très souvent d'un sentiment de distension à l'épigastre, rendant en abondance des gaz par éructations, et se trouvant à chaque instant sur le point de vomir ; des hoquets incessants accompagnaient ces symptômes ainsi qu'une constipation opiniâtre ; il y avait peu de sommeil, quelquefois point ; céphalalgie fréquente, grande lourdeur de tête ; pouls petit, filiforme ; débilité profonde.

Au début de la maladie, on avait d'abord cru à une grossesse ; mais cette hypothèse ayant été bientôt écartée, on prescrivit des toniques, puis des purgatifs, puis la pepsine, etc., et enfin, en désespoir de cause, l'hydrothérapie.

Du jour de son entrée jusqu'au 2 janvier, nous administrons, matin et soir, une douche en pluie de 10 secondes ; après celle du matin, nous donnons, en outre, les jours suivants, une douche stomacale en pomme d'arrosoir (15 secondes), et, après celle du soir, une douche en jet brisé, de même durée sur tout le corps, spécialement sur le dos, toutes deux avec de l'eau à 6°.

Le 15 janvier, on constate une amélioration notable, on augmente la proportion des boissons et des aliments que la malade prend froids. Dans les jours précédents on avait donné des lavements froids, le 15, une selle naturelle a lieu sans remèdes.

Pendant tout le mois de février, le même traitement est continué, moins les lavements ; l'amélioration continue à faire des progrès de plus en plus rapides, et la malade nous quitte le 4 mars joyeuse de manger, de digérer, et de dormir comme avant sa maladie.

Nous en avons eu des nouvelles depuis sa sortie : aucune récidive n'a eu lieu.

Certes, si la faiblesse et la gravité apparente du mal avaient été une contre-indication à l'hydrothérapie, ç'aurait bien été le cas de s'abstenir de la nouvelle méthode chez Mme X... ; mais, bien loin qu'elle fût contre-indiquée, on a vu qu'elle a commencé à produire de bons effets dès ses premières applications, ce qui était évidemment l'indication de continuer; les choses ne se passent presque jamais autrement.

Quant à la cause de la dyspepsie, elle était évidemment nerveuse chez Mme X..., et nerveuse cérébrale : comment cette influence nerveuse avait-elle troublé la digestion? est-ce en troublant telle ou telle sécrétion ? est-ce en modifiant la contractilité gastrique ou gastro-intestinale ? il serait bien difficile de le dire ; ce qu'il y a de certain, c'est que cette cause de trouble a disparu avec ses effets sous l'influence de l'hydrothérapie, et c'est là ce qui intéresse surtout les praticiens et les malades ; nous disons surtout, non exclusivement, car nous sommes bien loin d'être l'adversaire des progrès pathologiques et physiologiques ; nous y applaudissons au contraire de tout cœur, pourvu qu'on ne considère pas comme progrès des hypothèses qui y conduiront peut-être, mais qui, pour le moment, ne sont que des hypothèses.

Obs. 2. — Un de nos distingués confrères de la banlieue de Paris, M. le docteur Fagard, nous adressait, le 3 juillet 1882, Mlle X..., âgée de quinze ans, qui, depuis plusieurs mois, sans cause connue, avait vu ses facultés digestives s'affaiblir au point qu'elle ne pouvait plus rien digérer ; ses forces s'étaient affaiblies en proportion des troubles de la digestion, et quand elle nous fut présentée, sa pâleur était extrême, ses sclérotiques étaient d'un blanc jaunâtre, elle éprouvait des palpitations fréquentes, et une céphalée très fréquente également ; un bruit de souffle se faisait entendre aux régions du cœur et des carotides, les règles se montraient, mais peu abondantes, à peine rougeâtres, constipation opiniâtre, pouls très petit, faiblesse extrême, marche difficile.

Dès son arrivée, nous soumettons Mlle X... à une douche en pluie de cinq secondes, suivie d'une douche en jet sur la plante des pieds, de dix secondes, avec de l'eau à 11°. Ces deux douches sont renouvelées, l'après-midi, et suivies d'une promenade la plus longue possible. — Eau comme boisson et aliments froids.

Douze jours après son entrée, c'est-à-dire, le 15 juillet, nous ajoutons à la douche en pluie celle en jet brisé, que nous promenons sur tout le corps, pendant trente secondes

Le 26, nous faisons suivre les douches indiquées d'une autre sur la région épigastrique, de trente secondes.

Le 4 août, Mlle X... est déjà plus forte, son pouls est plus développé, son teint commence à se colorer, sa marche est plus facile, et un léger appétit se fait sentir, les règles qui se sont montrées ont été plus colorées, les bruits de souffle sont beaucoup moindres, les selles ont été moins rares et plus faciles.

Le traitement est continué pendant un mois encore, et la malade, presque complètement guérie, nous quitte pour aller achever sa cure aux eaux.

Elle est revenue nous voir au mois d'octobre pour nous dire combien elle se trouvait heureuse d'avoir suivi le traitement hydrothérapique.

Cette cure, qui n'est évidemment restée inachevée que faute de temps, a continué presque toute seule, ce qui n'a sans aucun doute été que l'effet continué de la médication par l'eau froide. Quant à la forme de la dyspepsie, compliquée ici d'anémie chlorotique, comme cela arrive souvent, nous nous abstiendrons de toute remarque ; nous aurons occasion d'y revenir.

Obs. 3. — En publiant, dans la *Médecine contemporaine* du 1er juin 1883, l'observation qu'on va lire, nous disions : « La malade qui est le sujet de l'observation suivante nous a été adressée par un de nos jeunes chirurgiens du plus grand avenir et dont les remarquables travaux sont déjà connus. »

Quoique porté depuis deux ans à peine, notre pronostic est déjà réalisé, et le chirurgien de l'avenir de 1883 est le chirurgien du présent en 1885.

La malade qu'il nous avait adressée était une belle personne de vingt-six ans, mariée et mère de deux enfants. Depuis plusieurs mois, son estomac n'acceptait plus rien, le matin et le soir, seulement, elle prenait quelques aliments en petite quantité, encore arrivait-il quelquefois qu'ils étaient rejetés ; dans la journée, un peu de lait et de bouillon sont tolérés. Ces troubles n'ont pas tardé à être accompagnés d'un affaiblissement des forces, tellement qu'aujourd'hui elle se fatigue au moindre exercice et se sent parfois anéantie ; il existe une constipation opiniâtre, et, le moral s'en mêlant, Mme X... est d'humeur très sombre, et trouve que la vie lui est insupportable.

Dès le jour de son arrivée, nous administrons à Mme X... une lotion générale de quelques secondes avec de l'eau à 24°.

Le lendemain, même lotion suivie d'une douche en jet brisé de quelques secondes, sur tout le corps, avec de l'eau à 15° ; compresses d'eau froide sur l'estomac, surtout avant de prendre le peu de nourriture possible ; eau pour boisson ; aliments froids, après la douche et dans la journée, gorgées d'eau froide.

Les jours suivants, nous faisons prendre la douche en pluie de dix secondes, suivie de la douche stomacale, de dix secondes aussi, et nous finissons par celle en jet, de trente secondes, avec de l'eau à 9°.

Le 2 août, on note un mieux notable. — Même traitement.

Le 5, Mme X... peut déjeuner, ce qui ne lui était pas arrivé depuis longtemps ; elle peut aussi marcher assez facilement. — Le même traitement est continué.

Au bout d'un mois, Mme X... nous quitte profondément reconnaissante envers M. le Dr Térillon et envers l'hydrothérapie.

Obs. 4. — Le malade qui est le sujet de l'observation suivante nous fut adressé par notre distingué confrère et ami, le Dr Chanet, le 7 janvier 1878.

M. X..., âgé de quarante-deux ans, était affecté depuis plus d'une année d'une dyspepsie qui lui faisait une existence des plus pénibles; il ne pouvait supporter la plupart des aliments, et était souvent pris de vomissements ; il est devenu triste, ne se sent pas le courage de travailler; non seulement, il a perdu l'appétit, au point qu'il ne pensait même plus à manger, mais les forces et le sommeil ; il est devenu véritablement étique, il ne peut attribuer l'origine de son mal à aucune cause qu'à des chagrins profonds qu'il éprouva en 1877 ; c'est à la suite de ces chagrins que les premiers troubles de l'estomac ont paru, ils ont continué ensuite à progresser, après qu'on leur eut opposé des traitements, aussi bien qu'auparavant. C'est dans ces conditions que M. X... nous fut adressé.

Sans tarder, dès le 7 janvier, nous appliquons à M. X... une compresse froide sur la région épigastrique, avant les repas ; nous prescrivons du bouillon froid, puis un peu de viande blanche et, ensuite, noire, toutes deux froides; pour boisson de l'eau froide.

Comme applications froides, matin et soir, douche en pluie, de quelques secondes, suivie d'une douche en arrosoir sur la région épigastrique, et enfin d'une douche en jet brisé sur tout le corps, en finissant et insistant sur les pieds, toujours en ayant soin de mouiller préalablement la tête. Après chaque douche, promenade sous le promenoir couvert ou en plein air, quand c'est possible.

Au bout de deux mois de ce traitement, M. X... peut nous quitter assez bien remis pour pouvoir reprendre la direction de ses affaires, qui sont très actives. — M. X... a, du reste, suivi avec une grande ponctualité le traitement et le régime qui lui ont été prescrits. Il continue à se très bien porter au moment où nous rédigeons ces notes (novembre 1883).

Obs. 5. — Mme X..., âgée de quarante ans, nous fut envoyée avec une consultation, le 12 novembre 1877, par un de nos honorables confrères, le Dr Villette. De constitution médiocre et de tempérament lymphatique, Mme X... avait été sujette, dès sa jeunesse, à des migraines assez incommodes pour l'obliger quelquefois à garder la chambre. Une fièvre typhoïde qu'elle eut à vingt-deux ans fut suivie d'une convalescence assez longue. Mariée à vingt-huit ans, dans le commerce, elle tenait les livres de sa maison ; elle fit à un intervalle d'environ neuf mois deux couches successives, qui furent bien supportées, et sa santé en parut plutôt fortifiée qu'ébranlée.

Enfin elle jouissait d'une santé satisfaisante lorsque, à l'âge de trente-huit ans, elle fit une chute ; dès lors, elle éprouva des maux de tête, et les migraines reparurent, sa santé générale devint moins bonne. Dans les trois dernières années surtout, les fonctions digestives furent particulièrement atteintes, l'appétit devint capricieux, aucun aliment ne lui plaisait et ceux qu'elle prenait ne passaient que lentement et péniblement ; l'ennui l'envahissait, et elle n'avait goût à rien, pas même à ses affaires, qui pourtant étaient prospères.

Bientôt, les difficultés de la digestion se compliquèrent de vomituritions et de vertiges au moindre mouvement, surtout si elle levait la tête ou la tournait d'un côté ou de l'autre : elle était près de tomber, si elle se trouvait debout ; il existait une constipation habituelle. Plusieurs traitements avaient été essayés sans succès, les progrès du mal étaient lents, mais incessants.

Le jour même de l'entrée de Mme X... à notre Institut, le 20 novembre, nous commençons le traitement par une ablution générale avec de l'eau à 20°.

Cette ablution ayant été bien supportée, nous donnons, le lendemain, une douche en pluie de quelques secondes, sur tout le corps, avec de l'eau à 12°.

A cette douche quotidiennement renouvelée jusqu'au 17, nous ajoutons, le 18 et les jours suivants, une douche en jet brisé, de trente secondes, promenée sur tout le corps, en descendant jusque sur les pieds, à 7° ; dans les derniers jours, nous abaissons l'eau le plus possible.

Le 30, nous ajoutons, en plus, une douche stomacale jusqu'au 15 décembre. A cette date, une amélioration considérable est obtenue : l'appétit se développe et se régularise, les selles deviennent plus faciles, les vertiges existent toujours, mais sont moins fréquents et moins prolongés. L'humeur est aussi moins sombre.

Le même traitement est continué vingt-huit jours encore, après lesquels Mme X... dit qu'elle se trouve *dans un autre monde :* à cette date, en effet, il n'existait plus ni difficulté bien sérieuse de digestion, ni inappétence, ni vertiges, ni insomnie, ni humeur sombre, ni indifférence pour les affaires. Mme X... en reprend, au contraire, avec activité et plaisir la direction, et nous quitte pour ce motif, le 12 janvier 1878. Nous lui conseillons de suivre quelque temps encore le régime froid et la boisson aqueuse qu'elle suivait à l'établissement, ainsi que les lotions générales et des compresses froides sur l'estomac, avant les repas; enfin nous lui recommandons de faire des promenades avant et après les repas, toutes les fois que cela lui sera possible. — La guérison s'est maintenue.

Si l'on ne consultait que la succession des événements, on serait tenté d'attribuer, dans le cas précédent, la dyspepsie à une chute; ce serait là, assurément, une étiologie bien imprévue; peut-être cependant serait-elle moins singulière qu'elle ne le semble au premier abord. La dyspepsie, chez Mme X..., s'accompagnait de céphalalgie, de vertige et d'un certain degré d'hypocondrie, c'est-à-dire, en définitive, de phénomènes, les vertiges et l'hypocondrie tout au moins, qui ont certainement pour point de départ un trouble quelconque de l'encéphale; or ce trouble peut bien avoir été la suite de la chute; il en serait même la conséquence très naturelle. Quoi qu'il en soit, l'intérêt pour nous comme pour tous les cliniciens, c'est l'influence curative de l'hydrothérapie; elle a été, comme on l'a vu, aussi favorable que possible.

Obs. 6. — En 1876, à la suite d'une consultation entre M. le Dr Chanet et M. le Dr Landowski, ce dernier venant d'être nommé professeur à Genève, M. X..., âgé de cinquante ans, fut conduit dans notre établissement, le 2 mars de cette même année.

Depuis longtemps, M. X... éprouvait de la difficulté à digérer peu prononcée d'abord, cette difficulté avait augmenté peu à peu et s'était progressivement compliquée de divers symptômes que l'on constate actuellement et qui, depuis quinze jours, obligent M. X... à garder la chambre.

De taille élevée, il est d'une pâleur très prononcée; ses lèvres sont décolorées: son pouls est petit, presque insensible, il existe des oppressions et des palpitations, au moindre mouvement; bruit de souffle aux régions cardiaque et carotidienne. L'estomac ne peut rien digérer; il rejette les aliments ingérés et même parfois les liquides; le sommeil est lourd, agité, et souvent, au dire de Mme X..., qui accompagne son mari, troublé par des cauchemars. Les selles sont souvent diarrhéiques et sanguinolentes. M. X... est d'une grande morosité, qu'on a attribuée d'abord à des revers de fortune, M. X... étant tombé d'une situation opulente dans une modeste aisance; il a semblé même qu'à diverses reprises des idées de suicide aient hanté son esprit. — Divers traitements, et, en dernier lieu, des viandes fortifiantes et du vin blanc furent prescrits par le Dr C...; les premiers furent inefficaces et les derniers furent mal supportés et parurent accroître le mal.

Dès le lendemain de l'entrée de M. X..., le 13 au matin, nous commençons le traitement par une lotion générale tiède, suivie d'une douche en pluie de cinq secondes avec de l'eau à 8°; ces applications faites, il est frictionné vivement, s'habille, boit quelques gorgées d'eau froide, fait une promenade, soutenu par deux aides, et remonte dans sa chambre se coucher, avec une boule d'eau chaude aux pieds. — Dans l'après-midi, douche en pluie de cinq secondes, suivie d'une douche en jet de vingt secondes, promenée sur tout le corps. — Aliments froids, eau pour boisson.

Le même traitement est exactement continué tous les jours; seulement, le 19, M. X... ayant cru devoir déroger à nos prescriptions et boire du vin, des vomissements et des selles sanguinolentes se sont manifestés. — Le 19 et les jours suivants, une douche en cercle sur le bassin est ajoutée aux applications précédentes.

Le 25, une amélioration marquée est constatée: les nuits sont passables, le sommeil dure quatre heures de suite sans cauchemar, il y a un peu d'appétit et la digestion est moins longue et moins pénible. Cette amélioration ranime un peu le malade et lui donne une légère gaieté. Ls 2 avril, M. le Dr Landowski, qui vient voir le malade, le félicite du changement opéré.

Le 12 avril, l'amélioration ayant fait de nouveaux progrès, M. X... croit pouvoir faire une excursion en voiture au bois de Boulogne, malgré notre défense, et, dans le bois, fait une longue promenade à pied. Il passe une nuit pénible, et éprouve, le lendemain, une grande lassitude, de la diarrhée et des envies de vomir ; ces accidents l'impressionnent vivement, et il se croit de nouveau perdu. Ce ne furent heureusement que des accidents passagers; au bout de deux jours, ils étaient dissipés, et, le 15, M. X..., pour la première fois, mange à la table commune; son moral est remonté; il fait sa partie de billard, et joue aux cartes, le soir.

Nous ajoutons aux moyens précédents une douche stomacale pendant une demi-minute ; il y eut une légère apparence de rechute le 19; mais, le 26, M. X... se trouve assez bien pour reprendre le cours de ses occupations, de prendre chez lui des affusions, et en se proposant d'aller faire une courte saison aux bains de mer.

Encore un cas grave et un sujet profondément anémié par suite de la difficulté de la digestion, d'où résulte toujours, au bout d'un certain temps, une anémie plus ou moins prononcée. Ici encore, bien loin d'avoir constitué une contre-indication, la faiblesse n'a été qu'une indication de plus et a été guérie en même temps que tous les autres accidents; il devrait être inutile d'insister sur ce fait, démontré depuis longtemps; mais, puisque des médecins, même des professeurs, le méconnaissent encore, il faut bien le rappeler à l'occasion; ce n'est pas d'un seul coup de marteau que l'on enfonce un clou.

On ne doit pas ranger au nombre de ceux qui méconnaissent ce fait M. le Dr Vermeil, qui, le 26 février 1883, nous adressait M. X..., que nous trouvâmes dans l'état suivant :

Agé de quarante-six ans, M. X... est grand, maigre, lymphatique, et, malgré sa constitution peu robuste, surchargé depuis longtemps de travail. Occupant une des positions les plus élevées de la carrière politique, il a sur les bras un immense fardeau d'affaires, et d'affaires qui l'obligent à être constamment sur la brèche; ainsi surmené et préoccupé, il mange très souvent à la hâte, d'une façon irrégulière, et même oublie assez souvent un repas. Sous la double influence de ces irrégularités et de ces préoccupations, son appétit s'est dérangé, a diminué, ses digestions sont devenues lentes et pénibles, et, progressivement, il est arrivé à ne plus manger presque rien. En même temps, ses forces ont baissé, son sommeil est devenu léger, et a été souvent interrompu; la marche lui est devenue difficile, et le travail également; aujourd'hui, il est pâle, anémique, un bruit de souffle existe à la région du cœur et aux régions carotidiennes; ne pouvant plus suffire à ses fonctions, il a été obligé d'y renoncer, au moins momentanément.

A son entrée, d'accord avec notre honorable confrère, nous commençons le traitement par une douche froide d'emblée, sans lotion tiède, M. X... n'ayant aucune appréhension de l'eau froide; nous donnons la douche en pluie, de cinq à dix secondes, suivie d'une douche en jet brisé promenée sur tout le corps, en finissant par les pieds et y insistant un peu; eau à 7°. — Eau pour boisson, alimentation froide. Exercice modéré après chaque repas.

Ce traitement est continué pendant quinze jours, après lesquels M. X... se trouve notablement mieux. — Nous ajoutons aux douches précédentes une douche stomacale de dix secondes.

Après une nouvelle quinzaine de ce traitement, M. X... se trouve assez bien remis pour reprendre ses absorbantes occupations, obéissant à des devoirs impérieux. Il a pu continuer ses travaux sans trop de fatigue, moyennant des applications hydrothérapiques à domicile que nous lui avons conseillées, et bien qu'il éprouve encore quelques symptômes morbides, et que son appétit ne soit pas complètement rétabli.

Ce n'est point là une cure absolument radicale, mais l'amélioration a été assez prompte et assez grande pour que nous puissions prévoir qu'elle serait devenue complète, si M. X... avait pu consacrer encore un ou deux mois au rétablissement de sa santé. Dans tous les cas, la cure a été poussée assez avant pour qu'il ait pu, moyennant quelques précautions faciles, reprendre et continuer ses absorbantes fonctions : c'était pour lui un grand point dont il est entièrement redevable à l'hydrothérapie.

A l'histoire de la dyspepsie, on associe ordinairement celle de la gastralgie, qui en est parfois un des symptômes. Toutefois, comme certains écrivains ont une théorie particulière sur cette dernière affection, et qu'ils tiennent essentiellement à en établir le diagnostic différentiel, nous lui réserverons une place spéciale, à son rang alphabétique. Les lignes que nous lui consacrerons seront en même temps, d'ailleurs, un complément naturel de l'article DYSPEPSIE.

ART. 31. — DE L'ENTORSE.

> Les engorgements qui résultent des fortes extensions, des entorses, des vraies ou fausses luxations et des fractures, tiennent le premier rang parmi les affections dont la résolution est opérée par l'eau froide.
>
> LOMBARD.

Il existe encore aujourd'hui des chirurgiens antédiluviens qui traitent les entorses par les émissions sanguines locales, la ouate, la compression par des bandes et l'immobilité, que repousse pourtant Bonnet (de Lyon), qui en était un partisan si effréné.

Depuis les publications du vétérinaire Girard, le massage,

pratiqué selon les règles tracées par cet ingénieux observateur, a été avec raison substitué à tous les autres traitements, tant ses effets sont parfois véritablement merveilleux. Cependant ce traitement lui-même ne doit pas faire oublier le remède populaire dans certaines localités, et qu'on a quelquefois vu produire des effets presque aussi avantageux que ceux du massage; ce remède, c'est l'immersion du pied entorsé (si l'on nous passe l'expression) dans l'eau froide, qu'on renouvelle quand elle s'échauffe ; il suffit que l'eau soit à 12 ou 15° ; au lieu de l'immersion, on peut appliquer des compresses fraîches constamment renouvelées ou des affusions; comme toutes ces applications sont beaucoup plus faciles à pratiquer que le massage, qui, pour être efficace et même inoffensif, demande une assez grande habitude, elles sont, en définitive, préférables à celui-ci dans les entorses toutes récentes. Quant aux suites d'une entorse datant déjà d'une ou de plusieurs semaines, l'hydrothérapie est encore bien plus nécessaire pour les prévenir ou pour les guérir, car ses suites sont une arthrite chronique menaçante ou un engorgement sub-inflammatoire déjà établi. Seulement, dans ces cas, ce n'est pas seulement l'immersion ou les compresses froides qu'il faut appliquer : les douches locales en jet ou en arrosoir, suivant que l'affection est plus ou moins ancienne et plus ou moins prononcée, sont nécessaires ; il peut même être utile de leur associer les sudations. Quant à l'efficacité du traitement hydrothérapique dans ces cas, on peut affirmer fermement qu'un autre ne lui est pas comparable.

ART. 32. — DE L'ÉPILEPSIE.

> On recommande beaucoup contre l'épilepsie les bains froids, et on peut en tirer les meilleurs effets lorsqu'on les applique quand le malade est dans une certaine torpeur ou quand l'épilepsie s'est développée par suite d'une frayeur ou par l'abus des boissons spiritueuses.
>
> TISSOT.

Il paraît que Priessnitz n'avait pas une grande confiance en l'hydrothérapie pour guérir ou soulager les épileptiques. Voici comment s'exprime à propos de l'épilepsie le bon et véridique Schedel :

« Certains procédés hydriatriques, tels que le bain partiel dans de l'eau dégourdie, avec frictions et ablutions générales et affusions sur la tête, peuvent être utiles dans cette redoutable maladie, surtout si, aux règles d'une sage hygiène, le malade ajoute le soin de boire beaucoup d'eau froide, de faire des exercices réguliers sans aller jusqu'à la fatigue, et de prendre tous les jours un ou deux bains de siège froids ou à 12° R., pour commencer. Appliquée dans toute son énergie, loin d'être utile, l'hydriatrie est très dangereuse dans cette névrose ; aussi Priessnitz, fort accoutumé à appliquer ainsi la méthode, ne parle de cette maladie qu'avec frayeur. En effet, les sueurs forcées, les grands bains froids et les douches énormes sont des stimulants qui doivent vivement impressionner les nerfs délicats de la plupart de ces pauvres malades. Quelquefois, il est vrai, leur usage est suivi d'un calme assez prolongé, mais auquel succèdent des attaques d'une violence incroyable et qui paraissent avoir souvent amené des déchirures, et même la mort des malades. Ces accidents, qu'éprouvent également les épileptiques qui font usage des eaux minérales, démontrent combien est énergique la stimulation que l'hydrothérapie imprime à toute l'économie, et quels peuvent en être les dangers, lorsqu'elle est appliquée, sans précaution, aux personnes prédisposées à l'apoplexie et aux congestions sanguines. Priessnitz ne reçoit pas dans son établissement des malades atteints d'épilepsie. Cette maladie est donc de celles que les médecins doivent combattre sans cesse. »

Que l'hydrothérapie puisse occasionner les plus graves accidents quand elle est appliquée *sans précaution*, surtout aux personnes prédisposées à l'apoplexie, c'est ce que personne ne conteste parmi ceux qui ont sérieusement étudié la méthode ; mais quel est donc l'hydrothérapeute qui conseille d'appliquer l'hydrothérapie *sans précaution?* Et puis, Schedel a-t-il réellement vu les terribles accidents dont il parle? Ses propres paroles semblent prouver le contraire : des attaques d'une violence incroyable, dit-il, *paraissent* avoir *souvent* amené..., etc; Schedel n'a donc pas vu de ses propres yeux; il aura entendu des racontars auxquels son esprit, malheureusement un peu crédule, ainsi que nous l'avons déjà fait observer, aura accordé un crédit qu'ils ne méritaient pas. Il ne se faisait pas, du reste, une idée bien exacte de l'épilepsie; il le prouve en parlant « des nerfs délicats des pauvres épileptiques », quand il est bien certain que, sauf de rares exceptions, les *nerfs* de ces pauvres malades, c'est-à-dire leur impressionnabilité nerveuse est moindre que chez tous les autres malades..., à la condition, bien entendu, qu'on ne confonde pas les véritables épileptiques avec les hystériques, pas même avec les hystéro-épileptiques.

Il faut reconnaître, d'ailleurs, que le bon esprit de Schedel l'a fait revenir d'une opinion qui ne s'appliquait qu'à l'hydrothérapie appliquée sans précaution ; l'étude sérieuse qu'il avait faite de la méthode lui faisait bien pressentir qu'elle devait avoir quelques avantages contre le terrible mal. En terminant son article, il dit :

« Des effets avantageux que l'eau produit en maintes occasions peuvent faire espérer que l'hydrothérapie n'a pas dit son dernier mot sur ce point (le traitement de l'épilepsie) ; Weiss rapporte des cas de guérison par cette méthode, où les attaques, après avoir augmenté d'intensité, avaient fini par devenir moins fréquentes, moins violentes, et avaient cessé entièrement. »

Comme Schedel, nous avions pensé aussi que l'hydrothérapie appliquée au traitement de l'épilepsie, n'avait pas dit son dernier mot, et, dès 1858, nous publiâmes dans la *Médecine contemporaine* le résumé de quelques cas assez remarquables où la méthode avait triomphé, notamment chez un jeune garçon gravement atteint.

Le Dr Bottentuit, de son côté, rapporte, dans son livre sur l'hydrothérapie, le cas d'un charcutier adonné à l'ivrognerie, qui avait eu plusieurs attaques et qui fut guéri par l'hydrothérapie dans l'espace de trois mois.

Notre savant et regretté confrère et ami, le docteur A. Becquerel, dans les savantes leçons qu'il a faites à l'hôpital de la Pitié, a rapporté les observations de deux malades atteints de l'épilepsie et guéris par l'hydrothérapie.

Obs. 1. — L'un était un clerc d'avoué, âgé de 23 ans, qui tomba au milieu de la rue d'une première attaque, sans cause appréciable. L'accès se renouvela un mois après. — Deux douches froides furent administrées quotidiennement pendant trois mois; après trois ans, aucun accès n'avait reparu.

Obs. 2. — Le second cas se présenta chez un officier d'artillerie. La première attaque, — du moins la première qu'on ait observée, — se manifesta pendant qu'il présidait à l'exercice du tir au canon. Il dut prendre un congé. Divers autres accès avaient eu lieu, quand M. Becquerel fut consulté. Il soumit le malade à l'hydrothérapie pendant quatre mois, après lesquels les accès disparurent pour ne plus revenir. Le malade a pu reprendre son service.

Malgré ces faits, il s'est encore trouvé des médecins prétendant que l'hydrothérapie est sans action sur l'épilepsie et même que son emploi peut avoir de graves dangers; contre cette dernière assertion nous ne pouvons que répéter ce que nous avons dit plusieurs fois : c'est que l'hydrothérapie prudemment administrée n'offre jamais de dangers. Quant à la première, les faits que nous allons rapporter répondront.

Avant de les produire, nous ferons remarquer d'abord qu'un certain hydrothérapeute compte parmi les inconvénients de l'hydrothérapie appliquée au traitement de l'épilepsie, ceux que peut avoir pour les autres malades l'admission d'un épileptique dans un établissement hydrothérapique! Et dire que des gens qui comprennent ainsi les questions, écrivent des livres !

Obs. 3. — Le 16 octobre 1857, nous reçûmes dans notre Institut un jeune collégien épileptique, qui nous fut adressé par notre honorable confrère, le docteur Snowden, médecin du collège Saint-Joseph, à Montrouge ; il n'avait aucun antécédent héréditaire. En janvier 1857, il éprouva une grande frayeur, et quelques jours après, un premier accès se déclara; d'autres accès eurent lieu à des intervalles irréguliers dans le courant du mois. Les docteurs Treuille et Trousseau furent consultés, et firent administrer au patient des ablutions générales froides, soir et matin. Il y eut une suspension momentanée ; mais, après qu'on eut suspendu les ablutions, les accès reparurent, en avril. On reprit les ablutions; mais, cette fois, elles n'eurent que peu d'effet, d'abord, et puis un effet nul; au contraire, les accès s'aggravèrent jusqu'au moment où l'on conduisit le jeune malade dans notre établissement.

A son entrée, il est dans un état de débilité extrême; son visage porte l'empreinte de la souffrance; les yeux sont cernés, enfoncés dans leurs orbites; l'appétit est peu développé, les selles rares; l'attitude est timide, et plutôt celle d'une fille que d'un garçon.

Le soir même, vers neuf heures, il est pris d'une attaque précédée d'un cri. Lorsque j'arrive, je le trouve en extase devant une personne aimée à laquelle il envoie des baisers et des protestations incohérentes; puis, s'irritant tout à coup, il vocifère et se frappe la poitrine et la tête; haletant, écumant, il se ploie en deux, se redresse et retombe, et exécute les mêmes mouvements plusieurs fois; cette scène dure environ vingt minutes. A la fin, le malade, brisé, anéanti, ouvre des yeux hébétés et n'a conscience ni de ce qui vient de se passer ni de ce qui se passe actuellement autour de lui.

Peu de temps après qu'il fut revenu à lui, je le soumis à une lotion générale avec de l'eau à 18°.— Vers cinq heures du soir, il prit un bain de siège de quinze minutes; eau à la même température.

Pendant huit jours, les mêmes applications furent continuées, un verre d'eau fraîche est bu après chaque séance. Nourriture substantielle; eau pour boisson, fréquents exercices gymnastiques. Pendant ces huit jours, quatre attaques ont eu lieu.

Le 25, à l'ablution qu'on donne à trois heures, nous substituons une douche en jet de deux minutes, avec de l'eau à 15°, que nous promenons successivement sur les membres inférieurs, l'abdomen, l'estomac, la colonne vertébrale et la nuque, où le jet est particulièrement prolongé; pendant ce temps, l'enfant se frotte énergiquement la poitrine.

Le 30, une nouvelle attaque eut lieu pendant une promenade au bois de Boulogne, ce fut la dernière.

Rien ne fut changé au traitement jusqu'au 20 janvier. Les évacuations alvines s'étant alors régularisées, le bain de siège fut supprimé. Enfin, à partir du 15 février, nous fîmes alterner la douche avec l'immersion dans la piscine.

La cure est ainsi continuée pendant sept mois, pendant lesquels l'enfant a pris un aspect de pleine santé, sans qu'il ait eu aucun accès ni aucune apparence d'accès, comme absences, étourdissements, etc. Néanmoins, après la sortie, nous recommandons à la mère de lui continuer matin et soir une ablution générale froide, ce qu'elle exécute régulièrement.

Aujourd'hui (septembre 1859) près de deux années se sont écoulées sans accès; nous croyons donc qu'on peut considérer la guérison comme définitive. Cette année (1885), nous avons revu ce malade, qui n'a jamais eu de crise.

Ce beau fait de cure hydrothérapique ne pouvait, on le comprend, que nous encourager à persévérer dans la voie où nous étions déjà entré dès 1857; car, chez ce jeune collégien, l'ombre d'un doute même ne pouvait être conservée ni sur le diagnostic ni sur la gravité du cas : trois médecins distingués, au nombre desquels l'éminent professeur Trousseau, avaient porté le diagnostic et avaient reconnu l'impuissance des moyens ordinaires, quand le malade nous fut adressé. Les parents de l'enfant ont eu, il est vrai, le courage de la persévérance, et le traitement a duré sept mois ; mais qui pourrait regretter une telle persévérance, après avoir obtenu la disparition d'un mal aussi affreux ? Que ce beau fait soit donc un exemple pour les médecins qui veulent guérir leurs malades, comme pour les parents ou les malades eux-même impatients, qui ne voudraient demander que des miracles à l'hydrothérapie.

Obs. 4. — Au commencement de janvier 1859, notre excellent et spirituel confrère, le Dr Contour, qui jouissait dans le faubourg du Roule d'un si légitime crédit, nous adressait M. X..., littérateur, fils d'un des grands industriels de Paris. Nouvellement marié, M. X... était devenu sujet à ce qu'on appelait des syncopes, accompagnées de convulsions et d'écume à la bouche. Aux premiers accès, sa famille ne s'en était pas beaucoup inquiétée ; mais les accès, augmentant de fréquence, jetèrent l'alarme surtout dans l'esprit de M. X..., qu'on avait toujours gâté beaucoup : le Dr Contour fut consulté, et, après quelques mois de traitement impuissant par les moyens ordinaires, conseilla l'emploi de l'hydrothérapie scientifique. Quoique n'ayant assisté à aucun accès, le diagnostic de notre distingué confrère ne pouvait laisser de doute dans notre esprit; M. X... désirant ne pas quitter sa famille, il fut convenu qu'il suivrait comme externe le traitement hydrothérapique. Ce ne fut pas sans peine qu'on l'y décida, car il s'exagérait beaucoup les douleurs des applications froides pendant la saison rigoureuse, et en craignait même les conséquences; il ne fallut rien moins que nos assurances réitérées et surtout l'exemple de femmes et de demoiselles débiles pour le rassurer. Enfin, il prit la résolution de se rendre à l'avis de son honorable médecin et au nôtre.

M. X..., qui avait mené la vie un peu agitée de pas mal d'hommes de lettres, était grand, sec, bilieux, mais d'une santé qui avait été assez bonne, avant l'apparition des accidents pour lesquels on lui a conseillé l'hydrothérapie.

Dès le 10 janvier au matin, nous commençons le traitement par une ablution sur tout le corps avec de l'eau à 18°. M. X... ne pouvant venir à l'établissement qu'une fois par jour, nous lui conseillons de se faire envelopper tous les soirs, un peu avant de se coucher, d'un drap mouillé bien exprimé, de se faire ensuite bien frictionner et essuyer, et, une fois qu'il sera bien séché, de boire un quart de verre d'eau froide.

Les 11, 12 et 13, nous renouvelons les ablutions, en abaissant la température de l'eau à 8°.

Le 14, nous remplaçons la lotion par une douche en pluie, de 15 secondes, suivie d'une douche en jet, d'une minute, promenée sur tout le corps et spécialement sur la colonne vertébrale et la nuque, où on la prolonge le plus.

Jusqu'au 25, on continue le même traitement sans modification. Pendant cet intervalle, quatre attaques seulement ont eu lieu et moins fortes, au lieu de trois ou quatre par semaine qu'il avait avant le traitement.

Le 27, nous nous contentons d'une immersion dans la piscine de vingt à vingt-cinq secondes ; et à partir de ce jour, nous faisons alterner la douche avec l'immersion ; il est bien entendu que, chaque soir, le malade continue chez lui l'usage du drap mouillé.

Le 15 février, eut lieu une crise qui fut la dernière. Néanmoins, sur nos instances, le traitement fut continué jusqu'au 20 juillet. Sa santé était alors très raffermie, et M. X... paraissait bien décidé à la ménager.

Dans le cas du jeune collégien la maladie avait une cause patente, à laquelle on l'attribue souvent avec toute apparence de raison ; chez M. X..., l'origine était bien plus obscure, car, en supposant que la vie agitée ait contribué à provoquer le mal, il est certain que celui-ci ne s'est développé que lorsque le patient menait, depuis un certain temps déjà, une vie plus calme. Ce qui est consolant, c'est que dans les deux cas l'influence de l'hydrothérapie a été également favorable. Nous ne clorons pas ces remarques sans faire observer que, dans les deux cas aussi, les malades ont eu une persévérance qui, dans des maladies aussi rebelles, est souvent nécessaire.

Obs. 5. — M. X..., juge à Niagara (État de New-York), nous fut adressé, le 10 mars 1879, par notre savant confrère américain, le Dr Warren-Bey.

M. X..., âgé de trente-six ans, est petit, lymphatique, et a l'apparence d'un homme un peu épuisé ; sa tête, dit-il, est lourde, ses idées un peu embarrassées ; par moments, la mémoire lui fait défaut ; il ne peut se livrer à aucun travail. Il a un sommeil de plomb et, cependant, se trouve extrêmement fatigué au réveil ; son appétit est vorace, et pourtant il existe une constipation opiniâtre, qui exige l'emploi de fréquents laxatifs et de lavements. De plus, il est sujet, tous les huit ou dix jours, à des crises nerveuses dont il n'a pas conscience, et qu'il ne connaît que par ce qu'on lui en rapporte. Sa jeune femme, qui ne le quitte jamais, les prévoit à certains signes précurseurs, tels que agacement, hébétude, instabilité des idées et des sentiments. Les crises ont presque toujours lieu la nuit; elles consistent en mouvements convulsifs restreints, d'une durée de plusieurs minutes, qui s'accompagnent souvent de morsures à la langue, d'écume à la bouche, d'émission involontaire d'urine, en un mot, de tous les caractères des convulsions épileptiques. A la suite de la crise, abattement extrême persistant pendant un jour et même plus.

On n'a trouvé à ce triste état aucune cause apparente.

On sait quel sentiment de répulsion excitent les épileptiques ou plutôt leurs attaques, et combien il est difficile, pour ce motif, de les admettre dans des établissements qui ne leur sont pas spécialement consacrés ; c'est même dans ce fait qu'un certain hydropathe trouve la preuve que l'hydrothérapie peut avoir des inconvénients pour les épileptiques. Néanmoins, sur l'assurance de Mme X... que les accès, assez rares, avaient lieu exclusivement la nuit, que l'agitation convulsive était courte, modérée, point bruyante, qu'enfin le trouble mental consécutif se bornait à une torpeur sans délire, nous cédâmes à des instances réitérées, et nous reçûmes les deux époux.

Dès leur entrée, le 10 mars, nous pratiquâmes à M. X... une lotion générale avec de l'eau dégourdie à 25°, pendant une minute, et nous la fîmes immédiatement suivre d'une douche en pluie de dix secondes, suivie elle-même d'une douche en jet de quarante secondes, que nous promenâmes sur la colonne vertébrale et la nuque pour finir par les membres inférieurs et spécialement les pieds, eau à 7°.

Le même traitement est continué matin et soir jusqu'au 25 mars. Jusqu'à cette époque, M. X... n'a pas de crise, et l'état général paraît déjà amélioré ; il a un peu plus de forces, et l'intelligence est moins engourdie. Le même traitement et un léger progrès continuent jusqu'au 1er avril.

Ce jour-là, on remplace la douche en pluie par la douche en cercles puissants, pendant une minute, sur les membres inférieurs. On continue ce traitement les jours suivants.

Le 20, aucune crise n'a toujours eu lieu ; l'aspect général du malade s'est considérablement modifié : les idées sont beaucoup plus nettes, la mémoire revient, le sommeil, moins lourd, est plus réparateur, et le malade n'est plus brisé quand il se lève; l'appétit est toujours vif, mais vorace cependant, les selles tendent à se régulariser.

Le 10 avril, nouveau progrès sur tous les points ; M. X... reprend un peu de gaieté et se sent vivre d'une vie nouvelle.

Le 20, se trouvant en parfaite santé, et cette opinion étant aussi celle de Mme X..., qui fait preuve d'un complet dévouement, il demande à nous quitter pour aller reprendre sa charge.

Nous devons le dire, notre assurance n'égalait pas la sienne; quarante jours sans crise, dans une maladie où se présentent non rarement, de si longues intermittences, n'étaient pas pour nous une preuve de guérison, quoique, chez lui, les crises eussent lieu tous les huit ou dix jours, avant le traitement. Nous aurions donc beaucoup désiré continuer le traitement au moins pendant deux mois. M. X... nous avait bien promis de la manière la plus formelle de nous donner de ses nouvelles, surtout en cas de récidive; mais nous savons assez combien les malades sont oublieux, pour ne pouvoir pas considérer l'absence de toute lettre comme une preuve de guérison définitive. Mais ce qui est hors de doute, c'est l'amélioration considérable obtenue dans toutes les fonctions physiologiques de M. X...; ce résultat fût-il le seul, qu'il ferait assurément le plus grand honneur à la nouvelle méthode ; mais les deux faits précédents, rapprochés de beaucoup d'autres, permettent d'espérer que l'amélioration que nous avons constatée n'aura point été temporaire, et qu'une véritable guérison aura récompensé M. et Mme X... du courage qu'ils avaient eu de traverser l'Océan pour venir demander une guérison à la France.

ART. 33. — DE LA FIÈVRE.

> La boisson de l'eau fraîche est pour la plupart des malades, principalement pour ceux atteints de fièvres, le soulagement le plus grand ; avons-nous le droit de leur donner à la place des sirops insipides ou des décoctions de l'eau ? même quand les décoctions de l'eau sont rafraîchies par la glace, elles sont sans objet.
>
> OSIANDER.

Depuis les progrès de l'anatomie pathologique moderne, le mot *fièvre* ne figure guère dans les traités de pathologie qu'accompagné d'un qualificatif qui spécifie, soit les localisations dont la fièvre s'accompagne, soit un ensemble de symptômes qui la distinguent de tous les autres mouvements fébriles. Cependant, même après ces localisations et ces spécifications, nous avons encore vu des pathologistes contemporains éminents admettre des fièvres synoques, éphémères, printanières, des fièvres inflammatoires, angioténiques, sans localisation, des fièvres nerveuses même, qui affectent tout l'organisme sans qu'on puisse dire d'une façon positive qu'elles aient un siège dans un organe en particulier. Ces fièvres sont habituellement peu durables, éphémères même, comme celles dites printanières, et qu'on observe surtout chez les enfants et les adolescents ; mais il arrive aussi quelquefois, rarement, il est vrai, qu'elles se prolongent des semaines et même des mois. Nous avons même connu une dame d'une cinquantaine d'années, veuve d'un ancien maire d'un des arrondissements de Paris d'avant l'annexion, qui était traitée par M. Andral, et pour laquelle il y eut, à diverses reprises, des consultations avec Rostan, Chomel et Jobert (de Lamballe), qui était un grand ami de la famille; jamais on ne put trouver chez elle une localisation pour expliquer la fièvre continue à laquelle elle était en proie, et qui l'emporta après un peu plus de deux ans de durée. On pouvait vraiment appliquer à cette affection le nom de fièvre lente nerveuse, souvent employée par nos devanciers; Mme B... était, en effet, d'une susceptibilité nerveuse extrême, et déjà très grande avant sa maladie. Est-ce là l'état morbide de Giannini, « consistant dans la rupture de l'équilibre qui doit exister entre les systèmes nerveux, musculaire et artériel, » et dont les immersions froides sont, dit-il, le seul remède? Peut-être ce défaut de localisation ne tient-il qu'au défaut des progrès de l'anatamo-pathologie ou de l'anatomo-chimie, et peut-être le point de départ de la fièvre ne resterait-il pas inconnu aujourd'hui? On sait qu'il n'entre pas dans notre plan d'approfondir cette question ni aucune autre de ce genre. Mais ce que nous devons dire ici, c'est que dans les quelques cas rares où nous avons vu des fièvres sans localisations persister, nous en avons triomphé par les douches sédatives en pluie et les immersions. Ces affections étant rares, nous croyons inutile d'en rapporter des observations. Dans le cas de la veuve du maire de Paris dont nous avons parlé, nous fîmes proposer l'application de l'hydrothérapie par un de ses fils (elle en avait cinq); mais la proposition ne fut point agréée par les consultants, et on laissa mourir la malade en lui administrant les toniques, les antispasmodiques et les calmants de la thérapeutique routinière, comme, plus tard, on laissa mourir Emma Livry dans des tortures qu'on pouvait si bien empêcher.

Nous ne nous appesantirons pas davantage sur la fièvre *essentielle*, pour nous servir encore d'un vieux mot, et nous étudierons avec plus de détails d'autres fièvres qui, pour n'être pas tout à fait essentielles, s'en rapprochent singulièrement, telles sont les fièvres intermittentes, typhoïdes, etc.

ART. 34. — DES FIÈVRES INTERMITTENTES.

> L'immersion froide favorise, augmente l'action curative du quinquina ; des fièvres qui avaient résisté à ce médicament ont guéri dès que le bain froid leur eut été associé. Lorsque l'état des voies digestives ne permet pas d'administrer des doses suffisantes de quinquina, lorsque le médicament est obstinément rejeté par le vomissement, l'immersion froide apaise l'irritation gastro-intestinale et amène la tolérance.
>
> GIANNINI.

Comme on le voit, le célèbre Giannini ne considérait l'eau froide que comme un auxiliaire du quinquina ; ailleurs, il apprécie un peu différemment l'action de l'eau froide en disant que «l'immersion froide est le remède de l'accès, mais que le quinquina reste celui de l'intermittence».

Notre excellent maître Baldou, le véritable introducteur, avec Engel et Wertheim, de l'hydrothérapie en France, n'était pas encore fixé, en 1846, sur l'efficacité de la méthode contre l'impaludisme : « La question de l'opportunité et de l'efficacité des applications hydrothérapiques, dans les cas ordinaires de fièvres intermittentes, disait-il en tête de la *vingt-troisième série* des maladies qu'il passe en revue dans son *Instruction pratique sur l'hydrothérapie,* ne me paraît pas résolue. » De quelques essais qu'il avait tentés, et dont la moitié, cependant, avaient été couronnés de succès, il se croit obligé consciencieusement de conclure que le quinquina « reste le meilleur spécifique » contre les fièvres paludiques.

Malgré sa réelle et grande puissance, tous les praticiens savent aujourd'hui que le quinquina n'est nullement un spécifique dans toute la portée du mot ; ils savent surtout qu'il n'est pas un spécifique de l'impaludisme, et qu'il n'est uère puissant que contre les accès ; en sorte qu'on pourrait presque retourner l'aphorisme de Giannini, et dire que le quinquina est le remède de l'accès, mais que l'eau froide est le remède non de l'intermittence, mais de la maladie, c'est-à-dire de l'infection et de la diathèse paludiques.

En effet, la science a marché depuis que notre excellent maître a écrit son *In truction*, et si l'hydrothérapie ne coupe pas mieux que le quinquina les premiers accès des fièvres intermittentes, elle coupe peu près aussi bien ceux des fièvres sur le déclin ou qui durent trop longtemps, ainsi que ceux des récidives, si fréquentes dans ces affections ; mais ce qu'elle guérit bien mieux que le quinquina, c'est la faiblesse, l'anémie, les engorgements viscéraux, les troubles digestifs que l'impaludisme laisse si souvent après lui, troubles graves que le quinquina ne guérit guère, qu'il contribue même assez souvent à engendrer, au moins en ce qui concerne les organes digestifs. C'est là un progrès considérable, on peut même dire un véritable triomphe pour l'hydrothérapie ; car, à part; quelques fièvres à caractère pernicieux, les accès de fièvres intermittentes tuent bien rarement, tandis que l'issue fatale des altérations de l'économie par l'infection n'est rien moins que rare, même quand on a dirigé contre elles des masses de quinquina ou de sulfate de quinine, dont l'organisme, du reste, finit par se lasser assez promptement, et qu'il ne supporte bientôt plus.

Les faits qui établissent cette importante vérité sont aujourd'hui très nombreux ; il nous suffira d'en citer quelques-uns.

Notre excellent et éminent confrère, M. le Dr Blachez, médecin des hôpitaux, nous adressa, le 16 août 1866, M. X..., âgé de trente-cinq ans, qui nous donna les renseignements suivants sur l'origine et le développement de la maladie dont il était atteint.

Étant en Calédonie, où il était appelé par l'intérêt de ses affaires, et y ayant séjourné pendant plusieurs années, il éprouva, deux ou trois ans après son arrivée, des difficultés de digestion qui lui étaient jusque-là inconnues ; il s'y joignit bientôt des céphalalgies fréquentes, de l'agitation pendant le sommeil et une certaine langueur ; quelque temps plus tard, eurent lieu de temps en temps des accès périodiques ou plutôt intermittents sans périodes régulières ; un sentiment prononcé de tristesse accompagna tous ces symptômes, suivi à son tour d'un dépérissement qui augmentait graduellement et incessamment ; on lui conseilla de rentrer en France, et il s'embarqua à cette intention.

Débarqué en 1863 à Ajaccio, il y subit un traitement qui ne fut suivi d'aucun bon résultat. Il se rendit alors à Rochefort, où le sulfate de quinine fut employé avec persévérance sans plus de succès ; on lui donna le sel quinique à des doses considérables, et l'on n'y renonça qu'à la suite des bourdonnements d'oreilles insupportables et des vertiges inquiétants qu'il occasionnait. Mais, outre l'apparition de ces nouveaux accidents, la débilité augmentait dans des proportions considérables, ses jambes fléchissaient sous le poids du corps, et, pour aller d'un point à un autre, il était obligé, suivant son expression, de voler, c'est-à-dire de prendre un élan qui diminue la pesanteur ; l'altération des fonctions digestives faisait aussi des progrès. Quant aux accès, ils persistaient toujours sans périodicité régulière.

En 1866, la prostration faisant toujours des progrès, M. X... crut devoir consulter la science parisienne ; on lui indiqua le Dr Blachez, dont il demanda, en effet, l'avis, et qui, après mûr examen, lui conseilla l'hydrothérapie.

A son entrée dans notre établissement, le 16 août, M. X... était d'une pâleur extrême, de nuance cachectique ; le pouls était petit avec des intermittences irrégulières ; il existe un bruit de souffle aux régions précordiale et carotidienne ; dégoût profond pour les aliments, digestions pénibles, constipation ; marche titubante, morosité, accès fébriles modérés avec frissons, chaleur et sueurs, venant à des époques irrégulières, quant aux jours et quant aux heures ; le foie et surtout la rate sont notablement augmentés de volume.

Nous commençons le traitement le jour même de l'entrée de M. X... par une ablution générale, avec de l'eau à 24°, immédiatement suivie d'une douche en jet avec de l'eau à 12°, promenée sur tout le corps et s'arrêtant spécialement sur les régions hépatique et splénique ; le tout suivi d'une friction sèche énergique, après laquelle le malade boit un quart de verre d'eau fraîche, et, soutenu, fait une promenade de vingt minutes. Les ablutions avaient duré une minute et la douche autant. — Alimentation froide, eau pour boisson.

Le même traitement est continué jusqu'au 20, avec cette modification que les ablutions sont remplacées par une douche verticale en pluie, de trente secondes, et que la température de l'eau est abaissée à 12°. Déjà, ce jour-là, M. X... éprouve un amendement notable.

Les jours suivants, on fait précéder les applications indiquées ci-dessus d'une douche en arrosoir sur la région épigastrique.

Le 26, l'amélioration s'accentue ; la tête est plus libre, point de dégoût pour les aliments : depuis six jours, il n'y a pas eu d'accès fébriles ; depuis très longtemps, M. X... n'avait pas eu d'aussi long intervalle apyrétique.

On ne peut, naturellement, que continuer les applications qui ont produit des modifications aussi heureuses.

Le 20 septembre, il est déjà permis d'entrevoir une convalescence, par les progrès rapides que fait l'amélioration : la marche est presque tout à fait naturelle , l'appétit est presque normal, et les fonctions digestives, depuis l'estomac jusqu'au dernier intestin, s'accomplissent convenablement ; la mélancolie disparaît ; la voix, qui était très affaiblie, reprend sa force et son timbre normal, l'aptitude au travail revient. Il n'y a plus eu traces d'accès fébriles, le foie et la rate sont réduits à peu près à leur volume naturel, peut-être y a-t-il encore un peu de gonflement sur le dernier de ces organes.

Le 25, M. X...., ravi des changements considérables et heureux qui se sont produits dans son triste état, nous demanda de retourner à ses affaires, non sans nous avoir prodigué chaleureusement les témoignages de sa reconnaissance. — Il nous avait promis de la manière la plus formelle de nous écrire, en cas de retour de quelques-uns des nombreux symptômes qu'il avait éprouvés ; nous n'avons eu aucune nouvelle de lui.

Ce fait nous paraît digne de quelques remarques.

La guérison en six semaines d'une maladie datant de quatre ans et ayant résisté à plusieurs traitements, ne manquera pas de frapper tous les praticiens ; on sait que ces fièvres d'accès qui n'ont jamais revêtu une périodicté franche, ne sont pas les moins tenaces ; celle de M. X... avait résisté au sulfate de quinine aux plus hautes doses, et n'en a pas moins cédé aux applications hydrothérapiques; nous avions donc raison de dire qu'il fallait retourner l'aphorisme de Giannini ; et même retourner n'est pas assez dire, car chez M. X... le sulfate de quinine n'a guéri ni l'intermittence ni l'accès, et moins encore la cachexie, qui existait déjà à un degré assez avancé chez M. X... ; tandis que l'hydrothérapie a guéri le tout à la fois ; il est vrai que les applications froides ont été un peu différentes de celles qu'avait imaginées Giannini, et même de celles, déjà perfectionnées, de notre maître le Dr Baldou. Mais nous reviendrons là-dessus tout à l'heure ; citons encore, auparavant deux exemples remarquables de succès de la médication hydrothérapique.

Obs. 2. — Le 11 juin 1872, notre spirituel et excellent ami, le professeur agrégé Joulin, jouissant alors d'une santé florissante, qui ne permettait guère de prévoir la fatale atteinte qui nous l'a prématurément enlevé, nous adressait M. X..., âgé de vingt ans, atteint d'une fièvre intermittente grave, contractée dans les conditions suivantes :

Ce jeune homme, fils d'un négociant du quartier des halles, séduit par la perspective des voyages, s'était engagé à dix-sept ans dans l'infanterie de marine. Un an après son engagement, il fut envoyé au Sénégal. A peine y avait-il séjourné trois mois, que, par une belle nuit d'été, il fut pris d'un frisson intense, suivi de chaleur et de sueur.

Le lendemain matin, le corps brisé et en proie à un violent mal de tête, il ne peut se lever. Plus calme dans la journée, il resta cependant abattu, sans appétit et dévoré par la soif. — Malgré une forte dose de sulfate de quinine, l'accès se renouvela le soir, avec les mêmes symptômes. Il en fut ainsi durant un mois, sauf qu'au lieu de revenir exactement tous les jours, les accès variaient de type et de durée : deux, trois et même quatre jours s'écoulaient dans l'apyrexie. On employa, concurremment avec le sulfate de quinine, le quinquina et le fer ; mais l'état général ne s'améliora pas, au contraire, et les accès reprirent le type quotidien.

Cependant, après quelques mois d'une médication tonique combinée avec un régime analeptique, une apparente convalescence parut s'établir, assez ferme pour laisser croire que le malade pouvait reprendre son service, tout en lui faisant continuer l'usage des moyens prophylactiques. Mais la précaution fut inutile ; au bout d'un mois eut lieu une récidive qu'on jugea assez sérieuse pour nécessiter son retour en Europe.

En dépit du contentement qu'il éprouva par son retour dans sa famille et des soins affectueux et éclairés qu'il y reçut, le mal, loin de diminuer, fit de nouveaux progrès ; le Dr Joulin lui prescrivit diverses médications toniques, et spécialement du sulfate de quinine; mais, voyant l'impuissance de ces moyens et le dépérissement du malade, qui s'accentuait chaque jour et devenait inquiétant, il jugea nécessaire de recourir à l'hydrothérapie.

Quand le malade nous arriva, il était d'une maigreur extrême ; la peau était sèche et d'un pâle bistré ; prostration complète. Tous les deux, trois ou quatre jours, accès qui durent de quatre à six heures, et laissent le malade anéanti. La rate dépasse de 2 centimètres 1/2 le rebord costal ; dans l'intervalle des accès, pouls petit à 80; appétit nul.

Nous administrons matin et soir, dès le jour de son entrée, deux douches, une générale, en pluie verticale, l'autre en jet, promenée sur tout le corps, en insistant sur les régions hépatique et splénique; durée de la douche en pluie, dix secondes ; de la douche en jet, une minute et demie, dont plus de la moitié du temps sur les régions du foie et de la rate . eau à 8°.

Après huit jours de séjour, le malade en ayant passé six sans accès, le Dr Joulin crut déjà à une guérison quasi-merveilleuse ; mais, le lendemain du jour où cet espoir avait été exprimé, le malade éprouva un frisson assez intense, mais qui ne dura qu'un quart d'heure et ne fut suivi que d'une réaction très faible.

Aucune modification n'est apportée au traitement six semaines durant, pendant lesquelles, presque chaque jour, le malade disait se sentir renaître : « Jamais je n'ai été plus solide, répétait-il, je dévorerais ; je suis insatiable. » Nous devons remarquer qu'avant sa maladie, il était de la constitution la plus robuste.

A la mensuration, la rate n'a plus que 7 centimètres de diamètre vertical, et le foie ne dépasse que de 1[2 centimètre le rebord des fausses côtes. Le pouls est à 64.

Pendant les dernières semaines du traitement, avant la douche de l'après-midi, le malade *crut* éprouver un léger frisson, mais ce ne fut qu'un éclair qui ne s'est plus renouvelé. Le malade rentra chez lui, après deux mois de traitement, dans un parfait état de santé. Nous lui recommandâmes instamment de se faire tous les matins, pendant deux mois, une ablution sur tout le corps avec de l'eau aussi froide que possible.

M. le Dr Joulin, qui avait l'occasion de voir de temps en temps M. X..., nous donna plus tard l'assurance qu'il ne s'était pas produit la plus légère apparence de récidive.

Ce fait n'est guère moins remarquable que le précédent; c'est encore un exemple de récidive grave, après échec du sulfate de quinine et du quinquina sous diverses formes, chez un jeune homme qui malgré sa belle constitution avait été réduit à un état cachectique avancé et de maigreur presque squelettique. L'hydrothérapie a guéri cette grave affection, y compris les engorgements, dans un temps relativement court, et sans recidive. Il n'est guère possible d'imaginer un plus beau succès.

Paris et ses environs ne sont pas, assurément, des pays à fièvres intermittentes; ce serait une grave erreur cependant de croire qu'elles y soient inconnues, et que même elles y soient toujours très légères; il est à notre connaissance qu'un frère du célèbre professeur Nélaton fut pris, vers 1834 ou 1835, d'une fièvre pernicieuse qui faillit l'emporter au premier accès; la nature de la maladie fut méconnue d'abord, comme elle l'a sans doute été bien souvent à Paris, où l'on est loin de s'attendre à une fièvre de pareil caractère; ce fut un ancien bibliothécaire de la Faculté de médecine, l'honorable et savant Dr Raige-Delorme qui, ayant vu par hasard et interrogé le malade, lui prescrivit une dose élevée de sulfate de quinine, et le second accès ne fut qu'à peine indiqué; il en fut de même des suivants, et la maladie disparut pour ne plus revenir. Le frère du célèbre chirurgien habitait alors la rue Saint-Victor, qui était bien loin d'être ce qu'elle est aujourd'hui, sous le rapport de l'aération et de la propreté du sol; on n'y voyait pas des fièvres pernicieuses, mais la fièvre intermittente elle-même n'y était pas très rare ; on ne se trouvait, d'ailleurs, pas loin de la Bièvre, qui n'était pas canalisée alors, et qui constituait un foyer d'insalubrité assez intense.

Obs. 3. — Ce n'est pas une fièvre pernicieuse que nous présenta un jeune garçon de neuf ans que nous adressa, le 20 septembre 1866, notre distingué confrère et ami le Dr Legrand, médecin à Neuilly-sur-Seine. Mais si cette fièvre de banlieue n'était pas pernicieuse, elle était du moins fort rebelle, comme on va le voir.

L'enfant, né de parents très sains, était, dans sa première enfance, d'une forte constitution ; mais, ayant été atteint à quatre ans d'une pneumonie, et, un peu plus tard, d'une fièvre, il était devenu depuis chétif et malingre.

En 1862, il fut pris de fièvres intermittentes qui furent inutilement combattues à l'aide de moyens variés par le Dr Belloni ; on l'envoya à la campagne, à Rochefort, et là, il se remit, mais après quatorze mois de fièvre.

Revenu à Neuilly, il éprouva une récidive sévère que notre excellent ami Legrand traita sans plus de succès que son confrère le Dr Belloni. On envoya de nouveau l'enfant à Rochefort, où il était né, et, cette fois encore, il y trouva la guérison.

Mais, de retour à Neuilly, il y éprouva une troisième atteinte d'apparence plus grave encore que les deux premières. Cette fois, après quelques tentatives thérapeutiques infructueuses, les Dr Legrand, qui avait déjà connaissance de quelques belles cures hydrothérapiques, crut devoir nous adresser le petit malade, chez qui nous constatons l'état suivant :

L'enfant est de taille moyenne, d'un tempérament d'apparence lymphatique ; sa peau est d'une teinte jaune bistre ; il a un accès de fièvre tous les deux jours ; mais dans les intervalles l'apyrexie n'est pas complète ; la peau reste brûlante et le pouls fréquent ; les accès se déclarent entre midi et une heure et quart, et sont ainsi caractérisés : céphalalgie violente, frissons suivis de réaction fébrile et de sueurs : le tout dure de cinq à six heures, mais les sueurs se renouvellent seules, fréquemment, à des heures irrégulières de la journée ; souvent, nausées et vomissements, inappétence, insomnie et agitation la nuit. La rate est très volumineuse.

L'application du traitement commença dès l'entrée du malade par une douche en pluie de dix secondes, suivie d'une douche en jet d'une minute, promenée sur tout le corps, en s'arrêtant une demi-minute sur la région de la rate ; eau à 10°.

Jusqu'au 25, aucune modification ne fut apportée aux applications, si ce n'est que la douche en pluie fut portée à une durée de 20 secondes.

A partir du 26, au moment où l'accès devait se produire, nous ajoutâmes au traitement une ablution générale avec de l'eau aussi froide que possible.

Un changement notable se produisit dans les premiers jours d'octobre : du type quarte, les accès passent au type quotidien ; mais ils sont plus faibles et durent beaucoup moins. La rate diminue, les forces reviennent, l'appétit renaît, les vomissements cessent, la marche devient plus ferme, et une teinte légèrement vermeille paraît sur les joues ; de morose qu'il était, l'enfant devient gai.

Bientôt la fièvre cesse complètement, et la mère, heureuse de la métamorphose dont elle a été le témoin de chaque jour, prie instamment le Dr Legrand de lui rédiger un certificat constatant l'état de santé actuel de son fils. Notre honorable confrère se rend au désir de la mère et rédige le certificat suivant, que nous croyons devoir reproduire.

« Je, soussigné, docteur en médecine, certifie que le jeune Auguste Bérar, âgé de neuf ans, est affecté depuis cinq ans de fièvre intermittente, survenant à des intervalles irréguliers, principalement pendant son séjour à Paris, et disparaissant peu après l'arrivée à Rochefort, pays natal de l'enfant ; que cette année l'enfant, arrivé à Paris le 6 août, a été pris de fièvre intermittente double quarte, dont les accès ont persisté juqu'au 20 septembre, s'accompagnant d'une hypertrophie énorme de la rate. A cette époque, il a été soumis, d'après mes conseils, à un traitement hydrothérapique dans l'établissement de mon confrère Duval.

Aujourd'hui, les accès ont disparu depuis huit jours, la rate a considérablement diminué de volume, et l'état général de l'enfant est infiniment plus satisfaisant. Tout fait espérer une guérison complète et prochaine.

« *Signé :* A. LEGRAND,
« 132, avenue de Neuilly. »

Neuilly, ce 18 octobre 1866.

La guérison, comme l'avait prévu notre distingué confrère, n'a pas tardé effectivement à devenir complète : l'enfant a été rendu à sa famille le 30 octobre 1866. Il continue à jouir d'une bonne santé aujourd'hui (mai 1867).

Il y a longtemps qu'on n'en est plus à compter en clinique avec les bizarreries qui dérouteraient singulièrement ceux qui ne connaîtraient que les descriptions de la pathologie dogmatique, où tout est réglé comme un papier de musique, pour nous servir d'une locution fréquemment employée : chez le jeune X..., c'était en quelque sorte la pathologie ou du moins l'étiologie renversée : Neuilly-sur-Seine est un pays sain et n'est certes pas, en tous cas, un pays à fièvres intermittentes ; le jeune X..., y en contracte une des plus rebelles. Rochefort, au contraire, est presque par excellence un pays d'impaludisme, et c'est ce climat qui, chez le jeune X..., favorise la disparition de la fièvre . Comment expliquer cette bizarrerie ? nous ne l'essayerons pas ; clinicien avant tout, nous nous renfermerons dans notre rôle, et nous nous bornerons à constater qu'ici comme dans beaucoup d'autres cas, l'hydrothérapie a eu raison d'un état grave, qui avait résisté longtemps aux ressources habituelles de la thérapeutique.

Mais nous l'avons dit au début de cet article, ce n'est pas seulement dans la suppression des accès de fièvre que l'hydrothérapie montre sa puissance curative, c'est en détruisant les suites encore plus graves et plus rebelles de l'impaludisme, anémie, engorgement des viscères, etc.; on en verra ultérieurement plusieurs exemples comme on en a déjà vu à l'article *anémie*, et à l'article *dyspepsie*.

Art. 35. — DE LA CONGESTION CHRONIQUE ET DES ENGORGEMENTS DU FOIE

> L'eau, qui est l'élément le plus répandu, est en même temps l'unique moyen délayant dans la nature; l'organisme animal exige un délayement des humeurs, à l'aide des boissons rafraîchissantes. Pour faciliter les excrétions, l'usage fréquent de l'eau fraîche est le plus utile; en la buvant, nous acquérons une nouvelle matière de vitalité et facilitons les digestions et toutes les excrétions du corps; on ne peut donc assez recommander l'eau dans les congestions et les maladies chroniques.
>
> Hufeland.

Si les mal instruits ou les mal intentionnés qui nous accusent d'être l'adversaire systématique de Fleury nous font l'honneur de lire cet article, il leur sera difficile de persévérer avec quelques chances de succès dans leurs accusations. Nous commencerons, en effet, par déclarer ici que Fleury a non seulement publié sur la congestion chronique du foie des considérations et des faits nouveaux et d'un grand intérêt, mais qu'il a démontré l'efficacité de l'hydrothérapie contre cet état fort grave et bien plus fréquent en France qu'on ne le croyait avant ses utiles recherches.

Nous ne suivrons pas néanmoins son exemple, et ne chercherons point à tracer l'historique, tant soit peu fastidieux, de la congestion hépatique, depuis quasi l'origine des temps jusqu'à nos jours; *s'emballant*, comme on dit, sur l'importance de ses propres recherches, il est entré dans des détails minutieux et oiseux sur l'anatomie du foie, d'après les divers anatomistes; nous ne le suivrons pas dans cette voie : non que ces détails soient dénués d'intérêt, mais parce qu'ils sont déplacés dans un traité d'hydrothérapie. Les recherches de Fleury, quoique fort intéressantes, nous le répétons, ne sauraient justifier les innombrables développements auxquels il se livre et qui seraient à leur place tout au plus dans un volumineux traité de pathologie, ou dans une monographie sur la congestion hépatique. Nous nous contenterons donc de rappeler sommairement les symptômes de cette affection, ses relations avec d'autres états morbides, et la puissante action curative qu'exerce sur elle l'hydrothérapie.

On devine d'avance qu'un des phénomènes physiques qui décèlent la congestion chronique du foie, c'est une augmentation de volume de l'organe; mais comment mesurer ce volume sur le vivant et savoir s'il est normal ou non ? Le plessimétriste par excellence, Piorry, prétendait, on le sait, qu'il est à peu près impossible d'établir les dimensions normales du foie; cela est peut-être vrai, quand on veut, comme le mesurateur à outrance, obtenir des mesures à quelques millimètres près, mais nous pensons que, pour les besoins de la clinique, on peut s'en référer aux données établies par le professeur Monneret, d'autant plus que le clinicien ne fonde jamais son opinion ni son action sur des données physiques, mais qu'il y joint toujours celles de la pathologie et de la physiologie pathologique.

« Chez un homme sain, couché sur un plan horizontal, dit

le professeur Monneret, la matité hépatique commence à quatre centimètres au-dessous du mamelon droit et vient finir sur le bord des côtes, qui couvre très exactement l'organe et lui sert d'enceinte inférieure. Sur la ligne médiane, le foie se trouve placé derrière l'appendice xiphoïde et le déborde un peu en avançant vers le haut de l'épigastre; en arrière et sur les côtés, il cesse au niveau des côtes, que l'on peut, en général, considérer comme sa limite physiologique... Quand au mamelon, il est situé entre la quatrième et la cinquième côte, un peu plus près de celle-ci, et quelquefois sur elle. »

Fleury a voulu préciser davantage ces données, en se livrant à des recherches faites, dit-il, « avec une rigoureuse précision sur deux cent vingt-cinq hommes, à jeun, et chez lesquels le foie était certainement à l'état normal. » Outre que la malhabileté bien connue de l'auteur, en matière de manipulations physiques, doit inspirer des doutes sur la prétendue rigoureuse exactitude, les résultats ne diffèrent pas assez de ceux résumés par Monneret, pour qu'on ne puisse pas, en pratique, s'en tenir à ces derniers, qui sont, du reste, ceux qu'ont adoptés tous les praticiens. Reste donc à déterminer à quelle cause est due l'augmentation de volume du foie, quand celui-ci dépasse les limites que nous venons de rappeler. Quand nous disons à quelle cause, nous entendons à quelle lésion anatomique, car la congestion, sans cesser d'être une congestion simple, c'est-à-dire une hyperhémie plus ou moins active ou passive, peut être provoquée par des causes très diverses, ainsi que nous le dirons au paragraphe de l'étiologie. Quant aux états anatomiques qui peuvent augmenter le volume du foie, ils sont assez limités, et bornés au cancer (cause ordinaire), à la dégénérescence graisseuse, aux hydatides et aux abcès. La cirrhose, la maladie chronique du foie la plus fréquente après la congestion et le cancer, n'augmente pas, comme on sait, le volume du foie, au contraire.

« Ordinairement, dit le professeur Monneret, dans le cancer du foie, l'augmentation de volume porte sur les deux lobes, mais elle devient plus promptement manifeste dans le lobe gauche, qui descend alors dans l'épigastre, déborde la ligne médiane de sept à huit centimètres, et fait une saillie lisse et arrondie à l'épigastre. On ne saurait imaginer la rapidité avec laquelle le foie peut grossir dans la forme aiguë et rapidement mortelle du cancer... En pareils cas, l'épigastre se tuméfie dès le début, et une voussure partant de ce point ne tarde pas à comprendre l'hypocondre, le flanc et toute la région sus et péri-ombilicale. Je ne connais que le cancer capable de produire aussi vite une pareille déformation. Le foie remonte beaucoup plus haut que dans l'état normal lorsque le cancer, au lieu de se développer à la face inférieure, fait saillie du côté du diaphragme; en même temps, le côté droit du thorax et l'hypocondre sont moins mobiles et bombés d'une manière très sensible; la voussure se manifeste aussi à la partie postérieure droite de la poitrine, au-dessous du scapulum. »

A cette augmentation rapide de volume, Fleury, après avoir reproduit ce passage de Monneret, oppose, également d'après celui-ci, l'augmentation lente, graduelle et uniforme de la congestion hépatique, qui ne modifie pas sensiblement la configuration générale de l'organe ni, par conséquent, celle de la région où il se trouve ; le foie, dans ce cas, envahit de plus en plus l'abdomen, tandis que ses limites supérieures ne sont presque jamais déplacées; on ne rencontre jamais de voussure à la partie postérieure de la poitrine, de bosselures, de duretés, etc.

On sait, en effet, que dans le cancer on sent assez souvent de ces bosselures, et alors le diagnostic ne saurait éprouver de difficultés; mais il faut bien se rappeler que, d'une part, ces bosselures sont loin d'être constantes, et, d'autre part, que le développement cancéreux de l'organe s'opère parfois avec assez d'uniformité pour simuler celui de la congestion; de plus, le cancer se développe assez rarement avec la rapidité que Monneret suppose dans le passage précédent, et quand ce développement est lent, il en résulte une difficulté de plus pour le diagnostic; il y a bien pour caractères distinctifs ces douleurs lancinantes que tous les pathologistes signalent comme un caractère de tous les cancers, quel que soit leur siège, opposées aux douleurs vagues, souvent presque nulles de la congestion; mais il arrive non rarement que ces douleurs lancinantes ne se trouvent que dans les livres; le clinicien est loin de les constater dans tous les cas, peut-être même pas dans la majorité des cas. Il y a bien aussi cette couleur diathésique, jaune paille, de la peau qu'on donne comme caractéristique du cancer; mais ce signe lui-même est fort sujet à manquer, dans le cancer, et fréquemment. dans les cachexies paludéennes et autres, qui produisent souvent, comme chacun sait, la congestion hépatique, la couleur de la peau diffère, parfois si peu de celle qui existe dans la diathèse cancéreuse, que la confusion est difficile à éviter; cependant, en considérant l'ensemble des phénomènes et non l'un d'eux en particulier, on arrive à établir le diagnostic avec une très grande probabilité, sinon avec une entière certitude, dans tous les cas.

Il est bon, d'ailleurs, de savoir qu'une erreur de diagnostic n'entraînerait, pour l'hydrothérapeute, aucune conséquence grave, comme cela pourrait arriver dans d'autres circonstances. La diathèse cancéreuse est, comme toutes les autres, constamment compliquée d'anémie, quand elle est arrivée à un certain degré ; or le traitement hydrothérapique, s'il n'a pas la prétention de guérir cette diathèse, a bien légitimement celle d'en atténuer l'élément anémique dans une proportion quelconque, et, comme il ne peut avoir aucune influence fâcheuse sur la marche du cancer, le pire qui puisse arriver, c'est que son intervention soit inutile, si elle n'est pas avantageuse. Cette considération s'applique, du reste, à toutes les autres erreurs de diagnostic que l'on pourrait commettre entre les tuméfactions hépatiques produites par la congestion simple et celles qui seraient dues à des hydatides, ou à un état graisseux. Mais il est indispensable d'ajouter que ce que l'on entend et ce qu'on doit entendre par congestion simple n'est pas un état toujours identique à lui-même sous tous les rapports; c'est seulement un état dans lequel les éléments anatomiques n'ont pas subi de transformation, de dégénérescence, si l'on veut, ou n'ont pas été remplacés par des éléments hétéromorphes. Mais, cette distinction une fois établie, ce serait une bien grande erreur de croire que toutes les congestions anatomiquement simples le soient pathologiquement ou, si l'on veut, étiologiquement. Une congestion causée par une infection paludéenne diffère de celle qui est produite par la seule influence d'un climat chaud, sans le concours d'un élément miasmatique; les deux diffèrent de celle qu'engendre l'action alcoloïque, ou même la syphilis, si les recherches récentes sont bien concluantes; mais toutes ces congestions, importantes à connaître pour porter un pronostic, n'ont qu'une importance à peu près nulle au point de vue du traitement hydrothérapique, car ce traitement, scientifiquement appliqué, on ne saurait trop le répéter, ne peut avoir qu'une influence heureuse sur une congestion hépatique, de quelque nature qu'elle soit ; le pire qui puisse arriver, c'est que cette influence soit nulle. Au point de vue du pronostic, l'influence favorable de l'hydrothérapie peut même avoir, non pas un danger, mais un inconvénient, que Fleury a parfaitement signalé, et que le praticien doit éviter pour sauvegarder sa réputation et son autorité scientifique. Cet inconvénient serait de porter trop hâtivement un pronostic favorable en se fondant sur une amélioration prompte et même considérable amenée par le traitement hydrothérapique ; en présence des améliorations de ce genre, il faut toujours temporiser assez longtemps avant de porter un pronostic définitif, à moins que le diagnostic fondé sur les seuls symptômes ne soit assez clair pour ne laisser aucun doute dans l'esprit du clinicien le plus réservé. Ces symptômes, nous devons le dire, sont rarement suffisants, comme nous l'avons donné à entendre précédemment ; mais ils sont cependant concluants, quand ils sont complets et tels que Monneret les a résumés.

Dans la congestion simple, dit-il, il n'existe pas de douleurs vives, pas d'élancements dans l'hypocondre droit, et c'est avec étonnement que beaucoup de malades apprennent qu'ils ont une maladie du foie ; presque tous rapportent à une maladie de l'estomac les accidents qu'ils éprouvent, quoique l'épigastre soit également exempt de douleurs et surtout de douleurs vives. Ce n'est que lorsque l'organe a pris un développement considérable et a fait saillir fortement l'hypocondre, qu'ils en soupçonnent l'état morbide, si le médecin n'a pas déjà appelé leur attention sur ce point.

Les nausées, les vomissements ou vomituritions qui accompagnent fréquemment, d'après Monneret, le cancer du foie, ne se montrent que rarement dans la congestion ; l'ascite est également exceptionnelle ; l'ictère, quoique plus fréquent, manque souvent. Fleury signale parmi les signes remarquables de la congestion la sensibilité extrême à l'action du froid et l'inertie des organes génitaux ; mais il est bien difficile d'établir une distinction positive sur ces signes fugaces, qui peuvent ne présenter qu'une nuance de proportion, car ils existent évidemment, à un degré plus ou moins considérable, dans tous les états avec lesquels la congestion peut être confondue. Fleury, qui, comme tout le monde le sait, a étudié d'une manière très spéciale la congestion hépatique, et qui, à l'exemple de tous les monographistes ou à peu près, en a encore exagéré son importance pourtant très grande, a établi entre elle et la gastralgie des liens intimes de la plus grande valeur ; nous nous en occuperons en étudiant la dernière de ces affections.

Tout en restreignant, sous le rapport de la fréquence surtout, l'importance de la congestion hépatique, il faut reconnaître que cette importance est très grande sous le rapport des accidents qu'elle peut provoquer, et il y a d'autant plus d'intérêt à étudier ceux-ci, que la cause en est assez souvent méconnue, et qu'on dirige contre eux des traitements variés presque toujours inefficaces, tandis qu'on néglige l'hydrothérapie, qui en triomphe à peu près dans tous les cas. Quels sont ces accidents ? Fleury les a décrits très en détail, mais, toujours suivant son habitude, avec trop de prolixité et pas mal d'inexactitude; moyennant quelques rectifications on les réduit facilement à la réalité.

Les plus habituels se rapportent à la dyspepsie sans gastralgie, c'est-à-dire sans douleur gastrique vive ; il existe une sorte de pesanteur stomacale, de tension épigastrique ; après le repas, se développent des flatuosités, des éructations gazeuses, parfois des régurgitations ou de véritables vomissements alimentaires ; presque constamment, il existe une constipation, le plus souvent opiniâtre et qui résiste généralement aux lavements ; d'où l'habitude qu'ont presque tous les congestionnés hépatiques de faire usage de purgatifs fréquents, parfois quotidiens.

Comme dans toutes les dyspepsies, — car on voit que les symptômes précédents appartiennent aux dyspepsies, — l'appétit est souvent capricieux, souvent diminué, parfois perverti, rarement aboli, pendant un temps qui dépasse rarement une semaine ; beaucoup plus rarement, il est augmenté momentanément, car, les digestions se faisant toujours mal, la boulimie qui s'observe dans ces cas ne saurait durer longtemps ; assez souvent, alors, les malades, pour favoriser la digestion, ont recours aux excitants (poivre, moutarde, conserves âcres, etc.); ils abusent du café concentré, des liqueurs fortes ; ce qu'il y a de fâcheux, c'est que ces moyens paraissent quelquefois réussir pendant un certain temps, ce qui encourage les malades à continuer l'abus, qui ne tarde pas à être suivi d'une aggravation du mal, car tous ces excitants, comme nous le dirons un peu plus loin, les alcooliques surtout, constituent une des causes les plus efficaces de la congestion hépatique.

On comprend bien que ces phénomènes ne sauraient durer longtemps sans que la nutrition éprouve de sérieuses atteintes; aussi, quand la congestion hépatique chronique remonte à quelques mois et surtout à quelques années, voit-on les malades maigrir, et même être parfois réduits à une émaciation quasi-squelettique, ce qui peut contribuer à la faire confondre avec une affection organique du foie ou même de l'estomac ou de l'intestin voisin, avec une de ces dégénérescences qui causent l'anémie la plus profonde ; Fleury a rattaché à cette anémie divers ordres de phénomènes qu'il est fort intéressant de signaler tout en faisant des réserves sur les exagérations dans lesquelles il est tombé, suivant son habitude à peu près invariable.

« A l'altération du sang, dit-il, et de la circulation capillaire générale se rattachent : 1° des phénomènes cutanés ; 2° des phénomènes de calorification ; 3° des phénomènes génitaux ; 4° des phénomènes cérébraux.

« 1° *Phénomènes cutanés.* — La coloration de la peau, principalement sur la face, a un cachet tout particulier qui permet de soupçonner à distance l'existence de la maladie ; elle diffère de la coloration jaune paille des affections cancéreuses (1), de la couleur jaune verdâtre de l'ictère, de la coloration plombique, de la coloration blafarde de la chlorose et de certaines cachexies ; elle se rapproche de la coloration qui accompagne la cirrhose du foie, mais elle est plus teintée de jaune et elle se montre surtout au niveau des pommettes et au pourtour de la bouche.

« La peau est sèche, terreuse, écailleuse, parcheminée, rugueuse ; j'ai comparé avec justesse son aspect à celui du cuir de Russie, son aridité est extrême ; dans les cas les plus graves, ni la température atmosphérique la plus élevée, ni l'exercice musculaire le plus violent ne parviennent à y faire naître la plus légère moiteur. C'est avec un vif étonnement

(1) Nous avons déjà fait remarquer combien cette prétendue coloration jaune paille classique est sujette à manquer, de même que les douleurs lancinantes ; nous laissons au lecteur véritablement clinicien le soin de rectifier des erreurs que Fleury, malgré ses recherches originales sur l'histoire spéciale de la congestion hépatique, emprunte à la routine.

que plusieurs malades ont vu l'étuve sèche faire ruisseler, au bout d'une demi-heure, une sueur que n'avaient pu provoquer, trois, quatre et même cinq heures d'enveloppement humide.

2° *Phénomènes de calorification.* — L'alanguissement progressif de la circulation capillaire périphérique rend les malades de plus en plus *frileux;* les plus gravement atteints se préoccupent d'une manière incessante et ridicule des vicissitudes atmosphériques, des courants d'air produits par une porte entr'ouverte, par les fissures d'une fenêtre ; ils s'enferment dans une atmosphère hermétiquement close ; ils accumulent les vêtements chauds; mais laine, ouate, fourrures et calorifères n'y font rien, et les laissent dans un état habituel d'horripilation au milieu des appartements les plus chauds ou pendant les ardeurs les plus brûlantes de l'été.

« A cette sensation si pénible et continuelle de froid ne correspond pas néanmoins un abaissement considérable de la température animale prise sous la langue : sur douze malades, le thermomètre m'a indiqué au minimum, et dans un seul cas, 35°,6, au maximum, 36°,8, dans deux cas; dans tous les autres cas, la température a varié entre 36° et 36°, 6. — En admettant que le chiffre physiologique de la température animale soit 37°, on trouvera peut-être ces chiffres peu significatifs; mais il faut se rappeler combien sont intenses les phénomènes que produit un abaissement de 2 ou 3 degrés dans la température du corps humain.

« 3° *Phénomènes génitaux.* — Des pertes séminales involontaires accompagnent très fréquemment la congestion hépatique chronique. Elles sont primitives ou secondaires.

« Les pertes primitives peuvent être sthéniques au début et se produire chez des hommes jeunes, vigoureux, continents; tant qu'elles conservent ce caractère, elles sont peu fréquentes, et, pour ainsi dire, physiologiques. Mais si, sous l'influence d'excitations répétées et provoquées, elles se renouvellent trop souvent, si les pertes succèdent à des excès de masturbation ou de coït, alors elles sont asthéniques et figurent parmi les causes les plus actives de l'anémie, de la gastralgie et de la congestion hépatique (1).

« Les pertes secondaires sont toujours asthéniques et ne se montrent qu'à une période assez avancée de la maladie. Il s'établit alors, entre elles et l'anémie, un cercle vicieux dont il est très difficile de faire sortir les malades.

« Les pertes séminales sont rarement diurnes; elles se montrent surtout sous forme de pollutions nocturnes, avec ou sans rêves érotiques et érection du pénis. Elles ont ordinairement lieu deux ou trois fois par semaine, mais souvent elles deviennent quotidiennes et même se répètent deux ou trois fois dans une seule nuit. Elles plongent alors les malades dans une prostration extrême, et aggravent singulièrement les accidents morbides.

« L'anaphrodisie et surtout l'impuissance se montrent chez presque tous les sujets dont la maladie est ancienne et grave.

« Les érections qui se font sentir » — (les érections ne se font pas *sentir !* elles se produisent et se voient purement et simplement !) — « en l'absence de tout désir vénérien, de

(1) Nous n'avons pas voulu interrompre le tableau que l'auteur a cru devoir tracer de la congestion hépatique, dont il a fait une étude si particulière; mais il nous faut bien faire remarquer que tout ce qu'il dit là des pertes séminales est un hors-d'œuvre non seulement inutile, mais de pure fantaisie; les pertes séminales n'ont aucun lien particulier avec la congestion hépatique; par une fâcheuse préoccupation, indice d'une véritable aberration, il donne ces pertes comme une des conséquences de la congestion, puis comme une de ses causes les plus actives! Quant à la distinction des pertes sthéniques et asthéniques, quand nous les étudierons, nous établirons ce qu'il faut en penser.

toute pensée érotique, ont ordinairement lieu pendant la nuit; elles fatiguent et ennuient singulièrement les malades, surtout lorsqu'elles ne sont pas suivies de pollutions. Ce n'est qu'avec une extrême répugnance qu'ils se décident à pratiquer le coït, et quelques-uns préfèrent se livrer à la masturbation.

« L'impuissance se présente soit avec des désirs qui ne font pas naître des érections, soit avec des érections en quelque sorte mécaniques, en l'absence de désirs.

« 4° *Phénomènes cérébraux.* — Ils sont principalement caractérisés par l'affaiblissement des facultés intellectuelles et morales. Les malades deviennent de plus en plus inaptes à se livrer aux travaux de l'esprit; nous avons vu souvent les hommes les plus intelligents, les plus actifs, les plus énergiques, être obligés de renoncer à leurs fonctions, à leurs affaires, ne plus être capables de faire une addition, d'écrire une lettre, de suivre la conversation la plus simple... La lecture d'un journal amène de la céphalalgie, une fatigue générale, de l'excitation nerveuse. L'attention et la mémoire se perdent de plus en plus; les malades relisent trois et quatre fois de suite la même page sans parvenir à la comprendre; les yeux lisent, mais l'intelligence ne les suit pas...

« Le caractère subit des transformations faciles à comprendre; il devient susceptible, quinteux, impatient, irascible; les malades sont mécontents de tout et de tous; ils trouvent sans cesse qu'ils sont mal nourris, mal soignés; que l'on n'a pas pour eux assez d'égards, de prévenances, de douceur, de patience; que l'on ne se rend pas un compte exact de leurs souffrances, etc.

« A cet ordre de phénomènes se rattachent des accidents cérébraux qui, pendant longtemps, ont été désignés sous les noms d'*hypocondrie*, dénomination vicieuse de tous points et qui, à force d'avoir été commentée, expliquée, subdivisée, détournée, étendue, a fini par ne plus conserver aucune signification précise ni en nosographie ni en séméiologie. . . . . (1)

SYMPTÔMES HÉPATIQUES.

« *Ictère.* — Nous avons indiqué la coloration morbide que présentent les sujets affectés de congestion hépatique chronique; cette coloration prend quelquefois une teinte jaunâtre sub-ictérique, que l'on observe surtout au pourtour de la bouche et sur le blanc de l'œil, mais elle n'est pas liée à un véritable ictère, car les réactifs restent sans action sur l'urine, alors même, ce qui arrive quelquefois, que celle-ci est foncée, rougeâtre, couleur de bière; les matières fécales ne présentent pas davantage la décoloration caractéristique. « Nous avons certainement observé plusieurs cas de véritable ictère chez des sujets affectés d'hépatomacrosie, mais il s'agissait alors, soit d'ictères accidentels, spasmodiques, survenus brusquement après une violente émotion morale, et bientôt disparus, soit d'ictères produits par un obstacle mécanique au cours de la bile, résultant d'une complication.

« Ces faits sont conformes à ceux qu'a signalés Monneret, car, après avoir déclaré qu'il avait rencontré l'ictère dans les cas « où les autres signes de l'hépatite (congestion inflammatoire et sub-aiguë du foie) étaient prononcés », Monneret ajoute : « La douleur, le mouvement fébrile et la forme exacerbante de la fièvre, *l'ictère,* appartiennent à la congestion

(1) On verra ailleurs (art. *hypocondrie*), que cette critique, qui a un fond de vérité, est pourtant très exagérée. L'auteur entre ici dans des développements qu'il sera plus opportun d'apprécier à l'article *hypocondrie*, auquel nous renvoyons encore.

« phlegmasique. On ne trouve pas ces symptômes dans la « congestion passive. »

« Après avoir expliqué la présence de l'ictère dans la congestion inflammatoire d'une certaine étendue, accompagnée de douleur et d'un mouvement fébrile continu ou rémittent, en disant : « La sécrétion biliaire est altérée, parce que le « propre des inflammations est d'altérer les sécrétions, de les « suspendre d'abord, et, plus tard, de les augmenter, » Monneret dit ailleurs : « Dans l'hypertrophie du foie, l'activité « fonctionnelle donne lieu à l'ictère. »

« En admettant cette dernière proposition, sur la justesse de laquelle nous ne sommes pas en mesure de nous prononcer, mais qui nous paraît être trop absolue, on serait en droit de considérer l'ictère comme un signe précieux, propre à éclairer le diagnostic différentiel de la congestion chronique et de l'hypertrophie du foie.

« *État bilieux.* — Nous n'avons rencontré que rarement *l'état bilieux* caractérisé par l'aspect saburral de la langue, des renvois amers, des régurgitations et des vomissements, des évacuations alvines de nature bilieuse, et surtout par le rejet répété, sous l'influence de plusieurs vomitifs, d'une quantité considérable de bile jaune ou verte. Bien plus fréquemment, au contraire, ces accidents se sont montrés dans des cas de gastralgie simple en apparence, alors que le foie ne présentait aucune augmentation de volume et que rien n'indiquait un trouble survenu dans sa texture ou dans ses fonctions, soit dans des cas d'embarras gastrique bien dessiné, soit enfin dans des cas de gastro-entéralgie stercorale.

« *Ascite.* — Pour peu, dit Monneret, que la congestion passive du foie se répète ou persiste quelque temps, la sécrétion séreuse du péritoine est altérée. De là une hydropisie légère ou considérable, suivant l'intensité et la durée de la congestion. »

« Les faits que nous avons observés sont entièrement contraires à cette assertion. — *Jamais*, à moins d'une complication (*tumeur de l'ovaire*, *péritonite tuberculeuse*, *maladie de Bright*, etc.), nous n'avons rencontré le moindre épanchement ascitique, la plus légère hydropisie, chez les sujets atteints de congestion chronique du foie, alors même que la maladie était très ancienne et l'hépatomacrosie très considérable.

« Par quel mécanisme d'ailleurs l'hydropisie se produirait-elle? Monneret dit, à propos de la cirrhose, que l'hypertrophie du foie ne s'accompagne d'aucune gêne de la circulation veineuse, *partant*, *point d'œdème ni d'ascite*. Or la congestion hépatique chronique, pas plus que l'hypertrophie, n'apporte à la circulation veineuse une gêne, un obstacle capable de produire l'hydropisie. L'hépatomacrosie par simple congestion détermine-t-elle une hydropisie par irritation sécrétoire du péritoine ? mais alors l'hypertrophie ne devrait-elle pas également donner lieu à cette irritation, et par conséquent à l'hydropisie ? »

« *Hémorroïdes.* — Un grand nombre d'auteurs et presque tous les pathologistes allemands, en particulier, signalent les hémorroïdes comme une complication à peu près inévitable des maladies du foie. »

« Mes recherches ne justifient nullement ces doctrines, et sur ce point je suis complètement d'accord avec Monneret, qui dit : « J'ai interrogé un assez grand nombre de malades, « pour savoir s'ils étaient sujets à des hémorrhoïdes ou à des « flux sanguins par le rectum, et je n'ai point trouvé parmi « eux plus d'hémorroïdaires que chez des malades atteints « d'autres affections. »

« *Hémorragies.* — Sur cent vingt-trois cas de congestion hépatique simple, dit Fleury, je n'ai pas rencontré une seule hémorragie ; j'ai bien vu, à la vérité, quelques malades, sujets à des congestions cérébrales ou affectés d'hémorroïdes, perdre un peu de sang par le nez ou par l'anus, mais je n'ai point cru devoir considérer l'affection hépatique comme la cause de ces écoulements sanguins. »

Nous croyons qu'en effet il n'y a pas lieu de rattacher les écoulements dont il s'agit à la congestion hépatique. Maintenant, comment expliquer les résultats contradictoires constatés par le professeur Monneret, qui était, sans contredit, un observateur attentif ? Nous croyons qu'il serait hors de notre objet de le rechercher ici. Ce que nous croyons devoir faire remarquer et ce que Fleury passe sous silence, c'est qu'en dehors des hémorragies dont il paraît se préoccuper exclusivement, il se produit quelquefois des hémorragies internes bien autrement graves, des hématémèses foudroyantes, sur lesquelles le professeur Grisolle entre autres a appelé jadis l'attention, et sont sous la dépendance de la congestion chronique de la rate ; mais elles peuvent aussi dépendre de celle du foie.

« Mais si la congestion hépatique simple, continue Fleury, et pour en revenir à lui, n'est point une cause d'hémorragie, elle est, au contraire, chez la femme, une cause fréquente de diminution ou même de suppression de l'hémorragie menstruelle. Le fait n'a rien qui puisse étonner, puisque, comme l'a fort bien établi Raciborski, « l'aménorrhée constitue la « règle générale dans toutes les maladies chroniques caractérisées par l'épuisement des forces ou l'appauvrissement « des globules du sang. »

L'observation que Fleury rappelle ici de notre excellent et

regretté confrère et ami Raciborski, est, en effet, de toute justesse, et ne s'applique pas seulement à la suppression des règles, mais à beaucoup d'autres phénomènes, à l'anémie, par exemple, dont Fleury a le tort de faire un symptôme très spécial de la congestion hépatique chronique, sauf à en faire ensuite, par une pétition de principe flagrante, et non moins à tort, une des causes les plus actives de la congestion elle-même.

Hyperhémie hépatique sub-inflammatoire fébrile. — La congestion hépatique chronique est une affection apyrétique et exempte de vives douleurs ; le pouls est petit, mou, dépressible, sa fréquence ou n'est point modifiée ou est diminuée ; il est rare que les malades ressentent, dans l'hypocondre droit, une douleur obtuse, légèrement augmentée par la pression. Parfois, cependant, sous l'influence d'une cause extérieure, d'un exercice musculaire forcé, d'une émotion morale vive, et *surtout d'un écart de régime*, le pouls s'accélère, une tension pénible, des douleurs lancinantes pongitives, se manifestent dans l'hypocondre, et il n'est pas rare de voir survenir de l'ictère, des vomissements, en un mot, tout l'ensemble de phénomènes que Monneret a décrits avec une parfaite exactitude, et qu'il a rattachés avec raison à une hyperhémie hépatique sub-inflammatoire et fébrile.

« Ces accidents, qui ne se montrent guère que chez les malades qui ont conservé une certaine vigueur, se développent brusquement et atteignent rapidement leur summum d'intensité. »

« Mais leur durée est éphémère ; au bout de quelques jours ils diminuent graduellement, et finissent par disparaître soit spontanément, soit sous l'influence d'une médication antiphlogistique ou révulsive. Le malade retombe alors dans son état primitif, jusqu'à ce qu'une nouvelle cause accidentelle ramène de nouveaux accidents aigus, lesquels, néanmoins, peuvent aussi se produire en l'absence de toute cause déterminante appréciable. »

D'après ces alternatives d'un état chronique, qui paraît très supportable, et d'accidents aigus peu graves et éphémères, on pourrait supposer que la congestion chronique du foie est, comme certaines gouttes et certains rhumatisme, un ennemi avec lequel on peut vivre longtemps sans faire trop mauvais ménage. Ce serait une grave erreur ; la maladie peut, il est vrai, durer très longtemps; mais elle rend toujours l'existence fort pénible — (sans parler, bien entendu, des cas où elle s'accompagne d'hypocondrie), — et elle finit presque toujours par conduire les malades au tombeau. Nous avons connu longtemps l'honorable amiral Bonnard, le premier occupant de la Cochinchine, qui avait contracté dans ce pays une maladie du foie qu'on pouvait considérer, au moins pendant plusieurs années, comme une congestion chronique, car il en souffrait peu, et n'éprouvait point de fièvre. Mais le volume du foie n'en eut pas moins pour conséquence de le rendre lourd, peu actif, et finalement impropre à remplir ses fonctions ; il dut les résigner et rentrer en France ; c'était un homme naturellement plein d'esprit et de gaieté ; nous avions quelquefois l'honneur de dîner avec lui, et, à table, il était aussi intéressant qu'amusant à entendre, mais ce n'était qu'à l'aide d'un effort moral considérable qu'il suivait la conversation et lançait ses traits d'esprit; peu à peu, ces efforts lui devinrent plus pénibles, puis tout à fait impossibles, et sans de grandes souffrances, il n'en succomba pas moins aux progrès d'une cachexie dans laquelle l'anémie joua un rôle prépondérant, comme dans toutes les maladies de longue durée qui altèrent d'abord la digestion, et consécutivement la nutrition.

L'hydrothérapie était pourtant en pleine et légitime réputation, quand l'amiral Bonnard succomba; mais il avait déjà tant fait de traitements qu'il était profondément désillusionné sur la puissance de la médecine; nous croyons bien d'ailleurs que personne ne lui avait conseillé cette médication, et nous même, qui ne le voyions que par occasion chez un ami commun, et qui de plus, dans la circonstance, aurions pu être considéré comme un orfèvre à la manière de M. Josse, nous avouons que nous n'osâmes pas proposer la médication du paysan de Silésie. Nous nous en sommes longtemps repenti, car nous avons la conviction que nous aurions conservé au pays un soldat vaillant et dévoué, un homme d'esprit, et ce qui vaut mieux, un homme de bien.

C'est qu'en effet l'hydrothérapie non seulement offre des ressources efficaces contre la congestion chronique du foie, mais encore en offre à peu près à l'exclusion de toute autre méthode. Le bon Schedel, qui n'avait pas pu constater rigoureusement le fait à Græfenberg, puisqu'à l'époque où il visita le célèbre établissement, le diagnostic de la congestion hépatique était inconnu, l'a pourtant prévu: « La médecine dit-il, trouvera dans la nouvelle méthode, contre les congestions chroniques habituelles, des ressources qui agiront en détournant ces fluxions morbides tout en fortifiant l'ensemble de l'économie. De longues années s'écouleront sans doute avant que cette manière de voir soit généralement admise, mais je ne doute pas que lorsque les exagérations de l'hydrothérapie auront fait place à des idées plus modérées, et lorsque par conséquent, la défiance naturelle qu'elle inspire aux hommes scientifiques sera dissipée, les bons esprits ne

comprennent tout le parti qu'on peut tirer de cette méthode convenablement appliquée, dans toutes les congestions chroniques, soit de l'encéphale, soit de la moelle, soit du thorax ou des viscères abdominaux. »

Ces paroles sont assurément des plus remarquables, et la prophétie du consciencieux observateur a bien moins tardé à se réaliser qu'il ne le soupçonnait. Outre qu'il est fort probable qu'à l'époque où il visita Græfenberg, Priessnitz avait déjà guéri nombre de congestions hépatiques sans s'en rendre compte, Fleury ne tarda pas à étudier et à faire connaître l'histoire de cette affection, et à démontrer, par des faits rigoureusement observés, la puissance à peu près exclusive que possédait pour la combattre l'hydrothérapie convenablement appliquée.

Cette vérité ne semble pas être goûtée par le mauvais copiste de Fleury, qui s'exprime dans l'étrange langage qui suit : « Les affections chroniques du foie *reliées* à des lésions *d'ordre anatomo-pathologique* ne sont pas justiciables du traitement hydrothérapique. » S'il fallait prendre au sérieux ce fantastique hydrothérapeute, on se demanderait peut-être ce qu'il faut admirer le plus du fond ou de la forme d'un langage pareil ; mais du moment que l'auteur est une quantité négligeable, il n'y a qu'à passer outre.

Non seulement la congestion hépatique « *d'ordre* anatomo-pathologique » (!) est justiciable de l'hydrothérapie, mais la nouvelle méthode en est non pas la médication auxiliaire, comme le croyait le bon Schedel, mais la méthode principale, on pourrait presque dire exclusive, car elle est vraiment presque la seule qui produise des cures et surtout des cures définitives.

Quant aux applications que la congestion hépatique réclame

ce sont les douches générales en pluie et en jet plein ou brisé suivant les cas, et la douche locale hépatique, — et stomacale, en cas de phénomènes gastriques, — laquelle a ici une importance capitale. Dans les cas rebelles, on peut y joindre la sudation, précédant la douche générale ou locale.

Plus qu'en aucun autre cas, pour ainsi dire, l'alimentation froide est ici indiquée, car les écarts de régime sont une des causes qui entretienent le plus la congestion et qui, parfois, la produisent.

Nous pourrions citer de nombreuses observations à l'appui de ces propositions, nous préférons en emprunter une recueillie par notre regrettable confrère, le Dr Landry, qui se trouve parmi celles que Fleury a consignées dans son livre ; nous la ferons suivre de quelques remarques.

Obs. — Il n'existe pas d'affection héréditaire dans la famille de M. R..., lequel n'a éprouvé aucune maladie, aucune indisposition habituelle jusqu'à l'âge de vingt-deux ans. A cette époque, habitant une contrée d'Espagne où règnent des fièvres intermittentes, il fut atteint d'une fièvre qui, d'abord quotidienne, prit ensuite le type tierce. Les accès furent, à plusieurs reprises, suspendus par l'administration du sulfate de quinine, mais ils ne tardaient pas à reparaître. La santé générale s'altéra ; M. R... se décolora, maigrit, la région de l'estomac devient douloureuse et les digestions se troublèrent. Au bout de huit mois, le malade essaya de la médecine Leroy et en prit tous les jours pendant six semaines. Après les quinze jours de ce traitement, les accès cessèrent d'avoir lieu et ne se montrèrent plus pendant de longues années. Les forces et l'embonpoint revinrent, les digestions se rétablirent, la santé resta très bonne pendant huit ans.

En 1842, au milieu de bonnes conditions hygiéniques, sans aucune cause appréciable, M. R... commença à éprouver un peu de douleurs et de tensions épigastriques quand il avait mangé des légumes ou des mets farineux. Dans le cours de cette même année, il contracta de nouveau une fièvre intermittente quotidienne qui fut traitée par les pilules de Morrisson, chaque jour, pendant six semaines. Les accès cessèrent au bout de quinze jours; mais ils se reproduisirent encore pendant les années 1843 et 1844, et furent traités avec un résultat semblable. D'ailleurs, la santé générale resta bonne ; M. R... éprouvait seulement de temps à autre à l'épigastre les sensations pénibles dont j'ai parlé.

En 1845, après avoir mangé du porc, M. R... éprouva à la région de l'estomac un sentiment de gonflement accompagné d'une douleur vive qu'il compare à celle d'une crampe, sans renvois, sans nausées, sans vomissement ni diarrhée : au bout d'un quart d'heure environ tout était dissipé. Depuis cette époque, les mêmes accidents se reproduisaient chaque fois qu'il mangeait du porc ou des légumes, surtout des haricots. Dès qu'il se fut aperçu du mauvais effet de ces mets, M. R... s'enabstint et n'éprouva plus d'aussi fortes douleurs ; mais déjà, quoique l'appétit restât bon, les digestions étaient plus pénibles, accompagnées de pesanteur, de tuméfaction et de brulûre épigastrique pendant plusieurs heures après chaque repas; M. R. négligea ces symptômes jusqu'en 1847. On lui prescrivit alors successivement l'emploi de la bière pendant le repas, des pastilles de Vichy, des amers, puis des boissons émollientes, le tout sans le moindre résultat. A la même époque, M. R. perdit deux personnes de sa famille, et il croit devoir attribuer au chagrin qu'il en éprouva l'aggravation qui se manifesta dans sa maladie : digestions de plus en plus difficiles, souvent estomac très douloureux, surtout aux changements de température : parfois un peu de diarrhée.

De 1847 à 1854, M. R... ne fit aucun traitement, à moins qu'il ne faille appeler ainsi un traitement homéopathique qu'il suivit pendant trois années sans aucun succès. Pendant cette longue période de temps, les troubles digestifs, la douleur épigastrique surtout persistèrent et s'aggravèrent : la diarrhée devint de plus en plus fréquente et presque continuelle. A dater de 1851, M. R., obligé de restreindre graduellement la quantité de nourriture qu'il prenait, ne mangeait que des viandes rôties ou des bouillons, seuls mets qu'il pût supporter et n'en usait encore qu'avec précaution.

Bientôt, survinrent la maigreur, la pâleur, un affaiblissement général, une modification fâcheuse du moral, et une sensation très pénible de froid dans le dos, avec impressionnabilité extrême aux vicissitudes atmosphériques. Des bourdonnements d'oreilles, auxquels M. R. était sujet depuis 1830, prirent aussi une grande intensité.

En 1854, M. R., sur le conseil d'une personne étrangère à la médecine, essaya quelques pratiques hydrothérapiques, c'est-à-dire, chaque matin, pendant trois mois, une affusion froide. Se trouvant un peu mieux à l'approche de l'hiver, il suspendit ce traitement ; mais il y revint au retour du printemps, et ajouta aux affusions froides un *bain de siége de cinq à six minutes, à midi et le soir ;* quand il sortait de l'eau, *on lui enveloppait, à plusieurs reprises, le ventre d'un drap mouillé qu'il laissait ensuite sécher sur lui.* Ce nouvel essai, qui dura du 1er mars aux premiers jours de juillet, fut loin d'être heureux. Les symptômes gastriques persistèrent et la diarrhée augmenta encore de fréquence ; il avait chaque jour trois ou quatre grandes selles précédées de coliques et composées de matières demi-liquides, jaunes, vertes, spumeuses, au milieu desquelles se trouvaient des aliments mal digérés.

Au mois de juillet, M. R. se décida à venir à Paris où il suivit, aux Néothermes un traitement hydrothérapique plus complet dont voici les détails :

Premier et deuxième jours, un drap mouillé, le matin ; seulement.

Troisième et quatrième jours, un bain de cercles, le matin, puis un bain de siége à eau courante, à midi et à quatre heures du soir.

Du 16 juillet au 14 septembre, le matin, une sudation, et un bain de cercles, à midi, et le soir, un bain de siége à eau courante.

Au 14 septembre, M. R., qui a tenu un journal de sa santé et des exercices auxquels il était soumis, avait pris de l'appétit et même un peu d'embonpoint ; toutefois l'état de la digestion ne se modiflait pas, et la diarrhée persistait avec les mêmes caractères, mais plus fréquente et accompagnée de coliques, dont le maximum d'intensité se faisait sentir au niveau de l'ombilic, de gonflement abdominal, de ténesmes, etc.

Du 14 septembre au 21 octobre, sudation et bain de cercles, le matin ; le soir, douche en pluie et *douche mobile générale.*

Du 7 au 25 novembre, douche en pluie matin et soir.

Il s'était produit, un mois auparavant, dans l'état de M. R. une amélioration très notable : les digestions étaient beaucoup moins pénibles, l'appétit était vif, la diarrhée n'avait plus lieu que tous les deux ou trois jours ; il y avait aussi plus de forces, et la sensation de froid des épaules avait presque disparu. Mais l'embonpoint, qui avait semblé vouloir reparaître, ne revenait pas; l'amélioration éprouvée s'arrêta au commencement du mois de novembre, et tous les accidents précédents tendent à se reproduire, M. R. vient à Bellevue le 26 novembre 1855.

Etat actuel. M. R. est âgé de quarante ans, petit, grêle, très maigre; son teint est pâle, un peu jaunâtre; ses lèvres sont peu colorées, ses gencives violacées et comme fongueuses.

Le pouls est filiforme et très dépressible ; le système veineux cutané peu développé ; les bruits du cœur sont sans impulsion, mais sans timbre anormal ; les dimensions de l'organe ne paraissent ni exagérées ni trop minimes. Les bruits artériels sont normaux. Les extrémités, habituellement froides, se réchauffent facilement par l'exercice.

On ne trouve aucun signe morbide du côté des organes de la respiration.

M. R. a ordinairement l'appétit fort bon, impérieux même, et la faim est pour lui une véritable souffrance, accompagnée d'ailleurs d'une sensation pénible à l'épigastre et de bruits abdominaux. La langue est rose, parfois pâle, et le malade y éprouve un sentiment de brûlure ; l'haleine est fétide ; le pharynx et les amygdales ne présentent rien de particulier.

Comme je l'ai dit, l'appétit est vif, et ne s'apaise pas facilement ; M. R. peut manger beaucoup à la fois sans aucune répugnance, mais, un quart d'heure environ après le repas, le ventre se ballonne : il survient une grande pesanteur de l'estomac : des renvois gazeux très rarement liquides et acides, qui rappellent le goût des aliments ingérés, se produisent pendant plusieurs heures. Au bout d'une heure, surtout après le repas du matin, il se manifeste dans l'abdomen, principalement au niveau du mésogastre, des mouvements intestinaux bruyants, qui ne tardent pas à être suivis d'une selle liquide, muqueuse, jaune verdâtre, spumeuse, parfois un peu sanguinolente, contenant des aliments mal digérés, parfois de la viande, mais surtout des légumes. Ordinairement, il n'y a qu'une selle par jour, parfois, il y en a plusieurs; d'ailleurs, plus de ténesme ni de coliques. Néanmoins, le ventre, particulièrement au voisinage de l'ombilic, est habituellement endolori, et la pression augmente cet endolorissement : il est assez fréquemment météorisé, et y il a parfois des borborygmes à divers moments de la journée.

L'examen de l'abdomen et de la région épigastrique ne fait rien constater d'anormal, si ce n'est que le foie dépasse de 9 centimètres le rebord des fausses côtes, et de 6 centimètres la ligne médiane : la palpation n'y détermine pas de douleurs et n'y découvre pas de bosselures.

Il n'y a pas d'ictère.

La rate, mesurée du haut en bas, a 7 centimètres.

Rien à signaler du côté des organes génito-urinaires.

M. R., autrefois d'un caractère fort calme, est devenu fort irritable ; il est porté à la mélancolie et cherche la solitude. L'intelligence est saine, la mémoire fort bonne, mais le travail intellectuel n'est possible que dans l'état de vacuité de l'estomac, et devient une source de souffrance ou même n'est pas possible dès que la digestion commence à se faire.

Tous les sens sont intacts, cependant M. R. se plaint de bourdonnements d'oreilles, sans que rien d'apparent explique ce symptôme, qui, d'ailleurs, est antérieur à la maladie actuelle. Il accuse aussi une sensation continuelle de froid dans le dos quand le temps change ou qu'il est mauvais. Il éprouve aussi à l'épaule gauche une douleur sourde, contusive, qui s'aggrave également sous l'influence des variations de la température atmosphérique.

La sensibilité et la mobilité sont intactes ; M. R. se plaint d'un sentiment de lassitude et de fatigue générales, mais il n'en fait pas moins d'assez longues promenades.

Le traitement est commencé le 22 novembre. Voici en quoi consiste :

Le matin et dans l'après-midi, douche générale très courte, en pluie et en jet, suivie d'une douche hépatique.

7 *décembre.* — Le volume du foie a diminué de 3 centimètres verticalement et de 4 transversalement ; les accidents gastriques se sont notablement amendés.

28 *décembre.* — Le foie ne dépasse plus la ligne médiane et ne déborde les fausses côtes que de 2 centimètres. L'appétit est régulier, les digestions s'accomplissent facilement, sans douleurs, sans malaise épigastrique. Le teint et l'état général s'améliorent. Les troubles intestinaux persistent.

15 *janvier.* — Le foie est complètement rentré dans les limites physiologiques : les fonctions digestives ne laissent rien à désirer, la sensation de froid, l'impressionnabilité extrême aux influences atmosphériques ont disparu : M. R. a retrouvé la gaîeté depuis qu'il est débarrassé des coliques, de la diarrhée et de la sensation de lassitude générale.

M. R. quitte Bellevue, complètement guéri, le 14 février, et retourne en Espagne.

Fleury ne fait aucune remarque sur l'observation qui précède, non plus que le regrettable et distingué Landry qui l'a rédigée. Quelques-unes n'auraient pourtant pas été inutiles, ce nous semble.

D'abord, quant à la cause de la congestion, c'était celle qu'on observe souvent, le miasme (1) paludéen; cause d'autant

(1) Il est sans doute inutile de déclarer que nous ne donnons au mot miasme d'autre signification que celle d'un principe quelconque, qui s'introduit dans l'organisme et y cause la fièvre, sans discuter, d'ailleurs, si ce miasme est mort ou vivant, végétal ou animal, cette question étant hors de notre sujet.

plus remarquable ici, qu'elle s'est exercée exclusivement ou à peu près exclusivement sur le foie, en laissant la rate intacte ou à peu près.

Une seconde remarque doit porter sur la diarrhée opiniâtre et intense dont le malade a été atteint. On a vu, dans les pages précédentes, que Fleury a donné la constipation comme un des symptômes *habituels*, c'est-à-dire presque constants de la congestion hépatique, et la diarrhée comme un symptôme très rare. Chez M. R..., dont on vient de lire l'histoire, ce serait donc le symptôme *très rare* qu'on aurait observé, si l'opinion de Fleury est exacte ; mais elle ne l'est pas. La constipation est bien, en effet, habituelle dans la dyspepsie qui dépend d'une affection nerveuse ou autre des organes digestifs, et la diarrhée très rare ; mais il n'en est pas de même de la dyspepsie dépendant ou seulement compliquée d'une congestion hépatique ; dans ce cas, la diarrhée est loin d'être rare, et elle existait, notamment, dans la majorité des cas qu'a publiés Fleury lui-même et où le symptôme constipation ou diarrhée a été noté. Mais Fleury publiait bien des observations, mais comme il ne les recueillait presque jamais lui-même, il oubliait volontiers ce qu'elles contenaient, et c'est ainsi que ses opinions sont quelquefois en désaccord avec ses propres faits.

Quant aux résultats du traitement, il est impossible de méconnaître qu'ils ont été, chez M. R..., aussi satisfaisants qu'on pouvait l'espérer et même les désirer ; dans les cas pareils, l'hydrothérapie ne les obtient pas toujours avec la même promptitude, mais elle les produit à peu près toujours, un peu plus tôt, un peu plus tard; quelle médication en pourrait promettre de tels ? — Aucune.

Chez M. R..., ce bel et prompt résultat a été obtenu sans

le concours du régime froid ; ce n'est pas une raison pour ne pas recourir à ce régime, qui doit être la règle très générale, sinon absolue, dans les cas semblables à celui de M. R... Faut-il insister sur l'action que paraissent avoir eu chez lui la viande de porc et les légumes? Ce sont là des idiosyncrasies auxquelles le médecin-praticien doit toujours être attentif, mais qui ne peuvent donner lieu à des préceptes généraux, en ce qui concerne les légumes surtout. Nous croyons, cependant, qu'en général, les dyspeptiques feront bien de s'abstenir de la viande de porc, qui est indigeste pour un certain nombre d'individus très bien portants.

A côté de la congestion hépatique, on parle quelquefois de l'*hypertrophie* du foie. Nous croyons que cette affection est fort problématique, si l'on prend le mot hypertrophie dans le sens qu'on lui donne et qu'on doit lui donner dans les autres organes ; nous en dirons quelques mots quand nous parlerons des affections de la rate, non moins justiciables de l'hydrothérapie que celles du foie, et où l'on parle bien davantage d'hypertrophie.

Art. 36. — DE LA GASTRALGIE.

> Dans les affections chroniques de l'estomac l'eau de source prise avec modération est très salutaire, mais il faut la prendre froide, c'est-à-dire puisée à la source, car l'eau de source a, comme l'eau minérale, son essence par laquelle elle agit sur la digestion en fortifiant.
>
> Hufeland.

La définition de la gastralgie se trouve dans son nom même ; c'est une douleur de l'estomac, mais une douleur prédominante, vive, et qui occupe principalement, parfois même exclusivement l'attention des malades et du médecin. Cette douleur violente s'accompagne souvent de troubles de la digestion, ce qui fait qu'on la décrit d'habitude et non sans raison dans l'article de la dyspepsie ; pourtant, les troubles de la digestion ne sont pas constants, il s'en faut bien, et la gastralgie forme alors une affection très distincte qui justifie une étude séparée ; il peut arriver même que l'ingestion d'aliments soulage la douleur gastrique, et soit alors une sorte de remède de la maladie. Au reste, tous ceux qui ont traité de la gastralgie à propos de dyspepsie, en ont tracé avec beaucoup de détails le diagnostic différentiel ; voici l'un de ces diagnostics les plus connus, tracé par le Dr Durand-Fardel, dans son traité *Des Eaux de Vichy considérées sous le rapport chimique et thérapeutique* :

« La gastralgie est produite par des causes *stimulantes*, la dyspepsie par des causes *dépressives* ; de là, dans les symptômes, des différences que résume le tableau synoptique suivant.

DYSPEPSIE.	GASTRALGIE.
Digestion toujours lente, pénible, douloureuse.	Digestion quelquefois plus facile et plus prompte que dans l'état de santé.
Présence des aliments déterminant toujours quelque malaise.	Présence des aliments soulageant quelquefois les douleurs gastralgiques.
Appétit en général diminué ou perverti.	Appétit souvent conservé, quelquefois augmenté, souvent perverti.
Douleurs cardialgiques point constantes ;	Douleurs cardialgiques constantes ;
Toujours liées au travail de la digestion ;	Souvent indépendantes de la présence des aliments ;
Jamais très aiguës ;	Souvent très violentes ;

Presque toujours accompagnées de sensibilité à la pression ;	Presque jamais accompagnées de sensibilité à la pression ;
Point de sensations bizarres.	Sensations bizarres dans l'estomac.
Vomissements ordinairement alimentaires.	Vomissements non alimentaires.
Eructations souvent aigres, quelquefois hydrosulfurées.	Eructations en général inodores et insipides.
Marche continue, sauf l'influence périodique de l'introduction des aliments.	Retour des accidents par accès.
Tous les accidents liés au fait même de la digestion rendue difficile.	Les accidents plus ou moins indépendants des digestions, qui peuvent s'exécuter normalement, ou qui ne sont qu'accidentellement troublées.
Affaiblissement général de la nutrition.	La nutrition peut se faire d'une manière normale.

Malgré son apparence d'exactitude, ce tableau laisse singulièrement à désirer et ne servira guère aux cliniciens, que lorsque tous les symptômes seront réunis d'un côté ou de l'autre, ce qui arrive très rarement, comme tous les praticiens le savent fort bien ; nous l'avons dit plus d'une fois, les descriptions des maladies sont parfaitement claires dans les traités de pathologie, mais, au lit des malades, les choses se présentent avec infiniment moins de netteté ; il suffit, pour être vivement frappé de cette triste vérité, de lire les bulletins de santé publiés, de temps à autre, sur les maladies de personnages en vue : ces bulletins sont généralement rédigés par des célébrités médicales, et ce n'est qu'assez rarement qu'ils portent un diagnostic parfaitement net et motivé, et que les consultants, quand ils sont plusieurs, tombent dans un accord complet.

M. Durand-Fardel fonde son premier caractère différentiel sur la base la plus incertaine : « la gastralgie, dit-il, est produite par des causes *stimulantes* et la dyspepsie par des causes *dépressives ;* » mais outre que ces mots exigeraient des définitions précises, en leur attribuant le sens le plus vulgaire, ils sont d'une exactitude bien douteuse pour la généralité des cas, et certainement inexacts dans d'autres. Il ne faut avoir pratiqué que bien peu de temps la médecine ou avoir observé bien superficiellement, pour ne s'être point convaincu que certaines gastralgies, — un grand nombre même, — sont le résultat de causes dites *dépressives*, c'est-à-dire d'impressions morales tristes, d'ambitions déçues, etc., etc. Tous les pathologistes sont tellement d'accord sur ce point, qu'ils ont divisé la gastralgie en gastralgie *sthénique* et en gastralgie *asthénique*, division fort défectueuse, d'ailleurs, comme toutes les divisions fondées sur la même base, pour d'autres affections. Nous l'avons déjà démontré pour quelques-unes; nous aurons occasion de le démontrer pour d'autres.

Mais il y a plus; non seulement les pathologistes admettent, à l'encontre du Dr Durand-Fardel, que toutes les gastralgies ne sont pas sthéniques, c'est-à-dire dues à des causes *stimulantes*, mais l'éminent auteur d'un traité tout récent des dyspepsies, M. le professeur G. Sée, n'admet même pas qu'il y en ait de sthéniques, et, pour lui, toutes les gastralgies ne sont autre chose qu'une *atonie spasmodique* de l'estomac. Atonie, il est vrai, est asthénie par excellence, tandis que spasme est au moins activité, sinon sthénie; cette contradiction n'a point échappé au savant professeur, et voici comment il s'explique à ce sujet :

« L'atonie et le spasme semblent difficiles à concilier ; il n'est pas moins vrai que précisément l'une prédispose à l'autre, une membrane distendue, tiraillée à l'excès, arrive, à un moment donné, par l'élasticité des fibres musculaires, et par un retour au tonus naturel, à entrer en contracture; pour les fibres lisses de l'estomac, la convulsion tonique s'appelle spasme, qui se traduit cliniquement par une douleur violente appelée crampe ou cardialgie. Ainsi, avant le spasme, il y a l'atonie musculaire, ces deux états, si opposés en apparence, constituent les deux formes de gastralgies, appelées névrose simple et névrose spasmodique. Ce n'est pas là une simple question de mots, si je demande la suppression de la gastralgie, c'est parce que, dans ma conviction, la gastralgie n'est rien de ce que l'on croit, n'a rien ni de la névralgie, ni de la névrose, ni de l'hyperesthésie; c'est un trouble moteur en plus et en moins, et non un trouble de sensibilité; c'est pourquoi j'insiste pour remplacer une dénomination vague, conjecturale, fallacieuse dans ses applications, par un mot correct, qui signifie, qui indique la nature de l'affection. Ainsi, tout en reconnaissant la maladie, je demande à en fixer le sens, c'est donc une rectification plutôt qu'une annulation. »

En résumé, pour le savant professeur, la gastralgie existe, — et il aurait été bien difficile de le nier, — seulement, au lieu que ce soit une affection de stimulation, si l'on nous permet ce mot, comme l'écrit Durand-Fardel, ou une affection tantôt sthénique, comme le pensent un grand nombre de pathologistes, c'est une affection qui a deux phases, dont l'une serait une phase atonique, la dilatation (probablement mécanique) de l'estomac, et l'autre, une période au moins active, sinon sthénique, qui serait un spasme et une contracture de l'estomac. M. Sée ne dit peut-être pas cela d'une façon aussi nette, aussi positive, mais c'est là le sens de sa théorie rigoureusement interprétée. Il entre encore dans bien d'autres détails que nous ne pourrions examiner ici sans dépasser le cadre dans lequel nous devons nous renfermer; nous nous contenterons de reproduire le résumé final dans lequel l'auteur lui-même concentre sa doctrine.

« Au résumé, dit-il, les atonies de l'estomac (dites gastralgies) ne sont que des résultats d'actions réflexes, qui se traduisent par la contracture simple de la paroi musculaire; ou bien elles sont l'effet d'influences débilitantes, qui produisent la faiblesse de la musculature avec spasmes intermittents. »

Le modeste clinicien, qui ne peut entrer dans toutes les explications plus ou moins claires et plus ou moins positives ou hasardées, dans lesquelles n'hésitent pas à s'engager les pathologistes théoriciens, le modeste praticien ne saurait admettre, jusqu'à nouvel ordre du moins, cette doctrine physio-pathologique. Pour eux, qui doivent se borner à constater les phénomènes directement constatables, il est positif que, dans beaucoup de gastralgies, on ne trouve aucun signe de dilatation gastrique, et qu'on ne saurait admettre un pareil état; quant aux spasmes et à la *contracture* de la tunique musculaire gastrique, il est bien possible qu'elles existent et qu'elles soient la cause des douleurs parfois très vives des gastralgiques, mais il ne faut pas perdre de vue que des douleurs fort analogues, sinon tout à fait semblables, constituent les névralgies faciale, sus-orbitaire, intercostale, testiculaire, etc., etc.; que ces douleurs, disons-nous, peuvent exister sans qu'il soit possible d'invoquer pour les expliquer rien qui ressemble à une dilatation, atonique ou autre. Il est vrai que l'éminent professeur ne veut pas que les gastralgies soient des névralgies; mais comment les différencier, quand aucune lésion physique ne peut être constatée dans les unes ni dans les autres, quand elles surviennent parfois brusquement ou lentement, sans qu'aucune circonstance appréciable, ou du moins appréciée jusqu'à présent, puisse les expliquer, alors même que les circonstances qui sembleraient les plus propres à les provoquer leur sont indifférentes ou même les calment. C'est ce que Durand-Fardel a vu, a observé, après bien d'autres : l'ingestion des aliments, par exemple, même en quantité considérable, qui dilate l'estomac, et semblerait devoir l'irriter, calme, au contraire, parfois, comme par enchantement, les douleurs gastralgiques. Nous avons constaté maintes fois le cas suivant: des douleurs de l'estomac se manifestaient presque aussitôt après le lever, surtout quand le lever avait lieu de bonne heure ; ces douleurs s'accompagnaient même parfois d'un sentiment de défaillance, qui, si le gastralgique ne se reposait pas quelques instants, paraissait devoir aller jusqu'à la syncope. En effet, avec ce sentiment coïncidait un profond dégoût pour les aliments, et cependant, l'heure du déjeuner arrivée, presque aussitôt après la première bouchée ingérée, la douleur gastralgique disparaissait pour le reste de la journée, et pour ne reparaître que le lendemain.

Notre savant confrère, M. le professeur Peter, qui ne paraît pas non plus croire beaucoup aux gastralgies atoniques ou, si l'on aime mieux, asthéniques, les attribue soit à la gastrite aiguë et chronique, soit à un ulcère gastrique. Il est bien vrai que dans la gastrite, dans la forme chronique surtout, les douleurs peuvent se montrer par accès ; cependant, il est difficile d'admettre que, même dans la forme chronique, l'apyrexie soit aussi complète que dans presque toutes les gastralgies ; non seulement l'apyrexie, mais encore très souvent, l'absence assez complète de toute douleur, pour qu'un gastralgique, dans ses moments de rémission, ne paraisse différer absolument en rien de l'individu le mieux portant. Il n'est pas moins difficile d'admettre que dans les gastrites, même légères, et dans l'ulcère stomacal, la digestion puisse s'opérer presque sans trouble, à plus forte raison absolument sans trouble aucun ; or rien n'est plus commun que de voir des digestions normales chez des gastralgiques, c'est même là ce qui distingue les véritables gastralgies ou gastralgies simples des dyspepsies variées, qui, elles, peuvent être rapportées à diverses lésions qui ont été indiquées dans l'article consacré à l'étude de l'affection dyspeptique. C'est, en définitive, en cela que consiste le diagnostic : le symptôme douleur est-il ou non indépendant de toute lésion matérielle constatable ? la douleur est-elle indépendante de tout trouble au moins de tout trouble sérieux de la digestion ? Suivant Fleury, ce diagnostic offrirait des difficultés extrêmes; il est vrai qu'il le subordonne à la question de savoir et de déterminer nettement ce qu'on doit entendre par gastrite chronique et à d'autres questions encore ; quant à la gastrite chronique, nous en dirons quelques mots un peu plus loin; pour ce qui est des difficultés de distinguer la gastralgie de divers états organiques, de certaines dégénérescences notamment, nous croyons que ces difficultés sont beaucoup plus imaginaires que réelles, quand il s'agit, bien entendu, de la gastralgie pure et simple ; certes, quand la gastralgie se complique de dyspepsie, ou, pour être, croyons-nous, plus vrai, quand la dyspepsie s'accompagne de gastralgie, les difficultés du diagnostic peuvent être extrêmes, car une dyspepsie grave peut, ainsi que nous l'avons vu précédemment, déterminer tous les accidents des cachexies et des dégénérescences les plus redoutables; mais quand, malgré des douleurs parfois terribles, les digestions s'opèrent normalement ou à peu près, la nutrition s'opère de même et une confusion avec une diathèse ou une dégénérescence est impossible à tout clinicien attentif. On a dit qu'en désespoir de cause, il fallait recourir à la pierre de touche du traitement, d'après le célèbre aphorisme : *naturam morborum...* ; nous croyons, toujours pour ce qui concerne la gastralgie simple, que cette épreuve est inutile, mais elle ne s'en fera pas moins par la force même des choses. Il faut bien savoir, en effet, que si l'hydrothérapie n'a pas et ne peut avoir la prétention de guérir les dégénérescences, elle a très légitimement celle d'être un palliatif pour quelques-uns de leurs symptômes, pour l'anémie notamment, qui eux-mêmes sont en partie la conséquence des troubles de la digestion. Ces troubles n'existent pas seulement quand la dégénérescence occupe l'estomac, ils peuvent exister aussi quand elle siège sur des organes voisins ou même éloignés, et, dans ces cas, l'hydrothérapie, sagement administrée, peut non seulement diminuer beaucoup les souffrances des malades, mais prolonger assez leur existence.

Quant à la gastralgie simple, l'hydrothérapie ne la soulage pas seulement, elle la guérit à peu près dans tous les cas; elle est d'autant plus indiquée, qu'elle n'empêche nullement, ainsi que nous l'avons déjà dit plus d'une fois, l'emploi des autres moyens conseillés contre la maladie, des calmants notamment, si habituellement prescrits dans ces cas. Et, à ce propos, rappelons ici une remarque fort judicieuse du professeur Sée sur l'abus qu'on peut faire des calmants : « Ils ont souvent, dit-il,. trop d'énergie ; ils diminuent, en effet, manifestement la sécrétion gastrique, et plus certainement encore la sécrétion intestinale; or il est difficile de comprendre le premier but ; est-ce qu'on a par hasard jamais trop de suc gastrique ? » Il conseille donc avec raison de réserver les calmants pour les indications « souvent urgentes » de la douleur, ce qui veut dire pour les cas de douleurs violentes. L'éminent professeur a reconnu, dans ces cas, les avantages supérieurs de l'hydrothérapie, et l'on sait cependant toute l'importance qu'il attache au lavage ou pompage de l'estomac.

« Dans les troubles moteurs de l'atonie gastrique, dit-il, — on sait que l'atonie gastrique, c'est pour lui la gastralgie, — il n'existe pas la moindre défectuosité chimique, et la pompe n'aura d'autre avantage que d'aider à la restitution du *ressort* de la paroi musculaire. Or un pareil résultat s'obtient, et tout aussi sûrement, par l'hydrothérapie. » Nous n'ajouterons rien à cette appréciation. Quant aux procédés d'application de l'hydrothérapie indiqués contre la gastralgie, ce sont les mêmes que ceux de la dyspepsie, nous n'avons donc qu'à prier le lecteur de s'y reporter ; nous ajouterons seulement que, pour la gastralgie, il convient d'insister plus encore que pour la dyspepsie sur la douche locale stomacale ou épigastrique. Nous n'ajouterions pas que cette douche, comme la douche générale, doit être froide, si d'honorables praticiens, voire même des professeurs, ne s'imaginaient pas que des douches d'eau chaude peuvent produire le même résultat; il se passera sans doute encore bien longtemps avant que tous les médecins sachent que les applications d'eau chaude sont de la balnéologie, mais non de l'hydrothérapie, d'autant plus longtemps que des baigneurs qui se donnent comme hydrothérapeutes et qui, même, écrivent sur l'hydrothérapie, ou qui, du moins, copient tant bien que mal ceux qui en ont écrit, font leur possible pour entretenir l'opinion des incompétents sur l'utilité prétendue des applications chaudes, utilité très utile pour eux, car elles prolongent la durée du traitement.

Appendice. — *Gastrite et gastrorrhée, embarras gastrique.* — Le pompage des liquides de l'estomac, récemment imaginé, et auquel un certain nombre de médecins accordent une puissante action thérapeutique, a été appliqué à plusieurs états pathologiques dont le diagnostic a été plus ou moins bien justifié, et parmi lesquels un seul semblerait légitimer ce moyen mécanique, la sécrétion surabondante des sécrétions gastriques et plus particulièrement du mucus, exagération sécrétoire admise par certains médecins, notamment par le professeur Gendrin, mais dont le diagnostic est encore fort douteux. Quoi qu'il en soit, nous ne croyons pas qu'il y ait empêchement à pratiquer l'opération du pompage ou du lavage, avant de recourir à l'hydrothérapie, en cas de gastrorrhée supposée, d'autant plus que si le procédé mécanique doit réussir, ses effets doivent être presque immédiats et qu'en cas d'insuccès, le temps perdu ne sera pas bien long, et que l'hydrothérapie conservera toute son efficacité.

Quant à la gastrite chronique, car il ne peut s'agir ici que de celle-là, si elle est bien réelle, les procédés hydrothérapiques que nous avons indiqués en parlant de la dyspepsie lui sont également applicables. Il est probable que lorsqu'on a guéri des dyspepsies qui avaient des exacerbations fébriles, on a guéri, en réalité, de véritables gastrites chroniques.

Une autre vraie gastrite, légère, celle-là, et non chronique, puisqu'elle ne dure généralement que quelques jours, c'est ce qu'on appelle *l'embarras gastrique*. Mais, par cela même qu'elle dure peu, l'hydrothérapie n'est pas appelée à intervenir dans son traitement, et nous ne croyons pas devoir nous en occuper.

Nous osons croire que les développements dans lesquels nous venons d'entrer n'auront rien offert d'obscur à nos lecteurs; cependant, comme, dans les ouvrages qui ont un but exclusivement pratique, il ne peut jamais être inutile d'appuyer de faits les considérations générales, nous croyons devoir rapporter ici quelques-unes des observations que nous avons publiées depuis plus ou moins longtemps dans *la Médecine contemporaine*.

Obs. 1. — M. X..., âgé de trente ans, de taille élevée, ingénieur mécanicien distingué, nous fut adressé, le 6 juillet 1880, par notre excellent confrère, le Dr Woycikowski.

Depuis plusieurs mois déjà, M. X... éprouvait des douleurs à l'épigastre, qui était tendu et sensible à la pression : ces douleurs, d'abord supportables, s'accrurent peu à peu, et finalement devinrent très pénibles et difficiles à supporter; elles s'accompagnèrent, au bout de quelques mois, de troubles prononcés de la digestion, qui devint lente, et de constipation. Bientôt survinrent de l'amaigrissement, de la faiblesse, de l'insomnie ou du moins un sommeil léger, interrompu par des rêves, de la pesanteur de tête, diminution de l'appétit, une marche hésitante, promptement suivie de fatigue; de temps à autre, anxiété précordiale, bruit de souffle prononcé au premier temps du cœur et dans les régions des carotides. Enfin plus tard, découragement et inertie; M. X... surveille encore son atelier, mais avec peine et y fait peu d'exercice.

Tous ces phénomènes existaient quand M. X... vint nous trouver. Nous débutons dans le traitement par une douche mobile en jet brisé que nous promenons sur tout le corps pendant quinze secondes, avec de l'eau à 16°. — Alimentation froide.

La douche ayant été parfaitement supportée, nous administrons, le lendemain et dans l'après-midi, une douche en pluie de dix secondes, et une douche en jet d'une demi-minute avec de l'eau à 8°. — Ce traitement est continué jusqu'au 16 juillet. — Déjà, à ce moment, l'état de M. X... est sensiblement modifié : tous les symptômes, y compris la douleur épigastrique et moins la lenteur de la digestion, sont améliorés. — Dans les dix derniers jours, on a ajouté matin et soir aux applications précédentes une douche stomacale de vingt secondes.

Le 22, le progrès est encore plus sensible ; l'appétit est un peu plus prononcé, la tête moins lourde, le sommeil meilleur ; les évacuations alvines reprennent leurs caractères normaux, la vigueur physique est un peu plus grande, et le moral beaucoup moins affecté.

Le 6 août, M. X..., se sentant assez fort pour reprendre ses occupations, nous quitte, non sans nous faire la promesse formelle de suivre exactement les prescriptions que nous lui formulons, tant pour les applications hydrothérapiques possibles chez lui que pour la continuation du régime froid.

Nous revîmes M. X... quelques mois après sa sortie; l'amélioration se maintenait; cependant, autant par reconnaissance pour l'hydrothérapie, nous dit-il, qu'à cause de la réapparition de quelques douleurs épigastriques, il vint nous prier de lui donner quelques séances d'applications hydrothérapiques, ce que nous fîmes pendant une quinzaine. — Depuis, la guérison a persisté.

On ne pourrait évidemment donner comme un exemple de gastralgie simple l'affection dont M. X.... était atteint, et l'on aurait aussi bien pu ranger son observation parmi celles de la dyspepsie que parmi celles de la gastralgie ; mais il résultait des renseignements très précis donnés par le malade que la dernière affection avait assez longtemps existé seule, et c'est pour cela que nous l'avons placée ici; nous avons déjà répété plus d'une fois d'ailleurs qu'en clinique les affections simples des traités de pathologie sont rares, tous les praticiens en savent autant que nous sur ce point. Quant à l'action de l'hydrothérapie, elle a été, dans ce cas, aussi remarquable qu'on la pouvait espérer ; et aucune médication assurément n'aurait produit de pareils résultats.

Obs. 2. — C'est une constatation qui, hélas! n'est ni nouvelle ni consolante que celle qui nous apprend que le temps passe vite; nous reproduisons cette observation succincte en juillet 1885 ; il nous semble avoir présent à nos yeux le malade qui en est le sujet, et cependant c'est le 2 juillet 1866, que notre excellent maître et ami le professeur Verneuil nous l'adressait : il y a donc tout à l'heure vingt ans ! M. Verneuil était déjà à cette époque un chirurgien éminent ; depuis, il n'a fait que grandir, et il travaille toujours avec le même zèle, avec l'ardeur des savants qui sentent avoir une mission à remplir.

Quant à M. X..., son affection, quand nous le reçûmes, remontait au mois de mai 1864, c'est-à-dire à plus de deux ans. Après avoir fait des excès de boisson, il lui survint, à l'époque indiquée des sensations de brûlure dans l'estomac, puis des renvois gazeux qui lui paraissaient aigres ; cependant les digestions s'opéraient bien, et l'état général ne paraissait nullement atteint. Mais cet état, relativement satisfaisant, ne dura pas. Au bout de quelques mois, l'appétit diminua, les digestions devinrent laborieuses, il y eut des renvois plus fréquents et quelques vomissements, un malaise général, des agitations nerveuses, un ballonnement de l'épigastre, très douloureux à la pression ; cet état fut combattu par plusieurs moyens, notamment à l'aide de vomitifs ; mais, loin de s'améliorer, il ne fit qu'empirer progressivement. Au bout d'un an, le malade se trouva dans une situation que lui-même décrit ainsi :

« Le 20 mai 1865, je retombai plus gravement malade encore, à la suite d'une fausse digestion ; les vomissements devinrent très fréquents ; on ne pouvait les arrêter qu'au moyen de la glace et de l'eau de Seltz. Je fus soumis pour toute nourriturre au laitage. J'étais forcé aussi de prendre quelques petits purgatifs. Je me maintins pendant quelque temps dans cet état, lorsqu'en mars 1866, je fus repris de nouveau par une fausse digestion ; plus tard, revenu un peu, il m'est survenu de l'enflure aux pieds, principalement au pied gauche, puis j'eus la dysenterie. Au bout d'une quinzaine de jours, je fus remis, sauf mes douleurs d'estomac, mais je retombai bientôt avec les mêmes symptômes, vomissements, faiblesse générale, et, après avoir mangé, je rejetais par gorgées ce que je venais de prendre. Je fis demander une consultation, où il fut résolu que je devais suivre le traitement hydrothérapique tel que M. Duval le jugerait convenable. »

Dès le jour de l'entrée de M. X..., nous commençâmes le traitement par des ablutions sur tout le corps, et principalement sur la région épigastrique, avec de l'eau à 24°; ces ablutions, ayant été bien supportées, furent immédiatement suivies d'une douche en jet d'une durée de trente secondes, avec de l'eau à 16°. Au sortir de ces applications, le malade, convenablement séché et frictionné, boit quelques gorgées d'eau fraîche et se promène dans le jardin appuyé sur deux cannes. Dans les heures suivantes, il continue à boire de temps en temps de l'eau fraîche par petites gorgées. Avant le repas, on lui applique des compresses mouillées sur l'estomac. — Le soir, nouvelle douche avec de l'eau aussi froide que possible, précédée, comme les applications du matin, de compresses froides sur la tête. — Alimentation froide.

Le 3 juillet, douche en pluie sur tout le corps, de vingt secondes, suivie d'une douche en jet de trente secondes, et celle-ci d'une douche stomacale de même durée.

Mêmes applications jusqu'au 8, où une amélioration commence déjà à se faire sentir. On continue les mêmes applications. — Le malade mange surtout du jambon d'York et des œufs frais.

Le 16, l'amélioration a fait de grands progrès : M. X... éprouve peu de douleurs gastriques ; il mange de tout impunément, son sommeil est bon, sa marche ferme, il pourrait être considéré comme guéri, n'était un reste d'enflure persistant au pied gauche. Cette enflure finit de disparaître les jours suivants, et M. X..., enchanté, nous quitte le 22, c'est-à-dire après une cure d'une durée vraiment quasi-merveilleuse de vingt jours. Notre éminent maître, le professeur Verneuil, qui a revu plusieurs fois son client, nous a appris que la guérison s'est maintenue.

Lorsque M. X... nous arriva, nous avions traité récemment un autre gastralgique qui se trouvait dans des conditions fort analogues et qui nous avait été confié par notre savant confrère, M. le professeur G. Sée ; sa situation était encore bien pire que celle de M. X..., car il était réduit à une maigreur vraiment squelettique. Nous obtînmes néanmoins chez lui, mais après quelques mois seulement, le même résultat que chez M. X...

Chez ce dernier malade, d'ailleurs, comme chez celui de M. le professeur Verneuil, comme chez celui de la première observation, la gastralgie, comme on l'a vu, n'était pas simple, tant s'en faut ; mais elle paraît bien avoir été le point de départ de la dyspepsie, qui à son tour, ainsi que cela arrive presque inévitablement, a été l'origine des troubles graves dont la terminaison semblait pouvoir être fatale. Ce n'est pas le seul exemple qui nous présente cette succession de phénomènes, bien au contraire ; c'est ainsi que les choses se passent ordinairement ; les observations suivantes en fourniront de nouvelles démonstrations.

Obs. 3. — Notre honorable confrère, le Dr Assanis, nous adressait, le 20 novembre 1873, M. X..., âgé de trente ans, marié et père de trois enfants, qui se trouvait dans l'état le plus alarmant par suite d'une affection gastrique qui s'était développée de la façon suivante :

A la suite de chagrins et de vives contrariétés, il éprouva des douleurs épigastriques, d'abord modérées, mais qui peu à peu se développèrent, prirent la forme d'une sensation de brûlure, d'intermittentes devinrent presque continuelles, troublèrent le repos de la nuit et finirent par se compliquer de vomissements ; malgré cela, l'appétit resta d'abord assez bon, les digestions continuèrent à se faire assez bien, et l'embonpoint resta à peu près le même. Mais les vomissements, au lieu de rester assez rares, revinrent presque quotidiens, toujours accompagnés de vives douleurs. Dès lors, la digestion se troubla et l'appétit diminua ; un certain amaigrissement s'ensuivit, et M. X... crut devoir recourir aux conseils de la science. Des purgatifs et diverses eaux minérales lui furent prescrits ; l'effet en fut nul, la sensation de brûlure devint encore plus intense, les vomissements restaient aussi fréquents; la crainte de la mort et une profonde tristesse envahirent M. X...; il se rendit à la campagne, dans l'espoir qu'un air pur, aidé d'un régime lacté, lui rendrait ses forces. Déception cruelle ! Il revint à

Paris tout aussi malade, découragé et hanté par l'idée d'en finir avec l'existence. Cependant il crut encore devoir se confier à notre confrère Assanis, qui lui conseilla l'hydrothérapie, et nous l'adressa.

Dès son arrivée, nous administrâmes à M. X... une ablution générale avec de l'eau à 22°. — Nous la renouvelons le lendemain et la faisons suivre d'une douche mobile en arrosoir avec de l'eau à 15°.

Le 22, douche en pluie de cinq secondes, suivie d'une douche en arrosoir, d'une minute, avec de l'eau à 10°. Pour toute nourriture, du bouillon froid; compresse mouillée sur le creux de l'estomac, recouverte d'un autre linge sec, et celui-ci d'une toile cirée pour préserver les vêtements de l'humidité; ce pansement est renouvelé chaque fois que la compresse s'échauffe.

Le 25, les douleurs et les vomissements ayant un peu diminué, nous faisons ajouter un peu de pain au bouillon. — Nous continuons les mêmes applications.

Le 2 décembre, nous ajoutons aux applications précédentes un bain de siège de vingt minutes, d'abord avec de l'eau à la température de l'appartement, puis à 8°; ce bain précède, bien entendu, les applications générales. — Le malade ayant un peu dormi, nous ajoutons une petite portion d'aliments solides, jambon d'York et veau froids.

Ces aliments ont été assez bien supportés; le 8 seulement, il se manifeste un vomissement après le déjeuner; le dîner passe un peu difficilement, mais cependant sans accident; la douleur épigastrique est modérée. — Remplacement de la douche en pluie par une douche générale en jet énergique, et douche en arrosoir sur l'épigastre; eau à 8°. — Continuation des mêmes aliments, mais en moindre proportion. — On donne, depuis le début, des gorgées d'eau froide entre les repas; aux repas d'ailleurs, eau froide pour boisson exclusivement.

Le 12 et le 13, selles naturelles, peu de douleurs épigastriques, retour d'un peu de gaieté. — Toujours continuation des mêmes applications.

Le 18, alimentation plus variée : œufs frais à la coque, viandes ordinaires froides (bœuf, veau, gigot, volaille). Les digestions sont beaucoup plus faciles ; douleurs de moins en moins vives.

Le 28, on constate une amélioration décisive ; les digestions s'opèrent à peu près normalement, sans douleurs ; marche facile, retour de la gaieté. M. X... prend part aux distractions de la maison, et fait de longues promenades.

Le 27 janvier, il nous quitte exempt de toute souffrance, délivré de toute tristesse, et naturellement enchanté de son docteur Assanis et de sa cure hydrothérapique.

Dans ce cas encore, nous avons eu affaire à une gastralgie, d'abord isolée, mais qui n'a pas tardé à se compliquer de dyspepsie, qui est arrivée elle-même au plus haut degré de gravité. L'hydrothérapie en a néanmoins triomphé presque avec autant de facilité que d'un cas simple ; c'est une particularité dont la clinique hydrothérapique nous fournit d'assez nombreux exemples. Nous ne les multiplierons pas davantage ici, pour ne pas donner à notre ouvrage une étendue démesurée, et nous passerons sous silence des cas fort intéressants dont les sujets nous furent envoyés par nos honorables confrères, le Dr Costilhes, médecin de l'hôpital Saint-Lazare, Delbet, l'éminent Dr Demarquay, etc., etc. Cependant il en est deux encore que nous croyons utile de rapporter, l'un parce que le sujet était un de nos honorables confrères de Paris, l'autre parce que la guérison par l'hydrothérapie fut considérée, non sans raison, comme une cure véritablement miraculeuse.

Obs. 4. — L'honorable confrère qui est le sujet de cette observation, le Dr H...., de Paris, nous fut encore adressé par notre célèbre maître, le professeur Verneuil, le 4 novembre 1872.

Agé de trente-sept ans, de petite taille et de constitution délicate, le Dr H... commença à souffrir de l'estomac, il y a deux ans. Ses digestions n'ayant pas d'abord été altérées, il n'attacha d'abord qu'une importance médiocre à ses souffrances ; mais la fonction digestive ayant bientôt été troublée, un amaigrissement s'en suivit, qui fit des progrès incessants, malgré l'emploi de quelques médications généralement considérées comme propres à rétablir l'intégrité de la digestion ; loin de s'améliorer l'amaigrissement augmenta, s'accompagna d'une diminution progressive des forces, d'une pâleur du visage, puis d'essoufflement, de palpitations, d'oppression, de toux revenant de temps en temps, tantôt sèche, tantôt accompagnée de crachats mousseux, blanchâtres, non sanguinolents. Le moindre mouvement mettait le malade en nage.

Tous ces symptômes faisant des progrès incessants, M. le Dr H... ancien élève du professeur Verneuil, crut devoir demander des conseils à son éminent maître. L'ayant attentivement examiné, et malgré des apparences fort inquiétantes, le savant professeur, n'ayant constaté aucune lésion organique, mais seulement une profonde anémie, suite très probable des troubles digestifs, rassura son ancien élève et lui conseilla de recourir à l'hydrothérapie scientifique.

Comme on le pense bien, le Dr H... n'hésita pas à suivre le conseil du maître, quoique l'hydrothérapie, vu la saison rigoureuse, lui inspirât une certaine peur, il l'avouait franchement.

Après avoir, par acquit de conscience, confirmé, par une auscultation attentive, le diagnostic du savant professeur, fort de notre expérience, nous assurâmes à notre confrère que le froid n'augmentait qu'à peine ce que les applications hydrothérapiques peuvent avoir de pénible, tandis qu'il en favorisait beaucoup les effets curatifs ; nos assurances firent cesser ses objections et disparaître ses craintes, et dès le matin même de son arrivée, le 4 novembre, nous préludâmes au traitement par une ablution avec de l'eau dégourdie, qui fut très bien supportée et que nous renouvelâmes dans l'après-midi.

Le lendemain, nous donnons, le matin, une douche en pluie de quinze secondes, suivie d'une douche en jet brisé d'une minute, promenée sur tout le corps, en finissant par les pieds et insistant sur ces organes ; eau à 8°. — Alimentation froide ; eau pure pour boisson.

Les mêmes applications sont continuées pendant une quinzaine, et dès les premiers jours une amélioration sensible s'est déclarée qui progressait vraiment à vue d'œil : au bout des quinze jours, la physionomie était déjà entièrement modifiée ; l'appétit revenait, les digestions étaient plus faciles, le sommeil beaucoup meilleur ; les forces revenaient ; la transpiration était beaucoup moins facile ; enfin notre confrère éprouvait déjà un sentiment prononcé de bien-être.

Après les premiers quinze jours, nous ajoutons aux applications précédentes et à leur suite une douche en arrosoir de vingt secondes sur l'épigastre avec de l'eau à 6°.

A partir de ce moment, l'amélioration fait des progrès de plus en plus rapides, et sans en noter la marche jour par jour, nous dirons que le 25 décembre, notre honorable confrère peut nous quitter et reprendre sa clientèle, à laquelle il croyait fermement avoir renoncé pour toujours.

Nous serons sobre de réflexions sur ce fait qui parle assez par lui-même pour pouvoir se passer de commentaires ; nous dirons un mot seulement sur le régime de l'eau pour boisson; on sait que Fleury, grand partisan de ce régime, faisait pourtant une exception pour les anémiques et les chlorotiques, chez lesquels il croyait que l'eau était contre-indiquée. C'est une erreur ; le régime de l'eau n'est pas moins utile chez les anémiques et les chlorotiques que chez tous les autres malades, et cela se comprend sans peine : l'eau, ainsi que l'avaient depuis longtemps proclamé Hufeland et bien d'autres avec lui, l'eau est le meilleur des digestifs en tant que boisson ; or, la meilleure manière de faire du sang, — M. de Lapalisse l'aurait deviné, — c'est de bien digérer. On a vu si l'exemple de notre honorable confrère H... a confirmé ce principe.

Quant au beau résultat obtenu chez lui, il n'a pas surpris l'éminent professeur qui avait conseillé l'hydrothérapie ; quoique s'occupant plus spécialement de chirurgie, il a eu de fréquentes occasions de constater des observations analogues à celle dont son élève le Dr H... est le sujet, et il n'est pas nécessaire d'un long temps à son esprit encyclopédique pour embrasser et juger avec justesse et supériorité des faits qui paraissent être en dehors du cercle habituel de ses études.

Obs. 5. — Le 28 juillet 1875, notre célèbre confrère le Dr Fauvel, à qui ses beaux travaux sur les maladies du larynx et sur la laryngoscopie ont donné une si légitime et si universelle renommée, nous adressait Mme X..., femme d'un de nos grands industriels de Paris. Cette dame, âgée de trente-huit ans, de petite taille, mais d'une bonne constitution, était de santé très satisfaisante lorsqu'il y a douze ans, elle commença à éprouver des douleurs et une certaine tension à la région épigastrique ; ces douleurs duraient déjà depuis quelque temps, quand il s'y joignit une certaine difficulté de digestion, qui affecta une forme intermittente ; Mme X... digérait bien, certains jours, mal, certains autres, sans qu'aucune cause apparente expliquât d'ailleurs la différence des phénomènes ; l'appétit suivit les irrégularités de la digestion, tantôt assez vif, tantôt nul, tantôt même remplacé par une véritable aversion pour les aliments ; au bout de quelques mois, ces accidents s'aggravèrent de plus en plus ; les douleurs revêtirent la forme d'accès spasmodiques, ils s'accompagnèrent de nausées, puis de renvois ; enfin de véritables vomissements survinrent, suivis à leur tour d'insomnies, de rêves pénibles, de mouvements fébriles, de faiblesses et d'amaigrissement ; on constata parfois que la nature des vomissements était brunâtre, couleur de chocolat, ce qui inspira les plus vives craintes à l'entourage de Mme X... et à elle-même : les époques menstruelles avaient toujours lieu, mais elles s'accompagnaient de migraines atroces, d'une susceptibilité nerveuse extrême ; le moindre bruit, le plus léger rayon de lumière, une parole un peu forte la jetaient dans des angoisses inexprimables : elle s'enfermait dans sa chambre, soigneusement calfeutrée, de façon à en exclure le plus possible la lumière et le bruit : cet état d'excitation durait de huit à dix jours, était suivi d'un calme relatif, mais encore assez agité : il existait une constipation opiniâtre.

A l'arrivée de Mme X... nous constatâmes, comme on l'avait déjà fait, un teint bistré, terreux, de la face qu'on pourrait attribuer à une cachexie cancéreuse, d'autant plus qne l'amaigrissement était extrême ; le pouls était petit, non accéléré ; les tissus étaient partout flasques, la peau exsangue. L'épigastre, non météorisé, était très sensible à la pression, mais la palpation n'y faisait constater d'ailleurs aucune dureté, aucune inégalité suspecte. — L'auscultation et la percussion ne décelaient non plus rien d'anormal dans le thorax,si ce n'est un bruit de souffle doux, au premier temps du cœur et aux régions carotidiennes ; il existait une certaine irritation à la gorge et au larynx, se traduisant par un peu de toux et parfois un sentiment de cuisson dans le pharynx.

Diverses célébrités médicales avaient été consultées et avaient prescrit des traitements sans résultat ; le célèbre Dr Fauvel, consulté à son tour, ne trouva rien de grave dans les organes de la phonation et de la respiration, et, comme nous l'avons dit, conseilla un traitement hydrothérapique scientifique. Ses conseils ne furent pas acceptés sans résistance ; par une étrange rencontre, Mme X.. avait une telle horreur de l'eau, que, même tiède, elle n'en voulait pas toucher, et qu'elle usait de cold-cream pour sa toilette. Ce ne fut pas sans une vive lutte qu'on triompha de ses répugnances ; enfin, à l'aide d'un peu de diplomatie appuyée de la promesse d'un retour à la santé et à la fraîcheur, elle se décida à subir une première et courte douche en arrosoir de quelques secondes, que nous donnions d'ailleurs avec de l'eau dégourdie.

Après quelques applications pareilles, qui produisirent naturellement peu d'effet, Mme X...., un peu honteuse de sa pusillanimité, se résigna à subir une première et courte douche en pluie, suivie d'une douche en jet brisé sur tout le corps, de 10 secondes, avec de l'eau à 15°, puis à 10°; deux de ces dernières douches par jour avaient été administrées pendant cinq jours, sans qu'une circonstance heureuse vint rehausser le courage de Mme X...; l'époque menstruelle était arrivée, et, vu les phénomènes vraiment terribles dont elle s'accompagnait, elle inspirait à Mme X... les plus vives appréhensions ; à son grand étonnement, les règles parurent sans douleur, et continuèrent de même pendant une semaine. Le premier jour de la période menstruelle ayant donné à la malade une grande confiance, nous pûmes continuer les applications hydrothérapiques pendant la durée des menstrues, et, à partir de ce moment, elle se déclara prête à subir toutes les douches qu'il nous plairait de lui administrer. Voici celles qui lui furent données :

D'abord une douche en jet brisé sur tout le corps, de quinze secondes, suivie d'une douche stomacale en arrosoir, d'une minute; à l'époque des règles, outre la douche en jet brisé, douche en cercles autour du bassin seulement, et simultanément douche stomacale en arrosoir, d'une minute ; eau à 8°.

Quant au résultat de cette médication, voici quel il fut :

D'abord, les vomissements diminuèrent progressivement et cessèrent tout à fait ; l'appétit revint, puis le teint naturel du visage, ainsi qu'une expression qui n'avait plus rien de sombre ni même de mélancolique ; le creux des joues se comble, et la face se colore ; un embonpoint se développe, et le 25 septembre, la malade se sent véritablement ressuscitée ; dans le dernier mois, elle n'a eu qu'une seule fois la migraine, et qui disparut en moins de quatre jours, au lieu de durer sept et huit.

Familiarisée maintenant avec l'appareil hydrothérapique, qui lui inspirait tant de frayeur, Mme X..., quoique se trouvant ressuscitée, ne jouissant pas encore de toutes ses forces normales, désire continuer le traitement pendant les mois froids jusqu'à ce qu'elle soit revenue à l'état de santé parfaite. Elle arrive, en effet, à ce beau résultat après trois nouveaux mois de traitement.

Comme beaucoup des faits qui précèdent, celui-ci peut se passer de commentaires ; nous en ferons un cependant, mais qui ne concerne pas le fait lui-même, et qui ne s'adresse qu'à ceux de nos honorables confrères qui ont laissé arriver Mme X... au dernier degré d'émaciation avant de songer à l'hydrothérapie ; le nombre de faits publiés est pourtant aujourd'hui considérable, qui démontrent l'efficacité de l'hydrothérapie contre la gastralgie, la dyspepsie, l'anémie, toutes affections qui se compliquaient l'une l'autre chez Mme X... ; comment se fait-il donc que les médecins, parmi lesquels plusieurs de célèbres, consultés d'abord, aucun n'ait songé à prescrire la puissante médication nouvelle, et qu'il ait fallu arriver à un spécialiste comme M. Fauvel, pour qu'on pensât à elle, c'est-à-dire à un praticien, qui en raison même de sa spécialité, aurait pu ignorer, sans qu'on fût autorisé à lui en faire un reproche, toutes les ressources de l'hydrothérapie ? Hélas ! cette question serait pénible à approfondir, et comme nous croyons que ce serait encore plus inutile que pénible, nous préférons ne pas nous y arrêter davantage et dire que nous continuerons comme par le passé à faire des efforts pour faire voir clair aux aveugles et faire entendre les sourds.

Nous avons mentionné ci-dessus la gastrite chronique, disons-en quelques mots pour terminer cet article.

La gastrite chronique est aujourd'hui et depuis longtemps déjà bien démodée ; on a vu cependant, au début de cet article, qu'un médecin dont personne, assurément, ne contestera l'instruction et les hautes capacités, M. le professeur Peter, considère comme des gastrites chroniques un bon nombre de gastralgies, sinon toutes. Sans vouloir, comme nous l'avons déjà dit, examiner ici à fond le bien ou le mal fondé de cette doctrine, nous croyons devoir rapporter deux observations de maladie que les honorables confrères qui nous avaient adressé les malades avaient qualifiée de gastrite chronique, et que l'hydrothérapie a guérie, tout comme s'il ne s'était agi que de gastralgie ou de dyspepsie.

Obs. 6. — Le premier de ces malades nous fut adressé par notre excellent confrère et ami, le Dr D.

C'était un homme de 52 ans, grand, de tempérament bilioso-nerveux, venu depuis quelques années de la province à Paris, et dont l'affection remontait à deux ans environ. Elle avait débuté par des *crampes* d'estomac, suivies d'excrétions pituiteuses; dans les intervalles de ces crampes, le malade souffrait peu, mais éprouvait cependant presque toujours un malaise dans la région épigastrique; l'appétit était très diminué, et la petite quantité d'aliments ingérés passait lentement et non sans augmenter le malaise; quelquefois, au moment où il voulait manger, le malade se sentait comme disposé à tomber en syncope; il existait une constipation habituelle. Depuis quelques mois, les symptômes s'aggravaient progressivement; il s'y était joint de fréquents maux de tête, siégeant spécialement aux tempes, une profonde débilité nerveuse, un sentiment de brisement et de fourmillement dans les membres, surtout dans les avant-bras, une agitation continuelle pendant la nuit, et par conséquent une pénible insomnie.

Avant son séjour à Paris, M. X... avait toujours joui d'une bonne santé; il n'avait aucun mauvais antécédent héréditaire ni personnel. Il attribue l'origine de ses souffrances à des causes purement morales : ayant entrepris à Paris de grands travaux et ayant essuyé de fortes pertes, il put craindre de ne pouvoir pas faire honneur à ses affaires, et cette préoccupation lui fit éprouver une pénible sensation au centre épigastrique, troubla son sommeil, et, finalement, détermina tous les accidents que nous venons de décrire.

Il a eu recours à de nombreuses consultations pour tâcher de se délivrer de son mal; il s'est adressé d'abord à l'homœopathie et en a suivi pendant longtemps le traitement, mais sans aucun résultat avantageux, au contraire. Fatigué de cette médication inutile, le malade eut recours à M. le Dr X... qui lui prescrivit, entre autres moyens, des bains de rivière et de Barrèges ; de longs mois de ce traitement n'eurent pas de meilleurs effets que l'homœopathie, et M. X... consulta alors notre excellent confrère, le Dr Deschamps qui lui conseilla l'hydrothérapie.

Nous commençâmes le traitement le 19 août 1862, au matin, par une ablution de tout le corps avec de l'eau à 8°, en mouillant préalablement la tête, comme c'est notre habitude, quoique nous omettions quelquefois de la mentionner. Nous répétons l'application dans l'après-midi.

Le lendemain, nous donnons une douche en cercles qui fouette pendant trente secondes le bassin, les lombes, la partie supérieure des membres pelviens, avec douche en arrosoir épigastrique, et nous terminons en promenant une douche en jet sur l'épine dorsale, finissant et insistant sur les pieds ; durée trente autres secondes, eau à 8°.

Dans l'après-midi, bain de siège de dix minutes, précédé d'une forte et rude friction sèche sur tout le corps. — Alimentation froide.

Ce traitement est continué avec assiduité pendant neuf jours, sans qu'aucune amélioration soit encore obtenue. — On continue néanmoins, en remplaçant la douche en jet par la douche en pluie, les autres applications étant conservées.

Le 8 septembre, une amélioration sensible est constatée, la douleur épigastrique est moindre, et ne revient pas par accès ou crampes, elle est presque continue, mais faible, vague ; le sommeil est moins interrompu, sans cauchemars, les douleurs temporales sont également moindres, ainsi que la constipation; les digestions continuent à être pénibles, il vient toujours à la bouche des régurgitations pituiteuses, encore un peu de pesanteur et de fourmillement dans les avant-bras.

On remplace la douche en cercles par la douche en jet que nous promenons surtout sur les membres supérieurs, et sur l'épigastre en brisant, ici, le jet ; concurremment, douche en pluie en préservant la tête, le tout pendant quarante secondes, avec de l'eau à 8°.

A partir du 15, l'amélioration se dessine d'une manière très prononcée, dans tous les symptômes; cette amélioration fait de tels progrès les jours suivants, que M. X... nous quitte complètement rétabli, le 4 octobre, après deux mois de traitement assidu.

Était-ce là un cas de gastralgie compliquée de dyspepsie et de beaucoup d'autres symptômes, comme il arrive toujours, après que la dyspepsie a duré un certain temps? L'absence de mouvement fébrile bien caractérisé pourrait imposer le doute; cependant, d'une part, il n'est pas absolument certain qu'un léger mouvement fébrible ait manqué tout à fait, et d'autre part, il n'est peut être pas bien démontré que dans les phlegmasies très chroniques et très légères, la fièvre soit un phénomène absolument indispensable. En tous cas nous laissons la solution de la question à de plus experts, et nous nous bornons à constater que, gastralgie ou gastrite, compliquée de beaucoup d'autres symptômes graves, l'hydrothérapie en a triomphé, sans que son efficacité puisse résoudre la question en litige, d'après l'aphorisme *naturam morborum*, etc., car la cure par l'eau froide réussit à peu près aussi bien contre les inflammations chroniques que contre les simples congestions et les affections nerveuses et sécrétoires. Les mêmes questions vont encore se poser à propos du fait suivant :

Obs. 7. — Le 5 février 1880, nous recevions dans notre Institut M. X... âgé de quarante ans, avec une consultation de notre distingué confrère du Pas-de-Calais, le Dr Petit, portant en tête pour diagnostic, les mots : gastrite chronique remontant à cinq ans. C'est en effet à 1875 que M. X... faisait remonter l'origine de sa maladie.

Marié et père de trois enfants, M. X.., d'une forte constitution, avait toujours mené une vie oisive et aimé la bonne chère. En 1875, après avoir fait un peu de temps plusieurs excès de boisson, il éprouva d'assez fortes douleurs d'estomac, accompagnées d'excrétions pituiteuses qui lui remontaient à la bouche ; il y fit néanmoins peu d'attention, son appétit n'en étant pas d'abord sensiblement diminué ; mais cette diminution de tarda pas à se manifester, et, de plus, les douleurs, de passagères qu'elles étaient, devinrent permanentes ; elles étaient peu vives, si ce n'est par moments rares, mais il avait toujours, dans la région épigastrique, comme un poids dont l'estomac semblait à chaque instant sur le point de se débarrasser, et qui pourtant ne disparaissait jamais, ou que très à la longue ; ce poids se montrait principalement de deux à trois heures après le repas, et ne se dissipait guère que pendant une à deux heures, sur celles qui n'étaient pas prises par le sommeil.

Les symptômes ne restèrent pas longtemps bornés aux organes digestifs ; dans le courant de 1876, M. X.... maigrit, perdit de ses forces, vit son sommeil se troubler, une constipation opiniâtre s'établir, devint triste, et ne prit plus aucune part aux plaisirs ou aux simples distractions qui s'offraient à lui.

Il se décida alors à consulter plusieurs sommités médicales, qui, successivement, lui firent suivre une foule de traitements variés, que nous croyons inutile d'énumérer, car ils ont donné lieu à un monceau d'ordonnances. Disons seulement que, dans cet arsenal vraiment formidable d'engins thérapeutiques, ne figure point l'hydrothérapie ; il fallut que M. X..., désespéré, retournât à Calais, auprès de son médecin ordinaire, le Dr Petit, pour que celui-ci lui conseillât l'emploi de la méthode qui avait déjà guéri tant de malades dans la même situation que M. X.... et même dans une situation pire encore.

C'est le 5 février que M. X... nous arriva, muni de la consultation de notre distingué confrère. Il éprouvait alors tous les symptômes que nous avons décrits, et il nous sembla bien qu'ils étaient accompagnés d'un léger mouvement fébrile, car, bien que petit, le pouls était à 80-84 et cette fréquence paraissait anormale chez M. X....

Dès le jour de son entrée, nous lui administrâmes une douche en pluie, suivie d'une douche en jet, promenée sur tout le corps et spécialement sur les membres inférieurs et les pieds, qui étaient toujours glacés ; nous recommençons les mêmes douches dans l'après midi. — Comme régime, nous prescrivons : bouillon et lait froids ; un peu de viandes froides ; eau pour boisson. — (Le contraire, par conséquent, des prescriptions faites antérieurement, lesquelles avaient été principalement : viandes rôties, viandes crues, vins généreux, liqueurs, etc., etc.)

Les opérations indiquées ci-dessus sont continuées jusqu'au 25 février ; ce jour-là, une amélioration est constatée : le poids ressenti sur l'estomac est moindre ; la digestion est moins pénible, l'appétit un peu meilleur ; un peu de forces sont revenues. — Aux applications précédentes, nous ajoutons une douche stomacale en arrosoir pendant trente secondes ; eau toujours à 8°.

Le 15 mars, l'appétit est si bien développé, que M. X... demande à manger à table et à prendre l'alimentation de tout le monde ; mais nous ne le lui permettons pas encore.

Le 5 avril, l'amélioration a encore fait des progrès considérables : la digestion est presque excellente ; l'appétit est très développé, le poids de l'épigastre est presque entièrement dissipé, le pouls est plus fort, mais moins fréuqent, 70 au plus ; les forces sont presque entièrement revenues ; le malade se trouve si bien, qu'il demande à nous quitter ; mais, sur nos instances, il se décide à prolonger son traitement d'un mois, puis d'un second mois encore ; il nous quitte au commencement de mai, dans un état de santé parfait. Nous l'avons revu depuis ; sa santé était toujours excellente.

Nous serons plus sobre encore de réflexions sur cette observation que sur la précédente ; ces réflexions ne pourraient être d'ailleurs qu'à peu près identiques. Peut-être le léger, très léger mouvement fébrile qui a été constaté ici justifie-t-il réellement notre distingué confrère Petit du diagnostic qu'il a porté ; en tous cas, le résultat ne le justifie pas moins du traitement qu'il a prescrit, à l'encontre de célébrités médicales de Paris.

ART. 37. — DE LA GOUTTE.

> Le remède le plus convenable pour prévenir la rechute des accès de goutte est de se familiariser peu à peu avec le froid et l'usage de l'eau froide. Il est aussi très utile pendant les beaux jours d'été d'entrer quelquefois jusqu'aux genoux dans une eau limpide et froide.
>
> STOLL.

> Les tumeurs et les douleurs dans les articulations, de même que les accès goutteux et les crampes sont apaisés, diminués et guéris par des douches d'eau froide fréquentes.
>
> HIPPOCRATE.

Notre intention, on doit le savoir, car nous l'avons assez répété, est d'écrire un livre exclusivement pratique ; nous ne pouvons donc entrer dans de longues dissertations de pathologie théorique, qui n'auraient pas un but prochain d'application. Nous ne discuterons par conséquent pas longuement la question de la dualité ou de l'unicité de la goutte et du rhumatisme ; nous dirons seulement que, pour nous comme pour Chomel et beaucoup d'autres médecins éminents, les deux formes de la maladie, quoique fort différentes en apparence, dans les cas types, n'en font qu'une cependant au fond, et que les distinctions qu'on a voulu établir entre elles ne portent que sur des phénomènes d'ordre secondaire, ou même sur des erreurs. Schedel, qui se laissait volontiers guider par ceux qui crient le plus fort ou qui sont les plus nombreux, a résumé avec beaucoup de bonne foi, — comme c'était son habitude, — les caractères différentiels sur lesquels les partisans de la dualité, dont il faisait partie, ont prétendu établir cette dualité :

« Pour résumer en quelques mots, dit-il, la différence qui existe entre le rhumatisme et la goutte, je dirai que la dernière paraît liée à un état général de l'économie qui se développe spontanément et dont elle est l'expression, tandis que le rhumatisme auquel les hommes les plus vigoureux sont surtout exposés, reconnaît presque toujours pour cause des fatigues prolongées, et l'exposition au froid, le corps étant échauffé. Ces deux causes réunies développent le rhumatisme avec d'autant plus de certitude, que l'habitation est humide, froide et mal aérée. Enfin, la bonne chère et les aisances de la vie produisent la goutte ; le rhumatisme se développe sous l'influence des fatigues, du froid et de l'humidité. »

Quoique ce tableau différentiel ne soit pas complet, nous n'hésitons pas à dire que tous les caractères qu'il donne comme différentiels sont erronés. Ainsi, le plus considérable de tous attribue la goutte à un état général de l'économie, tandis que le rhumatisme serait un état local, engendré par des actions purement locales. Rien de plus erroné : ce qui produit le rhumatisme est une diathèse tout aussi caractérisée, nous dirons même tout aussi évidente que celle qui cause la goutte, et nous ajouterons que cela doit être par l'excellente raison qu'au fond, c'est la même. Ce qu'il y a de vrai dans la distinction qu'on veut établir, c'est que, dans une certaine forme, la diathèse se traduit par des accès, qui parfois, mais *parfois* seulement, affectent presque exclusivement les petites articulations, et, notamment, au pied, celles des gros orteils, tandis que, sous l'autre forme, la maladie atteint une ou plusieurs grandes articulations, et s'y établit d'une manière chronique, soit en restant longtemps sur la même, soit en envahissant plusieurs articles simultanément ou successivement. Mais à côté de ces formes nettement dessinées, il en est une foule, en quantité bien plus considérable, où les phénomènes sont très mêlés, et où l'on passe progressivement, presque sans transition, d'une forme à une autre. Encore faut-il dire que, dans les deux formes les plus tranchées, il y a moins de différence qu'entre une fièvre typhoïde modérée, purement et à peine adynamique et une fièvre ataxique que personne ne considère comme d'une nature différente de la première. On pourrait faire la même remarque entre la roséole syphilitique et les exostoses, entre la variole très discrète, qui est à peine une maladie, et la variole noire, etc.

Si l'aphorisme *naturam morborum*, etc, était rigoureusement vrai, l'hydrothérapie démontrerait, de son côté, l'identité des deux formes de la maladie, car elle a sur toutes deux une action curative qui, toutefois, est plus prononcée dans la forme rhumatismale que dans la forme goutteuse.

C'est sous le bénéfice de ces remarques que nous consacrons un article spécial à la *goutte*, au lieu d'en renvoyer l'histoire clinique à l'article *rhumatisme*, comme l'exigerait peut-être une logique rigoureuse ; nous nous conformons à l'usage, tout en signalant ce qu'il a de mal fondé.

Non seulement on a distingué la goutte du rhumatisme, mais on a distingué la goutte en aiguë et chronique ; cette distinction n'est fondée qu'au point de vue du caractère qu'affectent les accidents goutteux, à différents moments de la maladie : ce qu'on appelle la goutte aiguë, ce sont simplement les accès qui, en effet, revêtent souvent le caractère d'acuité le plus violent, sans toutefois s'accompagner du cortège habituel des maladies aiguës, notamment de la fièvre qui est généralement modérée, sinon nulle. En outre, quand l'accès est passé, la maladie n'est pas terminée ; l'accès se reproduit après un temps variable, et pendant l'intervalle des deux accès, il persiste toujours divers phénomènes morbides plus ou moins prononcés, notamment le phénomène douleur, diminué seulement d'intensité. Ainsi, quand on parle de goutte aiguë, on entend parler de l'accès, et, par goutte chronique, des phénomènes des intervalles des accès, ou même des gouttes sans accès, car il en existe de ce genre, et qui ne sont rien moins que rares. Au point de vue du traitement, la distinction mérite, du reste, d'être conservée, car la médication de l'accès n'est pas celle des autres périodes, quoique l'hydrothérapie soit utile dans les deux cas.

La nouvelle méthode n'avait pas attendu Priessnitz pour être appliquée. On sait que le Dr Kinglake, qui était lui-même goutteux, traitait les goutteux et se traitait par des applications hydrothérapiques. Il faisait boire aux goutteux l'eau froide en abondance, et appliquait sur les parties malades de larges et épaisses compresses imbibées d'eau froide et renouvelées de quart d'heure en quart d'heure, ou plus souvent, quand la chaleur était très vive. Il avait l'habitude de déguiser l'eau en y ajoutant quelques jaunes d'œuf qu'on battait dans le liquide, ou quelques grains de camphre; mais cette précaution n'était utile que pour les malades qui répugnaient à boire de l'eau pure ; elle n'ajoutait rien à l'efficacité de la méthode ; Kinglake a publié, en 1804, un ouvrage où il rapporte nombre d'observations qui en démontrent l'efficacité. A cette époque, beaucoup plus encore qu'aujourd'hui, on parlait des dangers de faire rétrocéder la goutte. Kinglake n'a jamais parlé de pareil accident, et n'a par conséquent pas eu occasion, suivant toutes probabilités, de l'observer. Par un hasard singulier, Schedel rencontra à Græfenberg le fils de Kinglake, dont le père était mort alors très récemment, et qui confirma à Schedel que, dans les nombreux entretiens qu'il avait eus avec son père, jamais celui-ci ne lui avait parlé d'aucun accident de goutte rétrocédée. — Nous-même, quoique employant une méthode presque en tout semblable, n'avons jamais observé de ces accidents.

Mais l'hydrothérapie ne se borne pas au traitement des accès, elle traite aussi la goutte dans son ensemble ; elle la guérit quelquefois et la soulage presque toujours. Voici un fait, déjà ancien, que nous extrayons de nos cartons, et qui en fournit une preuve.

Un Polonais, âgé de soixante-cinq ans, d'une taille élevée, de peu d'embonpoint, d'un tempérament bilioso-sanguin, fortement coloré, nous fut adressé, en décembre 1879, par notre savant et regretté confrère et ami, le Dr Raciborski. Ce malade avait beaucoup souffert à la suite des événements qui avaient accablé son pays. Au chagrin moral s'ajoutait la perte de sa fortune, ce qui l'avait fait passer d'une vie douce et calme dans la plus anxieuse détresse ; il avait été obligé de faire les plus pénibles efforts pour se créer une position qui lui permît d'échapper aux étreintes de la misère. Comme il était intelligent et instruit, on finit par lui procurer une place d'employé ingénieur dans le département de l'Yonne.

Ayant eu, quelque temps après, la chance de recouvrer une petite partie de sa fortune, il put avoir une existence un peu plus aisée et s'abstenir de certains travaux qui l'exposaient à l'intempérie des saisons, et, en toute saison, aux vicissitudes du temps. Il craignait d'autant plus ces fâcheuses influences, que presque tous les membres de sa famille étaient atteints de goutte.

Dans le principe, ses accès ne se montraient que de loin en loin ; puis il se répétèrent plus fréquemment, et finirent par n'avoir presque plus d'interruption ; il en est ainsi depuis plusieurs années. Il a fait un grand nombre de traitements pour se débarrasser de ce triste état ; aucun ne lui a réussi ; aussi, depuis plusieurs mois, s'était-il résigné et se refusait-il à rien entreprendre. Ce ne fut que sur l'insistance du Dr Raciborski qu'il se décida à essayer l'hydrothérapie.

En conséquence, nous le reçûmes le 12 décembre.

Il avait des nodosités à plusieurs doigts des deux mains, et aux articulations métatarso-phalangiennes des deux orteils. Chaque semaine, il est pris d'accès avec gonflement et douleurs atroces des petites articulations, qui durent de deux à quatre jours ; il sort parfois d'un accès pour entrer dans un autre ; à son arrivée dans notre établissement, il sortait d'une crise intense.

Pas de symptômes morbides du côté du cœur : le sommeil et l'appétit étaient assez bons.

Le traitement fut commencé immédiatement. Matin et soir, douche en pluie de cinq secondes, suivie d'une autre, en jet, d'une minute, promenée sur tous les membres supérieurs et inférieurs, spécialement sur les articulations malades.

Le 16, un accès se manifesta ; nous eûmes recours aussitôt à une sudation à l'étuve, en entretenant des compresses mouillées sur la tête et sur les pieds ; et dès que la chaleur à la peau commence, nous faisons prendre tous les cinq ou dix minutes quelques gorgées d'eau froide. Au bout de vingt-cinq minutes, M. X... est en pleine transpiration : on le fait sortir alors de l'appareil pour le placer sous une douche en pluie de quinze secondes, suivie de la douche en jet, comme il a été dit ci-dessus : on le frictionne ensuite avec un linge rude et bien sec, et, au lieu de le ramener, on le fait marcher pendant la crise, ce qu'il n'avait pas fait depuis deux ans. Les douches sont renouvelées tous les jours, les sudations tous les deux jours : l'accès suit son cours, mais est moins intense.

Il en survient un autre le 24, qui est traité par les mêmes moyens ; il avorte presque complètement. — On continue les mêmes applications ; trois autres accès se montrent dans les dix jours, mais ne font que paraître.

A partir du 15 janvier, les sudations sont quotidiennes. Même les menaces d'accès disparaissent.

Nous continuons le traitement jusqu'au 12 février, où M. X.. nous quitte, délivré depuis plus d'un mois de toute crise et même de toute appréhension. Nous avons eu l'occasion de le revoir de temps en temps : sa cure ne s'est pas démentie.

S'il existe un cas de goutte type, c'est assurément celui dont nous venons d'exposer la relation succincte ; cependant. si l'on avait égard aux causes que l'on donne comme capables d'engendrer la maladie, on peut dire que, sauf peut-être pendant les années de sa jeunesse, M. X... a vécu dans les circonstances les plus propres à causer la manifestation du rhumatisme : privations, vie de superactivité, si l'on peut ainsi dire, exposition à toutes les intempéries du temps; pourtant, c'est une goutte type qui s'est développée; que d'autres exemples semblables n'observe-t-on pas ! Quant à l'action de l'hydrothérapie, elle a été dans ce cas aussi favorable qu'évidente : car il n'en est pas de la goutte chronique comme de quelques autres maladies, où une disparition spontanée peut tromper l'observateur ; il est absolument certain qu'ici la disparition spontanée n'aurait pas eu lieu, et que l'honneur de la guérison doit, par conséquent, être rapporté tout entier au traitement hydrothérapique.

ART. 38. — GROSSESSE.

DE L'EMPLOI DE L'HYDROTHÉRAPIE DANS DIVERS ÉTATS MORBIDES DÉPENDANTS DE LA GROSSESSE

> Si les femmes enceintes buvaient de l'eau froide en plus grande quantité, leurs enfants seraient moins sujets aux maladies, plus aisés à nourrir et à élever.
>
> SMITH.

Dans le cours de la grossesse, plusieurs indications peuvent se présenter d'appliquer l'hydrothérapie ; ces indications paraissaient bien indiquées et admises dans la science hydrothérapique, quand il plut à un certain docteur Bellugou de publier un mémoire sous ce titre singulier : « Des indications et des contre-indications des eaux minérales, de l'hydrothérapie et des bains de mer pendant la grossesse. »

Ce titre était déjà une preuve que l'auteur avait des idées fausses sur l'hydrothérapie et probablement aussi sur *les eaux minérales* (lesquelles? car elles sont loin de se ressembler toutes) ; ce titre étrange semble signifier, en effet, que les indications et les *contre indications*, par conséquent, le *mode d'action* des trois agents curatifs dont parle l'auteur est le même, ce qui est une erreur à peine pardonnable chez un baigneur du Hammam ou autre établissement de même acabit. Nous dûmes relever dans *la médecine contemporaine* les erreurs de ce singulier hydrothérapeute ; il nous suffira de citer quelques-unes de ses paroles pour prouver dans quelles aberrations il s'est égaré.

« Il résulte des faits observés par divers auteurs, dit-il, que, dans la moitié des cas où la grossesse est accompagnée de maladies du cœur, elle n'arrive pas à son terme. » — Et c'est dans ces circonstances, s'écrie-t-il dans un élan de lyrique indignation, qu'on soumettrait la femme à l'emploi des moyens hydriatiques, qu'une pratique judicieuse doit interdire *le plus souvent* à la grossesse, toujours aux maladies du cœur, et c'est à ces dangers redoutables qu'on irait ajouter un nouveau danger menaçant à la fois la mère et l'enfant d'une double agression compromettant l'existence de l'un et de l'autre par son influence funeste sur la fonction et sur la maladie !

« Il n'existe que trop d'exemples à fournir comme preuves.

« La mort subite peut être, en effet, le résultat de ce traitement inopportun. J'ai toujours à la mémoire l'exemple impressionnant que m'a raconté mon excellent confrère, le Dr U. Coste. Ce praticien, qui exerçait alors dans une station du midi, vit un jour arriver dans son cabinet une malade munie d'une lettre de recommandation qui emanait d'un médecin connu. Elle était dirigée aux eaux pour y être traitée de troubles digestifs rebelles. L'auscultation, qu'on doit toujours pratiquer quand il s'agit d'hydriatique, révéla une lésion d'orifice assez prononcée. Avec tous les ménagements possibles, mais aussi avec toute la fermeté désirable, notre confrère déclara à la malade que le traitement hydriatique lui était devenu contraire, et qu'elle eût à se contenter du repos, de l'air et de l'eau de quelques buvettes. La malade, confiante dans son médecin habituel et ne pouvant se résoudre à avoir fait inutilement un long voyage, consulte un autre médecin moins avisé, se plonge dans la piscine et meurt subitement dès le premier bain. On sut alors seulement que la malheureuse était grosse de deux mois ! »

Quel jugement porter sur de pareils commérages ? Si les annales de la science pullulent de pareils exemples, comme le prétend cet étrange raisonneur, les écrivains qui voudront en tracer l'histoire seront bien avancés ! Mais ce ne sont pas de vrais médecins qui jamais prendront au sérieux des racontars de cette espèce, auxquels nous rougirions de donner le nom d'observations, et que le respect de nos lecteurs nous défend de discuter plus longuement ; disons seulement que si la malade dont il est question dans le portiérage de notre confrère, était réellement atteinte d'une lésion sérieuse des orifices — (même sans dire laquelle), — et si, dans ces conditions, on l'a plongée dans une piscine pendant un temps qu'on ne précise pas et dans une eau dont on ne précise pas d'avantage la température, cela prouve qu'il existe encore des médecins qui sont plus faits pour casser des pierres sur les routes que pour exercer la médecine. Mais s'appuyer sur de pareils faits, — à les supposer exacts, — pour proscrire l'hydrothérapie toujours dans les maladies du cœur, et le *plus souvent* dans la grossesse, c'est donner la preuve qu'on n'a aucune notion ni de l'hydrothérapie, ni des maladies du cœur, ni des accidents qui peuvent compliquer la grossesse. Nous avons dit, en parlant des maladies du cœur, quelles sont les applications utiles de l'hydrothérapie, dans certaines de ces maladies ; nous allons dire maintenant quelles sont celles qui peuvent être utiles, dans certains accidents de la grossesse.

Mais ce que nous devons dire avant tout, c'est que *jamais* des applications hydrothérapiques, à moins d'être faites par des calfats ou des garçons de bains, *jamais* une application scientifique de l'hydrothérapie ne produira le moindre accident chez une femme grosse ; quant aux effets utiles que ces applications peuvent avoir, ils sont divers.

Les premiers de ces effets sont relatifs aux vomissements que détermine si souvent la grossesse ; ils ont été signalés d'abord par Fleury, dans le passage de ses écrits que nous allons citer. Cette citation prouvera peut-être à l'intelligent et exact docteur Bellugou, qui nous accuse de traiter Fleury d'hydrothérapeute, que lui, docteur Bellugou, traite et écrit l'histoire comme il connaît et traite l'hydrothérapie.

« A l'aide de la douche en cercles, écrivait Fleury, dès 1852, j'ai fait disparaître, dès le troisième jour, *chez une femme enceinte*, des vomissements très pénibles. Ne faudrait-il pas placer au rang des plus grands bienfaits de l'hydrothérapie le procédé qui donnerait un remède efficace contre le *vomissement des femmes* grosses ; contre cet accident si fréquent qui résiste presque toujours à toutes les ressources de la thérapeutique, qui est pour les femmes une source de si pénibles souffrances et qui, trop souvent, devient une cause de mort. »

L'appel de Fleury ne fut pas vain : en 1856, M. le Dr Dezon, de Toulon, répéta l'application déjà tentée avec succès par Fleury, et il obtint les résultats consignés dans trois observations que nous nous contenterons de résumer.

Dans la première, il s'agit d'une dame de vingt et un ans, d'un tempérament nervoso-sanguin, et qui n'avait jamais été sérieusement malade. Au cinquième mois d'une première grossesse, se manifestent des vomissements qui prennent rapidement un caractère de violence alarmant ; pendant quinze jours, on prescrit en vain à la malade eaux de fleurs d'oranger, de laitue, laudanum, valériane, éther, belladone, opium en pilules, vésicatoire, etc. M. le Dr Dezon eut recours à des applications sur l'épigastre de serviettes mouillées constamment renouvelées, n'ayant pas d'appareils qui lui permissent des procédés hydrothérapiques plus actifs. Au bout de vingt-quatre heures, Mme N... est soulagée ; au bout de quelques jours, les vomissements cessent complètement, la grossesse suit son cours régulier sans aucun autre accident, et arrive à son terme normal, qui est couronné par l'accouchement le plus heureux.

Le second fait, tout à fait semblable au premier, a eu pour sujet une dame de vingt-huit ans ; mêmes traitements employés d'abord sans succès aucun ; recours aux serviettes mouillées, amélioration dans les trois jours, guérison dans les dix, bonne grossesse après, terminée par un accouchement heureux.

Enfin, le troisième cas a été observé chez une jeune demoiselle de dix-huit ans, très nerveuse, qui vivait en ménage irrégulier avec un officier d'infanterie de marine ; les mêmes accidents graves furent encore traités, suivant l'usage, par une foule de calmants, et par les vomitifs (Ipéca), sans succès sérieux ; après tous ces échecs, les applications de serviettes mouillées froides, constamment renouvelées, triomphent encore du mal. Ce fait diffère des deux précédents en ce que les vomissements se reproduisirent quelques mois après, et que la malade se guérit elle-même par le même moyen, le Dr Dezon, avant le retour des accidents, ayant quitté Toulon.

Ces faits sont concluants; nous croyons pouvoir nous dispenser de les commenter; mais nous devons en signaler d'autres.

Les vomissements ne sont pas les seuls accidents auxquels soient exposées les femmes grosses; outre toutes les affections qu'elles peuvent partager avec le commun des martyrs, elles sont spécialement sujettes à quelques affections particulières, l'albuminurie et l'anémie notamment. Or, l'hydrothérapie, — et nous parlons toujours de l'hydrothérapie scientifique, il est inutile de le dire, — peut être appliquée au traitement de ces maladies, tout comme si la grossesse n'existait pas; entre un nombre considérable d'exemples, en voici un qui paraîtra sans doute assez concluant :

Le 2 avril 1880, un de nos médecins-oculistes les plus distingués, M. le Dr Gorecki, principal rédacteur du journal le *Praticien*, nous adressait Mme X..., qui était revenue réclamer ses soins pour un glaucôme commençant, un autre glaucôme ayant déjà entraîné la perte d'un œil. Mme X... se trouvant dans un état de grossesse avancé et de santé d'ailleurs déplorable, notre honorable confrère, avant de prendre un parti relativement à la maladie de l'œil, voulut que Mme X... fût relevée de ses couches, et s'il était possible rendue à la santé générale; en conséquence, il nous l'adressa.

Mme X... avait déjà subi de nombreux traitements : amers, ferrugineux, etc., que nous croyons inutile de décrire; nous dirons donc sans autre préambule quel était son *état actuel*, au moment de son entrée dans notre Institut :

Mme X... est âgée de trente ans, d'un tempérament lymphatico-nerveux ; quoique d'une constitution peu robuste, elle n'a jamais fait de maladie sérieuse ; elle a eu trois enfants, et chacune de ses grossesses s'est passée sans accidents et s'est terminée par des couches heureuses. Seulement, après son dernier accouchement, elle s'est sentie de moins bonne santé qu'auparavant ; elle devint un peu pâle et son appétit fut moins régulier. Ces légers symptômes persistèrent sans modification jusqu'au commencement de la grossesse actuelle, qui date déjà de six mois ; depuis cette époque, les symptômes se sont aggravés de jour en jour, de façon qu'aujourd'hui, Mme X... se trouve dans une faiblesse extrême ; elle peu à peine marcher, et, au moindre effort qu'elle veut faire, elle se sent menacée de syncope ; l'appétit est considérablement diminué; Mme X... ne prend guère que la quantité d'aliments nécessaire pour ne pas mourir d'inanition ; ces aliments sont, en outre, pris presque exclusivement parmi les moins substantiels, légumes herbacés, salade, sucreries.

Elle est excessivement pâle et d'une pâleur jaunâtre, comme cachectique ; il existe une petite toux sèche venant à de longs intervalles et durant très peu ; il y a des palpitations très fréquentes et qui deviennent violentes dès que la malade veut marcher ; il n'y a jamais eu de crachements de sang ; l'auscultation et la percussion pratiquées très attentivement ne font découvrir ni matité ni bruits anormaux dans les poumons ; au premier temps du cœur, au contraire, existe un bruit de souffle prononcé, qui se fait entendre aussi dans les régions des carotides ; le pouls est petit, de 70 à 75 ; il n'existe pas de chaleur anormale à la peau ; constipation opiniâtre.

Le 2 avril, nous administrons à Mme X... une douche mobile générale en jet brisé, de quinze secondes, sur tout le corps, avec de l'eau à 16° ; la même douche est continuée, matin et soir, les jours suivants, avec de l'eau à 10°. — Tisane de houblon, alimentation substantielle.

Le 25 avril, nous constatons une amélioration sensible : la faiblesse est moindre ; la malade se promène un peu sans trop de fatigue ; le bruit de souffle est notablement diminué au cœur et sur le trajet des vaisseaux du cou; palpitations et essoufflements moindres, toux plus rare; sommeil moins interrompu, un peu d'appétit, la pâleur est moins cachectique. — Le même traitement est continué, en faisant précéder la douche en jet brisé d'une douche en pluie, et en portant l'une et l'autre à une durée de trente secondes.

Le 15 mai, Mme X..., se trouvant infiniment mieux et se considérant comme entièrement rétablie, demande à nous quitter, malgré nos conseils, pressée par le vif désir de se retrouver au milieu de ses enfants. Elle se trouvait dans un état qui, sans être la santé florisante, était très satisfaisant : les bruits de souffle étaient très légers; le visage est toujours pâle, mais d'une pâleur fraîche, et Mme X... nous dit qu'elle n'a jamais eu de douleurs; la marche est facile et ne provoque ni palpitations, ni essoufflement; l'appétit est presque normal, un peu d'embonpoint revient, le sommeil est moins interrompu, il y a plus de quinze jours que Mme X... n'a pas toussé. Nous sommes donc, à notre grand regret, obligé de la laisser partir avant que sa guérison soit consolidée.

Mais personne ne doutera plus que nous-même que la santé de Mme X... ne fût devenue aussi bonne qu'elle l'avait jamais été, si elle avait cru pouvoir consacrer un ou deux mois aux soins de son rétablissement.

Les faits comme celui-là et comme ceux qui l'on précédé seront suffisants, croyons-nous, pour convaincre tous les médecins de bonne foi et intelligents que les prétendues contre-indications de l'hydrothérapie pendant la grossesse n'existent que dans les débiles imaginations des Bellugous et consorts, tandis qu'au contraire, la médication priessnitzienne possède contre les accidents, souvent très graves, des femmes grosses, des ressources précieuses qu'on attendrait vainement de toute autre médication.

ART. 38. — DE L'HYPOCHONDRIE —MÉLANCOLIE

> L'eau fraîche de source agit par le froid et l'air fixe qu'elle contient d'une manière bienfaisante sur l'estomac et les nerfs ; elle est donc salutaire dans l'hypochondrie.
>
> HUFELAND.

Lors même que nous ne nous abstiendrions pas volontairement, dans ce travail, de discussions purement théoriques, nous ne jugerions que peu utile de renouveler la question, longuement débattue par plusieurs de nos prédécesseurs, de savoir si l'hypochondrie est une vésanie, une névrose cérébrale ou une affection des organes abdominaux, foie, rate, tube digestif, même une dyspepsie flatulente, comme le prétendait notre contemporain, le Dr Beau. Pour nous, comme pour tous ceux qui veulent se donner la peine d'observer attentivement et sans parti pris, l'hypochondrie est toujours une affection cérébrale : seulement, elle présente, sinon deux espèces, au moins deux variétés bien distinctes :

Dans l'une, les maladies que l'hypochondriaque croit avoir sont purement imaginaires ; dans l'autre, il existe réellement une affection, le malade ne fait que s'en exagérer la gravité ; il faut reconnaître que, dans ce dernier cas, l'affection réelle est presque toujours une affection des organes abdominaux et spécialement du foie, de la rate et de l'estomac, et que rarement on devient hypochondriaque pour une maladie des reins, de la matrice ou même de la vessie ; mais on le devient assez souvent pour une maladie des organes génitaux. On ne le devient à peu près jamais pour une maladie externe des membres ou même du tronc.

C'est une particularité sur laquelle il y aurait assurément des considérations remarquables à présenter, et peut-être des recherches à faire ; nous nous contenterons de la signaler aux esprits méditatifs.

La seconde variété d'hypochondrie guérit presque toujours avec la maladie qui en a été le point de départ, comme le prouveront les observations ci-dessous ; quant à la première, elle est d'une curation beaucoup plus difficile, car elle confine de bien près à la lypémamie, forme d'aliénation dont on connaît l'extrême ténacité. Cependant l'hydrothérapie en triomphe quelquefois, et elle triomphe à peu près toujours de la seconde variété, ainsi que vont en témoigner les faits suivants :

Obs. 1. — Un aliéniste éminent, M. le professeur Ball, nous adressait, le 8 décembre 1878, M. X..., âgé de 41 ans, anglais, d'un caractère ordinairement gai, tombé progressivement dans une tristesse profonde, d'autant plus inexplicable qu'il se trouve dans une situation commerciale très brillante et que rien autour de lui ne semble pouvoir lui causer le moindre chagrin ; le monde qu'il recherchait volontiers lui est importun, et il le fuit ; il ne précise aucune souffrance particulière, et un examen attentif de toutes les fonctions n'en fait constater aucune de troublée, si ce n'est celle qui le plonge dans la tristesse, dans des conditions apparentes où tout semblerait devoir le porter à la gaieté ; tout ce qui l'entoure lui devient suspect ; il a consulté plusieurs médecins dans son pays, mais les prescriptions qu'ils ont faites ne lui inspirant aucune confiance, il ne les a suivies que très imparfaitement, et son état n'a nullement été amélioré. Il s'est alors résolu à venir consulter à Paris M. le professeur Ball, qui prescrit l'hydrothérapie. A son arrivée, nous constatons l'état suivant :

M. X... est grand, maigre, a les traits tirés, l'expression de la physionomie sombre ; il se plaint de n'avoir point d'appétit et que très peu de sommeil ; il a des frayeurs fantastiques, reste parfois des journées entières immobile, comme pétrifié ; il existe une constipation opiniâtre qui exige l'usage fréquent de lavements. M. X... fait remonter son état anormal au mois d'août dernier, à quatre mois environ, par conséquent. Inutile de mentionner les traitements qu'on lui a conseillés, puisqu'il n'en a suivi aucun ; il dit cependant avoir pris quelque temps le bromure et l'iodure de potassium, qui lui ont procuré quelque amélioration. Il est résolu, dit-il, à suivre le traitement que M. Ball lui a conseillé.

De concert avec l'éminent professeur, nous continuons l'usage des médicaments qui ont procuré quelque soulagement, et nous administrons à M. X..., dès le matin de son entrée, une douche en pluie de 10 secondes, avec de l'eau à 8° : le malade dit qu'elle a été pour lui une délectation.

Les quatre jours suivants, même douche matin et soir.

Le 13, nous la faisons suivre d'une douche en jet brisé de 20 secondes, que nous promenons le long de la colonne vertébrale.

Le même traitement est continué jusqu'au 22. Ce jour-là, une amélioration est constatée; le sommeil est revenu en partie ; il s'est développé un appétit vorace. Les selles étant encore rares, nous ajoutons aux applications ci-dessus indiquées un bain de siège à eau dormante, de 15 à 25 minutes, avec de l'eau à la température de la chambre.

A partir du 1er janvier, les évacuations alvines se rétablissent d'une manière régulière ; le malade, après avoir mangé quelque temps avec un appétit extrême et avoir pris un peu d'embonpoint, mange de bon appétit, mais non d'une manière extraordinaire ; toutes les fonctions se rétablissent progressivement, et M. X... nous quitte, le 3 mars, nullement triste, et au contraire, fort heureux de vivre.

Faut-il établir entre le défaut d'appétit et la constipation dont était affecté M. X..., et l'état de ses idées un rapport de cause à effet ? C'est une question qu'on peut se poser bien souvent sans être en mesure de la résoudre : il faudrait pour cela assister au développement des premiers symptômes et les suivre pour ainsi dire jour par jour, et encore faudrait-il que les malades traduisissent exactement ce qu'ils éprouvent; il est très admissible, assurément, que l'état hypochondriaque se soit développé sous l'influence des troubles éprouvés par les fonctions digestives ; mais il est tout aussi admissible que celles-ci se soient altérées à la suite des troubles nerveux, c'est ce qui se voit journellement, et d'une manière indubitable, quand les personnes en état parfait de santé voient leurs fonctions digestives s'altérer instantanément sous l'influence d'un chagrin réel, d'une seule mauvaise nouvelle. — Ce qui n'est pas douteux dans le fait précédent, c'est l'action curative rapide du traitement hydrothérapique ; cette rapidité pourrait faire croire que ce sont les phénomènes digestifs qui ont ouvert la scène ; cependant ce n'est pas une preuve péremptoire.

Obs. 2. — Le 3 février 1878, M. le professeur Verneuil nous adressait Mme X..., âgée de 33 ans, qui avait été traitée en vain depuis *plusieurs* années pour une affection hypocondriaque. Les premiers symptômes paraissent, en effet, s'être montrés, il y a six ans, après une couche, heureuse d'ailleurs ; son mari s'en aperçut à l'éloignement qu'elle avait pour les distractions qu'elle goûtait autrefois, sans toutefois qu'elle avouât cet éloignement. Pourtant, quand il parvenait à lui faire accepter quelques plaisirs, il constatait un certain mieux pendant quelques jours, mais à la condition que ces plaisirs ne coûtassent rien ou parûssent ne rien coûter au ménage, car, par une circonstance assez exceptionnelle, Mme X..., associait à ses plaintes pour des maux imaginaires et à sa tristesse, une avarice sordide.

Quant aux douleurs dont se plaint Mme X..., elles sont, suivant elle, aussi vives que variées : tantôt elles sont dans les reins, tantôt dans la tête, tantôt et plus souvent dans l'estomac, tantôt ailleurs.

Ses plaintes continuelles jointes à son extrême avarice, la privèrent successivement de ses domestiques, de sorte qu'elle fut réduite, malgré son aisance relative, à faire elle-même son ménage, ce qui la fatigua beaucoup ; de plus, son isolement augmenta encore sa morosité, et finalement, elle tomba dans une apathie qui la rendit indifférente à son mari et à ses enfants ; elle ne songeait plus qu'à la mort qu'elle attendait.

C'est dans ces conditions qu'après des traitements variés, le professeur Verneuil conseilla l'hydrothérapie.

A son entrée dans notre Institut, Mme X..., de grande taille, était très amaigrie, très faible, très anémiée. Elle dit ressentir surtout une douleur fixe dans le dos, qui d'après ses indications occupe l'espace entre la troisième et la sixième vertèbre dorsale, douleur se prolongeant dans le dos ; il y aurait aussi beaucoup d'autres douleurs, mais mobiles. Le pouls est normal, le sommeil léger et souvent troublé ; l'appétit persiste.

Le matin de l'entrée, lotion générale avec de l'eau à 20°. Le lendemain matin et l'après-midi, même lotion, mais celle de l'après-midi, suivie d'une douche au jet brisé de 20 secondes, sur tout le corps avec de l'eau à 12°.

Du 5 au 10, matin et soir, douche en pluie de 15 secondes, suivie d'une douche en jet brisé de même durée, promenée sur la colonne vertébrale avec de l'eau à 8°.

Le 25, une amélioration notable est constatée : la tête est plus libre, les idées moins sombres, le sommeil un peu meilleur ; la douleur dorso-stomacale continue.

Le 10 mars et jours suivants, application, au moment de se mettre au lit, de compresses froides le long de la colonne vertébrale, qu'on renouvelle dès qu'elles s'échauffent. On continue néanmoins les applications précédentes.

Le 30 mars, une amélioration prononcée est constatée : les évacuations alvines se régularisent, la digestion qui, du reste, n'a jamais été bien troublée, s'opère parfaitement, l'appétit est toujours bon ; Mme X... ne parle plus de mourir ; pour la première fois, depuis son entrée, elle exprime le désir de voir ses enfants et son mari ; elle souhaite même de rentrer dans sa famille ; la douleur du dos persiste quoique atténuée ; les autres ont disparu. Le caractère est complètement modifié ; Mme X..., est presque gaie.

Malgré le désir qu'elle a exprimé, nous décidons Mme X... à continuer son traitement jusqu'à la fin d'avril, ce à quoi elle consent; à cette date, elle nous quitte tout à fait rétablie. — Réparons l'omission que nous avons faite, en ne mentionnant pas que Mme X... a été soumise à une alimentation froide et qu'elle a pris de l'eau pour boisson. — Nous devons dire aussi que nous avons pris chez elle la précaution que nous prenons toujours, de mouiller la tête avant la douche ou de la couvrir d'une compresse mouillée.

Quoique la cure ait duré, chez Mme X..., plus longtemps que dans le cas précédent, on trouvera sans doute que le succès a été assez beau, chez une malade atteinte depuis si longtemps, pour nous dispenser de toute remarque ; il est des faits dont les commentaires ne peuvent qu'affaiblir la signification. On remarquera cependant que cette cure est d'autant plus belle, qu'il s'en fallait bien peu que Mme X... ne fût tombée dans la lypémanie; il s'en fallait encore moins dans le cas suivant:

Obs. 3. — La malade qui est le sujet de l'observation suivante est une bonne dame de 65 ans, qui était devenue malade à la suite de profonds chagrins. Il y a trois ans, elle perdit son mari qu'elle aimait tendrement et que, depuis son mariage, elle n'avait jamais quitté un seul jour; elle faisait un petit commerce assez prospère, que le chagrin l'obligea à quitter. Trois ans après, le 16 janvier dernier, elle perdit de mort violente accidentelle son fils aîné, pour lequel elle avait aussi la plus vive affection. A partir de ce moment, elle n'eut plus de repos. Les nuits se passaient sans sommeil ou si, cédant à la fatigue, elle s'assoupissait, c'était pour tomber dans des rêves effrayants: on la menaçait de mort, on lui arrachait les entrailles, etc.; elle criait au secours, et ne se sentait un peu rassurée, mais un peu seulement, que lorsqu'elle avait quelqu'un auprès d'elle ; elle ne mangeait pas ou à peine et demandait à mourir ; néanmoins, comme elle dépérissait rapidement, toutes les notoriétés médicales de son département furent consultées et prescrivirent divers traitements, lesquels n'eurent d'ailleurs aucun succès. Les distractions qu'on chercha à lui donner, les voyages qu'on lui fit faire ne furent pas plus profitables.

Elle était désespérée, quand le hasard la conduisit chez une parente que nous avions traitée avec succès pour une affection grave, et qui lui raconta qu'entre autres malades qu'elle avait vu guérir dans notre établissement, se trouvait un monsieur profondément atteint au physique et au moral, préoccupé uniquement de l'idée de sa mort prochaine, et qui se trouvait, par conséquent, dans une situation analogue à celle de Mme X... ; celle-ci reçut donc de sa parente l'invitation instante de venir nous consulter, et c'est ainsi qu'elle nous arriva, le 20 mars 1876. Mais quoiqu'elle se fût décidée à faire le voyage, elle l'était assez peu à suivre notre traitement. Elle nous déclara qu'elle s'était résignée à suivre les conseils de sa belle-sœur, mais qu'elle n'avait aucune confiance dans un traitement nouveau, après les insuccès de tous ceux qu'elle avait suivis; qu'au demeurant, si elle était raisonnable, elle ferait sans doute mieux de s'en retourner chez elle. A la fin, pourtant, sur la promesse formelle que nous lui fîmes de la soulager sinon de la guérir, elle se décida à rester, mais sans être bien convaincue que nous pourrions tenir notre promesse ; aussi, pendant plusieurs jours nous fûmes obligés de la faire distraire par des promenades au bois et à travers Paris. Enfin, se trouvant un jour un peu moins sombre, elle se décida à recevoir une douche en pluie, de quelques secondes, suivie d'une douche en jet brisé, d'une demi-minute, promenée sur la colonne vertébrale, avec de l'eau à 8°.

Cette double douche répétée quotidiennement produisit, au bout de huit jours, une telle amélioration, que nous ne fîmes que la continuer en prolongeant jusqu'à deux minutes celle en jet brisé. Après trois semaines de traitement, tout était rentré dans l'ordre, et Mme X... nous demanda à rentrer chez elle. Sur nos instances, elle consentit à suivre le traitement pendant un mois encore, pour consolider sa guérison, après quoi elle nous quitta, en nous promettant bien de nous écrire si ses idées noires lui revenaient. Nous n'avons pas appris qu'il y ait eu de récidive.

Quelque merveilleuse que soit cette cure, nous ne nous y appesantirons pas, en ayant encore plusieurs à rapporter dont quelques-unes ne sont guère moins remarquables.

Obs. 4. — Notre excellent et à jamais regrettable maître, le professeur Barth, nous adressait, le 20 décembre 1876, un ancien cultivateur, qui s'est ensuite enrichi dans l'industrie jusqu'à devenir millionnaire ; il s'est retiré des affaires, il y a quatre ans, et cette retraite paraît avoir été la cause des phénomènes qu'il présente aujourd'hui. Ayant toujours conduit de front les plaisirs de la table, du sexe, de la chasse, tout en se livrant très activement à la pratique de sa profession, il est devenu, après sa retraite, triste, puis sombre, et, enfin, désespéré de se voir voué à une mort qui lui paraissait prochaine. Quoique persuadé, après avoir suivi quelques traitements infructueux, que la médecine ne pouvait plus rien pour lui, il se laissa conduire plutôt qu'il n'y alla lui-même, chez le professeur Barth, qui prescrivit l'hydrothérapie. M. X.., céda aux prescriptions du célèbre professeur, mais tout en répétant que sa soumission ne lui servirait de rien, car il savait bien qu'il était condamné et qu'il ferait mieux de rentrer chez lui.

Malgré ses hésitations et même sa résistance, dès le jour de son arrivée dans notre établissement, en compagnie de sa femme, nous inaugurâmes le traitement par une ablution générale avec de l'eau à 24° ; nous la renouvelons dans l'après-midi avec de l'eau à 18°.

Aux deux applications, le malade s'était montré ferme ; mais le soir, il nous fait appeler et veut absolument nous parler avant de se coucher ; il nous supplie de ne pas le quitter, de ne pas le laisser seul la nuit, car il est persuadé que c'est sa dernière nuit déjà son cœur ne bat plus ; il insiste pour que nous l'auscultions ; nous ne trouvons rien d'anormal et le rassurons de notre mieux ; sur sa demande instante, nous lui prescrivons une potion calmante.

Enfin la nuit se passe ; mais le lendemain matin, se lever lui est impossible ; il est trop faible, dit-il. Nous le faisons lever cependant, avec l'aide de sa femme, et conduire aux douches ; nous lui donnons jusqu'au 10 janvier celle en pluie de quinze secondes, suivie de celle en jet brisé, d'une minute et demie, que nous promenons tout le long de la colonne vertébrale, avec de l'eau à 7°. — Alimentation froide, et, entre les repas, environ une carafe d'eau froide à boire par quarts ou par tiers de verre. — De plus, pour aider à combattre une constipation habituelle, nous prescrivons une bouteille d'eau de Pullna.

Dans la première quinzaine de janvier, un mieux se produit ; mais une rechute a lieu presque aussitôt après ; la constipation, qui n'avait été que momentanément vaincue, reparaît. — Nous continuons les mêmes moyens, et de plus, le matin de bonne heure, nous prescrivons un lavement d'eau froide, et le soir, au moment du coucher, une lotion générale également froide. — Un mieux se déclare encore, mais une nouvelle rechute a lieu le 20 janvier. M. X... se croit décidément perdu et veut rentrer chez lui. Nous parvenons à lui persuader qu'un mois de traitement ne saurait suffire pour triompher d'un état qui date d'aussi longtemps que le sien ; il se rend à nos instances, et la réapplication des moyens déjà prescrits fait encore reparaître le mieux. L'amélioration fait encore des progrès jusqu'au 2 mars, époque à laquelle le malade veut absolument nous quitter pour rentrer chez lui. Il se croit encore, à cette époque, gravement atteint, mais il convient qu'il n'est plus en danger immédiat et qu'il a encore *au moins* quelques jours à vivre. Il nous promet de continuer chez lui les lotions froides.

Nous avons eu, à plusieurs reprises, de ses nouvelles : il n'est pas entièrement délivré de toute crainte, mais il en a beaucoup moins, et sa vie est très supportable.

Plus encore, s'il est possible, que le sujet de l'observation précédente, celui-ci touchait à la lypémanie, et quoique sa guérison n'ait pas été complète, tous les praticiens qui ont été à même d'observer des lypémaniques, reconnaîtront que c'est encore là un beau succès pour l'hydrothérapie, succès qui serait peut-être devenu complet, si l'on avait pu continuer le traitement pendant quelques semaines ou peut-être quelques mois.

Obs. 5. — Un professeur que la science et la profession regrettent d'avoir perdu trop tôt, M. Lassègne, qui n'était pas seulement un professeur distingué de pathologie, mais un aliéniste éminent, nous confiait, le 10 mars 1869, un de ses clients, M. X..., devenu profondément hypochondriaque, à la suite de la perte de deux enfants uniques qu'il chérissait tendrement. Absorbé par le souvenir de ces êtres aimés, toutes ses pensées s'y concentraient; il était devenu indifférent à tous les autres sentiments, aux consolations de l'amitié comme aux distractions de toutes sortes qu'on cherchait à lui donner, promenades, spectacles variés, voyages, etc. Il attendait une mort prochaine, qu'il considérait comme une délivrance.

Cette disposition mentale ne tarde pas à réagir sur le physique. A son entrée dans notre établissement, M. X..., âgé de 35 ans, mangeait à peine, digérait difficilement, avait des selles rares, un sommeil agité, troublé par d'horribles cauchemars, il avait maigri considérablement, il était faible, il marchait avec difficulté et se fatiguait aussitôt; son pouls était petit, concentré, un bruit de souffle se faisait entendre au premier temps du cœur et dans les régions carotidiennes; il existait, par moment, un léger mouvement fébrile.

M. X... jouissait d'une certaine fortune, un grand nombre de traitements avaient naturellement été tentés, lorsque M. Lassègue prescrivit l'hydrothérapie; mais ces traitements n'avaient pas eu plus de succès que les distractions et les consolations de l'amitié.

Désillusionné comme tous les hypocondriaques, M. X... ne se décida pas sans peine à se soumettre à l'hydrothérapie; les douches froides lui inspiraient, d'ailleurs, une certaine frayeur; nous ne le décidâmes qu'en lui disant que nous les lui administrerions avec de l'eau tiède, ce que nous fîmes, le jour de son entrée, matin et soir. Mais le second jour, sans le prévenir, nous lui donnâmes une douche en pluie, de 5 secondes, avec de l'eau à 8°.

L'impression fut un peu désagréable, mais il se remit promptement, et, les jours suivants, nous pûmes renouveler, matin et soir, la douche en pluie pendant 15 secondes, et la faire suivre d'une douche en jet brisé, de 30 secondes, promenée sur la colonne vertébrale. Cette dernière fut promptement portée à une minute de durée, dont une dizaine de secondes sur les pieds, eau à 7°.

Le 2 avril, les applications ci-dessus ayant toujours été continuées, M. X..., toujours profondément attristé, déclare pourtant qu'il se trouve un peu mieux. Son sommeil a été moins agité, son appétit un peu meilleur, sa faiblesse moindre ; il est moins indifférent à ce qui l'entoure.

A partir de ce moment, l'amélioration progresse pour ainsi dire à vue d'œil. Tout en conservant une grande tristesse, M. X... se résigne à partager la vie commune et à compter sur le temps pour user ses chagrins. Il nous quitte le 12 mai, en état de santé physique presque aussi satisfaisant que possible, et ne conservant qu'un peu de faiblesse et, au moral, une assez forte dose de chagrin.

Nous avons eu depuis de ses nouvelles ; nous avons eu la satisfaction d'apprendre que sa santé s'était complètement rétablie, et que l'éminent professeur Lassègue considérait ce cas comme un des plus beaux faits thérapeutiques qu'il eût jamais observés.

Cette dernière remarque nous dispense de faire nous-même d'autres réflexions sur ce fait remarquable ; nous préférons passer, sans plus tarder, à d'autres exemples de la puissance curative de la nouvelle méthode.

Obs. 6. — Un savant chirurgien des hôpitaux de Paris, M. le Dr Anger, nous adressa, pour être soumis au traitement hydrothérapique, M. X..., négociant, grand, fort, qui avait toujours joui d'une florissante santé, sauf quelques maladies de jeunesse peu graves ; il avait même subi, sans être physiquement affecté, les misères du siège, lorsqu'en 1877, sa santé s'altéra dans les conditions suivantes :

Il éprouva, dans cette année, quelques pertes dans son commerce. Elles le préoccupèrent peu d'abord; mais ces pertes ayant pris des proportions plus considérables dans le cours de l'année, et, bien qu'il pût faire honneur à ses affaires, tout en conservant une belle fortune, il ressentit un profond chagrin, devint morose, ne voulant plus voir de monde, devenant indifférent à tout, et ne s'occupant même plus de son commerce, qu'il lui eût été facile de relever, le temps de crise une fois passé. Les amis de son cercle que, du reste, il ne fréquentait plus, finirent par le décider à consulter notre savant confrère et ami le docteur Anger, qui lui conseilla, ainsi que nous l'avons dit, de suivre un traitement hydrothérapique.

Lorsqu'il se présenta à nous, le 7 janvier 1879, M. X... était sombre, indifférent à tout, n'était nullement disposé à suivre un traitement quelconque, pas plus celui par l'hydrothérapie que tout autre. Nous apprîmes qu'il restait toujours renfermé chez lui, mangeait à peine, avait des nuits agitées, éprouvait une constipation opiniâtre, et, depuis plus de six mois que durait cet état, avait beaucoup maigri.

Malgré son peu de propension à se faire traiter, M. X... consentit à subir, dès le matin de son entrée, le 7 janvier 1879, une douche en pluie, de 10 secondes, suivie d'une autre en jet brisé promenée sur tout le corps, et spécialement le long de la colonne vertébrale, pendant 30 secondes, avec de l'eau à 8°.

A la fin du mois de janvier, M. X... n'est déjà plus reconnaissable; il mange davantage, son sommeil est meilleur, il voit avec plaisir quelques personnes et s'occupe de nouveau de son commerce. — Le même traitement est continué, en portant en une minute d'abord, à une minute et demie ensuite, la douche en jet brisé. L'amélioration fait de tels progrès, que M. X... nous quitte, le 5 mars, gai, parfaitement guéri. Grâce à ce qu'il a pu recommencer à s'occuper activement de ses affaires, elles reprennent rapidement, et cette circonstance ne peut que contribuer à consolider sa guérison, ce qui, en effet, a eu lieu.

La rapidité de cette guérison, dans un cas d'aussi grave apparence, est vraiment merveilleuse, car la cure était déjà complète avant le 5 mars, et ce n'est que pour la consolider que M. X.., à notre demande, est resté les quinze derniers jours. — Nous ne croyons pas que la saison froide ait été sans influence sur le résultat obtenu. Nouvel avis à ceux qui conseillent encore de s'abstenir d'hydrothérapie pendant la saison rigoureuse. — Le fait suivant n'est pas moins remarquable.

Obs. 7. — Un de nos spirituels confrères de la presse scientifique, M. le Dr Monin, nous adressait, le 3 octobre 1883, M. X..., employé de ministère, qui, depuis quelque temps, était devenu triste, éprouvait une lassitude générale, avait le sommeil agité, se sentait *mal partout*, mais, cependant, nulle part en particulier, ou du moins quand des points locaux semblaient affectés, ils changeaient continuellement; tout l'ennuyait, et, suivant ses propres expressions, il n'était plus bon à rien. Cet état paraît s'être développé sans cause connue.

Le jour de son entrée, nous administrons à M. X... une douche en jet brisé, d'une demi-minute, que nous promenons sur tout le corps, et spécialement sur la colonne vertébrale, avec de l'eau à 16°.

Les jours suivants, nous répétons la même douche, avec de l'eau à 10, puis à 7°, et, à partir du 6, nous portons la douche à une minute de durée ; de plus, nous la faisons précéder d'une douche en pluie de 5 à 6 secondes.

L'amélioration fait de tels progrès, que, le 31 octobre, M. X... nous quitte, se considérant comme guéri.

Il est venu nous revoir à la fin de février 1884, pour s'excuser de n'être pas revenu plus tôt nous remercier des soins efficaces que nous lui avons donnés, alléguant pour excuse, — fort bonne, assurément, — les préoccupations que lui causait un projet de mariage, qui, aujourd'hui, est réalisé.

Voilà encore un fait qui peut se passer de commentaires; nous n'insisterons donc pas.

Obs. 8. — Un de nos honorables confrères, praticien distingué de Paris, M. le Dr Thierry-Mieg, nous adressait, le 25 août 1879, un de ses clients, négociant âgé de 30 ans, qui, depuis trois mois, à la suite de la perte d'une sœur qu'il affectionnait beaucoup et qui conduisait sa maison, tomba dans une mélancolie telle, qu'il ne voulait plus ni manger, ni sortir, ni voir personne; tout l'ennuyait, la vie même lui était à charge; bientôt, le peu qu'il mangeait ne se digérait que péniblement ; il s'établit une constipation habituelle. M. X... maigrit bientôt, et l'on pouvait craindre non seulement pour sa raison, mais même pour son existence, quand son médecin, l'honorable Dr Thierry-Mieg, lui conseilla avec insistance un traitement hydrothérapeutique.

Dès la matinée du 25 août, nous administrons à M. X... une douche en jet brisé, d'une demi-minute, que nous promenons sur tout le corps, et spécialement sur la colonne vertébrale, avec de l'eau à 12°. — Eau froide pour boisson. Nous renouvelons la même douche le soir et les jours suivants, en la faisant précéder, à partir du quatrième jour, d'une douche en pluie, de 10 secondes.

Le 14 septembre, la physionomie de M. X... se déride un peu, il a mieux dormi les dernières nuits, il mange un peu plus. — Aux douches précédentes, nous ajoutons un bain de siège à eau dormante, de 15 minutes d'abord, puis de 30, après avoir mouillé préalablement la tête, comme nous le faisons, d'ailleurs, avant les douches, ainsi que cela a été plusieurs fois expliqué.

Sans avoir apporté d'autre modification au traitement, M. X... se trouve si bien au commencement d'octobre, qu'il nous quitte le 14 pour reprendre toutes ses habitudes, autant que le permet l'absence de la sœur qui lui manque.

Nous l'avons revu depuis; il se porte, dit-il, aussi bien qu'autrefois, — et sa santé, avant la maladie dont il vient d'être guéri, avait toujours été très bonne.

Obs. 9. — Au mois de novembre 1879, Mme X..., habitant la province, vint consulter à Paris pour un état nerveux des plus pénibles. Elle s'adressa sur le conseil de son médecin à M. le professeur Charcot, qui lui conseilla l'hydrothérapie dans un établissement spécial; ayant connu dans son pays une dame qui s'était trouvée dans un état analogue au sien et que nous avions guérie, elle vint nous demander à être traitée dans notre établissement. Ce qu'elle raconte elle-même donnera une idée suffisamment exacte de l'état dans lequel elle se trouve. Ayant acquis une fortune dans le commerce, elle s'est retirée. « Maintenant, dit-elle, tout le monde m'en veut et est contre moi; je ne puis faire une visite sans qu'on parle de moi; ma famille même me veut du mal; on tousse, on se mouche sans nécessité, pour faire des allusions désagréables à mon sujet; aussi, j'ai résolu de fuir de chez moi; je suis venue à Paris pour tâcher de prendre des forces; il m'est impossible de marcher sans être suffoquée, sans avoir la crainte de me trouver mal; j'étouffe dans ma chambre, et, malgré le froid, je suis forcée de laisser ma fenêtre ouverte. »

Tous les médecins comprendront comment il faut interpréter une narration pareille. L'état qu'elle traduit durait depuis un an, mais allait en s'aggravant. A son arrivée nous eûmes énormément de peine à la faire coucher on même s'étendre sur son fauteuil, où elle s'obstinait à vouloir rester assise, et toujours les fenêtres ouvertes. Nous parvînmes cependant à la placer sous la douche où nous lui administrâmes une pluie de 15 secondes, suivie d'une douche en jet brisé d'une minute, promenée spécialement sur la colonne vertébrale; eau à 12°; au bout de quelques jours la durée de cette dernière fut portée à deux minutes, et la température de l'eau fut abaissée à 7°.

Au bout de 16 jours, elle déclare se trouver mieux; elle se soumet aux douches sans répugnance.

Nous ne changeons rien au traitement, et quoiqu'allant toujours de mieux en mieux, Mme X.. nous quitte à la fin du second mois pour entrer dans une pension de famille.

Obs. 10. — Un de nos distingués aliénistes, M. le docteur Aug. Voisin, auteur d'un ouvrage important sur les maladies mentales, nous adressait, au commencement de février 1882, M. D..., âgé de 17 ans, qui, à la suite d'une fièvre typhoïde, était devenu sombre, irascible, refusait de se livrer à aucun exercice, à aucun travail, et même de manger. Notre éminent confrère, le Dr Voisin, appelé en consultation en province où habitait le jeune homme, conseilla aux parents de l'isoler de son milieu habituel et de lui faire suivre un traitement hydrothérapique. C'est à la suite de cette consultation que le jeune homme nous fut conduit. Jamais il n'avait été malade avant sa fièvre typhoïde ; il a deux frères, tous deux bien portants, ainsi que ses parents.

Dans les premiers jours de son séjour dans notre établissement, il refusa de manger ; plusieurs fois il se cache, soit dans la niche au chien soit ailleurs; sa mère et une religieuse ne le quittaient pas, et néanmoins ne pouvaient parfois le faire obéir : nous étions obligés, alors, de nous montrer et de faire acte d'autorité.

Dans les premiers jours, ne pouvant obtenir du malade qu'il se rendît dans la salle de douches, le traitement dût consister dans l'application du drap mouillé, matin et soir. Au bout d'une huitaine, nous pûmes administrer, deux fois par jour, une douche à jet brisé promené sur tout le corps et spécialement le long de la colonne vertébrale, pendant quelques secondes d'abord, puis, pendant une minute et demie et, enfin, deux minutes ; eau de 7 à 9°.

Malgré la régularité de ce traitement, il resta pendant plusieurs semaines sans autre effet notable, sinon que le malade consentait à manger un peu, deux ou trois fois par jour.

Au mois d'avril seulement, un mieux notable se déclara ; le jeune malade consentit à s'asseoir à la table commune sans trop de difficultés ; toutefois, il se cachait encore parfois de sa mère et de la religieuse ; dans les promenades qu'il consentait à faire au bois avec elles, il s'échappa, dans le commencement de mai, et ne rentra à l'établissement qu'à deux heures du matin. Malgré cette escapade, le mieux continua ; le jeune homme se livra à des promenades à fatiguer sa gardienne ; mais en même temps, il revenait peu à peu à ses habitudes ; il reprenait le goût de la lecture, et à la fin de juin, il fut rendu complètement à son état normal ; il nous quitta pour reprendre le cours de ses études.

Dans une des deux observations, on a pu hésiter, ainsi que nous l'avons dit, pour décider si l'hypochondrie a commencé par une maladie des organes étrangers au cerveau, ou si, primitivement, elle a affecté ce dernier ; mais dans tous les autres cas, il est clair que ce sont les facultés cérébrales qui ont été atteintes d'abord, c'est-à-dire, que c'était la forme la plus rebelle de la maladie que nous avions à traiter ; le traitement hydrothérapique n'en a pas moins été suivi de succès. A plus forte raison le sera-t-il, dans les cas où l'hypochondrie est le résultat de lésions physiques d'organes divers, telles que dyspepsies, congestions du foie, pertes séminales, etc., sur lesquelles, comme on l'a déjà vu et comme on le verra encore, l'hydrothérapie a une influence si puissante et si heureuse. Nous nous contenterons de mentionner, en quelques mots, un petit nombre des cas de cette seconde catégorie que nous avons observés.

Obs. 11. — L'un des malades qui font les sujets de ces observations nous fût confié par notre honorable confrère, le Dr Martin. La maladie avait débuté par une de ces céphalées intenses et opiniâtres dont nous avons précédemment esquissé l'histoire ; il entra le 15 octobre 1880 dans notre établissement, et en sortit, parfaitement guéri de sa céphalée et de son hypochondrie, au mois de décembre. — Dans ses nombreux voyages, qu'il exécute pour les besoins de son commerce, la guérison a persisté.

Obs. 12. — Un autre fait s'est présenté chez une malade qui nous fut confiée par l'honorable Dr Calvo aîné, que nous avons eu le regret de perdre tout récemment; cette malade était atteinte d'une violente céphalée, comme le malade précédent et, de plus, d'une dyspepsie. Elle se mit entre nos mains le 2 février 1877, et en sortit guérie à la fin de mai.

Obs. 13. — Nous mentionnerons, enfin, un malade qui nous fut confié par notre vieil et regrettable ami, le Dr Delanglard : ce malade était atteint d'une hypochondrie qui avait succédé à une dyspepsie grave, suivie, d'abord, d'une anémie profonde, puis d'une hypochondrie. Ce malade commença son traitement hydrothérapique le 6 avril 1868, et nous quitta plein de santé et, qui plus est, de gaieté, au commencement de juin.

Après de pareils résultats, il serait superflu d'insister, et nous allons passer à l'étude d'une autre affection qui, sans avoir toute la ténacité de l'hypochondrie, n'est cependant pas d'une curation extrêmement facile, et qui, du reste, se complique, non très rarement, d'hypochondrie.

Art. 39. — De l'hystérie

> Quand il y a une irritabilité générale, sensibilité du système nerveux, réaction incroyable contre toute impression, surtout chez les femmes, l'usage des bains froids en général et des bains de pluie en particulier est très utile.
>
> Ritter.

> Pour calmer l'éréthisme des nerfs, la sécheresse des parties membraneuses, comme cause immédiate de toutes les affections vaporeuses, c'est-à-dire de toutes les affections nerveuses, et spécialement de l'hystérie et de l'hypochondrie, il faut avoir recours aux applications froides, le plus ordinairement aux bains froids.
>
> Pomme.

« Le traitement de l'hystérie, dit Fleury, est certainement l'un des plus beaux triomphes de l'hydrothérapie rationnelle.» Ces quelques mots résument une des plus grandes et des plus utiles vérités thérapeutiques, surtout quand on aura remplacé l'adjectif *rationnelle* par celui, beaucoup plus juste, de *Scientifique*.

A la suite de cette appréciation aphoristique et vraie, l'auteur cite notre distingué et regretté confrère et ami, le Dr A. Becquerel, dont l'opinion éclairée et indépendante était, en effet, bien digne d'une citation :

« L'hystérie, écrivait A. Becquerel, est une maladie si commune et, en même temps qui fait souffrir pendant si longtemps un si grand nombre de femmes, que l'on a employé, pour la combattre, presque tous les médicaments de la matière médicale. Malheureusement, la plupart des médicaments successivement employés n'ont que trop souvent échoué. L'hydrothérapie est, je crois, destinée à remplacer toutes ces médications, et c'est certainement une des maladies dans lesquelles ce moyen a le plus de chances de réussir d'une manière complète et constante.

« Depuis trois ans, toutes les hystériques que j'ai reçues à l'hôpital, et un certain nombre de celles que j'ai vues en ville et qui ont bien voulu s'y soumettre, n'ont été traitées que par l'hydrothérapie. Je puis dire avec assurance que toutes les fois qu'on a voulu se soumettre d'une manière suivie et rationnelle à cette médication, l'hystérie a guéri. »

Après avoir indiqué en quelques mots le résultat de ses essais, Becquerel a cru devoir, et à juste titre, indiquer les conditions propres à favoriser le succès de la médication.

« La première condition à demander à une hystérique qui demande ou qui désire être traitée par l'hydrothérapie, c'est de s'y soumettre pendant un temps suffisant pour que la médication puisse agir d'une manière suivie et réussir complètement ; c'est quelquefois trois, quatre, cinq, six mois même qu'il faut pour faire disparaître un état hystérique ancien et intense. »

Le savant médecin admet ensuite deux états dans l'hystérie

de même nature au fond, mais variables dans leur expression, qui sont l'état, la constitution, le tempérament hystérique, et les accidents hystériques variés, convulsions, hypéresthésies, anesthésies, etc. etc.

« Quel que soit, dit-il, celui de ces deux états, l'hystérisme ou les accidents hystériques, en face duquel on se trouve, le médecin, à mon avis ne doit pas hésiter : il doit conseiller l'hydrothérapie d'une manière suivie et employée avec assez d'énergie. »

Nous ne pouvons que confirmer les opinions du savant clinicien et insister, notamment, sur ce qu'il dit de la nécessité de persévérer parfois pendant plusieurs mois dans le traitement hydrothérapique, pour obtenir des guérisons complètes et définitives; nous devons dire, cependant, que ce n'est que dans des cas exceptionnels qu'un traitement aussi long est nécessaire, lorsque l'état hystérique est très intense, que les accidents sont fréquents et datent de longtemps; chez les sujets très jeunes, et quand la maladie n'est pas fort ancienne, deux ou trois mois, un mois même, quelquefois, suffit pour rendre les malades à la santé.

On appliquait naguère encore, pour guérir l'hystérie, une foule de calmants, d'antispasmodiques, opium, belladone, valériane, éther, musc, etc. etc., et même, pour employer les termes de feu Dr Briquet, la *confrication*. A propos de ce dernier moyen, nous pourrions entrer ici dans des détails circonstanciés sur l'influence tant controversée du mariage sur la prophylaxie et la curation de l'hystérie; mais fidèle à notre plan de nous renfermer dans la thérapeutique hydrothérapique et dans les questions qui s'y rapportent d'une manière plus ou moins intime, nous nous abstiendrons d'une discussion qui, d'ailleurs, nous nous empressons de le reconnaître, ne manquerait pas d'intérêt. Ceux qui seront curieux de détails sur les relations de l'hystérie avec l'exercice des fonctions génitales, en trouveront de très circonstanciés et généralement justes dans l'ouvrage de Fleury, qui se complaisait un peu démesurément dans ces détails ; quant à nous, nous les laisserons de côté, malgré le réel intérêt qu'ils offrent, et nous nous bornerons à dire que de tous les moyens thérapeutiques proprement dits, c'est-à-dire les agents de la matière médicale auxquels quelques médecins ont attaché beaucoup d'importance (1), n'en est réellement aucun qui mérite la confiance qu'on lui a accordée ; pas un de ces moyens ne peut guérir l'hystérie, et l'on doit répéter, avec Becquerel, que l'hydrothérapie « *doit les remplacer tous.* »

Dès le début de notre pratique hydrothérapique, qui, on le sait, date déjà, hélas! d'une trentaine d'années, nous avons publié des faits qui justifient l'asphorisme formulé, plus tard, par Becquerel.

D'autres hydrothérapeutes ont aussi rapporté des faits, en sorte, qu'il y a longtemps que les exemples de guérisons d'hystéries ne sont plus une nouveauté pour la science. Est-ce une raison pour que la publication de faits nouveaux soit inutile? nullement, car même après plus d'un demi-siècle de succès, l'hydrothérapie est loin d'être appréciée comme elle le

(1) Nous n'avons pas cru devoir mentionner parmi ces moyens les médicaments propres à améliorer ou à guérir la dyspepsie à laquelle Beau attribue l'hystérie, comme il lui attribue à tort à peu près toutes les maladies du cadre nosologique ; autant l'hypochondrie est produite souvent par les affections gastriques, autant cela est rare pour l'hystérie. — Si l'opinion de Beau était vraie, du reste, cela n'enleverait rien à l'importance de l'hydrothérapie, car on sait que la nouvelle méthode est la meilleure des médications, aussi bien contre la dyspepsie que contre l'hystérie.

mérite, et les cerveaux paresseux exigent qu'on les stimule de temps en temps pour que la vérité entre, enfin, dans leur tissu un peu dur. C'est parce que nous en sommes convaincu, que nous n'hésitons pas à emprunter, quand l'occasion s'en présente, des observations à nos confrères, et que, notamment, nous avons reproduit, dans notre n° du 1er juin 1881, une observation du Dr Sieffermann publiée dans la *Gazette médicale de Strasbourg*. Cette observation était intéressante, mais demandait pourtant quelques remarques critiques, que nous fîmes dans les termes que nous allons reproduire ; l'observation était intitulée : « Anorexie progressive chez une hystérique, guérie par l'hydrothérapie ».

« Nos remarques, disions-nous, porteront d'abord sur le titre que l'auteur a choisi, ou plutôt sur le diagnostic qu'il a posé, et dont ce titre n'est que la conséquence.

« Le premier mot du titre est *anorexie ;* pourquoi anorexie? la malade mangeait en cachette ; elle n'était donc pas anorectique.

« Le diagnostic de l'hystérie n'est lui-même que bien insuffisamment justifié. Notre confrère note cette singulière circonstance : « Dès qu'une personne étrangère lui parle ou entre « dans sa chambre, elle tombe en faiblesse, ferme les yeux, a « des soubresauts nerveux, un véritable accès d'hystérie « incomplet. »

Or, d'abord, un accès *incomplet* n'est pas un *véritable* accès hystéri ue ; ensuite, des convulsions, même sous la forme atténuée et équivoque de *soubresauts*, ne sauraient coïncider avec des lypothymies ou *chute en faiblesse ;* il ne s'agissait donc pas de convulsions hystériques véritables, mais bien de phénomènes simulés et même assez grossièrement simulés. Cette simulation était due sans doute à une lypémanie d'intensité très modérée, affection qui peut bien offrir des rapprochements avec l'hystérie, mais qu'on ne saurait cependant confondre entièrement avec elle. Ainsi s'explique le succès modéré qu'a eu l'hydrothérapie dans ce cas, car ce serait sans doute une exagération que d'attribuer la guérison de la malade dont il s'agit aux applications hydrothérapiques que notre confrère n'indique pas autrement que par ces mots : « Je lui administrai deux douches par jour. » Puisque M. Sieffermann est spécialiste, il ne peut ignorer qu'il y a douches et douches, et que toutes ne sont pas équivalentes et ne produisent pas les mêmes effets. Le traitement appliqué dans ce cas par notre confrère est ce que Leuret appelait le traitement *moral*, traitement qui aurait d'ailleurs échoué comme tous les autres, si la lypémanie avait offert sa forme grave. Si, au contraire, la malade avait été atteinte d'une véritable hystérie, vu son jeune âge surtout, il n'aurait certainement pas fallu dix mois d'hydrothérapie bien dirigée pour la guérir : jamais dans les cas nombreux d'hystérie que nous avons traités, il ne nous a fallu aussi longtemps pour obtenir une cure.

Le fait publié par M. Sieffermann nous semble donc être un exemple de maladie hystériforme mal déterminée, compliquée peut-être d'affection lypémaniaque, qui, même légère, ajoute à l'opiniâtreté du mal, et, pour ce motif, l'observation du Dr Sieffermann ne laisse pas que de faire un certain honneur à l'hydrothérapie, même et surtout peut-être si celle-ci n'a pas été appliquée suivant les meilleures règles. L'observation étant un peu longue, nous ne la reproduirons pas ici, et nous nous permettrons de renvoyer le lecteur qu'elle intéressera au numéro du 1er juin 1881 de la *Médecine contemporaine*.

Une autre observation du même auteur se trouve aussi

dans le numéro du 15 septembre 1881 de notre journal; mais cette observation exigerait encore plus de remarques que la précédente et, comme notre honorable confrère supporte difficilement la critique, qu'il l'a confond même volontiers avec la satire, nous renvoyons aussi notre lecteur au numéro ci-dessus indiqué de la *Médecine contemporaine.*

Une observation bien autrement scientifique a été publiée par MM. Bourneville et E. Bonnaire, dans le numéro du 26 août 1882 du *Progrès médical*, et reproduite dans notre numéro du 1er février 1883 de la *Médecine contemporaine.* MM. Bourneville et son collaborateur en avaient déjà publié une analogue et non moins intéressante, deux ans auparavant ; toutes deux sont de curieux exemples d'hystérie chez de jeunes garçons, en même temps que des exemples de curation de cette maladie par les applications hydrothérapiques. De ces deux observations nous nous contenterons de reproduire la dernière, encore n'en publierons-nous que le résumé, car MM. Bourneville et Bonnaire n'ayant pas seulement en vue un but thérapeutique, mais voulant élucider toutes les questions physiologiques que soulèvent les phénomènes si intéressants de l'hystérie et de l'hystéro-épilepsie, entrent dans des détails qui dépassent de beaucoup le cadre dans lequel nous devons nous renfermer. Voici donc le résumé, assez développé d'ailleurs, de l'importante observation de nos savants confrères :

Sommaire. — **Père et grand-père paternel nerveux et migraineux ; — mère : convulsions et torticolis dans l'enfance ; — tante maternelle idiote ; — frère et sœurs morts de convulsions. — Chez le malade, convulsions à 9 mois; — impressionnabilité très vive, cauchemars; — hystéro-épilepsie (février 1880) ; état du malade en mars; hé-**

mianesthésie sensorielle ; — zones hystériques (clou hystérique) ; — description des attaques ; traitement par l'hydrothérapie ; guérison.

Etat actuel le 1er mars : Les fonctions digestives sont normales, sauf tendance très marquée à la constipation. L'auscultation du cœur décèle un léger souffle au premier temps, à la base ; l'impulsion cardiaque est forte ; il y a parfois des palpitations. Quelques poils au pénil ; un peu d'icthyose sur le ventre.

La *sensibilité générale* dans ses divers modes est conservée et elle paraît égale des deux côtés. Il n'en est pas de même pour les *sens spéciaux ;* à gauche, le malade ne perçoit pas le tic-tac de la montre, tandis que la sensatiou est parfaite à droite, l'œil gauche ne peut reconnaître les couleurs qu'on lui présente, exception faite pour le jaune de Saturne, « il y a quelque chose qui le trouble. » Il ne peut non plus distinguer les lettres, même celles qui forment le titre d'un journal. Sa vue est normale à droite ; le sens de l'odorat est légèrement affaibli à gauche. Le goût est obtus du même côté. — La sensibilité de la *muqueuse buccale,* au toucher, est un peu plus obtuse du côté gauche, il en est de même pour la muqueuse oculo-palpébrale.

Les *facultés psychiques* sont intactes, le caractère est doux et affectueux, l'enfant montre de l'aptitude au travail. Il n'aurait pas d'habitudes d'onanisme.

Examen des zones hystérogènes. — Il existe différentes zones chez notre malade, au niveau desquelles la pression digitale est très douloureuse. En procédant de haut en bas, on rencontre les suivantes :

1° *Clou hystérique* sur une surface ayant les dimensions d'une pièce de cinquante centimes, siègeant à deux centimètres en avant du vertex. Il n'y a pas de douleur spontanée, mais la pression détermine une sensation pénible dans toute la tête. Le clou hystérique participe à la crise nerveuse, en ce qu'il devient douloureux vers la fin de l'aura.

2° *Rachialgie* au niveau de l'apophyse des cinquième, sixième et surtout septième vertèbres dorsales, il n'y a pas d'hypéresthésie à ce niveau ni de douleurs spontanées ; la pression donne au malade la sensation d'un tapotement qui répondrait dans toute la poitrine. Cette zone envahit les gouttières vertébrales également des deux côtés.

3° Zones symétriques à droite et à gauche dans le cinquième espace intercostal, à égale distance du sein et de la ligne axillaire. Il n'y a ni douleur spontanée ni hypéresthésie cutanée, mais la pression du doigt donne lieu à des douleurs lancinantes qui s'irradient jusque dans l'abdomen.

4° Point douloureux dans le septième espace intercostal gauche, à quatre ou cinq centimètres du rachis.

5° Zone au-dessus de la poignée du sternum sur une hauteur de 4 centimètres.

6° Points hystérogènes symétriques au niveau des flancs.

7° Zones au niveau des deux régions répondant à peu près au centre des fosses iliaques et correspondant aux zones « ovariennes » ; celle de gauche est la plus nette. Dans la recherche de ces différents points hystérogènes, on n'a pas essayé de provoquer des attaques par une pression prolongée.

Aura. — L'enfant déclare avoir la sensation d'une boule qui partirait de la partie médiane du pénil (il ne sait dire si elle part du testicule), remonterait verticalement à l'épigastre et de là au niveau du larynx. Cette boule l'étrangle et l'empêche de respirer. Cette sensation durerait 4 à 5 minutes. Puis, il lui semble que les paupières se ferment ; il a des éblouissements : tous les objets tournent autour de lui ; ils ont leur couleur et leur forme naturelles ; il éprouve une douleur frontale (rien dans les tempes) ; il entend « un tapage » des deux côtés ; le *clou* hystérique devient très douloureux, et aussitôt, il perd connaissance.

Les attaques revenant à des heures presque régulières et durant assez longtemps, nous convînmes avec les parents qu'ils viendraient chercher, aussitôt qu'elles apparaîtraient, M. Ollier, alors interne du service. C'est ce qui fut fait, et le 2 mars, M. Ollier fut témoin d'une série d'attaques que nous allons décrire d'après ses notes, consignées sur l'observation.

Description d'une attaque complète (2 mars). L'attaque débute à 7 heures 35 min. du soir, après un dîner où l'enfant a peu mangé, et durant lequel il a été pris plusieurs fois d'un tremblement de la mâchoire inférieure. A la fin du repas, il annonce un malaise mal défini au niveau du bas-ventre et une sensation d'étourdissement. On le porte dans son lit, et presque aussitôt, il éprouve une sorte de strangulation et porte la main à la gorge, comme pour se débarrasser d'un obstacle. On entend en même temps un sifflement laryngien. Surviennent alors des vagues abdominales, et, dans un dernier renseignement, l'enfant nous dit qu'il sent sa boule lui remonter vers la gorge, et, à ce moment, il perd tout à fait connaissance.

Rigidité passagère ; puis convulsions cloniques débutant par un petit arc de cercle, ensuite grands mouvements. Nouveau sifflement laryngien ; l'enfant crie : « Oh là ! là ! » ; il n'entend rien de ce qu'on lui dit.

Puis, il se met à rire et délire. — Nouveaux grands mouvements cloniques, rires. Hallucinations de la vue. On imite devant lui « Guignol. » Il comprend, rit et imite. Répète : « Oh ! là ! là ! » à plusieurs reprises.

Les auteurs, après avoir donné beaucoup d'autres détails sur les attaques, continuent ainsi :

Après s'être traduite par des *convulsions*, une impressionnabilité très vive, des *cauchemars*, la diathèse nerveuse s'est manifestée par des attaques d'*hystéro-épilepsie*. Bien qu'elles n'aient pu être observées d'une manière suivie, ce que nous en connaissons ne laisse aucun doute sur ses principaux caractères. La *période de rigidité* paraît avoir été toujours assez courte, son existence est indubitable, car dans les notes que les parents nous ont remises se trouve celle-ci : « *toujours raide dans le début.* » La période clonique était au contraire prolongée et s'accompagnait généralement de *l'arc de cercle*. Les contorsions étaient multipliées et variées ainsi que les *attitudes passionnelles*. La *période de délire* était, elle aussi, parfaitement caractérisée.

En voilà bien assez pour montrer avec la dernière évidence qu'il s'agissait là d'un cas grave, d'autant plus grave, que, d'après ce qu'on a vu par les antécédents, l'hérédité jouait un grand rôle dans l'étiologie de la maladie; nous croyons donc pouvoir passer, sans plus de développements, au traitement employé ; les auteurs l'exposent en ces termes :

Le *traitement* a consisté à l'origine en toniques, en capsules de bromure de camphre, en bains et exercices gymnastiques.

Puis, dès que cela a été possible, nous lui avons donné des *douches froides,* en pluie et en jet, d'abord de 30 secondes, puis de 40.

Du 16 avril au 3 mai, elles ont été administrées d'une façon irrégulière, les parents cédant aux caprices de leur enfant ; mais nous avons triomphé de leurs craintes, et, à partir du 3 mai, le *traitement hydrothérapique* a été rigoureusement suivi. — Dans le courant de l'été, l'enfant a pris deux douches par jour. Elles ont été suspendues en janvier, février et mars 1881, recommencées en avril et continuées sans interruption jusqu'à la fin de l'année. A dater du mois d'août, les séries d'attaques ont été plus rares et surtout plus courtes, et elles ont entièrement cessé depuis le 13 décembre. Durant les trois premiers mois de 1882, l'enfant a conservé une certaine irascibilité de caractère; il était parfois sujet à des rires nerveux. Aussi est-ce en raison de ces phénomènes que nous avons insisté pour que les douches fussent continuées. Nous avons revu l'enfant le 24 août ; la santé physique est bonne ; il a grandi : la puberté s'accentue ; il n'a pas eu de nouvelles attaques.

On pourra trouver qu'un traitement hydrothérapique qui a duré plus d'un an (avec une interruption de 3 mois, il est vrai), est un traitement bien long ; mais lorsque l'on considérera la gravité du cas que les Drs Bourneville et Bonnaire ont eu à traiter, tout le monde les applaudira de leur persévérance et du magnifique résultat auquel ils sont arrivés. Tout au plus pourra-t-on regretter qu'ils aient cru devoir suspendre les applications hydrothérapiques pendant une moitié de la saison froide, puisqu'on sait, nous l'avons démontré depuis longtemps, que c'est dans cette saison qu'elles sont le plus efficaces.

ART. 40. — DE L'ILÉUS.

> Le froid est un remède excellent contre la tympanite. On fait boire de l'eau fraiche, on fait des cataplasmes fréquents d'eau froide sur l'abdomen et l'on administre des lavements froids.
>
> P. FRANK.

La puissante action curative de l'hydrothérapie dans les constipations les plus rebelles, pouvait faire espérer qu'elle ne serait pas sans utilité contre la redoutable maladie ou plutôt accident qu'on désigne sous le nom d'iléus. Mais l'occasion ne s'était pas encore présentée pour nous de faire cette application, lorsque le Dr Dulin publia, dans un des nos d'avril 1868 de l'*Abeille Médicale*, une intéressante observation que nous reproduisîmes dans le no du 15 mai de la *Médecine Contemporaine* de la même année. Voici la note de notre honorable confrère, qui mérite d'avoir des imitateurs.

« M. B...., homme de cabinet, âgé de quarante ans, d'une forte constitution, d'un tempérament sanguin très prononcé, est sujet depuis longtemps à des difficultés très grandes d'aller à la selle. Le 4 mai, à la suite d'une constipation opiniâtre, il est pris subitement de douleurs intolérables dans le bas-ventre, dèbarrements, et d'une douleur très vive dans le flanc droit.

« Je constate au toucher une tumeur dure, bosselée, douloureuse à la pression, paraissant siéger dans le côlon ascendant. Sans doute, cette tumeur est occasionnée par une accumulation de matières stercorales, et une paralysie de l'intestin s'oppose à ce que ces matières franchissent le reste du tube intestinal.

« C'est en vain que j'ai recours aux purgatifs de toute nature administrés soit par le haut, soit par le bas, aux frictions, embrocations, en un mot à tous les moyens utiles en pareils cas ; tout échoue, et cependant, les accidents vont en augmentant ; le ventre est dur, tendu, fortement ballonné, la face est grippée, l'anxiété extrême ; des hoquets continuels suivis de vomissements presque stercoraux surviennent à chaque instant, la miction est difficile, l'urine rare et d'un rouge foncé ; toutefois, le pouls reste régulier quoique faible, et je ne constate pas, heureusement, cette fréquence du pouls, qui se concentre et devient dur, comme dans la péritonite.

« En présence de ces graves accidents, je fais appeler un de mes confrères, qui prescrit la noix vomique en pilules, des suppositoires drastiques, des lavements de même nature, et la limonade gazeuse en boisson.

« Malgré cette médication énergique, point de selles, pas d'amélioration ; nous sommes au cinquième jour de la maladie et nul doute que le malade ne soit dans un péril imminent.

« Dans mon anxiété, je consulte la plupart de nos auteurs. Je parcours l'ouvrage de *Hufeland* et je vois que cet illustre professeur attache la plus grande importance au froid sous toutes les formes dans l'iléus, et qu'il lui reconnaît une efficacité extraordinaire.

« Je m'empresse de mettre à profit ces sages conseils, et un heureux résultat ne tarde pas à se faire sentir. A peine le malade eut-il été saisi par l'impression du linge froid qu'on lui met sur le ventre, et de l'eau froide en lavement lancée en abondance à l'aide d'un irrigateur *Eguisier*, qu'une détente générale, un mouvement péristaltique s'opéra dans l'intestin, et des selles nombreuses et fréquemment répétées eurent lieu. Le malade était sauvé, et nous n'avions plus qu'à persister dans la même voie pour opérer une guérison rapide, ce qui eut lieu. »

Comme ce fait avait été publié après la publication d'un fait analogue où le malade avait été traité par l'électricité, l'auteur après s'être demandé, sans se donner de réponse, comment l'eau froide avait pu agir chez son malade, ajoute : « Quant à moi, je tenais à constater un fait, et à engager mes honorables confrères à recourir à cette médication avant d'essayer l'électricité, moyen d'une certaine difficulté dans son application, *au dire de l'auteur*, et produisant des douleurs intenses. »

Nous croyons que, sur ce dernier point, tout le monde partagera l'avis du Dr Dulin. Outre qu'on n'a pas toujours l'électricité sous la main, elle est d'une application difficultueuse, sans parler des affreuses douleurs qu'elle cause, surtout dans des cas où elle agit directement sur les intestins, et il est, en outre, fort douteux que les bons effets qu'elle paraît avoir produits dans un cas, se renouvellent dans d'autres.

Quant à la manière dont l'eau froide a agi dans le cas du Dr Dulin, nons croyons que c'est celle qu'il a indiquée, c'est-à-dire celle qui a lieu dans la constipation opiniâtre, et que nous avons exposée en parlant de cette affection.

Art. 41. — DE L'IMPUISSANCE.

> Il y a des hommes qui ont vécu trop vite, qui, par des excès critiques, se sont attiré une faiblesse et une dégradation extraordinaires du système nerveux; ils trouveront dans les bains froids un remède beaucoup plus salutaire que dans les médicaments annoncés avec impudence par les charlatans.
>
> Ritter.

On traite généralement sous une même rubrique de l'impuissance et de la spermatorrhée, c'est un tort si on le fait pour obéir à une coutume routinière, c'est une erreur si l'on croit qu'il y ait entre les deux états une solidarité constante, indissoluble. Sans doute, la spermatorrhée arrivée à un certain degré entraîne à peu près inévitablement l'impuissance, comme nous le dirons et le démontrerons en traitant de la première de ces sinistres affections; mais, d'une part, la puissance virile se conserve assez souvent malgré l'existence de pertes séminales (1) modérées, et, d'autre part, l'impuissance existe plus souvent en l'absence de toute spermatorrhée.

Nous ne rangerons pas non plus dans l'impuissance l'impossibilité d'exercer le coït par les individus atteints d'une anémie profonde, suite de dyspepsie grave, de cachexie cancéreuse ou autre ; l'impuissance est ici une des plus petites conséquences

(1) Il est bien entendu que nous ne rangeons pas, à l'exemple de certains hydropathes, dans la spermatorrhée ou pertes séminales proprement dites, les pollutions qu'éprouvent à peu près tous les jeunes hommes bien portants et continents ; autant vaudrait considérer comme une sialorrhée l'écoulement de salive qui a lieu pendant la mastication.

d'une affection générale qui domine de haut tous les symptômes particuliers. Nous n'y rangerons pas non plus la stérilité sous le nom *d'agénésie* (voyez ce dernier mot).

Enfin, nous n'y rangerons même pas l'impossibilité de la copulation par suite d'absence de pénis ou de testicules ; il serait aussi rationnel de ranger parmi les paralysies du bras ou de la jambe l'absence de la jambe ou du bras. Nous savons bien qu'un l'hydropathe rationaliste a commis ces bévues, mais nous ne bornons pas comme d'autres notre ambition à nous faire son copiste.

L'impuissance consiste donc pour nous dans l'impossibilité d'accomplir le coït, quand on possède les organes nécessaires à la fonction, et que, par une cause quelconque, ces organes ne peuvent fonctionner.

Parmi les causes qui peuvent les en empêcher, nous trouvons encore ici, comme dans beaucoup d'autres affections, des troubles nerveux, soit de l'appareil sexuel, ce qui est le cas le plus fréquent, soit du système nerveux central lui-même; les particularités que l'on observe sous ce rapport sont des plus curieuses, et, si nous pouvions rappeler ici une admirable leçon de notre célèbre maître Ricord, nous écririons dix pages aussi intéressantes par les saillies spirituelles dont la leçon scintillait que par les remarques de profonde observation dont elle était empreinte. Mais, obligé de nous restreindre, nous nous bornerons au résumé le plus bref possible de ce que nous enseignent les faits cliniques que nous avons pu observer.

Après les exclusions que nous avons indiquées ci-dessus, il ne reste guère, comme cas d'impuissance proprement dite, que ceux où l'affection est due à un épuisement spécial des organes génitaux et à une aberration, un trouble, tout particulier des facultés cérébrales. Dans la première catégorie devraient rentrer, rigoureusement, les cas d'affaiblissement général dus à des pertes séminales, mais cette catégorie est habituellement étudiée à part, et nous suivrons sous ce rapport l'usage commun en renvoyant à l'article spermatorrhée.

L'affaiblissement des organes génitaux peut être dû à leur longue inaction, mais c'est là une cause fort rare et qui, peut-être, n'est pas d'une certitude absolue; nous n'avons, en effet, pour établir notre opinion à cet égard, que les témoignages des malades, et, quoique beaucoup paraissent être de très bonne foi, il n'est pas absolument impossible qu'ils dissimulent quelque détail, même à leur médecin.

Quant aux faits de la seconde catégorie, il ne nous est pas permis d'avoir le moindre doute sur eux, et ils sont, assurément, les plus curieux qu'on puisse imaginer.

Le temps de noueurs et des noueuses d'aiguillettes est passé, quoique, d'après certains observateurs, ils aient encore un certain crédit parmi le peuple des campagnes ; ce qu'il y a de certain, c'est que les faits qui servaient de base à la légende des aiguillettes existent toujours, aussi fréquents probablement que du temps des sorciers. Il existe aujourd'hui comme autrefois des hommes de tous les âges de virilité et plus particulièrement du jeune âge, pleins de force et de santé, qui, à différents moments de la journée et de la nuit, éprouvent des érections même des plus intenses, qui éprouvent ces érections, soit sans penser à rien, soit en pensant à une femme; qui les éprouvent, parfois, quand ils approchent une personne du sexe, et qui, au moment psychologique, voient leur organe viril retomber dans une flaccidité momentanément irrémédiable. Notre illustre maître Ricord, dans la leçon à laquelle nous avons fait allusion, nous rapportait les exemples les plus curieux et les plus plaisants..... plaisants, toutefois, pour ceux qui en écoutaient le récit, mais fort tristes, pour ceux qui en étaient les sujets, si tristes que, parfois, ils étaient conduits à des idées de suicide, tout comme certains spermatorrhéiques ; toutefois, la plupart supportent bien mieux que ces derniers leur malheur, soit parce qu'ils ont plus d'espoir de récupérer leurs forces, soit parce que la perte de la semence a, par elle-même, une forte et spéciale influence sur le cerveau.

Quoi qu'il en soit, et sans nous appesantir davantage pour le moment sur les particularités et sur la théorie de cette singulière vésanie, nous devons noter que l'hydrothérapie a la plus heureuse influence sur les deux catégories d'impuissance que nous venons d'indiquer. Que la nouvelle médication puisse rétablir les fonctions génitales abolies par un affaiblissement des organes génitaux, auquel participe toujours plus ou moins un affaiblissement général, cela paraît naturel, quand on sait que les applications d'eau froide sont un des meilleurs reconstituants dont puisse disposer la thérapeutique ; mais que ces applications puissent modifier aussi la disposition morale en vertu de laquelle des organes, très vigoureux dans certains moments, tombent en impuissance dans certains autres, ce serait peut-être plus difficile à expliquer pour les plus forts rationalistes; les hydrothérapeutes de cette espèce ne l'ont pas tenté, même celui qu'on peut considérer comme leur chef. Nous ne le tenterons pas d'avantage; nous dirons seulement, dans notre quatrième chapitre,— et cela avec toute la réserve que commande l'incertitude de la science, notre manière de voir à ce sujet. Ce qui est certain, c'est l'influence de l'hydrothérapie, que nous avons notée et que vont mettre hors de doute les faits cliniques suivants.

Obs. 1. — Le 2 mars 1881, M. de X... nous était adressé par notre illustre et vénéré maître, M. le professeur Ricord, toujours jeune de corps et d'esprit, malgré ses quatre-vingts ans.

M. de X..., âgé de trente-deux ans, d'une belle constitution, grand, fort, était paraît-il un favori des dames ; mais il avait beaucoup abusé de ses privilèges, et cet abus, qui l'avait peu à peu affaibli, malgré les réparations qu'il essayait de faire à l'aide d'une bonne table, finit par le conduire à l'impuissance dont il est affligé dans ce moment. Il dit aimer encore la société des femmes, mais n'éprouver aucun désir auprès d'elles ; en tous cas, le coït est impossible faute d'érection. M. de X... est toujours hanté par des idées tristes. Il a voyagé pour se distraire, mais sans y réussir ; il a consulté un peu partout des célébrités médicales, et a suivi plusieurs traitements, mais sans succès ; étant à Vienne, un de ses amis lui conseilla d'aller consulter à Paris le Dr Ricord, ce qu'il fit. Le célèbre professeur nous l'adressa.

On serait loin de deviner à son aspect qu'on ait affaire à un homme faible et impuissant ; il a l'encolure d'un athlète en pleine santé ; son pouls est normal, cependant il existe un léger bruit de souffle à la région précordiale ; il se plaint de quelques palpitations et d'agitation pendant le sommeil ; il se fatigue d'ailleurs assez facilement ; il a souvent des pollutions.

Son appétit est fort développé ; les garde-robes sont difficiles.

M. de X... étant habitué aux lotions froides, qu'on lui avait déjà conseillées, nous commençons le traitement, dès le jour de son entrée, par une douche en pluie de quinze secondes, le matin, suivie d'un autre en jet brisé, promenée sur la colonne vertébrale, spécialement sur la région lombaire, pendant une demi-minute, avec de l'eau à 8°. Dans l'après-midi, nous renouvelons la douche en pluie suivie d'une immersion dans la piscine, d'une minute.

Au bout de dix jours, nous faisons précéder les douches du matin d'un bain de siège à eau courante, d'une minute ; eau à la même température.

Le 5 avril, un mieux prononcé est constaté ; nous remplaçons l'immersion par le bain de cercles sur les reins seulement, pour remédier à une douleur lombaire, qui tourmentait M. de X... depuis quelques jours.

Le 15 mai, M. de X... nous annonce qu'il n'a plus eu de pollutions la nuit, depuis plus de trois semaines ; il n'éprouve plus de palpitations en marchant ; nous lui conseillons un essai de coït qui a très bien réussi. Il continue un mois encore le même traitement, et nous quitte à la fin de juin, guéri et se trouvant très heureux.

En avril 1883, nous l'avions revu plusieurs fois ; la guérison persistait.

Obs. 2. — Le 12 avril 1881, notre célèbre confrère, M. Ricord, nous adressait M. X... âgé de trente-cinq ans, atteint de cette terrible affection qui ne menace pas la vie, mais qui l'empoisonne.

M. X..., originaire du Midi, grand, sec, avait toujours joui d'une bonne santé jusqu'à l'âge de vingt-quatre ans. Petit seigneur dans sa région, il y avait mené, comme presque tous ceux de sa catégorie, une vie fort agitée, satisfaisant tous ses caprices. Il avait contracté la syphilis dont il ne s'était jamais bien guéri, n'ayant, du reste, suivi que fort irrégulièrement les ordonnances du grand maître qu'il avait consulté. A vingt-deux ans, il s'aperçut déjà que ses forces génitales diminuaient ; dans la mesure du possible, il continua néanmoins sa vie de plaisir ; mais l'affaiblissement continua aussi peu à peu ses progrès, et, à trente-deux ans, le coït devint impossible ; ce triste résultat fit prendre la vie en dégoût à M. X.... Cependant après plusieurs années d'absence à Paris, il prit la résolution de revenir consulter le professeur Ricord, dont il avait suivi fort inexactement les prescriptions. Le grand maître lui ordonna, cette fois, de suivre un traitement complet d'hydrothérapie.

A son entrée dans notre établissement, la physionomie de M. X... exprimait la tristesse ; son teint est bistré, ses yeux enfoncés ; l'appétit est faible, capricieux ; constipation opiniâtre ; pouls normal quant à la fréquence, mais sans force ; bruit de souffle à la région précordiale ; céphalalgie presque continuelle ; marche difficile ; peu de sommeil ; idées sombres ; impossibilité d'accomplir le coït.

Dès son entrée, nous commençons le traitement par une douche en pluie, de cinq secondes, suivie d'une autre en jet, de même durée, promenée sur tout le corps, avec de l'eau à 10°.

Ces deux douches sont continuées, matin et soir, jusqu'au 20; alors, nous les faisons précéder d'un bain de siège à eau courante et d'une douche rectale d'une demi-minute.

Le 1er mai, on constate une amélioration sensible; M. X... se sent plus fort et mange avec un certain appétit.

Les jours suivants, dans l'après-midi, nous remplaçons les applications du matin par une douche en pluie, suivie, d'abord, de celle en cercles sur les membres inférieurs, puis, d'une immersion d'une demi-minute dans la piscine : eau à 8°.

Le 25 mai, l'état est encore plus satisfaisant; M. X... dort presque toute la nuit; il prend part à toutes les distractions de la maison ; il éprouve des érections, mais n'ose pas encore se risquer à essayer un rapprochement sexuel.

Le 12 juin, après deux mois de traitement, M. X..., se trouvant en assez bonne santé, nous quitte, enchanté de son traitement et des conseils du célèbre maître.

Obs. 3. — C'est encore l'illustre professeur qui nous adressa, le 10 mai 1881, M. X..., âgé de 26 ans, atteint depuis une année déjà, malgré sa jeunesse, d'impuissance virile.

Avant son affaiblissement, il avait toujours joui d'une bonne santé et avait mené une vie joyeuse; il avait été affecté de plusieurs maladies syphilitiques bien soignées et bien guéries par M. Ricord. Il a pourtant la conviction que ces atteintes ne sont pas étrangères à l'affaiblissement qu'il éprouve, et qui est loin de se borner aux organes génitaux ; il est évident qu'il existe, au contraire, chez lui une détérioration générale: il est amaigri et pâle, il dort peu, n'a qu'un faible appétit, digère difficilement, et éprouve une constipation opiniâtre; sa marche est un peu chancelante; il a parfois des vertiges qui lui font craindre une chute. C'est après une série d'excès, d'affaiblissements et de rétablissements par des séjours de quelques mois à la campagne, que sa faiblesse a fini par devenir permanente; depuis un an, il n'a pu avoir aucun rapport sexuel.

Divers traitements ont été suivis sans succès; c'est alors que M. Ricord crut devoir conseiller l'hydrothérapie dont il avait déjà constaté plusieurs fois l'efficacité dans des cas semblables; il recommanda seulement au malade de continuer concurremment l'iodure de potassium que le malade prenait déjà.

M. X... ne craignant pas l'eau froide, nous débutons, le jour même de son entrée, par une douche en jet brisé sur tout le corps et spécialement sur les membres inférieurs, de 30 secondes, avec de l'eau à 12°. Cette douche très bien supportée, est continuée matin et soir jusqu'au 20 mai, avec de l'eau à 8°. Seulement, dès le 15, nous faisons précéder la douche du matin d'une douche en pluie de 10 secondes, et celle du soir, d'un bain de siège à jet continu d'une minute, suivi lui-même d'une douche périnéale de 15 secondes. — Alimentation froide ; eau pour boisson.

A la fin de mai, on constate un mieux très dessiné.

Le 5 juin, nous remplaçons la douche en pluie de l'après-midi par une immersion d'une demi-minute dans de l'eau à 8°. Le mieux se dessine de plus en plus ; nous prescrivons l'eau de Pullna pour aider l'action de la douche rectale ; le malade prend aussi l'iodure de potassium prescrit par M. Ricord.

Le 15 juin, l'amélioration est considérable, il se manifeste des érections. Le 23, M. X... tente avec succès un rapprochement sexuel et, tout joyeux, veut nous quitter, se croyant guéri. Nous parvenons à modérer son impatience et à le détourner d'autres tentatives ; nous obtenons aussi qu'il ne discontinuera pas son traitement. Il y persévère, en effet, pendant un mois encore, et nous quitte ensuite, plein de joie, en nous promettant bien d'être, à l'avenir, plus modéré dans ses jouissances.

Nous l'avons revu plusieurs fois depuis ; sa santé se maintenait et sa prudence aussi, nous a-t-il assuré.

Obs. 4. — L'observation suivante a pour sujet un client de notre excellent confrère et ami, le Dr Baret. Ce client se trouvait dans une position fort délicate. Il était en négociations matrimoniales; toutes les convenances étaient parfaites des deux côtés ; un seul obstacle se présentait du côté du client de M. Baret, consistant en ce que, en présence de la future, les sens du futur restaient absolument muets, et cela lui donnait des appréhensions touchant l'accomplissement des devoirs matrimoniaux.

Ces appréhensions n'étaient que trop fondées. Non seulement les organes sexuels de M. X... restaient muets en présence de sa future, mais ils s'accompagnaient de troubles de plusieurs autres fonctions, qui pouvaient faire craindre que le rétablissement des unes et des autres fût difficile, ou même impossible : l'appétit de M. X... était, en effet, diminué, ses digestions étaient pénibles, son sommeil lourd, sa tête pesante, sa marche pénible et fatigante pour peu qu'elle fût prolongée. C'est dans ces fâcheuses conditions que notre excellent confrère, le Dr Baret, nous adressa M. X..., le 11 décembre 1872.

Dès le jour de son entrée, M. X... ayant déjà fait chez lui quelques applications d'eau froide, nous lui administrons une douche en pluie de 20 secondes avec de l'eau à 4°.

Le lendemain, nous faisons précéder la même douche d'une douche rectale d'une demi-minute, suivie d'un bain de cercles lombaire de même durée ; eau toujours à 4° ; forte friction sèche à la suite, 1 verre d'eau à l'intérieur et promenade la plus rapide possible pour l'état des forces du malade.

Ce traitement est continué les jours suivants, et le 20, on constate déjà un peu d'amélioration; on ajoute à la douche en pluie la douche en jet sur la colonne vertébrale, en s'arrêtant un peu sur les lombes, pendant une demi-minute.

Le 7 janvier, une nouvelle amélioration est manifeste : la tête est beaucoup moins lourde, la marche plus assurée le sommeil meilleur ainsi que l'appétit ; cependant la gaieté laisse à désirer.

Le 15, on remplace la douche en pluie par une immersion dans la piscine, de 20 secondes ; eau toujours à 4°.

A partir de ce jour, l'amélioration fait des progrès rapides, la gaieté revient ; M. X... se livre à des excursions assez longues, à la suite desquelles, ne sentant qu'une fatigue à peu près normale, il devient plein d'espérance.

La médication se poursuit sans modifications jusqu'au 28 février, et M. X... nous quitte dans l'enchantement d'avoir recouvré la santé et, notamment, ses facultés génitales. Il nous promet d'aller passer quelques semaines en province où il fera, matin et soir, des affusions avec de l'eau la plus froide possible, et n'usera que modérément de ses facultés recouvrées.

Nous l'avons revu depuis ; il s'est marié, et, content de l'accomplissement de *tous* ses devoirs, il nous exprime chaleureusement de nouveau sa reconnaissance.

Obs. 5. — Un de nos confrères les plus distingués, M. le Dr Lepileur, médecin de Saint-Lazare, nous adressa, le 1er août 1879, un riche propriétaire, M. X..., âgé de trente ans, à qui la vie était devenue insupportable par suite d'une inaptitude virile, qui s'était manifestée sans cause connue dans les circonstances suivantes :

Devenu veuf à vingt-cinq, M. X... profondément chagrin de la perte de sa femme, s'était abstenu, depuis, de tout rapport sexuel et même de tout plaisir ; il vivait, triste et morose, presque sans relations sociales, indifférent à tout. Cependant, quelque temps après une période de cinq ans de cette vie monotone, il éprouva un nouvel amour qui, partagé bientôt, conduisit M. X... à une tentative de rapprochement sexuel qui ne put qu'avec beaucoup de peine être couronnée de succès. Ce quasi-échec impressionna vivement M. X..., le rendit timide, et sa demi-inaptitude, au lieu de s'amender, devint complète ; de plus, il redevint plus triste que jamais, mangea moins, digéra lentement, et, finalement, dépérit au point qu'il dut se décider, malgré ses répugnances, à consulter notre distingué confrère, qui conseilla l'hydrothérapie.

M. X... s'étant déjà pratiqué lui-même plusieurs affusions froides dans un tob, avant d'entrer dans notre Institut, nous débutons, le matin même de son entrée, par une douche en pluie de quelques secondes, suivie d'une autre en jet brisé de quinze secondes, promenée sur la colonne vertébrale et spécialement sur les membres inférieurs ; dans l'après-midi, nous donnons la douche rectale et le bain de siège à eau courante, pendant trente secondes chacune, suivies d'une douche générale en pluie, le tout avec de l'eau à 9°.

Après trois semaines de ce traitement, M. X... commence à éprouver un peu de mieux ; — dans l'après-midi, nous substituons à la douche en pluie l'immersion dans la piscine pendant une minute ; eau à la même température.

Six semaines plus tard, l'amélioration s'est beaucoup accentuée ; le contact d'une femme l'émeut, et il lui semble qu'il a recouvré sa puissance virile. Il s'abstient cependant encore une quinzaine, tout en suivant scrupuleusement son traitement. Il s'essaie alors à des rapprochements sexuels, et il s'y trouve aussi apte qu'autrefois.

Le traitement est continué jusqu'à la fin du troisième mois, après lequel M. X... nous quitte, se trouvant dans des conditions tout à fait normales. — Il a fait usage d'une alimentation froide et a bu de l'eau pure pendant toute la durée de la cure.

Obs. 6. — M. X..., âgé de trente-deux ans, nous fut adressé, le 11 mai 1873, par notre sympathique confrère, le Dr Dominique Calvo, que nous avons eu la douleur de perdre depuis.

Ce malade, d'une taille médiocre, d'un fort embonpoint, d'un tempérament bilioso-lymphatique prononcé, a eu une jeunesse fort agitée. Jouissant d'une fortune à ne se rien refuser, il a usé et abusé de tous les plaisirs et surtout des plaisirs sexuels ; il en est résulté un épuisement, particulièrement un épuisement sexuel, qui lui a fait perdre l'impressionnabilité auprès des femmes ; il est absolument indifférent auprès d'elles, et s'il veut, plutôt par curiosité que par penchant, s'en approcher sexuellement, les organes génitaux refusent le service. M. X... n'a d'autres antécédents morbides qu'une blennorrhagie, qu'il a contractée à vingt ans et qui a guéri promptement sans laisser la moindre trace. Cet état d'impuissance dure depuis trois ans, et a jeté le malade dans une mélancolie profonde.

Dès son arrivée, nous pratiquâmes à M. X... une ablution générale avec de l'eau à 24°.

Le lendemain, dans la matinée, nous remplaçons l'ablution par une douche en pluie, de vingt secondes, avec de l'eau à 16°. — Cette douche est renouvelée dans l'après-midi et suivie d'une douche en jet, d'une demi-minute, promenée le long de la colonne vertébrale et sur le bassin, avec de l'eau à 10°.

Le même traitement est continué jusqu'au 16, avec la seule différence qu'on abaisse la température de l'eau à 8°.

Le 17, on donne avant les douches un bain de siège à eau courante, de trente secondes, et une pluie périnéale de même durée; eau à la même température que la veille.

Le 29, on constate une amélioration sensible ; on remplace les douches par une immersion d'une minute dans de l'eau à 6°.

Le 25 juin, M. X... nous demande l'autorisation d'aller faire plusieurs visites, et rentre le soir, enchanté de son excursion pendant laquelle a eu lieu un rapprochement sexuel exécuté sans efforts.

Le malade continue encore son traitement pendant un mois, et nous quitte, absolument enchanté de son traitement et du Dr Calvo, qui, du reste, a plusieurs fois constaté l'efficacité de l'hydrothérapie dans des cas analogues, et la considère comme une précieuse médication dans le traitement des affections comme celle dont son client était atteint.

Les faits que nous venons d'exposer n'ont pas été choisis, ils ont été pris au hasard parmi un grand nombre d'autres de même catégorie, et il est probable, dès lors, qu'ils représentent l'histoire moyenne des cas d'impuissance qui ne sont pas le résultat d'une spermatorrhée. S'il en est ainsi, on en devrait conclure que le plus grand nombre des cas d'impuissance, à beaucoup près, est dû à un épuisement spécial de l'appareil génital, suite d'un excès d'exercice de cet appareil; on ne trouve dans nos observations qu'un seul cas, celui de l'observation 4, dont le sujet nous fut envoyé par le Dr Baret, où l'impuissance puisse être rapportée à l'aberration des fonctions cérébrales ; peut-être chez le malade de l'observation 5, qui était le client de notre éminent confrère, le Dr Lepileur, l'élément moral a-t-il aussi joué un certain rôle ; mais ce qui est extrêmement remarquable, et dont nous avons été nous-même surpris, au début de notre exercice, c'est que l'hydrothérapie n'a pas été moins efficace dans ces deux cas que dans tous les autres. Si les malades n'avaient fait aucun traitement antérieur, on pourrait croire que l'espoir que donne quelquefois la perspective d'une médication, a fait entrer la confiance dans un esprit timoré et troublé ; mais tous avaient déjà reçu des soins éclairés, la plupart de médecins fort distingués ; et même beaucoup n'espéraient pas plus dans l'hydrothérapie que dans tout autre moyen banal qu'on leur aurait proposé. On ne peut donc pas admettre que l'eau froide ait agi, ici, comme les pilules *mica panis* chez certains hypochondriaques ; c'est bien à une action physiologique positive que la nouvelle méthode a dû sa puissance, et si l'élément moral a joué un rôle, ce n'est qu'à partir du moment où l'hydrothérapie ayant produit ses premiers bons effets physiques, les malades, presque toujours désespérés au début, ont repris confiance à la perspective d'une guérison probable. C'est tout ce que nous dirons ici sur ce sujet, ce que nous pourrions ajouter rentrant dans les considérations générales que nous présenterons dans notre quatrième et dernier chapitre.

ART. 42. — DE LA MÉTRITE CHRONIQUE.

> Il est un certain nombre de maladies qui constituent à l'hydrothérapie un domaine spécial, dans lequel l'eau froide règne en souveraine, sans rivale, sans équivalent, sans succédané connu. Le premier rang dans ces maladies appartient peut-être aux affections utérines.
>
> L. FLEURY.

Priessnitz n'ayant évidemment jamais su diagnostiquer une congestion chronique de l'utérus, on ne saurait dire s'il a guéri ou même traité quelques cas de cette affection; ce qu'il y a de sûr, c'est que l'exact Schedel n'en parle pas dans son consciencieux travail, non plus que Scouttetten ni Engel.

Mais notre excellent maître Baldou traita plusieurs de ces affections plus ou moins graves, et en publia, le premier, croyons-nous, d'intéressantes observations :

« J'ai eu à traiter, entre autres, dit-il, une dame que tous les médecins avaient regardée jusque-là comme atteinte d'une affection organique de l'utérus. Depuis plus de *trois ans*, divers moyens n'avaient pu calmer les douleurs de cet organe, et la malade était arrivée à un tel état d'amaigrissement et de dépérissement, qu'elle effrayait toutes les personnes qui la voyaient... »

L'auteur entre ici dans des considérations intéressantes sur les antécédents de la malade et l'étiologie de la maladie, considérations que le défaut d'espace nous oblige à passer sous silence ; puis, il trace ainsi qu'il suit « l'histoire du traitement : »

« Le premier jour, enveloppement dans les couvertures de laine, avec des linges mouillés sur la poitrine et sur le bas-ventre; légère moiteur pendant trois quarts d'heure ; affusion à 20 degrés avec friction pendant une minute ; deux injections à 24 degrés. Malaise toute la journée ; toux un peu diminuée. » (La malade avait en même temps un catarrhe bronchique.)

Baldou continue ainsi les sudations et les affusions auxquelles il associe bientôt, puis substitue les bains de siège et les applications froides sur les pieds, et arrivé au *trente-sixième* jour du traitement, il note que la malade pouvait « *marcher quatre heures sans se fatiguer*. »

« Plus tard, dit-il, cette dame ayant négligé les moyens, hygiéniques qui devaient la maintenir en bon état, a été obligée de reprendre le traitement parce que sa toux était revenue et la fatiguait beaucoup. La matrice est restée saine. Pendant ce second traitement, la malade a vu reparaître des démangeaisons vaginales à côté de la place même d'où une petite lèvre avait été extirpée; des maux de tête violents, et, enfin, dans le gosier, des ulcérations à fond jaunâtre, qui auraient beaucoup ressemblé à des ulcères syphilitiques, si les bords en eussent été plus élevés.

« Ces derniers symptômes pathologiques avaient existé quinze ans auparavant ; et, alors aussi, d'après le dire de la malade, la possibilité de l'existence d'un principe syphilitique s'était présentée à l'esprit du médecin.

« Après un mois de traitement, cette dame s'est trouvée dans un état satisfaisant. »

Après avoir rapporté ce beau fait thérapeutique, notre excellent maître s'écrie, non sans un peu d'orgueil qu'on se sent vraiment très disposé à lui pardonner :

« Je demanderai aux savants qui ont prétendu qu'il n'y avait rien de nouveau en hydropathie (cette apostrophe s'adresse sans doute au fameux rapport de Roche à l'Académie de médecine, voir ci-dessus, page 60 et suiv.), ni dans ses procédés ni dans ses applications, je leur demanderai en quel lieu et en quel temps on aurait eu l'idée de traiter par les bains froids, d'une part, une maladie de matrice que, depuis trois ans, plusieurs médecins avaient considérée comme très grave et traitée en vain par des cautérisations répétées et d'autres moyens compliqués, et, d'autre part, des catarrhes comme celui dont était affectée cette dame. Je n'ai jamais vu de toux aussi fatigante, aussi opiniâtre : cette dame était obligée de passer toutes ses nuits sur un fauteuil, sans pouvoir goûter un instant de repos, tant les quintes étaient fréquentes. L'état de maigreur de la malade, son teint presque cadavérique, jetaient dans l'esprit de tous ses amis les plus vives alarmes... Pourtant le traitement hydrothérapique a été pour elle un régénérateur merveilleux... »

A ce fait thérapeutique, des plus beaux évidemment que

l'on puisse observer, Fleury en a ajouté beaucoup d'autres dont quelques-uns ne sont pas moins remarquables; nous-même en avons observé un assez grand nombre, et nous avons eu la vive satisfaction de rendre la santé à des femmes dont certaines faisaient depuis des années des traitements variés et étaient soumises à un repos énervant, qui détruisait toutes leurs forces, et, concurremment avec les pertes blanches dont elles étaient atteintes, les avait conduites à un état d'anémie profonde et de nervosité qui leur rendait la vie insupportable.

Ce n'est pas seulement dans les cas de congestion ou de métrite chronique simple que nous avons obtenu ces succès, mais aussi lorsque ce qu'on a désigné sous le nom d'engorgement produisait des déviations ou des flexions variées, ce qui, on le sait, est loin d'être rare.

Même après plus de quarante ans de date, ces succès, dont quelques-uns vraiment merveilleux, ne sont pas inutiles à signaler, car dans une leçon, à beaucoup d'égards très remarquable, faite récemment à l'hôpital de la Charité sur la *métrite parenchymateuse*, par un jeune professeur de beaucoup de talent, M. le Dr Terrillon, l'éminent clinicien, énumère une foule de traitements, dont quelques-uns sont signalés avec beaucoup de détails et non moins d'éloges, et il ne fait même pas la moindre mention de l'hydrothérapie, qui est infiniment supérieure au meilleur des traitements qu'il énumère. (Voir le compte rendu de cette leçon dans la *Médecine contemporaine* du 23 décembre 1884.)

Fleury avait pourtant résumé depuis longtemps l'action de l'hydrothérapie sur les diverses formes de la métrite chronique ou engorgement du col et du corps de l'utérus. Obligé de nous restreindre, nous n'ajouterons pas ici de nouveaux faits à celui de notre excellent maître Baldou, nous nous contenterons de reproduire le résumé auquel nous venons de faire allusion, en rectifiant ce qu'il offre de défectueux en quelques points :

1° L'hydrothérapie, les douches froides, locales ou générales, ne guérissent point directement les ulcérations du col utérin.

2° Les douches froides permettent d'obtenir la résolution complète d'engorgements, soit hypertrophiques, soit indurés, de l'utérus, alors même que ces engorgements sont anciens, considérables, et qu'ils ont résisté aux différentes médications usuelles, et notamment aux applications du fer rouge.

3° En résolvant l'engorgement de l'utérus, les douches froides rendent facile la cicatrisation d'ulcérations qui, liées à cet engorgement et entretenues par lui, ont résisté à des applications réitérées de divers caustiques ; elles permettent également d'obtenir le redressement complet et définitif de la matrice, lorsque ce déplacement est causé ou maintenu par l'augmentation de poids et de volume de l'organe.

4° L'action des douches froides s'exerce à la fois sur les accidents locaux et mécaniques et sur les symptômes généraux et sympathiques. Elle combat directement, et l'un par l'autre, ces deux ordres de phénomènes et amène ainsi une guérison solide.

5° En faisant disparaître l'engorgement et en ramenant l'utérus à sa direction normale, les douches froides font disparaître une des causes de la stérilité.

6° Par l'action qu'elles exercent, d'une part, sur l'organe gestateur, et, d'autre part, sur l'organisme tout entier, les douches froides éloignent plusieurs causes d'avortement.

7° Les douches froides convenablement administrées sont

le meilleur modificateur que l'on puisse opposer à l'hyperesthésie utéro-vulvaire.

8° Les douches froides constituent le meilleur modificateur que l'on puisse employer pour prévenir ou combattre la congestion utérine, cause si fréquente des engorgements, des déplacements et des ulcérations de la matrice.

9° Les douches froides sont le seul *traitement curatif* efficace des déplacements utérins simples, dégagés de toute complication d'engorgement et d'ulcération.

10° Leur efficacité doit être attribuée à leur action reconstitutive générale, et à leur action locale sur les ligaments supérieurs de l'utérus.

11° Les douches froides générales et *locales* — (Contrairement à l'opinion erronée de Fleury), — peuvent être administrées pendant l'époque menstruelle, que l'utérus soit ou non malade, non seulement sans danger, mais encore avec avantage; elles exercent sur la circulation générale une action régulatrice qui a pour effet de ramener le flux cataménial à ses conditions physiologiques, s'il en est écarté.

ART. 34. — DE LA MÉTRORRHAGIE.

> Dans les écoulements lochials violents et les hémorrhagies, les bains de pieds froids allant jusqu'à la cheville sont à employer, et on continue jusqu'à ce que le froid devienne douloureux. On doit recommander aussi des linges trempés dans l'eau glaciale et souvent renouvelés.
>
> CHAUSSIER.

On pourrait presque dire de l'application de l'hydrothérapie aux hémorrhagies utérines, et surtout aux hémorrhagies chroniques ou pertes ce que Becquerel a dit de cette application à l'hystérie. Fleury a démontré ce fait par des observations dont quelques-unes sont du plus haut intérêt, une surtout dont nous donnerons un résumé. Dans ses leçons, si fructueuses pour les élèves et pour les jeunes praticiens, M. le Dr Gallard, qui a étudié à fond les divers traitements de la métrorrhagie avec le haut sens pratique qui le caractérise, a confirmé cette importante vérité (voy. *Médecine contemporaine*, 15 septembre 1884); il a repoussé avec raison l'idée saugrenue qu'ont eue certains hydrothérapeutes ou plutôt certains baigneurs, d'employer l'eau chaude contre les métrorrhagies, et s'est prononcé pour l'eau froide dont il a pu apprécier personnellement plus d'une fois les excellents effets.

La distinction de métrorrhagie et de ménorrhagie, dit-il dans une de ses savantes leçons, n'a pas d'importance. Il est entendu qu'une perte sanguine se montre plus communément aux environs de l'époque menstruelle; mais elle est toujours une perte et ne se distingue par aucun caractère des pertes produites à un autre moment.

« Les hémorrhagies sont en rapport habituel avec les lésions de l'utérus, cancer, fibrôme, polypes; mais une variété d'hémorrhagie sur laquelle on insiste peu est surtout fréquente dans la métrite interne.

« C'est à la métrite interne qu'il faut rapporter la majeure partie des descriptions consacrées par les auteurs à la métrorrhagie *essentielle*.

« Est-on, d'ailleurs, autorisé à admettre l'existence de cette hémorrhagie dite essentielle ? Quels sont les faits que l'on peut classer sous ce nom lorsqu'on a retranché, d'une part, les altérations dyscrasiques du sang dues aux diathèses, aux intoxications, à la chlorose ou à l'anémie; d'autre part, les maladies diverses qui sont caractérisées par une altération anatomique soit du système circulatoire, soit du tissu utérin, soit des organes qui sont en connexion directe avec lui, comme les ovaires, les ligaments de l'utérus?

« Dans une statistique de Letellier, il ne s'est pas trouvé une métrorrhagie, sur quatre-vingt-six observées, à laquelle l'auteur ait pu accorder la dénomination d'*essentielle ;* la métrorrhagie essentielle n'existe pas. »

M. Gallard passe ensuite en revue quelques métrorrhagies, notamment celles qu'on observe souvent chez les prostituées et qu'on a à tort considérées comme essentielles, puis il ajoute :

« On ne peut davantage admettre comme hémorrhagies essentielles, comme le fait M. Marotte, celles qui apparaissent chez les femmes atteintes de névralgie abdominale ou sciatique. Dans ces cas, l'hémorrhagie résulte de phénomènes congestifs réflexes, même si elle est attribuable à une lésion utérine ou péri-utérine méconnue, ce qui arrive souvent. »

Passant ensuite aux moyens préconisés, récemment, surtout pour arrêter les métrorrhagies, M. Gallard place au premier rang le froid et surtout les applications d'eau froide. Une longue expérience, dit-il, m'a confirmé dans la confiance que j'ai en cet excellent traitement. La médication tout opposée, l'action de la chaleur, très recommandée aujourd'hui, est, au contraire, dangereuse. Quelle soit appliquée sur la région lombaire au moyen des sacs de Chapmann ou plus topiquement au moyen d'injections ou de bains d'eau, portée à une température élevée à 50°, jamais elle n'a réussi entre mes mains à arrêter la métrorrhagie, mais a souvent contribué à l'augmenter.»

En fait de médicament, celui qui lui a le mieux réussi est la digitale donnée à la dose de 30 à 50 centigrammes de feuilles infusées dans 125 grammes d'eau et donnée par cuillerées à bouche dans la journée.

L'hydrothérapie étant aussi justement appréciée par un spécialiste qui a fait une étude approfondie des maladies de l'utérus, et qui, par caractère comme par situation, se trouve dans des conditions de parfaite impartialité, nous n'ajouterons rien à l'appréciation qu'on vient de lire, si ce n'est quelques faits justificatifs qui, dans un ouvrage de clinique comme celui-ci, ne seront jamais superflus.

Obs. 1 — Le premier fait que nous allons rapporter a pour sujet une dame de trente ans, qui nous avait été adressée par notre très distingué et à jamais regrettable confrère, le Dr Tournié, qui succomba en peu de jours, en 1880, à un anthrax des plus malins.

Après sa dernière couche, datant de deux ans, Mme X... s'étant livrée à un exercice prématuré, éprouva une première hémorrhagie ou du moins une perte abondante, qui se renouvela après quelques semaines et s'est toujours renouvelée depuis, tous les 10, 15 ou 20 jours, malgré les divers traitements tentés pour l'arrêter, seigle ergoté, glace sur le ventre, compression de l'aorte, etc. La dernière de ces hémorrhagies ayant, par son abondance, inspiré de vives inquiétudes, Mme X..., sur les conseils du Dr Tournié, nous fut amenée, le 17 juin 1879. Elle était dans un tel état de faiblesse, qu'elle avait de la peine à se tenir debout ; elle était d'une pâleur extrême, éprouvait un essoufflement considérable dès qu'elle faisait un mouvement et était menacée de syncope à la moindre émotion ; le pouls était très petit et à 56 seulement ; à la région du cœur existait un bruit de souffle très prononcé, au premier temps, et un bruit de diable dans les régions des carotides. — L'appétit était presque nul et cependant les digestions très pénibles.

Dès le jour même de son entrée, nous administrâmes à Mme X... une douche en pluie de trente secondes sur le dos et la poitrine ; eau à 10°.

Cette douche est réitérée, deux fois par jour, les jours suivants, avec addition d'une douche en jet brisé d'égale durée ; après les douches, petite promenade dans le jardin à l'aide d'un bras, après la promenade, repos dans la position horizontale. — Alimentation froide ; eau fraîche pour boisson.

Après quinze jours de ce traitement, on constate déjà une amélioration caractérisée par la sérénité du faciès, le retour d'un peu d'appétit, une marche moins difficile, des nuits moins agitées ; il y a eu cependant deux pertes dans la quinzaine.

Le 4 juillet, il y a encore une perte, mais moins abondante que les précédentes et non accompagnée de douleurs, ce qui avait toujours lieu auparavant et ce que nous avons omis de noter. — On continue le même traitement et le même régime.

Le 12, l'amélioration a fait de tels progrès, que Mme X... parlait déjà de nous quitter : mais, sur notre conseil, elle continua le traitement pendant un mois encore ; elle eut à l'époque normale des règles un écoulement qui ne différa pas sensiblement par son abondance des règles ordinaires, et Mme X... nous quitta le 17 août, enchantée d'avoir recouvré sa santé et ses forces.

Obs. 2. — Un médecin des hôpitaux qui, déjà en 1875, s'était distingué par d'importants travaux dont il a encore augmenté le nombre depuis dix ans, M. le Dr Siredey, nous adressait, le 12 août de cette même année 1875, Mme X..., femme d'un officier général de notre armée, âgée de 36 ans, mère de plusieurs enfants, et dont toutes les couches avaient été laborieuses et suivies de pertes menaçantes;

la dernière datait de dix mois et avait été accompagnée de douleurs exceptionnellement fortes. Depuis, les pertes se sont renouvelées presque sans interruption, et Mme X..., quoique d'une constitution forte, excellente même, d'une taille élevée, est tombée actuellement dans un état d'anémie, de maigreur et de faiblesse extrêmes.

Lorsque M. Siredey fut consulté, tous les moyens habituellement usités en pareils cas avaient été prescrits et mis en pratique, aussi, tout en continuant, par intervalles, les cautérisations qu'on avait cru devoir pratiquer, l'éminent clinicien crut-il nécessaire de prescrire les applications hydrothérapiques dans un établissement scientifique.

Dès l'entrée de Mme X..., nous lui administrâmes, le matin et dans l'après-midi, une douche en pluie d'une minute, avec de l'eau à 8° ; (la malade ayant été immédiatement couchée, n'ayant pas osé la faire marcher, dans la crainte de provoquer une perte) nous fîmes suivre la douche d'une friction énergique.

Ce traitement est continué jusqu'au 9, sans modification. Ce jour-là, Mme X..., fait quelques tours de jardin.

Le lendemain, M. Siredey pratique une cautérisation.

Les pertes, suspendues depuis plusieurs jours, reparaissent le 12, mais plus modérées. — Les douches sont continuées, la malade fait tous les jours quelques tours de jardin.

Le 17, nouvelle cautérisation sans suspension des douches, qui, à partir de ce jour, sont données avec de l'eau à 6°. La malade se promène un peu tous les jours en voiture.

L'amélioration marche ensuite à grands pas, au point que Mme X... nous quitte le 30, avec la résolution de faire chez elle des lotions deux fois par jour avec de l'eau aussi froide que possible.

Nous avons revu souvent cette dame, qui, pleine de reconnaissance, se fait un plaisir de venir nous faire constater de temps en temps sa bonne santé, et de nous témoigner son affectueuse reconnaissance.

OBS. 3. — Mlle X..., âgée de dix-huit ans, nièce d'une de nos célébrités médicales, nous fut adressée le 2 avril 1880. Elle était dans un très fâcheux état d'anémie, causé par des pertes presque incessantes, qui étaient survenues sans cause connue. Grande et bien développée, Mlle X..., avait été réglée à quatorze ans, d'une manière d'abord normale et même un peu abondante ; mais à la suite de grands chagrins causés par la perte successive de son père et de sa mère, l'écoulement mensuel devint plus abondant et plus prolongé, au point que depuis plusieurs mois, il y a huit jours de repos entre deux époques ; la conséquence de ces véritables pertes a été un amaigrissement assez prononcé, une grande faiblesse, une pâleur extrême ; Mlle X... est même obligée de garder souvent le lit, pour ne pas exciter l'écoulement de sang, qui augmente par la marche et le mouvement ; elle éprouve de l'essoufflement, des bourdonnements d'oreilles, des vertiges, des pesanteurs de tête, et il existe un bruit de souffle à la région précordiale et sur le trajet des carotides.

Dès le jour de son entrée, nous administrons une douche en pluie de 25 à 30 secondes avec de l'eau à 8°, et la malade fait ensuite quelques tours de jardin. — Alimentation froide, eau pure pour boisson.

La médication et le régime sont continués jusqu'au 8 ; ce jour-là apparaît une nouvelle perte ; Mlle X... est obligée de se mettre au lit et, sous aucun prétexte, ne veut consentir à se laisser doucher pendant l'écoulement du sang ; mais, la perte, quoique moins abondante, dure encore le 15, et nous insistons énergiquement pour administrer la douche ; la malade consent, enfin, à la recevoir ; conformément à l'expérience, il n'en résulte pas, bien entendu, le moindre inconvénient ; l'écoulement disparaît même le lendemain.

Les douches sont continuées ; mais le 23 paraît une nouvelle perte, et, chose bizarre, malgré l'expérience d'il y a huit jours, il nous est impossible, cette fois, de décider la malade à se laisser doucher pendant la durée de la perte ; elle cesse heureusement le 29.

Le 30, les douches sont reprises, et pour ne plus être interrompues ; l'amélioration, du reste, commence à se dessiner ; l'appétit est un peu meilleur, et quelques forces se rétablissent.

Le 12 mai, les règles paraissent, mais sans douleurs, contre l'habitude, et plus colorées. — Les douches sont continuées nonobstant.

Le 16, la figure se colore un peu et reprend une légère fraîcheur.

Le 28, réapparition des règles, qui ne durent que trois jours. — Continuation du traitement et du même régime.

Pendant le mois de juin, les règles n'ont paru qu'une fois et au bout du mois écoulé. — Les forces et l'appétit se développent de plus en plus et les symptômes d'anémie se dissipent graduellement.

Dans le mois de juillet, les règles paraissent une seule fois, et à l'époque régulière.

Enfin, au 31 août, nous avons la satisfaction de voir la nièce de notre célèbre confrère rendue à la pleine santé. Elle nous quitte, forte, fraîche, mangeant et digérant bien, faisant chaque jour sans fatigue de longues promenades.

Nous l'avons revue plusieurs fois depuis, et nous avons eu le plaisir de constater la persistance de sa guérison.

Quel que soit l'intérêt pratique que présentent beaucoup des faits que nous pourrions encore mettre sous les yeux de nos lecteurs, nous devons nous borner, et nous nous contenterons d'en indiquer seulement quelques-uns.

Obs. 4. — Le premier que nous mentionnerons remonte presque tout à fait au début de notre pratique hydrothérapique ; il sagit d'une jeune demoiselle de 20 ans, qui nous fut adressée, à la fin de l'année 1860 (voir *Médec. Contemp.* de 1861), par notre ami très regretté, le D. Xav. Richard, médecin des hôpitaux. Cette jeune personne avait été réduite au dernier degré de l'anémie par des pertes répétées datant de deux ans et compliquées d'hystérie. La malade, entrée le 6 octobre, sortit guérie à la fin de novembre.

Obs. 5. — Le second cas que nous mentionnerons est celui d'une jeune dame, mère d'un bel enfant, qui éprouvait depuis un an des pertes réitérées, traitées, en vain, à l'aide de tous les moyens usités, par notre excellent confrère, le Dr Reymond, qui nous l'adressa en désespoir de cause. Six semaines de traitement hydrothérapique suffirent pour remettre Mme X... sur pied.

Obs. 6. — Le troisième cas que nous voulions mentionner ici est celui de la comtesse de X..., que nous adressa notre distingué confrère, le Dr Love, le 22 novembre 1877. Comme les malades précédentes, elle avait été jetée dans le plus triste état par des pertes réitérées, rebelles à tous les traitements, et qui s'étaient développées à la suite d'une seconde couche. Le 22 janvier suivant, elle se trouva assez améliorée pour pouvoir achever sa guérison chez elle, moyennant les applications hydrothérapiques que nous lui indiquons.

Obs. 7. — Enfin, un cas fort grave aussi par lequel nous allons terminer cette rapide énumération, se présenta chez une jeune dame de 32 ans, qui nous fut adressée le 5 octobre 1877, par le Dr Lemaire, ancien chef de clinique de la Faculté, à l'Hotel-Dieu. Comme la comtesse de X..., cette malade avait été prise de pertes à la suite d'une seconde couche, et rien n'avait pu les arrêter. Réduite, après plusieurs mois de souffrances et de traitements inutiles, à un état de cachexie extrême, au point de ne plus pouvoir, qu'avec beaucoup de peine, se tenir sur ses jambes, elle fut rendue à une santé complète, après quatre mois de traitement hydrothérapique; elle nous quitta à la fin de janvier 1878.

Nous pourrions peut-être répéter ici, à propos de ces faits vraiment magnifiques de médecine pratique, c'est-à-dire utile, les paroles que nous avons citées de notre excellent maître Baldou. Nous nous contenterons de recommander modestement ces faits à ceux de nos confrères qui n'apprécient pas encore le prix de l'hydrothérapie, et d'exprimer l'espoir qu'ils lui rendront plus de justice à l'avenir, au grand profit de leurs clients. Nous corroborerons encore nos conseils par un dernier fait d'autant plus intéressant à rapporter que, dans les cas dont il est un exemple, l'hydrothérapie est encore moins appréciée par la généralité des médecins que dans ceux où la métrorrhagie ne tient à aucune lésion matérielle, au moins à aucune lésion grave et surtout incurable. Il est encore, en effet, un assez grand nombre de médecins qui pensent que si l'hydrothérapie peut être efficace dans des cas où la métrorrhagie est exempte de toute complication organique, elle est, au contraire, inutile, sinon même nuisible, lorsqu'elle est due à des ulcérations, à des polypes, à des productions organiques homologues ou hétérologues. C'est une grave erreur et des plus fatales à l'intérêt des malades : certes l'hydrothérapie n'a pas plus la prétention de guérir les dégénérescences de l'utérus que celles de l'estomac ; mais elle a la légitime prétention d'être, pour quelques-uns des accidents dont les productions sont la cause, un palliatif précieux, qui diminue souvent les souffrances des malades et peut prolonger de beaucoup leur existence. Voici un des faits qui donnent de cette proposition une démonstration remarquable.

Notre éminent confrère, le Dr Siredey, nous envoya, il y a sept ans déjà, une dame sujette depuis longtemps à des hémorrhagies utérines presque continuelles, et qui étaient causées par un polype volumineux peu susceptible d'être enlevé par une opération. Le savant clinicien avait pratiqué plusieurs cautérisations..........., mais voyant que la malade s'affaiblissait de plus en plus, il pensa que l'hydrothérapie pourrait la soulager et nous l'adressa.

Pendant le premier mois, elle ne put prendre qu'un petit nombre de douches : elle était obligée de garder presque toujours le lit, une perte se déclarant chaque fois qu'elle se levait ou même qu'elle se remuait un peu brusquement.

Dans le deuxième mois, il lui fut possible de prendre une dizaine de douches.

Enfin, pendant le troisième, les pertes se produisant moins facilement, la malade put les prendre pendant une quinzaine de suite; malheureusement, se trouvant beaucoup mieux, elle voulut alors interrompre son traitement ; le résultat fut le retour des pertes à la moindre cause ; la malade revenait, éprouvait du mieux, et aussitôt interrompait le traitement ; cependant, l'état étant, en général, meilleur, en présence de sa versatilité, M. Siredey, pour la changer de conditions, crut pouvoir l'envoyer aux eaux de Salins ; mais elle en revint plus fatiguée. L'éminent praticien s'en tint alors à l'hydrothérapie, prescrivant avec instance d'interrompre le moins possible le traitement. Elle fut alors fort assidue pendant quelques mois, puis elle revint une quinzaine, une huitaine même, interrompant après pendant deux ou plusieurs semaines, et ces alternatives durent encore, depuis sept ans.

Quand elle commença à recevoir des douches, elle était, comme on l'a vu, presque dans l'impossibilité de quitter le lit sans provoquer une perte ; elle éprouvait facilement des syncopes ; elle était exsangue au point qu'on pouvait craindre qu'une hémorrhagie un peu forte ne l'emportât ; elle mangeait peu et digérait avec les plus grandes difficultés le peu qu'elle mangeait. — Aujourd'hui, elle est encore pâle, mais beaucoup moins qu'autrefois ; elle marche facilement, et c'est par simple précaution que nous lui prescrivons le repos pendant la durée des règles ; en dehors de ses époques, elle n'éprouve que rarement des pertes insignifiantes ; elle mange et digère assez bien ; elle a repris un certain embonpoint. Le polype n'a pas disparu, mais il n'a pas sensiblement augmenté, et il ne paraît pas y avoir de raison pour qu'il augmente à l'avenir.

Il ne nous paraît pas que ce fait, qui a notablement étonné notre éminent confrère, ait besoin de beaucoup de commentaires. Il est même à peine inutile de dire que, suivant toutes probabilités, si l'on avait abandonné la maladie à sa marche naturelle, ou mieux si l'on n'avait pas fait intervenir l'hydrothérapie, son issue aurait été fatale, tandis qu'aujourd'hui, grâce à la nouvelle méthode, et à elle seule, l'existence de Mme X... peut durer ce qu'elle aurait duré, si elle n'avait pas été atteinte de polype et de métrorrhagie.

ART. 44. — DE LA MIGRAINE.

> Les différentes perturbations de la vie sensitive sont soulagées avec un régime convenable et même parfaitement guéries par les bains froids.
>
> BRANDES.

On trouve assez souvent dans les traités généraux et spéciaux de médecine cette appréciation : « affection qui fait si souvent le désespoir des malades et des médecins. » S'il y a une maladie à laquelle s'applique cette phrase stéréotypée, c'est assurément à la migraine, qui cause aux malades tant de souffrances et aux thérapeutistes tant de déboires. En revanche, elle fait la joie des charlatans, qui trouvent dans les migraines appartenant le plus souvent au sexe dit faible et beau, lequel est encore moins beau et faible que crédule, c'est-à-dire exploitable un aliment inépuisable à leurs appétits. Les panacées infaillibles trouvent chez les migrainées des acheteuses acharnées ; nous en avons connu une qui, avec une constance vraiment phénoménale, a acheté pendant vingt ans une drogue prônée dans les journaux comme infaillible contre la migraine, et quand nous avons perdu de vue cette fanatique, ses accès de migraine florissaient toujours !

Il est vrai que les pathologistes ne sont pas beaucoup plus heureux dans les explications qu'ils donnent de la migraine que les thérapeutistes dans leurs tentatives de curation. Les descriptions que donnent nos traités de pathologie, s'appliquent assez exactement à la grande majorité des cas de migraine ; mais quand ils en arrivent à vouloir préciser le siège de la maladie, ils diffèrent beaucoup les uns des autres. Sur les lésions matérielles, ils sont assez d'accord, car, d'une part, d'après les phénomènes qui constituent la maladie, il est peu probable qu'elle soit caractérisée par des lésions matérielles et, d'autre part, la maladie n'étant presque jamais mortelle, on comprend que si ces lésions existaient, il serait à peu près impossible de s'en assurer. Nous disons que la migraine n'est *presque* jamais mortelle, et non, avec certain hydropathe baigneur « qu'on ne meurt pas de migraine », parce que nous connaissons des exemples où il n'est pas bien démontré qu'il n'ait pas existé des relations plus où moins intimes entre la migraine et la maladie qui a causé la mort. Nous citerons même à ce propos le cas de notre malheureux confrère en hydrothérapie, Landry, le premier élève et collaborateur de Fleury. Landry était, dès les premiers temps de ses études médicales, sujet à des accès de migraine très intenses et, en quelque sorte, types, sauf qu'il n'éprouvait que rarement des vomissements ; ces accès persistèrent pendant toute la durée de son internat dans les hôpitaux ; ils persistèrent pendant tout le temps qu'il resta comme aide auprès de Fleury, à Bellevue, et s'aggravèrent ; ils persistèrent encore après qu'il prit la direction de l'établissement d'Auteuil, où il eut la malencontreuse idée d'établir les douches chaudes, censé pour *perfectionner* l'hydrothérapie de Bellevue, et l'idée plus malencontreuse encore de s'appliquer ces douches qui, disait-il, le soulageaient. Ce qu'il y a de sûr, c'est que peu de temps après l'installation de ces douches, il fut pris des premiers symptômes de la maladie qui le conduisit au tombeau, symptômes qui étaient probablement dus à un ramollissement cérébro-spinal. Existait-il quelques relations entre ces migraines intenses et l'affection qui a emporté notre malheureux confrère? nous n'oserions certainement l'affirmer; mais nous pouvons dire que nous avons observé deux autres cas fort analogues.

Ce qui n'est guère contesté et ne paraît guère contestable, c'est que la migraine est bien non pas une *névralgie* du cerveau, — comme dit certain baigneur, — les deux mots nous paraissant incompatibles, mais une névrose dans laquelle est probablement intéressée une partie du grand sympathique et peut-être indirectement le nerf vague. Nous ne dirons pas avec Beau, qu'elle est une dyspepsie, malgré les vomissements dont elle s'accompagne si souvent, ni même qu'elle soit consécutive à cette affection : sans doute la migraine est assez souvent compliquée d'autres affections plus ou moins graves, et dans les trois cas que Fleury rapporte et qu'il a guéris par l'hydrothérapie, l'affection était compliquée d'anémie grave et d'autres maladies. Mais nous devons reconnaître que, dans beaucoup d'autres cas, dans la majorité même, les malades, quoique éprouvant des souffrances cruelles pendant les accès, restent pendant les intervalles dans un très bon état de santé, et que la vie ne paraît presque jamais compromise par la maladie. Malgré cela, la méthode curative qui guérirait la migraine n'en serait pas moins un très grand bienfait.

Nous ne sommes pas un fanatique aveugle de l'hydrothérapie, et nous ne prétendrons pas qu'elle soit cette méthode si désirable dont nous venons de parler ; mais ce qu'on peut affirmer, c'est que la médication priessnitzienne modifiée suivant les progrès de la science, est à peu près la seule qui procure quelques succès, toutes les médications tirées de la matière médicale étant à peu près constamment suivies d'insuccès. Appuyons cette proposition de deux faits qui ne manquent pas d'intérêt :

Obs. 1. — Mlle X..., agée de 19 ans, grande, forte, d'un tempérament sanguin, d'une bonne santé générale, est sujette, depuis plusieurs années (1861) à de fortes migraines ; il lui semble, dit-elle, que sa tête est en feu, qu'elle est comme étreinte dans un étau ; la douleur s'irradie parfois aux membres et même à tout le corps ; il y a toujours des nausées et parfois des vomissements. Un côté du corps lui paraît sensiblement affaibli.

M. le Dr Dicharry, après avoir employé sans succès diverses médications, fit appeler le Dr Beau, qui vit dans l'état de Mlle X... la conséquence d'une dyspepsie, et qui conseilla l'hydrothérapie, ce qui, du reste, était aussi l'avis de M. le Dr Dicharry.

Mlle X... nous fut conduite le 27 septembre 1861, et aussitôt soumise à une lotion générale une minute, avec de l'eau à 20°, renouvelée dans l'après-midi, avec de l'eau à 16°.

Le lendemain matin, douche en pluie d'une demi-minute, suivie d'une douche en jet sur tout le corps, avec de l'eau à 12° : répétition dans l'après-midi, en substituant au jet une douche en cercles puissants sur les membres inférieurs, en vue d'une forte révulsion.

Les jours suivants, les mêmes applications, moins le cercle, sont précédées, le matin seulement, d'une sudation à l'étuve sèche, et le soir on donne le bain de cercles de trois minutes : eau à 9°.

Un mieux sensible se montre après les huit premiers jours ; la douleur céphalique survient de nouveau avec violence et n'est point calmée par des règles très abondantes : il y a, en outre, anorexie et difficulté de la digestion, mais sans vomissements.

La crise se prolonge presque tout le mois. Nous pratiquons avec persévérance les mêmes applications. Le mois se passe sans beaucoup de changement ; cependant Mlle X... se sent plus forte.

Le 28 octobre, règles abondantes, modification prononcée de la céphalalgie et des phénomènes digestifs, appétit, sommeil, forces encore plus développées. — Continuation du traitement.

Le 10 octobre, Mlle X... se trouve tout à fait bien : plus de crise ni même de menace de crise.

A partir de ce moment la malade se trouve de mieux en mieux, et nous quitte à la fin du mois sans avoir aucune apparence de retour de la migraine. Nous aurions voulu la retenir au moins quelques semaines encore, mais le désir de rentrer dans sa famille l'a emporté. Nous avons, du reste, appris, longtemps après son départ, que la guérison avait persisté et que Mlle X... jouissait d'une santé florissante.

Obs. 2. — Mme X..., âgée de 28 ans, nous fut adressée, le 14 janvier 1865, par un de nos bons amis, le Dr Xav. Richard, médecin des hôpitaux. Cette dame, après une seconde couche, qui n'offrit, non plus que la première, rien de particulier, éprouva une céphalalgie qui dura plusieurs jours et disparut comme elle était venue. Mais, sans cause connue, elle se reproduisit au bout de quelques semaines, et ainsi plusieurs fois, devenant plus violente, durant un ou deux jours seulement, et l'accompagnant de naussées et même de vomissements. Ces crises, loin de cesser, se reproduisaient plus fréquemment, jusqu'à deux fois par semaine. Plusieurs médicaments, furent prescrits sans succès à Mme X..., d'abord en province où elle habite, puis à Paris, où elle est venue consulter. C'est alors que le Dr Richard lui prescrivit l'hydrothérapie et nous l'adressa.

Dès le jour de son entrée, 14 janvier, nous lui administrons une ablution générale avec de l'eau à 24°, que nous lui renouvelâmes, matin et soir, quatre jours de suite. Puis nous la remplaçons par une douche en jet sur tout le corps avec de l'eau à 10°.

Le 20, nous donnons la douche en cercles puissants dirigée sur les membres inférieurs exclusivement, et suivie de la douche en jet appliquée sur les pieds.

Le 5 février, Mme X... se trouve beaucoup mieux : elle n'a pas eu de crise pendant la dernière semaine. Continuation du même traitement ; eau à 8°.

20 février. Dans la dernière quinzaine, une crise seulement et moins forte, sans vomissements ni nausées : la malade n'a même pas été obligée de garder le lit. L'appétit est très développé : Mme X... mange presque avec voracité ; la constipation, qui lui était presque habituelle, a disparu.

Le traitement est continué jusqu'à la fin de mars, où Mme X... nous quitte, n'ayant eu aucune crise depuis six semaines, mangeant, digérant et dormant bien, ayant toutes ses forces, et se trouvant, enfin, dans un état de santé aussi bon qu'elle l'a jamais eu.

Nous l'avons revue deux ans après sa sortie de notre établissement; elle continuait à jouir d'une santé parfaite.

Chez la première de ces deux intéressantes malades, la migraine n'était pas précisément un type de la maladie, en ce sens que les douleurs céphaliques et les autres symptômes étaient presque continus et ne revenaient pas à proprement parler par accès. Peut-être ces cas, qui ne sont pas de vrais types, sont-ils d'une curation moins difficile que les migraines habituelles. Chez la seconde malade, au contraire, les symptômes revenaient bien par accès et constituaient une véritable migraine. Il y avait, cependant, pour deux cas, cette circonstance commune que la maladie, *semblait* avoir pour origine des accidents d'une tout autre nature que la migraine, tandis qu'ordinairement celle-ci se développe sans qu'on puisse la rapporter à aucune cause pathologique ou même physiologique bien déterminée; peut-être est-ce là aussi une circonstance qui a favorisé l'action de l'hydrothérapie; mais on ne perdra pas non plus de vue que, chez les deux malades, des traitements divers avaient été mis en usage sans succès et par des praticiens dont le nom seul est une garantie que les médications employées l'avaient été avec toute la sagacité qu'on peut attendre d'une expérience éclairée; sous ce rapport donc, l'hydrothérapie a remporté, ici, des succès qui n'ont pas été moins remarquables que dans une foule d'autres cas, et qui lui font, sans contredit, le plus grand honneur.

ART. 45. — DES NÉVRALGIES.

L'hydrothérapie offre, dans bien des cas, des resources précieuses contre des névralgies, si souvent rebelles aux agents tirés de la matière médicale; toutefois, malgré l'exemple de Schedel et d'autres hydrothérapeutes, nous n'avons pas l'intention de consacrer un article spécial à l'étude des névralgies en général, qui ne pourrait nous dispenser de traiter quelques-unes des névralgies que nous devrons étudier en particulier, et nous ne pourrions éviter les répétitions. Ce livre, nous l'avons déjà dit plusieurs fois, est essentiellement un livre de clinique et d'expérience, et nous devons lui conserver ce caractère. C'est à ce prix qu'il sera utile aux praticiens qui n'apprécient pas encore à sa juste valeur l'hydrothérapie, et, consécutivement, à ceux de leurs clients qui sont dans des conditions à profiter de ses bienfaits.

Nous donnerons donc ici quelques cas remarquables de névralgies particulières, sans entrer dans des généralisations, et en renvoyant aux articles consacrés aux grandes névralgies, telles que la sciatique.

OBS. 1. — **Névralgie précordiale avec débilité anémique, etc.** — Notre savant, spirituel et regretté confrère, M. le Dr Xavier Richard, nous adresse, le 24 décembre 1862, M...., officier distingué de l'armée, qui donne sur sa santé et ses maladies les renseignements suivants :

Il a toujours joui d'une bonne santé jusqu'à l'âge de 22 ans. En 1843, il fut traité pour une néphrite par M. Martin-Solon. En 1854, il fut envoyé en Afrique et eut beaucoup de peine à s'habituer au climat; un jour, étant à la chasse, il éprouva à la région du cœur une douleur considérable, qui persista les jours suivants;

il ne pouvait supporter les secousses du cheval sans porter la main sur le point douloureux. — Un traitement dont firent partie des sangsues, des vésicatoires, des frictions avec la teinture de digitale, ne purent calmer ses souffrances, qui restaient fixées sur la région précordiale. Craignant une maladie organique du cœur, il alla consulter M. Bouillaud, qui ne constata que de l'anémie et une constitution affaiblie, et prescrivit le lactate de fer, un régime tonique, les bains de mer ; sauf ce dernier moyen, la prescription fut exécutée militairement, mais elle n'eut pour résultat qu'une amélioration éphémère.

Sur ces entrefaites, M. X... fut désigné pour faire la campagne d'Italie. La vie des camps aggrava son état, et il eut, en outre, la chance de recevoir une grave blessure au bras, qui l'obligea à une diète sévère. Rentré en France, il retourna consulter M. Bouillaud, qui lui prescrivit le même traitement, dont il ne retira, cette fois, aucun bénéfice.

Il consulta, ensuite, à Montpellier, M. le professeur Bouisson; mais la prescription qu'il fit, n'eut même pas un commencement d'exécution.

Le D[r] homœopathe Parceval fut alors consulté à son tour; il conseilla l'application quotidienne d'un drap mouillé avec frictions. — M. X... suivit ce traitement pendant un an et en éprouva un grand soulagement, mais non une guérison.

Préoccupé toujours de ses douleurs, qui lui faisaient craindre une maladie organique du cœur et le jetaient dans les idées les plus noires, il consulta le Dr Xavier Richard, qui, ayant essayé sans succès, comme ses confrères, les toniques sous diverses formes, conseilla l'hydrothérapie et nous adressa M. X..., chez qui nous constatâmes l'état suivant :

L'exploration du cœur ne fait constater ni matité ni bruit anormal ; il existe néanmoins à la région précordiale une douleur à peu près constante, assez vive, mais n'augmentant pas sensiblement par la pression. M. X...., de tempérament lymphatique, est très irritable, très préoccupé de son état, ayant des idées constamment tristes, des perspectives de mort, les nuits agitées, des pollutions fréquentes, les facultés viriles très amoindries, la sensation voluptueuse nulle, l'appétit très faible, la digestion pénible.

Le jour de son entrée, M. X... se disant familier avec les impressions de froid, nous administrons une douche en arrosoir sur tout le corps avec de l'eau à 10°, pendant 20 secondes; la sensation fut si pénible que M. X... se sauva, en criant qu'on ne l'y prendrait plus, que nous ne lui avions pas appliqué un traitement, mais une torture. — Vaincu, cependant par nos représentations sur sa pusillanimité, il recommence l'épreuve dans l'après-midi. Mais sa répugnance restant la même, il nous quitte dès le soir même, très convaincu, dit-il, que notre traitement ne saurait suffire à le guérir. Il nous promit, cependant: 1° de retourner consulter immédiatement M. Richard ; 2° de pratiquer pendant six jours consécutifs, au cas où tel serait l'avis de M. Richard, deux lotions par jour, d'abord avec de l'eau dégourdie, puis froide.

Sa promesse fut tenue et M. X... nous revint le 2 janvier, bien résolu à se soumettre à toutes les applications que nous voudrions lui administrer.

Jusqu'au 12, nous donnons la douche mobile, promenée indistinctement sur tout le corps. — Du 12 au 20, nous remplaçons la douche en arrosoir par une douche en pluie suivie d'une douche en jet, promenée plus spécialement sur la colonne vertébrale et s'arrêtant quelques instants sur l'épigastre et la région précordiale.

Un mieux marqué est constaté et *avoué;* mais la nuit du 20 ayant donné lieu à une perte, M. X... se désespère de nouveau, se dit sûr qu'il ne guérira jamais, et a encore des velléités de cesser le traitement. Il se résigne pourtant à le continuer.

Au commencement de février, un progrès très marqué lui donne des espérances, et le progrès continue à tel point, que M. X... nous quitte à la fin de mars, en très bonne santé.

Nous l'avons revu longtemps après; la guérison persistait, et M. X... était délivré absolument de toutes ses appréhensions.

On a beau vouloir se résumer, il est des faits dont il est bien difficile de faire comprendre l'importance, si l'on supprime certains détails ; le précédent est de ce nombre. Il prouve d'abord à quelles épreuves est soumis le médecin qui veut faire tout le possible pour guérir ses malades, car ce qu'il a fallu dépenser de patience pour conduire à bonne fin le traitement de M. X... est vraiment inouï ; c'est ce qu'on est obligé de faire bien souvent, quand on veut guérir des hypochondriaques, M. X... étant bien un hypochondriaque ; mais n'était-il que cela, et ces souffrances qu'il accusait du côté du cœur étaient-elles imaginaires ? il n'y a aucun motif de le croire, d'abord par cette excellente raison qu'elles étaient bien antérieures au développement des idées hypochondriaques ; en outre, il est bien difficile d'admettre que les préoccupations les plus hypochondriaques, si l'on peut ainsi parler, soient assez permanentes pour faire constamment porter la main comme le faisait M. X... sur les points douloureux. Maintenant, est-il facile de dire quels étaient les nerfs ou les filets nerveux affectés ? Ce n'était pas un nerf ou des nerfs intercostaux, car aucun point douloureux n'existait sur le trajet de ces nerfs, autre que celui que nous avons signalé. Nous avons donc cru pouvoir donner à ce point douloureux le nom de névralgie précordiale sans prétendre à une détermination plus précise.

Ce que l'on peut affirmer avec assurance, c'est que ce point douloureux, quel qu'en fût le siège précis, était d'une haute importance et d'une non moins grande opiniâtreté : c'est lui qui a été la cause des sinistres idées qui obsédaient M. X... ; il avait résisté à des médications diverses dirigées par les praticiens les plus éminents et il a cédé, dans un temps relativement court, aux applications hydrothérapiques ; voilà ce que doit retenir la médecine utile, c'est-à-dire celle qui guérit.

Obs. 2. — **Névralgie dentaire atroce.** — Le 24 octobre, à 11 heures du soir, nous arriva du Puy-de-Dôme un honorable confrère, souffrant d'une névralgie dentaire atroce et auquel notre ami, le Dr Bossu, avait écrit, à notre insu, que l'hydrothérapie le soulagerait peut-être.

A son arrivée inopinée, la névralgie, déjà très forte, acquit une telle violence, que notre confrère nous fit réveiller pour lui donner du chloroforme, sans quoi, il prévoyait une nuit de tortures. Il nous raconta en détails sa triste histoire, et nous dit que sa névralgie s'était développée à la suite d'un grand chagrin causé par la perte de sa femme.

Le lendemain matin, 25, nous débutons dans le traitement par une ablution générale, et une douche en jet brisé dirigé spécialement sur l'épine dorsale avec de l'eau à 24°; nous les répétons dans l'après-midi avec de l'eau à 16°. Ce traitement avait agacé beaucoup le malade, et, après diverses péripéties dont nous supprimons l'exposé, pour abréger (voir pour les détails *la Médecine contemporaine* du mois de novembre 1875), le traitement est appliqué rigoureusement avec de l'eau à 6°, et le *8 novembre*, notre honorable confrère nous quitte émerveillé, ne souffrant plus de sa névralgie, qui s'accompagnait déjà d'idées hypochondriaques. Il n'existait pas de carie dentaire.

Nous croyons devoir borner à ces deux remarquables exemples les cas très nombreux de névralgies opiniâtres que nous avons traitées et guéries par l'hydrothérapie ; on en trouvera de non moins remarquables à l'article sciatique.

ART. 46. — DES NÉVROSES.

ÉTAT NERVEUX, NERVOSISME.

> On parvient par les douches froides à changer les fonctions du système nerveux et à faire disparaître l'état maladif, probablement par l'excitation et la stimulation du procédé chimique de l'organisme, qui est arrêté et engourdi.
>
> RICHTER.

« *Fere nullum remedium est quod non aliquando nervinum fuerit.* » Stoll a émis, enécrivant ces paroles, une profonde vérité médicale, et, parmi ces remèdes nombreux, l'eau froide a toujours fixé l'attention des médecins. »

Ainsi commence le remarquable chapître consacré par Schedel à l'étude des névroses, dans son bel *examen clinique de l'hydrothérapie*, chapitre si supérieur à beaucoup de ceux qu'on écrit encore aujourd'hui et que nous aurons à citer longuement. Nous ferons, cependant, une première remarque sur la proposition dont le savant auteur fait suivre le début que nous venons de citer : « Aussi, ajoute-t-il, se montrera-t-on peu incrédule à l'égard des effets avantageux attribués à l'hydrothérapie, dans le traitement de ces affections. » Malgré l'aphorisme de Stoll, et, qui plus est, malgré l'expérience directe, qui a démontré par des faits éclatants que l'eau froide est le premier des *antinévrosiques*, le nombre est encore grand des médecins, sinon incrédules, au moins indifférents, lesquels, s'ils ne repoussent pas l'emploi de l'hydrothérapie, en oublient l'efficacité ou n'y songent que lorsqu'ils ont vraiment épuisé tous les agents de la matière médicale dont ils attendaient une action utile. Les faits que nous aurons à produire ne prouveront que trop cette triste vérité.

Nous ne parlerons ici que des névroses véritables et non spéciales : la chorée, l'hypochondrie, l'hystérie sont des névroses, au moins dans leurs formes simples ; nous en avons traité ailleurs, nous n'y reviendrons pas. D'un autre côté, la sciatique, le tic douloureux de la face, sont des névralgies, et nous n'en parlerons pas non plus ici, parce qu'à notre avis, nous croyons l'avoir déjà dit, les névralgies ou affections douloureuses des nerfs ne sont pas des névroses, lesquelles ne peuvent être que des affections intéressant les centres nerveux ou peut-être le grand sympathique.

Toujours juste, quand son jugement n'est pas obscurci par des préjugés professionnels, Schedel nous apprend et déclare franchement « qu'une foule de maladies nerveuses sont traitées avec succès à Græfenberg, par les enveloppements dans le drap mouillé, les frictions avec le même drap, les immersions dans le grand bain froid, les affusions, les ablutions froides, très souvent la douche, souvent les bains de siège, rarement les transpirations. » Nous avons, aujourd'hui, à la suite d'une observation attentive, régularisé l'emploi de ses divers procédés, mais on ne pourrait, sans être injuste, méconnaître ou nier qu'on ne doive à Priessnitz le meilleur traitement des névroses. Pour notre compte, nous nous faisons un devoir de lui rendre pleine justice ; nous lui rendrons justice avec Schedel, mais sans approuver complètement ce que le consciencieux écrivain ajoute en quelque sorte comme correctif de son aveu favorable au paysan de Silésie : « Les succès de l'eau froide, dit-il, dans le traitement des névroses, sont donc réels et multipliés ; mais est-ce à dire que l'hydrothérapie doive seule être employée dans le traitement de ces maladies ?..... Il est, d'ailleurs, une maladie, l'épilepsie, que Priessnitz repousse du cercle magique où il entend renfermer presque toutes les affections nerveuses, et celle-là mérite plus que beaucoup d'autres toute l'attention du médecin. Eh bien, dans le traitement de cette maladie, si souvent symptômatique, le médecin renoncera-t-il à l'usage des moyens tels que les vomitifs, les narcotiques, les diurétiques, les toniques ou les antispasmodiques, tous remèdes qui se sont montrés quelquefois efficaces, parce que l'hydriatrie, dans sa grossière ignorance, traitera de poisons tous les agents thérapeutiques ? »

Que ces paroles sévères, d'autant plus sévères qu'elles émanaient d'un esprit modéré et généralement équitable, fussent applicables à Priessnitz, c'est peut-être possible, quoique les accusations odieuses et fausses lancées contre le célèbre inventeur par les médecins de Vienne (voir ci-dessus *l'historique*) excussassent, hélas ! en bien grande partie, les passions et les injustices d'un homme à grossière éducation ; en tous cas, les graves paroles de Schedel ne sauraient s'appliquer à l'hydrothérapie actuelle, non seulement d'une manière générale, mais pas davantage en ce qui concerne l'épilepsie : il y a longtemps que nous avons publié des observations sur l'efficacité de l'hydrothérapie dans certains cas d'épilepsie, et dans ce livre même, à l'article que nous avons consacré à l'étude de cette affection, on peut voir qu'une de nos jeunes célébrités médicales qui s'occupe avec le plus de succès des maladies du système nerveux, M. le Dr Bourneville, emploie avec succès contre l'épilepsie la médication qui fait, depuis bientôt trente ans, l'objet de nos études spéciales. Quant aux médicaments que Schedel énumère, l'hydrothérapie ne les proscrit pas et n'empêche pas qu'on les emploie concurremment avec elle ;

mais on est bien obligé de reconnaître, de par une expérience déjà bien longue et que confirmeront les observations que nous allons mettre sous les yeux de nos lecteurs, que l'efficacité de ces moyens est bien plus bornée que Schedel ne semble le croire, et que tous ensemble ont des effets curatifs moindres que la seule hydrothérapie. Cela dit, laissons parler les faits.

Nous avons rappelé ci-dessus le cas remarquable d'hystéro-épilepsie publié par notre savant confrère Bourneville ; voici sept cas d'affections nerveuses générales recueillis par le même auteur et reproduites dans le n° du 16 août 1860 du journal *l'Hydrothérapie.*

Obs. 1. — Une dame de 40 ans, mère de famille, fut à son retour d'âge, affaiblie par de nombreuses hémorragies utérines. A la suite d'une bronchite, sa grande impressionnabilité l'empêche de recouvrer l'appétit. Une irritabilité extrême, une hypéresthésie générale, des douleurs névralgiques, des idées bizarres, des frayeurs nocturnes, du ptyalisme, s'emparèrent d'elle ; le pouls, petit et fréquent, battait 120 fois par minute. — Quatre mois d'hydrothérapie, des ferrugineux et le séjour à la campagne firent cesser tous ces symptômes.

Obs. 2. — Une jeune femme de 20 ans, habituellement bien portante, mariée depuis cinq mois, fut atteint de nervosisme avec fièvre, palpitations, vomissements glaireux, ptyalisme et marasme. Tout appetit avait disparu ; les boissons passent avec difficulté, constipation absolue, pouls à 112, céphalalgie, cauchemars. — Des irrigations d'eau froide sur le corps, le sulfate de quinine à petite dose joint à un régime et à un traitement fortifiant, la rétablirent complètement.

Obs. 3. — Mlle R... douée d'une bonne constitution, exempte auparavant de maladies nerveuses, commença, sous l'influence de continuelles contrariétés, à éprouver un dérangement notable de sa santé. Les digestions se troublèrent et avec une constipation opiniâtre, il y eut de la gastralgie, des envies de pleurer, des vertiges, des bluettes, de l'inertie morale. Les règles furent moins abondantes, le sang devint très pâle ; nuits sans sommeil, rêves pénibles, douleurs de tête, inappétence, fièvre continue, hallucinations terrifiantes ; toux sèche et fréquente, spasmodique, sans altération du murmure vésiculaire.

Des ferrugineux mêlés au quinquina et des affusions froides suivies d'un repas léger mais succulent, amenèrent un rétablissement assez rapide. La malade conserva néanmoins pendant près de sept années, une surexcitabilité toute particulière.

Obs. 4. — Mme R..., petite, grêle, d'une bonne santé habituelle, mais d'un tempérament très nerveux, mère de trois enfants, entourée de tout ce qui fait le bonheur, souffrait depuis dix-huit mois de désordres nerveux, caractérisés par des tristesses non motivées ; elle se préoccupait outre mesure de la santé des siens et ne pouvait aller en voiture sans tomber en syncope. La tête n'est pas doulloureuse, mais vacillante, agitée de vertiges ; ce malaise augmente à chaque époque menstruelle ; digestions bonnes, pâleur, faiblesse extrême sans fièvre. Au bout de trois mois d'hydrothérapie, cette dame fut à peu près guérie.

Obs. 5. — Un industriel très occupé, accablé de soucis et de chagrins, d'une constitution forte, pléthorique, ordinairement bien portant, sujet pour la moindre cause à des congestions cérébrales, vit son état changer rapidement. Il perdit un œil, ce qui nécessita d'abondantes saignées suivies de troubles nerveux insupportables. La mort d'un enfant l'affligea profondément ; il eut alors une gastralgie chronique, langueur, inappétence, amaigrissement cachectique, teinte jaune du visage. Deux mois de bains de mer le soulagèrent beaucoup.

Après deux ans de malaises variés, les souffrances augmentèrent : douleurs d'estomac, chaleurs dans l'intestin, étourdissements, vertiges, insomnie, tressaillement général des membres à la moindre émotion ; le soir, angoisses, sentiment de froid dans les jambes, inaptitude au travail, impossibilité de lire. Un régime peu substantiel faisait renaître ses forces que déprimait une nourriture trop abondante, en occasionnant une chaleur intestinale, avec constipation et courbature.

Plusieurs semaines d'hydrothérapie ont rétabli ce malade.

Obs. 6. — Mme D..., âgée de 34 ans, a toujours joui d'une excellente santé. Réglée abondamment à 14 ans, mariée et devenue mère de deux enfants, elle continua à se bien porter. Il y a six ans, après de vives contrariétés de famille, elle éprouva des agitations intérieures indéfinissables, des malaises généraux : courbatures, douleurs dans les bras, les jambes, la tête, la poitrine. Tous les deux jours, sensation de chaleur dans tout le corps, sans frisson, surexcitation extrême, fréquence du pouls, faciès coloré, troubles de la vision; appétit régulier, bonne digestion. L'embonpoint conservé.

Un mois de traitement hydrothérapique fit cesser les accidents et rendit à cette malade le calme qu'elle n'avait plus depuis longtemps.

M. Bourneville rapporte un septième fait non moins remarquable; nous le passerons sous silence pour arriver, sans plus tarder, à ceux qui nous sont propres. Comme les quelques remarques que nous aurons à présenter peuvent s'appliquer avec bien peu de variantes aux uns et aux autres, nous croyons pouvoir les renvoyer à la fin de cet article.

Obs. 7. — M. X..., âgé de quarante-deux ans, grand, maigre, avait toujours joui d'une bonne santé, lorsqu'en 1868, il éprouva une frayeur terrible : étant en chemin de fer, le train dans lequel il se trouvait, roulant à toute vapeur s'arrêta tout à coup avec un bruit formidable, et les voyageurs jetés les uns contre les autres se crurent perdus. Il n'en fut rien cependant, et M. X..., en particulier, en fut quitte pour quelques contusions. Mais à partir de ce moment, il devint d'une susceptibilité, d'une excitabilité extraordinaires ; la moindre contrariété le bouleversait ; il était extrêmement timoré ; aussi, à la déclaration de guerre 1870, s'enfuit-il à l'étranger où il resta plus d'une année. En 1872, sa santé s'était en partie rétablie, lorsque la perte d'un enfant tendrement aimé le replongea dans son état antérieur à la fois d'excitation et de prostration. On le soumit à divers traitements, on le fit voyager, rien n'améliora son état qui, bientôt, au contraire, s'aggrava. Le Dr Dubois, voyant l'insuccès des moyens d'action thérapeutiques et hygiéniques, conseilla l'hydrothérapie, et nous adressa M. X..., le 20 décembre 1878.

A son entrée dans notre Institut, son visage, très amaigri, avait une expression de grande souffrance ; il mangeait à peine, digérait mal, marchait avec difficulté, se trouvant toujours très fatigué ; il éprouvait des craintes sans motifs, passait des nuits obsédé d'affreux cauchemars, prenait la vie en dégoût, tout en craignant de la perdre ; il existe de la constipation ; la tête est toujours lourde, sans céphalalgie proprement dite.

Dès le jour de son entrée, nous soumettons M. X..., à une douche en jet brisé sur tout le corps, de 15 secondes, avec de l'eau à 12° ; puis, nous la faisons précéder d'une douche en pluie de six secondes, avec de l'eau à 8° et ensuite à 6°.

Le 5 janvier, M. X..., ne se trouvant pas mieux, se désespère et se dispose à nous quitter ; mais précisément, les jours suivants, un mieux prononcé se déclare, et il nous quitte, en effet, le 20 mars, mais complètement rétabli.

Obs. 8. — Au commencement de septembre 1872, un de nos excellents et spirituels confrères, M. le Dr Piogey, nous adressait, en nous la recommandant instamment, une jeune dame de vingt-six ans sujette à des phénomènes nerveux qui alarmaient beaucoup sa famille.

Dès son enfance, elle avait été sujette à des vertiges et à des spasmes auxquels on s'était habitué, la santé générale restant à peu près bonne. Mais, il y a quatre ans, à la suite d'une première couche, ces symptômes augmentèrent sensiblement ; ils augmentèrent encore beaucoup plus, il y a deux ans, après une seconde couche ; dans les six derniers mois, ils prirent une telle gravité, tant par la fréquence des crises que par leur intensité, que Mme X... parut évidemment atteinte d'une véritable névrose convulsive générale.

Pendant les crises la tête était renversée, le visage, vultueux ; la malade poussait des cris et se tordait dans des convulsions ; cet état lamentable durait tantôt une quinzaine de minutes, tantôt plusieurs heures et se renouvelait même quelquefois dans la journée ; il n'y avait d'ailleurs ni boule hystérique ni expression et mouvements passionnels, etc ; on n'avait pas affaire à une hystérie. Le sommeil était mauvais, troublé par d'affreux cauchemars ; le matin, la malade se levait rompue, ayant des idées confuses, la mémoire hésitante. L'appétit était très capricieux, généralement mauvais ; Mme X.... se trouvait dans un état de faiblesse et d'anémie inquiétant.

Dès le jour de l'entrée de la malade, nous donnons, le matin et dans l'après-midi, une ablution d'une demi-minute avec de l'eau à 26°.

Le lendemain, douche en pluie de 15 secondes, suivie d'une douche en jet brisé d'une demi-minute, promenée sur tout le corps et spécialement sur la colonne vertébrale, avec de l'eau à 14°. — Nous renouvelons les mêmes applications les jours suivants, et le 11 septembre, nous y ajoutons même une douche stomacale en arrosoir, le tout avec de l'eau à 9°.

Dans la nuit du 12 au 13, il y eut une crise formidable. On enveloppe la malade d'un drap mouillé pendant la crise et nous parvenons à lui faire prendre 2 grammes de chloral hydraté. Quelque temps après, elle s'endort. — Les mêmes applications sont continuées ; depuis cette grande crise du 12-13, il n'y en a plus eu que de beaucoup plus légères, de plus en plus faibles, et Mme X... peut rentrer dans sa famille, parfaitement remise, à la fin d'octobre.

Obs. 9. — M. le professeur Ricord nous adressait, le 27 mars 1867, M. X... âgé de 49 ans, propriétaire d'une grande usine dans les environs de Paris, d'une constitution lympathique, atteint d'une étrange affection nerveuse, qui s'était développée de la façon suivante : A l'âge de 38 ans, sans raison appréciable, il fut pris d'un grand dégout pour les aliments, qui dura pendant plusieurs mois. Un an plus tard, au milieu d'une promenade, il fut pris d'un étourdissement intense, qui obligea M. X... à gagner la maison la plus proche, où se manifestèrent des vomissements répétés et des mouvements nerveux qui persistèrent pendant quatre jours ; impossibilité de marcher ni de remuer volontairement la tête, qui était froide et vacillante.

Depuis ce moment, des crises semblables ou analogues se produisirent chaque année à peu près à la même époque, puis se rapprochèrent beaucoup plus, au point de menacer de devenir continues.

Beaucoup de médicaments furent employés pour remédier à cet état : l'éther fut, dans le commencement, celui qui calmait le mieux les paroxysmes et devint ensuite impuissant. L'iodure de potassium à doses croissantes, de 1 à 4 grammes, fut administré du 15 août 1866 à février 1867 ; le malade avait alors éprouvé une réelle amélioration ; mais au moment où l'on se livrait à l'expérience, les crises se renouvelèrent avec de nouvelles modifications : l'étourdissement durait peu, mais à la suite le malade se lamentait, pleurait, poussait même des aboiements, et, chose singulière, au milieu de ce désordre, conservait l'intelligence intacte. — On eut recours au bromure de potassium dont on éleva la dose jusqu'à quatre grammes, dans du sirop de valériane ; puis à l'arséniate de soude dans du vin de quinquina, parce que le sulfate de quinine avait, à un certain moment, conjuré les crises ; le résultat fut à peu près nul ; loin de s'améliorer, plus tard l'état de M X... devint tel, qu'il était difficile de compter les crises, tant elles devinrent fréquentes.

A l'arrivée de M. X... dans notre Institut, nous apprîmes qu'il avait eu dans sa jeunesse une fièvre intermittente pernicieuse dont il avait été une année à se remettre, et plus tard une syphilis légère très bien guérie. Son père avait éprouvé, vers l'âge de 15 ans, à la suite d'une fièvre typhoïde, des accidents analogues à ceux de M. X... ; il croyait s'envoler.

Le traitement hydrothérapique fut inauguré le 27 avril, au matin, par une ablution générale d'une minute avec de l'eau à 22°, et renouvelée dans l'après-midi, pendant une demi-minute, avec de l'eau à 16° ; celle-ci fut, en outre, suivie d'une douche en jet brisé, promenée sur tout le corps, avec de l'eau à 12°. — On continue ainsi jusqu'au 13, où l'eau est abaissée à 8°.

Le malade accuse un bien-être marqué le 28.

Pendant tout le mois d'avril, l'amélioration fait des progrès rapides, et M. X... peut nous quitter le 10 mai, en parfait état de santé.

Obs. 10. — Le malade qui fait le sujet de cette observation, M. A..., nous fut adressé le 5 décembre 1859, par notre éminent maître, le professeur Rostan, et par notre excellent confrère le Dr Huet, qui rédigea la note suivante pour nous être présentée :

« Après avoir été affecté de fièvres intermittentes répétées, opiniâtres, en Afrique ; après avoir subi le traitement de ces fièvres par le sulfate de quinine à hautes doses, M. A... a été atteint d'une névrose générale caractérisée par des vertiges nerveux qui se produisent sans signes précurseurs, jettent momentanément le désordre dans toutes les fonctions organiques, puis disparaissent, en laissant dans ces organes une lassitude, un malaise général, une courbature qui s'effacent peu à peu.

« Une surdité complète du côté gauche existe en même temps chez le malade, et fait présumer le point principal où paraît plus particulièrement résider l'altération organique permanente.

« M. le docteur Rostan et moi, consultés, avons conseillé l'usage successif de l'iodure de potassium, de la strychnine, de l'atropine, les bains prolongés, les affusions sur la tête, les laxatifs, etc. etc.

« Une grande amélioration s'est produite chez M. A... depuis deux mois environ qu'il est soumis à ce traitement.

« Mais nous désirons qu'un traitement hydrothérapique bien entendu, approprié à l'état particulier, vienne en ce moment fortifier cette amélioration et rompre l'habitude fluxionnaire qui a paru s'établir pendant plusieurs années sur une partie du centre encéphalique.

« Voilà comme je conçois cette dernière et puissante ressource thérapeutique :

« 1° Un bain de pluie, quotidiennement par la douche-arrosoir, sur la tête, d'une eau fraîche, pendant quelques minutes ;

« 2° Un bain de siége froid très court de durée ;

« 3° Douche raide sur toute la surface ;

« 4° Linge frais pour essuyer le corps, exercice modéré après chaque séance, afin de provoquer une lente réaction.

« Je serais heureux d'entendre les propositions de modification que pourrait me faire le médecin de l'établissement.

Dr Huet.

La note rédigée par notre honorable et très distingué confrère, en son nom et au nom du professeur Rostan, prouve qu'il existait déjà, dès 1859, des médecins qui, sans être spécialistes, connaissaient les principes de l'hydrothérapie. Guidé par notre expérience, nous crûmes devoir modifier légèrement la prescription de nos savants confrères, quant à la durée de la douche en pluie, que nous fîmes un peu moins longue. Le résultat de ce traitement fut que M. A..., entré dans notre établissement le 5 décembre 1859, en sortit complètement guéri, le 5 février 1860, et guéri pendant la saison la plus rigoureuse d'un état aussi grave qu'ancien, qui, malgré une grande amélioration, avait résisté à des traitements dirigés par les praticiens les plus expérimentés.

Obs. 11. — Le 17 juin 1863, notre savant et spirituel confrère, le Dr Xav. Richard, nous adressait M. X..., âgé de 27 ans, atteint d'une affection curieuse autant que grave : il éprouvait des convulsions des paupières, des espèces de tremblements presque incessants ; les mains aussi étaient tremblantes au point d'empêcher toute occupation manuelle ; son sommeil était agité par d'affreux cauchemars ; il avait peu d'appétit, des digestions laborieuses, et ce qui ajoutait encore à ses tristes préoccupations, c'est qu'ayant le désir de se marier, il se trouvait de glace, à la seule idée d'être à côté d'une femme. — Aucun antécédent fâcheux, d'ailleurs, ni aucune cause à cet état si grave, si ce n'est que la mort de son père le laissa, à 22 ans, chargé du fardeau d'une forte maison de commerce. Son affection remonte, en effet, à cinq ans.

Un nombre considérable de médications ont été employées (purgatifs, antispasmodiques, toniques, etc.), et ont été secondées par toutes les distractions possibles; rien n'a amélioré son état, qui a continué, au contraire, à s'aggraver progressivement.

La tête étant préalablement mouillée, comme toujours, nous donnons à M. X..., dès le jour de son entrée, une ablution générale d'une minute avec de l'eau à 24°; l'ablution fut renouvelée dans l'après-midi, et suivie d'une douche en jet, promenée sur tout le corps, avec redoublement de force sur les pieds, avec de l'eau à 10°.

A ces applications, on ajoute, le 25, un bain de cercles puissants sur les membres inférieurs.

Une amélioration commence à se faire sentir, le 30, et le progrès en est tellement rapide, que M. X... nous quitte en excellent état, le 12 juillet.

Cette cure si rapide d'un état aussi grave, nous avait tellement fait craindre une récidive, que, ne voulant point nous exposer à publier un succès éphémère, nous nous étions abstenu, — n'ayant eu aucune nouvelle de M. X..., qui habitait la province, — de faire part aux lecteurs de *la Médecine contemporaine* de ce cas, quelque beau qu'il fût.

Mais le hasard fit qu'au mois d'avril 1866, un de nos honorables et savants confrères, M. le Dr Lebret, nous adressa un malade, parent par alliance de M. X..., qui nous apprit que la cure merveilleuse que nous avions opérée s'était maintenue, et que M. X... gérait en pleine santé et avec succès la forte maison que lui avait laissée son père.

Les névroses ne sont pas seulement des affections habituellement fort rebelles, ce sont aussi des maladies dont les variétés ou les formes sont innombrables, et si nous voulions reproduire ici, même en très brefs résumés, tous les cas que nous avons observés dans notre clinique, plusieurs volumes y suffiraient à peine ; nous en rapporterons seulement un dernier exemple, qui a pour sujet un malade à qui notre éminent professeur Charcot avait conseillé l'hydrothérapie. Quant aux autres dont nous sommes obligé, faute d'espace, de passer les observations sous silence, les plus intéressants, nous avaient été adressés par nos honorables et savants confrères, les Drs Péan, Piogey, Prat, Isambert, Woycikowski, Dubois (de la Loire-Inférieure), Mac-Gavin, professeur à Édimbourg, Vilette, Warren-Bey (de New-York), Rochard, etc. etc.

Obs. 12. — M. X..., âgé de 34 ans, nous fut adressé, le 8 janvier 1879, par notre éminent clinicien, le professeur Charcot. Quoique d'un tempérament un peu lymphatique, il n'a eu, dans son enfance, aucune des maladies fréquentes à cet âge. Il appartient d'ailleurs à une famille dont tous les membres jouissent d'une santé parfaite. Au collège, à l'instar de beaucoup de ses camarades, il a abusé des pratiques solitaires. Devenu libre, il s'est livré avec non moins d'ardeur aux relations sexuelles ; il serait disposé à attribuer à l'excès de ces relations la violente céphalée dont il souffre.

Il a d'ailleurs contracté, à 22 ans, une syphilis qui paraît avoir été convenablement traitée, et qui, en tous cas, n'a pas laissé de traces apparentes.

C'est vers 31 ans que les maux de tête auraient commencé à sévir. M. X... s'en inquiéta peu d'abord ; ils étaient légers et passagers. Plus tard, la fréquence de leurs retours et leur acuité croissante engagèrent M. X... à les combattre. Il consulta, et employa tour à tour l'iodure de potassium, la strychnine, l'arsénic, les émétiques végétaux et minéraux, les purgatifs, les révulsifs qui lui furent prescrits. Devant les insuccès de ces nombreuses médications, M. Charcot conseilla l'hydrothérapie. Non seulement ces médications avaient échoué, mais les symptômes éprouvés par M. X..., s'étaient singulièrement compliqués. Voici quel était son état, à son entrée dans notre établissement :

Le visage portait l'empreinte d'une morne mélancolie ; la tête était partout très douloureuse ; de fréquents vertiges se manifestaient soit dans la rue, soit dans l'appartement même ; dans la rue le mouvement des voitures et même des personnes lui inspirait une appréhension parfois extrême, soit dans la pensée qu'un vertige pouvait le prendre, soit même quand cette pensée ne le préoccupait pas ; aussi, M. X... n'osait sortir ; le sommeil était troublé simplement ou par l'apparition, dans des rêves pénibles, de fantômes informes ou de forme chimérique. L'appétit était capricieux, généralement faible ; les digestions étaient laborieuses ; selles rares ; les forces étaient déprimées, mais surtout par l'appréhension de les mettre en exercice, leur déploiement augmentant la céphalalgie ; M. X... avait maigri, mais à un degré assez modéré.

Après lui avoir fait, à diverses reprises, humecter la tête, nous administrons à M. X... dès la matinée du jour de son entrée, une douche en pluie de quelques secondes, portant spécialement sur le dos, et immédiatement suivie d'une douche en jet brisé descendant des lombes sur les membres inférieurs jusqu'aux pieds, sur lesquels nous insistons quelques instants ; eau à 10° . — Dans l'après-midi, nous renouvelons les mêmes applications. — Nous prescrivons, en outre, deux verres d'eau de Pullua.

Jusqu'au 24 janvier, nous continuons les douches, en abaissant à 8° la température de l'eau. — Ce jour-là, une légère amélioration est constatée dans l'état général, quoique la tête reste douloureuse, à peu près au même degré. — Aux douches ci-dessus indiquées, nous en intercalons une en cercles, d'une minute, sur le bassin, avec de l'eau à 6°, laquelle précède immédiatement la douche mobile allant du bassin aux pieds.

Le 10 février, l'amélioration s'est accentuée d'une façon très notable : la céphalée est beaucoup moindre et la tête moins lourde ; le sommeil est assez bon, exempt de cauchemars ; l'appétit revient ; des évacuations alvines ont eu lieu depuis plusieurs jours sans lavements ; le malade ne titube plus et n'a presque plus d'appréhensions pour sortir. — Nous continuons les mêmes applications.

A partir de ce moment la convalescence se dessine chaque jour de plus en plus. Le 8 mars, nous notons que depuis plusieurs jours les nuits sont excellentes ; plus de vertiges ni d'appréhensions exagérées ; tout au plus, de temps à autre, de légères réminiscences de ses phénomènes névropathiques, de la céphalée et de l'oppression mentale ; promenades de chaque jour, marche facile, appétit et digestions à l'état normal ; participation aux distractions communes de l'établissement ; les lectures qui lui étaient au moins indifférentes et souvent répugnantes l'intéressent. Dans ces conditions, M. X... manifeste l'intention de nous quitter ; nous n'y faisons point obstacle, et lui recommandons seulement de nous informer de sa santé, dans le cas où quelque phénomène anormal se montrerait de nouveau ; nous n'avons reçu aucune nouvelle.

Ajoutons que nous avons recommandé à M. X..., pendant toute la durée du traitement, une alimentation froide, de l'eau fraîche pour boisson, et, de temps à autre, de légères purgations par les eaux minérales, moyens que nous considérons, dans certains cas, comme des adjuvants utiles de l'hydrothérapie. Nous avons également recommandé une assez grande réserve dans les rapports sexuels, dont l'abus a une si grande influence sur les névroses, principalement sur celles dont la céphalée est un des principaux symptômes.

Quoique la plupart de nos confrères en hydrothérapie insistent peu sur le traitement des névroses, nous ne prétendons pas, cependant, innover en montrant par de nouveaux faits la supériorité de la méthode Priessnitzienne ; le sage et impartial Schedel, après avoir rappelé que plusieurs grands médecins, parmi nos prédécesseurs, avaient déjà constaté les bons effets de l'eau froide dans la curation des névroses, raconte que Priessnitz avait obtenu à Græfenberg de merveilleux succès, quoiqu'il eût proscrit à tort sa propre méthode du traitement de l'épilepsie. Schedel pensait que la méthode peut, au contraire, être utile contre cette redoutable maladie, et l'article que nous lui avons consacré prouve que Schedel avait raison.

Quant aux applications qui nous paraissent les plus utiles contre les névroses, la lecture de nos observations l'indique suffisamment. Disons seulement que les enveloppements par le drap mouillé, qui, d'après Schedel, étaient très en honneur à Græfenberg, sont très insuffisants contre les névroses très opiniâtres ou à formes graves, et que les douches variées, comme on peut le lire dans nos observations, sont nécessaires pour triompher de la maladie. Quant aux sudations, Priessnitz les proscrivait généralement, et nous pensons que c'est avec d'autant plus de raison que beaucoup de névroses s'accompagnent d'un affaiblissement plus ou moins considérable de force générales, parfois d'un appauvrissement marqué du sang, et que, dans ces cas, les sudations sont plus nuisibles qu'utiles.

ART. 47. — DE L'OBÉSITÉ.

> C'est au moyen de la vive et forte réaction, ainsi que de la profonde modification que l'hydrothérapie imprime à toutes les fonctions organiques, que l'on peut expliquer la résolution et la disparition de beaucoup d'engorgements chroniques, obtenues par ce traitement.
>
> SCHEDEL.

Ceux de nos lecteurs qui ont parcouru les observations formant la base de cet ouvrage, ne sont certainement pas sans avoir remarqué que beaucoup de nos malades atteints de dyspepsie, d'anémie, d'hypochondrie, de fièvres intermittentes, etc. etc, avaient repris de l'embonpoint après leur guérison, et avaient déjà commencé à en prendre pendant le cours du traitement hydrothérapique. Comment donc pourrions-nous conseiller l'hydrothérapie comme un curatif ou tout au moins comme un auxiliaire puissant des moyens curatifs de l'obésité ? Ce ne serait pas, assurément, par l'étrange motif invoqué par un hydrothérapeute qui ne paraît pas grand ami de la logique : « Ce traitement, dit-il, — le traitement hydrothérapique, — peut-être suivi avec plus de constance que ceux dont nous avons parlé, » — les traitements ordinaires, — et nous pensons que, sous son influence, *l'assimilation* des principes gras se trouve *activée avec bénéfice.* » (BENI-BARDE, *Traité théorique et pratique d'hydrothérapie,* p. 373.)

Activer l'assimilation des principes gras pour diminuer l'obésité, c'est-à-dire, précisément, l'accumulation exagérée, intempestive sinon maladive de ces mêmes principes, c'est, on en conviendra, une idée d'une originalité tellement corsée, qu'on se demande si celui qui l'a émise a vraiment compris le sens des mots qu'il a écrits ? Quoi qu'il en soit, qu'il se soit ou non compris lui-même, l'ingénieux compilateur n'a fait qu'exprimer, en mauvais termes, un fait signalé par plusieurs hydrothérapeutes, mais qui, pourtant, chose assez extraordinaire, paraît avoir échappé à l'inventeur de l'hydrothérapie, lequel a pourtant fait de sa méthode une application si étendue. Nons disons : paraît avoir échappé, parce que le fidèle historien Schedel ne fait aucune mention de l'obésité, malgré les judicieuses considérations qu'il a présentées sur l'hydrothérapie, considérée comme « méthode altérante ou résolutive », et dans lesquelles se trouve la phrase que nous avons donnée pour épigraphe à cet article ; Schedel lui-même n'a point pensé à l'obésité, quoique les considérations qu'il présente aient dû lui faire toucher du doigt l'application de l'hydrothérapie à cet état. Nous disons à cet état, non à cette maladie, comme le dit et *semble* le croire, — car il n'est pas toujours facile de deviner ce qu'il croit ni même s'il croit quelque chose, — le compilateur à qui nous avons emprunté la phrase relative à l'accroissement de *l'assimilation* de la graisse pour diminuer *l'accumulation* du même produit ! Il s'en faut, en effet, que « toutes les fonctions » ni même la plupart des fonctions soient « profondément troublées » dans l'obésité; elles le sont sans doute beaucoup, surtout celle de la respiration, quand l'obésité est parvenue à un grand développement ; mais ce trouble est le résultat d'une action purement mécanique et non d'une véritable maladie ; la cause elle-même de l'accumulation de la graisse, le défaut de combustion ou d'oxydation, comme on dit maintenant, des principes hydro-carbonés facilement transformables en produit adipeux, cette cause elle-même est, assurément, une disposition anormale, mais elle n'est certainement pas une véritable maladie, car tant que cette disposition n'a pas occasionné une accumulation considérable et, par conséquent, gênante des principes gras, les individus chez lesquels elle se présente sont généralement très bien portants et jouissent de l'intégralité de toutes leurs fonctions; les diverses espèces d'assimilation, chez eux, manquent seulement d'harmonie, ce qui est pour nous l'indice d'une aberration de l'action du système nerveux; c'est à tort, en effet, qu'on accuserait l'alimentation d'être la cause de l'obésité; sans doute, il y a des régimes diététiques qui favorisent plus que d'autres le développement de cet état, mais, parmi des douzaines et même des centaines d'individus soumis à un régime alimentaire identique, on en voit un ou quelques-uns acquérir un embonpoint exagéré, tandis que la plupart des autres restent dans l'état ordinaire, et qu'un petit nombre offrent une maigreur plus ou moins considérable, comme pour faire pendant à ceux qui se trouvent dans un état opposé. Quant à la quantité d'aliments, si quelques obèses ont un grand appétit, d'autres mangent peu, et nous croyons même que la proportion de ceux-ci est supérieure à celle des autres.

Nous croyons que c'est à cause de l'influence de l'élément nerveux sur les actions intimes et diverses de l'assimilation et de la désassimilation que l'hydrothérapie a une action puissante sur l'accumulation de la graisse ; on a dit, il est vrai, que cette désassimilation pouvait porter aussi sur les autres systèmes et amener non seulement l'amaigrissement graisseux, si nous pouvons ainsi parler, mais aussi l'amaigrissement musculaire et même glandulaire ; nous ne nions pas que la chose ne soit possible, si l'on porte à un degré extrême l'action des procédés hydrothérapiques, mais nous affirmons que leur application rationnelle borne cette action au système adipeux et, d'une manière plus générale encore, aux tissus développés anormalement ; il ne faut pas oublier, en effet, que l'action de l'hydrothérapie est une action essentiellement régulatrice, et, en cette qualité, *harmonisatrice* de toutes les fonctions. Fleury a très bien expliqué cette action en ce qui concerne l'obésité.

« Par l'usage combiné des sudations fréquentes, dit-il, des douches, de l'eau froide à l'extérieur et de l'exercice, on fait disparaître le tissu adipeux et l'on diminue rapidement le poids du corps sans altérer la santé, sans compromettre les organes digestifs ou la nutrition, et malgré une alimentation abondante et substantielle. A ce point de vue, l'hydrothérapie est bien préférable à la *cura famis*, à l'entraînement et à toutes les méthodes qui ont été préconisées.

« L'amaigrissement n'est point général, si je puis m'exprimer ainsi ; il absorbe rapidement les tissus adipeux et cellulaire ; mais à mesure que ceux-ci disparaissent, le système musculaire se développe, au contraire, acquiert une fermeté et une force remarquables. J'ai vu des individus affligés d'une obésité considérable, ne pouvant faire quelques pas sans être essoufflés et fatigués, n'ayant aucune force musculaire, digérant et dormant mal, sujets à des congestions cérébrales fréquentes, être transformés au bout de dix-huit mois ou de deux ans de traitement, en hommes maigres, mais robustes, agiles, infatigables à la marche, et jouissant de la plus excellente santé. A côté d'eux se trouvaient des individus que la maladie avait réduits au dernier degré de l'émaciation et de l'épuisement; ceux-ci, sous l'influence d'un traitement à peu près semblable, ne revenaient à la santé qu'après avoir acquis un embonpoint plus ou moins considérable. »

Cette dernière remarque est celle que nous avons faite ci-dessus ; elle confirmait, comme on le voit, ce qu'une longue expérience avait appris à Fleury ; mais on a vu que, par un défaut qui lui est malheureusement trop familier, il parle des admirables résultats obtenus par l'hydrothérapie après *dix-huit mois ou deux ans de traitement*, tandis que, quelques lignes plus haut, il annonce que l'on fait disparaître *rapidement* le tissu adipeux ; il est coutumier de ces contradictions. Nous n'avons jamais mis deux ans ni dix-huit mois à guérir les obèses qui se sont confiés à nous, mais nous n'avons jamais vu non plus disparaître *rapidement* le tissu adipeux; nous dirons plus, ou plutôt mieux : nous n'avons jamais cherché à le voir, et cela ne nous paraît pas désirable ; nous pensons qu'un état organique depuis longtemps établi, qui s'est établi progressivement et lentement, ne doit jamais être modifié brusquement ; il n'y a à cela aucun avantage et il peut y avoir des dangers.

Nous ne pensons pas non plus que le traitement hydrothérapique ait *moins* d'inconvénients, et *moins* de dangers que le traitement diététique, parce que nous ne pensons pas que ce dernier traitement offre des dangers ni des inconvénients, quand il est sagement conduit, et que l'hydrothérapie elle-même peut en avoir quand elle est imprudemment administrée ; nous pensons seulement qu'elle a des avantages spéciaux ; car ainsi que le dit Fleury, avec raison, cette fois, l'hydrothérapie ne guérit pas seulement l'obésité, elle remplace par la force la faiblesse qui l'accompagne assez souvent.

Au reste, nous croyons qu'on peut avec avantage associer à l'hydrothérapie un régime diététique rationnel ; on en trouvera un exposé complet dans un savant mémoire de M. le professeur G. Sée (1) ; nous n'avons pas à nous en occuper ici. Nous ferons seulement nos réserves sur ce que l'éminent professeur dit de l'hydrothérapie, dont il reconnaît, d'ailleurs, l'action avantageuse ; mais ce qu'il dit de l'hydrothérapie s'applique surtout à la balnéothérapie, et l'action de cette dernière est bien moins avantageuse que la véritable hydrothérapie ; en ce qui concerne les bains chauds, et surtout les bains de vapeur, nous ajouterons même que la balnéothérapie peut être dangereuse, et dangereuse par elle-même et non pas seulement par la manière dont elle est appliquée.

Quant à l'hydrothérapie vraie, elle a des avantages, non seulement contre l'obésité, mais contre l'obésité localisée la plus dangereuse, c'est-à-dire celle qui a envahi le cœur. Toutefois, nous ne dissimulerons pas que, pour cette application, il faut redoubler de précautions et que, suivant l'expression du professeur Peter, il faut toujours *apprivoiser* la peau à la sensation de l'eau froide, afin de ne jamais causer une impression trop vive qui peut apporter du trouble brusque dans la respiration et dans la circulation des malades. On arrivera constamment à ce but en faisant des lotions à l'eau

(1) *Traitement physiologique de l'obésité*, par M. G. Sée, Paris 1885.

dégourdie, avec une éponge imbibée seulement et passée sur les parties de la peau les moins sensibles, visage, mains, membres inférieurs, peau du dos, etc. ; lotions de très courte durée, de 5 à 10 secondes, d'abord, immédiatement suivies de frictions vives avec un linge plus ou moins rude suivant la finesse de la peau ; la température de l'eau servant aux lotions sera progressivement et lentement abaissée, tous les deux, trois, quatre ou cinq jours, suivant la résistance plus ou moins grande à l'accoutumance ; on arrivera toujours ainsi à donner des lotions et même la douche en jet avec de l'eau à la température de 8 à 10° et même moins, et à faire prendre aux obèses un exercice qui ne contribuera pas médiocrement à la désassimilation de la graisse. Nous répétons d'ailleurs que la méthode hydrothérapique n'exclut nullement, au contraire, l'emploi du régime diététique.

Art. 48. — DE L'OPHTALMIE

> L'eau froide est très utile dans le traitement de plusieurs maladies des yeux, des oreilles, etc.
>
> LOMBARD.

« On sait depuis longtemps, dit le Dr Schedel, quelle sédation on peut obtenir en recouvrant un œil enflammé de linges imbibés d'eau froide et renouvelés à mesure que le contact de la peau élève leur température ; avec ce remède, on parvient presque toujours à prévenir toute inflammation. Dans beaucoup de cas, on pourra également employer ce moyen avec succès contre la conjonctivite *plus* ou moins intense. »

Après avoir constaté ces bons effets des applications froides, l'honorable auteur de *l'Examen clinique de l'hydrothérapie* ajoute que les cas graves réclament un traitement *bien autrement énergique*, » et ce traitement consiste dans des émissions sanguines locales et générales, dans la dérivation *puissante* sur le canal intestinal par le calomel ; les applications froides ne viennent, dit-il, qu'en second ordre après ces grands moyens. Nous croyons qu'en cette circonstance, l'honorable écrivain s'est laissé égarer par la foi qu'il avait encore dans l'influence antiphlogistique (?) des émissions sanguines ; non seulement beaucoup de grands chirurgiens, au nombre desquels le célèbre oculiste Sichel, ont reconnu la supériorité de l'eau froide « dans un grand nombre de maux d'yeux », mais personne ne peut avoir oublié les admirables résultats que notre regrettable maître et ami Chassaignac obtint des irrigations froides continues, dans une des plus graves inflammations oculaires, l'ophthalmie purulente. Nous avons été témoin de quelques-uns de ces résultats et nous pouvons les affirmer ; mais n'ayant point été appelé à appliquer personnellement la méthode dans les cas dont il s'agit, nous nous abstiendrons, par ce motif, d'en parler plus longuement.

ART. 49. — DES PARALYSIES.

> Pour faire disparaître les conséquences de la *paralysie hémiplégique*, on peut tout espérer de l'emploi du froid. Qu'on tâche donc d'habituer le malade aux bains frais d'abord, et enfin froids.
>
> RICHTER.

Il y a des gens, et Fleury est de ce nombre, — ce qui pourra surprendre, car ce n'était pas précisément un naïf, — qui se sont cru obligés à prévenir leurs lecteurs que, si une paralysie était produite par une destruction d'une partie plus ou moins grande du cerveau, de la moelle ou même d'un nerf, l'hydrothérapie serait impuissante à la guérir. Nous croyons qu'il serait plus qu'inutile de répéter de pareilles vérités. Le copiste inintelligent de Fleury a pourtant cru devoir ajouter, ainsi que cela lui arrive assez souvent, à la vérité trop vraie exprimée par son modèle cette erreur, à savoir que l'hydrothérapie, « essayée indistinctement dans toutes les paralysies, a été quelquefois suivie de succès, mais le plus souvent inutile et quelquefois même *très nuisible*. » Nous ne releverions pas cette erreur, si elle ne pouvait être fatale à l'intérêt des malades : il est bien possible que l'hydrothérapie essayée chez certains paralytiques ait été nuisible, mais c'est exclusivement quand elle a été mal dirigée ; nous affirmons qu'employée même contre des paralysies qu'elle ne pouvait guérir, elle n'a jamais été *très nuisible* ni même nuisible à un degré quelconque, quand elle a été appliquée par des mains prudentes et expérimentées. Au contraire, dans les cas de paralysies incurables, comme dans bien d'autres affections de même caractère, elle a souvent soulagé les malades et prolongé leur existence, à défaut de pouvoir les guérir. Il ne faut donc pas mettre sur le compte de la médication des accidents qui, s'ils sont réels, comme l'affirme l'hydropathe cité, ne peuvent être attribués qu'à la maladresse ou à l'inexpérience de celui ou de ceux qui ont appliqué l'hydrothérapie.

Cela est d'autant plus utile à savoir, que le diagnostic des paralysies est loin d'être facile, dans tous les cas, même avec l'aide de l'électricité dont on a beaucoup usé depuis quelques années, et que lorsque le diagnostic est douteux, il peut être utile et même nécessaire de recourir à l'hydrothérapie, surtout quand d'autres médications ont échoué, ce qui n'est pas rare. C'est précisément dans ces conditions qu'on obtient assez souvent, par la nouvelle méthode, des succès inespérés, qui émerveillent parfois les praticiens et font le bonheur des malades.

Cela dit, nous croyons superflu de nous étendre sur le diagnostic du nombre considérable de variétés de paralysies aujourd'hui admises ou proposées; ces détails se trouvent dans tous les traités de pathologie. Comme l'hydrothérapie peut être appliquée sans inconvénient à toutes les paralysies, et avec de grands avantages à beaucoup d'entre elles, il nous paraît préférable de prouver ces avantages par des faits; c'est ce que nous allons faire.

Obs. 1. — C'est aux premiers temps de notre pratique que remonte le premier fait que nous allons rapporter ; l'histoire détaillée en serait bien curieuse ; mais, obligé de nous restreindre, nous n'en consignerons ici que le résumé ; nous avons, du reste, publié cette histoire complète dans le *Moniteur des hôpitaux* pour l'année 1858.

M. Smith, sujet hollandais (nous publions son nom avec son

autorisation), âgé de trente ans, sans aucun antécédent fâcheux, du côté de sa famille, avait lui-même toujours joui d'une bonne santé jusqu'au 15 avril 1857. Ce jour-là, se trouvant à Champion-Bay, en Australie, il fit une chute de cheval, qui, malgré qu'elle fût suivie d'une perte de connaissance et d'une plaie contuse au côté droit de la tête, ne l'empêcha point de vaquer à ses affaires. — Au mois d'août, une seconde chute lui causa sur la figure deux plaies dont les traces se voient encore. Enfin, quelque temps plus tard, M. Smith voulant montrer à un ami comment on se battait à la lance, reçut, par maladresse, dans le côté gauche, un coup de pointe qui lui laboura les chairs peu profondément dans une étendue de dix centimètres. Le malade revenant en Europe, débarqua en Angleterre sans que sa plaie fût cicatrisée ; il se rendit aussitôt à Paris pour s'y faire soigner et de sa plaie et d'une éruption vésiculeuse qui s'était développée à son pourtour ; il fut traité par M. Puche, puis par M. Cazenave ; il suivait encore le traitement de ce dernier et n'était pas guéri, lorsque, le 26 février 1858, se déclara un violent accès fébrile qui dura vingt-quatre heures. Presque aussitôt, il commença à éprouver dans tous les membres et surtout dans les extrémités inférieures une faiblesse qui, malgré des toniques prescrits par M. Cazenave, alla en augmentant, au point que le malade ne put bientôt marcher qu'avec le bras d'un aide. Inquiet de cet état, il appela sa mère, qui habitait la Hollande, et, à la suite d'une consultation, sur l'avis d'un de nos éminents confrères des hôpitaux, il fut décidé que M. Smith serait conduit dans notre établissement pour y suivre un traitement hydrothérapique.

Il nous arriva le 1er avril, présentant les symptômes suivants :

Mouvements en général affaiblis, marche chancelante, impossibilité de s'habiller, fourmillements et picottements dans les bras et dans les jambes, sensibilité de la peau conservée partout, à peu près naturelle ; contractions sensiblement normales sous l'influence des courants galvaniques ; face colorée, yeux injectés, atones ; physionomie un peu hébétée, parole embarrassée, déglutition pénible. — Pas de céphalalgie ni actuellement ni antérieurement. — Très peu d'appétit, constipation opiniâtre.

Quoique le malade nous fût arrivé dans la soirée, nous administrons, à neuf heures du soir, pendant deux minutes, une lotion générale avec des éponges imbibées d'eau à 22°, suivie d'une friction avec une toile sèche et rude.

Même opération le lendemain avec de l'eau à 20°, à six heures du matin, à trois heures de l'après-midi et à six heures du soir ; après la friction, un verre d'eau fraîche et petite promenade dans le jardin avec l'aide d'un bras. — Viandes succulentes aux repas, un verre de vin pur à chacun d'eux.

Jusqu'au 6 avril, mêmes applications ; ce jour-là, on leur substitue une douche en pluie d'une minute, suivie d'une douche en jet sur tout le corps, et principalement sur la colonne vertébrale ; eau à 16°.

Jusqu'au 16, l'état de M. Smith ne fut pas sensiblement modifié, si ce n'est qu'il éprouva un peu plus d'appétit ; mais il se désolait de la persistance de sa faiblesse. — On pratique les ablutions, le matin, pendant quatre minutes avec de l'eau à 14°, et l'on donne la douche en pluie et en jet, le soir, avec de l'eau à la même température.

Le 22 seulement, un léger changement est constaté dans les phénomènes nerveux, la santé générale, d'ailleurs, s'améliorant tous les jours : les bras moins engourdis, s'agitent sous l'influence de la volonté ; ces mouvements lui inspirant un grand espoir, et lui faisant penser aux exercices violents auxquels il est habitué : « Si cela continue, dit-il, je pourrai bientôt *boxer*. »

Le fait est que l'amélioration, à partir de ce moment, marche grand train : le 30, il peut se livrer, après les applications hydrothérapiques, à quelques exercices gymnastiques, aux barres parallèles et au trapèze ; il porte le verre à ses lèvres pour boire, ce qu'il ne pouvait faire depuis bien longtemps.

Le 10 mai, les douches sont remplacées par une immersion dans la piscine où l'eau est à 15°. — L'amélioration, à dater de ce jour, fait de tels progrès, que M. Smith put partir le 15 juin pour Londres, où l'appelaient des affaires urgentes d'intérêt. — Nous avions quelque crainte d'une rechute, après une guérison si récente. Mais les nouvelles que nous avons reçues nous ont heureusement appris que la santé de M. Smith s'est maintenue et même consolidée.

On pourrait faire beaucoup de remarques, beaucoup de suppositions sur l'origine, sur la *nature*, si l'on aime mieux une expression vague trop souvent employée, de la paralysie de M. Smith ; nous nous y livrerions volontiers, mais comme nous n'avons pas l'espoir d'arriver à une conclusion positive bien démontrée, nous préférons nous abstenir. Une conclusion qui nous paraît hors de doute, c'est que la paralysie ne tenait à aucune altération organique grave, soit du cerveau, soit de la moelle ; c'est sans doute cette circonstance qui a permis une seconde conclusion non moins positive et plus satisfaisante, c'est que l'hydrothérapie a rendu la santé à un homme jeune, naguère plein de vigueur et de santé, et qui avait suivi pendant longtemps des traitements prescrits par les médecins les plus distinguées, sans en retirer aucun profit.

M. le professeur Charcot, entre autres belles recherches, a porté comme tout le monde le sait, une grande lumière sur les paralysies du sentiment qui occupent à peu près toute la peau et qui paraissent n'avoir aucune relation avec l'hystérie, affections fort peu connues avant ses beaux travaux.

Obs. 2. — Le 2 novembre 1878, ce profond observateur nous adressa M. X..., de Bordeaux, pour qu'il suivît un traitement par l'eau froide.

Ce malade, âgé de 32 ans, officier dans l'armée française, éprouvait, depuis deux ans, une faiblesse générale ; le sens du toucher était aboli dans toute la surface de la peau ; sa mémoire s'affaiblissait de jour en jour ; il lui semblait souvent que les jambes allaient lui manquer; sa tête était lourde, il était indifférent, nonchalant, et répétait souvent qu'il n'était plus bon à rien; cette croyance le rendait, d'ailleurs, sombre et taciturne. Pourtant, circonstance assez singulière, son appétit était des plus vifs; il mangeait avec une sorte de voracité, et souffrait pourtant d'une constipation opiniâtre; le pouls était normal. Point d'antécédents morbides du côté des parents; quant à lui, il n'avait eu d'autres atteintes à sa santé que de fréquentes fatigues après des abus fréquents, de 20 à 25 ans, de femmes et de vin.

Dès le jour de son entrée, nous administrons à M. X..., le matin, une lotion générale avec de l'eau à 15°, et le soir, la lotion ayant été bien supportée, une douche en jet brisé de quelques secondes, promenée sur tout le corps, en la prolongeant de 12 à 15 secondes de plus, sur les membres inférieurs; eau à 10°.

Le lendemain, matin et soir, mêmes douches, d'une demi-minute avec de l'eau à 9°. A 11 heures, avant le déjeûner, nous faisons prendre un bain de siège à eau dormante de 15 minutes, avec de l'eau à 18°, puis, les jours suivants, avec de l'eau baissant successivement jusqu'à 9°.

Le 20, nous faisons précéder la douche en jet brisé de celle en pluie, de 15 secondes. Dans la journée, nous faisons boire, en plusieurs reprises, de l'eau fraîche par gorgées pour la valeur de quatre verres ordinaires.

Le 5 décembre, M. X... sent qu'il reprend un peu de forces ; ses jambes ne fléchissent plus sous lui: les selles sont un peu moins difficiles, mais l'anesthésie persiste toujours.

Le 24 décembre, la tête est moins lourde, l'appétit se modère et la constipation tend à disparaître; le besoin d'aller à la garde-robe se fait sentir tous les deux jours et le malade y satisfait san trop de difficultés. Dans certains points mal circonscrits de la peau, le malade éprouve comme une obscure sensation tactile.

Le 22 janvier, les forces sont presque entièrement revenues M. X... marche avec facilité, l'appétit est ordinaire, les digestions et les gardes-robes faciles, la tête est dégagée: les impressions tactiles sont senties sur toute la surface de la peau, notamment aux mains; mais elles sont loin d'avoir encore la délicatesse normale.

Obligé, nous dit-il, de retourner chez lui pour des affaires de famille, M. X... nous quitte, nous promettant bien de nous écrire, dans le cas où la grande amélioration obtenue cesserait de faire des progrès et, à plus forte raison, rétrograderait.

Nous n'avons reçu aucune nouvelle de M. X... En devons-nous conclure que sa guérison s'est complétée et maintenue? Nous avons trop l'expérience du peu de fidélité de beaucoup de malades à tenir leurs promesses, pour oser une telle affirmation. Mais à supposer que l'amélioration n'eût fait que rester au point où elle était quand M. X... nous a quitté, ce fait n'en constituerait pas moins un exemple des plus remarquables de l'action de l'hydrothérapie dans un cas d'anesthésie générale grave, action qui s'est manifestée dans un temps relativement fort court.

Son origine évidemment hystérique donne un caractère moins grave sans doute à la paralysie dont nous allons rapporter l'observation sommaire ; cependant, nous croyons la gravité suffisante pour que la guérison complète qui a suivi le traitement, fasse encore beaucoup d'honneur à l'hydrothérapie.

Obs. 3. — Dans la soirée du 27 novembre 1857, nous fut amenée sur un brancard, avec une lettre de notre confrère Audiffret et une consultation signée de lui et du regretté Dr Legroux, médecin des hôpitaux, Mme X..., sujette à des crises hystériques convulsives avec défaillance syncopale et perte de connaissance.

Le 30 octobre, elle avait eu, en s'habillant, après son lever, une de ces crises, et quand, revenant à elle, elle voulut achever sa toilette, ses jambes lui firent défaut, et elle s'écria en s'affaissant: « Je suis paralysée ! »

Loin de se dissiper, la faiblesse des jambes augmenta au point que tout mouvement était impossible; l'immobilité gagna les membres supérieurs ; consécutivement, Mme X..., perdit peu à peu l'appétit, des vomissements survinrent, bien qu'elle mangeât à peine, une constipation opiniâtre s'établit; souvent elle éprouvait des étouffements, des suffocations suivies de pleurs, tantôt sans aucun motif, tantôt provoqués par le sentiment du triste état où Mme X... se voyait. Depuis que sa paralysie s'était déclarée, l'état de Mme X... n'avait cessé d'empirer, malgré divers traitements, ce qui engagea les deux honorables consultants à conseiller l'hydrothérapie.

Aussitôt Mme X..... entrée dans l'établissement, nous commençâmes le traitement, la tête préalablement mouillée, par une ablution générale de deux minutes avec de l'eau à 4°; elle fut suivie d'une bonne friction avec une toile rude jusqu'à rougissement prononcé de la peau, après quoi la malade but un quart de verre d'eau fraiche et fut couchée.

Dans la nuit, qui fut très agitée, nous réitérâmes les ablutions à chaque crise.

Le lendemain matin, 28, nouvelles ablutions, que nous répétons dans l'après-midi, le soir et dans la nuit; il n'y a eu que deux crises dans les 24 heures. Du bouillon froid est pris sans répugnance et bien digéré.

Les mêmes applications sont continuées les 29, 30 et premier décembre et produisent déjà une certaine amélioration : le sommeil est moins agité, les urines plus abondantes, une garde-robe a eu lieu sans trop de difficulté, il n'y a pas eu de vomissements.

Du 2 au 6 décembre, on continue les mêmes moyens, et l'on ajoute des fragments de glace dans l'eau que boit la malade après les trois dernières ablutions, une réaction plus franche s'est établie; des mouvements volontaires reviennent dans les membres supérieurs; l'espoir amène quelques sourires sur les lèvres de Mme X... ; outre son bouillon, elle mange des œufs à la coque.

Le 7, Mme X... est transportée dans la salle de l'hydrothérapie, et nous lui administrons nous-même une douche générale en pluie, de six secondes, immédiatement suivie d'une douche en jet d'une demi-minute, promenée tout le long de la colonne vertébrale; eau à 6°. — Ces douches ayant été parfaitement supportées, nous les réitérons dans l'après-midi. — Les ablutions de la nuit sont supprimées.

Jusqu'au 13, malgré la régularité des mêmes applications hydrothérapiques, les changements dans l'état de Mme X... restent peu sensibles; seulement, il y a eu peu de crises; l'appétit se développe, la malade mange des viandes blanches avec plaisir; il n'y a plus de vomissements; les mouvements des bras sont plus étendus.

Les 14, 15 et 16, nous prolongeons d'une demi-minute la douche en jet et nous lui associons une douche en cercles sur le bassin, de 25 secondes.

Le 17, les bras sont entièrements libres, et quelques légers mouvements deviennent possibles dans les jambes. Mme X... dort paisiblement une bonne partie de la nuit, mange assez bien, n'est plus constipée, n'a plus de vomissents. — Même traitement.

Le 18, Mme X. . . essaie de se tenir debout et y réussit.

Le 23, le sentiment du retour de quelques forces lui donnant du courage, elle s'essaie et parvient à faire quelques pas.

Le 25, plus enhardie encore, elle fait seule quelques tours de jardin. — Toujours mêmes applications. — Alimentation assez abondante, froide.

A partir du 25, le retour des forces et des mouvements marche à grands pas.

Le 12 janvier, Mme X... nous quitte entièrement guérie, heureuse d'aller raconter à son médecin son merveilleux rétablissement.

Les quelques médecins, — car il en est malheureusement encore, — qui s'imaginent que l'hydrothérapie est un moyen banal dont ils peuvent envoyer faire l'application au Hammam ou à la Samaritaine, peuvent voir par l'exemple de Mme X... à quel prix il est possible parfois d'obtenir des succès merveilleux. Assurément, sans la persévérance des premiers jours de traitement et sans la multiplicité des applications hydrothérapiques, même pendant la nuit, nous n'aurions pas triomphé en aussi peu de temps de l'état si grave dans lequel se trouvait Mme X... ; peut-être même n'en aurions-nous pas triomphé du tout. Que nos honorables confrères veuillent donc bien se pénétrer par cet exemple, qui est un des plus frappants mais qui n'est pas le seul, de l'importance qu'il y a à ce que le traitement hydrothérapique soit appliqué par le médecin, et tout au moins sous ses yeux et sous sa surveillance, quand des circonstances s'opposent à ce qu'il l'applique lui-même.

Obs. 4. — En sortant d'un bal, au mois de janvier 1859, M. H..., âgé de 23 ans, employé dans une des premières maisons de châles de Paris, avait pris froid et avait eu quelque peine à se réchauffer dans son lit. Le lendemain, à son réveil, il se sentit tout le corps douloureux, principalement la région lombaire et toutes les grandes articulations. L'acuité des douleurs l'obligea à garder le lit. Le Dr Brugère, appelé, diagnostiqua un rhumatisme général et prescrivit du sulfate de quinine, des vésicatoires volants sur diverses articulations et divers autres moyens; il existait peu de fièvre.

Dès les premiers jours du traitement, une amélioration notable se déclara et continua les jours suivants ; seulement, après plusieurs semaines, quand presque tous les symptômes avaient disparu, le bras droit resta frappé d'impuissance, et son volume se trouva amoindri, comparativement au bras gauche.

Contre ce nouvel accident, on essaya diverses frictions stimulantes, mais sans aucun bon résultat. M. H... était déjà dans l'inaction depuis trois mois. Avec l'assentiment du Dr Brugère et de son ami, le Dr Bazignan, il alla consulter le Dr Jobert (de Lamballe) ; le résultat de la consultation fut qu'on prescrivit à M. H... un traitement hydrothérapique, et M. H... nous fut adressé.

Quand il se présenta à notre établissement, sa santé générale était satisfaisante ; il n'avait d'antécédents morbides d'aucune sorte, ni personnels ni héréditaires. Tous les mouvements du bras droit, flexion, extension, pronation et supination sont impossibles, mais ceux de la main et des doigts s'exécutent assez librement ; le volume du bras droit est moins considérable que celui du gauche, et à la place de la saillie du deltoïde notamment, existe une dépression évidente. La sensibilité est intacte sur tous les points de la peau du bras et ailleurs, mais le malade éprouve dans cet organe une sensation de froid constante, depuis le coude jusqu'au haut de l'épaule.

Le 19 avril, une douche en jet, de quatre minutes de durée, avec de l'eau à 10° fut dirigée sur le bras droit et spécialement sur les parties antérieure, postérieure et extérieure de l'épaule. Cette application fut renouvelée tous les jours deux fois, et suivie, conformément à la règle, d'une promenade à allure vive, d'une demi-heure environ.

Jusqu'au 25, on ne constata aucun changement sensible dans l'état du bras. Mais, le 26, un léger changement s'est opéré ; la sensation de froid dans le bras, qui incommodait beaucoup le malade, est moindre, quelques mouvements à peine perceptibles se passent dans les muscles sous les efforts de la volonté.

Le 4 mai, de légers mouvements de supination sont exécutés, mais avec beaucoup de peine.

Le 7 mai, le malade, avec quelques efforts, porte la main droite à la tête. — Les mêmes applications sont toujours continuées.

Le 15 mai, il se sert du peigne et fait la toilette de sa chevelure.

Le 20 mai, tous les mouvements du bras sont rétablis ; malgré la persistance d'un peu de faiblesse et d'un peu de diminution de volume de l'organe, M. H... se considère comme guéri et demande à nous quitter pour reprendre son emploi. — Depuis il a continué à jouir d'une excellente santé.

Nous pourrions ajouter aux observations qui précèdent celles de beaucoup d'autres malades, notamment de trois cas des plus intéressants et des plus graves, qui nous furent adressés par notre ami très regretté et très distingué, le Dr Benoist, par nos distingués confrères, les Drs Saint-Paul (de Paris) et Petit (du Nord).

Nous croyons qu'une exibition de nouveaux faits serait inutile; ceux dont on vient de lire la relation succinte nous paraissent suffisants pour montrer et la variété des paralysies qui peuvent être soumises à l'hydrothérapie et l'efficacité de la méthode dans toutes ces variétés. Nous avons observé un nombre considérable de cas de paralysies rhumatismales semblables ou analogues à celui de M. H... et dont l'hydrothérapie a eu raison souvent avec autant de rapidité que chez ce malade, et lorsque, comme chez lui encore, des traitements dirigés par des confrères très expérimentés avaient échoué. Nous dirons, du reste, en terminant, que le nombre considérable de ces paralysies rhumatismales que nous avons observées,— (presque aussi considérable que celui des paralysies hystériques), — nous porte à croire qu'un grand nombre de paralysies rebelles, de paraplégies qui passent pour incurables, entre autres, ont une origine rhumatismale; qu'on en aurait triomphé, sinon avec facilité, du moins sans trop de difficulté, si à une époque assez rapprochée de leur début, on les avait attaquées par l'hydrothérapie; malheureusement, partant de ce fait que la nouvelle méthode a opéré de nombreuses cures merveilleuses, la plupart de nos confrères ne lui demandent que des miracles, et ils ne lui envoient que des malades sur lesquels tous les moyens ordinaires de traitement ont échoué. Nous sommes convaincus que, lorsque tous les praticiens seront décidés à appliquer l'hydrothérapie comme ils appliquent toutes les autres médications, en temps opportun, quand ils le peuvent, nous verrons moins de paralytiques traîner par les rues et les chemins leur incurabilité.

ART. 50. — DE LA PHTISIE PULMONAIRE.

Dans les cas désespérés de crachements de sang, le froid est utile, extérieurement, par l'usage de cataplasmes de glace ou de neige sur la région stomacale, et intérieurement, par l'emploi modéré de petits morceaux de glace qu'on avale, ou en buvant de l'eau très fraiche.

BURSERIUS.

Il est bien entendu que les épigraphes que nous plaçons en tête de nos articles ont pour but, non de servir de guide aux praticiens, mais seulement de montrer qu'un grand nombre de médecins éminents de tous les temps, s'ils n'ont pas apprécié la véritable action ni connu les véritables procédés d'application de l'eau froide, en ont du moins pressenti l'importance, cela soit dit sans vouloir diminuer en rien la gloire de Priessnitz, à qui, on le sait, nous avons, au contraire, rendu pleine justice. Donc, Burserius, dans la citation que nous lui avons empruntée, ne donne ni la vraie ni la seule application de l'eau froide dans le traitement de la phtisie, il indique seulement une des utilités que l'eau froide et la glace peuvent avoir.

A vrai dire, nous avons nous-même longtemps hésité à appliquer la véritable hydrothérapie au traitement de la phtisie, fortement influencé que nous étions et par la réprobation à peu près universelle de nos confrères, et par ce jugement sévère d'un médecin doué généralement d'une raison fort droite et d'une grande impartialité : « Croirait-on qu'on a soumis au traitement hydrothérapique des phtisiques parvenus à une période souvent très avancée ? Il est vrai que ce n'est guère qu'à Græfenberg qu'on a commis cette énormité . . . . . On ne saurait trop s'élever contre cette pratique barbare, quand on voit des individus dans le marasme, ayant à peine un souffle de vie, soumis à tout ce que l'hydrothérapie a de plus pénible, lorsqu'il n'y a évidemment qu'à les laisser mourir en paix.» (Valeix, *Coup d'œil sur l'hydrothérapie; in : Bullet. génér. de thérap.*, *août* 1848.)

Priessnitz a-t-il, en effet, soumis des phtisiques avancés à toutes les rigueurs de son rigoureux traitement ? nous avons peine à le croire ; ce qui paraît vrai, c'est que Priessnitz avait effectivement traité par une hydrothérapie trop sévère ou pour mieux dire trop peu rationnelle, certains phtisiques, qui étaient morts entre ses mains, sans qu'il eût su le prévoir, ce qui l'avait fait renoncer à appliquer sa méthode à tout malade affecté de la plus simple toux; l'ingénieux paysan, ne sachant pas distinguer une toux simple d'une toux de phtisique, même avancée, avait pris un parti radical pour éviter des accidents, c'était de s'abstenir de toute application hydrothérapique. C'était donc à tort que Valeix l'accusait, en 1848, de barbarie ; car, si barbarie il y a, il ne s'y livrait plus à cette époque. Mais même ce qu'il avait fait antérieurement justifiait-il la sentence draconienne de Valeix, sentence malheureusement approuvée à l'époque, ainsi que nous l'avons dit, par la quasi universalité des médecins? nous ne le pensons pas. Valeix, dont le jugement était généralement si droit et si impartial, aurait dû avoir présent à l'esprit ces sages paroles de Schedel, avec qui il avait quelques relations d'amitié, et dont il a pourtant oublié ou traité bien légèrement l'opinion; cette opinion, frappée au coin de l'expérience et de la plus haute raison médicale, nous allons la reproduire *in-extenso*, remplissant ainsi la promesse que nous avons faite dans la *Médecine contemporaine* du 15 mars 1877, de traiter à fond de la thérapeutique de la terrible maladie par la méthode Priessnitzienne, appliquée non pas aveuglément, mais de la façon qu'une expérience scientifique justifie pleinement aujourd'hui, et même prescrit à tout praticien éclairé. Voici donc les sages et graves paroles de Schedel.

« L'espérance que l'hydrothérapie avait un instant fait concevoir » — (à Græfenberg sans doute), — « celle d'être un remède efficace contre cette funeste maladie, a été malheureusement déçue. Ce remède, néanmoins, me paraît être *celui qui offre le plus de chance de succès* pour le malade qui aurait le courage de l'entreprendre, la patience d'y persister, et le bonheur de rencontrer un médecin à la fois énergique et consciencieux qui pût en diriger l'application. Je vais donc considérer l'hydrothérapie d'abord comme moyen prophylactique de la phtisie, et ensuite comme agent auxiliaire dans le traitement de cette maladie confirmée. »

Le judicieux auteur entre ici dans quelques détails, sur le siège précis des tissus où se développe primitivement l'élément tuberculeux ; il développe ensuite l'opinion que la tuberculose est toujours une affection générale, puis il continue :

« Or, si le dépôt même local du produit tuberculeux est l'expression d'un état général, ce n'est pas en agissant localement que l'on parviendra à détourner le mal ; ne vaudrait-il pas mieux recourir à quelque moyen qui agirait à la fois sur tous les organes, et qui modifierait profondément en même temps qu'il raménerait à l'état de santé les tissus morbidement prédisposés. L'effet avantageux que l'hydrothérapie, appliquée sans exagération, peut produire dans l'ensemble de l'économie n'est plus douteux, et la possibilité de modifier favorablement par ce moyen la muqueuse pulmonaire jusque dans ses dernières ramifications, ne paraît nullement chimérique, d'après ce que nous voyons se produire dans les affections chroniques de cette membrane et dans celles des autres membranes muqueuses de l'économie. D'ailleurs, quelque faible que soit l'espoir de produire cette modification, nous devons nous y attacher avec d'autant plus d'ardeur, que malheureusement il n'en existe pas d'autres.

« Je ne pense pas qu'il soit nécessaire de m'étendre ici sur le reproche adressé depuis fort longtemps à l'usage imprudent de l'eau froide comme cause de la phtisie. Pour celui qui a étudié la manière dont l'hydriatrie agit sur le corps humain, il est évident que les résultats fâcheux qu'on a signalés ne sont nullement à craindre, tant le mouvement centrifuge que ce traitement développe est énergique. Le secret des avantages de cette méthode gît précisément dans le mouvement qu'elle imprime aux fluides vers la surface, mouvement que l'eau froide administrée à l'intérieur tend bien moins à supprimer qu'à augmenter. Nous avons vu, en effet, en parlant de l'administration de l'eau froide à l'intérieur pendant les transpirations forcées, que l'eau fraîche donnée dans ce moment ne l'est qu'en petite quantité, et de manière à augmenter les sueurs, en calmant l'état fébrile, artificiellement produit par l'enveloppement dans les couvertures. L'expérience prouve qu'en agissant ainsi, l'on maintient les transpirations au lieu de les arrêter, et que l'on peut ainsi faire prendre une très grande quantité d'eau froide avec avantage, pourvu que l'on y procède graduellement et par petites doses. Je dirai même que l'impunité avec laquelle beaucoup de personnes prennent des glaces immédiatement après des valses prolongées, dépend en grande partie du soin qu'elles ont de ne pas avaler la cuillerée de glace à la fois, mais d'en prendre peu et de la laisser bien fondre dans la bouche avant de l'introduire dans l'estomac : *est modus in rebus.*

« Ces réflexions s'appliquent également aux procédés hydriatiques qui consistent dans l'application de l'eau froide à la surface du corps pendant la transpiration. Ces applications, loin d'arrêter le mouvement centrifuge, l'accélèrent d'une manière très remarquable, pourvu, toutefois, qu'elles soient dirigées avec habileté et en connaissance de cause. Ainsi donc, sans révoquer en doute les résultats trop bien constatés des effets nuisibles que l'eau froide prise à l'intérieur et appliquée extérieurement, peut produire sur les poumons, nous ne les croyons nullement à craindre dans un traitement hydrothérapique bien dirigé. Il en est de l'eau comme de beaucoup d'autres agents thérapeutiques dont les effets diffèrent grandement suivant le mode de leur application ; et les mêmes procédés qui, appliqués sans intelligence, pourraient avoir des suites fâcheuses, produisent, entre des mains exercées, les plus beaux résultats de l'hydrothérapie.

« Sydenham considérait l'équitation comme le remède par excellence de la phtisie déclarée : « At vero...... » (opera medica, p. 274). — Ne serait-il pas mille fois préférable de chercher à prévenir son développement par l'emploi bien dirigé de la nouvelle méthode hydriatique ?

« L'hydrothérapie, appliquée dans ce but, offrirait encore l'immense avantage d'être parfaitement innocente..... En ayant égard aux prédispositions, aux conditions d'hérédité, on pourrait soumettre aux pratiques hydrothérapiques des enfants fort jeunes. J'ai vu à Græfenberg des enfants de trois à quatre ans exposés à toutes les rigueurs du traitement hydrothérapique sans inconvénient appréciable.

« Quant à la phtisie confirmée, ce qu'on sait de sa curabilité, jusqu'à présent accidentelle, il est vrai (Rogée, Louis, etc.), me fait penser qu'en s'adressant à l'hydrothérapie, ce traitement pourrait offrir autant de chances de guérison qu'aucun autre, et j'en donne pour preuve un cas que j'ai déjà eu l'occasion de rapporter, dans lequel des hémoptysies causées évidemment par la présence de tubercules, avaient cédé aux ablutions journalières faites sur tout le corps et sur la poitrine en particulier, avec de l'eau à 20° R., puis graduellement réduite à la température de l'eau fraîche. M. le Dr Louis, qui constata, *vingt ans après*, la présence d'une caverne au sommet d'un des poumons, et de qui je tiens le fait, ne met pas en doute que ces hémoptysies n'aient été occasionnées par l'affection tuberculeuse. Or, dans ce cas, l'hydrothérapie, au lieu d'augmenter le mal, l'a plutôt diminué. Des faits de ce genre se multipliant, l'on pourrait dire que l'hydriatrie présente un remède avantageux, non seulement dans l'hémoptysie essentielle, mais encore dans celle qui est causée par des tubercules pulmonaires. »

L'auteur cite ici l'exemple d'une dame de 35 ans, qu'il vit à Freiwaldau (à l'établissement de Priessnitz), très bien portante, qui, un an auparavant, offrait tous les symptômes rationnels de la phtisie moins l'hémoptysie, et que l'hydrothérapie avait remise dans l'état de pleine santé. Schedel cite ensuite l'opinion du Dr Rush, de Philadelphie, qui confirme celle de Sydenham sur l'heureuse influence d'un exercice rude au grand air, dans le traitement de la phtisie, opinion que partageait aussi Chomel, car le meilleur conseil, disait-il, qu'il pouvait donner aux phtisiques, c'était de voyager sans répit, fût-ce dans une mauvaise carriole ou à cheval. Rush cite, d'après Franklin, l'opinion d'un phtisique qui, n'ayant pas les moyens d'avoir un cheval, se fit postillon et fit son service *pendant trente ans*, dans toutes les saisons.

« Or, ajoute Schedel, l'hydrothérapie ne renferme-t-elle pas tout ce que Rush pourrait désirer? Ce médecin rapporte même un cas, d'après le Dr Smollet, où l'usage du bain froid dans la phtisie pulmonaire, aurait été des plus salutaires, ainsi qu'un autre cas d'un nègre qui fut guéri de la même maladie par le même remède. Rush ajoute que, pour employer ce remède avec sûreté, il convient d'y ajouter l'exercice. N'est-ce pas là le traitement hydrothérapique convenablement appliqué? » — Schedel montre par une citation de Rush, que ce médecin, fort éminent, et qui avait étudié en clinicien consommé la phtisie, avait en quelque sorte prévu l'hydrothérapie.

Certes, on ne peut reprocher à l'honorable et impartial historien de la méthode et de l'établissement de Priessnitz d'être un enthousiaste et encore moins un enthousiaste intéressé de l'hydrothérapie ; de son temps même, sa réserve était plutôt exagérée qu'insuffisante ; aujourd'hui, elle serait complètement injustifiable. Depuis 1843, des observations plus circonstanciées ont été recueillies et publiées ; plusieurs l'ont été par Fleury, qui, malgré les suspicions que peut inspirer quelquefois l'auteur, ne sauraient être révoquées en doute, car l'une d'elles a été confirmée par le sévère et justement célèbre Dr Louis, et l'on ne comprend pas que le malhabile copiste de Fleury révoque en doute, pour cause de *diagnostics incertains*, les cas de guérison de son modèle, et semble proscrire, dans un langage, il est vrai, fort équivoque et fort prétentieux, comme il a le don d'en user, l'application de l'hydrothérapie à la véritable phtisie pulmonaire, c'est-à-dire à la phtisie, car aucun vrai clinicien n'emploie aujourd'hui ce mot dans un autre sens que pour désigner la phtisie tuberculeuse. Quant à nous, il y a longtemps qu'aucun doute ne reste dans notre esprit sur l'efficacité de l'hydrothérapie, non pas, assurément, dans tous les cas, mais dans un assez grand nombre, et son utilité à un degré quelconque dans tous. Il est sans doute inutile d'ajouter et de répéter à satiété que nous entendons parler de l'hydrothérapie rationnellement appliquée, et non de la balnéologie que tant de gens confondent encore avec la véritable hydrothérapie, et notamment le copiste inintelligent de Fleury.

Nous avons recueilli un assez grand nombre d'exemples de cette efficacité ; nous n'en citerons ici qu'un parce qu'il se présente avec la garantie d'un savant dont personne ne se permettra de révoquer en doute la compétence :

Obs. — M. X..., âgé de 26 ans, était non seulement le client mais le parent du savant et regretté Dr A. Becquerel. En nous le présentant, le 10 mai 1859, notre excellent confrère n'avait guère d'espérance sur l'issue de la maladie dont son cousin était atteint : « C'est un triste cadeau que je vous fais, nous dit-il, et je ne me fais aucune illusion sur la terminaison fatale et probablement assez prochaine de la maladie ; mais l'hydrothérapie a déjà fait quelques miracles et je veux tenter en faveur de mon ami cette faible chance. »

L'état de M. X..., quand il nous arriva, ne justifiait que trop les sinistres appréhensions de Becquerel : c'était un véritable squelette; son visage était parcheminé, blafard, sauf aux pommettes, qui étaient rouges et saillantes ; sa peau était sèche, rugueuse, ses orbites étaient excavés, ses yeux brillants ; les muqueuses étaient décolorées, les extrémités froides. Une toux fréquente, caverneuse tourmentait le malade et s'accompagnait d'une dyspnée intense ; des crachats abondants, purulents, fétides, l'épuisaient, ainsi qu'une fièvre incessante, des sueurs nocturnes, profuses, une diarrhée colliquative et des hémoptysies quotidiennes.

Les signes fournis par l'exploration du thorax n'étaient pas moins caractéristiques : sous les clavicules, des deux côtés, on constate une matité non équivoque ; des deux côtés également, existent des râles muqueux à grosses bulles ; des craquements humides abondants se font entendre dans les deux fosses sous-épineuses.

Enfin, à ce triste ensemble qui ne pouvait laisser aucun doute sur la nature de la maladie de M. X.., venait s'ajouter de fâcheux antécédents Les membres de sa famille, famille d'artistes, sont tous d'une constitution lymphatique et chétive ; son père et sa mère sont morts jeunes et phtisiques ; à peine les a-t-il connus. C'est à la sollicitude d'une tante qu'il a dû d'être élevé avec tous les soins qu'exigeait sa délicate constitution. Il s'est marié à 24 ans et ne s'est jamais livré à aucun écart de jeunesse, préservé, dit-il, par sa faiblesse même.

Il fait remonter l'origine de sa maladie à un refroidissement qu'il éprouva, il y a deux ans, par une belle et fraîche soirée d'automne ; il éprouva d'abord de l'oppression et une toux sèche, lesquelles ne disparaissant pas après plusieurs semaines, furent traitées par les calmants, puis par les loochs kermétisés, les vésicatoires volants et, enfin, l'huile de foie de morue ; non seulement aucun de ces moyens n'enraya le mal, mais ne l'empêcha de s'aggraver sans un seul temps d'arrêt, et d'arriver au point où nous l'avons décrit ci-dessus.

Dès le 11 mai, lendemain de l'admission de M. X..., nous essayons une douche en pluie avec de l'eau à 12° ; mais à peine les premières gouttes ont-elles touché la peau, qu'une violente suffocation se produit et nous oblige à suspendre l'opération ; une énergique friction est aussitôt pratiquée, et la respiration se rétablit même plus facile qu'avant la douche ; le malade boit quelques gorgées d'eau fraîche et fait deux tours de jardin aux bras de sa femme et d'un domestique.

Une seconde tentative de la même douche est faite dans l'après-midi ; elle est assez bien supportée pendant quatre à cinq secondes ; le malade fait le même exercice. Le dîner consista dans un bouillon froid, qui fut suivit d'un vomissement avec expulsion d'une petite quantité de sang. A huit heures du soir, M. X... reçoit la visite de

M. Becquerel, qui, apprenant comment la douche de l'après-midi avait été supportée, ainsi que la promenade, conçoit une lueur d'espérance.

Le 12, même douche de 7 à 8 secondes, bien supportée, le matin et dans l'après-midi. Le matin, après la promenade, il mange une petite cotelette, qui est bien digérée. Dans le reste de la journée, plusieurs petits bouillons froids, qui sont bien supportés sans vomissements ni hémoptysie.

Du 13 ou 17 inclus, aucun changement dans la médication ; le malade prend un peu plus de nourriture et la digère bien ; ni vomissements ni crachements de sang ; mouvement fébrile un peu moins intense ; il existe évidemment un mieux dessiné.

Le 18 et les jours suivants, nous administrons une douche en pluie de 12 à 15 secondes, immédiatement suivie d'une autre en jet, promenée sur tout le corps pendant une demi-minute. — Le mieux s'accentue chaque jour ; le malade dort davantage ; l'appétit se fait sentir ; les sueurs et la diarrhée sont moindres, ainsi que le mouvement fébrile ; il n'y a eu, depuis le 18, ni vomissements ni expulsion de sang.

Le 22, on constate sous les clavicules plus de sonorité, moins de rudesse dans la respiration et un gargouillement plus restreint. Dans certains points, on entend le murmure vésiculaire. Les quintes si fréquentes de toux sont plus rares.

Le 31, les progrès de l'amélioration ont marché sans temps d'arrêt ; la toux est moins fréquente, le gargouillement est tellement restreint, qu'on l'entend à peine de temps à autre, le murmure vésiculaire existe dans une assez grande étendue ; la sonorité sous les clavicules est à peu près normale ; à peine de craquement dans les fosses sous-épineuses ; sommeil et appétit bons, digestions de même, diminution sensible de l'amaigrissement ; toujours ni vomissements ni hémoptysie.

Le 15 juin, les progrès de l'amélioration sont énormes : la toux est rare : il n'y a plus de gargouillements ni même des râles humides sous les clavicules : quelques très rares et très faibles craquements dans les fosses sous-épineuses : légère diminution de la sonorité sous les clavicules et peut-être dans les fosses sus et sous-épineuses ;

partout ailleurs son normal ; pas le moindre vomissement, pas d'hémorrhagie dans la dernière quinzaine; sommeil très bon, appétit, digestion excellente ; de temps à autre seulement, légère sueur circonscrite à la partie antérieure de la poitrine ; pas de diarrhée ; les forces sont en grande partie revenues, M. X... peut faire des courses d'une à deux heures au bois sans être trop fatigué ; un certain embonpoint est revenu.

Le Dr Becquerel, qui vient voir le malade ce jour-là, est émerveillé de la transformation qui s'est opérée, et néanmoins conseille à son parent, qui se considérait déjà comme guéri et voulait nous quitter, de continuer jusqu'à nouvel ordre le traitement. — Il le continue encore quinze jours à l'établissement, ensuite, un mois comme externe ; puis il nous quitte et quitte Paris pour aller jouir des plaisirs de la campagne, en nous promettant de suivre, dans la mesure du possible, les applications hydrothérapiques, d'après les instructions que nous lui donnons par écrit.

Pendant deux ans, le rétablissement se maintint tel qu'il était quand M. X... nous quitta ; mais une grave imprudence qu'il commit pendant et après une chasse, provoqua des accidents aigus, qui emportèrent M. X... en quelques jours.

Nous ne prétendons pas que le fait dont on vient de lire la relation soit un exemple commun, et que les choses se passent habituellement comme chez M. X..., quand on applique à un tuberculeux le traitement hydrothérapique; mais, sauf la rapidité merveilleuse avec laquelle la guérison s'est opérée chez lui, nous avons observé plusieurs cas analogues. Nous avons dit au début de cet article, que Fleury en avait rapporté d'analogues, d'une authenticité irrécusable. Comment donc se fait-il qu'un hydrothérapeute qui, dans sa compilation, copie si souvent Fleury, plus ou moins mal, il est vrai, écrive des phrases comme celles-ci : « Certains auteurs ont préconisé l'emploi de l'hydrothérapie contre la phtisie, pulmonaire. Nous ne pensons pas qu'il puisse être ici question de la phtisie bien confirmée. » — Pourquoi le perspicace auteur ne pense-t-il pas ? Pourquoi un diagnostic, porté par le célèbre Louis lui paraît-il *incertain ?* Il serait difficile d'y trouver une bonne raison, mais on en pourrait peut-être, sans chercher beaucoup, trouver plusieurs de mauvaises ; alors autant vaut ne pas les dire.

Deux ans après que nous eûmes publié dans la *Médecine contemporaine* l'observation que nous avons reproduite ci-dessus, nous publiâmes les comptes rendus d'un travail de M. le Dr Sokolowski, médecin de l'hôpital de Gobersdorf, en Silésie, où l'honorable clinicien donne une statistique de 105 malades atteints de pthisie commençante, ayant presque tous eu, entre autres symptômes, des hémoptysies, et qui pour la plupart, éprouvèrent une grande amélioration par le traitement hydrothérapique.

Mais ce ne sont plus, aujourd'hui, les spécialistes et quelques médecins distingués sans doute, mais plus ou moins obscurs, comme le Dr Sokolowski, qui ont constaté l'efficacité de l'hydrotérapie contre la phtisie, ce sont des praticiens de premier ordre. Voici, par exemple, comment s'exprime un des premiers maîtres de la Faculté de Paris.

« Un admirable moyen hygiénique et thérapeutique à la fois, c'est *l'hydrothérapie;* mais que de préjugés à vaincre, comme aussi que de précautions à prendre ! Les gens du Nord l'acceptent et la pratiquent plus volontiers que nous : Bonnet la conseille et on l'écoute. N'espérez pas un tel bonheur. Néanmoins on peut y arriver. »

Le savant auteur indique ici la diplomatie dont il faut user quelquefois pour faire accepter l'hydrothérapie ; il décrit ensuite, avec une grande justesse d'appréciation, les procédés d'application qui lui paraissent devoir être préférés et leurs effets physiologiques et thérapeutiques, puis, arrivant aux faits :

« Je pourrais, dit-il à ses élèves, vous citer un assez grand nombre de faits de la ville : nul entre autres plus intéressant que celui d'une demoiselle tuberculeuse qui, depuis trois ans, faisait des lotions froides sur tout le corps : et depuis ce temps, les congestions bronchiques et pulmonaires auxquelles elle était sujette ont disparu ; les craquements secs persistent seuls, mais très limités. Un autre exemple est celui d'un homme chez lequel les lotions froides ont produit le plus grand bien-être et ont certainement beaucoup ralenti la marche de la tuberculose. En cas même d'ulcération du parenchyme pulmonaire, l'action de l'hydrothérapie peut encore être bienfaisante, mais à un moindre degré.

« Cependant, là encore, elle peut donner d'excellents résultats, surtout au cas de sueurs nocturnes : tel un monsieur atteint de tuberculose infiltrée, qui a de nombreuses cavernes et un poumon à peu près anéanti, dont les sueurs nocturnes, qui contribueraient à l'épuiser, sont presque chaque jour supprimées par les lotions froides à l'éponge, du matin et du soir ; c'est-à-dire qu'il y a des nuits où il n'en a pas, et que, les autres, il en a désormais très peu après chaque lotion ; d'ailleurs, il éprouve une véritable restauration des forces. » (M. Peter, *Leçons de clinique médicale*, t. II, p. 520 et suiv.)

Cette dernière conséquence est un effet à peu près constant de l'hydrothérapie, non seulement dans la phtisie, mais dans toutes les maladies d'épuisement, et prouve l'exactitude d'observation de l'éminent professeur. Nous n'étendrons pas davantage les emprunts que nous lui faisons, quoiqu'on trouve dans le chapitre que nous citons, bien d'autres détails intéressants, favorables à l'hydrothérapie.

Nous aimons donc à croire que les observateurs perspicaces et consciencieux ne douteront plus que la méthode hydrothérapique n'offre contre la phtisie une ressource d'autant plus précieuse, qu'avec une bonne hygiène appropriée, cette ressource est avec l'huile de foie de morue, à peu près la seule qui ait de la valeur.

Maintenant, n'est-il pas vrai que la méthode hydriatique puisse présenter de graves dangers ? Oh ! c'est incontestable, et c'est ici le cas de répéter avec le professeur Peter : « Que de précautions à prendre ! » Oui, la nouvelle méthode peut avoir des dangers. . . . , quand on ne prend pas toutes les précautions, c'est-à-dire quand elle est mal appliquée. Mais ce qui est vrai de la phtisie est vrai de beaucoup d'autres affections, et, à ce compte, ce qu'il faudrait conclure, c'est qu'il convient de s'abstenir de l'application de l'hydrothérapie à peu près dans tous les cas, et surtout dans tous les cas graves où, précisément, elle a les plus beaux triomphes. Cette conclusion, toutefois, ne sera pas la nôtre ; nous conclurons seulement, avec un proverbe vulgaire : qu'il faut que chacun sache son métier et que les vaches seront bien gardées; et que, dans ce cas, l'hydrothérapie sera exempte de dangers, aussi bien dans la phtisie que dans toute autre maladie.

Art. 51. — De la pneumonie

> On peut beaucoup recommander dans les crachements de sang l'usage extérieur du froid, même de la glace et de la neige, et en même temps aussi un bain de pieds chaud.
>
> Reil.

« Le traitement des inflammations du poumon par l'hydrothérapie, écrivait, en 1856, notre excellent maître et ami, le Dr Baldou, paraît une monstruosité à beaucoup de gens et à beaucoup de médecins, mes confrères, parce que beaucoup de gens et de médecins ne connaissent pas encore et ne comprennent pas l'hydrothérapie. » Ces paroles de Baldou sont encore presque entièrement vraies aujourd'hui : une grande partie du public connaît de nom l'hydrothérapie, mais il la confond généralement avec la balnéothérapie, et beaucoup de médecins, dont quelques-uns des plus distingués, sont comme le public sous ce rapport. Pourtant, bien avant l'ouvrage de Baldou, Schedel nous a fait connaître que, dans une réunion de médecins hydropathes tenue à Marienberg, en 1843, sous la présidence du docteur Schmitz, on agita la question de savoir si l'hydrothérapie pouvait s'appliquer aux inflammations pulmonaires et pleurales, et il fut décidé, après que l'on eut rapporté beaucoup de faits à l'appui, que ces inflammations, lors même qu'elles étaient parvenues à un haut degré d'intensité, pouvaient être guéries par cette méthode à l'exclusion de toute autre. On différa seulement sur ses meilleurs procédés d'application.

Dans le congrès des médecins hydropathes, tenu en novembre 1844, la question resta au même point ; seul, le Dr Von Mayer rapporta onze cas d'inflammation du poumon, à diverses périodes, traités et guéris par lui, dans le courant de l'année précédente.

De ces faits et communications, le sage Schedel conclut « que la sédation et les transpirations assurent le succès du traitement hydrothérapique *dans la pneumonie* comme dans beaucoup d'autres maladies aiguës où ce moyen réussit. »

Depuis que ces lignes ont été écrites, la méthode priessnitzienne a été appliquée dans plusieurs grands hôpitaux de l'Allemagne, et le professeur Niemeyer, de Tubingen, rapporte Fleury, dit que « *le seul moyen* à diriger directement contre la maladie, consiste dans l'emploi du froid appliqué localement sous forme de compresses trempées dans de l'eau à basse température, bien exprimées et placées sur le côté malade, où elles doivent être renouvelées toutes les cinq minutes. » (*La pneumonie et ses indications thérap.; in: Archiv. méd. belges*, mai 1865.)

Malgré ces exemples encourageants, Fleury, dont le caractère n'était pourtant pas la timidité, quand il s'agissait de la peau des autres, dit qu'il « n'a pas osé prendre l'initiative de traiter une pneumonie ou une pleurésie par la méthode réfrigérante. » Le mot d'initiative convient peu dans cette conjoncture, puisqu'un grand nombre de médecins, dont plusieurs professeurs recommandables, avaient déjà traité beaucoup de malades par la méthode.

En Angleterre, le professeur Flint n'a pas été aussi timide que notre confrère français : il a publié ou fait publier dans la *Therapeutic Gazette* une leçon où il rapporte quatre cas de guérison rapide de pneumonie par l'hydrothérapie. Le procédé qu'il emploie ne nous paraît pas, tant s'en faut, le meilleur ; seulement, nous ne l'apprécions que sous toute réserve, ignorant que nous sommes si la traduction qu'un journal français a publiée de la leçon, est d'une rigoureuse fidélité. De cette traduction, il résulterait que les malades traités restaient *entièrement* enveloppés dans un drap mouillé sans couverture aucune, et étaient laissés exposés ainsi pendant un temps fort long, puisqu'on parle de l'arrosement du drap, *toutes* les quinze ou *vingt* minutes, jusqu'à ce que la température de la bouche fût descendue à 38°, 5.

Nous n'hésitons pas à déclarer que ce procédé, s'il est exactement traduit, ce que nous avons peine à croire, serait éminemment dangereux : il est inévitable que, dans la situation où l'on place le malade, ses extrémités, surtout ses extrémités inférieures se refroidissent à un degré extrême, et qu'un tel refroidissement provoque des congestions viscérales beaucoup plus qu'il ne les dissipe. Il serait inutile, croyons-nous, d'insister sur les dangers d'un procédé hydrothérapique aussi anti-rationnel, et nous croyons mieux faire en indiquant, sans plus tarder, la véritable manière de procéder dans les cas dont il s'agit. Cette manière, la voici :

Plusieurs fois par jour, on fait lotionner le corps du malade avec une éponge modérément imbibée d'eau à 15 ou 18° d'abord, de façon à ce que l'eau ne coule jamais dans le lit, puis avec de l'eau très froide en été, et à la température de la chambre du malade en hiver ; en même temps, des compresses d'eau froide, constamment renouvelées à mesure qu'elles s'échauffent, sont maintenues sur la tête ; le plus souvent possible, toutes les 10, 15 ou 20 minutes, le malade boit de l'eau fraîche par petites gorgées ; grâce à l'expression de l'éponge et des compresses, un drap plié en quatre ou même en deux, placé sous le malade, suffit pour éviter l'inondation du lit, ce qui est essentiel ; on maintient, d'ailleurs, autour du tronc un bandage de corps, mouillé, recouvrant la partie supérieure de l'abdomen, entouré lui-même, si l'on veut, d'un taffetas ciré.

Du troisième au sixième jour de ce traitement, la température tombe au chiffre normal ; le pouls, de 90 à 120, descend à 70 ou 60, et la résolution de l'hyperhémie commence aussitôt et marche sans interruption.

Nous devons dire que malheureusement, les familles et même beaucoup de médecins, comprenant mal les effets de l'hydrothérapie scientifique, s'opposent généralement de tout leur pouvoir à ce traitement, et que, pour ce motif, nous n'avons pu traiter qu'un nombre assez restreint de pneumoniques ; mais chez ceux que nous avons traités, le succès a été constant. Aussi, n'est-ce pas sans une vive satisfaction que nous avons vu M. le professeur Flint suivre notre méthode; nous disons notre méthode, car nous ne voulons pas croire que les procédés hydrothérapiques qu'il a adoptés soient tels que la traduction française de la *Therapeutic Gazette* les a présentés. Nous n'hésitons donc pas à conseiller à tous nos confrères les procédés que nous venons de décrire, qui, sur une échelle restreinte, il est vrai, ne nous ont donné que des succès.

Art. 52. — DE LA RAGE.

> Plonger les malades dans l'eau froide leur donner des bains froids, telle fut une méthode célèbre des anciens contre l'hydrophobie.
>
> VAN SWIETEN.

> Des hommes ou des chiens enragés ont été guéris par des immersions dans l'eau froide.
>
> HUZARD.

La renommée de Van Swieten est au-dessus de tout éloge; ce serait manquer à sa mémoire que de le refaire. Huzard était un membre distingué de l'académie de médecine française, dans la section de médecine vétérinaire. Il ne nous a fallu rien moins que les aphorismes de ces deux grandes autorités pour nous décider, non pas à écrire un article sur la rage, mais à lui consacrer ici seulement quelques mots. Nous n'avons jamais traité aucun hydrophobique, et, par conséquent, d'après la règle que nous nous sommes tracée, nous ne devons pas en parler, et d'un autre côté, nous ne connaissons aucun cas de rage où l'hydrothérapie ait été appliquée avec succès; les trois cas publiés par notre honorable confrère et ami, le Dr P. Delmas, et traités par les bains de vapeur, sont loin de lui paraître concluants à lui-même, outre que les bains de vapeur ne sont pas de l'hydrothérapie. Tout ce que nous pouvons dire ici, c'est que, dans une maladie constamment mortelle jusqu'ici, on ne risque rien d'essayer les moyens mentionnés par Van Swieten et par Huzard.

Quant au traitement qui a eu un si grand retentissement il y a quelques jours à peine, il n'entre pas dans notre cadre d'en parler ici ; ceux de nos lecteurs qui seraient désireux de savoir ce qu'on en doit penser aujourd'hui (décembre 1885) n'auraient qu'à lire le n° de *la Médecine contemporaine* du 23 décembre 1885.

ART. 53. — DU RHUMATISME.

> Les fomentations d'eau froide, même de glace et de neige, sur les extrémités et sur l'abdomen sont très efficaces dans les douleurs rhumatismales.
>
> FR. HOFFMANN.
>
> Dans les douleurs rhumatismales de l'intestin, les bains d'eau glacée sont le remède le plus efficace.
>
> STEVERSON.

Dans l'article que nous avons consacré à l'étude de la goutte, nous avons suffisamment insisté sur les relations de cette affection avec le rhumatisme pour n'avoir pas besoin d'y revenir ici. Mais ce que nous croyons devoir faire, maintenant, c'est de dire quelques mots des rapports qu'ont entre elles les diverses formes morbides qui portent le nom de rhumatisme. Nous avons écrit ce mot au singulier, en tête de cet article, et nous croyons bien que c'est ainsi qu'il faut l'écrire quand on a égard à sa *nature*, si l'on entend par ce mot le groupe des phénomènes morbides qui peuvent se substituer et se substituent souvent les uns aux autres ou bien marchent ensemble, de front ou successivement, comme par exemple ceux de la fièvre typhoïde ou de la syphilis.

Mais en se plaçant à ce point de vue, qui est, selon nous, le point de vue juste, nous croyons, toutefois, qu'il faut retrancher du rhumatisme, unique au fond, le rhumatisme articulaire aigu, qui nous paraît avoir avec les rhumatismes chroniques et même les rhumatismes sub-aigus musculaires, muqueux, etc., beaucoup moins de rapports que ceux-ci n'en ont avec la goutte ; nous rapporterons, il est vrai, un cas où le rhumatisme chronique a succédé au rhumatisme articulaire aigu, mais cette succession est rare, et même, quand elle a lieu, le rhumatisme chronique secondaire ne revêt que bien rarement ou même jamais l'allure, la physionomie, si l'on peut ainsi dire, du rhumatisme chronique ordinaire; il persiste d'habitude sur les articulations et le plus souvent sur l'articulation unique où la transformation s'est opérée, et surtout ne passe que rarement dans les muscles ou même dans les viscères; il y a une exception à cet égard, en ce qui concerne le rhumatisme articulaire aigu et le cœur ; mais encore, dans ce cas, y a-t-il entre le vrai rhumatisme, c'est-à-dire le rhumatisme chronique et le rhumatisme articulaire aigu, cette différence, c'est que le rhumatisme du cœur, suite de rhumatisme articulaire aigu, cause, dans presque tous les cas, des lésions anatomiques persistantes, tandis que des articulations, des muscles, des viscères peuvent souffrir dix, quinze, vingt, cent fois de rhumatisme chronique, sans que celui-ci laisse à sa suite de lésions matérielles, et quelquefois n'en laisse jamais, même quand les rhumatisants sont arrivés à une grande vieillesse.

Il y a autre chose à remarquer à propos du cœur : ce viscère est assurément un muscle, mais il n'est pas douteux que ce soit un muscle très spécial, différant beaucoup par ses sympathies comme par sa vitalité, des muscles de la vie de relation comme de ceux de la vie organique ; car le rhumatisme articulaire aigu ne sévit guère sur d'autres muscles que celui-là et n'y laisse, par conséquent, point de traces.

Mais il y a autre chose encore : le rhumatisme musculaire vrai peut revêtir une sorte de forme aiguë, qu'on a même décrite comme telle : qui ne connaît le lumbago, le torticolis et vingt autres affections rhumatismales d'un ou de plusieurs muscles ? Ce sont bien là, à la rigueur, des rhumatismes à marche aiguë, mais d'une marche bien différente de celle du rhumatisme articulaire ; ils ne provoquent que peu ou point de fièvre et ne laissent presque jamais de traces anatomiques ; quelquefois seulement, des paralysies qui disparaissent à peu près constamment en quelques jours ou quelques semaines.

Il serait superflu, croyons-nous, d'insister davantage sur ces considérations; ajoutons seulement que l'action thérapeutique de l'eau froide vient ajouter un élément de plus à la distinction que nous venons d'établir.

L'hydrothérapie a certainement une action curative très prononcée sur le rhumatisme articulaire aigu, mais c'est surtout dans les rhumatismes chroniques qu'elle obtient ses plus beaux triomphes ; c'est sur des rhumatisants depuis longtemps perclus d'un ou plusieurs membres que Priessnitz opéra ces cures admirables qui émerveillèrent les nombreux étrangers de haut rang qui visitèrent son établissement, cures qui commencèrent l'immense réputation dont il a joui depuis dans l'Europe entière. Mais, malgré l'utilité de l'hydrothérapie dans les deux maladies désignées sous le même nom, les procédés qu'on doit appliquer dans les deux cas sont assez différents pour établir eux-mêmes, d'après le grand aphorisme *naturam morborum. . . .* , une distinction radicale entre ces deux espèces pathologiques ; dans l'une, c'est surtout l'action sédative, antipyrétique, calorifuge, que l'on recherche dans l'hydrothérapie; dans l'autre, ce sont les actions stimulantes, résolutives, reconstitutives même, suivant les cas particuliers.

Ces considérations, que nous développerions davantage si nous pouvions nous écarter du plan exclusivement clinique que nous voulons conserver à cet ouvrage, seront pleinement justifiées et mises en lumière par les faits que nous allons rappeler ou mettre sous les yeux de nos lecteurs ; ces derniers seront tous pris dans notre propre pratique, dans laquelle nous devrons, non pas précisément faire un choix, mais en tirer au sort un certain nombre; car si nous voulions publier, même en résumé, tous ceux qui nous ont passé sous les yeux ou pour mieux dire par les mains, il nous faudrait plusieurs volumes. Quant à ceux qui ont été observés par d'autres, notamment par Schedel (dans l'établissement de Priessnitz surtout), par notre maître Baldou et par Fleury, nous les mentionnerons pour mémoire, et pour démontrer que l'efficacité de la méthode dans les deux espèces de maladies dites rhumatismes est établie depuis longtemps; nous n'avons d'autre prétention, dans cet article, que de confirmer ce que nos prédécesseurs avaient parfaitement observé. Nous renvoyons aux ouvrages des savants que nous venons de citer pour les observations qu'ils ont publiées ; nous allons seulement consigner ici le résumé succinct de celles qui nous sont propres.

Obs. 1. — Un des premiers cas de rhumatisme que nous ayons eu à traiter, avait pour sujet un de nos honorables confrères, le Dr L..., praticien à Tussac, qui a rédigé et publié lui-même son observation dans l'*Hydrothérapie* du 15 septembre 1858, fascicule 2. Nous n'en donnons ici que le très succinct résumé.

Au mois de février 1858, refroidissement dans une mauvaise voiture publique, après une longue course, le corps étant en sueur. Le lendemain, courbature générale, sentiment de brisure dans les lombes ; augmentation dans la quinzaine, de sorte qu'il semble au malade qu'on lui « arrache la chair avec des tenailles, au niveau du carré des lombes ; gêne dans la jambe droite de temps en temps, mouvement fébrile vers le soir. — Opiacés ; deux vésicatoires volants ; le premier paraît produire un peu de bien, le second, rien, ; bains émollients.

Au mois de juin, le même état persistant, le malade part pour Luchon. Arrivé à Bordeaux, grande exacerbation et généralisation du mal ; traitement énergique : bains sulfureux, douche de vapeur sans succès. Repart et arrive dans cet état à Luchon. — Les bains de Luchon n'amènent aucune amélioration, le malade les cesse, au septième. Tension énorme des muscles affectés ; le malade les sent comme « serrés de cordes ; » le canal de l'urêtre est contracté douloureusement dans toute sa longueur, et la mixtion n'est possible qu'à l'aide de sondes. Après le bain, relâchement complet de tous les muscles, mais le malade ne sent plus rien, il est frappé de paralysie complète du mouvement. Les docteurs Bouland (de Limoges) et Pidoux sont consultés ; diagnostic : *affection rhumatismale des enveloppes de la moelle* (région lombaire) *se continuant sur le trajet des nerfs*. — Deux applications de ventouses scarifiées à huit jours d'intervalle : légère amélioration, après la seconde. — Retour à Tussac. L'amélioration légère augmente un peu, puis tout reste stationnaire ; le malade peut s'occuper de ses affaires, mais seulement en restant sédentaire.

Il se décide alors à venir faire une cure hydrothérapique à Paris, dans notre établissement. — Après un mois de traitement, tous les muscles contracturés redeviennent mous ; le malade marche avec facilité et sans fatigue, il a quitté la flanelle à laquelle il était habitué. Il retourne à Tussac.

Le traitement a consisté, d'abord, en une douche en pluie très fine, matin et soir, suivie, après quelques jours, d'une douche en jet, promenée sur tout le corps et spécialement le long de la colonne vertébrale, partie lombaire surtout : un verre d'eau fraîche à la suite, puis petite promenade dans le jardin, avec l'aide de deux bras pour commencer, et bientôt seul.

Nous nous abstiendrons de remarques sur ce fait, pourtant

fort intéressant; nous nous bornerons seulement à appeler l'attention sur cette circonstance, que les articulations sont demeurées étrangères au mal, quoique presque tous les muscles de la région inférieure du corps fussent pris, et que la maladie eût suivi à son début une marche quasi-aiguë, fébrile. Quant au diagnostic des deux honorables consultants, il nous paraît incomplet, pour plusieurs raisons, entre autres par celle-ci, qu'à Luchon le malade a éprouvé de l'amblyopie. Ce qui nous paraît certain, c'est que l'ensemble de symptômes qu'il a éprouvés était tout entier sous la dépendance du *principe* rhumatismal, sans que nous ayons la prétention de désigner, par ce mot, autre chose qu'un état général dont la cause nous est inconnue. Ce qui paraît clair aussi et non moins important, c'est que l'hydrothérapie a délivré le malade, dans un temps très court, de cet état morbide, qui le maintenait dans la position la plus fâcheuse.

Obs. 2. — M. X..., âgé de 50 ans, d'une très bonne constitution et n'ayant jamais fait de maladie sérieuse, vint nous consulter le 9 octobre 1874 de la part de notre distingué confrère, M. de St-Germain, chirurgien des hôpitaux ; il éprouvait une telle douleur à l'épaule gauche qu'il ne pouvait dormir ni jour ni nuit, et quand il lui arrivait de s'assoupir, il était réveillé en sursaut par des élancements de l'épaule, qui lui arrachaient des cris ; il ne pouvait remuer le bras.

Immédiatement après son entrée dans l'établissement, ablution générale d'une minute avec de l'eau à 20°, immédiatement suivie d'une douche en jet de 30 secondes *loco dolenti*, avec de l'eau à 12° sur la partie malade, application constante de compresses froides légèrement pressurées ; par-*dessus* ces compresses, autres compresses sèches, recouvertes elles-mêmes d'un taffetas ciré, de manière à *produire* une sorte de bain de vapeur; le tout est renouvelé de temps en temps.

Ce traitement est continué pendant une quinzaine de jours

avec de très légères modifications, l'eau étant abaissée à 9°, par exemple, après quoi M. X..., nous quitte complètement guéri.

Nous ne ferons pas de remarques sur ce cas, où le rhumatisme était fort léger et borné au seul deltoïde ; cependant, il est bon de noter que M. X... avait inutilement pris, pendant une huitaine, du sulfate de quinine, et qu'on lui avait appliqué plusieurs vésicatoires saupoudrés de morphine.

En publiant ce fait, dans le n° du 15 janvier 1875 de la *Médecine contemporaine*, nous en avons rappelé un autre fort analogue, mais où le mal était beaucoup plus grave, chez le fils d'un ministre de l'époque, et qui fut guéri plus rapidement encore que le malade précédent.

Obs. 3. — Le 9 avril 1873 nous arriva de province, envoyé par notre distingué confrère, M. le D. Dubois (de Lille), M. X..., atteint depuis *dix ans* d'une affection rhumatismale des plus graves et des plus rebelles, comme on le voit par sa durée et aussi par les innombrables médications auxquelles M. X... a été soumis.

A son arrivée dans notre Institut, toutes les grandes et moyennes articulations étaient tuméfiées ; le teint, bilieux d'habitude, avait une nuance cachectique ; la face était amaigrie, les yeux éteints ; il existait de temps à autre un mouvement fébrile et constamment une insommie presque complète.

Dès son entrée, nous préludons au traitement par une ablution générale avec de l'eau à 24°, que nous renouvelons dans l'après-midi avec de l'eau à 16°, suivie d'une douche en pluie de cinq secondes; après chaque opération, un demi-verre d'eau froide en boisson.

Quelques jours après, sudations à l'étuve sèche, gorgées d'eau froide pendant toute la durée de la sudation, et humectation fréquente de la tête, suivie de douche en pluie et en jet énergique sur les articulations.

Le 28 mai, M. X... nous quitte complètement guéri, et joyeux d'une transformation inespérée. (Détails dans la *Méd. contemp.* du mois d'avril 1876.)

Pas de remarques, malgré la beauté d'une cure des plus remarquables, mais que nous verrons se renouveler.

Obs. 4. — Un de nos confrères les plus distingués et les plus répandus de Paris, M. le Dr Piogey, soignait depuis longtemps un malade atteint de rhumatisme articulaire chronique. Après avoir suivi, avec peu d'exactitude d'ailleurs, divers traitements et éprouvé plusieurs alternatives de mieux et de plus mal, notre savant confrère crut devoir conseiller l'hydrothérapie, et après quelques hésitations, M. X..., âgé de 42 ans, se décida à commencer le traitement, le 20 décembre 1873.

Il y a trois ans, il fut pris, à la suite d'une journée de chasse, d'une violente douleur de l'épaule droite, qui, après quelques jours, se modéra, puis s'exaspéra de nouveau, et récemment s'est accompagnée d'une forte fièvre.

Un traitement semblable à celui de l'observation 2 débarrasse en deux mois M. X..., qui nous quitte complètement guéri, le 20 février 1874.

Obs. 5. — M. X..., âgé de 44 ans, principal employé dans une grande maison de commerce, nous fut adressé, le 12 novembre 1873, par notre honorable confrère, le Dr Febrer. A 25 ans, ce malade avait déjà éprouvé une attaque rhumatismale aux articulations, qui se dissipa au bout de six semaines à deux mois ; mais la crise se renouvela au bout de quelque temps, et ensuite plusieurs fois par an, durant toujours à peu près le même temps ; les genoux et les coude-pieds étaient surtout pris. Mais à l'âge de 33 ans, il eut une crise plus sévère que les autres ; elle se renouvela au bout de cinq mois, et depuis cette époque elles deviennent si fréquentes, que M. X... n'a presque plus d'intervalle sans souffrances. Sa santé générale s'est considérablement altérée, il est très amaigri, très faible ; il nous arrive dans une voiture, emmaillotté dans de la ouate.

Dès le 18 novembre, un traitement à peu près semblable à celui du malade de l'observation 3, avait mis M. X... en état de se tenir sur ses jambes ; le 26, il commençait à marcher. Au milieu de décembre, il se hasarda à faire une visite à sa maison de commerce, et 15 jours plus tard il nous quittait à peu près complètement guéri. Grâce aux précautions que nous lui avons recommandées, sa guérison s'est consolidée et maintenue. (Détails dans la *Méd. contemp.* du 15 novembre 1876.)

Obs. 6. — Cette observation a pour sujet un riche négociant hollandais, atteint depuis très longtemps d'un rhumatisme chronique de l'épaule et du bras droits, qui avait été traité en vain par beaucoup de médications, et que M. le professeur Béhier, après avoir appliqué, à son tour, divers traitements restés sans succès, nous adressa, le 5 janvier 1874. — Après deux mois d'un traitement presque entièrement semblable à celui des malades des observations 2 et 4, M. X... nous quitte, se servant comme tout le monde de son bras, qui, depuis 10 ans au moins, ne lui avait jamais laissé dix jours de suite sans souffrances. (Voir *Médecine contempor.*, 1er mai 1877.)

Obs. 7. — Notre excellent confrère, M. le Dr Dupont, nous adressait, le 12 décembre 1872, M. X..., qui, depuis quatre ans au moins, avait éprouvé une suite de crises consistant en douleurs et gonflement des articulations, notamment poignets, genoux et cou-de-pieds; ces crises, dans les derniers temps surtout, lui laissaient peu de répit; elles avaient amené un grand affaiblissement, une grande diminution d'appétit, un état anémique des plus prononcés, une apparence cachectique; les jambes, surtout aux malléoles, étaient œdématiées, le malade pouvait à peine marcher.

Dès le jour de l'entrée du malade, nous commençons le même traitement que chez le malade de l'observation 5; et, comme celui-ci, il fut à peu près complètement guéri dans la première quinzaine de mars 1873. (Voir *Méd. contemp.*, 23 décembre 1877).

Il a fallu, ici, trois mois de traitement pour amener une guérison qui n'était pas encore absolument complète; mais si l'on veut bien réfléchir à l'état déplorable dans lequel se trouvait le malade, on voudra bien nous accorder que trois mois sont un délai encore bien court pour amener un pareil résultat. Ajoutons qu'en suivant les instructions que nous lui avons données à sa sortie, M. X... a pu achever sa cure chez lui, et qu'au mois d'août suivant, il est venu, de son propre mouvement, suivre un traitement prophylactique. Nous l'avons revu depuis, et sa guérison ne s'est pas démentie.

Répétons ici ce que nous disions dans le n° de la *Médecine contemporaine*, où l'observation précédente est publiée en détail : « Tout récemment, un professeur éminent, le Dr Lasègue, préconisait, dans les cas comme celui de M. X..., les bains chauds prolongés, admettant qu'*avec du temps et de la patience*, ils dispenseraient les malades de recourir aux établissements thermaux. Aux établissements thermaux, peut-être, mais à l'hydrothérapie, nous le nions formellement. » Ces paroles, nous les maintenons toujours, et sans vouloir porter atteinte à la mémoire du regretté professeur, nous nions que dans les établissements thermaux, et bien moins encore dans ceux à bains chauds, on obtienne, même avec beaucoup de patience, les résultats que nous obtenons par l'hydrothérapie, avec peu de patience ou même sans patience du tout.

Obs. 8. — C'est encore le professeur Béhier, qui nous adressa, le 17 janvier 1872, M. X..., âgé de 45 ans, souffrant, depuis son mariage, c'est-à-dire depuis près de 15 ans (M. X... s'est marié à 30 ans), de douleurs parfois supportables, parfois violentes, jamais nulles, dans les genoux et les épaules. Il avait suivi beaucoup de traitements, et notamment plusieurs saisons thermales.

Quand M. X... nous arriva, sa constitution avait beaucoup souffert; il était d'une grande maigreur, le pouls était petit, accéléré, l'appétit était nul; à peine M. X... pouvait-il se remuer dans son lit ; sommeil lourd, troublé ; souffle au cœur et aux régions carotidiennes ; genoux enflés et douloureux, épaules de même, à un moindre degré.

Le 17 et le 18 janvier, pour complaire au savant professeur, nous donnons des douches sulfureuses ; mais, dès le 20, nous commençons le vrai traitement hydrothérapique, presque identique à celui des malades des observations 2 et 4. — Dès le 28, une amélioration sensible se manifeste. — Dans le courant de février, elle continue à faire des progrès ; le 22, il ne reste plus trace de gonflement articulaire ; le teint est frais, l'embonpoint commence à renaître ; à peine quelques douleurs vagues.

Le 10 mars, M. X... nous quitte complètement guéri, à sa grande joie, à la satisfaction et un peu à la surprise du professeur Béhier, qui ne s'attendait pas à un pareil succès. Nous donnons à M. X... des instructions pour continuer l'hydrothérapie hygiénique. Nous avons pu constater, dans des entrevues ultérieures, que la guérison persistait.

Nous avons noté que, pour satisfaire aux désirs, et nous devons ajouter un peu aux appréhensions du professeur Béhier, nous avions administré, dans les premiers jours du traitement, des douches sulfureuses. C'est qu'à l'époque où ce malade nous fut adressé, le professeur Béhier, malgré son intelligence et son grand savoir, partageait encore les craintes, les préventions communes contre les applications exclusivement froides pendant la saison rigoureuse ; ce ne fut en quelque sorte qu'à regret et incomplètement rassuré, qu'il se rendit aux affirmations qu'une expérience déjà longue nous permit de lui donner. Aussi, fut-il, nous le répétons, un peu surpris du succès des douches froides en plein hiver, et non moins surpris d'apprendre de la bouche du malade que les applications avaient été fort supportables, malgré la basse température de l'eau.

Obs. 9. — Le 27 janvier 1878, M. X..., âgé de 30 ans, nous était adressé par un des vétérans de la médecine, le Dr Lestorey de Fourmetot.

Mouillé jusqu'aux os en octobre 1875, à la chasse, et n'étant rentré chez lui que quatre heures après, M. X... se trouva, le lendemain, dans l'impossibilité de se lever à cause des vives douleurs dont les bras et les jambes étaient le siège.

Il guérit après huit jours de traitement. Mais, depuis, le mêmes douleurs se sont reproduites tous les ans, par crises de plus en plus prolongées, de telle sorte que la dernière est devenue permanente.

Après deux mois de traitement hydrothérapique, M. X... put nous quitter sans avoir eu d'autre crise qu'une, aux trois quarts avortée, dans le commencement de février. — Nous avons revu M. X... plusieurs fois depuis qu'il nous a quitté, et la guérison était toujours complète. (Voir *Méd. contemp.*, 30 novembre 1884.)

Obs. 10. — Un de nos excellents praticiens, M. le Dr Martin, nous adressa, le 15 septembre 1874, M. X..., atteint depuis huit ans, d'une vive douleur dans l'articulation de l'épaule droite et dans le deltoïde qui la coiffe. Comment et à quelle occasion cette douleur fixe s'est développée, M. X... ne saurait le dire ; ce qu'il ne sait que trop, c'est que l'épaule lui cause de vives souffrances, surtout le matin et le soir, et gêne considérablement ses mouvements.

Malgré les vives répugnances de M. X... pour l'eau froide, les applications que nous avons décrites dans les observations précédentes sont très bien supportées, et le malade nous quitte guéri, le 15 novembre, bien récompensé de sa soumission à l'hydrothérapie. Nous l'avons revu un an après son départ ; la guérison persistait.

Obs. 11. — Une dame âgée de 30 ans, ayant toujours joui d'une bonne santé, fut surprise dans une promenade, il y à trois ans passés, par une pluie battante, et fut obligée de rentrer à pied ; atteinte d'une bronchite avec fièvre, elle fut obligée de garder le lit pendant huit jours ; des douleurs aux genoux et aux pieds succédèrent à la bronchite, et se prolongèrent pendant plusieurs mois ;

revenues deux, six mois et un an plus tard, elles sont restées permanentes; sa marche devint difficile, sa santé générale s'altéra, et, après plusieurs médications infructueuses, notre honorable confrère, le Dr Dubois, nous l'adressa, le 8 novembre 1877.

Après un traitement par les douches froides et les sudations combinées comme il a été dit ci-dessus, Mme X... nous quitta, dans l'état le plus satisfaisant, à la fin de janvier 1878. Le temps n'a fait que confirmer la guérison. Il y a de loin en loin quelques vagues réminiscences, à peine sensibles, de l'état grave où elle s'était trouvée. (Voir *Médec. contemp.*, 1er novembre 1880.)

Obs. 12 — Notre éminent confrère, M. le professeur Verneuil, nous adressait, le 19 juin 1878, M. X..., âgé de 40 ans, qui avait toutes les apparences d'une bonne santé, et qui cependant éprouvait depuis *plusieurs années* des crises rhumatismales, principalement aux pieds et aux genoux, où il éprouvait de vives souffrances; différents traitements et deux saisons à Aix n'ont produit qu'un bien douteux ou passager. Dans les intervalles des crises, il souffre peu, mais n'est cependant pas entièrement libéré de ses douleurs ; actuellement aux douleurs des genoux et des pieds se sont ajoutées des douleurs des épaules ; les articulations ne sont cependant pas enflées, mais le jeu des articulations est difficile; la santé générale et l'appétit se sont maintenus bons.

Le traitement indiqué dans les observations précédentes est appliqué à M. X... ; il se trouve complètement rétabli le 1er septembre, ne s'étant, dit-il, jamais trouvé aussi dispos depuis cinq ans ; il nous quitte pour aller faire l'ouverture de la chasse.

Nous l'avons revu un an après ; il n'avait plus ressenti la moindre *douleur*. (Voir les détails dans la *Médec. contemp.* du 15 juillet 1882.)

Obs. 13. — M. B..., âgé de 35 ans, nous fut adressé le 2 novembre 1878 par notre excellent confrère, le Dr Cintrat. M. B... éprouvait depuis quinze ans, de temps à autre, quelques vagues douleurs dont il attribue la cause à un refroidissement qu'il éprouva dans une partie de chasse où il fut mouillé ; seulement, ces vagues douleurs, qui ne l'empêchaient pas d'aller à ses affaires ou à ses plaisirs, ne l'inquiétaient guère. Mais, il y a quatre ans, elles envahirent plusieurs articulations et prirent un caractère d'acuité, qui obligea M. B..., à garder le lit; elles persistèrent, malgré divers traitements, pendant plusieurs mois, et depuis se sont renouvelées chaque année, au début de la mauvaise saison, pour ne cesser qu'avec elle, laissant à peine M. B..., indemne pendant les quatre ou cinq mois d'été. Des cures faites chaque année dans diverses stations thermales n'ont pas modifié son état; c'est quelque temps après son retour de la dernière de ces cures, que M. B... nous arriva.

Dès le jour de son entrée, nous lui donnions une douche en pluie de 5 secondes, suivie d'une autre en jet brisé sur tout le corps et spécialement sur les principales articulations, qui étaient toutes prises (épaules, coudes, genoux, coude-pieds).

Ces douches sont continuées pendant douze jours, puis précédées, de deux jours l'un, d'une sudation de 20 à 30 minutes dans l'étuve sèche.

Le mieux se déclare après trois semaines, et M. B... nous quitte complètement remis, le 30 janvier.

Toute l'année 1879 jusqu'au mois de novembre s'est passée sans douleur ; à cette époque, quoique bien portant, M. B... vient faire, pendant un mois, une cure de précaution pendant laquelle aucun accident ne se produit et ne s'est produit depuis. (*Méd. contemp*, 1er novembre 1881.)

Obs. 14. — Notre honorable confrère, le Dr. L'Excellent, qui ne l'est pas moins que son nom, nous adressa, le 5 juillet 1877, son client M. X..., âgé de quarante-six ans, d'une constitution chétive, qui, à l'âge de trente-sept ans, contracta dans une partie de chasse, croit-il, une fluxion de poitrine énergiquement traitée et qui disparut promptement. Mais à la suite, il fut pris de douleurs articulaires assez vives, qui se dissipèrent en partie, mais qui ont persisté depuis *huit ans*, dans les deux épaules et le genou droit.

M. X... désirant les douches froides plus qu'il ne les redoutait, nous débutons, dès son entrée, par une douche en pluie de 12 à

15 secondes, suivie d'une autre en jet brisé d'une minute, promenée sur tout le corps, en insistant sur les articulations douloureuses.

Dès le 20 juillet, l'amélioration se déclare ; nous ajoutons aux douches, à partir du 10 août, une immersion dans la piscine, de deux minutes ; l'eau a toujours été de 8°.

Le 12 septembre, le malade « *se sent comme il n'a jamais été* ». Il se trouve, par conséquent, assez bien pour nous quitter, et nous partageons son avis.

Nous l'avons revu environ un an plus tard ; aucune récidive n'avait eu lieu. (*Méd. contemp.*, 15 août 1881.)

Obs. 15. — Notre éminent confrère, le Dr Dmitry, professeur d'anatomie à la faculté de Saint-Pétersbourg, nous adressa, le 5 novembre 1872, Mme X..., âgée de quarante ans ; elle avait été prise, cinq ans auparavant, d'un rhumatisme qui occupa successivement toutes les articulations, avec gonflement et douleurs intolérables ; elle ne fut délivrée de ces douleurs qu'au bout de deux mois, et encore pas d'une manière tout à fait complète. On l'envoya aux eaux pour achever sa cure ; elle s'y trouva, en effet, mieux, mais ce mieux ne fut pas définitif. L'hiver suivant, les douleurs reparurent, au moins aussi intenses, et la retinrent trois mois au lit. Depuis cette rechute, sa maladie n'a été qu'une suite de rémissions et de recrudescences ; depuis plusieurs mois, elle est devenue permanente. C'est alors que Mme X..., désespérant d'être délivrée, entreprit, sur le conseil de l'éminent professeur Dmitry, un voyage à Paris, pour y suivre un traitement hydrothérapique.

Dès le jour de son entrée, nous inaugurâmes le traitement par une ablution sur tout le corps, d'une minute, avec de l'eau à 22° ; elle fut renouvelée dans l'après-midi avec de l'eau à 16°.

Bientôt, nous substituons à ces ablutions des douches en pluie et en jet, avec de l'eau à 8°, puis des douches précédées de sudations dans l'étuve sèche, et Mme X... nous quitte à la fin de janvier, pour retourner dans sa famille, se trouvant, disait-elle, aussi vaillante qu'elle l'avait jamais été.

M. le professeur Dmitry a eu la bonté de nous informer que la cure ne s'était point démentie. (Voir *Méd. contemp.*, janvier 1878.)

Il y aurait beaucoup de remarques à faire sur les faits qui précèdent et, notamment, sur le dernier, où l'on voit le rhumatisme chronique succéder au rhumatisme articulaire aigu, ce qui arrive rarement, avons-nous dit, au début de cet article, mais ce qui arrive pourtant quelquefois ; et, comme nous l'avons dit aussi, on voit, dans ces cas, le rhumatisme devenu chronique revêtir une forme particulière, ce qui a eu lieu chez Mme X..., où la maladie chronique se composait, en quelque sorte, d'une succession de petites attaques aiguës. L'hydrothérapie a eu, dans ce cas, le même succès que dans les rhumatismes chroniques ordinaires. Nous pensons que les généralités que nous avons présentées au début de cet article, peuvent nous dispenser de développer davantage ici les remarques que nous aurions à faire ; elles se présenteront naturellement à l'esprit de nos lecteurs. Nous terminons donc cet article par quelques mots sur le rhumatisme articulaire aigu.

Nous avons dit que le traitement du rhumatisme chronique était un des beaux triomphes de l'hydrothérapie, et qu'elle est moins efficace contre le rhumatisme articulaire aigu ; mais cela ne veut pas dire que son action soit nulle contre cette dernière maladie ; voici un fait qui prouve que, même dans ce cas, elle peut encore être supérieure à toute autre médication.

Obs. 16. — L'excellent docteur Bazignan, un des vétérans de la pratique médicale à Paris, nous adressa le 30 juillet 1858, M. X..., âgé de 30 ans, négociant aisé du quai Voltaire. Ce malade était sujet, depuis longtemps, à des accès de rhumatisme articulaire, qui duraient trois semaines à un mois. Le premier accès, qui se présenta au commencement de juillet, fut beaucoup plus grave que les autres, et le mal ne faisant qu'augmenter, malgré des médications actives, notre confrère jugea à propos de faire tranporter M. X... dans notre établissement.

A son arrivée, toutes les articulations des membres inférieurs étaient prises; le malade ne pouvait bouger sans pousser des cris; le pouls étaient filiforme, à 100; la peau chaude, sudorale, d'une sensibilité extrême au toucher sur les points affectés et aux alentours; la pâleur du visage était extrême, le malade épuisé.

Malgré son triste état, nous le faisons porter sous la douche et lui administrons une douche en pluie de quelques secondes, suivie d'une autre en jet modéré sur les articulations, avec de l'eau à 26°. Ces applications sont répétées soir et matin, en abaissant progressivement la température de l'eau à 9°; dans les intervalles des douches, toutes les articulations malades sont maintenues couvertes de compresses froides, modérément exprimées et constamment renouvelées, à mesure qu'elles s'échauffent.

Ce traitement, continué avec une rigoureuse assiduité nuit et jour, en y associant, dans les trois dernières semaines, les sudations, obtient un tel succès, que M. X..., qui est un chasseur intrépide, nous quitte le 29 août, et insiste pour nous amener avec lui faire l'ouverture de la chasse, ce à quoi nous consentons.

Le rhumatisme n'a pas reparu depuis.

Dans le n° de la *Médecine contemporaine* du 1er juillet 1875, où était publiée cette remarquable observation, notre excellent et savant ami, le Dr Delasiauve, rendait compte d'une très intéressante discussion qui venait d'avoir lieu à la *Société médicale des hôpitaux*, sur l'application de l'eau froide au traitement du rhumatisme articulaire et de ses plus graves complications. Nous allons donner un extrait de la lettre que notre éminent ami nous adressait à ce sujet :

« La question du traitement du rhumatisme articulaire

aigu a été, dans plusieurs séances de la *Société médicale des hôpitaux*, l'objet d'une discussion animée. Vous voulez bien, mon cher Emile, m'inviter à vous en esquisser un aperçu.....

« Un premier fait est relatif au rhumatisme cérébral, ou plutôt aux complications, toujours éminemment graves, du rhumatisme articulaire par des accidents encéphaliques.....

« Chez un sujet à peu près complètement et, pour le médecin traitant, complètement désespéré, en proie à un violent délire, M. Maurice Raynaud a eu la hardiesse d'employer les bains froids suivant le procédé que la *Médecine contemporaine* a fait connaître. — Le résultat a été une convalescence lente, mais progressive.

« Un pareil succès est longuement raconté par le Dr Blachez.

« Dans la séance du 26 février, M. Maurice Raynaud signale un nouveau malade atteint de délire, et chez qui les bains ont été suivis du rétablissement.

« M. le professeur Lasègue, résumant les essais tentés en Angleterre, *in extremis*, mentionne, sur 8 cas, 6 guérisons. »

Les résultats mentionnés dans le court extrait que nous venons de donner sont assurément des plus encourageants; nous croyons qu'ils l'auraient été davantage si, au lieu de bains froids, on avait appliqué les procédés que nous avons décrits dans plusieurs des observations qui précèdent, notamment dans notre 16e et dernière.

Nous ne pousserons pas plus loin la discussion et ne multiplierons pas davantage les exemples; nous croyons ce qui précède suffisant pour nous permettre de conclure que, dans le traitement du rhumatisme articulaire aigu, l'hydrothérapie est une des meilleures médications, si ce n'est la meilleure, et que, dans le traitement du rhumatisme chronique ce n'est pas seulement la meilleure, mais presque la seule utile, avec quelques eaux minérales.

ART. 54. — DE LA SCARLATINE.

> Dans la fièvre scarlatine nerveuse ou inflammatoire, quand la chaleur augmente, la peau sèche...., en peu de mots, quand le danger est imminent, il ne faut pas négliger les douches suivant la méthode de Currie
>
> MARCUS.

Nous avions déjà publié un assez grand nombre de cas de scarlatine traités et guéris par l'hydrothérapie, quand M. L. Duchesne publia l'intéressante observation qui suit :

OBS. — « Le 16 avril, au matin je suis appelé auprès d'un jeune garçon de 13 ans, élève au lycée Louis-le-Grand.

« Quelques jours auparavant, j'avais soigné son frère pour une angine tonsillaire, et le proviseur avoua alors à la mère qui était allé le chercher, qu'il y avait en ce moment à l'infirmerie six cas de scarlatine.

« Le jeune garçon qui fait l'objet de cette observation est robuste, d'une bonne santé ; il a eu une scarlatine, il y a cinq ans. Il sort du dit lycée le 14 avril, pour passer dans sa famille les congés de Pâques. Il était parfaitement bien portant. Le lendemain, 15, il est souffrant, et dans la nuit du 15 au 16, les parents apercevant une irruption, me firent appeler, le 16 au matin. Je constate une scarlatine qui acquiert, le 17, le 18 et le 19, comme éruption, une intensité très grande. Le 18, apparaissent des phénomènes ataxiques tels, que je fais part de toutes mes craintes à la famille : Je lui expose qu'en présence de la gravité des accidents et de la thermalité (40,2); il n'y a pour l'enfant qu'une chance de salut, c'est l'emploi de l'eau froide en bains et en lotions.

« M. le Dr G. Bergeron, appelé en consultation, confirme absolument le diagnostic et déclare que le traitement que j'ai proposé est le seul rationnel.

« A 7 heures 30 du soir, j'administre un bain de vingt-cinq minutes de durée, la température de l'eau étant maintenue à 25° centigr. — Avant le bain, 132 puls., après le bain, 96. — Avant le bain, température axillaire, 40°, 9 : après le bain 40°, 9.

« A minuit 45, deuxième bain, durée vingt minutes. — Avant le bain, P. 132 ; température 40, 9 ; après le bain, P. 96 ; température 41°. — Le délire cesse.

« A 1 heure et demie du matin, je fais administrer un lavement de 1 gr. de chloral dans un peu de lait.

« 20 avril. — A 7 heures 35 du matin, troisième bain ; quinze minutes de durée. — Avant le bain, 84 puls., température 41°, 5.

« — Les lotions seules sont continuées. — Le 21, le pouls commence à descendre (101) et la température à baisser (39°, 2).

« La défervescence continue sans interruption : le 27, le pouls est à 92, et la température à 37°, 9. — La convalescence est déclarée et persiste sans accident.

« Ce qui me paraît intéressant dans cette observation, dit M. Duchesne, c'est d'abord, de voir un enfant déjà atteint de scarlatine, contracter, cinq ans après, la même maladie. Ensuite, c'est l'influence indéniable de l'eau en bains et en lotions, la cessation immédiate du délire dès les premiers bains, et enfin, bien que ce traitement ait eu sur le pouls une influence plus immédiate que sur la température, on constate cependant que celle-ci, après avoir atteint le chiffre de 41°,5 sous l'aisselle, et par conséquent, au moins de 42°, 3, dans le rectum, diminue sous l'influence des bains et du chloral injecté dans le rectum.

« Cet enfant va très bien ; la desquammation suit sa marche habituelle. »

Après avoir publié, cette observation dans le n° du 15 juillet 1881 de *la Médecine contemporaine*, nous la faisions suivre de remarques que nous devons reproduire ici. Nous avons depuis longtemps, disions-nous, traité et guéri des scarlatines par l'hydrothérapie, et nous avons même obtenu des résultats plus prompts que celui dont M. le Dr Duchesne vient de publier l'intéressante observation. Il est vrai que nous procédons un peu différemment.

D'abord, nous proscrivons les bains, qui n'ont sur les lotions d'autre avantage que d'offrir des dangers.

Ensuite, nous pratiquons les lotions avec de l'eau aussi froide que possible, dès le troisième ou le quatrième jour ; le premier et le second seulement, suivant la tolérance du malade, nous employons de l'eau à 18 ou 20°, jamais à 25, c'est au moins inutile. C'est très probablement pour n'avoir pas employé de l'eau assez froide que M. Duchesne n'a obtenu que tardivement l'abaissement de la température. De plus, nous répétons les lotions quatre, six et jusqu'à dix fois par jour, en ayant soin de mouiller préalablement la tête et d'y maintenir des compresses imbibées d'eau froide, pendant toute la durée des lotions. Enfin, nous donnons à boire dans la journée, par quarts de verre, un litre à un litre et demi d'eau froide. Nous avons la quasi certitude que si notre honorable confrère avait suivi le procédé que nous venons d'indiquer, il aurait eu, sinon un meilleur résultat, au moins un résultat plus rapide. Nous n'en sommes pas moins heureux d'avoir à constater qu'un honorable et distingué praticien de la ville et un savant médecin des hôpitaux, qui, du reste, n'en était pas à son premier essai (voir ci-dessus, page 357), aient cru devoir non seulement appliquer l'hydrothérapie dans un cas où le commun des martyrs l'aurait probablement repoussée comme éminemment dangereuse, mais encore qu'ils l'aient considérée comme « *seul moyen rationnel,* » — ce sont leurs termes, — contre un cas les plus graves de cette maladie.

ART. 55. — DE LA SCIATIQUE

Dans les grandes douleurs sciatiques, les cataplasmes d'eau glacée modèrent souvent sur-le-champ les souffrances insupportables en produisant une transpiration plus grande sur les parties douloureuses.

VOGEL.

Quoique la sciatique soit une des affections contre lesquelles l'hydrothérapie montre le mieux son action curative, Schedel n'en parle pas; il est probable pourtant, pour ne pas dire certain, que Priessnitz en a traité un grand nombre; notre maître Baldou en rapporte plusieurs cas, et Fleury, sans lui consacrer un chapitre spécial, en a publié cinq observations, dont une où la maladie datait de *39 ans*, et qui n'en a pas moins été guérie en deux mois par l'hydrothérapie. Nous-même en avons traité et guéri un grand nombre; nous n'en rapporterons ici que quelques spécimens.

OBS. 1. — Notre distingué et affectionné confrère et ami, le docteur Caffe, si regretté de tous ceux qui l'ont connu, fut appelé en consultation, au commencement de février 1872, auprès de Mme X..., âgée de 34 ans, mère de trois enfants, et habituellement d'une bonne santé, mais atteinte depuis trois ans, d'une sciatique contre laquelle on avait employé en vain les purgatifs, les sédatifs, les frictions stimulantes, les vésicatoires et les cautérisations au fer rouge. La maladie ne faisant que croître d'intensité et, Mme X... se désespérant, Caffe conseilla l'hydrothérapie, qui fut agréée par son confrère, et la malade nous fut adressée le 5 février 1872.

La douleur, qui occupait tout le membre droit, partait de la malléole externe et s'irradiait jusqu'à la partie supérieure de la cuisse, envahissant même les lombes; son maximun d'intensité était à la partie supérieure et externe du membre, et cette intensité était telle parfois, qu'elle arrachait des cris à la malade ; elle ne pouvait naturellement pas marcher.

A son arrivée, nous fîmes une lotion générale avec de l'eau tiède.

Le lendemain, matin et soir, nous administrâmes la douche en jet, promenée pendant une minute sur tout le corps, mais spécialement sur le membre affecté. — Il fallut, bien entendu, porter la malade à la douche et la reporter dans son lit.

Le 10, nous faisons précéder la douche du matin d'une sudation de 25 minutes à l'étuve sèche.

A partir du 1er avril, où une amélioration très prononcée est déjà obtenue, même une guérison en apparence complète, nous ne donnons plus la sudation que deux fois par semaine, et redoutant une récidive, nous continuons le traitement jusqu'en mai.

Nous en fûmes récompensé par une visite que Mme X... voulut nous faire au bout d'un an, pour nous confirmer sa guérison. (*Méd. contemp.*, septembre 1876.)

Obs. 2 et 3. — Notre excellent ami, le Dr Wrotnowsksi, nous adressa, en 1876, une dame venue de Pologne, pour tâcher d'obtenir un soulagement à une atroce sciatique, qui n'avait pu être guérie dans son pays. Cette dame se croyait incurable.

Un traitement hydrothérapique de moins de deux mois lui rendit la santé.

Ce succès engagea notre ami à nous envoyer un de ses clients M. X..., âgé d'environ 40 ans, qui depuis *douze ans*, était tourmenté par une sciatique cruelle, laquelle, dans ses recrudescences, qui avaient surtout lieu en hiver, lui arrachait des cris.

Le 12 août 1876, le traitement fut commencé par une ablution générale avec de l'eau à 28°. — Le lendemain, même ablution, mais suivie d'une douche en pluie, de 10 secondes, et d'une autre en jet, promenée surtout sur le membre malade, avec de l'eau à 8°.

Jusqu'au 25 août, persistance dans le même traitement, commencement d'amélioration.

A partir du 26, sudation à l'étuve sèche et immersion de quelques secondes dans la piscine.

Le 10 septembre, l'amélioration prend de telles proportions et se continue si bien, que le 12 octobre, M. X... nous quitte radicalement guéri, car, depuis, la névralgie n'a pas reparu ; c'est par pure précaution qu'au mois de juillet 1877 M. X... est venu faire une cure d'un mois. (*Méd. contemp.*, octobre 1877.)

Obs. 4 et 5. — M. le Dr anglais Clark, qui jouit, à Paris, d'une réputation justement acquise, nous adressa, le 16 mai 1867, Mme X..., âgée de 34 ans, qui, en janvier 1867, fut prise d'un lumbago tellement intense, qu'elle ne pouvait se tenir que courbée et ne pouvait monter un escalier qu'à *quatre pattes*, suivant son expression; deux mois plus tard, les douleurs passèrent aux lombes et se fixèrent aux membres inférieurs et aux hanches, où elles étaient intolérables ; dans les jambes et les cuisses, elles partaient des malléoles externes et jusqu'à la hanche ; c'était, disait le malade, un foyer brûlant.

Après des traitements variés, entre autres de larges vésicatoires sur les points les plus douloureux, notre honorable confrère n'obtenant aucune amélioration, se décida à conseiller l'hydrothérapie.

Au moment où nous recevons la malade, outre son état général mauvais, la jambe gauche est fléchie sur la cuisse ; Mme X... ne peut poser la pointe du pied par terre, et deux personnes sont nécessaires pour la porter à la salle des douches. Nous préludons au traitement par une lotion générale de trois minutes avec de l'eau à 24°.

Le lendemain, même opération avec de l'eau à 18°, immédiatement suivie d'une douche en arrosoir, de 2 minutes, promenée sur tout le corps et spécialement sur le membre gauche, avec de l'eau à 11°.

Le 18, sans lotion tiède préalable, douche en pluie d'une minute et demie, suivie d'une autre en jet, promenée sur les points les plus douloureux, avec de l'eau à 11°. -- Continuation de ce traitement jusqu'au 21, sans amendement sensible.

Le 28, on fait précéder les douches d'une sudation à l'étuve sèche.

Dès le lendemain, s'annoncent quelques changements favorables; la malade commence à pouvoir poser par terre le pied du membre le plus malade ; elle dort un peu, ce que ses douleurs empêchaient à peu près complètement. A partir de ce moment, la convalescence marche sans interruption, et Mme X... nous quitte, le 28 juillet 1867 dans un état tel, qu'il lui semble qu'elle n'a jamais rien éprouvé. — Elle revient, sans nécessité et par pure précaution, faire un traitement du 9 janvier au 15 mars 1869.

— Après cette observation, si intéressante, nous devons mentionner celle de son beau-frère, qui, au mois de décembre 1867, fut aussi pris d'une sciatique que les moyens ordinaires ne purent calmer ; son médecin s'opposait énergiquement au traitement hydrothérapique, que le malade persista néanmoins à vouloir entreprendre ; bien lui en prit, car il obtint une guérison complète, comme sa belle-sœur. (*Méd. contemp.*)

Obs. 6. — Le 8 novembre 1880, M. X..., commis-voyageur, âgé de 32 ans, nous était adressé par M. le Dr Martin, dont un des clients avait été antérieurement guéri par nous d'une névralgie faciale. Mouillé dans une partie de chasse, au commencement de septembre 1880, M. X... avait éprouvé, quelques jours après cet accident, un rhumatisme du deltoïde, qui ne dura qu'une huitaine de jours. Mais dans les premiers jours d'octobre, il fut pris d'une douleur du membre inférieur droit, très tolérable, d'abord, mais qui devint si intense, qu'il crut devoir faire appeler son médecin, qui nous l'adressa.

La douleur suivait tout le trajet du nerf sciatique.

Nous soumîmes immédiatement M. X... à une douche générale en pluie, de 5 secondes, suivie d'une autre en jet brisé que nous promenons pendant une minute, sur le membre droit, avec de l'eau à 8°.

Le lendemain, nous faisons précéder les mêmes douches d'une sudation à l'étuve sèche, en faisant boire au malade, — comme nous le faisons toujours, — des gorgées d'eau fraîche dès que la transpiration commence.

Au bout de son mois, M. X... nous quitte tout à fait guéri.

Pendant que nous opérions cette cure si prompte, nous avions en traitement plusieurs malades atteints de la même affection que M. X..., mais plus graves, et chez lesquels on avait pratiqué la cautérisation transcurrente avec le fer rouge le long du nerf, non seulement sans bénéfice, mais avec aggravation de la maladie ; nous fûmes assez heureux pour les délivrer de leurs douleurs, dans un temps relativement court.

ART. 56. — DU SCORBUT

> Les bains froids, les lavements à l'eau froide et même l'eau froide prise à l'intérieur, sont indiqués contre l'affection scorbutique.
>
> POMME.

Le scorbut se développant à peu près toujours dans des conditions hygiéniques très spéciales, il suffit de changer ces conditions pour que la maladie disparaisse d'elle-même ; cela n'arrive cependant pas toujours. Or, quand la maladie persiste ou qu'elle laisse des suites, ce qui n'est pas rare, l'hydrothérapie offre des ressources précieuses pour rétablir la santé dans son intégrité. Schedel nous apprend, en effet, que deux scorbutiques gravement atteints furent guéris à Græfenberg par Priessnitz, et nous nous contenterons de citer la relation que donne d'un de ces cas le savant et impartial auteur de l'*Examen clinique de l'hydrothérapie*.

« L'autre cas de scorbut, dit-il, datait de trois ans. Toutes les dents étaient vacillantes et les gencives en très mauvais état, exhalaient une odeur fort désagréable. Il existait des ulcérations aux jambes et en beaucoup plus grand nombre que chez le premier malade. Cette affection s'était déclarée à la suite d'un rhumatisme qui l'avait beaucoup affaibli. Plusieurs traitements avaient été employés, surtout les ferrugineux et les eaux minérales de même nature. L'enveloppement dans le drap mouillé pendant une demi-heure, suivi, après réchauffement, d'un bain partiel dans de l'eau à 16°, et d'une ablution générale pendant quelques minutes, dans la journée, plusieurs frictions générales avec un drap mouillé, et le soir nouvel enveloppement, suivi du bain froid, rendirent la santé et les forces au malade. Les ulcérations furent traitées par l'application de compresses d'eau froide qu'on laissait jusqu'à ce qu'elles fussent desséchées. La cure dura 14 mois; celle du premier en avait duré treize. »

On remarquera que l'influenee de Priessnitz sur ses malades était assez grande pour oser leur faire continuer le traitement pendant des années entières; là est, sans aucun doute, le secret de ses admirables succès.

N'ayant jamais eu l'occasion d'appliquer la méthode hydrothérapique à des scorbutiques, suivant notre invariable habitude, nous n'en dirons pas davantage sur le scorbut.

ART. 57. — DE LA SCROFULE ET DU RACHITISME

> Dans le rachitisme, les remèdes extérieurs, principalement les bains froids, sont d'une grande importance.
>
> HUXHAM.

> Les individus faibles même se servent des bains froids avec le plus grand succès, et l'eau froide agit dans les scrofules par la réaction produite dans le sang.
>
> BÉGIN.

Ce n'est pas seulement par cet aphorisme que Bégin a exprimé sa manière de voir sur l'action de l'eau froide contre la scrofule ; dans le même travail d'où cet aphorisme est extrait, il a dit encore : « C'est sur la gymnastique médicale que repose tout entier le succès du traitement des scrofules; mais le bain froid est un des moyens les plus efficaces que l'on puisse employer, soit pour prévenir, soit pour combattre les accidents des scrofules. »

Ces paroles étaient vraies, appliquées aux bains froids tels que Bégin les entendait et pouvait les entendre ; mais elles sont bien autrement vraies des applications hydrothérapiques. A en juger par la consciencieuse relation de Schedel, il semblerait pourtant qu'on n'ait pas traité beaucoup de scrofuleux à Græfenberg ; il rapporte néanmoins les faits suivants, qui sont bons à méditer à bien des égards :

« Plusieurs tumeurs blanches, de nature scrofuleuse étaient en traitement à Græfenberg, mais je n'ai vu aucun cas de guérison. L'état d'un enfant de huit ans, qui était à Græfenberg depuis deux années, s'était, m'a-t-on dit, grandement amélioré. La tuméfaction avait beaucoup diminué, mais je l'ai trouvée encore assez prononcée ; des fragments d'os nécrosés étaient déjà sortis par l'ouverture fistuleuse qui existait au-dessous et en dedans de la rotule ; mais celle-ci n'était pas mobile et la jambe restait constamment dans la flexion, en sorte que le malade marchait avec des béquilles.

. . . .

« Un jeune médecin affecté depuis six ans de tumeur blanche scrofuleuse au genou droit et qui avait employé une foule de remèdes, m'assurait que, depuis un an qu'on le traitait par l'hydrothérapie, la tuméfaction du genou avait diminué considérablement et qu'il avait l'espoir d'arriver à une guérison. Il est possible qu'avec le temps ses espérances ne soient point déçues. »

Pour juger l'influence que les préjugés peuvent avoir sur les esprits les plus sages, il faut citer ce que Schedel ajoute après ces deux constatations, évidemment favorables à l'hydrothérapie, dans une certaine mesure :

« L'expérience seule pourra décider jusqu'à quel point l'emploi de l'hydrothérapie est compatible avec celui des moyens dont se sert la médecine dans cette maladie *si souvent rebelle*. J'ai été témoin dans ces dernières années de guérisons très remarquables de scrofules, sans lésion du système osseux, par les préparations de feuilles de noyer, suivant les formules du Dr Négrier, d'Angers. »

La bonne foi de Schedel est trop entière pour qu'on puisse douter qu'il ait été témoin de guérisons de scrofuleux, qui prenaient des préparations de feuilles de noyer ; mais nous ne trouverons certainement aucun contradicteur clinicien, quand nous dirons qu'il ne peut avoir été qu'étrangement abusé par des coïncidences, assurément très rares, et quand il conseille « d'adjoindre à ce médicament *énergique* quelques-unes des pratiques hydrothérapiques, » il nous fait exactement l'effet d'un hygiéniste qui, pour nourrir un individu, conseillerait d'ajouter à de l'eau claire une certaine quantité de pain et de viande ! La vérité est qu'à côté de l'hydrothérapie, les feuilles de noyer feraient assez triste figure, même les « préparations iodurées » dont Schedel signale d'ailleurs les inconvénients.

Il n'est pas le seul à qui les feuilles de noyer aient fait des illusions étranges : on n'a sans doute pas oublié que le professeur Nélaton lut en pleine Académie, il a quelques 16 ou 17 ans, un mémoire solennel où il annonçait que la simple application externe de feuilles fraîches de noyer, guérissait la pustule maligne ! il en donnait pour garant des observations d'un certain docteur Raphaël fort répandu dans Seine-et-Marne et les siennes propres ; il y a longtemps que les unes et les autres sont tombées dans un juste oubli, et que les feuilles de noyer ne servent plus à des injections prétendues toniques, mais qui sont surtout routinières.

Schedel parle encore d'un Anglais de 20 ans, scrofuleux, qui, entre autres signes, voyait se produire, sous l'influence du froid, une coloration bleuâtre des joues, du nez et du dos des mains ; il attribuait ce phénomène « aux poisons que les médecins lui avaient fait prendre » ; mais un autre malade lui assurait qu'avec le temps ce symptôme disparaîtrait et que ses mains redeviendraient blanches même en hiver. Le jeune malade était décidé, d'ailleurs, à rester 5 ans, s'il le fallait, à Græfenberg pour obtenir le résultat désiré. On se ferait difficilement une idée, ajoute Schedel, à propos de cette accusation d'empoisonnement, de la haine aveugle et ridicule que la plupart des malades de Græfenberg semblent avoir vouée aux médecins. »

Que cette haine soit aveugle, nous n'en doutons pas ; mais est-elle plus ridicule que celle de toute la corporation des médecins de Vienne, accusant Priessnitz de tromper le public, de n'obtenir des cures qu'en ajoutant subrepticement à son eau diverses substances médicamenteuses, et le faisant poursuivre devant les tribunaux pour cette *prétendue* fraude.

ART. 57. — DE LA SPERMATORRHÉE.

> Le froid est un remède efficace contre les pollutions et la spermatorrhée. D'abord on lave les parties génitales à l'eau froide, on y met souvent des compresses de toile trempées dans l'eau, et l'on passe successivement à des lotions d'eau glacée plusieurs fois par jour.
>
> WICHMANN.

On connaît l'éloquent et sombre tableau que Lallemand a tracé de la spermatorrhée et de ce qui, à une certaine période, en est l'accompagnement inévitable, l'impuissance. On a pu croire que le pinceau de l'éminent écrivain chirurgical avait un peu forcé les couleurs, et il en est bien ainsi pour un grand nombre de cas ; mais, pour certains autres, le tableau n'est qu'exact, et c'est le cas de M. X..., dont nous allons dans un instant placer l'histoire sommaire sous les yeux de nos lecteurs. Mais présentons d'abord quelques considérations générales sur la spermatorrhée et sur la manière dont elle a été envisagée, spécialement par les hydropathes.

Fleury, qui, ainsi que nous l'avons plusieurs fois dit et démontré, avait toutes les prétentions, aussi bien celle d'être physiologiste, pathologiste-classificateur et philosophe, qu'hydropathe, repoussait cette dernière qualité, probablement parce que c'était celle à laquelle il avait réellement des droits. C'est à titre de pathologiste-classificateur qu'il a divisé toutes les pertes séminales en deux classes :

« *Pertes sthéniques*, par réplétion, excitation, irritation, inflammation des organes.

« *Pertes asthéniques*, par faiblesse, atonie, paralysie de ces organes. »

Et sur cette classification, ajoute l'infaillible classificateur, « *repose le traitement* TOUT ENTIER. »

On voit par là quelle est, à son avis, l'importance de la distinction. Malheureusement, pour le classificateur lui-même, la distinction n'est pas commode : « Il est parfois difficile, dit-il, de décider si les pollutions sont sthéniques ou asthéniques. » Aussi, ajoute-t-il, il y a « de fréquentes erreurs de diagnostic et de nombreuses erreurs de traitement. » Et pour en convaincre son lecteur, il répète : « Il n'est pas toujours facile au médecin le plus instruit, le plus intelligent, le plus sagace, le plus expérimenté — (le rationnaliste aimait les redondances, qu'il prenait pour des traits de son éloquence), — de séparer ce qui appartient à la physiologie et à l'hygiène de ce qui est du domaine de la pathologie et de la thérapeutique. »

Mais comme lui seul, — d'après lui-même, — était le plus instruit, le plus intelligent, le plus sagace, le plus expérimenté des médecins et surtout des hydropathes, il est évident que ce qui n'était que difficile pour lui, était tout à fait impossible aux autres. Prouver cela à son lecteur c'était le vrai et même l'unique but de sa classification, laquelle n'avait, par ailleurs, aucune valeur, ni pathologique ni thérapeutique, ainsi que nous allons le démontrer dans un instant.

Quant à celle qu'à voulu lui substituer son plagiaire inintelligent, elle est, pour le fond comme pour la forme, au-dessous de ce qu'on pourrait imaginer, et ce serait, vraiment, par trop perdre son temps que de s'en occuper.

Une remarque bien singulière et qui pourrait paraître bien étrange à qui ne connaîtrait pas les habitudes professionnelles de Fleury, c'est que cette distinction des deux catégories de spermatorrhées, sur laquelle repose « *le traitement tout entier* », et qu'il est *si difficile* d'établir, même au médecin le plus... etc. : il ne donne aucun des caractères à l'aide desquels on peut éviter les erreurs si fréquentes qu'il signale ; dans les neuf observations qu'il rapporte, deux fois seulement, il qualifie les pertes d'atoniques, uniquement parce qu'au moment où il a vu et soigné les malades, ils éprouvaient une grande faiblesse, mais qui pouvait tenir, au moins en grande partie, à autre chose qu'aux pertes, qui, parfois, n'existaient même plus, et toujours étaient associées à d'autres états morbides, notamment à une dyspepsie et à une insuffisance d'alimentation consécutive ; or, ces états avaient certainement leur part et probablement la plus grande, dans la diminution de toutes les forces musculaires, génitales et intellectuelles. Non seulement Fleury ne donne pas les caractères du diagnostic différentiel des deux catégories de spermatorrhées « sur lequel *repose le traitement tout entier* », et ne porte pas ce diagnostic, dans les faits qu'il cite, mais il n'indique que deux fois les applications hydrothérapiques qu'il a faites, en sorte qu'il a l'air, au moins implicitement, de considérer toutes les applications comme également bonnes ; pour un aussi grand amateur de distinctions et de sous-distinctions toutes plus difficiles, — à son dire, — les unes que les autres, une pareille manière de procéder pourrait paraître au moins étrange. Pour nous, elle est très naturelle et s'explique par cette simple circonstance que Fleury, dans son cabinet, écrivait souvent des romans toujours favorables à ses intérêts et à sa vanité, mais qu'en présence des malades, il savait rarement voir la réalité, témoin l'exemple célèbre où, concourant pour les hôpitaux avec notre savant ami Becquerel, il avait pris pour une grave éruption de pétéchies typhoïques une abondante collection de piqûres de puce !

Jamais il n'a pu se relever de cette monstrueuse et ridicule erreur de diagnostic, qui lui ferma la porte des hôpitaux. Il aimait peu d'ailleurs l'observation de la nature, et pensait que ses théories et le charme de son style suffisaient à tout. Ce qu'il y a de positif, c'est que sa classification est pathologiquement injustifiable et pratiquement plus nuisible qu'utile.

Parlons d'abord de la réplétion...., inflammation des organes. — Quels organes ? Il n'y a que ce petit renseignement qui manque ! Quand on parle de réplétion, cela ne peut guère s'appliquer qu'aux testicules ou aux vésicules séminales. Est-ce qu'une irritation, une inflammation même des testicules ou des vésicules est un caractère de *sthénie*, c'est-à-dire de force ? En quoi un poumon, un cœur, un cerveau, un organe enflammé est-il plus sthénique, c'est-à-dire plus fort qu'un organe sain ? pauvre théoricien !

Et l'asthénie : pertes par atonie, paralysie de ces organes, — on demande toujours quels organes ? — Qui donc a observé, décrit la paralysie des vésicules séminales et des testicules ? de plus en plus, pauvre théoricien ! Combien peu la clinique justifie ces conceptions très romantiques, mais peu amusantes !

Ce que la clinique montre, aussi bien à l'aide des faits publiés par le rationaliste qu'à l'aide des nôtres et de beaucoup d'autres, c'est que l'immense majorité des pertes séminales sont dues à une aberration du système nerveux génital, résultat d'habitudes extra-physiologiques, qui sont elles-mêmes un trouble grave de la fonction; quelquefois, mais infiniment plus rarement, l'aberration peut résulter de l'exercice physiologique, mais excessif de la fonction, et encore, dans ces cas, n'est-il pas bien certain qu'à l'excès de l'exercice naturel, il ne se soit pas mêlé quelques manœuvres antiphysiologiques? car les probabilités qu'on peut acquérir dans ces cas reposent exclusivement sur la sincérité des malades, et ces probabilités équivalent bien rarement à une certitude. Dans les *neuf* cas que Fleury cite, il y en a *sept* qu'il attribue à un phimosis congénital ; si cette étiologie est réelle, il est difficile de l'attribuer à autre chose qu'à une irritation anormale du gland par la matière sous-prépuciale, et à la sensibilité de la muqueuse constamment en contact avec elle-même ; c'est encore, en définitive, une aberration des excitations normales que la nature a réservées au gland, et pas plus une sthénie qu'une asthénie.

La spermatorrhée succède aussi quelquefois à la blennorrhagie — (nous ne dirons pas maltraitée, car nous ne croyons pas que son traitement influe beaucoup sur les conséquences qu'elle peut avoir, surtout au point de vue qui nous occupe), — et il paraît probable que, dans ces cas, l'écoulement du sperme est provoqué, soit par une irritation du canal de l'urètre au voisinage ou aux orifices mêmes des canaux éjaculateurs, soit par une inflammation des vésicules elles-mêmes ; mais il ne faudrait pas plus donner à ces pertes le nom de sthéniques qu'à toutes les autres, car elles ne sont nullement un signe de force ni des vésicules ni du canal auquel le mot de force, d'ailleurs, ne saurait s'appliquer que d'une manière fort équivoque.

Les pertes attribuées à la constipation sont fort douteuses, non que ce symptôme ne soit pas fréquent dans la spermatorrhée, mais il en est plutôt la conséquence que la cause, en ce sens surtout qu'il est aussi la conséquence des troubles gastriques et cérébraux dont les pertes sont presque toujours accompagnées.

Quant aux pertes engendrées par la présence d'oxyures vermiculaires dans le rectum, cette cause paraît réelle; mais elle est indirecte, et n'agit que par suite des démangeaisons, des agacements, en un mot, des troubles nerveux qu'elle provoque dans les organes environnants, et elle a, en résumé, la même action que les manœuvres anti-physiologiques ; seulement, cette action est beaucoup moins profonde, parce qu'il est facile de la faire disparaître dès qu'on l'a constatée, et que, dès lors, les troubles nerveux n'ont pas le temps de passer à l'état chronique, ou, si l'on veut, à l'état de seconde nature.

L'immense supériorité de l'hydrothérapie sur toutes les autres médications, dans le traitement de la spermatorrhée, ne prête pas un médiocre appui à cette doctrine ou plutôt à cette simple expression des faits ; car nul n'ignore, aujourd'hui, que la classe des affections nerveuses est une de celles dans lesquelles l'hydrothérapie a le plus de puissance, si ce n'est même la première. Quant à la cautérisation, tant préconisée par Lallemand, ce n'est que dans le petit nombre de cas où les pertes peuvent être attribuées à une subinflammation du canal de l'urètre, suite de blennorrhagie, qu'elle offre une ressource de quelque valeur ; dans tous les autres cas, elle produit rarement un peu de bien et assez souvent, beaucoup de mal.

Voyons, maintenant, comment les faits cliniques justifient notre manière de voir.

OBS. 1. — Le premier de ces faits remonte au début de notre pratique ; on voit que nos succès datent de loin.

Le 27 octobre 1856, M. le Dr Richard nous adressait M. M..., âgé de 24 ans, étudiant en médecine de troisième année, affecté d'une spermatorrhée pour laquelle il avait suivi plusieurs traitements, sans obtenir d'amélioration.

Jusqu'à l'âge de 21 ans, M. M... avait joui d'une santé parfaite. « Dans mon enfance, nous dit-il spontanément, j'avais eu de mauvaises habitudes, mais elles ont été rares. A 18 ans, je devins amoureux d'une jeune personne accomplie sous tous les rapports, et, pendant trois ans, je vécus près d'elle d'un amour pur ; je n'avais jamais vu de femme et je n'en ai encore jamais vu aujourd'hui. Souvent, quand j'étais près d'elle, je me trouvais en érection ; il m'arrivait alors d'éprouver de fortes douleurs à la région suspubienne, douleurs qui me forçaient, tant elles étaient fortes, à m'étendre sur un canapé et quelquefois même à me coucher. Le pénis venait-il, dans ces moment-là, à frotter contre mes vêtements, il en résultait parfois une pollution. Il y avait trois ans que je vivais de cette vie agréable, lorsqu'un jour j'appris que sa famille ne voulait plus me recevoir et qu'elle-même me repoussait. Dire ce que je ressentis en ce moment est impossible. J'étais comme fou ; je ne voulus plus voir personne ; je devins sombre, solitaire, taciturne ; plusieurs fois je voulus me suicider, mais le courage me manqua toujours. C'est alors que je me livrai avec frénésie à la masturbation qui, seule, me rendait heureux. Bientôt, ma santé s'altéra ; je devins pâle, maigre, faible, au point que ma famille s'en inquiéta. On consulta et l'avis de plusieurs médecins fut de m'envoyer à Paris. Dans les premiers temps que j'y fus, je me trouvai un peu mieux ; je me mis à étudier la médecine et me livrai avec ardeur à mes études pour tâcher de chasser mes sombres idées : mais cela fut de courte durée ; mon ancienne et funeste habitude prit le dessus. Cependant, malgré mon état maladif, je parvins au bout de trois ans à passer mon examen de fin d'année. L'année suivante, j'étais alors dans ma vingt-quatrième année, je m'aperçus que je perdais du sperme en urinant et en allant à la selle : bientôt, je ressentis dans la région lombaire une douleur vague, continue, qui ne me quittait pas ; mes membres inférieurs devenaient faibles à tel point qu'au milieu d'une promenade, mes jambes se refusaient d'avancer, et j'étais obligé de prendre une voiture. Une lassitude générale s'était emparée de mon individu ; des maux de tête, des rêves, des idées tristes m'assiégeaient ; je commençais à ne plus avoir de sommeil. De temps en temps, le jour comme la nuit, l'émission de la liqueur spermatique s'opérait deux ou trois fois, sans érection, sans rêves, involontairement. Honteux de moi-même, je n'osai consulter un médecin ; j'eus d'abord recours aux livres, puis je consultai comme pour un ami, et moi-même je me traitai. Mais, hélas ! ce fut en vain. Je n'ai pu obtenir aucune amélioration. Ma mémoire se perd un peu, et je ne puis continuer à travailler.»

Voici l'état dans lequel se trouvait M. M... la première fois que nous le vîmes : yeux ternes et enfoncés, regard sombre et soucieux : physionomie hébétée, amaigrissement extrême ; douleurs dans la région lombaire, faiblesse des extrémités inférieures ; palpitations, bruits de souffle aux régions précordiales et carotidiennes, appétit irrégulier, constipation, langue blanchâtre au centre ; tête lourde, cauchemars, la nuit : pollutions.

Traitement. — Matin et soir ablution générale de deux minutes avec de l'eau à 24° ; deux heures après l'ablution du matin, bain de siège à eau courante avec de l'eau à la même température ; après le bain, un verre d'eau à 12° et promenade, comme, du reste, après toutes les ablutions, à moins d'impossibilité.

Jusqu'au 2 novembre inclus, même application, seulement avec de l'eau à 20° pour les deux dernières.

Du 3 au 6 inclus, mêmes applications, eau à la température de l'air ambiant. — Les douleurs lombaires sont moindres, mais les pollutions persistent. Le 5, il y a eu une selle abondante; l'appétit est meilleur.

Du 7 au 12 inclus, l'ablution de l'après-midi est remplacée par une douche fixe en pluie, de 20 secondes, suivie d'une douche mobile en arrosoir que nous promenons pendant une minute en arrière, depuis la nuque jusqu'aux pieds, en s'arrêtant un peu à la région des lombes; puis nous promenons la douche en avant, en commençant par la région épigastrique, descendant jusqu'au pubis et nous arrêtant un peu sur la partie interne des cuisses. — Le sommeil est encore agité, la tête est pourtant moins lourde; l'appétit et les forces renaissent; les pollutions existent toujours.

Du 13 au 16 inclus, continuation des mêmes applications. — Amélioration manifeste; tous les deux ou trois jours, une selle louable; la douleur lombaire n'est plus permanente; moins de tristesse; une seule pollution dans la journée du 15, et point dans la nuit du 15 au 16.

Du 22 au 27 inclus, on ajoute au traitement une immersion dans la piscine, de deux minutes; l'eau est presque à zéro, ainsi que celles des applications.

A la fin de décembre, il n'y a plus eu de pollutions depuis vingt-deux jours. Tous les symptômes sont grandement améliorés; M. M... travaille un peu. Se trouvant dans un état de santé assez satisfaisant, il désire nous quitter, malgré notre avis. Nous lui recommandons instamment de continuer de faire chez lui deux affusions par jour avec de l'eau la plus froide possible, et de prendre deux bains de siège.

Au moment où nous avons publié cette observation (novembre 1859), trois ans après la sortie de M. M... de notre Institut, sa santé persistait; il était reçu médecin, et exerçait activement la profession.

A la fin de l'article, les remarques.

Obs. 2. — M. X..., âgé de 32 ans, d'un blond rouge, d'un tempérament très lymphatique, n'a jamais été bien vigoureux, quoique n'ayant pas fait de maladie sérieuse. Dès la première jeunesse, il avait contracté de mauvaises habitudes, dont il ne parvint à peu près à se défaire que vers l'âge de 22 à 23 ans.

Vers la même époque survinrent des pertes séminales, qui eurent d'abord lieu la nuit, accompagnées de sensations voluptueuses, puis qui se manifestèrent aussi le jour sans provoquer aucune sensation ; elles se montrèrent tantôt dans l'acte de la défécation, tantôt dans celui de la miction ; elles finirent par avoir lieu même dans le repos complet de toutes les fonctions.

Bientôt, ces pertes s'accompagnèrent d'une diminution dans la force des érections, puis d'une impuissance complète et de l'absence de tout désir sexuel ; en même temps s'altérèrent progressivement toutes les fonctions : l'appétit diminua ; les digestions devinrent pénibles, le sommeil léger, souvent interrompu ; le système nerveux, excité, rendit le malade irritable, puis morose, et enfin tout à fait hypochondriaque ; naturellement peu coloré, il pâlit encore davantage, maigrit, devint faible, et, finalement, prit la vie en aversion.

Au mois d'octobre 1883, nous avions en traitement dans notre Institut, depuis trois ans passés, Mme X...,qui nous avait été adressée par notre éminent confrère, M. le Dr Siredey, médecin de Lariboisière. A l'époque où nous vîmes cette dame, elle était sujette à des hémorrhagies provoquées par un polype utérin et qui mettaient sa vie en danger ; le traitement hydrothérapique avait réduit ces hémorrhagies à des proportions si exiguës, qu'elles ne causaient plus aucune appréhension et que Mme X... ne venait plus nous voir que de temps en temps pour maintenir l'amélioration acquise ; nous continuons à la voir encore aujourd'hui (15 mars 1885), et son état est toujours très supportable ; elle éprouve de temps en temps de légères récidives, mais le traitement hydrothérapique y remédie promptement. L'examen approfondi de son état a écarté toute idée d'opération.

Donc, au commencement d'octobre 1883, voyant depuis longtemps déjà son frère dépérir, et se trouvant elle-même si bien de l'hydrothérapie, elle lui conseilla de demander à son médecin s'il ne jugerait pas que le traitement par l'eau froide pût lui apporter quelque soulagement. Le médecin de M. X... était notre savant confrère, M. le professeur Villemin ; il fut, en effet, d'avis que l'hydrothérapie pourrait être utile à son client, et M. X... vint nous trouver le 15 octobre 1883.

Dès le lendemain, nous commençâmes le traitement.

Pendant le premier mois, nous lui administrâmes d'abord une douche en jet brisé de 10 à 15 secondes, sur tout le corps, avec de l'eau à 7 ou 8°. Puis, nous fîmes précéder cette douche de celle en pluie, de 6 à 10 secondes, eau à la même température.

Pendant le second mois, M. X... se trouvant un peu plus fort, nous lui faisons prendre le matin le bain de siège à eau courante et la douche périnéale, pendant une minute ; ensuite, nous promenons la douche en jet spécialement sur la colonne vertébrale, pendant 20 secondes. — Dans l'après-midi, nous administrons la douche en pluie et celle en jet brisé, pendant une demi-minute.

Au troisième mois, M. X... est appelé à faire 13 jours de service militaire ; il nous demande si nous pensons qu'il puisse se rendre immédiatement à l'appel ; sur notre réponse affirmative, il part. Son service fait, il nous revient, sans avoir rien perdu de ce qu'il avait gagné.

Il reprend son traitement et le continue pendant trois mois encore, après lesquels il nous quitte, tout à fait guéri, et, naturellement fort content. Nous l'avons revu ces jours passés (février 1885) ; il se porte mieux qu'il n'a jamais fait ; il a engraissé, il est gai, n'est point reconnaissable et conserve une vive reconnaissance à l'eau froide.

Avec la plume de Lallemand, nous pourrions faire de l'observation de ce malade une histoire très dramatique ; nous ne pouvons avoir une telle prétention ; mais nous fût-elle permise, que nous nous garderions bien d'y céder, car nous pensons que l'éloquence et le drame sont de peu de valeur en thérapeutique, que les seules qualités que le clinicien doive rechercher, c'est la justesse dans les idées, l'exactitude et la clarté dans l'exposition des faits. Cela dit, passons à d'autres observations.

Obs. 3. — M. X..., âgé de 34 ans, nous fut adressé, le 16 mars 1875, par notre confrère, le Dr Guillon.

M. X... avait contracté de bonne heure des habitudes d'onanisme, qu'il avait conservées ; à l'âge adulte, il était pour les femmes d'une indifférence complète ; il n'aimait que la solitude et s'isolait le plus possible ; il avait peu d'aptitude au travail et en était souvent distrait par ses préocupations et ses souffrances ; il parvint cependant à passer ses examens de droit et à obtenir sa licence à 26 ans. Il se retira alors à la campagne pour s'occuper d'agriculture, espérant que la vie des champs lui rendrait ses forces et le délivrerait de ses maux.

Son espoir fut déçu ; de nocturnes, ses pertes devinrent diurnes, ses forces périclitèrent de plus en plus, et après quatre années de souffrances, il voulut en finir avec la vie. Un ami dont il avait fait son confident le détourna de son projet et insista énergiquement pour qu'il vint consulter à Paris. Plusieurs célébrités furent, en effet, consultées, et diverses médications appliquées, électricité, cautérisations, moyens pharmaceutiques ; il obtint, par ci par là, quelques soulagements, mais retomba de plus belle dans le mal.

Le Dr Guillon fut consulté à son tour, et conseilla l'hydrothérapie.

Quand M. X... vint nous trouver, nous constatâmes l'état suivant : mélange de tempérament bilieux et lymphatique ; figure portant l'empreinte de la souffrance et d'un profond ennui ; sommeil rare, souvent troublé par des cauchemars ; tête pesante, fréquents vertiges ; appétit médiocre, très capricieux ; digestions laborieuses ; constipation opiniâtre ; bruit de souffle au premier temps à la région précordiale ; pouls déprimé, presque filiforme ; marche lente, peu assurée ; pertes nocturnes et diurnes presque quotidiennes sans sensation voluptueuse, sans érections.

Dès son entrée, nous commençons le traitement par une lotion sur tout le corps, matin et soir avec de l'eau à 20° ; nous la réitérons les deux jours suivants avec de l'eau à 14°.

Le lendemain, 19 mars, nous substituâmes à ce moyen une douche en pluie de 10 secondes, et une douche mobile en arrosoir promenée spécialement sur la région lombaire, eau à 8°.

Les jours suivants, on ajoute à ces douches, le matin, un bain de siège à eau courante, de 15 minutes, eau à la même température. Le bain de siège, bien entendu, précède les douches.

Le 28, une selle abondante a lieu spontanément, suivie d'un grand soulagement. Jusque-là les garde-robes, très insuffisantes, n'avaient été obtenues et très difficilement qu'à l'aide de lavements.

Le 30, la douche en jet et en arrosoir n'est plus donnée seulement sur la région lombaire, mais promenée sur l'épigastre, l'abdomen autour du pubis et sur la partie supérieure et interne des cuisses. — On constate déjà ce jour-là un mieux général.

Le 12 avril, l'amélioration a fait des progrès ; peu de douleurs du dos et des reins ; selles presque régulières, sommeil plus long et plus calme, pollutions plus espacées, beaucoup moins de tristesse.

Le 22, aucune pollution diurne n'a eu lieu depuis plusieurs jours, les forces reviennent et la marche est, par suite, moins pénible.

Le 12 mai, l'amélioration a fait de nouveaux progrès ; on ajoute aux moyens précédents une immersion de trois minutes dans la piscine ; le malade dit y trouver un véritable bien-être.

A partir de ce jour, l'amélioration fait des progrès lents mais continus, et, après cinq mois de traitement, M. X... nous quitte plein de contentement de pouvoir vivre de la vie normale.

OBS. 4. — M. X..., âgé de 24 ans, nous fut adressé le 11 novembre 1872, par notre distingué et regretté confrère et ami, le Dr Caudmont. La tenue de ce malade était anxieuse et timide ; il avait peur de tout le monde et paraissait honteux de sa pusillanimité ; il était dégoûté de tout et ne prenait aucune distraction.

Il s'était livré à l'onanisme, mais s'était corrigé depuis longtemps, disait-il, de cette funeste pratique. Malheureusement, des éjaculations involontaires avaient remplacé les provoquées. Cette circonstance le remplit de tristesse ; et l'idée lui passa plusieurs fois dans la tête d'en finir par le suicide. Il consulta cependant plusieurs médecins, qui lui prescrivirent divers traitements ; mais aucun ne produisit l'effet désiré. On lui conseilla alors de consulter le Dr Caudmont. Celui-ci, désespérant de réussir mieux que ses confrères, dont quelques-uns étaient des plus éminents, ne voulut rien prescrire, et, comme nous avions déjà guéri plusieurs de ses clients, il nous adressa M. X..., en lui conseillant de suivre un traitement hydrothérapique.

Ce malade nous arriva donc, le 11 novembre, plus désespéré encore qu'il ne l'avait jamais été par les échecs qu'avaient éprouvés plusieurs sommités médicales. D'un tempérament lymphatique, il se soutenait à peine ; il mangeait peu, tous les aliments lui répugnant ; il existait une constipation opiniâtre ; son sommeil était léger, troublé par de fréquents cauchemars ; il éprouvait presque constamment un léger mouvement fébrile.

Dès le 24 au matin, nous inaugurons le traitement par une ablution générale avec de l'eau à 24°. Nous répétons cette ablution dans l'après-midi, à quatre heures, et le lendemain, aux mêmes heures.

Le 14, aux ablutions précédentes sont substituées une douche en pluie sur tout le corps, de 15 secondes, et une douche en jet brisé promenée spécialement sur la colonne vertébrale, spécialement sur la région lombaire, pendant une minute, avec de l'eau à 16°.

Les mêmes applications sont continuées jusqu'au 24, en abaissant progressivement la température de l'eau jusqu'à 7°.— Le 24, on constate déjà une amélioration sensible : le sommeil est meilleur, les pertes sont moins rapprochées, les forces reviennent un peu ; cependant la tristesse persiste, et M. X... a peu de confiance dans les effets du traitement.

Le 25, nous associons aux douches le bain de siège à eau courante, d'une demi-minute ; lavement d'eau froide.

Continuation des mêmes applications jusqu'au 10 décembre ; nous remplaçons alors la douche en pluie par une immersion dans la piscine, d'une demi-minute.

A partir du 10, l'amélioration se dessine d'une manière prononcée et marche plus rapidement : le sommeil est presque parfait ; les forces et la gaieté reviennent ; M. X... fait d'assez longues promenades, et joue plusieurs parties de billard dans la journée. Les pertes sont de plus en plus rares ; mais le calme moral et la confiance laissent encore à désirer.

Cependant, le 25 janvier, l'un et l'autre sont complètement rétablis, et le malade déclare qu'il ne s'est jamais senti si bien.

Ce bien-être n'a plus cessé ; il s'est, au contraire, tellement bien maintenu, que, le 12 février, M. X..., joyeux de la métamorphose qui s'est accomplie chez lui, demande à nous quitter. Il n'existait plus, alors, de pertes depuis plusieurs jours, le sommeil était parfait, l'appétit et la digestion de même, et le moral, enfin, était celui de l'homme le plus content de son sort. — Nous avons appris que cet excellent état s'est maintenu.

Nous pouvons ajouter que, pendant que nous donnions nos soins à M. X..., nous avions dans notre établissement deux autres malades dans une situation analogue, dont l'un nous avait été confié par le Dr Calvo, et l'autre par notre excellent confrère et vieil ami, le Dr Delasiauve. Chez ces deux malades, le résultat de la médication hydrothérapique a été aussi heureux que chez M. X...

Obs. 5. — C'est encore à notre regretté confrère et ami, le Dr Caudmont, que nous devons d'avoir observé le cas suivant :

M. le comte de X... avait, comme le malade précédent et beaucoup d'autres, contracté en pension de mauvaises habitudes dont il s'était pourtant corrigé à 18 ans, avant même d'avoir terminé ses études et d'être rentré dans sa famille.

Mais, livré à toutes ses inspirations, il ne tarda pas à remplacer les anciennes habitudes par des excès énormes de plaisirs sexuels ; ces excès durèrent longtemps sans causer d'autres accidents qu'un peu de faiblesse ; mais bientôt se manifestèrent des pollutions nocturnes, d'abord voluptueuses, puis passives, qui finirent aussi par se montrer le jour ; elles se reproduisaient aux moindres émotions, surtout aux émotions éprouvées auprès des femmes, mais sans érection ; ce phénomène s'accompagna bientôt de préoccupations tristes, qui furent après un certain temps poussées jusqu'à l'extrême hypochondrie ; tout travail devint impossible, la faiblesse musculaire suivit, la dyspepsie et l'amaigrissement ensuite, et, enfin, le malade tomba dans un état de prostration physique et morale profonde, qui donna à la famille les plus grandes inquiétudes.

M. le Dr Caudmont fut alors consulté ; après diverses médications suivies un assez long temps sans résultat, il conseilla à M. le comte X... l'hydrothérapie.

Le 31 mai 1872, jour de son arrivée, le malade est soumis à une ablution générale matin et soir, avec de l'eau à 20° ; on la continua les jours suivants.

Le 3 juin, nous substituons aux deux ablutions une douche en pluie de 25 secondes, suivie d'une douche en jet, promenée pendant une minute sur la colonne vertébrale, le bassin et les membres inférieurs, avec de l'eau à 14°.

Même traitement les jours suivants.

Le 12 juin, à la séance de l'après-midi, on donne un bain de siège à eau courante avec douche périnéale d'une minute avec de l'eau à 8°, qui est suivi d'une immersion dans la piscine, de 15 secondes ; eau à la même température.

Dès ce moment, une amélioration bien décidée se fait sentir. Sans indiquer le progrès accompli dans tous les phénomènes morbides, nous les résumerons dans ce fait, que vers la fin de juin, M. X... peut avoir un rapport sexuel avec sensation voluptueuse et sans éprouver, à la suite, trop de fatigue.

Aussi, ce progrès continuant sans interruption, M. X... nous quitte le 27 juillet, à sa grande joie et à la vive satisfaction de notre excellent confrère Caudmont, qui portait toujours un vif intérêt à ses malades, et qui qualifiait cette cure de miraculeuse.

Obs. 6. — Notre excellent et distingué confrère, M. le Dr Mac Gavin, nous adressait, le 6 mai 1880, M. X..., Américain, âgé de 32 ans, et marié depuis quatre ans déjà. Il avait des rapports avec sa femme, mais n'éprouvait aucune sensation lors de l'éjaculation ; il lui semblait de plus que son sperme était beaucoup plus liquide qu'il ne doit l'être.

M. X... avait contracté dans sa jeunesse de mauvaises habitudes, et n'avait pu s'en corriger, si ce n'est depuis son mariage ; depuis plusieurs années, il était sujet à des pertes séminales involontaires, surtout la nuit, qui avaient d'abord été accompagnées de sensation voluptueuse, et puis avaient été purement passives. — L'examen microscopique des taches de sperme délayées avec soin dans un peu d'eau, ne fait reconnaître ni spermatozoïdes ni leurs débris.

En Amérique, M. X... a été traité par l'électricité et les cautérisations; il en a éprouvé quelques bons résultats, mais qui ont été très éphémères.

Sans être gai, M. X... est loin d'avoir la tristesse des spermatorrhéiques précédents; son état le contrarie vivement, mais il prend son mal en patience.

Comme il n'éprouve aucune appréhension devant la perspective du traitement hydrothérapique, nous débutons immédiatement par une douche en jet brisé, de 15 secondes, le long de la colonne vertébrale, surtout à la région lombaire et sur le bassin, avec de l'eau à 9°. — Dans l'après-midi, même douche.

Le lendemain, nous ajoutons la douche en pluie, de 10 secondes, à celle en jet brisé.

Le 8, au matin, nous faisons précéder la douche en jet d'une douche périnéale de 15 secondes, suivie d'un bain de siège à jets continus, de 20 secondes. Le soir, nous donnons la douche en cercles sur les reins seulement, suivie de la douche en pluie.

Ce traitement est continué jusqu'au 25; à cette date nous donnons la douche en pluie, suivie d'une immersion dans la piscine, de deux minutes.

Le 15 juin, une amélioration notable est obtenue. — On continue le même traitement le reste du mois et tout le mois de juillet, quoique, depuis le premier de ce dernier mois, il n'y ait plus eu de pertes.

Le 1er août, M. X... se considère comme guéri; sa physionomie est plus animée, ses nuits sont calmes, ses idées beaucoup plus nettes; il est gai, et se croit en mesure de reprendre ses affaires. Néanmoins le sperme examiné avec soin est encore privé de spermatozoïdes.

Nous avons indiqué à M. X... le traitement qu'il doit continuer à suivre en Amérique; il nous a promis d'observer nos prescriptions; la nature de son caractère nous permet de croire qu'il tiendra sa promesse.

L'absence de spermatozoïdes, lorsque le malade avait repris tous les attributs apparents de la santé, est un fait bien digne de remarque. Cette curieuse particularité a-t-elle persisté longtemps après la guérison ? Nous aurions bien voulu conserver quelque temps encore M. X... pour résoudre la question ; malheureusement, il n'a pu prolonger davantage son séjour à Paris, en sorte que nous restons dans l'indécision sur cette question,

Voilà six faits ou même huit, des plus intéressants ; huit cas où l'hydrothérapie a obtenu des succès complets contre une maladie rebelle comme elle l'est presque toujours, et où d'autres médications avaient échoué. Nous pourrions multiplier beaucoup le nombre de ces observations ; nous le jugeons inutile, pensant que tout lecteur impartial sera édifié par ceux que nous venons de relater.

Est-il beaucoup plus utile de faire remarquer que si ces faits démontrent clairement l'efficacité de l'hydrothérapie, elles ne démontrent pas moins la vanité des classificateurs et, notamment, de celui qui, par son réel talent, pouvait avoir quelques prétentions à ce titre ? Quant à son inintelligent plagiaire, holà!

S'il est difficile de trouver dans ces faits des pertes sthéniques ou asthéniques, il est, en revanche, plus que facile d'y voir les perturbations nerveuses qui ont causé les pertes involontaires, après qu'elles avaient été plus ou moins longtemps volontaires, mais d'une volonté anormale. Tissot crut rendre un grand service aux enfants ou tout au moins aux très jeunes gens entre les mains de qui pourrait tomber son livre ; il se trompa complètement. Le tableau qu'il trace des ravages produits par la masturbation, est tellement chargé, qu'il n'est pas un seul jeune lecteur qui ne s'en aperçoive, après quelques semaines, et qui ne reste persuadé ou que l'auteur du livre est un halluciné, ou que le livre lui-même n'est qu'un épouvantail en tout pareil aux mannequins perchés sur les arbres pour effrayer les moineaux, et qui les effraient, effectivement....., pendant vingt-quatre ou quarante-huit heures, après quoi ils nichent dessus ou dedans !

Mais, si les ravages décrits par Tissot sont fantastiques, surtout lorsque les pratiques solitaires sont modérées, les troubles physiologiques qui résultent même de la masturbation modérée sont tellement fréquents, que, dans la majorité des cas, ils conduisent à l'impuissance avec ou même sans perte séminale, ce qu'on ne dit pas et ce qu'on ne sait peut-être pas assez. Malheureusement, ces suites, si fréquentes qu'elles sont presque inévitables, ne se produisent qu'après un certain temps, quelques années, le plus souvent, et l'on sait que les dangers éloignés frappent peu ceux qui s'y exposent, en sorte que les avertissements qu'on peut donner aux imprudents atteignent rarement leur but. Voilà pourquoi tant de spermatorrhéiques et d'impuissants viennent invoquer les ressources de l'hydrothérapie, qui, par bonheur, arrive presque toujours à reparer les tristes résultats de leurs erreurs et de leurs écarts.

ART. 59. — DE LA SUETTE MILIAIRE

> Les immersions froides remplissent mieux que toute autre médication les indications du traitement de la fièvre miliaire, et, en général, des fièvres contagieuses.
>
> GIANNINI.

Ce n'est pas seulement Giannini qui a préconisé l'eau froide contre les fièvres éruptives en général et la suette en particulier ; des hommes moins enthousiastes que lui de l'eau froide, ont reconnu son heureuse influence sur la suette, et Schedel rapporte l'observation, du plus haut intérêt, qui lui a été communiquée par le docteur Hallmann, d'une jeune demoiselle de 23 ans, chez laquelle, au début d'un rhumatisme musculaire et articulaire sérieux, se développa une éruption miliaire générale avec délire violent et vomissements, et où les bains froids furent administrés avec succès et amenèrent, après sept jours, une desquammation qui se fit très régulièrement, malgré une continuation de la fièvre et des douleurs, dont l'eau froide eut également raison. Il y avait, il est vrai, dans ce cas, une complication de rhumatisme ; mais ce n'était pas la complication qui pouvait contrarier l'action de l'hydrothérapie ; cette complication ne pouvait, au contraire, qu'en faire ressortir davantage la puissance, puisque la médication a triomphé à la fois des deux maladies.

Malgré ce beau succès, où une grande quantité de calorique fut évidemment soustraite à la malade, Schedel n'en pense pas moins, tout en croyant à l'utilité de l'hydrothérapie, qu'il ne faut pas, dans la suette, chercher à refroidir continuellement le malade, mais seulement « combattre la fièvre, et favoriser les sueurs que l'on excite par des ablusions d'eau dégourdie.» C'est un reste des préjugés du vieil humorisme, préjugés dont, malgré son excellent jugement, Schedel n'était pas encore délivré, ainsi que nous avons eu plus d'une fois déjà l'occasion de nous en convaincre. De nombreuses observations faites depuis Schedel par plusieurs praticiens ont cependant bien affaibli l'influence de ce préjugé.

Dans un rapport sur une épidémie de suette, fait à l'Académie de médecine par M. le Dr Jules Rochard, et remarquable comme ce qui sort généralement de la plume de ce distingué confrère, on lit ce qui suit :

« Une épidémie de suette miliaire, qui a régné dans l'île d'Oléron pendant l'été de 1880, a fait cent quarante-deux victimes sur un millier de cas, et sur une population d'une vingtaine de mille âmes. Il y a trente ans environ qu'il ne s'est produit en France d'épidémie de cette importance.

« Le rapport du Dr Ardouin, qui a observé cette épidémie, montre que c'est bien la suette des Picards, avec son début brusque, son évolution rapide, ses sueurs profuses, son éruption caractéristique, l'anxiété respiratoire souvent poussée jusqu'à la suffocation, la constipation et l'insomnie ; sa marche, souvent foudroyante, ne dépassant pas dans certains cas, douze heures ; l'aspect caractéristique des convalescents, leur faiblesse extrême, et la lenteur avec laquelle ils se rétablissent. On a constaté également la promptitude avec laquelle les cadavres tombent en putréfaction.

« La température des malades, au début, était de 38°,6, à 39° ; de 37° pendant la durée des sueurs, de 41, 42 et même 42°,3, lorsque la maladie s'aggravait.

« Le traitement qui a paru produire les meilleurs résultats a été celui par l'ipéca et celui par les affusions froides.

« Les affusions froides ont été mises en usage avec un plein succès, dans deux cas d'hyperthermie exagérée avec sécheresse de la peau. Ces cas paraissaient désespérés. Des linges trempés dans un sceau d'eau froide, et passés rapidement sur le malade, de la tête aux pieds furent renouvelés tous les quarts d'heure et produisirent le meilleur résultat. La température tomba de 4 degrés, et, trois jours après, les malades entraient en convalescence.

« Je pense qu'il y aurait lieu de généraliser l'indication de l'eau froide dans tous les cas de fièvre avec hyperthermie. Toutes les fois que la température dépasse 42° dans une maladie, quelle qu'elle soit, elle met par elle-même la vie en péril ; il y a lieu de se préoccuper de ce symptôme.

« L'hyperthermie par elle-même est un danger quand elle dépasse une certaine limite, et peut faire naître l'indication de l'eau froide, quelle que soit la maladie dans laquelle on l'observe. »

Nous n'aurons qu'un mot à changer à la dernière phrase de notre éminent confrère pour être complètement de son avis : M. Rochard dit : *peut* faire naître ; nous, nous disons *doit* faire naître.

Seulement, nous ne nous bornerons pas tout à fait là : l'hyperthermie est toujours un phénomène grave, si grave, que l'honorable praticien qui a observé la maladie dont M. Rochard rendit compte à l'Académie, avait considéré comme désespérés les deux cas où il eut recours à l'hydrothérapie ; mais, dans la suette, le développement de l'hyperthermie, — et un développement brusque, — est toujours à craindre ; à quoi bon attendre le phénomène, quand on a entre les mains le moyen de le conjurer ? nous ne saurions le deviner, si l'aphorisme est toujours vrai : *principiis obsta*. Ce n'est donc pas dans les cas de suette où la température atteint 42° qu'il faut recourir à l'hydrothérapie, c'est dans tous les cas d'apparence tant soit peu sérieuse, car on sait bien qu'il en est un certain nombre qui sont assez légers pour que l'expectation soit la seule médecine à appliquer, si l'on veut continuer à appeler l'expectation de la médecine.

Nous ferons, puisque l'occasion s'en présente, une remarque analogue à propos d'une autre proposition du savant académicien : inspiré par le succès de l'hydrothérapie dans deux cas *désespérés*, l'esprit si juste et si généralisateur de M. Rochard lui fait donner ce conseil, qu'il y aurait lieu de généraliser l'emploi de l'eau froide toutes les fois qu'il y a fièvre avec hyperthermie. Ce conseil de notre illustre confrère est excellent ; nous croyons seulement qu'il n'est pas encore assez compréhensif : d'abord, nous pensons qu'il n'y a à peu près jamais fièvre un peu prononcée sans qu'il y ait plus ou moins hyperthermie ; mais l'hyperthermie n'existât-elle pas d'une manière sensible, on devrait encore employer les affusions froides, jusqu'à ce que la fièvre fût, si non complètement tombée, au moins jusqu'à ce qu'elle fût très modérée, et l'on devrait les reprendre dans le cas où la fièvre se relèverait le moindrement. Nous avons la conviction que si, dans l'épidémie d'Oléron, on avait appliqué l'hydrothérapie à cinq ou six cents malades, au lieu de l'appliquer à deux, l'île envahie n'aurait pas eu à déplorer cent quarante-deux décès sur mille individus atteints, ce qui est presque la mortalité des épidémies de fièvre typhoïde.

Encore un mot sur le procédé appliqué par notre honorable confrère le Dr Ardouin : ce n'est pas, selon nous, tous les quarts d'heure que les affusions doivent être faites, mais aussi souvent que l'exige la persévérance de la fièvre et de l'hyperthermie ; c'est-à-dire que, dans les cas où la fièvre est assez développée, on peut être obligé de continuer les affusions une heure de suite et plus, pour être reprises quand la fièvre et l'hyperthermie elles-mêmes reprendront, et sans qu'on puisse fixer d'avance un délai précis.

Quant à l'étendue des lotions, nous pensons qu'on doit s'abstenir de les prolonger jusqu'aux pieds, parce que les extrémités ont trop de peine à se réchauffer, ce qui veut dire à rétablir une circulation active ; il faudrait, pour le rétablissement facile de cette circulation, recourir à la douche percutante, ce qui est impossible dans la circonstance; on arrêtera donc les lotions au-dessus des genoux.

Ce sont là des détails bien minutieux ; mais, comme nous l'avons dit plus d'une fois, en thérapeutique, il n'y a pas de détails inutiles : le succès est au prix des précautions les plus minutieuses du clinicien.

ART. 60. — DE LA SYPHILIS.

> L'heureuse influence de la méthode hydrothérapique dans le traitement de la syphilis est un fait constaté par toutes les personnes qui en ont observé les effets.
>
> BALDOU.

Nous avons eu maintes fois l'occasion de constater, dans l'établissement de notre premier et excellent maître Baldou, la vérité de l'aphorisme que nous lui empruntons dans l'épigraphe de cet article. Il n'était, du reste, pas le premier à avoir observé les bons effets de l'hydrothérapie contre la syphilis et les maladies vénériennes, pour ceux qui, avec notre illustre ami Ricord, établissent une distinction radicale entre les deux genres d'affections. Schedel nous avait déjà appris qu'il avait été témoin à Græfemberg de plusieurs succès remarquables obtenus par Priessnitz. Mais, chose singulière, c'est surtout contre les accidents primitifs que Schedel croit à l'efficacité de l'hydrothérapie, tandis qu'il considère son action presque comme douteuse contre les accidents secondaires. Chose plus singulière encore peut-être, lui, si peu amateur de théories et si respectueux, — qu'on nous passe le mot, — des faits cliniques, expose même une théorie, à propos de l'action antisyphilitique de l'hydrothérapie, et cette théorie, tout humorale, est à peu près exactement celle de Priessnitz :

« La cause, dit-il, qui fait que des accidents vénériens consécutifs se montrent après un laps de temps plus ou moins long chez certains individus, tandis qu'on ne les observe point chez les autres, est un grand mystère que nous ne dévoilerons peut-être jamais. C'est à l'idiosynchrasie des individus qu'il faut attribuer ces particularités, car jusqu'ici, aucune explication rationnelle n'est admissible.

« Quelle conséquence pratique doit-on tirer de ces faits ? Celle-ci, suivant moi : que pour guérir les affections vénériennes primitives, on doit préférer le traitement qui paraît le plus capable de chasser de l'économie la cause mystérieuse du mal, et qui offre en même temps la certitude de ne pouvoir exercer sur la constitution aucune influence fâcheuse. De tous les traitements proposés contre la syphilis, l'hydrothérapie seule présente ces garanties, et je la crois *le seul moyen* capable d'expulser de l'économie cet agent morbifique venant du dehors. Aucun remède ne guérit plus vite, aucun ne guérit plus sûrement, aucun ne laisse comme lui l'esprit sans inquiétude pour l'avenir. D'ailleurs l'utilité des sudorifiques était bien reconnue avant que ceux-ci fussent remplacés par le mercure. Loin de nier les effets avantageux des préparations mercurielles dans la syphilis primitive, je les reconnais hautement. Il y a même quelque chose dans son action modifiante qui tient souvent de la magie ; mais l'hydrothérapie et son régime sévère guérissent aussi vite et offrent l'inappréciable avantage de ne pas introduire dans l'économie un médicament d'un effet douteux et qui ne met pas le malade à l'abri de tout accident consécutif.

« La syphilis consécutive ne permet pas d'espérer une élimination aussi facile de la cause du mal. La nature même de l'affection indique que l'économie en a été profondément pénétrée..... etc. »

Nous ignorons si, en effet, Schedel a été quelquefois témoin des effets *magiques* des mercuriaux contre les accidents syphilitiques primitifs, mais nous craignons bien qu'il n'ait été abusé par quelque illusion ; ce qu'il y a de certain, c'est qu'aujourd'hui, — et sans partager l'opinion de l'école dite physiologique, qui attribuait au mercure tous les accidents consécutifs, — personne ne croit aux effets magiques dont parle Schedel ; les syphiliographes, notre illustre ami Ricord en tête, ne croient même plus guère aux vertus prophylactiques des préparations mercurielles.

Les malintentionnés, tels que les Bellugou, qui nous accusent d'être l'adversaire systématique et quand même de Fleury, qui serait « notre bête noire », pourraient lire, entre autres appréciations, le présent article, si, à défaut de talent, ils avaient du moins la plus petite dose de bonne foi ; mais la bonne oi et la sotte vanité marchent rarement de pair.

Comme ce n'est que pour ceux qui ont en même temps de la bonne foi et de l'intelligence que nous écrivons, nous *n'avouons* pas, mais nous *déclarons* hautement que l'article de Fleury sur l'application de l'hydrothérapie au traitement de la syphilis est non seulement un des meilleurs qu'il ait écrits, mais encore un des meilleurs qu'on puisse écrire, et tel, assurément, qu'aucun Bellugou n'en écrira jamais. Insuffisamment édifié par les appréciations de Schedel où les idées préconçues ont, contre les habitudes de l'impartial écrivain, évidemment une plus grande part que la véritable observation, Fleury, à qui ce défaut n'a point échappé, a soumis ces appréciations à la plus juste des critiques: « Dire, comme le fait Schedel, que, sous l'influence du traitement hydrothérapique, des chancres ont guéri en quinze jours ou trois semaines, ce n'est rien prouver du tout, car Desruelles et les adversaires du mercure ont montré que les choses se passent souvent ainsi chez les malades soumis au traitement simple, c'est-à-dire à la méthode antiphlogistique ou expectante.

« L'hydrothérapie, appliquée au traitement des accidents primitifs prévient-elle le développement des accidents consécutifs, autant, moins ou plus que le traitement mercuriel ? Telle est la question ; mais pour y répondre, de longues et difficiles recherches statistiques comparatives sont encore nécessaires. »

Depuis quinze ans que les lignes précédentes sont écrites, les recherches dont parle Fleury n'ont pas été faites et la question reste toujours pendante. Comme nous n'avons appliqué qu'un très petit nombre de fois l'hydrothérapie au traitement des accidents primitifs, nous ne la résoudrons pas nous-même ; nous dirons seulement que, du moment qu'il est reconnu que le traitement mercuriel ne met pas à l'abri des accidents consécutifs, il nous paraît convenable d'appliquer l'hydrothérapie, conformément à l'opinion de Schedel, de préférence à une méthode qui introduit dans l'économie un métal dont l'action n'est peut-être pas exactement et complètement déterminée, mais qui ne peut être que nuisible et qui l'est souvent d'une manière manifeste. Mais nous reconnaissons volontiers, d'ailleurs, qu'au traitement généralement fort simple ou antiseptique, suffisant à peu près dans tous les cas pour obtenir la guérison des accidents primitifs, il nous paraît peu nécessaire de recourir à l'hydrothérapie.

Est-il aussi indifférent d'appliquer ou de ne pas appliquer la méthode, quand il s'agit du traitement des accidents constitutionnels ? Ici, la réponse nous paraît devoir être beaucoup plus positive, et il suffit d'accentuer un peu l'opinion de Schedel pour donner à cette réponse le véritable sens qu'elle doit avoir : « Dans la syphilis consécutive, dit-il, il serait injuste de vouloir que l'hydrothérapie pût effectuer des miracles que nous voyons journellement se produire par l'administration des composés iodurés et mercuriels ; mais il sera toujours convenable de débuter par un traitement hydrothérapique, car si les résultats n'étaient pas favorables, il n'y aurait qu'un peu de temps de perdu, et encore, les faits semblent prouver que la modification avantageuse que les médicaments produisent sur l'économie, est plus sûrement obtenue après un traitement hydriatrique. »

On voit que, pour Schedel, l'hydrothérapie est en quelque sorte un traitement d'essai, qui ne pouvant pas avoir d'inconvénient, doit toujours être essayé d'abord, sauf à être remplacé par les iodures et les mercuriaux s'il échoue. Ce n'est pas tout à fait ainsi que la méthode nouvelle doit, suivant nous, être envisagée. Son emploi offre quelques variantes, suivant les cas. Voici comment nous avons procédé chez les syphilitiques nombreux que nous avons traités et dont plusieurs nous avaient été adressés par notre illustre maître et ami Ricord, qui s'est plu à constater nos succès.

Quand les malades souffrent de douleurs ostéocopes ou ayant un autre siège que les os, mais dont l'origine peut être rapportée à la syphilis, nous ne nous croyons nullement autorisé à faire de l'hydrothérapie *d'essai*, car ce serait une expérience, et nous réprouvons vivement toute *expérience* sur les malades, à moins qu'il ne s'agisse de cas ou tout à fait imprévus, à diagnostic impossible, ou bien chez lesquels tous les médicaments classiquement employés ont échoué. Chez les malades dont il s'agit, comme chez ceux qui sont affectés de tubercules syphilitiques à la peau, de gommes diverses, d'ulcères à la gorge ou ailleurs, nous administrons donc d'emblée des iodures, des bromures, des mercuriaux même ; mais nous administrons concurremment l'hydrothérapie.

Quand les syphilitiques ne présentent que peu ou point de symptômes locaux, que la diathèse ou même la cachexie syphilitique sévit seule ou presque seule sur eux, nous appliquons immédiatement l'hydrothérapie, non a un titre d'essai ni même de méthode auxiliaire, mais comme médication exclusive, surtout quand des médications dites spécifiques ont déjà été mises en usage, ce qui est le cas presque sans exception.

Et comment, alors, l'hydrothérapie doit-elle être appliquée ? Quel est son rôle véritable ?

« De même que dans tout empoisonnement ordinaire, dit Fleury, le praticien ne s'occupe pas seulement d'administrer un antidote, mais encore de faire rejeter au dehors la plus grande quantité possible de substance vénéneuse, de même, dans l'intoxication syphilitique, la préoccupation du médecin ne doit pas être seulement de chercher à atteindre le virus au milieu de la masse du sang qu'il infecte, mais, en outre, de s'efforcer de l'expulser au dehors par les divers émonctoires de l'économie. Cette dernière indication s'est présentée naturellement à l'esprit de tous les praticiens ; et de là le précepte d'associer aux médicaments spécifiques les moyens et les agents qui poussent à la perspiration cutanée, c'est-à-dire les sudorifiques.

« La mise en pratique de ce précepte a de grands avantages, mais elle a aussi de graves inconvénients. Le premier, d'affaiblir les malades, dont l'économie est déjà soumise à deux causes d'épuisement: la *maladie* et les *remèdes spécifiques* — (on ne supporte pas impunément l'administration prolongée des préparations mercurielles, témoin la cachexie hydrargirique) ; — un deuxième inconvénient, qui tient à l'emploi longtemps prolongé des transpirations dont l'effet est de fatiguer la peau, de lui faire perdre son ressort et sa tonicité, etc.

« L'hydrothérapie est le moyen qui, tout en permettant de mettre à profit les avantages des transpirations prolongées, ôte à celles-ci leurs inconvénients. Au sortir du bain d'étuve, où il est resté une demi-heure à peine, le malade ruisselant de sueur, reçoit immédiatement une douche froide, sous l'influence de laquelle la sueur est instantanément arrêtée ; la peau se resserre et reprend sa tonicité, momentanément perdue sous l'action du calorique. L'hydrothérapie règle cette médication, permet de la doser autant qu'il est possible, de régler l'exercice d'une fonction et d'en doser les effets. — Elle devient ainsi la condition indispensable de l'emploi de la médication dépurative, si l'on tient à ce que cette médication ne produise que des résultats salutaires. »

Quoique l'application de la méthode telle que Fleury l'indique soit bien celle qu'à notre avis on doit suivre ; quoique les effets physiologiques sur la peau soient bien ceux qu'il indique, nous ne voudrions pas affirmer que le poison syphilitique soit sûrement expulsé au dehors par les divers émonctoires et notamment par l'émonctoire cutané. Nous n'avons jamais vu, par exemple, comme plusieurs de nos confrères le disent, et Schedel est du nombre, des chancres reparaître sur la peau quinze ans après leur cicatrisation, — et sans nouvelle infection, bien entendu ; — de pareils cas, Fleury n'en a pas vu non plus, et nous ne dissimulerons pas que, si nous en observions par hasard un ou deux, à moins que les sujets ne fussent dignes d'une confiance bien absolue, ces exemples nous paraîtraient fort suspects, et nous savons que nos doutes seraient partagés par M. Ricord. Sans avoir la prétention d'être aussi rationaliste que Fleury, nous employons donc les transpirations suivies des applications froides à titre de dépuratif, mais sans être autrement certain qu'elles expulsent le poison syphilitique, pas plus qu'en cas de rhumatisme, le poison ou le vice rhumatismal : c'est par suite d'une théorie un peu vague que nous agissons ; mais si la théorie est vague, l'expérience est précise, et c'est le cas de répéter, — comme cela n'arrive, hélas ! que trop souvent en pratique, — avec notre savant ami, le professeur Peter : « Nous ne savons pas exactement ce que font les transpirations et les douches, mais nous savons qu'elles font du bien ; en attendant mieux, cela nous suffit. »

Elles font, d'ailleurs, du bien d'une autre façon que par l'expulsion hypothétique du poison ; cette autre façon a été bien décrite par Fleury dont nous nous contenterons de reproduire les paroles :

« Un autre rôle non moins utile de l'hydrothérapie, c'est, en vertu de l'action tonique et reconstituante de l'eau froide, de soutenir les forces des malades, ou de les relever quand elles sont abattues.

« L'hydrothérapie, l'observation nous l'a démontré, est le moyen le plus efficace et le plus prompt de combattre la cachexie dans laquelle tombent un grand nombre de malades en proie à l'infection vénérienne, soit que cette cachexie ait pour cause la maladie elle-même, ou bien un traitement peu convenablement dirigé. Elle prévient cette cachexie chez les individus de complexion délicate, à tendance scrofuleuse, comme dit Ricord, et dans les cas rebelles qui exigent l'usage longtemps prolongé des médicaments spécifiques ; en outre, elle rend l'absorption de ces substances plus facile et plus régulière, en vertu de l'activité qu'elle imprime à la circulation capillaire générale.

« Cette influence est extrêmement marquée chez certains sujets ; nous avons vu des malades chez lesquels dix centigrammes de proto-iodure de mercure, pris quotidiennement ne produisaient aucun effet appréciable avant le traitement hydrothérapique, tandis que pendant l'application de celui-ci deux centigrammes et demi donnaient naissance à la salivation mercurielle. »

Ce dernier effet n'est peut-être pas le plus désirable, mais il met plus en évidence l'action de l'hydrothérapie ; il en est encore un autre qui est au moins aussi précieux ; c'est la tolérance que l'hydrothérapie donne à l'économie pour certains médicaments qu'elle ne pouvait supporter ; et cela n'est pas seulement vrai pour la syphilis et les médicaments spécifiques, cela est vrai pour beaucoup d'autres maladies et pour d'autres remèdes ; rien n'est plus commun, par exemple, que de voir des chlorotiques ne pouvant tolérer aucune préparation ferrugineuse, les tolérer parfaitement après huit ou quinze jours d'applications hydrothérapiques. Que de fois, pour les médications antisyphilitiques, notre éminent ami, le professeur Ricord, n'a-t-il pas été à même de constater ce fait !

Nous n'avons pas vu, avons-nous dit, l'hydrothérapie provoquer la réapparition de chancres plusieurs années après leur disparition ; Fleury ne l'a pas vu non plus ; mais il dit avoir vu l'hydrothérapie rendre patente, en poussant à la peau, des syphilis qui n'existaient qu'à l'état latent. Nous terminerons en citant ce qu'il dit à ce sujet, et en lui laissant la responsabilité, sans toutefois le contester :

« Outre que, par son action sur la peau, l'eau froide seconde l'action des moyens internes pour la guérison des syphilides, elle est, dans les cas de syphilis latente, un moyen puissant de pousser vers la surface cutanée l'action du virus, d'obliger, pour ainsi dire, celui-ci à se trahir, à se montrer, afin que, sa présence au sein de l'économie une fois connue, on puisse le combattre et le vaincre. L'hydrothérapie devient ainsi une sorte de pierre de touche, à l'aide de laquelle on peut reconnaître, dans les cas douteux, si l'économie est ou non sous l'influence de l'infection syphilitique. C'est donc une sorte de sentinelle, qui signale tantôt la présence et tantôt la retraite de l'ennemi. On peut, sur ses indications, ou prendre des mesures pour le repousser, ou s'abandonner au repos en toute confiance.

OBS. — Parmi les faits que nous pourrions produire pour prouver l'efficacité de l'hydrothérapie, nous nous contenterons de citer le cas d'un confrère russe atteint d'une syphilis tertiaire des plus graves, et qui fut guéri radicalement par l'emploi combiné des sudations, des immersions dans la piscine et des douches en pluie. Le traitement, il est vrai, dura plusieurs mois, mais comme beaucoup de traitements spécifiques avaient été suivis en vain, la cure n'en fut pas moins jugée des plus remarquables par le malade lui-même.

On n'a peut-être pas oublié non plus que plusieurs des cas d'impuissance avec ou sans pertes séminales, étaient compliqués d'affection vénérienne ou en étaient la conséquence. Plusieurs de nos cures de spermatorrhées sont donc en même temps des cures de syphilis.

Art. 61 — DU TÉTANOS, DE LA TÉTANIE ET DE LA CRAMPE DES ÉCRIVAINS.

> Dans le tétanos sans plaie, chez les hommes jeunes et vigoureux, les affusions froides multipliées rétablissent en été la chaleur naturelle.
>
> HIPPOCRATE.

Quoique cet article ait pour titre deux mots qui se ressemblent beaucoup, les maladies qu'ils désignent ne se ressemblent nullement : l'un est le nom d'une affection des plus graves, déjà connue d'Hippocrate, comme on le voit par l'aphorisme que nous lui empruntons, l'autre est une appellation nouvelle, imaginée par Trousseau et appliquée par lui à une contracture des extrémités à laquelle il a peut-être porté plus d'attention que ses prédécesseurs, mais qui était fort connue auparavant, surtout des orthopédistes, et qui n'a qu'une importance fort secondaire, comparée à celle du tétanos. C'est donc à ce dernier que nous consacrerons d'abord quelques lignes.

L'aphorisme du père de la médecine qui sert d'épigraphe à cet article, prouve que le vieillard de Cos connaissait déjà l'influence de l'eau froide contre la terrible maladie qui vient parfois et non rarement, surtout dans les pays chauds, compliquer les plaies traumatiques ; mais, malgré son immense et légitime autorité, et quoique Currie et ensuite Treille aient tenté de rajeunir la méthode, en lui adjoignant, il est vrai, l'opium, administré à des doses énormes, celle-ci n'en était pas moins tombée dans un oubli à peu près complet, quand le paysan de Silésie vint lui donner un essor qui, désormais, la préservera d'un oubli nouveau ; non seulement, elle ne sera plus oubliée, mais on n'hésitera plus à y recourir contre le tétanos; même on l'emploiera dès le début, d'une manière plus rationnelle que Treille surtout, et d'après des principes fixes, peu modifiables suivant les malades, car la gravité du mal domine toutes les idiosynchrasies.

Comme c'est l'action perturbatrice qu'on doit produire ici au lieu de l'action sédative qu'on chercherait en vain à obtenir, on pratiquera de vives affusions ou mieux, si l'on est dans les conditions voulues (1), des douches fortement percutantes, très courtes et avec de l'eau très froide, et immédiatement suivies de frictions avec des linges très secs, faites par plusieurs personnes, de façon à ce que toute la surface cutanée soit séchée le plus promptement possible ; on enveloppera ensuite le malade dans des couvertures de laine bien sèches, de manière à provoquer la transpiration, qu'on tâchera d'entretenir, en faisant boire au malade, quand ce sera possible, de fréquentes gorgées d'eau froide. Quand la transpiration cessera

(1) On sait que dans notre établissement, nous faisons transporter sous la douche les malades qui, pour des causes diverses, ne peuvent pas s'y placer eux-mêmes.

ou aura beaucoup diminué, on recommencera les mêmes opérations, surtout si les contractions tétaniques persistent, et si elles avaient cessé, il faudrait reprendre les opérations hydrothérapiques aussitôt que les contractions se reproduiraient. Par un traitement fort analogue, mais non complètement identique, cependant, Schedel n'a observé qu'une guérison sur huit cas de tétanos ; encore chez le malade qui est guéri, avait-on associé à l'hydrothérapie l'opium à haute dose. Nous avons été plus heureux : nous avons obtenu la guérison trois fois sur six cas, sans qu'on ait associé aucun adjuvant à l'hydrothérapie ; ce n'est pas que nous jugions impossible l'association d'une médication dans laquelle un praticien aurait quelque confiance ; cependant, pour notre compte, nous nous abstiendrions de la médication opiacée, celle qui est la plus accréditée, parce qu'il ne nous est pas démontré que cette médication ne contrarie pas la réaction hydrothérapique que nous croyons nécessaire au succès de la méthode.

Quant à la contracture intermittente des extrémités décrites par Trousseau sous le nom de tétanie, et qui, suivant le copiste niais de Fleury et de quelques autres, se montre principalement de 15 à 20 ans, chez les deux sexes, et sur laquelle « *la puerpéralité* a une influence incontestable », nous ne l'avons jamais rencontrée, surtout chez les *garçons en état de puerpéralité* (!!!), et, par conséquent, nous ne l'avons jamais traitée; seulement, comme un pareil état dépend évidemment d'une altération fonctionnelle, et peu grave d'ailleurs, du système nerveux, il est probable que l'hydrothérapie aurait sur elle une influence favorable ; c'est ce qui a eu lieu dans trois cas cités par le directeur de l'établissement d'Auteuil, quoique les procédés hydrothérapiques appliqués dans ces cas n'aient pas été choisis le plus heureusement possible.

Une affection qui se rapproche de la *tétanie* par l'état des muscles, mais qui s'en éloigne par sa non-intermittence et sa tenacité, c'est la *crampe des écrivains*, à laquelle notre regrettable ami, le Dr Duchenne (de Boulogne) a cru devoir substituer le nom assez bien choisi de *crampes professionnelles*, et celui beaucoup moins heureux de *spasmes fonctionnels*; toutes les contractures qui, provisoirement au moins, ne sont pas accompagnées de lésions anatomiques, sont fonctionnelles, et le mot spasmes ne doit s'entendre que de contractions musculaires fugaces, passagères, qui peuvent bien se reproduire pendant longtemps, mais qui, chaque fois qu'elles paraissent, ne durent que quelques instants, quelques heures au plus. Or, la crampe des écrivains, — et de quelques autres professions qui exigent de fréquents et prolongés mouvements des doigts, — n'est rien moins que fugace ; si elle est généralement moins douloureuse que celles décrites par Trousseau, sous le nom de *tétanie*, elle est, en revanche, infiniment plus tenace, tellement tenace, que lorsqu'on n'est pas parvenu à s'en délivrer dès son début ou à des époques très rapprochées, elle dure souvent autant que la vie des malades ; dans ce cas se trouve un maëstro assez célèbre, qui ayant été droitier, écrit aujourd'hui ses partitions de la main gauche.

Nous n'avons eu dans notre carrière à traiter que trois malades atteints de *crampe des écrivains*, qui est, après tout, une affection assez rare. Dans l'un des cas, l'hydrothérapie a triomphé de la maladie, après un temps long, et a rendu au malade l'usage de ses doigts ; dans les deux autres cas, elle a échoué, après plusieurs autres médications, d'ailleurs.

Les procédés appliqués dans les trois cas sont la sudation, les douches locales énergiques, et les douches générales ; ce sont ceux qui nous paraissent devoir être préférés.

Art. 62. — DE LA FIÈVRE TYPHOÏDE

> Dans le thyphus (fièvre typhoïde), on emploie avec succès les douches froides. L'effet de ces douches est prodigieux: le malade jusqu'alors sans sentiment, dans un *delirio murmurante* continuel, qui ne répond pas, parce qu'il n'entendait pas, qui ne reconnaît personne, revient à lui aussitôt que son corps est arrosé avec de l'eau froide, etc.....
>
> RITTER.

Ainsi que nous l'avons exposé dans la partie de cet ouvrage consacré à l'historique de la méthode hydrothérapique, beaucoup de médecins, depuis Hippocrate, et le père de la médecine lui-même, ont appliqué l'eau froide à la curation d'un nombre plus ou moins considérable de maladies; mais ces applications étaient fort limitées, faites sans beaucoup d'ordre, timidement, sans esprit de suite, en quelque sorte, sans une solide conviction; c'est surtout à la suite des observations de Wright et de Currie sur le typhus (f. typhoïde) qu'elles acquièrent un grand retentissement et se généralisent dans toute l'Europe et même sur le continent américain du Nord. Malgré cela, l'hydrothérapie non seulement ne fut pas fondée, mais même l'application de l'eau froide à la fièvre typhoïde tomba à peu près en désuétude. Nous disons à peu près, car elle ne fut jamais oubliée complètement, comme semble le donner à entendre Fleury; outre les applications incomplètes de Récamier (qui ne l'employait que dans les cas très graves et *in extremis*), celle beaucoup mieux suivie de Jacquez, qui, sur 313 typhoïdes traités sans choix, en guérit 294, de Gendrin, qui préconise les affusions froides comme le meilleur traitement, de quelques autres praticiens. Brand, de

Stettin, a trouvé moyen de se faire passer à peu près pour l'inventeur de ce qu'on a appelé *sa méthode*, même à l'Académie de Paris.

On se en rappelle, effet, que cette prétendue méthode eut l'honneur de provoquer, en 1883, devant la savante compagnie, une grande discussion, dont nous avons donné le compte-rendu critique dans une brochure où nous avons fixé à sa juste valeur le *procédé* de Brand (1), qui n'est point une *méthode*, et où nous avons fait connaître quel est, des procédés hydrothérapiques, celui qu'on doit appliquer dans la fièvre typhoïde pour en obtenir les meilleurs résultats. Le défaut de temps ne nous a pas permis de fixer numériquement ces résultats, que nous n'avons pu réaliser que dans la pratique de la ville, dans le peu de temps que nous laissent les soins que nous devons à notre établissement ; mais nous n'hésitons pas à affirmer que nos résultats sont supérieurs à ceux du Dr Jacquez, qui, pourtant, n'a eu qu'une mortalité de 1 sur 16, proportion bien plus favorable que celles qu'ont données toutes les médications tour à tour préconisées dans la dernière discussion académique à laquelle nous avons fait allusion ci-dessus. On trouvera ces résultats dans la brochure à laquelle nous renvoyons. On y trouvera également en détails l'appréciation du procédé de Brand, et l'exposé de celui que nous recommandons, et dont nous nous contenterons de donner ici le résumé.

La manière d'appliquer le froid adoptée par le copiste mal inspiré de Currie (Brand), et qui consiste dans des affusions avec de l'eau à 12 ou 18° cent., suivant l'intensité de la fièvre,

(1) Voyez : De la fièvre typhoïde et de ses divers traitements et de la doctrine Pasteur à l'Académie de médecine, par E. Duval ; Paris 1883, broch. grand in-8°, chez l'auteur, rue du Dôme, 3.

affusions données pendant que le malade est dans un bain ou un demi-bain à la même température, n'est pas le meilleur procédé.

Mais avant d'exposer celui-ci, disons un mot d'une étrange objection qu'on a cru devoir faire au traitement par les bains froids et qu'on croirait sans doute pouvoir appliquer aux affusions froides. La chaleur ou, comme on dit maintenant pour être plus élégant sans doute, la *thermalité* n'est pas la fièvre typhoïde, et ce n'est pas seulement en diminuant, *l'hyperthermie* qu'on peut guérir la fièvre. Ceux qui parlent ainsi croient n'émettre par ces mots qu'une seule et même proposition ; ils en émettent deux fort différentes.

La première est pour le moins une puérilité, et la combattre serait s'attaquer à des moulins à vent : jamais personne, à notre connaissance, n'a prétendu que l'hyperthermie fut la fièvre typhoïde ; mais conclure de là qu'en la diminuant, on ne diminue ni ne guérit la fièvre, c'est une autre question : si l'hyperthermie n'est pas la fièvre typhoïde, elle en est un symptôme important, comme de beaucoup d'autres fièvres ; elle en est, en quelque sorte, le thermomètre, comme l'état fébrile lui-même, — qui n'est pas non plus la maladie. — Lorsqu'une médication diminue l'hyperthermie, elle prévient d'abord les effets physiologiques, les combustions, les dénutritions qui résultent de l'excès de température, et elle diminue sans doute l'état indéterminé dont l'hyperthermie est le symptôme. Comment l'améliore-t-elle ? nous pourrions peut-être en trouver une explication plus ou moins claire et plausible. Nous ne croyons pas bien utile de nous engager dans cette recherche ; il nous paraît suffisant, quant à présent, d'établir que, sans qu'on sache bien pourquoi ni comment, le soulagement que le malade éprouve dès que la température est abaissée, ne laisse aucun doute sur l'utilité de l'abaissement.

Maintenant, cet abaissement doit-il être opéré au hasard, sans règle ni mesure ? assurément non ; l'abaissement doit se faire jusqu'à ce qu'on soit descendu à la température normale, et s'arrêter là, pour être repris de nouveau, quand la température reprend un mouvement ascensionnel ; voilà pourquoi les affusions d'eau froide sont préférables aux bains, car avec ceux-ci, qui soustraient à la fois une grande quantité de calorique, il est impossible de graduer comme on veut le refroidissement, et, par ce motif, il est difficile d'éviter toujours certains accidents, tels que congestions viscérales, crises nerveuses, etc. De plus, quoi qu'en disent Brand et quelques-uns de ses partisans, les difficultés matérielles de l'opération obligent à prolonger les bains, pour ne pas les répéter trop souvent ; or, c'est là un grave inconvénient, d'où peuvent résulter non seulement des congestions, mais une réaction exagérée, qui peut augmenter considérablement le mouvement fébrile, qu'on a ensuite de la peine à calmer. L'application de l'hydrothérapie à la fièvre typhoïde doit se borner à l'action sédative et tonique, et ne pas revêtir l'action excitante, si ce n'est dans les cas extra-adynamiques et à mouvement fébrile peu développé. Voici comment on doit procéder pour se conformer aux préceptes que nous venons de poser :

On mouille d'abord la tête du malade avec des compresses d'eau froide, pour prévenir l'afflux du sang au cerveau.

Puis, la chemise étant enlevée, tout en maintenant le malade dans son lit, on fait, avec une éponge trempée dans l'eau la plus froide possible, une lotion ou affusion sur toute la surface du corps, en commençant par la tête.

On essuie ensuite le malade, on lui repasse sa chemise, on lui maintient des compresses d'eau froide sur la tête et sur le ventre, qu'on renouvelle à mesure qu'elles s'échauffent, et on lui fait boire quelques gorgées d'eau froide que l'on continue comme boisson.

Quand l'abaissement de température se produit immédiatement après l'affusion, on s'en tient là jusqu'à ce que les effets sédatifs soient épuisés; lorsque ces effets ne sont pas obtenus immédiatement, on renouvelle la lotion une fois, deux fois et même trois ou plus, jusqu'à ce que le but qu'on se propose soit atteint.

Quand à l'effet sédatif succède la réaction, on a recours aussitôt à l'affusion suivant le même procédé que nous venons de décrire, et ainsi de suite, autant de fois que la réaction tendra à se produire.

Nous ajoutons d'ordinaire à ces moyens un demi-lavement d'eau froide, soir et matin.

Dans les cas modérés, la réaction ne se renouvelle pas plus de deux à quatre fois dans les vingt-quatre heures, et, par conséquent, on ne répète que trois ou quatre fois les affusions. Mais, dans les cas graves, on peut être obligé de les répéter quinze et même vingt fois; c'est alors une médication pénible pour le médecin, car il ne peut en confier l'application, comme cela se fait pour les bains froids, à des infirmiers ou à des garde-malade; le succès tient d'autant plus à l'exacte observation des règles, que les cas sont plus graves. C'est probablement les soins extrêmes qu'exige l'application rigoureuse de la méthode qui l'ont fait exclure des hôpitaux et lui ont fait préférer les bains froids, que les infirmiers et les baigneurs peuvent donner tant bien que mal; mais nous n'hésitons pas à conseiller de renoncer à l'hydrothérapie, quand elle ne pourra être appliquée avec tous les soins que nous venons d'indiquer; c'est ici surtout qu'il convient de rappeler l'apophtegme, qui veut la fin veut les moyens, et comme ici la fin c'est la conservation de la vie des hommes, on peut bien se résigner à employer des moyens qui exigent quelque peine.

Ajoutons, pour clore cet exposé, que la méthode hydrothérapique telle que nous venons de la décrire, n'exclut nullement l'emploi de la plupart des autres médications que divers praticiens conseillent ; ce n'est que dans les cas où elles s'opposeraient aux effets que recherche l'hydrothérapie qu'elles seraient contre indiquées. Nous-même débutons souvent, avant les premières affusions, et quand l'élévation de l'hyperthermie n'est pas trop pressante, par un émétho-cathartique.

Comme alimentation, quand elle ne répugne pas trop aux malades, nous donnons, jusqu'à la convalescence, du lait et du bouillon froids.

Art. 63. — DES VERTIGES.

> Quand il y a grande atonie ou grande irritabilité nerveuse, quand la tête souffre de vertiges,.... qu'on tâche de faire prendre aux malades des bains très froids dans les fleuves et dans la mer.
>
> RICHTER.

Si, plusieurs fois déjà, nous n'avions démontré que les traitements de beaucoup de maladies rebelles sont des triomphes pour l'hydrothérapie, nous dirions que les vertiges sont le triomphe de la nouvelle méthode. Mais de quels vertiges s'agit-il ici ? Car nos anciens maîtres, — et nous n'entendons point ici, par anciens, des maîtres datant de plus d'une trentaine d'années, — n'entendaient par vertige (*de vertere*, tourner) autre chose que la sensation de tourner sur soi-même ou de voir, par illusion, les objets qui nous entourent tourner autour de nous. Aujourd'hui, on veut distinguer les vertiges d'après beaucoup de considérations et surtout d'après l'étiologie. Trousseau a commencé ce système, en inaugurant un vertige *stomacal*, et son élève distingué, le professeur Lasègue, a cru devoir, avant de mourir, compléter ce système, en publiant une leçon *clinique* où il a prétendu exposer tout ce qu'on sait et quasi tout ce qu'on peut savoir sur la pathologie et la thérapeutique des vertiges. On pouvait évidemment attendre de précieux éclaircissements de la science et du talent du distingué professeur; mais il a bien mal répondu, tant au point de vue de la forme qu'à celui du fond, à l'espérance qu'on aurait pu concevoir.

Dans cette leçon prétendue clinique, mais qui est aussi peu clinique que possible, le professeur non seulement ne fait qu'exposer quelques lambeaux de l'histoire extrêmement intéressante du vertige, mais encore ces lambeaux sont présentés sans aucun ordre et forment un véritable chaos. Il semble d'abord vouloir se livrer à une fine analyse des phénomènes si curieux qui constituent le vertige, et cette analyse, exécutée par un savant qui faisait profession d'être spécialement psychologiste, aurait pu offrir le plus grand intérêt; mais, au lieu de cela, il s'est livré à des appréciations et même, le plus souvent, à de simples assertions sans aucun lien, et qui, même prises isolément, ne se recommandent pas toujours par leur exactitude. Quelques exemples :

« Trois éléments, dit le professeur, composent le *vertige-type* (c'est lui qui souligne) : il y a le *côté* physique, le *côté* visuel et le *côté* mental. »

Etant posés ces trois *éléments* ou *côtés* (singulière synonymie), on s'attend naturellement à une définition et même à une description de ces mêmes *côtés* ; déception complète : au lieu de définition vient la phrase suivante, qui tombe comme un crapaud dans un potage : « Le vertige exclusivement rotatoire se déclare vite ; celui qui en est atteint devient immobile et tourne sans tourner. » — Quel est ce langage étrange ? est-ce que le vertigineux se pétrifie réellement ? est-ce qu'*il tourne sans tourner* ? ou bien le professeur a-t-il tout simplement voulu dire que, sans tourner, le vertigineux éprouve la sensation du tournoiement, soit de lui-même, soit des objets qui l'entourent ? Alors, pourquoi ne pas le dire comme tout le monde, et chercher la meilleure manière de dire *belle marquise, vos yeux me font mourir d'amour?* Et puis, qu'est-ce qu'un vertige *rotatoire ?* il y a donc des vertiges qui ne sont pas rotatoires, c'est-à-dire où rien ne tourne, c'est-à-dire qui ne sont pas des vertiges ? Ah ! oui, il y en a : telle est, suivant M. Lasègue, « l'illusion d'optique qu'on éprouve sur un bateau longeant un rivage », et autres illusions analogues ; mais si les illusions de cette catégorie sont des vertiges, le monde entier, *sans une seule exception*, est composée de vertigineux, car il n'existe pas un seul mortel qui n'ait l'illusion — laquelle est exactement du même ordre que celles dont parle ce singulier physicien-physiologiste — de voir le soleil, la lune et les étoiles tourner autour de la terre, et pourtant nous ne pouvons admettre que M. Lasègue ignorât la découverte et la démonstration de Galilée.

Il y a, toutefois, au fond, — bien au fond, — de la pensée de Lasègue une vérité qu'il a mal exprimée, c'est que dans le vertige *rotatoire*, il y a autre chose que le sentiment de voir les objets tourner ou de tourner soi-même, c'est un sentiment d'instabilité, *d'insolidité* sur les jambes, si l'on nous passe le mot, et de difficulté de diriger sa marche; ce sentiment n'est pas seulement imaginaire, il est effectif, et les vertigineux non seulement ont parfois de la tendance à se diriger à droite ou à gauche, mais ils sont obligés de faire des efforts pour marcher droit devant eux, sans y réussir toujours; ils ont aussi de la tendance à tomber et tombent quelquefois, quand ils ne trouvent pas à temps un appui à leur portée. A ces tendances, il y a des variétés innombrables sur lesquelles on a fondé une multitude d'espèces de vertiges qu'on pourrait multiplier encore beaucoup, sans grande utilité, soit au point de vue de la pathologie, soit surtout de la thérapeutique.

Pour en revenir à l'étrange leçon *clinique* du professeur Lasègue, nous en aurions avec indulgence négligé les énormes défauts, si l'auteur avait racheté ses aberrations par une judicieuse appréciation des traitements proposés contre les vertiges; mais, sur ce point, qui nous intéresse presque exclusivement dans cet ouvrage, M. Lasègue ne laisse pas moins à désirer que sur tous les autres: « Dans cette dernière affection, dit-il — (il parle du vertige épileptique qui n'est nullement un véritable vertige), — le médecin doit se borner à donner des consolations au malade, et ne peut pas trop affirmer qu'il n'y a pas à craindre une maladie du cerveau, car, dans un temps peu éloigné, il pourrait, *contre toute prévision* (*sic*), s'en produire une. » Voyez-vous un vertige déjà diagnostiqué épileptique, et qui pourrait, *contre toute prévision*, produire une maladie du cerveau. Quant aux autres vertiges, il paraît qu'il ne faut pas même les traiter par les consolations, car le professeur n'en dit rien.

Si des professeurs aussi distingués se livrent à de telles divagations, on peut bien supposer ce que peuvent faire des sous-théoriciens qui se lancent dans les élucubrations pathologiques ; il n'est pas jusqu'à la grenouille d'Auteuil, qui, voulant égaler le bœuf de la Faculté, n'ait accouché de sa petite théorie, mais, cette fois, l'accouchement a bien été tel qu'on pouvait l'attendre de la montagne en travail ; voici un des membres du *produit*, pour parler le langage de feu Chailly-Coquillard :

« Si l'on exige d'un cerveau mal équilibré un effort disproportionné avec sa capacité, on provoquera une dépense fonctionnelle exagérée, et les centres nerveux, *directement* sollicités, finiront par être atteints d'épuisement. On sera alors en présence de ce qu'on appelle provisoirement une *parésie cérébrale directe.* » — Il est bien entendu que c'est l'accouchée qui souligne cette remarquable dénomination, *provisoire*, paraît-il.

Exprimée en français intelligible, cette belle théorie est exactement équivalente à celle-ci :

D'un organe — (cerveau ou autre) — *bien équilibré* on peut tant qu'on voudra exiger des efforts disproportionnés à sa capacité, on ne l'épuisera jamais et l'on ne provoquera même pas une « dépense fonctionnelle exagérée !! » Cette théorie n'est guère d'accord avec les travaux dont les académies viennent de retentir sur le surmenage des cerveaux, dans les établissements d'enseignement ; mais les auteurs de ces travaux n'en auront pas moins une grande idée de la belle théorie, par la raison que, ne lisant point son gros livre, ils supposeront qu'on ne peut pas en écrire si long pour ne dire que des sottises.

Quant à l'organe *mal équilibré*, si on lui demande un effort disproportionné avec sa capacité, on provoquera une dépense fonctionnelle exagérée, on l'épuisera, et si on l'épuise, il finira par être atteint de parésie, c'est-à-dire d'épuisement ! ! ! !

— Et dire qu'il y a des confrères honorables qui tiennent de telles théories pour des *produits* d'un cerveau bien équilibré !!! Respectons leurs illusions et revenons aux vertiges, qui constituent une des affections ou, si l'on veut, des affections très fréquentes, fort tenaces, contre lesquelles, heureusement, le praticien n'est pas obligé de se borner à des consolations, car l'hydrothérapie offre contre elles un remède presque infaillible, ainsi que le prouveront les quelques observations que nous allons mettre sous les yeux de nos lecteurs. Ces observations prouveront en même temps que si les vertiges sont quelquefois le résultat d'un travail cérébral excessif et s'accompagnent d'un affaiblissement des facultés de cet organe, il s'en faut qu'il en soit toujours ainsi; ils peuvent être la conséquence réflexe de la maladie d'un autre organe, de l'estomac notamment, des organes de l'audition, comme dans le vertige dit de Ménière, parce que ce chirurgien a appelé l'attention sur cette variété de vertige, sans pour cela avoir acquis un *titre de gloire impérissable*, comme le dit le Dr Weill, dans un travail spécial sur l'affection qui nous occupe; cette affection peut être aussi la conséquence d'un état anémique ou cachectique, celle d'une diathèse rhumatismale ou goutteuse, compatible avec toutes les facultés intellectuelles ; enfin, les vertiges paraissent, dans d'autres cas, absolument idiopathiques, c'est-à-dire qu'il est impossible de trouver une autre affection à laquelle on puisse les attribuer ou même qui coexiste avec eux, à titre de simple accompagnement ou de complication.

Quant aux vertiges eux-mêmes, ils offrent trois variétés bien caractérisées : tantôt il semble aux patients que les objets qui les entourent tournent autour d'eux ; tantôt il leur semble qu'ils tournent eux-mêmes; dans ce dernier cas plus spécialement, il y a assez souvent un défaut de coordination de mouvements, qui fait que le malade a de la peine à marcher droit devant lui, qu'il se dirige involontairement à droite ou à gauche, et même qu'il a de la tendance à tomber, ainsi que nous l'avons dit ; il s'appuie contre un mur ou un objet solide quelconque, pour éviter une chute ; cette forme effraie généralement beaucoup les malades, qui craignent non sans quelque apparence de raison, de faire des chutes graves ou d'être écrasés par les voitures, quand ils sont dans les rues ; cependant, nous avons observé beaucoup de malades qui avaient éprouvé, nombre d'années, ces menaces de chutes sans être jamais tombés. Les cas de ce genre nous ont paru être le plus souvent sous la dépendance de la diathèse rhumatismale ou goutteuse, du moins nous les avons presque toujours observés chez des goutteux ou des rhumatisants. Les vertiges de ces diverses catégories peuvent être accompagnés d'une diminution plus ou moins considérable et même complète de l'aptitude au travail intellectuel et d'autres symptômes cérébraux ; mais ils peuvent coexiter aussi avec l'intégrité parfaite de toutes les facultés cérébrales et de leur exercice parfois considérable, sinon excessif.

Ceux de nos lecteurs qui désireraient de plus amples renseignements sur les classifications des différents vertiges peuvent se reporter au n° du 15 octobre 1886 de la *Médecine Contemporaine* où nous traitons la question des classifications à propos d'une monographie de M. le Dr Weill. — Ils y trouveront aussi la description d'un vertige Groenlandais, par M. le Dr Hastrup, dit vertige Kaiak, que l'auteur considère comme une hallucination particulière, mais qui n'est pas plus une hallucination que tous les autres vertiges ; c'est tout simplement une des mille et une formes de la maladie, laquelle est toujours la même au fond, c'est-à-dire qu'elle dépend très probablement d'une altération semblable sinon identique des centres nerveux.

Voici, maintenant, quelques faits qui prouvent l'action curative de l'hydrothérapie sur ces affections, quelle qu'en soit la forme ; à l'article épilepsie, nous avons déjà dit que ce qu'on appelle le vertige épileptique, — qui n'est point un vertige, quoique classé comme tel par le mauvais copiste de Fleury, — ne faisait pas complètement exception à la règle, attendu que l'hydrothérapie a aussi une action sur lui, moins grande sans doute que dans les vrais vertiges, mais pourtant réelle.

Obs. 1. — Notre illustre maître et ami, M. le professeur Ricord, nous adressait, le 11 août 1880, M. X..., atteint de vertiges qui, depuis longtemps, l'empêchaient de s'occuper d'affaires.

Par suite de pertes d'argent que ses parents venaient de faire, M. X..., fut obligé de chercher à se créer une position ; il parvint à se placer au Crédit Lyonnais. La nécessité où il se trouvait de manier constamment des chiffres, au bout de quelque temps, lui fatigua le cerveau : il était souvent pris de lourdeurs de tête ; des bouffées de chaleur lui montaient au visage ; quelques légers vertiges se faisaient sentir. Un jour ces montées de chaleur furent si fortes, que, pour les dissiper, il dut ouvrir les fenêtres toutes grandes, ce qui ne fut pas suffisant ; il fut obligé de sortir, il lui semblait, disait-il, que sa tête allait éclater. Cet état ne fit qu'empirer, et après quatre mois d'exercice, il fut obligé de renoncer à son service. Les vertiges, à cette époque, étaient très intenses et ne le quittaient presque pas.

Ayant résolu de consulter le célèbre spécialiste, il fut obligé de s'y faire conduire en voiture accompagné d'un ami. — Notre maître crut devoir lui prescrire l'iodure de potassium et, à plusieurs reprises, des purgatifs (l'eau de Pullna, etc.), pour le cas où un reste d'infection, suite possible de quelques accidents de jeunesse, jouerait un rôle dans les symptômes actuels. — Aucun résultat n'ayant suivi ces traitements, l'éminent clinicien conseilla de venir suivre, sous notre direction, un traitement hydrothérapique.

Sauf les accidents syphilitiques, légers d'ailleurs, auxquels nous avons fait allusion, M. X..., petit, trapu, un peu lymphatique, avait toujours joui d'une assez bonne santé ; au collège, il s'était livré avec modération à des pratiques solitaires, mais les avait complètement abandonnées après sa sortie ; seulement, elles avaient été remplacées par des rapports sexuels un peu exagérés.

Le jour de son entrée, ablutions générales avec de l'eau à 18°. Le lendemain, mêmes applications avec de l'eau à 12°. Le 13 août, matin et soir, douche en jet brisé, d'une demi-minute, plus spécialement sur les membres inférieurs avec de l'eau à 9°.

Le 25, les douches en jet sont précédées de celles en pluie, de 10 secondes.

Le 6 septembre, en plus des applications précédentes, le matin, on commence par un bain de siège à eau courante, de 2 minutes.

Le 20, une légère amélioration se déclare ; le malade se sent un peu plus fort ; un peu d'appétit qui, les jours suivants, devient plus prononcé et régulier, de capricieux qu'il était ; deux selles depuis quarante-huit heures, sans remèdes qui, auparavant, étaient nécessaires ; les vertiges sont toujours très fréquents, quoiqu'ils lui paraissent, cependant, un peu moins intenses.

Le 2 octobre, addition aux douches de l'après-midi, d'une douche énergique en cercles, de deux minutes, sur les membres inférieurs. — Mieux très accentué.

Enfin, le 28 octobre, il n'existe plus de vertiges : M. X.... a repris ses forces ; la constipation a disparu. Il se trouve heureux d'aller passer quelque temps à la campagne chez un vieux général, son oncle. — Nous avons revu M. X... depuis sa sortie de notre Institut, et nous avons eu la satisfaction de constater que sa guérison persistait.

Obs. 2. — M. X..., âgé de quarante-deux ans, nous fut adressé, le 12 novembre 1882, par un de nos plus distingués confrères étrangers, M. le Dr Warren-Bey, fixé depuis plusieurs années à Paris.

M. X... après avoir beaucoup travaillé, était arrivé à une assez belle position de fortune, lorsqu'il y a deux ans, à la suite de violents chagrins domestiques, il fut pris d'une céphalalgie atroce, qui dura deux jours violente et disparut ensuite peu à peu.

Plus tard, M. X... ayant encore éprouvé des contrariétés, la céphalalgie reparut, disparut peu à peu, reparut encore accompagnée de vertiges, d'abord de loin en loin, puis plus fréquemment, et, enfin, d'une manière à peu près permanente, ce qui a lieu depuis six mois. En même temps, M. X... trouve que, depuis cette dernière époque, sa mémoire s'affaiblit ; il est devenu triste, indifférent aux distractions et aux plaisirs ; tout l'ennuie et il ne recherche que la solitude. C'est dans ces dispositions qu'il a quitté New-York, son séjour habituel, pour venir consulter à Paris.

Outre sa céphalalgie et ses vertiges, M. X... a un sommeil agité, un appétit capricieux, des digestions laborieuses, une constipation habituelle; son teint est pâle, ses yeux enfoncés; son pouls est lent; il transpire difficilement; il est apathique et le porte sur sa physionomie.

Dès le 12 novembre, nous soumettons M. X... à une ablution générale avec de l'eau à 24°; le soir même, ablution avec de l'eau à 10°.

Le lendemain et les jours suivants, jusqu'au 20 novembre, nous administrons, le matin et l'après-midi, la tête préalablement mouillée, une douche en jet brisé sur tout le corps, en commençant et finissant par les pieds, et y insistant quelques secondes.

Le 20, nous faisons suivre la douche en jet brisé de celle en cercles énergique sur les membres inférieurs, pendant deux minutes avec de l'eau à 6°.

Le 25, un mieux général se déclare : la physionomie, de pâle et inexpressive qu'elle était, devient claire et animée ; le sommeil est plus calme, l'appétit un peu meilleur.

Le 15 décembre, nous faisons précéder les douches ci-dessus d'une douche en pluie sur tout le corps, de 8 à 10 secondes en préservant la tête.

Le 5 janvier, le besoin de garde-robe commence à se faire sentir; la tête n'est plus si lourde, la céphalalgie et les vertiges sont moindres ; la marche est moins hésitante, le malade n'ayant pas l'appréhension de tomber comme auparavant ; la mémoire, toujours paresseuse, revient cependant quelque peu.

Le 12 février, l'amélioration a encore fait de nouveaux et grands progrès ; cependant, M. X... n'est pas complètement guéri ; mais le vif désir qu'il a de revoir son pays lui fait quitter la France. A la manière dont l'amélioration a marché dans les dernières semaines, du reste, ni M. Warren-Bey, ni nous, ni le malade lui-même, ne doutions du résultat définitif, que quelques semaines ou au plus quelques mois de traitement de plus auraient produit. — Ajoutons que, pendant toute la durée du traitement, M. X... a fait usage d'une alimentation froide, très légère d'abord, puis reconstituante, et qu'il n'a pris que de l'eau froide pour boisson.

Obs. 3. — Notre sympathique et regretté confrère, le Dr Tournié, nous adressa, le 10 décembre 1865, M. X... atteint d'un des vertiges les plus intéressants et les plus graves qu'on puisse observer. Cette affection s'était développée dans les circonstances suivantes :

M. X..., âgé de 52 ans, avait toujours joui d'une bonne santé, sauf dans son enfance, où, sur les conseils de Broussais, on l'envoya à la campagne, depuis l'âge de huit ans jusqu'à douze. Depuis cette époque, il n'avait eu d'autres accidents que des flux hémorrhoïdaires, qui semblaient plutôt favorables que nuisibles à sa santé.

En 1862, sans aucune cause appréciable, se déclarèrent des vertiges légers, d'abord, et à des intervalles éloignés, puis plus fréquents et de plus en plus intenses, au point qu'en 1864, il n'osait plus sortir, craignant de s'évanouir et de tomber. Quand il était dans la rue, il longeait les murs et s'y appuyait souvent pour marcher, comme un homme ivre ; dès qu'il regardait en l'air, il éprouvait un tournoiement qui l'obligeait à baisser aussitôt la tête, sans quoi une chute aurait été certaine. Dans le lit même, s'il se mettait sur un côté, le gauche surtout, tout tournait, sa vue s'obscurcissait, et il était obligé de se hâter de prendre le décubitus dorsal, le seul où les vertiges ne se fissent pas sentir.

Cette situation ne paraissant plus tenable à M. X...; diverses notabilités médicales furent consultées, entre autres, MM. les professeurs Ricord, Sée, Régnault : bromure et iodure de potassium, sulfate de quinine furent plus ou moins longtemps employés, mais sans résultats. Devant cette impuissance de la thérapeutique, le Dr Tournié, médecin de la famille, conseilla l'hydrothérapie, qui fut agréée.

Le traitement fut commencé dès le 20 décembre par une lotion générale avec de l'eau dégourdie, d'abord, puis froide.

Les jours suivants, la douche en jet brisé fut promenée pendant une minute, deux fois par jour, sur tout le corps. Cinq jours après, nous la fîmes précéder d'une douche en cercles puissante, pendant une minute aussi, sur les membres inférieurs, avec de l'eau à 7°.

Pendant le premier mois, l'amélioration fut peu sensible. Il y eut cependant, du 26 au 29, trois jours sans vertiges. Le 12, nous avions ajouté aux applications précédentes une douche générale en pluie, de 30 secondes, eau à 7°.

Le 5 janvier, nous substituâmes au bain de cercles une immersion de 10 secondes dans la piscine. A partir de ce moment, l'amélioration se dessina nettement et marcha à grands pas, à ce point que M. X... nous quitta le 25 février, marchant d'un pas assuré, soit dans le jardin, soit dans la rue, et enchanté de ce qu'il appelait sa résurrection morale.

D'après les informations que nous avons reçues, sa guérison ne paraît pas s'être démentie.

Obs. 4. — Un bien digne et bien regrettable confrère, le Dr Veyne, élève de notre illustre maître Ricord, nous adressa le 7 novembre 1872, un jeune fermier de 25 ans, des environs d'Orléans, marié depuis quinze mois, et déjà père d'un enfant *superbe*. Lui-même, avant son mariage, avait toujours joui d'une belle santé, que les abus de boisson auxquels il se livrait parfois n'avaient nullement altérée. Quelque temps après son mariage, sans aucune autre circonstance connue que, peut-être, un léger excès de plaisirs conjugaux, il commença à éprouver quelques vertiges, qui, parfois, pendant son travail au milieu des champs, le forçaient à s'arrêter pendant quelques secondes ; parfois même, il s'évanouissait, et, en revenant à lui, se trouvait par terre, sans avoir conscience de ce qui lui était arrivé ; ces accidents n'ont fait que s'accroître de fréquence et d'intensité depuis leur début. « Quand je m'évanouis, dit le malade, je sens d'abord ma tête lourde, ma figure devient rouge et comme en feu ; un vertige se déclare, je deviens tremblant et titubant comme un homme ivre. Ces accès sont souvent provoqués par l'éclat du soleil, sans action locale des rayons lumineux sur la tête ; pendant assez longtemps, ils ne se sont manifestés qu'au grand air ; mais depuis plus de six mois, ils ont lieu aussi dans la maison, et ma femme m'accompagne partout, de peur de quelque accident grave ; quand je ne m'évanouis pas, ce qui arrive souvent, l'accès dure plus longtemps. »

Depuis six mois, divers médecins ont été consultés et ont prescrit successivement des saignées, des sangsues, des ventouses scarifiées, des préparations de valériane, du sulfate de quinine, le bromure de potassium, etc., etc. Toutes ces médications, scrupuleusement suivies, n'ont en rien empêché la marche ascendante des accidents. M. X... vint alors consulter M. Veyne, qui conseilla l'hydrothérapie.

En raison de divers troubles digestifs, notamment d'une constipation habituelle, nous débutons, le jour de l'entrée de M. X... par un cruchon d'eau de Pullna, et dès le lendemain, 8, nous administrons une lotion générale avec de l'eau tiède, suivie d'une douche en pluie fine, de 7 à 8 secondes, avec de l'eau à 12°, la tête étant soustraite à la chute directe ; après, essuiement et friction sèche, le malade boit quelques gorgées d'eau froide et fait au bras de sa femme quelques tours de jardin.

Le lendemain, 9, sans lotion préalable, douche en pluie suivie d'une douche en cercles énergique sur le bassin, suivie elle-même d'un jet énergique sur la plante des pieds.

Dès le 12, on aperçoit une légère amélioration dans les vertiges — Aucun changement dans le traitement jusqu'au 24. Une fois, l'administration de l'eau Pullna a été renouvelée. Le 25, on ajoute aux douches précédentes une douche en jet brisé promenée sur tout le corps, en insistant spécialement sur les membres inférieurs.

Le 5 décembre, aucune trace de vertige ne s'étant montrée depuis le commencement du mois, M. X... conduit sa femme au spectacle.

Aucune aggravation de son état n'est la suite de cette distraction ; les accidents, au contraire, continuent à être absents, en même temps que tous les troubles digestifs disparaissent, et M. X... nous quitte le 27 décembre pour aller reprendre ses travaux de culture. — Nous lui prescrivons un régime sévère, de la modération dans les rapports sexuels et des ablutions générales quotidiennes avec de l'eau la plus froide possible.

Au mois d'août 1873, M. X..., ayant fait le voyage de Paris, est venu nous montrer que sa guérison était bien définitive.

Obs. 5. — Le 28 avril 1865, notre honorable confrère, M. le Dr Chéruau, nous adressa M. X.. , qui depuis deux ans, souffrait de vertiges et d'une forte céphalée.

Après diverses attaques de rhumatismes articulaires dont il était parfaitement remis, M. X... fut pris inopinément d'un étourdissement qui le contraignit à se mettre au lit ; il éprouva en même temps une lourdeur de tête, du front principalement, et une certaine confusion des idées ; il s'embrouillait dans ses souvenirs. — Se croyant remis le lendemain, il voulut se lever ; mais tous les phénomènes reparurent, et il fut obligé de se recoucher. — Pendant trois semaines, les mêmes symptômes se renouvelèrent avec des intensités diverses. — On lui conseilla successivement des purgatifs, des ferrugineux, du quinquina, puis, en raison de palpitations qui s'étaient manifestées, de l'alcoolature d'aconit, de la digitale, etc. Ces moyens n'eurent aucun succès ; le séjour à la campagne eut d'abord un meilleur résultats, mais tous les phénomènes reparurent après quelque temps, et furent bientôt accompagnés d'un profond découragement.

Entré dans ces conditions, nous administrâmes, le jour même de son arrivée, à M. X... une ablution générale, la tête préalablement mouilllée, avec de l'eau à 20°.

Le lendemain, 29, cette lotion est renouvelée avec de l'eau à 16° et suivie d'une douche en jet brisé de 30 secondes, spécialement sur les membres inférieurs ; mêmes applications dans l'après-midi.

Les jours suivants, on termine la douche en jet en insistant fortement sur la plante des pieds, et avec de l'eau à 8°.

Ces douches sont continuées jusqu'au 12 mai, et déjà ce jour-là une véritable transformation s'est opérée dans l'état de M. X... Nous nous contenterons de la constater sans entrer dans les détails. (Voir la *Méd. Contemp*., du 1er juin 1875.)

A partir du 13, nous ajoutons une douche en cercles énergique, d'une minute, sur le bassin et les membres inférieurs. — Puis, à partir du 23 (en raison d'une constipation opiniâtre), un bain de siège à eau dormante, de 25 minutes, avant le dîner.

Le 20 juin, M. X... nous quitte complètement rétabli pour reprendre ses travaux sédentaires à Paris. Nous en avons eu bien des fois des nouvelles depuis ; nous nous sommes assuré que la guérison s'est maintenue.

Obs. 6. — Le malade qui fait le sujet de l'observation dont nous allons donner le résumé et dont on peut lire les détails dans la *Médecine contemporaine* du 1er juin 1874, nous fut adressé par un des plus savants médecins de Paris, l'honorable Dr Lepileur.

M. X... était un négociant, âgé de 36 ans, père de famille, sujet depuis six mois à des vertiges qui, depuis deux mois, étaient devenus tout à fait inquiétants. Dans le lit, il ne pouvait se tourner sur le côté gauche sans éprouver des tournoiements, sentir sa tête lourde comme une masse, symptômes qui disparaissaient peu à peu ou diminuaient beaucoup quand il s'était mis sur le côté droit. Lorsque, levé, il venait sans réfléchir, à baisser la tête, elle devenait tout à coup lourde, tout tournait, et si le malade ne trouvait promptement un appui, il manquait de tomber ; il est même tombé plusieurs fois, n'ayant pas pu atteindre à temps un appui à sa portée ; ces accidents, qui lui arrivaient quand il baissait la tête, se produisaient aussi toutes les fois qu'il regardait en l'air, et même lorsqu'il faisait des mouvements de tête un peu vifs. D'ailleurs, ses fonctions s'exécutaient régulièrement; seulement, quoique ses facultés intellectuelles fussent intactes, il ne pouvait guère se livrer à aucun travail cérébral suivi.

Notre savant confrère avait dirigé sans succès contre cet état toutes les ressources classiques de la thérapeutique.

Le 23 décembre, nous commençâmes le traitement par une douche en jet brisé de cinq secondes, avec de l'eau à 7°. Les applications successivement modifiées à peu près comme dans les cas précédents, firent disparaître tous les accidents, à la date du 15 février. Néanmoins M. X..., sur notre conseil, continua le traitement pendant un mois encore, et il nous quitta, dans le courant de mars, complètement délivré des accidents qui l'obsédaient.

Obs. 7. — Notre éminent et vénéré maître, feu le professeur Rostan, nous adressa, le 5 décembre 1859, M. X... porteur de la note suivante de notre distingué et regrettable confrère le Dr Huet, avec qui le professeur Rostan s'était trouvé en consultation.

« Après avoir été affecté de fièvres intermittentes, répétées, opiniâtres, en Afrique, après avoir subi le traitement de ces fièvres par le sulfate de quinine, administré à haute dose, M. A... a été atteint d'une névrose générale caractérisée par des vertiges nerveux qui se produisent sans signes précurseurs, jettent momentanément le désordre dans toutes les fonctions organiques, puis disparaissent, en laissant dans les organes une lassitude, un malaise, une courbature qui disparaissent peu à peu.

« Une surdité complète du côté gauche existe en même temps chez le malade, et fait présumer le point principal où paraît particulièrement résider l'altération organique permanente.

« M. le docteur Rostan et moi consultés, avons conseillé l'usage successif de l'iodure de potassium, de la strychnine, de l'atropine, les bains prolongés, les affusions sur la tête, les laxatifs, etc., etc.

« Une grande amélioration s'est produite chez M. A..., depuis deux mois environ qu'il est soumis à ce traitement.

« Mais nous désirons qu'un traitement hydrothérapique bien entendu, approprié à l'état particulier, vienne en ce moment fortifier cette amélioration et rompre l'habitude fluxionnaire qui a paru s'établir pendant plusieurs années sur une partie du centre céphalique.

« Voilà comment je conçois cette dernière et puissante ressource thérapeutique :

« 1° Un bain de pluie donné quotidiennement par la douche-arrosoir sur la tête, d'une eau fraîche, pendant quelques minutes ;

« 2° Un bain de siège froid, de très courte durée ;

« 3° Douche raide sur toute la surface ;

« 4° Linge frais pour essuyer le corps, exercice modéré après chaque séance, afin de provoquer une lente réaction.

« Je serai heureux d'entendre les propositions de modifications que pourrait me faire le médecin de l'établissement.

« Dr Huet. »

Les modifications que notre expérience nous permettait déjà de faire, en 1859, aux applications hydrothérapiques conseillées par nos éminents confrères, ressortiront suffisamment des détails qui vont suivre pour que nous ne devions pas nous y arrêter dès à présent. Mais il nous sera permis et même nous nous ferons un devoir de faire remarquer que les prescriptions de MM. Huet et Rostan, quoique datant de près de trente ans, se rapprochent encore plus des véritables principes de l'hydrothérapie scientifique que bien des consultations rédigées de nos jours, par exemple de celles qui prescrivent d'*essayer* pendant *huit jours* de l'hydrothérapie, pour voir ce qu'on en peut espérer !

Quant à la doctrine pathologique sur les vertiges, qu'implique la consultation des savants cliniciens, il y aurait aussi bien des remarques à faire; mais, outre que ces remarques se présenteront sans doute à l'esprit de nos lecteurs, on sait que nous devons être bref sur les questions de pathologie pure. Mais nous ne croyons pas inutile de dire quelques mots des accidents dont était atteint M. A..., pour faire ressortir l'action curative de la méthode hydriatrique.

Et d'abord, la gravité des accidents. Cette gravité était évidemment assez grande. Sans doute, les traitements successivement institués par nos distingués confrères avaient produit une grande amélioration ; mais était-il certain, comme ils semblaient le croire, les savants consultants, comme le croyait M. Huet tout au moins, que l'hydrothérapie n'eût qu'à « fortifier cette amélioration » ? Nous croyons, nous, qu'il y avait à la *transformer* en guérison, ce qui est généralement beaucoup plus difficile ; tous les cliniciens savent bien que si des *améliorations* sont fort souvent assez faciles à obtenir, des guérisons sont très souvent, au contraire, fort difficiles, surtout quand les accidents datent d'un certain temps ; or, chez M. A..., ils duraient depuis plusieurs mois, sans compter les fréquents malaises qui les avaient précédés et auxquels ils étaient sans doute liés étiologiquement, en particulier aux légers troubles encéphaliques qui dataient de *douze ans* ; de ces troubles faisait partie une douleur intense du côté gauche de la tête, accompagnée d'un sifflement incommode dans l'oreille correspondante, où, comme on l'a vu, le Dr Huet était fort disposé à placer la cause des vertiges, à une époque où Ménière n'avait pas fait connaître ses observations, dont la priorité ne lui appartient pas, que cette cause résidât là où ailleurs ; cette céphalée persistante accompagne quelquefois, comme on sait, les vertiges, et n'est pas habituellement de nature à en atténuer la pronostic. Pour tous ces motifs donc, nous croyons que l'hydrothérapie avait, dans ce cas, une cure à opérer et non une amélioration à fortifier.

Quoi qu'il en soit, dès l'entrée de M. A... dans notre Institut, nous inaugurâmes le traitement, en nous conformant le plus qu'il nous fut possible aux prescriptions de nos éminents confrères: nous pratiquâmes le matin une ablution générale, pendant une minute et demie avec de l'eau à 4°, suivie d'une bonne friction avec des linges bien secs, d'un quart de verre d'eau fraîche à l'intérieur, et d'une promenade rapide, de 15 à 20 minutes. — Dans l'après-midi, douche en pluie de quelques secondes, suivie d'une douche générale en jet brisé, mais en insistant spécialement sur les reins.

Le 12 décembre, les vertiges avaient déjà diminué de fréquence, et la céphalalgie, d'intensité.

Le 15, outre les douches, nous donnons un bain de siège à eau courante, de 35 à 40 secondes, avec de l'eau à 6°.

Le 22, l'amélioration continue ; il n'y a plus de vertiges, la céphalalgie a encore diminué, la surdité persiste.

Le 8 janvier, l'ablution du matin est remplacée par une douche en pluie, suivie d'une douche en jet, comme le soir, sans préjudice du bain de siège.

Le 16, les fonctions ont repris leur cours régulier ; appétit excellent, garde-robe normales.

Après deux mois de traitement, le 5 février, M. A... nous quitte, enchanté de ne pas avoir suivi les conseils de certains médecins, qui lui recommandaient d'attendre le retour de la belle saison pour se soumettre à l'hydrothérapie. Hélas! on sait que les représentants de la science médicale, qui devraient, plus que tous les autres hommes, être les ennemis et les destructeurs de tous les préjugés, comptent encore beaucoup de membres qui en sont incurablement imprégnés.

Ainsi que nous l'avons dit, les remarques que peut suggérer cette belle observation se présenteront sans doute à l'esprit du lecteur ; nous n'y insisterons donc pas, si ce n'est pour répéter qu'on trouverait difficilement dans les annales de la thérapeutique un fait qui mette mieux en évidence la puissance d'une médication. Nous allons donc passer à un fait qui n'est guère moins remarquable, thérapeutiquement parlant, mais qui se présente sous d'autres aspects.

Quelle que soit la gravité apparente de certains vertiges et quelque effroi qu'ils causent parfois aux malades, il est pourtant assez rare qu'ils s'accompagnent de céphalalgie, surtout de céphalalgie violente et surtout continue ; le plus souvent aussi, les vertiges sont permanents en ce sens qu'ils se produisent constamment, ou à peu près, toutes les fois que des conditions déterminées sont réunies. Dans le cas suivant, on voit, non seulement une céphalée violente, mais beaucoup d'autres phénomènes morbides accompagner les vertiges, tous de date ancienne, et le tout céder à l'hydrothérapie, comme s'il y avait eu là une cause générale qui tenait sous sa dépendance tous les symptômes en apparence divers, et sur laquelle l'hydrothérapie avait agi et qu'elle avait dissipée. Rappelons en quelques mots ce fait remarquable. (Voir *Méd. contemp.*, 15 octobre 1868.)

Obs. 8. — Le malade qui fait le sujet de cette observation nous fut adressé, le 9 mars 1871, par un médecin très distingué, M. le Dr M..., enlevé prématurément à la profession.

M. X..., âgé de cinquante-six ans, de taille médiocre, d'un tempérament bilioso-lymphatique, d'un embonpoint prononcé, fait remonter à vingt-deux ans la date de l'affection dont il est atteint. Cette affection consiste d'abord en maux de tête fréquents siègeant surtout vers les tempes, s'irradiant parfois jusqu'aux fosses nasales, s'accompagnant fréquemment aussi d'une sorte de coryza avec une excrétion muqueuse abondante, et, parfois, d'une forte dyspnée; souvent le sommeil était troublé ou même absent, et c'est surtout lorsque le réveil avait lieu, que les douleurs étaient le plus vives et s'irradiaient vers les fosses nasales.

Cet état n'empêcha pas M. X... de contracter mariage, il y a huit ans. Il n'a pas eu d'enfants. Son nouvel état ne parut exercer aucune influence sur les symptômes qu'il éprouvait. Mais depuis cinq ans, ils se sont tous aggravés : la céphalalgie est presque constante, et le malade a parfois de la peine à se tenir debout; il éprouve du froid aux extrémités, et la dyspnée va quelquefois jusqu'à la suffocation. A ces phénomènes s'est joint, en outre, un vertige, accompagné de lourdeur de tête, d'injection des yeux avec sensation de vive chaleur; si le malade veut remuer, il lui semble qu'il va tomber; ces phénomènes sont surtout prononcés vers les trois heures, et semblent ainsi avoir revêtu une périodicité quotidienne ou quasi-quotidienne. Mais là ne se borne plus la scène pathologique : l'appétit et la digestion ont été considérablement troublés : tantôt, il se développe presque instantanément un appétit féroce, insatiable; tantôt et plus souvent, il y a inappétence amertume de la bouche, des nausées et des éructations; ces phénomènes alternent et se succèdent parfois avec rapidité; la constipation, qui est depuis longtemps habituelle, persiste.

Des habitudes solitaires ont eu lieu jusque vers l'âge de 20 ans. A 19 ans le malade a cependant contracté une maladie vénérienne qui fut traitée par les mercuriaux et le cubèbe, et qui a récidivé plusieurs fois.

Comme antécédents héréditaires, on apprend que le père du malade était très nerveux, d'un caractère emporté et qu'il est réputé être mort d'une hépatite; sa mère est vivante et d'une santé faible; il a un frère épileptique.

Plusieurs traitements ont été suivis par M. X..., sous la direction de divers médecins; parmi ces traitements, nous notons des cures à Vichy, et l'eau de Vichy à domicile; les bains de Hombourg, divers ferrugineux, le sulfate de quinine: tous ces moyens ont été absolument inutiles.

Lors de son arrivée à notre Institut, nous constatâmes, outre les symptômes que nous venons d'indiquer, que M. X... avait les traits profondément altérés, le ventre ballonné, le pouls petit et faible, un bruit de souffle au cœur, de la constipation.

Dès le jour de l'entrée, au matin, nous commençons le traitement par une ablution générale avec de l'eau à 22°, suivie d'une douche en arrosoir, d'une demi-minute, avec de l'eau à 15°; l'après-midi, on administre une douche en pluie sur tout le corps, moins la tête, avec de l'eau à 10°, d'une durée de 20 secondes; elle est suivie immédiatement d'une douche en jet, de même température, sur la colonne vertébrale et la plante des pieds, en terminant.

Les 10, 11 et 12, on répète les mêmes applications, sauf que l'on remplace l'ablution du matin par une douche en pluie.

Le 13, on fait précéder celle-ci d'un bain de siège à eau dormante, de 10 minutes, avec de l'eau à 9°, au sortir duquel on frotte le malade avec un gros drap, ce qui amène une bonne chaleur.

Le 20, à la séance du soir, on donne une transpiration à l'étuve sèche, suivie d'une douche en cercles énergique sur le bassin.

A partir du 26, l'état de la tête s'améliore sensiblement; les vertiges sont plus rares; les symptômes éprouvent toujours une légère exacerbation, mais moins prononcée, vers trois heures de relevée. — On continue les mêmes moyens, en prolongeant le jet de la douche sur la région splénique.

Le 8 avril, l'amélioration est énorme : entre autres modifications, il n'y a plus que des vestiges de l'abondant catarrhe nasal, qui incommodait si grandement le malade (1); les vertiges sont beaucoup plus rares, il s'est passé plusieurs jours sans qu'il y en ait eu un seul.

Le même traitement est continué jusqu'au 27, où le malade se trouve si bien, qu'il nous quitte pour aller faire un voyage de convalescence en Italie.

Il nous a fait l'amitié de venir nous voir plusieurs fois, depuis son retour, et c'est à peine si, de temps à autre, il éprouve comme de vagues réminiscences de son ancien état. Il considère sa guérison comme une véritable résurrection.

Qu'il y aurait de remarques à faire sur cet admirable fait thérapeutique! origine incertaine de l'ensemble des phénomènes qui constituaient la maladie, vertiges postérieurs, de beaucoup, à la céphalée et aux autres symptômes, périodicité de ces symptômes et des vertiges spécialement, sans aucun antécédent paludéen, périodicité apparue seulement après une longue durée du mal, tout cela pourrait donner lieu à d'intéressantes considérations; mais, ne voulant pas revenir sur celles que nous avons présentées au début de cet article, — et cela, pour ne pas arriver à des conclusions plus positives,

(1) A propos de cet abondant écoulement nasal, nous citerons le cas extrêmement remarquable d'un ecclésiastique qui nous fut adressé par feu notre savant ami, le Dr Roubaud, médecin des eaux de Pougues, et chez qui un coryza chronique des plus abondants existait seul, et était des plus incommodes; un traitement hydrothérapique délivra complètement le patient d'une véritable infirmité.

— nous nous contenterons de signaler l'influence probable ou tout au moins possible de la nervosité héréditaire et la merveilleuse efficacité de l'hydrothérapie contre une maladie aussi invétérée, et qui avait résisté à tant de médications, dont quelques-unes dirigées par les plus grandes notabilités médicales.

Peut-être conviendrait-il aussi, au point de vue pathogénique, de dire quelques mots de l'abondant catarrhe nasal qui compliquait, qui accompagnait les vertiges, qui coïncidait tout au moins avec eux, et de se demander si, pour suivre la mode qui tend depuis quelque temps à s'établir, on ne pourrait pas voir dans ce catarrhe la cause des vertiges, et si l'on ne devrait pas, dès lors, considérer l'affection de M. X... comme un exemple de vertige *nasal ?* On n'a peut-être pas oublié que nous avons fait pressentir ci-dessus (p. 764), qu'en faisant appel, avec plus ou moins d'à-propos, aux actions réflexes, on pourrait se livrer à tous les caprices d'une imagination plus ou moins riche et admettre des vertiges de toutes les régions, depuis le vertex jusqu'à la plante des pieds, depuis un vertige nasal jusqu'à un vertige anal, à l'exemple d'un honorable confrère, qui a admis une espèce un peu risquée, la *toux anale.* Ce dernier caprice ne s'est pas encore fait jour pour le vertige, mais un de nos honorables confrères et amis, le Dr Joad, vient à la suite de quelques médecins allemands et italiens, de consacrer, en attendant mieux, une petite monographie au vertige *nasal.* Dans ces excentricités, on peut toutefois trouver matière à quelques remarques sérieuses, et qui s'appliqueraient à merveille au beau fait thérapeutique qu'on vient de lire.

Comme on l'a vu, il existait chez M. X... un ensemble de phénomènes dont le vertige n'était que le prédominant, comme troubles généraux apportés à la vie physiologique, tandis que l'écoulement nasal était prédominant comme trouble d'une fonction locale et peu importante. Est-ce que le trouble de cette petite fonction, suffirait pour faire donner le nom de nasal au phénomène morbide qui troublait gravement toutes les autres fonctions, et notamment celles de la respiration, de la digestion et de l'innervation centrale, celles, en un mot, qu'on a nommées non sans raison le trépied de la vie? Il est bien vrai que, dans ce cas comme dans beaucoup d'autres (nasaux, oculaires, auriculaires, etc.), les phénomènes locaux ont précédé les généraux et peuvent sembler, à cause de cet ordre chronologique, avoir joué le rôle de cause; mais il faut se défier, dans ces cas, d'une illusion possible. Certes, nous savons, comme tout le monde, comme tous les professeurs de logique spécialement, que lorsqu'un phénomène en précède constamment un autre, nous devons voir dans le premier la cause du second, même lorsque nous ne pouvons découvrir entre les deux aucun lien logique rigoureusement établi; c'est là une conséquence de la faiblesse de notre esprit, ou, si l'on aime mieux, de l'imperfection actuelle et peut-être provisoire, — on doit l'espérer tout au moins, — de la science, et c'est cette faiblesse ou cette imperfection qui nous oblige si souvent à nous rejeter dans l'empirisme, mais non pas dans cet empirisme ignorant et grossier que des esprits bornés considèrent comme le seul possible, mais au contraire dans l'empirisme instruit des faits, les observant avec sagacité, mais ne les interprétant qu'avec une grande prudence, dans cet empirisme, en un mot, que le sage Laennec, traité d'empirique par Broussais — (un comble!), — dénommait avec raison l'empirisme *rationnel*, et que nous croyons pouvoir dénommer avec plus de raison encore l'empirisme *scientifique*. Nous aurons occasion et besoin de revenir un peu plus loin sur cette distinction capitale. Pour en revenir à la succession des phénomènes et aux vertiges nasaux, oculaires, auriculaires, stomacaux, hépatiques et autres, nous rappellerons, — et cela est à peine nécessaire, — qu'un orteil, le gros ordinairement, peut être pris de douleur, de gonflement, de rougeur même ; que cet état morbide peut persister isolément, des jours, des mois voire des années ; mais qu'il peut être et est presque toujours suivi, à des intervalles très variables, d'autres phénomènes locaux ou généraux, d'affections viscérales légères ou graves, de vertiges, entre autres ; est-ce qu'il est jamais venu à l'esprit d'un vrai clinicien d'attribuer à l'inflammation orteillère ces vertiges ou ces maladies des viscères, du cœur notamment, où elle peut être mortelle? Jamais idée si saugrenue n'a pointé dans cerveau médical ; mais tous les médecins ont vu dans ces divers phénomènes morbides, qu'ils fussent simultanés ou successifs, l'action d'un *principe*, — tenons-nous-en à ce mot vague, en attendant que la science puisse le remplacer par un plus précis, — tous les médecins ont vu dans cet ensemble de phénomènes l'influence d'un même principe, et la thérapeutique, l'hydrothérapie particulièrement a bien confirmé l'opinion médicale universelle, en faisant disparaître tous ces troubles morbides par une même action générale, ce qu'elle a fait, précisément, chez le dernier malade dont nous venons de résumer l'histoire.

Cela dit, nous pensons qu'en voilà assez sur les vertiges, dans un livre de clinique pure, et que nous pouvons passer à un autre sujet.

ART. 64. — DES VOMISSEMENTS

Nous n'avons la prétention de rien apprendre à personne en rappelant que les vomissements sont presque toujours un simple symptôme de diverses affections de l'estomac et souvent, par malheur, d'affections fort graves et au-dessus des ressources de l'art. Mais peut-être apprendrons-nous encore une vérité fort utile à quelques-uns de nos lecteurs, en leur disant que, même dans les cas où les vomissements ne sont qu'un symptôme d'une maladie incurable comme un cancer, par exemple, l'hydrothérapie parvient assez souvent à les calmer, pour un temps du moins, à rendre ainsi quelques forces aux malades, toujours plus ou moins anémiés dans ces cas, et à leur donner ainsi des espérances auxquelles ils avaient renoncé.

Mais, en dehors de ces vomissements symptomatiques, il existe des vomissements chroniques réellement idiopathiques ou qui, du moins, n'ont pu être jusqu'à présent rattachés à aucune affection locale déterminée, et d'autres qui sont manifestement dus à des actions réflexes, comme ceux qui accompagnent si souvent la grossesse, et qui sont parfois aussi opiniâtres que ceux qui sont dus à des affections incurables, et qui, sans lésions locales appréciables, peuvent, dans quelques cas, entraîner la mort. A l'état aigu, si l'on peut ainsi parler, les exemples de vomissements par action réflexe sont connus de tous les praticiens, et sont assez fréquents pour n'avoir pas besoin d'être rappelés. Il n'est aucun de nous qui n'ait connu des individus qui, à l'aspect de certains objets, à la sensation de certaines odeurs, à un simple souvenir même, sentent leur « cœur se soulever », et vomir presque aussitôt; pour notre compte, nous avons observé plusieurs fois des personnes que la vue d'une punaise faisait saliver abondamment d'abord, puis vomir; le fait même de rappeler le souvenir de l'insecte, dans la conversation, suffisait à provoquer le vomissement; tout le monde a observé des individus qui, après avoir éprouvé le mal de mer, voyaient les vomissements se renouveler pendant un, deux et même trois jours, au seul souvenir des accidents qu'ils avaient essuyés. Les vomissements de cette catégorie, qu'on peut appeler aigus, sont fugaces et se dissipent tout seuls; mais ils peuvent faire comprendre que d'autres puissent exister à l'état chronique, en l'absence de toute affection organique, voire de toute lésion anatomique appréciable. C'est ce que mettront hors de doute les quelques faits que nous allons mettre sous les yeux de nos lecteurs.

C'est dans les cas de cette catégorie que l'hydrothérapie offre des ressources puissantes, parfois même la seule ressource de quelque valeur. Mais non pas l'hydrothérapie fantaisiste de certain auteur (?) dont, — quand on le lit, — le crédit est un sujet toujours nouveau d'étonnement (1); nous entendons parler seulement de la véritable hydrothérapie

(1) Notamment, entre autres exemples par douzaines, si ce n'est par centaines, quand il imprime des bourdes comme les suivantes :

« Il est un cas cependant dans lequel cette méthode de traitement doit être employée avec une grande circonspection, c'est lorsque le vomissement est le symptôme *direct* d'une congestion active des centres nerveux (?) ; il est même quelquefois prudent de s'abstenir complètement (?). En dehors de cette exception, la plupart des *applications froides* et même *l'eau chaude* exercent une influence favorable sur le vomissement et le guérissent le plus souvent. »

On voit que la bouche — et la plume — de cet ingénieux écrivain et hydropathe soufflent le chaud et le froid avec un égal succès !

telle que l'a fondée une observation attentive et intelligente.

Parmi les exemples de vomissements à la fois graves et idiopathiques, un des plus remarquables que l'on puisse citer est sans contredit le suivant observé et publié par Fleury :

Obs. I — *Vomissements incoercibles ; — amaigrissement squelettique ; — inefficacité de divers traitements et d'applications hydrothérapiques irrationnelles ; — mort imminente ; — traitement hydrothérapique à Bellevue; — guérison.*

M. C... habite Dreux ; il est âgé de 22 ans, d'une taille élevée, d'une constitution grêle, d'un tempérament très lymphatique, d'une santé habituellement bonne. Pendant l'hiver de 1847, il contracta une bronchite qui devint chronique et qui résista à l'administration de deux purgatifs, du sirop Desessarts et de plusieurs autres médicaments. Le matin la toux amenait une expectoration muqueuse assez abondante ; pendant le journée, elle était sèche. L'appétit se perdit, et un amaigrissement considérable eut lieu. Au mois de juin, les parents de M. C... commencèrent à s'inquiéter sérieusement, et, craignant que la poitrine ne fût compromise, ils amenèrent leur fils à Paris pour consulter M. Cruveilhier, qui les rassura, attribua en grande partie la toux à une grande irritation pharyngo-laryngée et prescrivit un sirop béchique, un gargarisme astringent et, pour boisson, une infusion d'hysope.

Ce traitement reste sans effet ; la toux persiste, l'amaigrissement continue à faire des progrès, et des sueurs nocturnes surviennent. Au mois de septembre, nouvelle visite à M. Cruveilhier, qui, cette fois, prescrit le lait d'ânesse et plusieurs préparations de soufre.

Au mois de janvier 1848, la toux cesse tout à coup, mais il survient, du côté des voies digestives, des accidents qui, de ce moment, vont aller en s'augmentant pendant trois ans, et jeter le malade dans un des états morbides les plus graves qu'on puisse voir.

Sans avoir commis aucun excès de table, sans avoir rien changé à son régime, en l'absence, en un mot, de toute cause appréciable, M. C... a plusieurs indigestions à des intervalles très rapprochés. Les digestions deviennent laborieuses, l'appétit se perd, la langue devient rouge : le malade éprouve un dégoût invincible pour toute espèce de viande et ne mange plus qu'un peu de poisson et de légumes ; c'est tout au plus si l'on parvient à lui faire boire une tasse de bouillon. Au mois de mars, il ne veut plus manger de pain, et souvent il ne prend, en vingt-quatre heures, qu'un seul œuf pour nourriture. A partir du mois d'avril, chaque repas, quelque peu copieux qu'il soit, est suivi, au bout d'une ou deux heures, d'un vomissement très douloureux.

En juin, M. Cruveilhier est de nouveau consulté. Il ordonne les potages gras, les viandes rôties ; il prescrit un régime exclusivement lacté, le séjour à la campagne, l'exercice, les travaux de jardinage, etc. Pendant six semaines, M. C... ne se nourrit que de lait sous différentes formes, mais ce régime est loin d'améliorer son état. Après chaque repas a lieu un vomissement abondant, douloureux, les matières sont d'une acidité extrême, formées de bile et de lait caillé. Toutes les dents s'altèrent et se carient ; l'amaigrissement est extrême ; c'est à peine si plusieurs lavements peuvent vaincre une constipation opiniâtre et provoquer une garde-robe tous les huit ou dix jours.

A la fin du mois de juillet M. Chomel est consulté. Il ordonne les potages gras, les viandes rôties et l'hydrothérapie, pratiquée de la manière suivante : « *Le malade sera placé dans une baignoire vide, et on lui versera sur le corps plusieurs pots d'eau froide.* » M. C... se rend à Tivoli pour subir cette opération hydrothérapique ; une affusion de cinq minutes (!) produit une suffocation épouvantable, la réaction ne s'opère point, et le malade se sauve glacé, transi, jurant, mais un peu tard, qu'on ne l'y prendrait plus ! Les potages gras, les viandes noires provoquent de violentes douleurs gastriques et d'affreux vomissements ; ils sont abandonnés au bout de quelques jours.

M. C... retourne auprès de M. Cruveilhier et lui fait part de sa mésaventure ; cet éminent praticien déclare que « *l'hydrothérapie ne convient pas dans le cas actuel* », et conseille les eaux de Plombières.

M. C... se met en route; il est forcé de rester quelques jours à Nancy, où on le voit s'arrêter au coin des rues pour vomir. Les eaux, prises pendant vingt et un jours, n'amènent aucun soulagement, et M. C... revient plus malade, plus maigre, et plus faible qu'à son départ.

Le 15 septembre, les parents du malade se décident à consulter Benech ; celui-ci leur impose son invariable formule, mais elle exaspère tellement les accidents, qu'on est obligé de l'abandonner.

L'amaigrissement est squelettique, la plus légère friction excorie la peau ; la constipation alterne maintenant avec la diarrhée. M. C... désire beaucoup chasser, mais il est tellement faible qu'on est obligé de le hisser sur un âne, et que c'est à grand'peine s'il peut tenir son fusil en joue.

Toute médication est abandonnée ; une bronchite est contractée pendant l'hiver de 1849. M. le Dr Maréchal, de Dreux, qui donne habituellement des soins au malade, fait appliquer un vésicatoire au bras, et la toux cesse au bout de trois semaines. Au mois de juillet 1849, on affirme aux parents de M. C... qu'un médecin de Laigle possède un moyen infaillible, et ils se décident à y conduire leur fils : là, celui-ci subit *ex abrupto* une cautérisation de l'urèthre suivant le procédé de Lallemand, sans examen préalable des urines et en l'absence de toutes pertes séminales involontaires, soit nocturnes, soit diurnes. Cette opération est suivie de vives douleurs, d'un écoulement abondant, de dysurie et d'une irritation des organes génito-urinaires, qui a persisté pendant plus de deux ans, et n'a disparu que sous l'influence du traitement hydrothérapique, à Bellevue.

Au mois de novembre, M. C... est ramené à Paris, auprès de M. Cruveilhier, qui ordonne la suppression du vésicatoire du bras, des frictions avec la pommade stibiée sur la région épigastrique, et le vin de Malaga à haute dose (4 à 6 verres à Bordeaux par jour). Sous l'influence de celui-ci, les accidents gastriques devinrent plus violents encore, et l'on est obligé d'y renoncer.

Au mois de décembre, M. le Dr Monneret est appelé à donner ses soins au malade ; il prescrit un régime végéto-animal et l'usage des gouttes noires anglaises (*black drops*), à doses progressives (2 à 120 gouttes dans les 24 heures). Le régime mixte augmente les vomissements.

Des frictions à l'huile de croton sont pratiquées, à plusieurs reprises, sur la région épigastrique, et amènent le développement d'éruptions abondantes ; des bains fortement alcalins sont pris trois fois par semaine ; 50 gouttes noires sont ingérées chaque jour. Sous l'influence de ce traitement, une amélioration notable se manifeste au mois de février 1850. Le malade reprend un peu de force et d'embonpoint ; les vomissements ont toujours lieu après chaque repas, mais ils sont moins abondants et moins douloureux.

Au mois de juin, M. Monneret prescrit des bains de Barèges. Vers le douzième bain, M. C... ressent, au côté gauche de la poitrine, une douleur assez vive, exaspérée par la respiration et les secousses de la voiture ; il n'en tient aucun compte pendant plusieurs jours, et continue à prendre ses bains ; cependant la douleur étant devenue plus intense, M. Monneret est appelé dans les derniers jours du mois, et il constate avec étonnement la présence d'un épanchement pleurétique considérable remplissant les deux tiers de la cavité pleurale gauche. La manière dont l'épanchement s'est développé, la constitution et l'habitude extérieure du sujet, l'existence antérieure de plusieurs bronchites rebelles, inspirent de sérieuses inquiétudes à M. Monneret et lui font craindre que la pleurésie ne soit liée à la présence de tubercules pulmonaires. Plusieurs larges visicatoires sont appliqués sur la poitrine ; au bout de deux mois environ la résorption est complète, et l'épanchement n'a laissé aucune trace appréciable de son passage. L'auscultation et la percussion ne fournissent aucun signe anormal.

Pendant les quinze jours de l'existence de la pleurésie, les vomissements ont entièrement disparu, bien que l'usage des gouttes noires eût été suspendu. Il faut ajouter, à la vérité, que le malade avait gardé une diète à peu près complète ; ils avaient reparu dès qu'une certaine quantité d'aliments avait été introduite chaque jour dans l'estomac.

Au mois de septembre, les gouttes noires auxquelles on substitue quelquefois le sirop de codéine, celui de chlorhydrate de morphine ou le laudanum de Rousseau, améliorent de nouveau l'état de M. C..., qui fait de petites promenades et quelques chasses. L'eau de Vichy ou de Seltz, le café, les glaces rendent souvent la digestion plus facile et sont pris avec plaisir par le malade.

Au mois de novembre, on essaye de rendre l'alimentation un peu plus copieuse, et aussitôt les vomissements redeviennent abondants et douloureux. Pendant quatre mois, le malade prend trois bains de Barèges par semaine ; les gouttes noires sont portées à la dose de 120 gouttes par jour, mais leur efficacité paraît être épuisée.

Au mois de juillet 1851, M. Monneret conseille un traitement hydrothérapique. M. C..., peu encouragé par le souvenir de Tivoli, ne s'y décide que sur l'assurance réitérée que les choses se passeront différemment à Bellevue, où il vient s'établir le 5 juillet.

Etat actuel. — Amaigrissement squelettique, faiblesse extrême ; le malade, qui est d'une taille très élevée, se tient courbé en deux et marche à pas lents, appuyé d'une main sur une canne et de l'autre sur le bras de son père ; l'alimentation est presque réduite à rien, et cependant, chaque repas est suivi d'un vomissement très douloureux. Souvent il survient, une heure après le déjeuner, de la céphalalgie, des nausées, des efforts de vomissements qui se prolongent pendant toute la journée, et ce n'est que le soir que l'estomac est enfin débarrassé par un vomissement très copieux. Pour se soustraire à ces souffrances, M. C..., reste parfois plusieurs jours sans prendre aucune nourriture.

En présence d'un état aussi grave, aussi ancien, aussi rebelle, je dus faire toutes réserves et m'enquérir surtout de la cause assignée aux vomissements ; malheureusement à cet égard, M. Monneret ne put que me faire le récit de ses propres incertitudes. L'existence d'un ulcère simple ou tuberculeux reposait sur quelques probabilités. S'agissait-il d'une gastrite chronique ou d'un vomissement nerveux, comme Louyer-Villermay et Louis Franck (1)

(1) L. Frank. *Remarques sur le vomissement chronique idiopathique*, *in : Journ. complém. des sc. médic.*, t. XV, p. 224.

en ont rapporté des exemples ? La palpation, la pression, les caractères des vomissements, la nature des matières vomies, ne fournissaient aucun signe sur lequel on pût asseoir un diagnostic positif. N'existait-il qu'une gastralgie intense et rebelle ?

Dans le cas actuel, c'était donc empiriquement que l'hydrothérapie allait être appliquée.

Le traitement est commencé le 7 juillet. M. C..., qui est très affaibli, très maigre, très impressionnable au froid, très effrayé par le souvenir de son premier essai hydriatrique, a une appréhension extrême de l'eau froide, et les premières frictions au drap mouillé produisent une violente suffocation. Dès le quatrième jour, cependant, une douche générale, en pluie et en jet, est prise très bravement, et bientôt, M. C..., devient un des plus fanatiques amateurs de l'hydrothérapie ; pour lui, l'eau n'est jamais assez froide, les douches ne sont jamais assez longues ni assez multipliées.

Quinze jours de traitement amènent déjà une amélioration remarquable ; les forces ont notablement augmenté, et le malade franchit maintenant, sans se reposer et sans appui, l'intervalle qui sépare son domicile de l'établissement ; les vomissements sont moins abondants.

Je substitue aux douches les bains de cercles en poussière, d'une durée de trois minutes, pris deux fois par jour.

7 *août*. — Les douches en poussière ont produit, dès les premiers jours, un effet très remarquable ; les vomissements, au lieu d'avoir lieu (1) après chaque repas, c'est-à-dire deux fois par jour, ne se montraient plus qu'une fois, tantôt après le déjeuner, tantôt après le dîner, et parfois ils manquaient complètement, bien que M. C... mange le matin de la viande, et que son dîner se compose de poisson et d'un plat de laitage.

7 *septembre*. — L'alimentation a été graduellement rendue plus abondante et plus substantielle ; les vomissements sont irréguliers, et n'ont lieu que tous les deux, trois ou quatre jours. Le malade

(1) Lapsus assez plaisant chez un écrivain qui avait desprétentions au style élégant et plus encore à une oreille extra-musicale. — N. du R.

fait sans fatigue de longues promenades. La peau est devenue blanche, le teint se colore, et l'embonpoint commence à se développer.

7 *octobre*. — Les vomissements sont devenus de plus en plus rares ; les digestions sont quelquefois laborieuses, et je conseille à M. C... de boire de l'eau de seltz pendant ses repas, et de les terminer par une tasse de café ou un verre de curaçao. L'état général s'améliore tous les jours.

7 *novembre*. — M. C... n'a point vomi depuis plusieurs jours ; il a notablement engraissé, et on a peine à le suivre dans ses longues promenades; ses parents sont tellement satisfaits de son état, qu'ils veulent le ramener à Dreux. M. Monneret, qui a suivi avec intérêt l'action du traitement, insiste pour que l'hydrothérapie soit continuée pendant tout l'hiver, afin de consolider la guérison, de prévenir les rechutes et d'améliorer encore la santé du malade.

15 *janvier*. — M. C... n'a point vomi une seule fois depuis trois mois, et voici de quoi se compose son alimentation : à déjeuner, une douzaine d'huîtres, un plat de viande (aile de poulet, perdreau, lièvre, cotelette de chevreuil, etc.), un dessert et une tasse de café ; à dîner, un poisson ou un plat de viande, un plat de légumes, un entremets sucré, un dessert et un verre de curaçao. Son teint est coloré, son embonpoint est très satisfaisant, son état général excellent. Cette remarquable guérison ne s'est pas démentie (1856).

Malgré sa prolixité et son abondance habituelles, — abondance souvent stérile, il est vrai, — Fleury n'a cru devoir accompagner cette belle observation d'aucune remarque, si ce n'est celle, intempestivement placée (1), où il avoue que l'hydrothérapie a dû, chez M. C..., être appliquée empirique-

(1) Les observateurs sérieux, habitués à ne jamais mêler les considérations théoriques à la constatation des faits, se bornent d'abord à cette constatation, rigoureusement faite, et présentent tout à fait à

ment, par la raison qu'il n'était pas « renseigné sur la cause assignée aux vomissements ». Hélas ! nous aurons occasion de nous assurer dans le chapitre suivant, que s'il faut être renseigné, — et nous entendons, cela va sans dire, renseigné sûrement, — sur la cause de l'affection de chaque malade qu'on traite pour appliquer rationnellement l'hydrothérapie, on n'est obligé de l'appliquer que trop souvent d'une manière empirique, comme Fleury l'a fait chez M. C .., sans que, du reste, le résultat ait été moins beau que dans beaucoup d'autres cas où *il a cru* l'appliquer de la manière la plus rationnelle.

Certes, Fleury a obtenu comme nous-mêmes des guérisons qui ont paru parfois vraiment merveilleuses, et parmi celles-là, on classera certainement sans hésiter celle de M. C... Mais ce n'est pas seulement au point de vue de la beauté de la cure que cette observation est digne d'un haut intérêt, c'est au point de vue de l'association et de la succession des phénomènes, et aussi au point de vue de l'idée que se faisaient de l'hydrothérapie les praticiens les plus éminents, qui, pourtant, en sentaient plus ou moins vaguement l'utilité. Hélas ! à trente ans de distance, il n'existe encore que trop de successeurs de Cruveilhier qui appliqueraient encore l'hydrothérapie comme lui, sinon plus mal. On a vu dans l'article précédent combien Rostan et le modeste mais très distingué praticien Huet appréciaient plus justement la nouvelle méthode.

Et pour en revenir au cas de M. C..., si l'on n'a pu apprécier

part leurs remarques, quand ils croient devoir en faire. Mais Fleury n'a jamais paru se douter de cette règle connue seulement des observateurs sévères et judicieux.

chez lui — non plus que chez beaucoup d'autres, — la cause organique des vomissements, il n'a pas été difficile, du moins, de s'apercevoir que cette cause ne tenait pas seulement les vomissements sous sa dépendance, mais qu'elle régissait les nombreux phénomènes morbides éprouvés par M. C... Cette bronchite, cette toux du moins, qui disparaît brusquement et à laquelle succèdent, sans cause appréciable, des indigestions, puis des vomissements; ceux-ci, qui cessent d'une manière tout à fait inattendue, après le développement non moins imprévu et inexplicable d'un abondant épanchement pleurétique, lequel disparaît lui-même beaucoup plus promptement qu'on aurait dû s'y attendre, et dont la disparition est à son tour suivie du rétablissement des vomissements; tout cet ensemble de phénomènes morbides se succédant, se compliquant, n'indique-t-il pas qu'une même cause troublait l'organisme, et que la médication qui a rendu M. C... à la santé a agi sur cette cause générale. Maintenant, cette cause était-elle un *vice*, un *principe*, — mots vagues, — ou un *microbe*, pour parler un langage plus à la mode et qui serait plus précis, si le fait qu'il exprime était démontré? Mais, dans ce cas, comment comprendre que de simples applications extérieures d'eau froide puissent détruire ce principe ou ce microbe, et en délivrer définitivement l'économie? Est-ce qu'il est admissible que le balancement d'une escarpolette, celui des vagues, la vue d'une punaise ou l'odeur d'un égout puissent engendrer instantanément un principe ou un microbe qui provoquerait des vomissements? n'est-il pas infiniment plus rationnel d'admettre que ces sensations diverses apportent un trouble plus ou moins intense dans l'état du système nerveux, et que c'est en y apportant un trouble contraire que l'hydrothérapie rétablit ce système dans son assiette naturelle ? Pour nous, il nous paraît à peine possible qu'on en puisse douter, et ce qui nous paraît infiniment probable dans les cas plus ou moins semblables à celui de M. C... ne l'est pas moins, suivant nous, dans une autre catégorie de vomissements dont nous allons dire quelques mots.

Cette catégorie est celle des vomissements auxquels sont sujettes les femmes grosses, catégorie bien connue des accoucheurs, comme pathologie du moins, car comme thérapeutique, tous semblent ignorer qu'ils ont dans l'hydrothérapie une ressource presque assurée de faire cesser cette complication de la grossesse, qui n'est assez souvent que pénible, mais qui, dans certains cas, compromet la vie des femmes.

Contre les vomissements graves de la grossesse, en effet, les accoucheurs ne conseillent et n'emploient que des moyens banaux, et il est à notre connaissance que plusieurs femmes, une. entre autres, soignée par feu notre très distingué confrère Campbell, ont succombé à cette terrible complication de la grossesse, circonstance d'autant plus étonnante, en ce qui concerne cet éminent accoucheur, qu'il appréciait les ressources de l'hydrothérapie, la conseillait assez souvent et que nous avons soigné plusieurs de ses clientes, auxquelles il l'avait prescrite. Nous n'aurions rien à ajouter à ce que nous avons dit de ces ressources, à l'article de *grossesse*, p. 558 et suiv., si nous n'avions omis dans cet article, de mentionner un traitement que le Dr Mauny avait déjà proposé dans un mémoire publié en 1868, et à l'appui duquel il a communiqué de nouveaux faits au *Congrès de l'avancement des sciences*, réuni à la Rochelle en 1885 ; ce traitement n'est autre que la cautérisation du col de l'utérus gravide. Quoique l'auteur rapporte douze cas de succès, nous pensons avec notre confrère Paul Landowski, que les manipulations pratiquées sur le col de l'utérus gravide provoquent si souvent l'avortement, qu'on ne devrait recourir à la cautérisation du col que dans le cas où les vomissements menacent les malades d'une mort imminente, et, ajouterons-nous, qu'après avoir tenté l'hydrothérapie, qui, elle, — bien administrée, — est toujours exempte du plus petit inconvénient.

CHAPITRE QUATRIÈME

DOCTRINE HYDROTHÉRAPIQUE

OU

DÉDUCTION DES FAITS CLINIQUES

I

Après la déclaration que nous avons faite dès la première page de ce livre et que nous avons refaite dans plusieurs autres, il serait sans doute superflu de répéter que notre prétention n'est ni de fonder une doctrine médicale nouvelle, ni de résoudre ou même de discuter à fond « les plus hauts problèmes de la pathologie » ; mais, sans avoir le moins du monde aucune de ces prétentions, nous croyons pouvoir et peut-être devoir rechercher jusqu'à quel point les résultats pratiques de l'hydrothérapie concordent avec les doctrines régnantes et celles que d'aucuns disent appelées à régner prochainement, ou peuvent éclairer les unes et les autres.

Nous pourrions peut-être nous dispenser d'ajouter que, n'ayant à défendre aucune théorie générale, mais seulement à établir des vérités de fait et d'observation, nous apporterons la plus complète impartialité dans la recherche et la discussion auxquelles nous allons nous livrer. Mais cette impartialité ne nous empêchera pas de critiquer et de condamner avec énergie, tout en respectant les personnes, ce que nous croirons être des erreurs ; car, par cela même que nous nous bornons, autant que faire se peut, aux questions pratiques, les erreurs que nous aurons à combattre intéressent nécessairement les malades, et les intérêts des malades sont ceux qui doivent principalement, nous dirions volontiers exclusivement, préoccuper le médecin.

Peut-être aurons-nous, — un peu contre notre gré, — quelque sévérité de langage, comme nous l'avons eu déjà pour quelques prétentions ridicules ; nous prions nos lecteurs de nous les pardonner, et nous espérons en leur indulgence ; nous pouvons les assurer que nous ne manquons nullement de charité, et que nous considérons du même œil l'homme d'esprit et le sot qui se tient à sa place, car nous savons que ni l'un ni l'autre ne se sont faits eux-mêmes ; mais quand on se trouve devant un sot vaniteux et prétentieux, il est parfois bien difficile d'arrêter au passage un mot qui réprime sa sottise et sa vanité.

Sans plus ambitionner le rôle de réformateur que celui de philosophe ou de pathologiste transcendant, il est pourtant une réforme que nous tenterons au moins par l'exemple : depuis Boileau surtout, mais même avant lui, on répète que ce que l'on conçoit bien s'énonce clairement; si l'on s'en rapportait à ce qui s'écrit, notamment en médecine, on ne serait guère disposé à partager l'opinion de l'illustre auteur de l'*Art poétique*. Soit difficulté du sujet, soit insuffisan e d'efforts de la part des auteurs, nous aurons plus d'une occasion de constater que le langage même de nos confrères les plus distingués laisse assez souvent à désirer, non seulement sous le rapport de la correction, ce qui serait bien peu de chose, — les écrits scientifiques n'étant pas tenus à faire du style, comme Buffon, Bichat ou Cuvier, — mais sous le rapport de la clarté, qui est la qualité importante, et la seule nécessaire, — mais absolument nécessaire, — de toute œuvre de science. Nous n'osons espérer que cette qualité sera la nôtre, mais nous ferons du moins notre possible pour l'atteindre ; c'est le seul moyen d'éviter ces fâcheuses équivoques qui éternisent des discussions stériles.

II

Nous allons être obligé de commencer par constater que la qualité dont nous parlons fait défaut même dans les passages les plus importants, — à son point de vue, — de son ouvrage, chez un auteur qui se croyait sans contredit comme un modèle de précision et de limpidité, surtout quand il s'agissait de philosophie médicale et de doctrine hydrothérapique et autre :

« Nous présenterons à nos lecteurs, dit Fleury, les principaux faits cliniques que nous avons observés....

« Ces faits soulèvent d'importantes questions de philosophie médicale et de pathologie générale, et c'est précisément ce qui leur donne une signification toute spéciale. »

— Une signification spéciale ? Qu'est-ce à dire ? on ne le devine pas trop bien ; quant à valeur spéciale, il nous semble que ce qui leur en donne une, c'est qu'ils sont des exemples frappants des vertus curatives de l'eau froide ; en dehors de cette importante démonstration, leur valeur serait bien minime, si même ils en avaient une quelconque. Mais le prétendu philosophe croit le contraire, et voici comment il l'explique :

« Il s'agit ici de maladies formant la plus grande partie du cadre nosographique, traitées *toutes* par une médication qui, malgré le nombre et la diversité de ses formes, de ses procédés, de ses instruments, n'en constitue pas moins *un tout* : *Une méthode générale de traitement.*

« Il est impossible de le nier : un semblable *rapport* » — (quel *rapport* ? qui a parlé de rapport ? si l'auteur s'entend on ne l'entend guère) — ne peut exister qu'en vertu d'un *principe*, d'une *théorie générale*, s'appliquant également à la pathologie et à la thérapeutique, embrassant dans leur ensemble la *physiologie hygique*, la *physiologie pathogénique* et la *physiologie curative.*

« C'est en me plaçant à ce point de vue élevé et général que j'ai dit et que je répète :

« *L'hydrothérapie rationnelle n'est pas seulement une nouvelle médication puissante et efficace,* ELLE EST UNE DOCTRINE MÉDICALE NOUVELLE. »

« Le moment est venu de donner à cette assertion l'évidence d'une démonstration. »

Avant de passer à cette hydrothérapie rationnelle, qui est une doctrine médicale nouvelle, une remarque d'abord sur ces grands mots d'autant plus sonores qu'ils sont plus creux, et sur cette colossale vanité d'un auteur qui se cite lui-même en soulignant une et deux fois les citations qu'il s'emprunte. Que peut donc signifier ce semblable rapport, dont on n'a jamais parlé et qui ne peut exister qu'en vertu d'un principe, d'une théorie générale embrassant dans leur ensemble la physiologie hygique, pathogénique et curative ? Comment ! l'auteur a un principe qui embrasse toutes ces physiologies à supposer que les deux dernières au moins ne soient pas des chimères, c'est-à-dire des mots, ou du vent ! et c'est à ce vent que cet Icare d'une nouvelle espèce veut donner « l'évidence » d'une démonstration, c'est-à-dire démontrer ce qui ne se démontre pas, car l'évidence est, précisément, ce qui se passe de démonstration ! jamais géomètre n'a démontré que le tout fût plus grand que la partie ! C'est pourtant avec ces grands mots soufflés et boursoufflés, qu'auprès de quelques confrères trop peu réfléchis, on se fait passer pour « un esprit de premier ordre. » (DELMAS, *Physiologie nouvelle de l'hydrothérapie.*) Certes, ce n'est pas l'habitude de Fleury de manquer de clarté ; nous avons plus d'une fois reconnu le contraire dans le cours de cet ouvrage ; mais comme beaucoup d'autres, il n'a jamais su s'appliquer ce vers célèbre :

Tel brille au second rang, qui s'éclipse au premier,

et sa vanité quasi-maladive l'a toujours aveuglé sur ses forces intellectuelles, l'a empêché de les mesurer dans une balance juste, lui a fait aborder des sujets hors de sa portée, et l'a fait dévoyer de ses idées et de son style lucides pour le jeter dans le galimatias. Est-il parvenu à en sortir lorsque, descendant des sommets de la philosophie médicale et générale, il a abordé le terrain de la thérapeutique et même celui plus restreint de la thérapeutique hydriatrique ? Le lecteur va en être juge.

Ne quittant que difficilement les régions transcendantes, pourtant si peu faites pour ses ailes, le pauvre philosophe ne peut s'empêcher de mentionner le nom et l'œuvre de Bacon, et, appréciant les conséquences que la réforme philosophique de l'illustre chancelier a eues pour la médecine, il dit :

« Aujourd'hui une voie nouvelle et plus féconde encore s'ouvre à l'art de guérir, et, si je ne m'abuse, c'est par elle que celui-ci arrivera au terme le plus avancé qu'il lui sera donné d'atteindre, en tant que *science* ; » — (*l'art* qui avance en tant que *science* !) — « déjà la médecine n'est plus réduite à prendre pour base unique de ses recherches et de ses efforts des altérations cadavériques, résultats ultimes d'une perturbation organique primitive ; et si le principe de la vie doit rester à jamais au-dessus de ses investigations, elle peut du moins en approfondir le mécanisme » (de quoi ? du principe ou de la vie ? le mécanisme d'un principe serait... pittoresque) « et saisir le phénomène morbide à son origine. » — Eh quoi ! de ce qu'on connaîtrait le mécanisme de la vie (?) ou de son principe (??), il s'ensuivrait qu'on doit saisir le phénomène, c'est-à-dire tout phénomène morbide, à son origine ? voilà un syllogisme qui n'aurait certainement pas eu l'approbation d'Aristote ; mais continuons : — « La médecine *anatomique* a fait place à la médecine *physiologique*, à cette médecine qui s'appuie sur l'observation, sur l'expérimentation et sur l'étude attentive des phénomènes physiques, chimiques, mécaniques et dynamiques qui s'accomplissent au sein de l'organisation vivante.

« Les beaux travaux qui, dans ces dernières années, ont jeté une si vive lumière sur la *physiologie hygique* ont fait naître une science corrélative, la *physiologie pathologique*, et celle-ci, à son tour, doit conduire nécessairement à la *physiologie curative*, c'est-à-dire à des méthodes thérapeutiques qui, pour maintenir ou rétablir l'état organique et fonctionnel qui constitue la santé, s'adresseront à des agents dont l'action est plus puissante, plus certaine et mieux déterminée que celle de la plupart des agents médicamenteux : c'est-à-dire aux fonctions elles-mêmes de l'organisme. »

L'auteur cite ici les travaux de Bourdon, Piorry, Gerdy, Cl. Bernard, Laisné, sur l'effet de la pesanteur, sur la gymnastique, sur la digestion, etc., et il continue :

« Par la puissance et la multiplicité de ses influences, l'hydrothérapie rationnelle se place à la tête de la *thérapeutique physiologique* dont nous venons de parler ; on le comprendra aisément, si l'on songe qu'elle exerce *sur les deux grands systèmes qui président à toutes les fonctions de l'économie, sur* LA CIRCULATION CAPILLAIRE et L'INNERVATION GÉNÉRALE, *une action directe et énergique qui n'appartient à aucun autre agent et au moyen de laquelle elle modifie profondément la calorification, l'absorption, les sécrétions et la nutrition.*

« En envisageant ainsi la question » — (quelle question ?) — « à son véritable point de vue, il devient facile de comprendre l'efficacité de l'hydrothérapie rationnelle, et de constater que, bien loin d'être, comme M. Roche le disait de l'hydrothérapie empirique, *une méthode dangereuse, chimérique, en désaccord avec toutes les connaissances physiologiques et pathologiques,* cette médication est, au contraire, *une méthode précieuse, exempte de danger, et en rapport avec les données les plus positives de la physiologie et de la pathologie.*

« Mais pour atteindre ce but, » — (quel but ?) — « de longs efforts sont encore nécessaires, et il est urgent, en premier lieu, de suivre une voie toute différente de celle qui a été parcourue, d'abandonner des errements entachés d'un empirisme aveugle et d'une systématisation antiscientifique. »

Qu'a donc fait le réformateur pour atteindre un but dont il parle sans le définir et pour sortir des errements d'un empirisme aveugle et d'une systématisation antiscientifique qu'il ne définit pas davantage ?

Il a fait deux choses :

1° Il s'est livré à des considérations prétendues philosophiques et physiologiques dont il nous suffira de citer quelques lignes, pour faire comprendre que nous n'y insistions pas davantage, dans un ouvrage exclusivement pratique.

2° Il a fait quelques expériences dites *physiologiques*, qui sont censées servir de base indispensable à l'hydrothérapie rationnelle ; sur celles-là, nous insisterons d'autant plus un instant, qu'un de nos honorables confrères en hydrothérapie, en les perfectionnant ou plutôt en les modifiant complètement, en a fait aussi la base physiologique, *également indispensable* et non moins inébranlable que celle de Fleury, d'une hydrothérapie encore plus rationnelle que celle de ce dernier !

Dans ses considérations physiologiques, Fleury commence par établir ou tout au moins poser des propositions telles que les suivantes :

« L'être vivant est constitué par un élément *organique* ou *statique* et par un élément *fonctionnel* ou *dynamique*.

« *Mais* (?) parmi les fonctions, il en est qui sont de véritables forces, comme le courant qui se développe dans le couple voltaïque est une force.

« S'il n'existe pas de force sans matière, il n'existe pas de matière sans force, et l'on doit admettre une force vitale.

« La force vitale augmentée, diminuée et pervertie : de là les mots d'*hypersthénie*, d'*asthénie*, d'*adynamie*, d'*ataxie*.

. . . .

« Cela posé, il en résulte évidemment » — l'auteur se montre ici facile à l'évidence ! — « que l'art de guérir doit être armé :

« 1° D'une thérapeutique organicienne, anatomique, statique pour combattre les lésions organiques primitives et certaines lésions organiques secondaires qui, dans des cas déterminés et à un point de vue spécial, doivent être prises en considération en elles-mêmes ;

« 2° D'une thérapeutique fonctionnelle, physiologique, dynamique pour combattre les lésions de la force vitale, les lésions fonctionnelles primitives, et certaines lésions fonctionnelles secondaires qui, dans des cas déterminés, doivent être prises en considération en elles-mêmes. » (FLEURY, *Traité thér. et cliniq. d'hydrothér.*, p. 325 et suiv.)

Pour prouver qu'il a donné, en effet, à la thérapeutique les deux armes qu'il vient de décrire plus ou moins heureusement, l'ambitieux hydrothérapeute cite Hunter, Broussais, Monneret, Barrel de Pontevès (!), etc., Cl. Bernard et Marey, (ces deux derniers que nous aurons à citer nous-même) ; et des raisonnements dont il accompagne ces citations, il conclut hardiment qu'il a fondé la thérapeutique *physiologique*. Mais il est vrai de dire qu'il avait donné par avance à ses raisonnements une base qu'il considérait comme inattaquable aux atteintes des hommes et du temps ; elle consistait en des expériences sur l'action *dite* physiologique (pour nous servir de l'expression du professeur Hayem) de l'eau froide, expériences dont nous ne dirons que quelques mots, devant revenir plus longuement sur des expériences analogues exécutées par notre honorable confrère, le Dr P. Delmas (de Bordeaux), et qui paraissent avoir été jugées importantes par quelques thérapeutistes, notamment par M. Dujardin-Beaumetz, qui les cite avantageusement.

Quant à celles de Fleury, voici comment il en explique lui-même la raison et le but :

« Quelles sont les influences exercées sur la température animale par les agents extérieurs doués d'une température plus ou moins basse ? Il n'est point possible de répondre à cette question d'une manière satisfaisante. A l'exception des recherches bien connues de Davy (1), des expériences de Herpin et Robert-Latour, que nous avons fait connaître plus haut et qui sont loin d'être suffisantes, nous ne possédons aucun document de quelque valeur sur cette importante question.

« C'est pour combler en partie cette regrettable lacune, c'est pour donner à l'hydrothérapie *une base physiologique* qui lui fait défaut et *sans laquelle il est impossible de l'élever au rang des médications scientifiques et rationnelles* » — il paraît que scientifiques ne suffiraient pas ! — « que j'ai entrepris et poursuivi pendant six ans des recherches dont je vais faire connaître les résultats généraux, en les appuyant de quelques expériences propres à mettre en évidence la manière dont ils ont été obtenus. »

Les expériences citées sont au nombre de treize, et le sujet en est l'auteur lui-même ; nous nous contenterons d'en citer une, la cinquième, ainsi que les déductions générales dont il les fait suivre ; les quatre premières où l'auteur se borne à plonger plus ou moins longtemps la main dans l'eau, ne nous paraissent avoir absolument aucun intérêt, du moins au point de vue hydrothérapique.

Voici donc comment il rend compte de la cinquième :

« Température atmosphérique............... 17°
« — de mon corps, sous la langue.... 38°

« La température de l'eau étant à 14°, je reçois une douche générale en pluie, la tête étant protégée et la bouche bien fermée, de manière que l'eau ne pénètre point dans cette

(1) Davy, *Recherches sur la température du corps humain dans divers climats;* in Annales de chim. et de physiq., t. XXII, p. 433; 1823.

cavité ; la durée de la douche est de cinq minutes. La sensation de froid est très vive, et la température du corps prise sous la langue, est abaissée de 2° ; elle est de 36° ; je marche rapidement à l'air libre, et, au bout de 40 minutes, la température de mon corps est revenue à son chiffre primitif. »

Dans les autres expériences, l'auteur prend tantôt des douches générales, tantôt des immersions avec ou sans sudation préalable dans l'étuve sèche; elles donnent des résultats à peu près identiques, après quoi l'expérimentateur conclut ainsi :

« J'ai répété et varié ces expériences un grand nombre de fois ; les résultats ont toujours été analogues à ceux que je viens de faire connaître et m'autorisent à établir les propositions suivantes :

« 1° Une immersion partielle suffisamment prolongée (une demi-heure), dans l'eau modérément froide (15° à 9°) peut abaisser la température de la partie immergée, de la main par exemple, de 19 et même de 23°; de telle façon qu'il n'existe plus entre la température de la partie vivante et celle du milieu réfrigérant qu'une différence de 1°, 5 au profit de la première (1).

« 2° Cet énorme abaissement de température partielle n'exerce aucune influence appréciable sur la température générale du corps, prise sous la langue.

« 3° Une immersion ou une douche générales (*sic*), suffisamment prolongées (*sic*) (25 minutes à 1 heure), dans de l'eau modérément froide (14 à 10°), peuvent (*sic*) abaisser la température animale, prise sous la langue, de 4 degrés. Le

(1) Nous réservons nos remarques pour la fin de l'exposé de toutes ces expériences *dites* physiologiques, mais, vraiment, nous ne pouvons nous dispenser de signaler dès à présent la puérilité d'une expérience qui consiste à plonger la main dans l'eau froide pendant une demi-heure, pour fonder une hydrothérapie rationnelle !

résultat est accompagné d'une sensation si pénible pour le sujet qu'il ne m'a pas été possible de pousser celle-ci plus loin.

« 4° L'abaissement de la température générale est accompagné d'une diminution dans la fréquence du pouls (6 à 9 pulsations par minute), sans modification appréciable de la respiration.

« 5° Pendant les quelques minutes qui suivent l'immersion générale, la température du corps, quelle que soit celle de l'atmosphère ambiante, baisse encore de quelques dixièmes de degré (4 à 9 dixièmes), et ce nouvel abaissement est également accompagné d'une nouvelle diminution dans la fréquence du pouls (1 à 2 pulsations).

« 6° Lorsque la température animale a été préalablement élevée de 3 à 4° par le séjour dans une étuve sèche, les applications extérieures d'eau froide, sous forme de douche ou d'immersion, ramènent d'abord rapidement la température et le pouls à leurs chiffres primitifs et physiologiques, et produisent ensuite des effets analogues à ceux que nous venons d'indiquer.

« 7° Ces phénomènes sont suivis d'un mouvement vital, d'une *réaction* qui ramène plus ou moins rapidement la température et le pouls à leurs chiffres primitifs et physiologiques.

« 8° Toutes choses égales d'ailleurs, la réaction est d'autant plus prompte et plus énergique que l'atmosphère est plus chaude, que le sujet se livre à un exercice musculaire plus violent, et que l'eau frappe les tissus avec plus de force. Une douche est suivie d'une réaction plus prompte qu'une immersion.

« 9° Toutes choses égales d'ailleurs, la réaction est plus

prompte, après une application relativement courte avec de l'eau froide, qu'après une application relativement longue avec de l'eau moins froide.

« 10° La *puissance de réaction* varie d'individu à individu, suivant un grand nombre de circonstances physiologiques et pathologiques qui se rattachent principalement à l'état de la circulation et de l'innervation générales. (*Ibid.*, p. 142 et suiv.). »

L'auteur mentionne à la suite de ces propositions plusieurs expériences dites physiologiques faites par divers expérimentateurs et sur lesquelles nous aurons à revenir à propos du travail expérimental et critique de notre honorable confrère, le Dr Delmas; pour le moment, bornons-nous à constater que Fleury, après ces expériences et les commentaires dont il les a accompagnées proclame hautement qu'il a résolu le grand problème que, dès la première page de son livre, il avait ainsi posé :

« La médecine empirique et l'art de guérir peuvent se contenter d'une thérapeutique bien formulée, et d'une clinique solidement établie sur l'observation, l'expérimentation et l'induction logique.

« La médecine scientifique a de plus hautes prétentions, et le savant est plus exigeant que l'artiste, il ne lui suffit pas de guérir ; il veut savoir pourquoi et comment il guérit ; outre la thérapeutique et la clinique, il veut une place pour la *Doctrine*, pour la philosophie médicale. Il connaît le modificateur, il en connaît l'effet ; mais il veut encore en saisir le *mode d'action;* à la *physiologie pathogénique*, il veut pouvoir opposer la *physiologie curative*.

« ..... Bientôt, nous fûmes conduit à édifier de toutes pièces une *théorie hydrothérapique*, et c'est après avoir, pendant longtemps, constaté une concordance parfaite entre les faits et cette théorie, que nous eûmes la *prétention* d'attribuer à l'hydrothérapie de Bellevue la qualification de *rationnelle* et de *scientifique* (*Ibid.*, p. VIII). »

Non seulement l'auteur émet la *prétention* (c'est lui qui souligne) d'avoir fondé une hydrothérapie *rationnelle*, c'est-à-dire une *Doctrine* qui guérit et sait pourquoi et comment elle guérit, et il déclare qu'après vingt ans de lutte, personne n'a apporté la moindre atteinte à l'édifice qu'il a fondé.

« Vingt années de vérification et de critique, dit-il, n'y ont rien modifié, rien ajouté, rien retranché... etc. »

Nous verrons plus loin ce qu'est, dans l'application, cette grande et nouvelle doctrine, qui aurait opéré en thérapeutique et même en pathologie et en philosophie médicale, une révolution radicale ; il nous faut examiner auparavant une doctrine encore plus nouvelle et, — ce qu'il y a de plus piquant, — fondée aussi sur des expériences plus parfaites, celles de Fleury étant considérées comme très défectueuses et, pour mieux dire, dénuées de toute valeur; il est bien heureux pour lui qu'il soit mort à temps pour ne pas entendre cette dure sentence d'un critique qui suit comme lui la voie de l'expérimentation *physiologique*. Et ce qui aurait passablement humilié Fleury, c'est que son honorable compétiteur en doctrine physiologique ou plutôt cosmique, le prend encore de plus haut que lui-même : Fleury n'élevait guère ses prétentions que jusqu'à la philosophie médicale, son savant émule, P. Delmas, n'aspire à rien moins qu'à fonder l'hydrothérapie sur la philosophie naturelle, c'est-à-dire sur les lois ou plutôt sur *une* loi cosmique universelle.

« Réduire toutes les forces de la nature à un principe, dit-il, —s'appropriant une pensée du père Secchi, pas très heureusement exprimée, du reste, —voilà l'expression de la tendance scientifique de l'époque. » Et, pour appliquer à son sujet cette grande *tendance*, s'appropriant aussi une déclaration de la *Revue Médicale*, qu'on est assez étonné de trouver dans un recueil aussi profondément vitaliste et même animiste, M. Delmas ajoute :

« Pour être de l'ordre vivant, les organismes n'en sont pas moins des machines à combustion, mais seulement à combustion *vivante*.

« De toutes les médications, l'hydrothérapie est celle par excellence qui s'exerce sur le calorique *organisé*, — aïe ! aïe ! calorique organisé ! voilà qui n'est guère dans les tendances scientifiques de l'époque ! — et partant sur les forces de l'organisme, qui ne sont que de la chaleur transformée en mouvement... Et qui comprendra que les Gillebert d'Hercourt... et Fleury lui-même n'aient pas été frappés des applications que les notions modernes de la chaleur transformée venaient fournir à la thérapeutique de l'eau froide ?

« Rien ne nous empêchera de soutenir que, jusqu'ici, l'hydrothérapie n'a été qu'une *pratique*, et que, désormais, pour devenir une *science*, elle doit aller prendre des principes dans la thermodynamie.

« *L'étude de la réaction organique de l'homme par l'eau froide dans la théorie de la transformation des forces vivantes, telle sera donc la définition scientifique de l'hydrothérapie.*

« Comme *pratique*, la prospérité de l'hydrothérapie va croissant; comme *science*, elle est loin d'avoir suivi un mouvement ascendant; de sorte qu'on pourrait dire peut-être que nous guérissons *empiriquement*, c'est-à-dire sans savoir le pourquoi de nos guérisons (DELMAS, *Physiologie nouvelle de l'hydrothérapie*, p. 7). »

On voit que notre savant confrère, tout en considérant

Fleury comme un pauvre empirique, l'imite en ce point important, qu'il ne veut pas se contenter de guérir, qu'il veut savoir pourquoi ; qu'il veut, bien plus, savoir et même établir combien ce *pourquoi* s'accorde avec la théorie mécanique de la chaleur ou loi de la transformation des forces, et, enfin, qu'il veut l'établir à l'aide d'expériences qui ne sont, après tout, que celles de Fleury perfectionnées.

N'ayant nulle prétention, — non plus, nous nous empressons de le déclarer, que le moindre droit d'en avoir, — à discuter avec Mayer, Colding, Gercle, Helmholtz, Clausius, Bankine et W. Thomson *l'équivalence de la chaleur*, et pas davantage la prétention d'appliquer à la physiologie comme l'illustre Berthelot l'a appliquée à la chimie, la grande découverte de ces savants, nous bornons notre ambition à soulager et à guérir, quand nous pouvons, les malades qui se confient à nous, et tout ce que nous rechercherons dans les idées et les expériences de notre excellent confrère, c'est uniquement en quoi les unes et les autres peuvent concourir au perfectionnement de la méthode thérapeutique à l'étude de laquelle nous nous sommes consacré. Mais nous ferons remarquer d'abord que, si l'honorable hydrothérapeute de Bordeaux a le bon goût de s'exprimer en termes moins outrecuidants que son vaniteux prédécesseur, ses prétentions, au fond, ne sont pas moindres. Comme Fleury, il constate que pendant dix ans ses expériences lui ont toujours donné des résultats analogues ou identiques, et il conclut qu'il est donc « autorisé à les proposer comme bases nouvelles de la méthode hydrothérapique, bases *sans lesquelles il est impossible* de donner une interprétation vraie au GRAND PHÉNOMÈNE PHYSIOLOGIQUE qui résume à lui seul toute cette thérapeutique, c'est-à-dire à la RÉACTION DE L'ORGANISME AU FROID ET A LA CHALEUR. » Il est vrai qu'il ne dit pas qu'il soit impossible sans adopter ces bases nouvelles, d'appliquer l'hydrothérapie, mais seulement d'expliquer le phénomène de la réaction ; seulement quand on sait lire entre les lignes, on s'aperçoit bien qu'il n'y a là qu'un euphémisme où les prétentions de l'auteur n'ont rien à perdre. Il est clair que, dans son opinion, tous les hydrothérapeutes qui ne savent pas appliquer à l'hydrothérapie la théorie mécanique de la chaleur, ou le principe, la loi de l'équivalence des forces, — et ils sont tous dans ce cas, lui excepté, — sont tout au plus de pauvres empiriques comme Priessnitz, et que lui seul est ce que Fleury croyait être, l'auteur d'une *Doctrine* hydrothérapique nouvelle et l'unique hydropathe *rationnel.*

Nous ne reproduirons pas plus toutes ses expériences que nous n'avons reproduit celles de Fleury ; il a eu soin d'ailleurs d'en publier lui-même une comme type, qui permet d'appliquer l'*ab uno disce omnes*.

M. Delmas annonce avoir fait *plus* de 60 expériences, et, sur ce nombre, 22, les seules dont on connaisse à peu près les détails, ont été faites sur le même sujet, « choisi spécialement pour répéter toutes les recherches faites ou *à faire* », — *répéter* des recherches *encore à faire* est peut-être un langage équivalent, mais pas équivalent à la logique ni à la grammaire, — « parce qu'il était dans d'excellentes conditions organiques et physiologiques permettant de pousser sans danger les expériences à leur extrême limite ».

L'honorable Dr Delmas reproche à Fleury d'avoir fait toutes ses expériences sur lui-même ; mais il faut bien reconnaître que Fleury était un meilleur sujet que celui choisi par M. Delmas, surtout pour rendre compte des sensations qu'il éprouvait et pour les interpréter. Quoi qu'il en soit, voici comment on a procédé sur ce sujet de choix, du nom de Bernard :

« Il a déjeuné à 9 heures, et à midi 40 minutes, on l'assied, *plié* dans des couvertures (expression pittoresque) pour éviter l'action du froid, quoique la température extérieure soit de 24 degrés au nord et à l'ombre, et celle des cabines de 20, et il reste là, au repos pendant 50 minutes, toujours *plié* sous ses couvertures, et amené jusqu'à la douche en cercles *a* à laquelle on a donné les dispositions suivantes qui permettent de continuer l'examen du pouls et du thermomètre buccal pendant toute la durée de la douche.

« L'appareil est entouré extérieurement d'un drap en forte toile ; la pomme d'arrosoir qui le surmonte est fermée ; sur le premier cercle est placé un couvercle d'un diamètre égal à celui des cercles de la douche ; ce couvercle est percé au centre d'un trou circulaire pour donner aisément passage à la tête ; en outre, sur le point de la circonférence de cet orifice faisant face à l'entrée de la douche, a été pratiquée une profonde échancrure qu'on ferme avec un couvercle à charnière une fois le sujet en place ; cette disposition lui permet de se mettre rapidement dans l'appareil, tout en conservant le thermomètre dans la bouche. Un crochet suspendu extérieurement à l'un des cercles permet *d'immobiliser* un des poignets, ce qui facilite singulièrement l'exploration du pouls pendant l'administration de la douche.

« Un des aides et moi prenons place sur des escabeaux placés de chaque côté de la douche ; je me charge de l'examen du pouls pendant la durée de la douche, l'aide suit attentivement le thermomètre. Une feuille à la main préparée à l'avance, il note les chiffres observés au fur et à mesure, chose d'autant plus facile *que la colonne de mercure varie toujours peu ou pas du tout pendant toute la durée de l'application de l'eau froide.*

« L'exploration du pouls est infiniment plus difficile ; même après une pratique assidue et des exercices préparatoires répétés, on commet quelquefois des erreurs, ou l'on saute des chiffres ; de là quelques lacunes regrettables dans les tracés. Voici, pour les éviter autant que possible, la conduite que nous avons suivie : une excellente montre de *grandes dimensions et à secondes indépendantes* d'une main, le pouls du sujet de l'autre, aussitôt le signal donné d'ouvrir le robinet, nous comptons à voix basse ; arrivé à la 15e seconde, à la 30e seconde, à la minute, etc., nous prononçons tout haut le chiffre compté que le second aide inscrit sur un papier préparé d'avance. Ce second aide suit lui-même l'opération sur une montre, afin que si nous sautons un chiffre, soit par inadvertance, soit par impossibilité de compter le pouls à certains moments, il tienne note de notre silence et laisse en blanc la ou les colonnes dont nous ne lui avons pas donné les chiffres.

« Les chiffres entendus sont ainsi notés exactement pendant que nous-mêmes, aussitôt les *chiffres prononcés*, nous continuons à compter à voix basse sans perdre un instant.

« Le sujet est donc en place à une heure 30 minutes du soir.

« Immédiatement avant de le sortir des cabines nous avions trouvé :

Pouls	82
Respiration	18
Température buccale	37° 6
Température axillaire gauche	37° 3
Température axillaire droite	37° 4

« Une fois dans l'appareil et immédiatement avant le signal d'ouvrir le robinet, nous trouvons :

Pouls	85
Température buccale	37° 5

Douche en cercle. — Température de l'eau 15°, 5. — Pression, 9m, 50. — Application sur tout le corps, la tête exceptée.

« Pendant la douche on trouve :

APRÈS	15s	30s	1m	1m33	2m0	2m	3m	3m30	4m0	4m30	5m00
Thorm. buccal . .	37°5	37°4	37°4	37°4	37°4	37°4	37°5	37°5	37°5	37°5	37°5
Pouls.	26	48	86	»	7	40	81	»	83	41	81
	104	96	86	»		80	81	»	83	82	81

« Dans toutes les expériences les mêmes phénomènes physiologiques se représentent avec une régularité remarquable, mais avec une intensité qui varie constamment suivant la température de l'eau, la durée et la forme d'application, et aussi suivant la température extérieure et l'état physiologique ou pathologique du sujet.

« Décrivons-les une fois pour toutes :

« A peine l'eau plus ou moins froide (*et il faut entendre par là une échelle de température commençant à 26° ou 27°*) a-t-elle touché tout ou partie de l'enveloppe cutanée, qu'aussitôt se produisent du côté du pouls des phénomènes reflexes qui ne font jamais défaut : instantanément le pouls devient tout à fait filiforme ; *il disparaît même complètement sous le doigt pendant une, deux, trois secondes, et au même instant il devient irrégulier et précipité.*

« Après des examens attentifs très répétés, nous croyons pouvoir affirmer que ce changement si instantané dans les mouvements du cœur est immédiatement précédé d'une prolongation de l'intervalle normal qui s'écoule entre les pulsations avant l'application du froid. En un mot, le cœur est comme saisi et arrêté net pendant une longueur de temps égale au moins à une seconde. Ce fait d'observation frappe d'autant plus que l'intervalle succédant à la première pulsation qui suit l'impression perçue par les centres nerveux et réfléchie sur le cœur, est proportionnellement beaucoup plus court. En un mot les pulsations suivantes se touchent, et le muscle cardiaque est pour ainsi dire tétanisé. Ce fait nous paraît tout à fait en faveur de l'opinion de l'illustre Bouillaud, à savoir : que chez l'homme et les animaux où le cœur a quatre cavités, les révolutions de l'organe commencent par la systole ventriculaire et la diastole auriculaire, tandis qu'elles commencent par la diastole ventriculaire et la systole auriculaire chez les animaux dont le cœur n'a qu'un seul ventricule.

« La durée de ces effets dépasse très rarement la première minute ; le plus souvent même ils vont en diminuant dès les quinze premières secondes de l'application de l'eau froide. Mais il reste toujours ce fait bien acquis dont nous aurons plus tard à donner l'interprétation, c'est que *le premier effet de l'eau froide* est de *porter la vitesse et la tension du pouls à un summum qu'on ne retrouve plus dans le reste de l'expérience ;* puis, à moins de causes étrangères accidentelles, *vitesse et tension vont en diminuant, et presque toujours ces deux phénomènes sont comme intensité d'une concordance parfaite.*

« Au début de la douche, le corps entier frémit pendant une ou deux secondes, mais les véritables frissons et les soubresauts des tendons ne paraissent qu'un moment après l'apparition des phénomènes notés ci-dessus. L'intervalle qui sépare l'apparition de ces deux groupes de phénomènes est toujours notable, quelquefois même considérable.

« La respiration est plus ou moins haletante, le visage pâlit, la couleur générale de la peau passe par une série de tons gradués. Ces derniers faits sont connus depuis longtemps.

« Pendant que ces phénomènes, du côté du système circulatoire et musculaire sont l'expression physiologique et mécanique de l'impression produite sur le système nerveux par le froid, le thermomètre varie peu ou pas du tout. Le plus souvent il a une tendance à accuser *une élévation plutôt qu'un abaissement de la température pendant toute* (sic) *ou partie de la durée de la douche.* Plus la température extérieure est basse, plus l'eau est froide, plus le sujet frissonne, et plus est accusée cette tendance du thermomètre à monter ou à rester stationnaire.

« Aussitôt après la douche et avant de sortir le sujet de l'appareil, nous trouvons :

« Pouls	77
« Température buccale	37°,4

« Avant la douche nous avions :

« Pouls.	85
« Température buccale	37°,5

« Les thermomètres placés dans les aisselles ayant été mouillés ne peuvent fournir aucune indication.

« Le sujet est ramené dans la cabine ; on enlève rapidement les bandes qui tenaient les thermomètres placés sous les aisselles, on le frictionne énergiquement avec un peignoir de grosse toile et non chauffé. Toute l'opération dure 7 minutes ; cela fait, il est soigneusement enveloppé dans des couvertures, il s'assied, et reste dans une immobilité complète pendant 2 heures; durant ce temps le sujet n'accuse ni chaud ni froid.

« Voici le tableau des observations notées pendant *ces 2 heures* d'immobilité :

APRÈS LA DOUCHE

Après	1m	2m	3m	4m	5m	6m	7m	8m	9m	10 m	11 m	12 m	13 m	14 m	15 m	20 m	25 m
.....	77	»	»	»	»	»	»	»	»	71	»	71	»	»	71	76	75
piration..	»	»	»	»	»	»	»	»	»	»	»	20 1/2	»	»	»	18	17
p. bucc.	37,5	37,6	37,5	37,5	37,4	37,4	37,4	37,4	37,4	37,4	37,4	37,4	37,4	37,4	37,4	37,4	37,4
	(1)			(2)				(3)									

(1) On enlève les bandes qui retenaient les thermomètres sous les aisselles.
(2) On frictionne énergiquement avec un linge froid.
(3) On l'enveloppe soigneusement dans des couvertures; il s'assied, reste dans une immobilité complète ... 2 heures.

Ce tableau est ainsi continué de cinq en cinq minutes jusqu'à 3 heures 15m. Les changements que le temps apporte à l'état des fonctions étudiées étant très légères ou pour mieux dire insignifiantes, nous croyons inutile de transcrire la suite du tableau. Nous reproduirons seulement ce que dit l'auteur sur ce qui est advenu chez le sujet de l'expérience, après l'expiration de la deuxième heure :

« Le sujet, dit-il, s'habille rapidement en 7 minutes, et aussitôt après il se met à marcher d'un pas rapide dans les cabines pendant une heure ; il ne s'arrête qu'une fois pendant 2 minutes, à 2 heures 15 minutes après la douche, pour laisser compter le pouls. Le reste du temps on l'arrête à peine 5 secondes toutes les 5 minutes, pour examiner la température, et 30 secondes à une minute environ toutes les 15 minutes, pour vérifier le pouls.

« Après la troisième heure le sujet s'arrête et s'asseoit pendant les 15 dernières minutes de l'expérience, afin de permettre l'examen attentif de sa situation physiologique qui se résume ainsi :

Pouls 72. — Respir. 22. — Température buccale 37°,1

Avant la douche il y avait :

	Pouls 82.	— Respir. 18.	— Température buccale 37°,6
Différence :	moins 10.	— plus 4.	— moins 0°,5

« Le tableau de cette expérience, ajoute le zélé expérimentateur, en fait ressortir aisément tous les points de comparaison et les conclusions à tirer.

« Pour être complet, peut-être faudrait-il reproduire sous la même forme la 19e EXPÉRIENCE, dans laquelle (1), les conditions de l'application de la douche restant les mêmes, le sujet, aussitôt la douche prise, s'est habillé et s'est livré à une promenade prolongée.

« Mais comme la lecture graphique est beaucoup plus facile et plus rapide et qu'elle rend plus clairs les termes de comparaison des expériences entre elles, nous allons reproduire le tracé de chacune de ces expériences. »

Malgré la clarté que l'honorable expérimentateur attribue aux graphiques qu'il a exhibés et les nombreux termes de comparaison qu'ils sont censés permettre, nous croyons inutile de les reproduire, non seulement parce que les expériences auxquelles il s'est livré, — avec un grand zèle, nous nous plaisons à le reconnaître, — sont loin d'avoir à nos yeux l'importance qu'il leur accorde, même si elles étaient complètes, et, pour les compléter, il faudrait bien autre chose que la publication, qu'il juge suffisante, de sa dix-

(1) Nous copions avec une exactitude rigoureuse.

neuvième expérience : il déclare, par exemple, que les résultats de ses expériences ont varié *constamment* suivant :

1° La température de l'eau ;
2° La forme de l'application ;
3° La durée de l'application ;
4° La température extérieure ;
5° L'état physiologique du sujet ;
6° Son état pathologique ;

et il s'en faut bien que ces conditions soient les seules qui peuvent faire varier les résultats d'une expérimentation. Pour ne parler que des deux dernières, l'honorable expérimentateur parle d'un état physiologique et d'un état pathologique ; mais, hélas ! combien sont multiples, nous dirions presque innombrables, ces états, les derniers surtout ! et pour juger de leur influence, même pour en formuler les lois, notre honorable confrère a opéré sur qui, sur un sujet de choix, exceptionnellement bien portant, exceptionnellement vigoureux ! cela rappelle un peu l'histoire de ce spirituel polyglotte qui connaissait toutes les langues, mais qui, pour la commodité de ses auditeurs, les parlait toutes en auvergnat ! Il est bien vrai que M. Delmas dit avoir expérimenté sur d'autres sujets, et il cite, notamment, dans *l'état pathologique*, des *maladies nerveuses*, *l'anémie*, des *affections cérébrales graves*, des *maladies organiques du cœur*, le *goître exophthalmique*, etc. Outre qu'un *etc.* ne nous paraît guère de mise en pareille occasion, la simple mention d'un nom de maladie ne saurait suffire ni pour permettre le contrôle de pareilles expériences ni même pour s'en faire une idée, nous ne dirons pas approximative, mais éloignée. Nous dirons un peu plus loin, notamment, ce qu'on peut penser des expériences qu'il aurait faites sur les *maladies organiques du cœur*. Ce n'était pas une mple mention, c'étaient des détails circonstanciés, beaucoup plus circonstanciés même que M. Delmas ne les donne pour l'état sain, qu'il fallait sur les maladies qui constituent l'état morbide. Il y a plus: des détails constatés par un seul observateur ne suffiraient pas pour concilier des faits d'expérimentation contradictoires, entre les expériences de notre honorable confrère, et celles fort analogues au moins, sinon identiques, de Fleury ; la conciliation de ces faits ou du moins la rectification des uns ou des autres, qui sont nécessairement inexacts, ne pouvait être que l'œuvre d'une commission spéciale d'expérimentateurs. Cette commission serait d'autant plus nécessaire, si ces expériences avaient l'importance qui leur est attribuée par l'honorable observateur de Bordeaux, que lui-même paraît les oublier facilement quand il en fait le résumé. Il ne se fait pas faute, par exemple, de répéter que les mouvements du cœur se précipitent dès le premier contact de l'eau froide ; à la page 69 de son mémoire, notamment, il dit encore que « *le cœur est violemment excité dès l'instant où l'eau froide touche le corps,* » et de là il conclut que, « quelle que soit la brièveté de son application, l'eau froide doit être proscrite *le plus souvent dans certaines* maladies organiques du cœur. » Nous verrons dans un instant ce qu'il faut penser de cette déclaration ; pour le moment, bornons-nous à faire remarquer que, sur ces 22 expériences, l'état du pouls n'est noté que 13 fois, immédiatement après le contact de l'eau froide ; sur ces 13 fois, le nombre des pulsations s'est accru *quatre* fois ; il a diminué *huit* fois et resté 1 fois stationnaire.

Voici un tableau que nous avons dressé et qui le prouve :

POULS :

	1e	2e	3e	4e	5e	6e	7e	8e	9e	10e	11e	12e	13e	14e	15e	16e	17e	18e	19e	20e	21e	22e
Avant..	»	75	82	82	78	78	83	85	94	83	91	84	92	92	84	29	»	»	»	»	84	92
Après..	»	65	69	82	»	84	94	88	»	80	100	76	84	76	80	80	»	»	»	»	»	»
Accroist	»	»	»	»	»	6	11	3	»	9	»	»	»	»	»	»	»	»	»	»	»	»
Dimin..	»	5	13	»	»	»	»	»	»	3	»	8	8	16	4	12	»	»	»	»	»	»

Accroiss.	4
Dimin.	8
Invariable	1
Inconnu	9
	22

Quelle confiance peuvent inspirer des résumés et, *à fortiori*, des interprétations faites avec une si scrupuleuse exactitude? Au reste, si les expériences dites physiologiques pouvaient éclairer la thérapeutique, elles devraient comprendre l'étude d'autres phénomènes que ceux qu'ont notés Fleury et M. Delmas; leurs observations se bornent à l'étude du pouls, de la température et de la partie physique de la respiration, étude incomplète d'ailleurs, surtout en ce qui concerne la dernière fonction; ils n'ont tenu compte ni de la sensibilité très variable, ni du dynamisme, ni de l'influence sur les diverses sécrétions, ni de celle sur les produits de la respiration, c'est-à-dire sur la partie chimique; l'influence sur la circulation a été appréciée imparfaitement pour celle du cœur et des gros vaisseaux, beaucoup plus imparfaitement pour la circulation capillaire; les expériences n'ont appris sur cette dernière, qui est de première importance en hydrothérapie, rien de plus que l'observation clinique, et c'est de celle-ci, attentivement pratiquée, que découlent et que découleront probablement longtemps encore, sinon toujours, les indications thérapeutiques utiles.

Nous avons dit que nous reviendrions sur celles que notre honorable confrère de Bordeaux a cru pouvoir tirer de l'expérimentation physiologique, en ce qui concerne les maladies du cœur. D'après cette expérimentation, le Dr Delmas, comme on l'a vu ci-dessus, croit devoir proscrire l'hydrothérapie, *le plus souvent,* dans *certaines* affections organiques du cœur. Mais que veut dire *le plus souvent* et de quels cas se compose *le moins souvent*? notre savant expérimentateur nous le laisse à deviner. Quant aux *certaines* affections ce sont : « *l'insuffisance aortique*, le *ralentissement du cœur* (?), *l'état graisseux de l'organe, la forme grave de l'angine de poitrine, la dilatation des gros vaisseaux et la période ultime de toutes les affections organiques du cœur indistinctement.*

Nous nous serions contenté de répondre à cette proscription mal fondée en renvoyant à notre article sur les maladies du cœur, où nous répondons à une proscription analogue du successeur de Landry. Mais le fait curieux et *important* à l'aide duquel notre honorable confrère de Bordeaux commente et appuie son principe général, nous oblige à entrer dans quelques détails auxquels un certain nombre de malades pourront devoir la vie. Voici donc les commentaires et le fait de notre honorable confrère :

« Le cas de mort subite *au premier contact* de l'eau froide, survenu dans un établissement public à Paris, et rapporté par l'habile directeur de l'établissement de Bellevue, M. Leroy-Dupré, dans son intéressant travail du traitement hydrothérapique des maladies du cœur, trouve ici son explication physiologique. »

Et cette explication est, suivant l'auteur, que « le cœur est violemment excité *dès l'instant* où l'eau froide touche le corps. » Commenter un fait qui s'est passé dans un établissement de bains nous paraît trop hasardeux pour que nous tentions l'entreprise, et nous estimons que notre honorable confrère, M. Leroy-Dupré, quelque habile qu'il puisse être, aurait mieux fait, ainsi que notre non moins habile confrère de Bordeaux, d'imiter notre réserve; pour ce dernier, la réserve nous paraît d'autant plus nécessaire, qu'interprétant d'une façon bien problématique les faits dont il a pu avoir une connaissance plus ou moins précise, il paraît pour le moins aussi probable qu'il n'interprète pas plus heureusement ceux qu'il connaît beaucoup moins. Voici donc le fait, important nous le répétons, que M. Delmas invoque à l'appui de son interprétation :

« Un pareil malheur eût pu arriver à l'établissement de Longchamps — (c'est l'établissement de notre honorable confrère), — si notre vigilance s'était trouvée en défaut dans la circonstance suivante :

« Mme la marquise de P..., âgée de soixante ans, d'un tempérament lymphatique, très obèse, se présente à Lonchamps en l'absence de son médecin ordinaire. Cette dame était sujette, depuis sept à huit ans, à des crises épileptiformes rares, mais suivies de syncopes très prolongées, ayant quelquefois jusqu'à six et même dix heures de durée. Depuis la même époque, elle se plaignait d'un essoufflement notable à la marche, et de vertiges fréquents.

« Examinée avec beaucoup de soin avant de soumettre la malade à un traitement hydrothérapique quelconque, nous constatons que le volume du cœur est normal; il n'y a pas de bruits pathologiques; le premier bruit est sourd, dédoublé par moments, le second est clair. Le petit comme le grand silence ne *présentent* rien de particulier. Le rythme est régulier, mais il y a un ralentissement considérable dans les battements du cœur. On ne trouve que trente-deux à trente-quatre pulsations par minute.

« Après bien des efforts infructueux, et grâce à la patience de la malade, nous obtenons les tracés sphygmographiques suivants. »

Suivent trois tracés dans lesquels les pulsations du cœur sont représentées, les trois fois, par une ligne presque droite, ce qui indique des battements d'une extrême faiblesse, après quoi l'auteur continue :

« En présence de cette situation, nous nous refusons à essayer d'un traitement hydrothérapique, redoutant l'action de cette médication dans ce cas particulier.

« L'événement tragique survenu quelque temps après justifie bien cette mesure de prudence. Mme de P... meurt subitement, le matin, dans son lit, en faisant un simple effort de toux. La veille, elle avait reçu à dîner quelques membres de sa famille, et jouissait encore, en apparence, d'une excellente santé.

« Il nous serait facile de citer d'autres faits de ce genre terminés de cette façon tragique. Ils peuvent se rapprocher des expériences et observations cliniques dues à MM. Leven, Charcot, Bert, Tarchanoff, et la fin tragique de quelques-uns peut s'expliquer par le mécanisme découvert et si excellemment décrit par M. Peter. » (P. DELMAS, *Physiologie nouvelle de l'hydrothér.*, p. 69 et suiv.)

Il y a tant de choses extraordinaires dans cette narration, que nous ne nous attarderons pas à discuter jusqu'à quel point les faits de MM. Charcot, Bert, etc., appuient ou contredisent les vues de notre honorable confrère, M. Delmas ; il est déjà assez ardu de tirer au clair sa propre narration ; nous croyons pouvoir assurer, cependant, que dans un cas pareil à celui qu'il cite, M. le professeur Peter serait loin de proscrire l'hydrothérapie.

Quant à sa narration, commençons d'abord par les entourages du fait, si l'on nous permet ce mot.

M. Delmas nous apprend qu'il lui serait facile de citer d'autres faits de ce genre ; franchement, nous regrettons qu'il n'ait pas profité de sa facilité ; les faits semblables à celui qu'il rapporte sont, au contraire, à notre avis, fort rares, et leur observation exacte et complète aurait pour la science un intérêt considérable. Mais ajoutons que celui que rapporte notre honorable confrère laisse beaucoup à désirer. Sa malade, tout en jouissant en apparence d'une *excellente* santé, avait un cœur qui ne battait que trente-deux à trente-quatre fois par minute ; les faits sont brutaux, on l'a dit depuis longtemps : si M. Delmas a constaté celui-là, il n'y a donc rien à dire ; seulement, il aurait dû nous apprendre pendant combien de temps il a observé la malade, car ce ralentissement tout à fait extraordinaire du cœur aurait pu exister dans certains moments et non dans d'autres, ce qui aurait fait rentrer le fait dans une catégorie moins phénoménale. Cette malade était sujette à des crises épileptiformes, suivies de syncopes de six à dix heures ! Comment, de vraies syncopes qui durent dix heures ! Mais M. Delmas ne paraît pas les avoir constatées lui-même, et, ici, on n'est pas tenu à la foi dans les observateurs qui lui ont raconté le fait ; ces crises étaient elles épileptiformes ou réellement épileptiques, ou bien ni l'un ni l'autre ? Nous n'en savons rien, ni M. Delmas non plus.

En résumé, de quelle maladie était donc atteinte la marquise de P..., et de quoi est-elle morte ? Notre honorable confrère ne nous fait pas connaître son sentiment sur ces deux points, et nous le regrettons : il en est un d'abord sur lequel il aurait pu se prononcer sans beaucoup se compromettre, c'est que Mme de P... n'est pas morte d'une application hydrothérapique *quelconque*, comme dit notre distingué confrère ; de sorte que, s'il avait consenti à appliquer à sa cliente, qui le demandait, non pas une hydrothérapie quelconque, mais une hydrothérapie consacrée par une expérience vigilante, et que, malgré les précautions prises, le malheur que redoutait M. Delmas fût arrivé, il est évident que l'hydrothérapie en aurait été innocente. M. Delmas craignait-il que, le cas échéant, l'opinion du public fût contraire à la réalité, et ne mît sur le compte de l'établissement de Longchamps un sinistre auquel il était parfaitement étranger? Ceci est une toute autre question ; c'est une question de diplomatie professionnelle que nous n'avons pas à apprécier et que nous n'apprécions pas ; mais ce que nous devons constater, c'est que la diplomatie et la thérapeutique sont deux sciences fort différentes.

Sur le second point, nous nous hasarderons à émettre notre avis, avec toute la réserve cependant que commande un fait dont on n'a pas été témoin et qui n'est qu'insuffisamment décrit : Nous croyons que Mme de P... était atteinte d'une dégénérescence graisseuse du cœur et qu'elle a succombé à une rupture de l'organe. Nous ne connaissons pas, comme notre distingué confrère, beaucoup de faits semblables, mais nous en connaissons un auquel nous avons déjà fait allusion dans le cours de cet ouvrage et sur lequel nous allons revenir en quelques mots, car il nous paraît d'une haute importance pour les médecins-cliniciens qui tiennent à user de toutes les ressources de la thérapeutique pour guérir leurs malades, et qui apprécient encore fort mal celles que leur offre l'hydrothérapie.

Un écrivain distingué, rédacteur du *Rappel*, M. L. Asseline, était, comme la marquise de P..., fort obèse et naturellement sujet à des étouffements, — naturellement, car tous les obèses y sont plus ou moins sujets, ce qui a cette conséquence fâcheuse, qu'ils attribuent ces étouffements uniquement à leur obésité générale sans chercher plus loin. — M. Asseline avait donc des étouffements, mais n'avait point de crises épileptiformes ou autres. Un médecin de nos amis, qui était aussi le sien, avait constaté parfois un peu de ralentissement et quelques intermittences, avec une certaine faiblesse du pouls, faiblesse remarquable surtout chez M. Asseline, qui était un homme fortement constitué ; notre ami commun avait plusieurs fois conseillé à Asseline de se soumettre à un régime anti-adipeux et, notamment, de suivre un traitement hydrothérapique. Mais, outre que l'écrivain distingué était un travailleur infatigable que rien ne contrariait comme de se distraire de son travail, il avait un autre ami plus intime, médecin aussi, et de plus, sociologiste savant des plus distingués, qui l'assurait que l'hydrothérapie, non seulement ne lui ferait aucun bien, mais offrait pour lui, dyspnéique, de grands dangers. — Un jour, rentrant de sa rédaction, Asseline se sentant légèrement indisposé, demanda à sa femme de lui préparer une tasse de nous ne savons plus quelle infusion, et s'allongea sur son lit pour se reposer, en attendant ; Mme Asseline en toute hâte alla mettre une bouilloire d'eau sur le feu, et revint près de son mari ; elle le trouva mort !

Comme l'habile écrivain, qui était aussi lui-même un savant, faisait partie d'une société dont les membres s'engagent à recommander qu'on fasse l'autopsie de leur corps, l'autopsie fut faite, et l'on constata qu'Asseline était atteint d'une dégénérescence graisseuse du cœur et qu'il avait succombé à une rupture de l'organe.

Si, au lieu de suivre les conseils de son savant ami, l'anti-hydropathe, Asseline avait suivi ceux de notre ami commun, l'accident qui l'a frappé se serait-il produit ? Nous avons la conviction du contraire, et il nous paraît très possible sinon très probable qu'il en aurait été de même pour la marquise de P.... En sorte que la « prudente réserve » de notre distingué confrère de Bordeaux, au lieu d'avoir déchargé sa conscience d'un malheur, — dont en tout cas elle n'aurait pas été responsable devant la science, — a très probablement privé l'établissement de Lonchamps d'une cure qui lui aurait fait le plus grand honneur, et a causé à la famille de M. P... la perte d'un de ses membres.

Quant à établir les rapports qui peuvent exister entre les cas comme ceux de Mme la marquise de P... et d'Asseline et la théorie mécanique de la chaleur, c'est un abîme que les esprits les plus géants n'oseraient pas tenter de franchir, que, malgré son outrecuidance colossale, Fleury n'aurait pas eu l'audace de tenter, et nous aimons à penser que notre distingué confrère de Bordeaux, dans son propre intérêt, ne sera pas plus audacieux que Fleury, surtout si sa tentative devait le conduire à des conclusions pratiques comme celles dont Mme de P... fut l'objet. Nous verrons, du reste, un peu plus loin qu'avec ou sans tentative de franchissement de l'abîme, le résumé des résumés de la pensée de l'auteur ne diffère guère de celle de ses prédécesseurs doctrinaires.

Non, Fleury n'a pas osé faire cette tentative, — ou peut-être n'y a pas songé, qui sait? car il n'était pas moins vaniteux que Nicolas Fouquet (1), — n'a pas osé tenter de franchir

(1) On sait que l'infortuné surintendant avait pris pour armes parlantes un écureuil grimpant au sommet d'un arbre, et pour devise :

l'abîme qui sépare la théorie de l'hydrothérapie de celle de l'équivalence des forces de la nature ; il s'est contenté, — et c'était beaucoup de sa part, — de fonder une doctrine *physiologique* de l'hydrothérapie, non pas une doctrine physiologique à la manière de Broussais, mais une doctrine physiologique fondée sur toutes les données les plus nouvelles et les mieux établies de la science, et qui, de même que celle de Broussais, ne s'applique pas seulement à l'hydrothérapie, mais à toute la thérapeutique et à toute la pathologie. Et quelles sont ces données nouvelles et positives qui servent de base à la doctrine *physiologique ?* On va le voir.

Quand un homme ou des hommes sont à la mode par leurs recherches, leurs découvertes, ou par d'autres motifs, on ne fait guère de travaux sans que leurs noms y soient cités ; de ce nombre sont MM. Marey et Cl. Bernard ; aussi Fleury ne manque-t-il pas de chercher à établir, — et nous sommes loin de lui en faire un reproche, — que sa doctrine est conforme aux idées de ces deux célèbres physiologistes ; seulement, il prétend qu'il ne les a pas suivis, mais qu'il les a devancés ; voici d'abord la citation qu'il emprunte à M. Marey :

« La pathologie n'est pas soumise à des lois spéciales, car les maladies ne consistent qu'en un trouble souvent très léger dans l'harmonie des fonctions physiologiques..... Il serait injuste d'exiger, dès aujourd'hui, que la physiologie explique tous les faits dont tant de siècles d'observation nous ont révélé l'existence... ; mais un jour viendra, sans doute, où la physiologie pourra rendre un compte exact de

Quo non ascendam ? C'est probablement cette ambitieuse devise qu'il paya d'une détention perpétuelle et qu'il faillit bien payer de sa tête.

ces altérations de la nutrition, qui, d'un simple trouble fonctionnel, conduisent par gradation insensible jusqu'à la lésion anatomique. »

C'est là un espoir que les hommes de progrès doivent partager avec l'éminent physiologiste, sans toutefois se croire bien sûrs, tant s'en faut, que cet espoir soit près de se réaliser. En tous cas, le rapport de cette citation avec la doctrine hydrothérapique physiologique est assez vague pour qu'on ne comprenne guère ce que Fleury a voulu établir en citant M. Marey en cette occasion.

La citation de Cl. Bernard a avec l'hydrothérapie un rapport plus visible :

« L'action médicamenteuse, dit l'illustre physiologiste, n'est au fond qu'un empoisonnement incomplet. C'est aux éléments intimes de notre organisation qu'il faut remonter pour saisir le mécanisme de toutes ces actions. Ces recherches sont longues et entourées de difficultés innombrables ; mais les phénomènes de la vie ont leur déterminisme absolu, comme tous les phénomènes naturels. La science vitale existe, elle n'a d'entraves que dans sa complexité, et s'il arrive un jour, ce qui n'est pas douteux, qu'à force de travail et de patience la physiologie soit définitivement fondée comme science, alors nous pourrons, par des modifications du milieu sanguin, exercer notre empire sur tout ce monde d'organismes élémentaires qui constituent notre être ; en connaissant les lois qui régissent leurs rapports divers, nous pourrons régler et modifier à notre gré les manifestations vitales. Sans doute le principe des choses nous échappera toujours, et nous ne rechercherons pas à connaître l'origine première de tous ces éléments organiques, pas plus que le physicien et le chimiste ne cherchent à trouver la cause créatrice de la matière minérale dont ils étudient les propriétés. Seulement, nous connaîtrons la loi des phénomènes de la substance vivante et organisée, et en nous soumettant à ces lois, nous pourrons faire varier les actions qui en dépendent. »

Le passage de cette citation qui peut se rapporter à l'action de l'hydrothérapie est celui où le célèbre physiologiste dit que, *par des modifications du milieu sanguin*, nous pourrons exercer... etc., et Fleury a raison de rappeler qu'il avait écrit, dès 1848, bien avant le travail de Cl. Bernard sur la *thérapeutique médicamenteuse*, les paroles suivantes :

« L'hydrothérapie agit principalement sur la circulation capillaire et elle ne peut agir sur celle-ci que par l'intermédiaire du système nerveux, lequel, par action directe ou réflexe sur la contractilité des parois vasculaires, produit la contraction et le relâchement des vaisseaux.

« L'hydrothérapie, en rétablissant l'équilibre, l'harmonie, dans les phénomènes de la circulation capillaire et de l'innervation, dans les mouvements fonctionnels, en modifiant le sang, guérit des maladies rebelles ou réputées incurables.

« Donc le *système capillaire*, le *système nerveux*, les *mouvements fonctionnels*, jouent dans la pathogénie et dans la thérapeutique un rôle considérable qui est encore peu connu et mal apprécié. »

Ces paroles avaient un mérite réel, et les physiologistes comme Cl. Bernard, qui ont professé des idées analogues auraient pu, dû peut être, comme nous le faisons nous-même, les rappeler et en rapporter le mérite à leur auteur, quoique pour d'autres médications que l'hydrothérapie, des idées analogues eussent été antérieurement émises ; si l'oubli commis sous ce rapport est un manque d'équité, nous sommes d'autant plus heureux de le réparer, que des esprits aveugles ou malveillants nous ont reproché d'être un dénigreur systématique de Fleury, quand nous n'en avons jamais été que le critique sévère, mais équitable, Fleury n'ayant droit qu'à la stricte justice. Mais un injuste oubli réparé, il nous faut bien constater que les paroles, toutes fondées qu'elles soient probablement, sont bien loin de constituer toute une médecine, toute une philosophie médicale nouvelle, ce qu'il reconnaît lui-même un peu naïvement, malgré son peu de naïveté, quand il termine en disant que le rôle thérapeutique considérable du système capillaire et du système nerveux est encore *mal connu et mal apprécié ;* or, il est à peine utile de faire observer que ce qui est mal apprécié et *mal connu* ne saurait constituer une philosophie médicale nouvelle : quand aux mots mouvements fonctionnels, sur lesquels il revient sans cesse, auxquels il attache une importance un peu ridicule, et où il croit voir une découverte, on est un peu honteux d'être obligé de rappeler que tous les phénomènes physiologiques comme tous ceux de la nature sont des mouvements, et qu'à moins qu'on ne veuille appeler fonctionnels que les mouvements normaux, ce qui serait une manière particulière de voir que nous n'apprécions pas, il est évident que toute médication qui ramène au type physiologique une fonction dérangée ou un organe lésé, l'y ramène par des mouvements fonctionnels ; tout comme l'hydrothérapie, c'est par des mouvements fonctionnels que le quinquina fait disparaître la fièvre et ramène la rate à son état normal ; ce serait faire d'une question grave un jeu de mots puéril que de penser autrement.

Maintenant, cette philosophie médicale nouvelle a-t-elle empêché Fleury d'adopter, presque sans aucune modification, la classification surannée des médications, classification qui constitue elle-même une doctrine ou plutôt autant de doctrines qu'on admet de médications. Il admet une médication altérante, dépurative, excitatrice, tonique, reconstitutive, etc., etc., en tout *quinze* médications, autant que Trousseau et Pidoux, si ce n'est plus, et les mêmes ; nous croyons inutile de nous attarder dans la discussion de toutes ces médications et de toutes les doctrines qu'elles impliquent ; nous dirons seulement quelques mots d'un petit nombre d'entre elles, en parlant de la doctrine de Schedel et de Priessnitz et des médications de M. le professeur Hayem. Mais auparavant, disons que notre honorable confrère, M. Beni-Barde, qui n'admet point de doctrine hydrothérapique, ce dont nous aurons à le féliciter, a été cependant ici fidèle à son système de démarquage, en admettant à peu près toutes les médications, par conséquent toutes les théories de Fleury, Trousseau et Pidoux, avec cette différence qu'il appelle *effets* ce que tout le monde appelle *médications* ; [ce n'est pas une malice, mais c'est un démarquage cousu de fil blanc.

M. Dujardin-Beaumetz, quoiqu'il fasse l'histoire de l'hydrothérapie comme celle de la géographie, c'est-à-dire un peu légèrement, n'est pas un auteur à démarquage : il a adopté à peu près les idées de Fleury sur le mode d'action de l'hydrothérapie, et son autorité en thérapeutique est trop considérable pour que nous croyions pouvoir nous dispenser de la faire connaître, quoique sur bien des points d'application pratique nous ayons des idées différentes des siennes, qui nous paraissent surtout inspirées par la théorie, et que, dans son langage, il laisse à désirer, tant sous le rapport de la précision et par conséquent de la clarté, que sous celui de la correction.

« Pour que les fonctions du système nerveux s'accomplissent d'une façon régulière, dit M. Dujardin-Beaumetz, il faut que non-seulement il y ait intégrité complète de toutes les parties constituant ce système, mais encore qu'il reçoive d'une façon régulière et suffisante un sang artériel non altéré. Lorsque l'une de ces conditions n'est pas remplie, il se produit immédiatement des modifications plus ou moins profondes dans ce système. Ce premier fait acquis, nous pouvons immédiatement tirer les conséquences les plus positives au point de vue de l'hydrothérapie, qui agit sur le système nerveux, sur la circulation et sur la nutrition.

« Sur le système nerveux par la perturbation brusque qu'elle amène dans le fonctionnement des phénomènes (1) sensitifs et moteurs, l'hydrothérapie rétablit le jeu régulier de l'axe cérébro-spinal ; elle met, de plus, en action les centres nerveux vaso-moteurs, et produit ainsi un équilibre entre le fonctionnement du cerveau et de la moelle d'une part, et du grand sympathique de l'autre ; enfin elle atténue, de plus, l'action exclusive de certaines affections locales, qui sont, grâce aux phénomènes réflexes, le point de départ d'une perturbation secondaire plus ou moins grande du cerveau et de la moelle.

« Par son action sur la circulation qu'elle régularise et qu'elle active, l'hydrothérapie vient encore modifier heureusement les fonctions du cerveau et de la moelle.

« Enfin, par ses effets généraux sur la nutrition, par son action directe ou indirecte sur les nerfs vaso-moteurs et vaso-dilatateurs, sur les nerfs sécréteurs et, enfin, sur les nerfs

(1) Les phénomènes ne fonctionnent pas ; ils sont le résultat d'un fonctionnement ; nous allons malheureusement voir que des médecins distingués ne prennent pas la médecine assez au sérieux pour se donner la peine de l'écrire correctement.

trophiques, l'eau froide agit sur la nutrition, favorise le jeu régulier des différents organes, et devient l'un des agents les plus actifs de la médication tonique et reconstituante. Sous son influence, les globules deviennent plus riches en hémoglobine, l'oxygénation du sang est activée, et c'est encore là une action dont nous devons tenir compte dans le traitement des affections du système nerveux.

« Tel est le véritable effet de l'hydrothérapie dans la cure des maladies nerveuses. Je sais qu'on a discuté longtemps pour savoir si l'action de l'eau froide était ou sédative ou excitante ou perturbatrice. Les uns, avec Trousseau, ont prétendu que l'eau froide était le meilleur des sédatifs; les autres, avec Fleury, ont affirmé son action excitante; d'autres, au contraire, ont soutenu avec Bloch, qu'elle était perturbatrice. Ce sont là, je crois, des discussions un peu oiseuses. car selon que l'on considère les effets de l'eau froide pendant son application ou après son application, on voit qu'elle produit des effets opposés, et qu'elle peut être donc, tour à tour, perturbatrice, excitante et sédative. » (DUJARDIN-BEAUMETZ, *De la clinique*..., t. I, p. 4 et suiv.)

Le savant auteur avait évidemment perdu le souvenir de la lecture de Fleury quand il a écrit, d'un style un peu négligé et un peu décousu d'ailleurs, ce passage où il ne fait guère que reproduire les idées de Fleury en les étendant un peu pour les mettre au niveau des découvertes dont le système nerveux a été l'objet, principalement par le très regrettable Vulpian. Fleury, en effet, bien loin de n'avoir admis qu'une action excitante de l'eau, lui a reconnu au moins quinze modes d'agir, comme nous l'avons rappelé quelques lignes plus haut, et il consacre, notamment, d'assez grands développements à l'action *sédative* et même à l'action *antiphlogistique*. Si nous n'avons pas insisté davantage nous-mêmes sur toutes ces actions, ce n'est pas que nous considérions avec notre honorable confrère, M. Dujardin-Beaumetz, ces discussions comme oiseuses en elles-mêmes, mais seulement parce que nous les considérons comme actuellement insolubles ; si l'on pouvait les résoudre, nous croyons qu'elles auraient, au contraire, un haut intérêt, ainsi que nous le dirons plus loin, dans les quelques considérations que nous présenterons sur la thérapeutique générale.

En résumé, M. Dujardin-Beaumetz reconnaît à l'hydrothérapie une action des plus étendues, des plus importantes, et la méthode, au point de vue de son extension, de ses progrès, doit certainement s'applaudir et s'honorer beaucoup d'avoir fait une pareille recrue ; mais la doctrine n'aura pas grand'chose à y gagner, comme nous le démontrerons dans un instant. Quant aux applications particulières que conseille M. Dujardin-Beaumetz, le savant thérapeutiste nous paraît s'écarter en plus d'un point des préceptes de la véritable hydrothérapie, et commettre quelques erreurs ; mais cela n'empêche pas que son appréciation générale ne soit vraie, et que sa légitime autorité n'apporte à la méthode un appui important.

Cela dit, nous allons aborder l'examen sommaire de deux des doctrines dont l'hydrothérapie a été l'objet, et avant tout de la première, celle de Priessnitz.

Eh quoi ! allez-vous dire, une doctrine de Priessnitz, du paysan inculte qui n'avait pas l'ombre d'une notion d'anatomie, pas l'ombre d'une notion de physiologie, qui savait à peine lire et écrire ! Ce paysan inculte aurait une doctrine ! Eh ! oui, vraiment ! et une doctrine qu'au point de vue philosophique, — si l'on veut bien nous permettre une fois en passant de parler philosophie, — une doctrine qu'il nous paraît intéressant d'examiner, ne fût-ce que pour observer le développement et la marche de l'esprit humain, dans le concept qu'il se fait des phénomènes naturels, car parmi ces phénomènes, on n'a jamais nié et l'on ne pouvait nier que ceux dont s'occupe la médecine ne tiennent un rang important. Priessnitz était, sans contredit, un esprit aussi inculte qu'on puisse l'imaginer ; mais c'était non moins incontestablement un homme intelligent, un observateur sagace ; il est tout aussi curieux de voir quelle idée un esprit de cette trempe peut se faire des phénomènes morbides, que de voir quelle idée les premiers bergers ou même les premiers philosophes ont pu se faire des phénomènes cosmiques. Priessnitz avait donc une doctrine, et il est étrange que Fleury, qui a de grandes prétentions à la philosophie, et qui reproduit dans son livre, d'après Schedel, l'exposé de cette doctrine, désigne sous le nom d'empirique et la pratique de Priessnitz et celle de tous les hydropathes qui ont suivi le paysan de Silésie et qui l'ont précédé, lui, Fleury. Et quelle était donc cette doctrine de Priessnitz que Fleury traite à tort d'empirique, car une doctrine, à la supposer aussi erronée que possible, n'est pas l'empirisme. Celle-ci l'était d'autant moins, qu'elle est aussi, et Fleury le constate lui-même, celle de beaucoup de médecins, entre autres de Wertheim et Engels, les véritables introducteurs de l'hydrothérapie en France. Quoi qu'il en soit, voici comment Schedel expose la doctrine de Priessnitz, que nous ne connaissons que par le consciencieux historien des pratiques de Græfemberg.

« Priessnitz, tout en procédant d'abord avec circonspection et, pour ainsi dire, par voie d'analyse, à l'application de ses divers procédés, qui n'ont vu le jour que les uns à la suite des autres, a cependant toujours agi en conformité avec la théorie tout humorale qui constitue la base fondamentale de sa *doctrine*, et qui dirige encore sa conduite. Il suppose que chez tout malade, le sang est plus ou moins chargé de matières peccantes, que la nature parviendrait facilement à chasser, si on lui venait en aide ; expulsion qui constituerait alors une *crise* salutaire plus ou moins violente. Mais il rejette, comme plutôt nuisible qu'utile, l'emploi de tout médicament, et il en considère les effets comme plutôt propres à faire naître des obstacles qu'à favoriser les efforts de la nature. Au contraire, selon lui, les sueurs forcées, les diverses applications de l'eau à l'extérieur, et son usage abondant à l'intérieur, conjointement avec l'exercice au grand air, sont des agents qui facilitent la production de ces crises salutaires au moyen desquelles les humeurs peccantes sont expulsées, et l'économie soulagée. Il prétend que les moyens innocents qu'il emploie n'agissent pas par eux-mêmes, mais mettent la nature en état d'agir, et il répond aux remerciements des malades guéris : « Remerciez plutôt la force de votre constitution, qui a permis à la nature d'expulser les humeurs que votre corps renfermait. » Les impuretés tendent toujours, d'après lui, à se jeter sur les parties faibles de l'économie, et y aggravent souvent le mal pour un temps. C'est par ce dernier principe qu'il encourage les malades rebutés par l'augmentation des symptômes de leurs maladies, dans les premiers temps du traitement.

« Toute réaction prononcée, un peu prolongée, et qui survient pendant le cours du traitement, est donc pour lui une *crise*, surtout lorsque cette réaction est accompagnée ou suivie de quelque évacuation excrémentitielle ou de quelque éruption qui donne lieu à une sécrétion purulente plus ou moins abondante. Les mouvements fébriles qui persistent un certain temps lui paraissent également critiques, quand même ils ne sont pas accompagnés ou suivis d'évacuations ou d'éruptions quelconques. »

Ne faut-il pas être frappé d'aveuglement, par nous ne savons quelle vanité d'auteur rationaliste, pour répéter à satiété que la pratique de Priessnitz était de l'empirisme *pur* (?), voire de l'empirisme grossier (?), quand elle était, au contraire, dirigée par des idées théoriques erronées, nous le voulons bien, mais qu'on doit être jusqu'à un certain point émerveillé de rencontrer chez un paysan aussi inculte, éloigné pour ainsi dire de toute agglomération civilisée! A Dieu ne plaise que nous comparions Priessnitz au divin Hippocrate, et à notre grand Ambroise Paré ! il n'en est pas moins vrai, cependant, que la théorie sortie du cerveau quasi-sauvage du paysan silésien est précisément, dans ses lignes essentielles, celle qu'enfanta le cerveau du vieillard de Cos ! il n'en est pas moins vrai que la réponse de Priessnitz à ses malades est l'équivalent de cette grande parole de notre Paré : « *Je le pansay, Dieu le guarit.* » La similitude de la théorie hippocratique avec celle de Priessnitz n'a point échappé à l'équitable Schedel, et il la constate avec la conscience qu'on devait attendre de son esprit, généralement si impartial et si juste. Schedel lui-même, du reste, n'est pas sans croire aux crises dans une certaine mesure, et Scouttetten n'admet pas qu'on puisse mettre en doute l'expulsion d'un agent nocif, qu'on l'appelle humeur peccante ou autrement : « Nous réservons le mot de *crise*, dit-il, pour désigner des accidents qui surviennent dans le cours des maladies aiguës ou chroniques, produites par un miasme ou un agent médicamenteux pris en excès : c'est l'expulsion hors de l'organisme d'un agent délétère..... Le doute aujourd'hui n'est plus permis ; les crises existent, elles se manifestent fréquemment quand on a recours au traitement hydriatrique. »

Sans vouloir discuter, — ce qui serait sortir de notre sujet, — la grande doctrine des crises, surtout dans les maladies aiguës, nous devons constater avec Fleury qu'en ce qui concerne l'hydrothérapie, cette doctrine n'est point fondée, et que Priessnitz s'en est laissé imposer par des coïncidences dont il semblait mieux, du reste, apprécier la valeur à mesure qu'il avançait dans la carrière, pendant laquelle les éruptions prétendues critiques étaient beaucoup moins fréquentes qu'au début ; c'est ce qui nous est arrivé à nous-même, en ce qui concerne les éruptions : nous les observions plus souvent qu'aujourd'hui, parce que nous faisions un usage plus fréquent du drap mouillé et des compresses froides avec frictions. Il est hors de doute, en effet, que les éruptions furonculeuses et même de toutes formes sont dues à l'action de l'eau froide combinée avec celle des frottements et surtout des frottements énergiques ; ces éruptions ne s'observent que rarement dans les diverses applications hydrothérapiques avec l'eau pure.

Il est également vrai que les guérisons ont lieu aussi bien, ni plus ni moins, en l'absence de toute éruption que lorsqu'une éruption légère ou forte se développe ; enfin, il est également vrai que les applications hydrothérapiques, surtout celles avec frictions, provoquent des éruptions chez les personnes saines, sinon aussi facilement que chez les malades, — nous n'avons pas assez d'observations comparatives pour affirmer le fait, — du moins assez fréquemment pour qu'il soit impossible d'y voir une crise.

Ne quittons pas le sujet sans ajouter, au profit de la sagacité d'Hippocrate et de celle de Priessnitz, que la négation de la doctrine des crises en hydrothérapie ne préjuge nullement la solution de la doctrine en général, et encore moins celle de la doctrine des humeurs peccantes, qui a des rapports avec celle des crises, mais qui ne lui est pas identique, tant s'en faut. Si même la grande doctrine, — prétendue nouvelle quoiqu'elle soit fort ancienne, — de la pathologie animée vient à être démontrée pour un grand nombre de maladies, il faut bien reconnaître que la doctrine des humeurs peccantes, — ou si l'on veut l'expulsion des substances, des agents délétères, les mots ne changent pas les choses, — renaîtrait de ses cendres, plus vivante que jamais ; car, enfin, pour guérir la maladie, c'est-à-dire pour délivrer l'économie de ces corps vivants étrangers qui la troublent dans ses fonctions, il n'y a que deux moyens : ou forcer ces agents délétères à sortir eux-mêmes en leur rendant désagréable ou impossible le séjour dans nos tissus, ou les y tuer par des substances toxiques pour eux, et alors l'économie en expulsera elle-même les détritus, car ces détritus ne sauraient rester dans l'économie en état de santé ; de toutes façons, on aura donc chassé des humeurs peccantes.

Nous ne nous appesantirons pas davantage sur cette question, et nous rentrerons, pour en terminer, dans celle des doctrines exclusives à l'hydrothérapie. Et à ce propos, nous serons heureux d'avoir à citer avec éloge notre honorable confrère, le docteur Beni-Barde ; nous avons trouvé si peu l'occasion de le louer dans tout le reste de notre livre, que nous nous empressons de profiter de celle qui s'offre à nous, pour obéir à nos tendances, qui sont plutôt à l'indulgence qu'à la sévérité, mais qui, lorsqu'on a le désir de faire une œuvre sérieuse, doivent avant tout être à la justice, à la vérité. Donc

M.Beni-Barbe a voulu s'occuper aussi de doctrine, et, après avoir donné une place qui nous paraît beaucoup trop grande aux vieilles *médications* qu'il a eu la singulière idée, ainsi que nous avons vu ci-dessus, de désigner sous le nom *d'effets*, il s'exprime en ces termes :

« Avant de terminer ces considérations, il nous paraît convenable de traiter, ne fût-ce qu'en quelques mots, cette question que certains auteurs ont désignée sous le nom de doctrine hydrothérapique. Et d'abord, nous dirons que cette appellation est prétentieuse et fausse. Il n'y a pas de doctrine hydrothérapique, et les tentatives synthétiques qui ont été faites, même dès l'origine de cette méthode, n'ont abouti qu'à des théories erronées et incomplètes. Cette méthode thérapeutique est constituée par un ensemble de modificateurs qui exercent sur l'organisme des effets physiologiques et des effets curatifs dont le médecin tire un grand parti, et que nous avons essayé d'exposer le plus complètement possible. Nous n'aurons le droit d'édifier une théorie que lorsque l'observation clinique et l'expérimentation physiologique réunies nous auront livré tous les secrets qui entourent encore l'action physiologique et curative de cette méthode de traitement. »

Nous sommes tourné à l'éloge et non à la critique, ne soyons donc pas trop difficile sur les termes de cet exposé et ne retenons cette déclaration formelle que notre confrère ne se croit pas en mesure d'édifier une théorie hydrothérapique. Eh bien, là, de la part d'un auteur qui, à l'instar de

Ce poète annonçant d'une voix de tonnerre
Qu'il chante le héros des héros de la terre,

avait annoncé fièrement qu'il étudierait « avec un soin tout particulier *toutes les modifications normales que revêt l'organisa-*

tion sous l'influence des méthodes variées et à dégager de l'évolution des phénomènes morbides soumis à *ces épreuves* (???) un ensemble de préceptes sanctionnés par la pratique... » (voir ci-dessus, p. 2), ce modeste aveu d'impuissance devant une question de doctrine hydrothérapique est vraiment bien, et mérite une approbation complète.

Nous sommes plus embarrassé vis-à-vis de notre honorable confrère, M. P. Delmas, qui, lui, bien loin de reculer devant les difficultés que paraît offrir l'édification d'une doctrine, en formule une qu'il croit irrévocable et claire, et qu'il fonde sans broncher sur ce qui paraît être (1) une des grandes lois de la nature, la loi de l'équivalence des forces, dite aussi théorie mécanique de la chaleur. Nous avons analysé précédemment les expériences, très laborieuses, très consciencieuses de M. P. Delmas, et l'on éprouve quelque peine à dire que ces expériences, sont complètement insuffisantes pour servir de base solide à une doctrine hydrothérapique quelconque, dépendance de la théorie mécanique de la chaleur ou autre. Nous ne reviendrons donc pas sur ce que nous avons dit de ces expériences, et nous nous en tiendrons à la formule pratique de la théorie elle-même, puisque, on le sait, la pratique ne doit jamais cesser d'être notre principal objectif.

Quoique Cl. Bernard ne se soit jamais, que nous sachions, préoccupé, dans ses expériences ni ailleurs, de théorie mécanique de la chaleur, notre honorable confrère a cru devoir faire observer qu'il se trouvait en conformité avec les préceptes et la pratique de Cl. Bernard. Nous avons cité, page 832,

(1) Voir, pour ce qu'il paraît y avoir encore de douteux ou d'insuffisamment formulé dans cette loi, la communication de M. le secrétaire perpétuel Bertrand dans une des séances de l'Académie des sciences du mois de septembre 1887.

les difficultés à surmonter pour arriver à déterminer la loi des phénomènes de la substance vivante ; M. Delmas cite un des passages du célèbre physiologiste où il parle des conditions qu'il faut réunir pour pouvoir se flatter d'avoir, sinon découvert cette loi, du moins entrevu et d'être sur le chemin pour la découvrir. Nous trouvons nous-même trop d'intérêt au fragment cité par notre confrère pour ne pas le reproduire à notre tour, en le recommandant même à tout lecteur qui aime la science exacte, c'est-à-dire la vraie science.

« On est assez généralement convaincu aujourd'hui, dit Cl. Bernard, de la nécessité d'avoir de bons instruments pour expérimenter en physiologie ; mais on est beaucoup moins pénétré de l'idée que la véritable exactitude dans la science des phénomènes de la vie, réside particulièrement dans la *détermination* rigoureuse des conditions organiques dans lesquelles on opère. Il ne faut, en effet, jamais perdre de vue un seul instant que l'organisme vivant, surtout celui des animaux à sang chaud, est le terrain le plus instable et le plus mobile que l'on puisse imaginer. Toutes les excitations du système nerveux amènent incessamment des variations de pression sanguine, des ébranlements plus ou moins profonds dans les appareils fonctionnels et, à chaque instant, à chaque minute, les tissus et les fluides animaux changent et se modifient comme les manifestations vitales elles-mêmes ; c'est pour toutes ces raisons que, dans les procédés d'investigations physiologiques, il faut chercher constamment à réunir ces conditions essentielles : la précision et la célérité. »

La conséquence naturelle, nécessaire, de ces excellents préceptes, c'est ce qu'on a appelé, et Cl. Bernard avec d'autres, de l'assez vilain mot de déterminisme, c'est-à-dire la détermination de toutes les conditions dans lesquelles se produit un phénomène, de telle sorte qu'en réalisant ces conditions, on puisse reproduire ce phénomène à volonté. C'est ce qu'a fait le célèbre chimiste Berthelot pour la formation, on pourrait dire la création, de plusieurs corps organiques, la mannite entre autres, avec des éléments minéraux, produits admirables de cet admirable synthèse chimique, qui est une des plus belles conquêtes de la chimie contemporaine.

Eh bien, comment notre honorable confrère a-t-il formulé finalement son déterminisme, qui le met censément en complète conformité de doctrine avec Cl. Bernard ? le voici :

« La transformation des forces, leurs diverses manifestations et leur équivalence mécanique, quoique s'affirmant de plus en plus chaque jour dans l'ordre physique et dans l'ordre chimique, comme de simples modalités de mouvement, n'a pas encore sa solution *complète* dans l'ordre biologique.

« Mais il n'en reste pas moins démontré que la mise en jeu des impressions sensitives et sensorielles se réfléchit sur les centres nerveux et qu'elle y produit sur place des modifications propres qui sont la traduction physiologique de la vibration moléculaire ou tomique impulsive, froid, chaleur, électricité, lumière, c'est-à-dire d'un seul et même agent se présentant sous des modalités diverses.

« Secondairement, le système nerveux réfléchit à son tour ces impressions sur les autres organes et fonctions de l'économie.

« Or, ces impressions, puissamment développées dans l'emploi thérapeutique du froid et de la chaleur, ont une influence d'autant plus profonde et plus durable sur le système nerveux, que celui-ci est solidaire dans toutes ses parties. Toute commotion intercellulaire perçue par l'une d'elles, se propage instantanément à la masse entière et s'y traduit par des altérations fonctionnelles ou durables, dont les variations dans la chaleur animale, les sécrétions, la circulation générale et les circulations locales ne sont que les signes les plus apparents. » (P. DELMAS, *Physiol. nouv. de l'hydroth.*, p. 89.)

Nous ne voudrions rien dire de désobligeant, absolument rien, à notre honorable confrère, dont les expériences quoique peu ou point utiles à la thérapeutique, nous inspirent pour lui une véritable estime, à cause surtout de la peine qu'elles lui ont donnée et de la constance dont il a fait preuve. Mais, nous le demandons en conscience, dans les paroles qu'on vient de lire, a-t-il fait autre chose que répéter, en termes à peu près équivalents sinon semblables, ce que Fleury a écrit sur le mode d'action de l'hydrothérapie, ce que M. Dujardin-Beaumetz a répété avec quelques développements, sans la prétention d'expliquer complètement l'action hydrothérapique, et ne serait-on pas tenté de terminer ces explications transcendentales par *vibration moléculaire ou atomique*, par cette conclusion célèbre : voilà pourquoi votre fille est muette ! Où est donc la déterminisme, dans cette application prétendue de l'équivalence des forces, de la théorie mécanique de la chaleur ? Nous craignons bien que personne ne le devine, et en tout cas ce n'est pas nous. Notre aimable confrère a sans doute guéri par l'hydrothérapie quelques cas de dyspepsie, de rhumatisme chronique, d'infection paludéenne, et il a échoué aussi dans quelques cas. Est-ce qu'il pourrait, grâce à la théorie mécanique de la chaleur, nous dire *toutes* les conditions des cas qu'il a guéris et de ceux dans lesquels il a échoué, Evidemment non, car il aurait sûremen prévu les échecs, et n'aurait pas appliqué la médication avec la certitude d'échouer. A quoi donc lui a servi sa théorie ? thérapeutiquement, à rien, si ce n'est peut-être à l'empêcher de guérir Mme la marquise de P..., résultat peu encourageant pour un praticien, qui doit chercher avant tout à guérir ses malades.

Tenterons-nous, à notre tour, d'édifier une nouvelle théorie, philosophique ou non ? Nous le ferions volontiers si, en cas d'échec, nous pouvions dire avec le poète :

J'aurai du moins l'honneur de l'avoir entrepris.

Mais si, à notre avis, il y a de l'honneur à entreprendre une tâche périlleuse et utile, dont le succès est à la rigueur possible avec de la ténacité, du courage et de l'intelligence, nous n'en voyons aucun à tenter une entreprise dont la réussite paraît impossible, et qui ne peut avoir d'autre résultat que d'encombrer le chemin déjà si obstrué de la science, d'embarras aussi fastidieux que nuisibles au progrès, par l'obligation où elle met les chercheurs sérieux de consacrer à déblayer d'abord le terrain, un temps et des forces qui pourraient être beaucoup mieux employés. Nous n'essayerons donc pas une nouvelle doctrine hydrothérapique ; nous nous bornerons à dire comment il nous semble que l'eau froide agit dans les applications qui constituent la méthode à l'exposé de laquelle nous avons consacré ce livre. Nos explications ne différeront pas essentiellement de quelques-unes qui ont été données déjà, notamment par Fleury, et d'une manière plus développée, ainsi qu'on l'a vu, par M. Dujardin-Beaumetz ; mais elles apporteront, nous l'espérons, plus de précision dans le langage, ou du moins en écarteront ce vague dont l'habitude est si universelle en médecine, et dans lequel se reposent, avec tant de quiétude, les théoriciens enclins à se payer de mots.

Commençons par celui qui se flattait d'avoir tracé sa prétendue doctrine en traits de lumière, et qui, nous lui avons rendu cette justice, concevait et écrivait en effet avec lucidité quand il avait la sagesse de se restreindre aux horizons que son regard ou, si l'on aime mieux, son cerveau, pouvait embrasser. Qu'était donc cette doctrine hydrothérapique rénovatrice pour son ambitieux auteur ? elle était :

rationnelle,

physiologique,

fonctionnelle ou consistant dans les *mouvements fonctionnels.*

Rationnelle ? Est-ce que, par hasard, il s'est rencontré quelque part un médecin qui a prétendu baser une doctrine, thérapeutique ou autre, sur l'irrationalité ? Toutes les doctrines médicales ont ou ont eu la prétention d'être rationnelles, et elles l'auraient été.... si elles avaient été vraies et démontrées telles ; celle de Priessnitz lui-même, que M. Dujardin-Beaumetz a tort, après Fleury, de qualifier d'empirique, celle de Priessnitz lui-même aurait été rationnelle, si... Hippocrate avait eu raison. La question n'était donc pas de savoir si la doctrine de Fleury était rationnelle, puisque toutes le sont et ne peuvent pas ne pas l'être, aux yeux de leurs auteurs ou partisans, mais si elle était plus rationnelle que toutes les autres ?

Oui, suivant Fleury, elle était plus rationnelle que les autres, ou plutôt seule rationnelle, et elle l'était par cette raison qu'elle était.... *physiologique.*

Physiologique, qu'est-ce à dire ? une thérapeutique physiologique ? cela veut-il dire que les lois de la physiologie interviennent, dans cette hydrothérapie *thérapeutique*, — comme il dit un peu lapalissement (voir ci-dessus p. 2), — et pas dans les autres ? il est très probable qu'en effet, les lois de la physiologie interviennent dans son hydrothérapie comme dans toutes les thérapeutiques du monde, celles qui guérissent du moins ; seulement, pour résoudre la question d'une manière certaine, il faudrait arriver à ce jour prédit par Cl. Bernard, « *où la physiologie sera définitivement fondée comme science,* » — nous ne concevons pas comment, comme quoi elle pourrait être fondée autrement, — et par malheur ce jour n'est pas encore arrivé.

Physiologique? serait-ce parce qu'elle est basée sur des expériences dites physiologiques? car si l'auteur a fait de ces expériences, il n'en aura tiré et n'en pouvait tirer aucune déduction thérapeutique rigoureuse, et l'on sait à quelles conséquences elles ont conduit M. Delmas, qui en a fait de plus précises et de plus nombreuses que lui.

Mais la preuve qu'elle est bien physiologique, c'est qu'elle est même fonctionnelle; elle procède par les mouvements fonctionnels. Ah ! voilà qui est sans réplique!

Fonctionnelle? Autre logogriphe, proposé, mais non expliqué par quelques pauvres d'esprit en quête d'idées, et qui, n'en trouvant pas, mettent à la place..... des mots.

Une thérapeutique fonctionnelle, est-ce une thérapeutique qui rétablit les fonctions dérangées? Si c'était cela, nous reviendrions à M. de Lapalisse.

Est-ce, au contraire, une thérapeutique qui se sert des mouvements fonctionnels, c'est-à-dire des fonctions, — car tout phénomène, fonctionnel ou autre, est mouvement, — qui se sert donc des fonctions pour rétablir les fonctions? Cela n'est peut-être pas bien clair. Tâchons d'éclaircir: cela veut-il dire, que pour guérir un paralytique, il faut lui ordonner de marcher, comme faisait le zouave Jacob? cela serait plus neuf que du Lapalisse; mais serait-ce meilleur? Nous savons bien qu'il existe un cu

plusieurs médecins plaisants, qui guérissent toutes les dyspnées en faisant fortement respirer les malades; c'est une autre face de la question des paralysies, et c'est peut-être très joli comme plaisanterie; mais comme thérapeutique, hydriatrique ou autre, holà !

Mais vous ne nierez pas que « l'hydrothérapie agit principalement sur la circulation capillaire, et elle ne peut agir sur celle-ci que par l'intermédiaire du système nerveux, lequel par action réflexe ou directe sur la contractilité des parois vasculaires, produit la contraction et le relâchement des vaisseaux. Donc le système capillaire, le système nerveux, les *mouvements fonctionnels*, jouent dans la pathogénie et la thérapeutique un rôle considérable ».

Oh ! certes, non, nous ne nierons pas que l'hydrothérapie agisse sur le système capillaire sanguin et sur le système nerveux, et sur le premier, exclusivement ou presque exclusivement par l'intermédiaire du second ; nous ajouterons même qu'à cette action encore assez vague, nous admettons d'une manière générale, avec M. Dujardin-Beaumetz dont nous avons rapporté ci-dessus les paroles un peu plus explicatives, mais non pas « les plus positives », comme il le dit, nous admettons, disons-nous, que l'hydrothérapie agit :

« Sur le système nerveux par la perturbation... » Toutefois, il nous paraît indispensable de présenter sur ces paroles les remarques suivantes :

Que l'hydrothérapie agisse sur le système nerveux par perturbation, c'est évident, du moins pour les diverses douches, la piscine, et même pour le drap mouillé, dans son action initiale; mais que, par cette perturbation, elle « *rétablisse*, comme le dit encore M. Dujardin-Beaumetz, après Fleury, *le jeu régu-*

lier de l'axe cérébro-spinal », pourquoi? Notez bien que nous ne le nions point, mais pourquoi? en quels mouvements « fonctionnels » consiste *exactement* l'équilibre dont on parle ? en quels mouvements intimes et précis, consistent les innombrables troubles que cet équilibre peut éprouver? en quels mouvements et succession de mouvements intimes, précis, consiste son rétablissement? C'est là à quoi voulait arriver Cl. Bernard; c'est à quoi il se croyait sûr qu'on arriverait, et c'est là ce que nous ignorons encore ; non seulement, nous l'ignorons, mais ceux-là même ou du moins la plupart d'entre ceux qui réfléchissent le plus aux problèmes ardus de la médecine, ont tellement l'habitude de se contenter d'idées et de mots vagues, que nous doutons même qu'ils prennent la peine d'approfondir ces questions précises et de les comprendre. Est-ce que toutes les perturbations produiraient le même rétablissement de l'équilibre ? une violente émotion morale, par exemple, une grave ou non grave lésion traumatique, etc., etc? une perturbation quelconque n'est pas généralement une chose bien favorable, tant s'en faut; pourquoi l'hydrothérapie est-elle une heureuse exception ? Sur toutes les autres affirmations, que nous ne nions pas plus que la précédente, et qui veulent être probablement des explications, on pourrait répéter les mêmes questions, auxquelles on ne pourrait que faire le même réponse : *non liquet*. Ce serait sans doute perdre du temps que de les retranscrire. En quoi se résume donc cette ambitieuse doctrine d'*hydrothérapie rationnelle*, *d'hydrothérapie physiologique*, *d'hydrothérapie fonctionnelle* ? Hélas! c'est comme dans la fable des bâtons flottants : de loin, c'est quelque chose, mais de près c'est ou ce sont :

Des mots, des mots et des mots, c'est-à-dire :
Du vent, du vent et du vent !

Et cette colossale prétention : « La médecine empirique, l'Art de guérir, l'Artiste — (classe dans laquelle nous étions relégué) — peut se contenter de guérir ; le savant a de plus hautes prétentions, il veut savoir pourquoi et comment il guérit ! »

Eh bien, oui, quant à nous, nous serions enchanté de savoir pourquoi et comment nous guérissons ; mais nous avouons que nous nous tenons pour très satisfait quand nous guérissons sans savoir comment, et que nous en sommes réduits à répéter avec M. le professeur Peter, qui n'est pas absolument une mauvaise compagnie : « Je ne sais pas au juste ce qu'ils font (les vésicatoires dans l'hypertrophie du cœur), mais je sais qu'ils font du bien. » (PETER, *Trait. clin. et prat. des mal. du cœur*, p. 129.)

Maintenant, sommes-nous, pour cela, un empirique *absolu*, voire même aveugle et grossier ? peut-être ; mais qu'on nous entende et qu'on nous juge.

Il est, par exemple, une des applications de l'hydrothérapie qui ne nous paraît pas trop entachée d'empirisme : qu'un corps brûlant soit appliqué sur la peau ; une douleur violente de chaleur se développe aussitôt, et qui, si la surface est très étendue, peut aller jusqu'à causer la mort ; vous plongez la partie brûlée dans l'eau froide ou vous appliquez sur elle des compresses de cette eau constamment renouvelées, et la douleur disparaît et ne reparaît plus, pourvu que vous prolongiez l'application du remède assez longtemps. — Nous avons la faiblesse de croire que, s'il est quelque chose de rationnel au monde, c'est de se mettre au froid pour se préserver du chaud, et au chaud, pour se préserver du froid.

Cette hydrothérapie n'est pas, il est vrai, la grande hydrothérapie ; ce n'est que l'hydrothérapie sédative, qui est celle qui trouve, à beaucoup près, le moins d'applications ; mais enfin elle a son cercle d'action, où règne évidemment le rationalisme.

Quant à la grande hydrothérapie, à l'hydrothérapie perturbatrice, il faut bien avouer que nous ne sommes pas auss avancés : nous savons bien que l'impression extrêmement vive produite sur les épanouissements nerveux périphériques est instantanée (1) ; nous sentons vaguement que cette impression répercutée, par action dite réflexe, et sans doute aussi en partie par action directe, dans le réseau sanguin où se passent les mouvements intimes de nutrition et de dénutrition, y causent des mouvements contraires à ceux qui y ont été déterminés par la cause morbigène ; mais ces mouvements, aussi bien les morbides que les curatifs, quels sont-ils? nous l'ignorons, et par conséquent nous ne pouvons expliquer clairement, rationnellement, si l'on veut, pourquoi les applications hydrothérapiques guérissent la spermatorrhée, la dyspepsie et la fièvre intermittente rebelle; et, ne pouvant donner cette explication positive et claire, si l'on nous présente cent spermatorrhéiques, cent dyspeptiques et cent paludiques, nous pourrons bien dire que nous en guérirons un grand nombre, tant pour cent peut-être, mais nous ne pourrons pas dire lesquels ; par conséquent, le fameux déterminisme n'est pas réalisé, par conséquent, nous l'avouons sans honte,

La doctrine hydrothérapique n'est pas fondée.

(1) Nous disons instantanément, quoique nous n'ignorions pas que la vitesse de cette transmission a été évaluée à 70, voire même 72 mètres par seconde! Mais, *pratiquement*, la transmission peut être considérée comme instantanée.

Mais si la doctrine ou, si l'on veut, la théorie hydrothérapique n'est pas fondée, en est-il différemment de toutes ces doctrines ou théories particulières que Fleury, tout en admettant une doctrine hydrothérapique, avait amalgamées, pour la plupart, ensemble, afin de les faire rentrer dans sa théorie rationnelle, et qui, conséquemment, ne doivent pas être moins rationnelles qu'elle? Nous ne nous chargerons pas d'expliquer par quelles raisons il a pu ou voulu justifier cet amalgame; il n'y aurait à cela aucun intérêt; mais ce que nous croyons devoir dire, c'est que toutes ces médications, systématisées surtout par Trousseau et Pidoux et encore admises, en totalité ou en partie, par la plupart des thérapeutistes, reposent sur des théories aussi rationnelles que celle de Fleury, et qu'elles doivent aller rejoindre la sienne dans le pays des fantaisies, moins amusantes que celles d'Hoffmann, mais non plus réelles. Il faut faire une exception en faveur de la médication sédative, pour les motifs que nous avons précédemment exposés; on en pourrait faire une aussi pour la médication dépurative, s'il était démontré qu'une médication quelconque, hydriatrique ou autre, eût jamais expulsé de l'économie une matière morbigène; comme cette démonstration n'a pas été faite et ne le sera probablement pas de longtemps, on doit reléguer dans le domaine des chimères, — sans respect pour Priessnitz et même pour le divin vieillard, qui ne croyait pas moins que le paysan de Silésie aux humeurs peccantes, — la dépuration, la dérivation, la révulsion, la reconstitution, et la foule de leurs accompagnatrices.

Eh quoi! même la reconstitution, même la révulsion serait une chimère? Entendons-nous : la reconstitution, non; la médication reconstitutive, oui: il y a une reconstitution, mais il n'y a pas de médication reconstitutive, ou, si vous aimez mieux, il y en a autant que de médications qui guérissent, et toutes ne sont pas bonnes pour reconstituer tous les corps délabrés ou déconstitués, si l'on nous passe le mot. Le bon pain, le bon vin et les bons biftecks sont d'excellents reconstituants pour un corps déconstitué par l'abstinence ; ils sont de détestables reconstituants pour tous ou presque tous les gastralgiques, n'en déplaise à feu Benech et à ses successeurs, s'il en a ; les hypochondriaques et bien d'autres sont dans le même cas, et chez tous ou presque tous, l'hydrothérapie est un reconstituant souverain. On pourrait faire sur le fer, le quinquina et d'autres reconstituants les mêmes observations que sur les biftecks ; sur les altérants, sur les antiphlogistiques, sur les révulsifs, des remarques analogues ; quoi ! même sur les révulsifs, malgré l'aphorisme universellement admis, *duobus doloribus....*? oui, malgré cet aphorisme, la théorie de la révulsion n'est justifiée par aucune série de faits rigoureusement observés. Nous parlons, bien entendu, de la révulsion classique, non de la nouvelle révulsion imaginée par M. le professeur Hayem, et qui embrasse à peu près toute la thérapeutique, mais qui, du reste, n'est pas mieux établie que la classique.

Ainsi, sans nous appesantir davantage sur toutes ces médications en particulier, il appert suffisamment déjà que, si les hydrothérapeutistes sensés n'ont pas découvert et ne croient pas avoir découvert l'oiseau rare, la théorie *rationnelle*, *scientifique*, c'est-à-dire *démontrée*, de l'hydrothérapie, ils ne sont pas, sous ce rapport, dans une pire position que les autres thérapeutistes ; il est même probable que la situation des uns et des autres marchera de concert, et que les théories des médications spéciales, — s'il en est de spéciales,

— ou sera la conséquence de la théorie générale ou en fera partie ; or, il s'en faut à peu près du tout au tout que celle-ci soit fondée ; c'est ce que nous allons essayer de prouver, et, la démonstration faite, nous aurons terminé tout ce que nous avions à dire sur la doctrine hydrothérapique.

La première condition pour établir une théorie et même toute vérité scientifique, c'est de se conformer au langage rigoureux de la science et d'en user à l'exclusion de cette phraséologie vague, familière aux littérateurs qui ne tiennent qu'à exprimer leurs pensées par à peu près. Nous avons vu que Fleury, un des écrivains médicaux les plus lucides dans les sujets à sa portée, était loin de réaliser, précisément dans les questions de science élevée, objets de sa passion malheureuse, la précision qu'exige la rigueur scientifique. On est obligé de constater à regret que, sous ce rapport, le progrès, loin de marcher à pas de géant, ne marche même point à pas de tortue ; il y a telles négligences de forme, qui semblent indiquer que ceux qui les commettent considèrent la médecine comme peu digne qu'on se donne la peine de réfléchir, ou, comme dit le proverbe, de tourner sept fois sa langue dans sa bouche avant de parler, et ces négligences nous ne les trouvons pas seulement chez quelques confrères obscurs qui font, en somme, acte de bonne volonté en communiquant à leurs confrères des faits ou des idées qu'ils croient utiles à la science, nous les trouvons chez les hommes distingués qui occupent les premiers rangs de la profession. Nous allons en voir des exemples en jetant un rapide coup d'œil sur l'ouvrage que vient de publier M. le professeur Hayem ; ce coup d'œil nous fera constater en même temps où en est la doctrine thérapeutique générale à la Faculté de Paris, et si cette doctrine est bien supérieure à la doctrine hydrothérapique, qui pour nous n'existe pas encore.

Voici, d'abord, l'exposé général que fait M. le professeur Hayem de la situation présente :

« Nous sommes en ce moment dans une période de transition entre la vieille et la nouvelle médecine. Nous voyons *clairement* que l'édifice des vérités traditionnelles est chancelant, nous avons accumulé pour le reconstruire un grand nombre de matériaux nouveaux, mais nous ne sommes pas encore à une époque où l'on puisse tenter cette réédification. » (HAYEM, *Leç. de thérap.*, p. 14.)

La première remarque à faire sur cette déclaration, c'est que ce qui est chancelant, ce ne sont nullement les vérités anciennes ni nouvelles, mais les théories que nous allons voir constituer seules la science, suivant M. Hayem. Les *vérités* ne chancellent pas, elles restent fermes, debout, quand les théories tombent en ruines. L'astronome Méton croyait, comme tous les Grecs, — moins les pythagoriciens qui n'osaient divulguer leur opinion, — que tous les astres tournaient autour de la terre ; sa théorie, — comme M. Hayem n'est pas sans le savoir, probablement, — est depuis longtemps par terre ; mais la découverte du cycle lunaire est debout et y restera aussi longtemps que durera la science astronomique, c'est-à-dire aussi longtemps que les sociétés humaines et civilisées. L'honorable professeur a donc confondu vérités avec théories, confusion regrettable de la part d'un professeur qui a mission d'enseigner à ses auditeurs la science et son langage rigoureux. Maintenant, ce qui est tombé, ce ne sont pas seulement les théories anciennes, mais aussi les modernes, aussi bien la prétendue physiologique de

Broussais que la dépurative d'Hippocrate et l'élémentaire de Barthez, — que M. Hayem, bien en vain, nous le craignons fort, essaye de restaurer.

Voilà donc toutes les vérités — lisez théories — par terre, sans « qu'on puisse en tenter encore une réédification ». Alors, direz-vous, il n'y a plus qu'à baisser la toile et à attendre une nouvelle époque scientifique, sinon géologique. M. Hayem surtout doit le penser. Eh bien, c'est justement lui qui ne le pense pas ; il n'y a rien à faire, mais il veut quand même faire quelque chose, et ce quelque chose, — qui n'est pas peu de chose, — c'est « de réviser la thérapeutique et de la mettre en harmonie avec les doctrines régnantes ! » Tiens, direz-vous, étonné : il y a donc encore des doctrines régnantes? on les avait dites toutes ensevelies ; il paraît qu'elles sont sorties de leurs tombeaux. Eh ! comment va-t-on faire pour leur rendre la vie ? Il y a pour cela deux méthodes *principales*, dit M. le professeur Hayem, — sans compter sans doute les accessoires :

« L'empirisme *pur*, — cependant, il n'ajoute pas, comme Fleury, et aveugle, — et la méthode que j'ai proposé d'appeler, en 1881 — (peut-être, en 1882, s'est-elle appelée autrement), — méthode des médications ». Comparaison ou opposition étrange : logiquement, on compare des faits ou des idées de même ordre ; mais comparer l'empirisme, qui est une doctrine, un système, une conception philosophique, à une méthode de traitement, c'est comme si l'on comparait la méthode naturelle de Jussieu ou le système artificiel de Linnée, à la culture intensive ou à la conduite du pot-au-feu.

Mais admettons que la comparaison soit acceptable, le jugement qu'on porte sur la « méthode empirique » ne l'est certainement pas :

« La méthode empirique, ajoute le savant professeur, consiste à chercher au hasard et en s'idaant de la statistique, le meilleur remède à employer dans chaque maladie considérée comme espèce ou même celui qu'il faut opposer à un état morbide. Je n'y insisterai pas..... » (*loc. cit.*).

Il aurait été fâcheux, en effet, d'y insister si l'on devait suivre le même ordre d'idées, en admettant que dans ces idées, il y ait un ordre ; il n'y a pas, en tout cas, la vérité : l'empirisme le plus pur, et nous ne savons ce que peut être l'empirisme impur, ne consiste pas à chercher au hasard un bon remède, en essayant à tour de rôle les armes de tout l'arsenal thérapeutique ; nous ignorons, — et M. Hayem aussi, certainement, — si le premier empirique a procédé ainsi, mais ce qu'il y a de sûr, c'est que ceux qui l'ont suivi ont procédé autrement : ils ont toujours été guidés ou au moins inspirés par la tradition ou par des analogies, ou même ils ont été servis par le hasard, sans chercher ; et quand ils ont cru s'apercevoir qu'ils avaient réussi, dans un cas donné, ils ont recommencé l'expérience, et, s'ils ont réussi encore, ils ont compté les succès et les insuccès, et, de par la statistique, ils ont conclu ; car la statistique n'est pas et n'a jamais été présentée par personne comme un procédé ou une méthode de recherche, mais seulement comme un moyen de contrôle et de vérification ; ce sont là des vérités élémentaires, qui ne chancellent pas et qu'on ne devrait jamais oublier, à plus forte raison méconnaître. La statistique ayant montré l'utilité ou l'inutilité du remède, ou de la médication, ou de la méthode, l'empirique a cherché, tout comme un autre, s'il pouvait s'expliquer le succès ou l'insuccès du traitement ; mais où il diffère de beaucoup d'autres, et en particulier des théoriciens à outrance, c'est que, lorsqu'il n'a pas trouvé d'explication qui le satisfît, qu'il a trouvé seulement qu'un moyen était utile, il a dit, comme le professeur Peter parlant des vésicatoires : « Je ne sais pas *au juste* ce qu'ils font, mais je sais qu'ils font du bien. » Les empiriques ne pensent pas, en effet, que « la *science*, ou autrement dit la *théorie* », soit une seule et même chose, et que la science n'apparaisse que « lorsqu'on se préoccupe de chercher et de trouver les indications » thérapeutiques ; la théorie, est en effet, la science, quand elle est juste ; mais quand elle est fausse, ce n'est qu'une erreur, ingénieuse ou grossière, séduisante ou ridicule, suivant les espèces, mais dans tous les cas, erreur. Quant à ce que la science *apparaisse* quand on se *préoccupe* de chercher ou même de trouver une vérité, — vérité des indications ou autre, — c'est une grande illusion ; la science n'est pas si commode que cela à conquérir ; elle n'existe pas *quand on cherche*, elle existe *quand on a trouvé*. M. Hayem a-t-il trouvé la « *théorie* ou la *science* » des indications, c'est-à-dire réalisé ce fameux *déterminisme* (1), qui fait connaître *toutes les conditions* dans lesquelles un phénomène se produit, et permet en

(1) Pour qu'il n'y ait pas d'équivoque, en voici la définition par Littré et Robin, ou plutôt par Cl. Bernard, qu'ils citent eux-mêmes ; nous tenons à être exact.

« DÉTERMINISME. — Cause prochaine ou déterminante d'un phénomène, définition exacte des conditions dans lesquelles celui-ci se manifeste. Il est possible d'y arriver dans les sciences biologiques comme dans les sciences physio-chimiques, en ramenant les phénomènes à des conditions expérimentales définies et aussi simples que possible, la matière n'ayant pas plus de spontanéité dans les corps vivants que dans les corps bruts. *Seul*, il rend possible l'action du physiologiste dans les sciences expérimentales, dont il est le principe *absolu*. D'autre part, c'est à le trouver que doit tendre la méthode expérimentale. »

Nous ne croyons pas nous tromper en prenant la thérapeutique pour

conséquence, de le reproduire à volonté ? S'il nous l'affirme, nous le croirons sur parole plutôt que d'y aller voir ; mais vous verrez qu'il ne nous l'affirmera pas.

Ce qu'il affirmera, par exemple, c'est que la méthode qu'il appelle « des médications » est la meilleure des méthodes thérapeutiques ; et cela, il est vrai, il ne se contente pas de l'affirmer, il le prouve à sa manière ; reste à savoir si cette manière convaincra tout le monde; pour notre compte, nous ne le pensons pas. M. Hayem dit, pour commencer, qu'il faut s'entendre sur le sens du mot médication ; ce n'est pas une mauvaise précaution, tant s'en faut, et nous approuvons fort le précepte du sage Locke : définissez les termes. M. Hayem croit donc devoir user de ce bon moyen, et pour éviter les erreurs de ses prédécesseurs, il cite d'abord ou analyse les définitions de plusieurs d'entre eux ; seulement, il les cite assez négligemment et d'une manière peu exacte; voici, par exemple, dans quels termes il analyse une de ces définitions :

« Le mot médication a été également employé pour désigner des moyens de même ordre, *plus ou moins identiques*, appartenant....., etc. » (*loc. cit.*).

M. Hayem doit bien savoir que deux moyens ne peuvent pas être plus ou moins identiques, pas plus que deux angles ne peuvent être plus ou moins égaux : ils sont égaux ou inégaux, comme deux moyens sont identiques ou différents. Il sait cela aussi bien que nous, et ne s'exprimerait pas ainsi s'il parlait physique ou chimie ; mais beaucoup de nos confrères semblent croire qu'on n'a que faire d'être correct, et

une science expérimentale, et, à moins que M. Hayem ne pense le contraire, nous lui demanderons s'il a trouvé le déterminisme, ou si seulement il se préoccupe de le trouver ? — Il est vrai qu'il paraît nier Cl. Bernard ou du moins sa doctrine.

qu'on s'exprime toujours assez bien, quand on traite de médecine. Il ne se donne même pas la peine de citer exactement celle de ces définitions à laquelle, non sans raison, il paraît attacher le plus d'importance, comme « la plus récente », ce qui n'est point exact, et ce qui n'est pas toujours, d'ailleurs, la meilleure des preuves de supériorité. Cette définition est celle de Littré et Robin :

« D'après eux, dit-il, la médication exprime non pas une action médicamenteuse, mais l'action exercée par le médecin pour satisfaire une indication déterminée. »

Il eût été assez étrange qu'un esprit aussi lucide et aussi positif et même positiviste, nous ne disons pas que Robin, mais que Littré, eût appelé médication, non l'action du médicament, mais celle du médecin, — ce qui n'est vrai que dans la réduction des hernies, des luxations, etc. — Mais la vérité est que Littré et Robin n'ont rien dit de semblable, et que M. Hayem n'a pas voulu prendre la peine de recourir aux textes et a jugé plus commode de s'en rapporter à sa mémoire. Voici la vraie définition de Littré et Robin, qui ne ressemble guère à celle que M. Hayem leur attribue :

« Médication. — Administration d'un ou de plusieurs agents thérapeutiques pour satisfaire une indication déterminée, pour produire telle ou telle modification dans la structure et les fonctions de l'organisme. »

Cette définition pourrait satisfaire des esprits assez difficiles ; M. Hayem ne s'en est pas contenté ; il lui en a préféré une de sa composition, ce qui est bien naturel, et que voici :

« Les médications sont des actions thérapeutiques suscitées dans le but de remplir les indications tirées des éléments constitutifs des maladies, c'est-à-dire des éléments proprement dits ou communs » (*loc. cit.*, p. 14).

Et à la suite de cette définition, l'honorable professeur ajoute que, s'il s'est bien fait comprendre, on reconnaîtra avec lui que la méthode des médications marque un progrès *réel* sur l'empirisme.

Nous croyons inutile de revenir sur cette comparaison boiteuse entre un système philosophique et une méthode pratique de traitement ; nous nous contenterons de faire remarquer que, pour bien comprendre la définition du savant professeur, il faut bien comprendre d'abord deux autres termes essentiels qu'elle renferme, *indication* et *élément*. Sur le mot indication, il n'insiste guère, malgré son importance capitale, et ne le définit point. Voici la définition qu'en donne Littré, que nos lecteurs tâcheront de faire rentrer comme ils pourront dans la définition de la médication de M. Hayem :

« Indication. — Notion fournie par l'examen raisonné du malade, par la recherche et l'appréciation des circonstances inhérentes au malade ou à la maladie, qui accompagnent ou qui ont précédé celle-ci, et d'où l'on peut déduire le traitement à employer. »

Si cette définition était acceptée comme excellente ou bonne seulement, les éléments deviendraient un peu superflus ; est-ce pour cela que l'habile professeur passe l'indication presque sous silence ? nous ne saurions le dire ; ce qu'il y a de certain c'est que la « doctrine des éléments » est pour lui ce qu'est le bon Dieu pour certains philosophes : « il n'existerait pas qu'il faudrait l'inventer » (*loc. cit.*). M. Hayem dit imaginer, ce qui est kif-kif, comme disent les élégants boulevardiers d'aujourd'hui. Mais, heureusement, la doctrine existait, et l'ingénieux professeur n'a pas eu la peine de l'enfantement; elle n'a pour père rien moins que Galien, s'il vous plaît, et pour parrain si ce n'est plus, Aristote. Mais c'est surtout l'enfant de Barthez et de

C.L. Dumas, de Montpellier, que le savant professeur de Paris n'a eu qu'à prendre le soin de perfectionner. En quoi consiste la définition perfectionnée? nous ne le dirons pas en détail, car nous ne serions pas bien sûr de le dire clairement ; nous constaterons seulement que le premier caractère d'un véritable élément morbide, — car il y en a de vrais et de faux, d'apparents et de réels, — « le premier caractère d'un élément morbide est *évidemment* qu'il fasse partie de la maladie, qu'il en soit partie élémentaire ». C'est par une doctrine fondée sur des vérités pareilles, suivant l'éminent professeur, qu'on remplacera l'édifice effondré des vérités traditionnelles dont nous avons précédemment parlé, et qu'on sera conduit « à refaire, à des points de vue nouveaux, l'étude de la médecine tout entière ! »

« La doctrine des éléments morbides, ajoute-t-il, peut *seule* nous permettre, en attendant la découverte des moyens spécifiques, correspondant à celle des causes spécifiques, de faire découler nos indications d'une étude approfondie de la physiologie morbide. » (*loc. cit.* p. 15).

Eh bien, c'est égal, nous ne nous attendions pas à ce que la prétendue doctrine, — prétendue parce qu'elle a toujours *brillé* par ses *ténèbres*, — qui a été si longtemps le support et la caractérisque de l'Ecole de Montpellier, viendrait se faire retaper par l'Ecole de Paris! Mais si l'on en croit Jésus, — et comment ne pas l'en croire ? — il ne faut jamais coudre une pièce de drap neuf sur du vieux, pour des raisons que Jésus explique très bien et que tout le monde devine, s'il ne les connaît d'avance.

Nous en aurons fini avec cette analyse un peu longue, mais que la situation de l'auteur rendait nécessaire, quand nous aurons ajouté un mot sur ce qu'il dit des spécifiques.

On a vu qu'en terminant il exprime l'opinion que la doctrine des éléments retapée permet seule d'attendre la découverte des spécifiques. Mais les spécifiques dont il parle là sont ceux qui guérissent la gale depuis la découverte du sarcopte. Ce sont bien là, en effet, les vrais spécifiques et les seuls que M. Hayem devrait reconnaître pour tels ; cependant, il en admet d'autres, le mercure et le quinquina au moins, qu'il cite comme spécifiques, l'un des fièvres intermittentes, l'autre de la syphilis. A quels caractères M. Hayem reconnaît-il un spécifique ? il le donne à entendre dans plusieurs passages et le dit clairement dans d'autres, notamment dans celui-ci : « Les médicaments spécifiques atteignent les germes pathogènes, même après la pénétration de ces germes dans l'organisme » ; les atteignent et les tuent, bien entendu, les tuent toujours, comme les médications modernes tuent toujours l'acarus de la gale, et guérissent la maladie ou plutôt le malade.

Eh bien, M. Hayem croit-il que le quinquina guérisse toujours les paludéens, et le mercure toujours les syphilitiques ? évidemment non; ce serait une profonde ignorance, et nous le tenons pour savant. Seulement, nous nous demandons, alors, pourquoi il qualifie ces médicaments de spécifiques ? il est bien vrai qu'il fait honneur de la découverte de ces spécifiques à l'empirisme ; mais, en ce qui nous concerne, nous repoussons, au nom de l'empirisme, cette générosité, et nous accordons que l'empirisme, en ce qui touche au quinquina et au mercure, doit être compris, comme à propos de toute autre médication, dans le renversement des « vérités traditionnelles », et qui, table rase une fois faite, doit être compris aussi dans la reconstruction « à des points nouveaux de la médecine tout entière ».

Nous accordons cela, à une condition cependant, c'est que

« table rase » sera justifiée, et qu'on aura démontré clairement qu'il y a des avantages certains à lui substituer la doctrine des éléments et la méthode des médications.

Mais cela, nous ne l'accordons pas.

Eh quoi! les milliers de guérisons, dont quelques-unes merveilleuses, réalisées par Priessnitz à la face de toute l'Europe, et dont un grand nombre, contrôlées par une commission officielle où entraient des médecins ennemis de Priessnitz; les deux cents observations publiées avec les plus grands détails et la plus remarquable rédaction, par Fleury et ses élèves, Landry et Tartivel; les six cents et quelques exemples de cures non moins belles que nous avons publiés nous-mêmes depuis bientôt trente ans, tout cela, tous ces faits seraient non avenus et rentreraient dans le néant, et cela pour faire place à la conception nébuleuse de Barthez, eût-elle Aristote pour parrain! Non, non, jamais nous n'admettrons cela. Que la thérapeutique n'ait encore sur aucun point une doctrine qui réponde aux légitimes conditions déterminées par Cl. Bernard et par M. Marey, nous le reconnaissons, nous félicitons même M. Hayem de l'avoir déclaré du haut de la chaire de thérapeutique de la Faculté de Paris ; mais que ce décret de déchéance frappe de nullité l'admirable collection de faits recueillis par l'hydrothérapie, aussi bien par celle qui se qualifiait de rationnelle, que par celle qu'on qualifie d'empirique, croyant la déshonorer, non, encore une fois, nous n'admettrons jamais cela; et sans être grand prophète, nous prédisons même, sans la moindre crainte de nous tromper, que la doctrine prétendue physiologique et rationnelle de Broussais, celle prétendue plus rationnelle et plus physiologique encore de Fleury, celle, toujours plus rationnelle et plus physiologique, de Galien-Barthez-Hayem, toutes ces doctrines, accompagnées de l'animisme de Stahl, du stimulisme de Brown et de l'innombrable collection d'autres chimères, tiendront compagnie dans le tombeau aux humeurs peccantes d'Hippocrate et de Priessnitz, que l'hydrothérapie continuera, bien vivante, à briller de tout son éclat, au grand profit de l'humanité.

APPENDICE

Les sujets des quatre articles suivants ne s'étant pas présentés à notre esprit au moment opportun pendant le temps, que nos impérieuses occupations ont malheureusement rendu très long, de la rédaction de notre ouvrage, nous comblerons dans cet appendice cette petite lacune ; nous en comblerons d'autres, si les destins (habent sua fata libelli) *décident que notre travail aura une seconde édition.*

ART. 1. — DU DELIRIUM TREMENS

> Lorsque la fureur des malades a atteint un haut degré, on peut attendre le meilleur résultat de l'emploi des douches froides.
>
> RICHTER.

Quoique l'impartial mais pas toujours conséquent Schedel ait pu croire que l'hydrothérapie « appliquée dans toute son énergie » soit très dangereuse dans l'épilepsie (voir ci-dessus, p. 479), et qu'il ait même entendu parler, mais non vu, de graves accidents produits par la méthode « appliquée hors de propos, » il n'en rapporte pas moins l'opinion de Weiss, d'après laquelle le délire violent des épileptiques, — qu'il rapproche du delirium tremens des ivrognes, — a été traité avec beaucoup de succès par plusieurs hydropathes. Voici comment il conseille de procéder :

« On commence par faire boire toutes les trois minutes, un petit verre d'eau froide, et l'on continue ainsi jusqu'à ce que le vomissement survienne ; celui-ci peut être facilité après un certain laps de temps, par la titillation de la luette, lorsqu'on a l'assurance que l'estomac se trouve bien rempli : le gros intestin doit être également vidé en faisant administrer plusieurs lavements d'eau froide. On procède alors à l'enveloppement du malade dans le drap mouillé, en ayant soin de maintenir constamment appliquées sur la tête des compresses imbibées d'eau froide qu'on renouvelle tous les quarts d'heure. Dès que la chaleur générale s'est bien rétablie, et que la surface du corps tend à devenir moite, on renouvelle l'enveloppement général, et l'on y revient cinq à six fois dans les vingt-quatre heures, ou du moins jusqu'à ce qu'il y ait plus de calme. Pour procéder aux enveloppements, il convient de choisir les moments où le malade est le plus tranquille. Après avoir ainsi appliqué successivement plusieurs draps mouillés, l'on procède aux ablutions dans un bain partiel d'eau dégourdie, dans lequel on fait de fréquentes affusions sur la tête du malade avec de l'eau du bain ; ces ablutions doivent durer de dix minutes à une demi-heure ; le malade est alors remis au lit, où l'on maintient toujours sur la tête les compresses mouillées, qu'on peut remplacer par un bonnet de coton trempé dans l'eau froide. Si le délire persiste, on revient aux enveloppements dans le drap mouillé après quelques heures de repos ; mais, en général, le malade fatigué ne tarde pas à s'endormir, ce qui est considéré comme une véritable crise qu'il ne faut pas interrompre, durât-elle vingt-quatre heures et plus.

« Les avantages que Priessnitz a souvent retirés de ce moyen, et que je suis loin de contester quoique je n'en aie pas été témoin, doivent engager les médecins à y recourir, car trop souvent on échoue dans le traitement de cette maladie. L'hydriatrie aurait du moins l'avantage d'accoutumer le malade à boire de l'eau (SCHEDEL, *loc cit.* p. 391). »

Ce passage du livre de Schedel est difficilement explicable. Le très consciencieux historien parle, au début de l'article, du délire de l'épilepsie grave, qu'il compare au *delirium tremens*, et, à la fin, il fait ressortir que le traitement qu'il vient d'exposer a du moins pour avantage d'accoutumer les malades à boire de l'eau, — ce qui est fort douteux, — mais ce qui indique que c'est bien du vrai *delirium tremens* que Schedel a entendu parler; maintenant est-il vrai que Priessnitz, dont l'établissement n'était guère fréquenté que par les malades aisés ou riches, ait traité assez de délires alcooliques pour pouvoir tracer des règles générales? la réponse nous paraît douteuse. Quoi qu'il en soit, il est très possible que les applications hydrothérapiques qu'il recommande eussent de l'efficacité ; nous ferons remarquer seulement, à propos des compresses appliquées sur la tête ou du bonnet de coton, que ne renouveler ces applications que tous les quarts d'heure est très insuffisant; le but de ces compresses est, assurément, d'entretenir la tête fraîche; or, au bout d'un quart d'heure une compresse, si fraîche soit-elle au moment de l'application, est assez chaude pour produire un effet tout opposé à celui que l'on se propose; elle devrait être renouvelée aussitôt que la tête s'échauffe, ce qui demande environ cinq minutes, sans que ce temps puisse être fixé *à priori* d'une manière absolue.

Ce traitement aurait-il contre le violent délire épileptique les effets que Priessnitz lui reconnaît contre le *delirium tremens?* C'est ce que nous ne saurions dire, non plus, probablement, qu'aucun de nos confrères en hydrothérapie. Nous sommes obligés d'exclure de nos établissements les épileptiques à grandes attaques pour des raisons que tout le monde devine; mais nous pensons que la méthode pourrait être utilement tentée dans les maisons où les grands épileptiques sont admis.

Art. 2. — DE L'INCONTINENCE D'URINE.

Quoique Fleury, dans la dernière édition de son traité, eût reproduit un très intéressant rapport de M. le Dr Scohy, médecin de l'école des enfants de troupe d'Alost (Belgique), sur le résultat des applications hydrothérapiques aux enfants de cette école, atteints d'incontinence d'urine, nous n'avions pas jugé à propos de consacrer dans le corps de notre *Traité* un article à cette fâcheuse infirmité, n'ayant pas eu l'occasion de l'observer nous mêmes cliniquement. Pendant l'impression de notre livre, nous avons eu l'occasion de soigner deux malades affectés d'incontinence, et nous allons faire connaître, d'après la *Médecine contemporaine* du 15 septembre 1887, les résultats que nous avons obtenus.

Obs. 1. — Notre premier malade était un jeune homme de 14 ans, fils d'un de nos députés, dont l'infirmité de son fils faisait la désolation. Il avait tout essayé pour l'en délivrer, mais sans succès. Quoique nous connussions le père depuis longtemps et que nous fussions devenu son ami, jamais il ne nous avait parlé de la cause de son chagrin, tant il tenait à ne pas la faire connaître, lorsque dans un banquet où nous nous trouvions tous les deux, nous ayant entendu parler des cures opérées par l'hydrothérapie, il vint nous voir deux jours après pour nous exposer ce qui faisait l'objet de son chagrin et pour nous demander si nous ne penserions pas qu'il y eût quelque chose à tenter pour guérir son fils. Il avait consulté toutes les sommités médicales, et aucun des traitements prescrits et suivis n'avait modifié l'infirmité qui le désolait. Après lui avoir reproché de ne pas s'être ouvert à nous plus tôt, nous lui demandâmes de nous confier son fils, en lui faisant espérer une amélioration, sinon une guérison complète. Il accepta notre proposition, et nous commençâmes le traitement hydrothérapique le 5 avril 1884.

Nous débutâmes par la douche en pluie sur tout le corps, d'une durée de 10 secondes, suivie de la douche en jet brisé promenée spécialement sur les membres inférieurs pendant une minute; eau à 8°.

Ces douches sont données, le matin et le soir, pendant huit jours.

Le 10, nous faisons précéder, le matin, les douches d'un bain de siège à eau courante pendant une minute, et l'après-midi, nous les faisons suivre d'une piscine d'une minute ; eau à 7°.

Au bout d'un mois de traitement, le jeune X... passait quelquefois deux nuits sans incontinence. Enfin, petit à petit, les accidents devinrent de plus en plus rares, et au bout de quatre mois, après être resté plus de quinze jours de suite sans avoir uriné dans le lit, le père lui fait cesser l'hydrothérapie, heureux du résultat obtenu.

Nous avons revu le jeune homme depuis, il est resté parfaitement guéri.

Pendant son traitement, il a été soumis à une alimentation froide, et a pris de l'eau pour boisson.

Obs. 2. — Le second cas que nous avons traité se présenta chez une jeune fille qui nous avait été adressée par notre éminent confrère, M. le professeur Charcot. Chez elle, après quelques semaines de traitement, l'incontinence cessa, mais reparut après plusieurs mois d'interruption et quand on la croyait définitivement guérie; seulement, l'émission d'urine fut très peu abondante, la jeune fille s'en apercevant dès les premiers jets qui la réveillaient, et qu'elle arrêtait aussitôt. De petits accidents se sont ainsi renouvelés plusieurs fois à notre connaissance jusqu'au moment où nous l'avons perdue de vue. Ce n'est donc qu'une amélioration que nous avons obtenue dans ce cas ; mais tout nous porte à croire qu'elle n'aura pas tardé à se transformer en guérison définitive.

Si nous rapprochons, maintenant, ces deux faits de l'expérience faite sur une grande échelle par Dr Scohy, et à laquelle nous avons fait allusion au début de cet article, on se convaincra des services que l'hydrothérapie est appelée à rendre non pas seulement dans les familles, mais dans tous les établissements d'enseignement et autres où sont réunis des jeunes filles et surtout de jeunes garçons, chez qui, on le sait, l'incontinence est plus fréquente que dans l'autre sexe.

Avant de donner la parole au Dr Scohy, nous devons dire que cet honorable confrère est, et surtout était loin, quand il a commencé son expérience, d'être un chaud partisan de l'hydrothérapie ; c'est donc avec une froide impartialité qu'il a observé et rapporté les faits ; voici comment il les expose :

« L'incontinence d'urine a toujours été jusqu'ici et sera toujours, nous le craignons, le désespoir de notre école et de tous les pensionnats civils. Il y a deux mois à peine, M. le ministre de la guerre agita même sérieusement la question de savoir s'il ne conviendrait pas de réformer sur-le-champ les enfants qui en sont atteints. . . . . Il aurait fallu, d'un seul coup, réformer trente pensionnaires, et répéter ce coup d'Etat tous les ans, parce que l'incontinence d'urine nocturne échappe toujours à la visite lors du recrutement. N'était-ce pas, enfin, en partie à cause des services que l'hydrothérapie pouvait nous rendre ici, qu'on l'avait accueillie comme un nouveau bienfait ?

« Cette catégorie d'enfants est l'objet de soins et d'attentions qui constituent tout un traitement. Ils boivent peu ou pas le soir, couchent à l'entrée des chambres, et sont réveillés au milieu de la nuit par la ronde de police. Nous n'approuvons guère cependant cette dernière mesure, qui va à l'encontre du but, en ce sens que l'interruption du sommeil est une habitude énervante imposée à des enfants qu'il s'agit de fortifier. Mais ce mauvais moyen est un pis aller. Que faire de mieux?

« Nous nous sommes donc adressés à l'hydrothérapie.

« Nous commençâmes au mois d'octobre avec trente-deux élèves, chez lesquels l'incontinence nous parut associée à une faiblesse marquée de la constitution. Comme d'ordinaire, ce nombre s'accrut considérablement pendant l'hiver. Au mois de décembre, il était de soixante-quatorze. Ce fait seul prouverait qu'elle est plus souvent qu'on ne pense un véritable vice. En décembre, soixante-quartorze souillaient leurs literies toutes les nuits, au point que le matelas dut leur être retiré.

« Au mois de janvier le chiffre tombait à soixante-sept. Au mois de mai, il était de cinquante-sept. Actuellement (août), il n'est plus que de quarante-deux, parmi lesquels une vingtaine qui urinent au plus une fois par semaine.

« Restent donc vingt-deux enfants. En faisant sur ce nombre la grande part du vice et du mauvais vouloir, nous arriverons à constater que l'incontinence d'urine a persisté avec son intensité première chez douze enfants, et que cinquante-deux se sont amendés. Sur ces cinquante-deux, vingt-deux peuvent être considérés comme guéris. »

A la suite de la constatation de ces résultats, l'honorable observateur présente les remarques suivantes sur lesquelles nous aurons nous-même à faire quelques observations :

« Pour apprécier la valeur exacte de ces résultats, il importe au plus haut point de noter que l'incontinence se corrige presque toujours d'elle-même, soit à mesure que le corps se développe, si elle est inhérente à une faiblesse originelle, soit à mesure que l'enfant comprend lui-même ce que son infirmité inspire de répugnance aux autres, si elle est un vice d'éducation. Ce qui le prouve de la façon la plus péremptoire, c'est que si les incontinences pullulent dans les deux classes inférieures de l'Ecole, il n'y en a presque pas dans les deux classes moyennes, et pas un seul dans les deux classes supérieures.

« Mais on ne peut pas oublier non plus qu'il s'agit ici d'une de ces tristes infirmités contre lesquelles tout a été employé, l'hygiène et la médecine, la douceur et la sévérité, et que tout a échoué. Si l'hydrothérapie ne la guérit pas d'une manière infaillible dans un temps donné, nous avons au moins la certitude qu'elle la modifie dans un sens favorable. A la différence de *tous les autres moyens*, l'hydrothérapie n'offre aucun inconvénient qui vienne contre-balancer cet avantage. Elle donne sans rien ôter. Elle l'emporte donc évidemment sur tous ces autres moyens. Mais nous nous garderons bien de conclure que nous tenons la panacée qui est destinée à extirper à tout jamais de notre école cette lèpre immonde qui s'appelle l'incontinence d'urine.

« Pendant toute la durée de nos expérimentations, nous n'avons jamais observé, disons-nous, qu'elle ait produit le moindre accident. Un seul incident nous a ému dès le commencement. Un enfant avait de la douche une frayeur qui allait jusqu'aux selles involontaires. Nous vînmes à bout de cette folle pusillanimité par la raison, aidée des railleries de ses camarades. »

Le Dr Scohy termine ici ses observations sur le traitement hydrothérapique de l'incontinence; mais les quelques lignes par lesquelles il termine son compte rendu ont trop d'intérêt pour que nous omettions de les reproduire ; les voici donc :

« Jusque dans ces derniers mois, nous n'avions jamais fait que de l'hydrothérapie hygiénique. Nous redoutions de compromettre l'hydrothérapie et la santé des malades par notre inhabileté. Nous lui avons cependant soumis une urticaire chronique liée à une existence trop sédentaire, et elle en a triomphé. Un sous-officier, qui avait depuis vingt ans des réminiscences de fièvre intermittente, en a été complètement délivré. Les douches ont rendu les fortes chaleurs de cet été supportables à plusieurs professeurs de l'Ecole, qui y trouvaient tout le bienfait que d'autres vont chercher dans les villes d'eaux. Elles ont complètement échoué dans une gastrite chronique.

« Pour nous résumer en quelques mots, nous dirons :

« 1° Que l'hydrothérapie plaît beaucoup aux enfants;

« 2° Qu'elle modifie rapidement, et dans un sens favorable, plus de la moitié des incontinences d'urine qui lui sont soumises;

« 3° Qu'elle est utile comme moyen préventif, surtout des engelures ;

« 4° Qu'elle les aguerrit contre le froid et les refroidissements;

« 5° Qu'appliquée aux personnes saines, elle n'offre absolument aucun inconvénient ;

« 6° Qu'elle est susceptible de rendre les plus grands services comme moyen général de propreté, pour remplacer les bains généraux pendant l'hiver ;

« 7° Qu'elle cadre merveilleusement, comme le gymnase, la natation et les exercices militaires, avec notre système d'éducation physique de l'enfant de troupe. »

Nous n'ajouterons rien à cette dernière appréciation générale, qui, venant d'un observateur fort impartial, ne peut qu'acquérir des sympathies et des partisans à l'hydrothérapie; nous reviendrons seulement en quelques lignes sur l'incontinence. Notre honorable confrère n'est-il pas un peu sévère pour les pauvres incontinents en les accusant de vice pur et simple et de vice d'éducation. Vice d'éducation? nous ne comprenons pas. Est-ce qu'il existerait des parents qui encouragent ou qui tolèrent avec complaisance l'incontinence volontaire? Nous croirions inutile de réfuter une pareille opinion. Ce que notre honorable confrère considère comme une preuve *péremptoire* de ce vice, l'augmentation de l'incontinence pendant les froids rigoureux, est la conséquence très naturelle de ce fait physiologique que le sommeil est plus profond, plus *lourd* aussi, pour employer une expression vulgaire qui n'est pas tout à fait synonyme de l'autre, et comme l'incontinence se produit toujours pendant le sommeil, souvent pendant un rêve qui fait croire à l'enfant, — et parfois à l'adulte, — qu'il urine contre un mur ou tout autre objet, il est très naturel que l'incontinence s'accentue dans la saison rigoureuse, sans qu'il y ait le moindre vice chez les infirmes, toujours malheureux de leur infirmité quand ils ont atteint l'âge de raison.

Ce qui n'est pas vice de leur part, mais faute plus certaine de la part de leurs parents et surtout de leurs médecins, c'est qu'il ait fallu l'intervention d'un spécialiste pour que l'hydrothérapie répandit ses bienfaits sur les enfants de troupe de Belgique : c'est, en effet, aux sollicitations de Fleury que l'inspecteur général Vleminkx obtint du ministre de la guerre belge l'introduction de l'hydrothérapie dans des établissements du ministère de la guerre. C'est un service signalé rendu à l'humanité par Fleury, et que nous avons d'autant moins garde d'oublier, que des niais nous accusent d'être son adversaire systématique, de le poursuivre, suivant leur élégant langage, comme notre « bête noire. »

Mais pourquoi nous étonnerions-nous qu'il ait fallu l'intervention de Fleury pour faire profiter des bienfaits de l'hydrothérapie les élèves de l'Ecole d'Alost ? Ne vient-on pas de voir que, *vingt-sept ans* après la publication de l'honorable Dr Scohy, notre ami le député, dont il est question ci-dessus, avait consulté pour l'incontinence de son fils une foule de sommités médicales, et que pas une n'avait songé à lui dire qu'il pourrait trouver dans l'hydrothérapie une ressource précieuse ! Répétons-le donc encore une fois, car nous ne le répéterons jamais assez, l'hydrothérapie n'est pas encore appréciée à sa véritable valeur par tous nos confrères, même les plus distingués.

Art. 3. — DE LA LARYNGITE CHRONIQUE ET DE LA LARYNGITE STRIDULEUSE.

Schedel rapporte qu'il a eu l'occasion d'observer à Græfenberg un cas, un seul, de laryngite chronique chez une dame âgée de 28 ans, à laquelle Priessnitz appliqua pendant longtemps sans succès son traitement, et dans lequel la malade persévérait cependant, parce qu'elle avait vu, disait-elle, guérir à Græfenberg un malade atteint de la même maladie qu'elle, après qu'il avait été condamné par la Faculté.

Notre excellent maître, le Dr Baldou, qui a publié plusieurs observations un peu brèves de laryngite chronique, dit qu'il a toujours vu céder rapidement la maladie aux sudations, bains entiers, compresses permanentes d'eau froides sur le cou, douches de pluie, d'abord, puis des douches en jet, pour empêcher que les sudations affaiblissent les malades.

Personnellement, quoique la laryngite chronique ne soit pas très rare, les hasards de la clinique ont fait que nous n'en avons jamais eu à traiter, et, quoique nous pensions, avec Schedel et Baldou, que l'hydrothérapie pourrait rendre des services dans le traitement de cette maladie, comme notre ouvrage à un caractère exclusivement clinique, ainsi que nous l'avons dit plus d'une fois, et que nous ne voulons parler que de ce que nous avons vu, nous n'en dirons pas davantage sur la laryngite.

Nous garderons également le silence, pour la même raison, sur le spasme de la glotte que certains auteurs ont désigné sous le nom de laryngite striduleuse, maladie qui, en raison de sa rareté, de son caractère aigu et même suraigu, ne se présente et ne peut se présenter que rarement à l'observation de l'hydrothérapeute. Aussi, n'est-ce pas sans un étonnement ajouté à beaucoup d'autres que nous avons lu ce qui suit dans la compilation d'un hydrothérapeute baigneur :

« L'hydrothérapie peut rendre de grands services aux personnes sujettes aux spasmes de la glotte, et nous connaissons *un grand nombre* de malades, surtout parmi les enfants, qui ont été débarrassés de ces accès suffocants par l'emploi de cette médication. » Pour rendre toute notre pensée sur une pareille allégation, nous devons dire, à regret, que nous n'en croyons pas un mot ; et la raison, c'est que nous tenons pour certain que le spasme de la glotte ou la laryngite striduleuse n'est pas assez fréquente et a une marche trop rapide, pour qu'un seul hydrothérapeute puisse en avoir vu et encore moins traité *un grand nombre*.

Art. 4. — DES TICS DOULOUREUX ET NON DOULOUREUX.

Ceci est un titre plutôt qu'un article.

N'ayant publié dans la *Médecine Contemporaine* aucun des cas assez nombreux de tics que nous avons presque toujours améliorés ou guéris, nous nous contenterons de mentionner sommairement celui d'une belle jeune personne, Mlle de X..., âgée de 18 ans, qui nous fut adressée par notre distingué confrère, le Dr Ramond de Paris. Cette jeune personne était atteinte depuis plusieurs années d'un mouvement incessant et très disgracieux des deux yeux, qui contrariait d'autant plus la malade, que ce tic contrastait avec sa beauté, et la déparait singulièrement. Un grand nombre de moyens, parmi lesquels l'électricité, avaient été employés en vain avec persévérance, quand notre confrère pensa à conseiller l'hydrothérapie. Après trois mois de douches, un mieux sensible se déclara, lequel, petit à petit, finit par devenir une guérison.

Mlle de X... est aujourd'hui mariée ; le tic n'a jamais reparu, et l'ex-malade, — si l'on peut appeler son tic une maladie, — conserve pour l'hydrothérapie une reconnaissance que nos confrères, et encore plus toutes les femmes, comprendront.

Nous croyons donc, appuyé sur l'expérience, que l'hydrothérapie peut être appliquée à ces névroses comme aux autres affections convulsives, nous n'ajouterons pas avec certains auteurs, du système nerveux, car nous ne sachons pas qu'il y ait des affections convulsives où le système nerveux ne soit pas intéressé. Nous pensons que les applications utiles sont celles qui ont réussi dans les autres névroses, et nous renvoyons, pour plus amples détails, à ce que nous avons dit de celles-ci.

EPILOGUE

Nous avons dit dans notre prologue que ce livre serait exclusivement pratique, autant du moins que cela se peut, et que son unique ambition était de faire connaître les résultats d'une pratique de plus de vingt-cinq années, et de propager ainsi les bienfaits d'une médication puissante qui n'est pas encore appréciée à sa juste valeur. Nous croyons avoir tenu parole et rempli notre programme. Après avoir exposé rapidement l'historique et les procédés qui nous paraissent les meilleurs d'appliquer la grande médication, nous avons reproduit dans ce livre cent soixante et quelques observations, prises au hasard parmi les six à sept cents, toutes plus ou moins remarquables, publiées par nous dans la *Médecine contemporaine ;* ces observations, en même temps qu'elles montrent l'efficacité de la méthode, peuvent servir de guide aux praticiens, encore inexpérimentés, qui voudront l'appliquer.

A la fin seulement, nous avons dû aborder la discussion des théories, et examiner si la science permettait d'expliquer clairement, ou, si l'on préfère, scientifiquement, les beaux succès de la pratique hydrothérapique, et nous avons dû conclure franchement et modestement par la négative. Mais nous avons dû examiner par la même raison, si l'hydrothérapie était, sous ce rapport, inférieure aux autres médications, et nous avons dû conclure de même.

Nous répéterons donc, et c'est par là que nous conclurons et terminerons :

Non,

l'hydrothérapie ne possède pas encore une doctrine RATIONNELLE OU DÉMONTRÉE, qui explique clairement son mode d'action précis, et qui permette de distinguer sûrement d'avance, sauf dans les brûlures, où elle est vraiment spécifique, les cas dont elle triomphera de ceux où elle restera impuissante.

Mais, par la beauté et, dans certains cas, le merveilleux de ses cures comme par l'étendue de ses applications,

ELLE OCCUPE INCONTESTABLEMENT LE PREMIER RANG PARMI TOUTES LES MÉDICATIONS DONT SE COMPOSE LA THÉRAPEUTIQUE,

Et elle le conservera jusqu'à ce que la prédiction de Cl. Bernard (voir ci-dessus, p. 832) soit accomplie, ou jusqu'à ce que l'expérience soit parvenue, — comme on y est parvenu pour la gale, — à réaliser les espérances de la doctrine parasitaire, et à trouver un spécifique pour chaque maladie ou catégorie de maladies.

Deux espérances qui ne se réaliseront probablement jamais et, dans tous les cas, pas avant que de nombreuses générations de travailleurs se soient succédé.

LISTE

DES

AUTEURS ET DES PRATICIENS

CITÉS DANS L'OUVRAGE

Nous avons eu l'occasion de montrer plus d'une fois, malheureusement, que l'hydrothérapie n'est pas encore appréciée comme elle le mérite par beaucoup de médecins et des plus éminents, (voir notamment l'observation d'Asseline, ci-dessus, p. 828), et que, même parmi ceux qui l'apprécient, il en est qui l'oublient souvent, et qui ne pensent à utiliser les ressources qu'elle offre que lorsqu'on appelle leur attention sur elle. Mais il est heureusement de nombreuses exceptions à cette catégorie de réfractaires, et les quelques noms que nous citons parmi ceux qui nous ont adressé des malades pour que nous les soumissions aux applications hydrothérapiques, prouvent que ces exceptions ne se trouvent pas parmi les moins éminents de nos confrères. Qu'ils veuillent bien nous permettre de leur adresser ici tous nos remerciements, en notre nom personnel d'abord, et aussi, nous nous permettrons de le dire, au nom du progrès de la thérapeutique, et des malades, qui leur sont redevables de leur guérison.

Dans notre livre, nous avons dû nous resteindre et ne reproduire que moins de deux cents observations sur plus de six cents que nous avons publiées dans la *Médecine contemporaine;* nous n'avons donc pu citer tous les honorables confrères qui nous ont confié leurs clients ; nous ne leur témoignons pas moins toute notre gratitude pour leur marque de confiance, et, parmi ceux qui se présentent à notre mémoire, car nous ne saurions avoir la prétention de nous les rappeler tous, nous citerons MM.

Aran.
Abeille.
Alix.
Allix.
Amussat.
Armand.
Aubert Roche.
Auburtin.

Bach (de Strasbourg).
Barlemont.
Barré.
Beauchet.
Beaudot.
Berne (de Lyon).
Bernutz.
Berrier-Fontaine.
Besnier.
Bertherand.

Bonnafond.
Bonnefin.
Boucher de la Villejossi.
Bouley (de l'Institut).
Bouvier.
Boyer.
Brochin.
Brouardel.

Cabanellas.
Cailletet.
Calvo (Léon).
Cerise.
Champouillon.
Campardon.
Cartaya.
Chambart.
Chateau.
Chéron.

Clado.
Clavel.
Corlieu.
Costilhes.
Courty (de Montpellier).
Cretin.

Damaschino.
Dechambre.
Delpech.
Demarquay.
Denonvilliers.
De Soyre.
De Syène.
Dezanneau (d'Angers).
Dromain.
Dromard.
Duchaussoy.
Duménil (de Rouen).
Dumontpallier.

Faivre.
Fano.
Faucon.
Firmin.
Fortina.
Fraignaud.
Frémy.

Galtier-Boissière.
Gaume.
Gendrin.
Giboin.
Gunel.
Giraldès.
Girard de Cailleux.
Giraud-Teulon.
Gosselin.
Gouguenheim.
Gauraud.
Gubler.
Guéneau de Mussy (Noel).
Guérard.
Guérin (Jules).
Guérin (Alphonse).
Guyon (H.).
Guyot.

Hauzé de l'Aulnoy (Lille).
Hébert.
Hérard.
Hervieux.
Hervé de Lavaur.
Hervez de Chégoin.
Heurteloup (baron).
Hillairet.
Hirch (de Strasbourg).
Horteloup.
Huguier.

Jaccoud.
Jacquemin.
Jalade-Lafont.
Jeanne.
Johnston.
Joly.

Josat.
Jozan.

Krishaber.

Labarth.
Labbé (Léon).
Labbé.
Labadie-Lagrave.
Labourdette.
Lagneau.
Laguerre.
Lancereaux.
Landur.
Langlebert.
Lanquetin.
Lapra.
Larcher.
Laugier.
Lebled.
Lécorché.
Lehelloco.
Legrand (Max).
Lepaulmier.
Lepère.
Leroy de Méricourt.
Linas.
Loewenhard.
Loiseau.
Lorain.
Lustreman.
Luys.
Lyon.

Magne.
Maingault.
Mallez.
Mascarel (de Châtellerault).
Mattei.
Maurel.
Mesnet.
Meuriot.
Miot.
Monod.
Morin.
Moissenet.
Moutard-Martin.
Mounier (du Val-de-Grâce).

Nonat.
Noguès (de Toulouse).

Oliffe.
Ollivier.
Onimus.
Ordenstein.
Orfila.
Oulmont.

Pajot.
Parise (de Lille).
Panas.
Parrot.
Passant.
Perrève.
Pétrepuin (de Lyon).
Philippard.

Picard.
Pillon.
Pinel-Grandchamps.
Plomb.
Poiseuille.
Potain.
Pouget.
Postel (de Caen).
Putel.

Raignaud.
Réal.
Reinvilliers.
Reliquet.
Renault.
Réveil.
Rigal.
Robert.
Robin.
Roques.
Rousseau.
Roussel.
Rozé.

Sailly.
Sandras.
Savreux

Sée (Marc).
Sémerie.
Sère (de).
Servaux.
Simon (Jules).
Sims (Marion).

Tarnier.
Tardieu.
Tavernier.
Thermes.
Thevenet.
Tillaux.
Touzé.
Trélat.
Treuilles.
Triboulet.

Veillard.
Verjon.
Vernois.
Vignolo.
Vimont.

Wintrebert (de Lille).
Woycikowski.

ERRATA

Page 84, avant la ligne qui commence par ces mots : 1° *Douches*, rétablir le titre suivant de l'article 2, qui a été omis : Art. 2. — Des divers modes d'administration de l'eau froide.

Page 187, ligne 13, *après le mot* : changement, *ajouter* : d'apparence.

Page 275, ligne 17, *au lieu de* : sera, *lire* : seront.

Page 281, ligne 26, *après le mot* : thérapeutique, *ajouter* : générale.

Page 289, ligne 16, *au lieu d*'application, *lire* : explication.

Page 383. La note relative à M. Peter, qui se trouve en bas de cette page doit être placée en bas de la page précédente, 382.

Page 563. L'article coté 38 doit porter le chiffre 38 *bis*.

Page 612. Le chiffre de l'article a été renversé ; *au lieu de* 34 *lire* : 43.

Page 654, *au lieu de* : ophtalmie, *lire* : ophthalmie.

Page 717, l'article 57 doit être coté 58.

Quant aux menues fautes purement typographiques, nous nous en rapportons à l'intelligence du lecteur pour les corriger.

TABLE DES MATIÈRES

CHAPITRE TROISIÈME

FAITS CLINIQUES.

CHAPITRE QUATRIÈME

APPENDICE

IMPRIMERIE PAUL BOUSREZ, A TOURS.

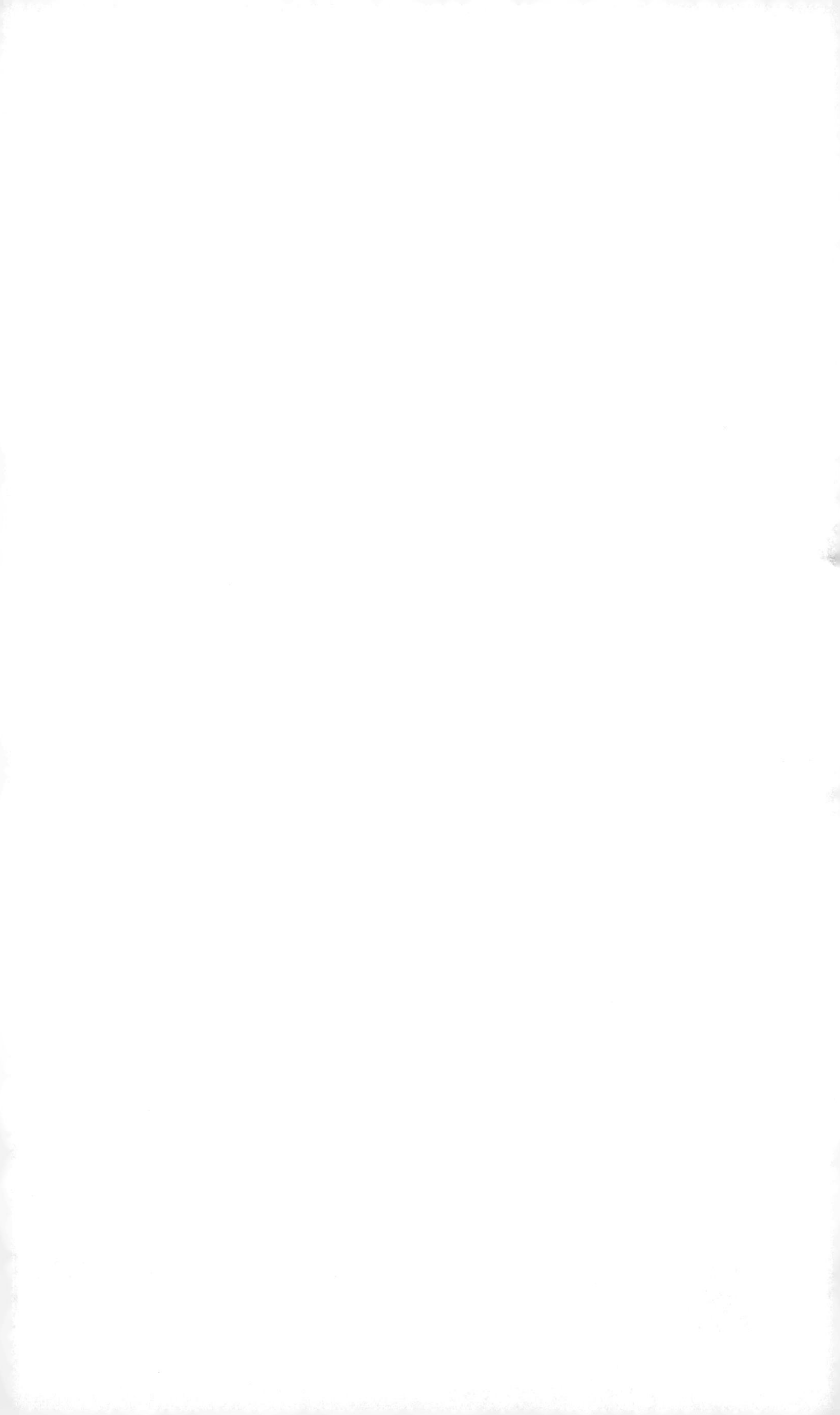

www.ingramcontent.com/pod-product-compliance
Ingram Content Group UK Ltd.
Pitfield, Milton Keynes, MK11 3LW, UK
UKHW020146250726
13967UKWH00002B/891